伴侶動物の
眼科診療

スキルアップを目指すジェネラリストのために

監修 余戸拓也

緑書房

序　文

昨今，中国経済の成長率の鈍化などが報じられているとはいえ，今世紀はアジアの時代といわれています。隣国の台湾や韓国のみならず，ベトナム，ミャンマーといった地域の経済発展も目覚ましいものがあり，経済状況の好転は小動物医療など第三次産業の発展にも大きく影響していると思われます。実際，獣医系の国際学会に出席しても，アジア地域からの参加者は年々増えており，それらの人々の熱気に圧倒される思いがしています。

ひるがえって，経済的には大きな成長が見込まれないといわれている日本ですが，小動物の眼科を専門とした診療施設が増えるとともに，各種学会の眼科関連セッションでは立ち見となることも珍しくなく，多くの臨床家が眼科領域に高い関心をもっていることがうかがえます。しかし動物の眼疾患には遺伝性疾患が多く存在し，またこれまでの情報源は大型犬飼育の多い欧米の翻訳書が中心であったことに鑑みると，これからは日本の実状に即した情報を発信していく必要があります。

そのような中，月刊CAPにおいてリレー連載された「“眼科疾患”正しい評価と治療法をマスターする！」(2013年8月号～2015年8月号掲載)からのご縁で監修をお引き受けすることとなり，「伴侶動物の眼科診療」を上梓する運びとなりました。本書は，眼科を専門とする新進気鋭の臨床家によって書かれた連載をベースに，疾患項目の追加と情報のアップデートを加え再編集したものです。さらに，連載ではカバーできなかった猫とウサギ，そして神経学と麻酔学および救急に関する情報を大きく追加しました。各テーマとも，深い造詣と豊富な臨床経験をもつ先生方にご執筆をお願いし，臨床で役立つ視点を重視した写真およびその所見の解説を多く掲載して頂きました。日本の眼科診療をよく知る臨床家の視点から最新のメッセージが盛りこまれた，これからの眼科診療の進展に貢献できる必携の一冊になっていると自負しています。おかげさまで，監修者の能力を大きく上回る充実した内容となりましたこと，執筆の先生方にはこの場を借りてお礼を申し上げます。

なお，本書に用いられている用語については，「英和・和英 眼科辞典」(大鹿哲郎 著，医学書院)に収載されている眼科用語をもとに，獣医学特有の用語については「獣医学教育モデル・コア・カリキュラム準拠 眼科学」(長谷川貴史・印牧信行 編，インターズー)および「Dr. Martin's 獣医眼科学」(工藤荘六 監訳，同)を参考とさせて頂きました。

最後に，本書の出版にあたり緑書房の森田 猛社長，月刊CAP編集部の池田俊之氏，村上美由紀氏に多大なるご尽力を頂きました。また何より，連載の企画段階から本書の出版に至るまで一貫してお世話になりました，同編集部の花崎麻衣子氏に深謝申し上げます。あなたがいなければ，この本が日の目を見ることはありませんでした。ありがとうございました。そして，パートナーとして時にプロの編集者として様々なサポートをしてくれた，妻の奈都子に感謝します。

2016年4月吉日
駒沢オリンピック公園の満開の桜を眺めつつ

余戸拓也

監修者・執筆者一覧

（所属は 2019 年 11 月現在）

[監修者]

余戸拓也　Takuya Yogo

日本獣医生命科学大学 獣医学部 獣医学科
獣医外科学研究室／付属動物医療センター 眼科

[執筆者]（五十音順）

尾崎清和　Kiyokazu Ozaki……Chapter9-2

摂南大学 薬学部 薬学科 病理学研究室

小野　啓　Kei Ono……Chapter12

パル動物病院

久保　明　Akira Kubo……Chapter6-1, 6-2, 8-3

どうぶつ眼科 VECS, Veterinary Eye Care Service

小林由佳子　Yukako Kobayashi……Chapter2-3, 7-2, 7-3, 7-4

ありす動物眼科クリニック

小林義崇　Yoshitaka Kobayashi……Chapter2-1, 2-2, 2-4, 5-4, 8-2

アニマルアイケア・東京動物眼科醫院

小山博美　Hiromi Koyama……Chapter3-3，5-1，7-1
ネオベッツ VR センター

佐野洋樹　Hiroki Sano……Chapter14
Massey University, New Zealand
School of Veterinary Sciences

辻田裕規　Hiroki Tsujita……Chapter11，13
どうぶつ眼科専門クリニック

寺門邦彦　Kunihiko Terakado……Chapter2-5，3-2，4，9-1
相模原どうぶつ医療センター

長谷川大輔　Daisuke Hasegawa……Chapter10
日本獣医生命科学大学 獣医学部 獣医学科
獣医放射線学研究室／付属動物医療センター 脳神経内科・脳外科

藤井裕介　Yusuke Fujii……Chapter3-1，5-3，5-5
アセンズ動物病院 眼科

余戸拓也　Takuya Yogo……Introduction（監修），Chapter1，2-6，5-2，8-1，Appendix1～3
前掲

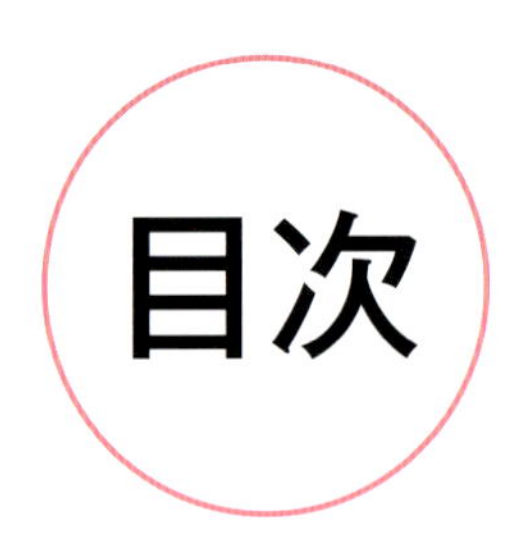

Chapter7 眼底と視神経，網膜の疾患 235

Chapter8 眼圧と緑内障 269

8-1 緑内障の総論ならびに初期治療 270

[余戸拓也]

8-2 視覚がある緑内障眼に対する治療 284

[小林義崇]

8-3 視覚喪失に至った緑内障眼に対する治療 296

[久保　明]

Chapter9 腫瘍 309

9-1 犬と猫の眼の腫瘍 ー臨床的診断から治療までー 310

[寺門邦彦]

9-2 検体の取り扱いおよび病理組織診断 330

[尾崎清和]

Chapter13 救急処置を要する眼疾患 389

Chapter14 眼科領域における麻酔学の知識 403

Appendix 417

Introduction

図解：眼の解剖と病気

眼球とその周辺の構造

眼の外観

涙器および鼻涙系

主な病気

眼の外観（犬）

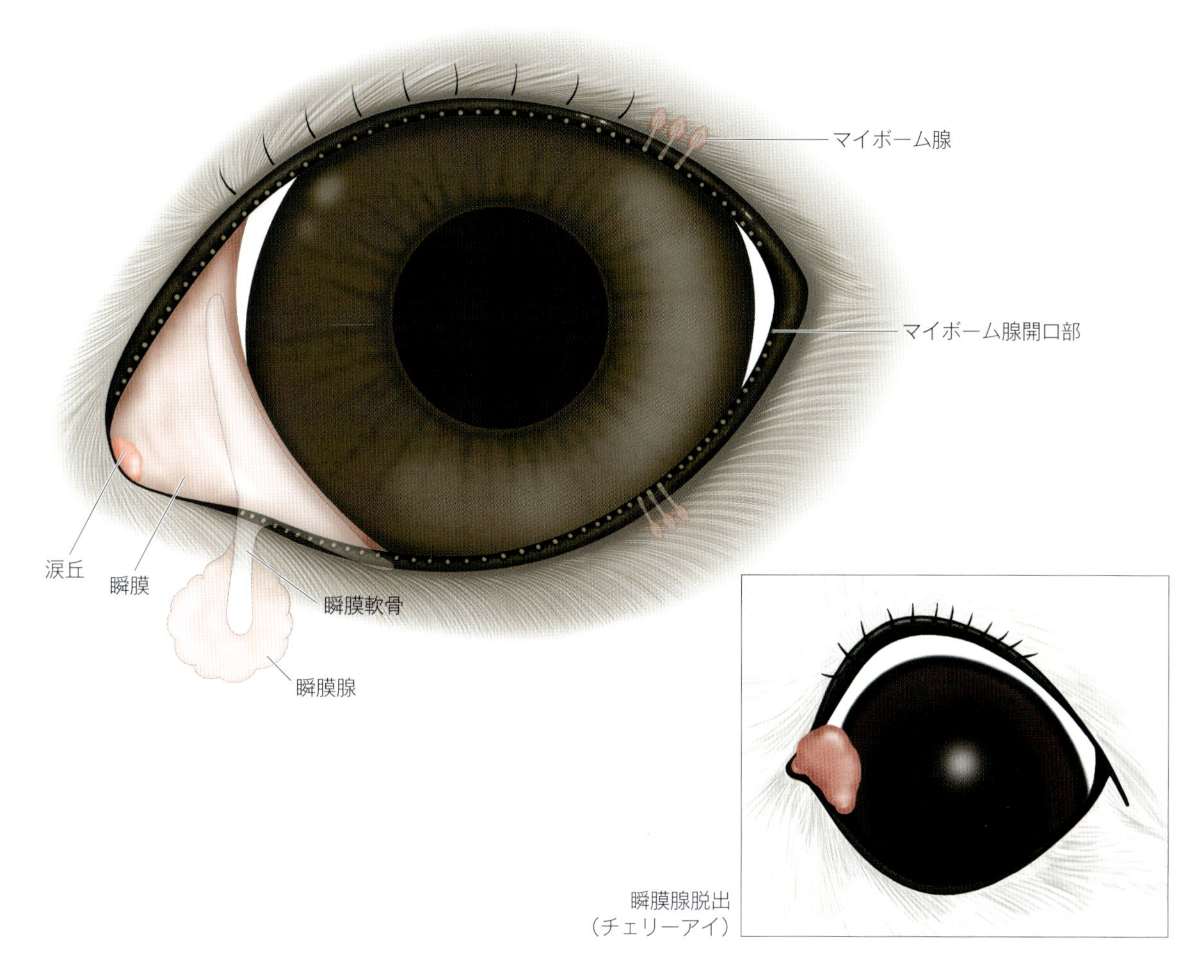

涙器および鼻涙系（犬）

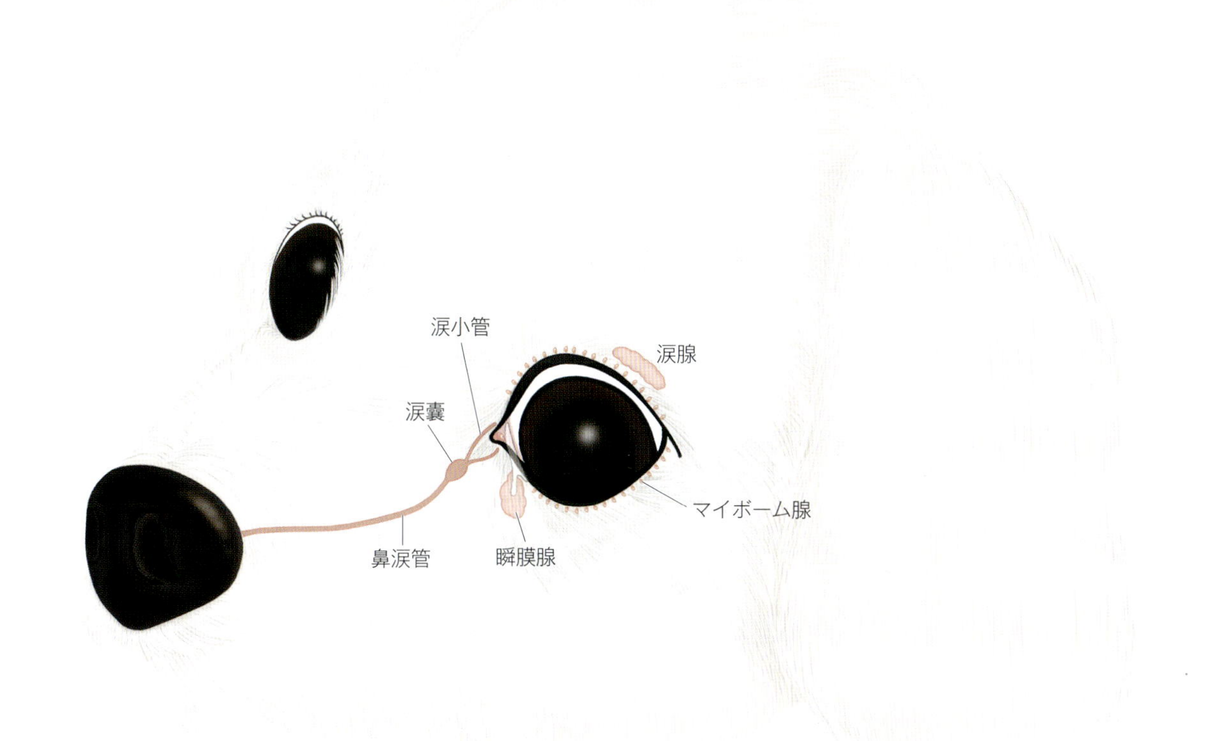

主な病気

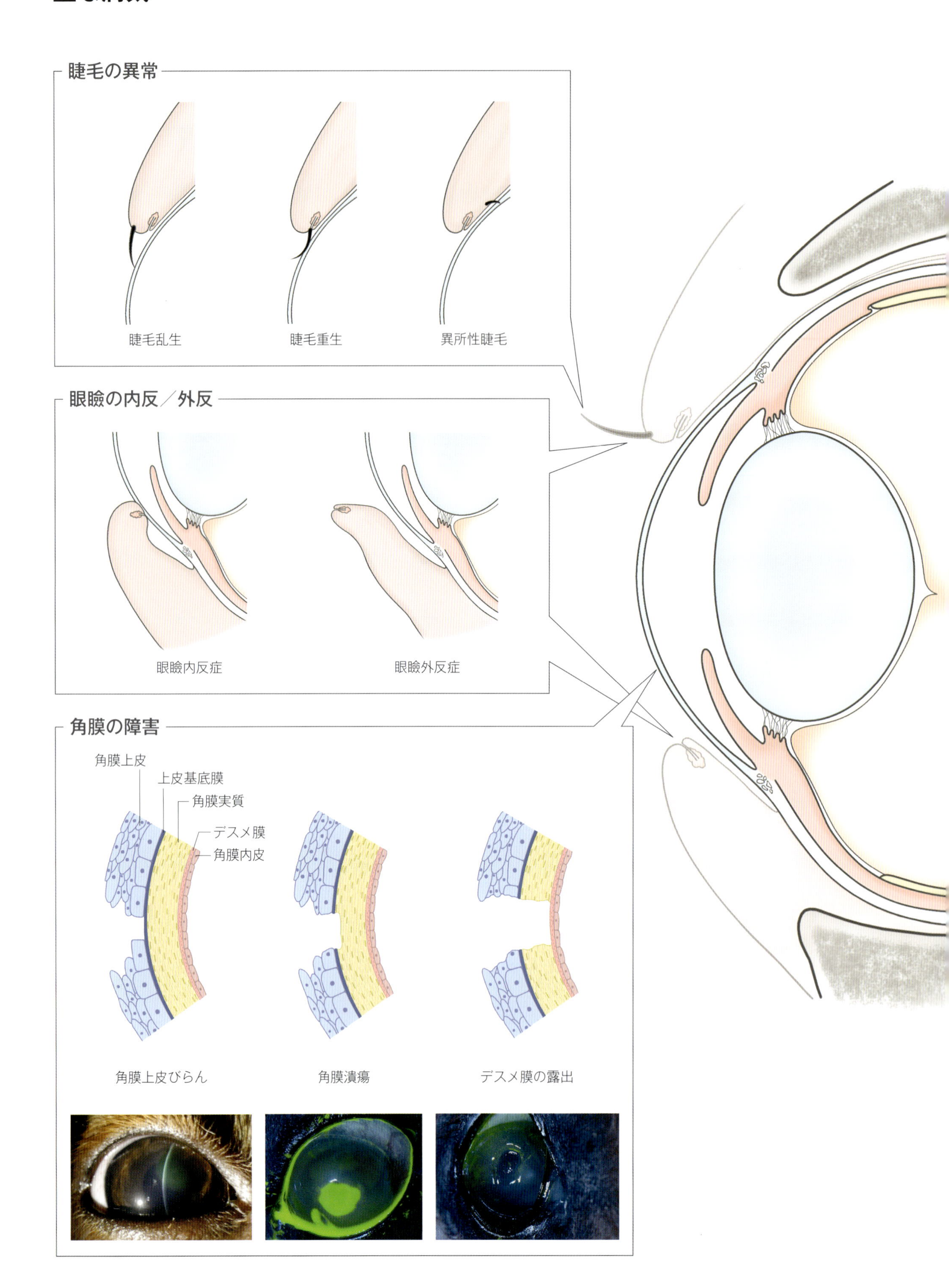

睫毛の異常
睫毛乱生
睫毛重生
異所性睫毛
眼瞼の内反／外反
眼瞼内反症
眼瞼外反症
角膜の障害
角膜上皮
上皮基底膜
角膜実質
デスメ膜
角膜内皮
角膜上皮びらん
角膜潰瘍
デスメ膜の露出

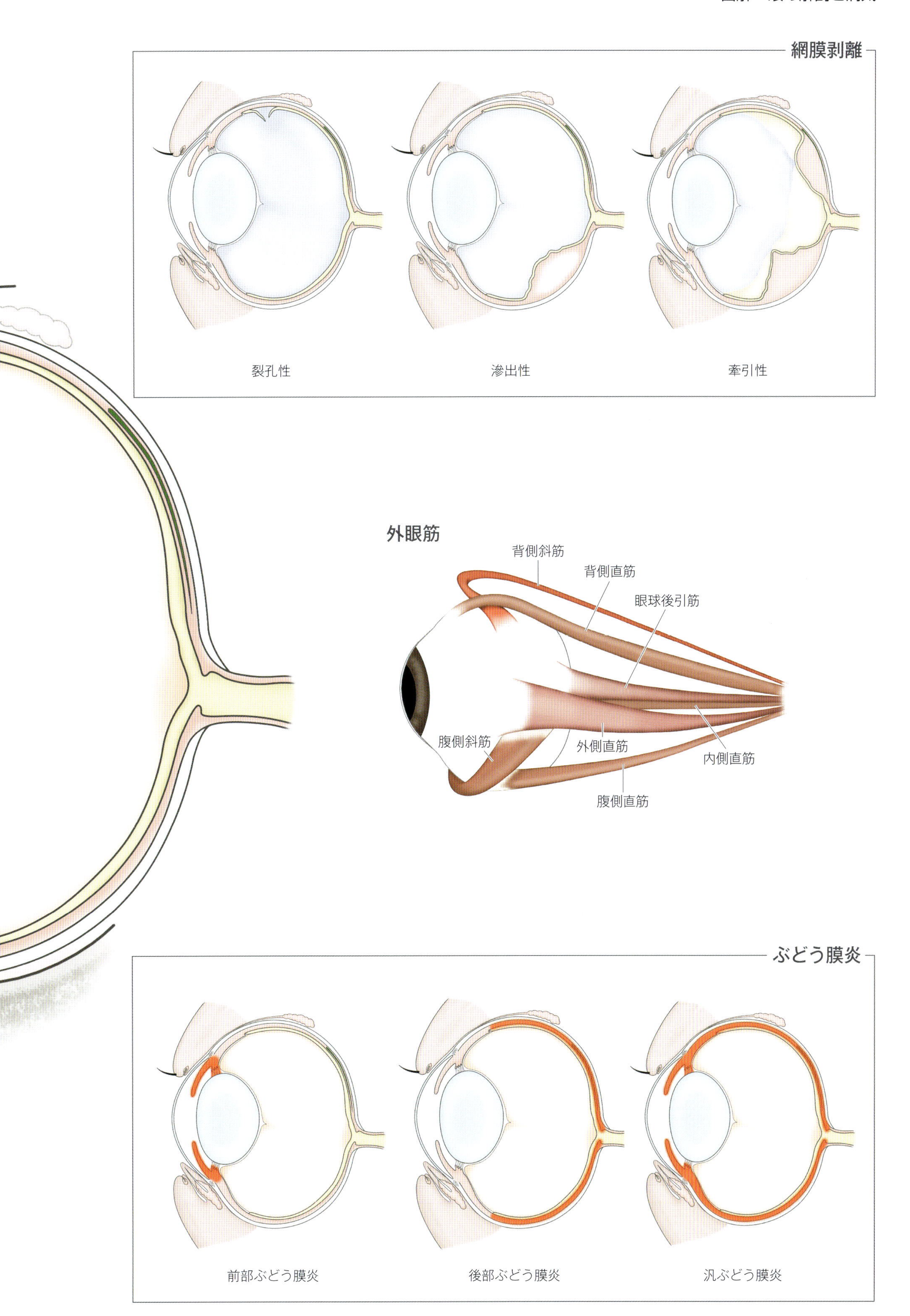
網膜剥離
裂孔性
滲出性
牽引性
外眼筋
背側斜筋
背側直筋
眼球後引筋
腹側斜筋
外側直筋
内側直筋
腹側直筋
ぶどう膜炎
前部ぶどう膜炎
後部ぶどう膜炎
汎ぶどう膜炎

水晶体脱臼

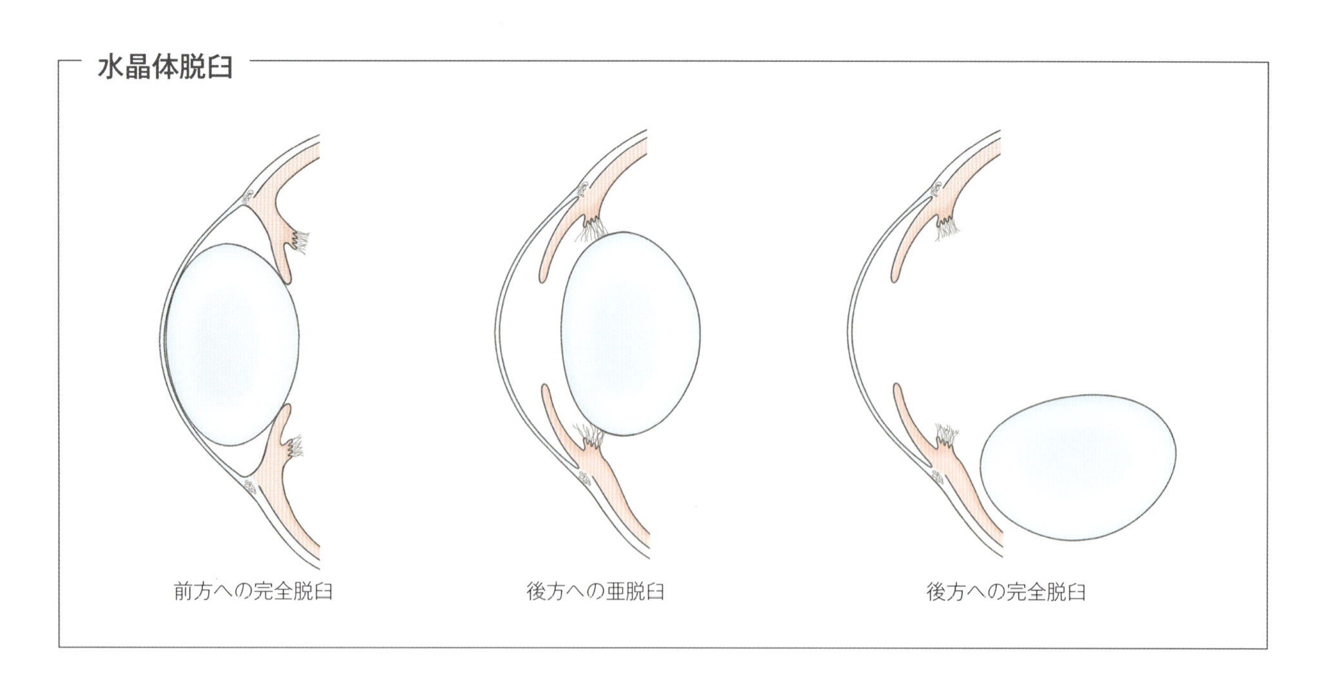

白内障（進行度別のステージ）

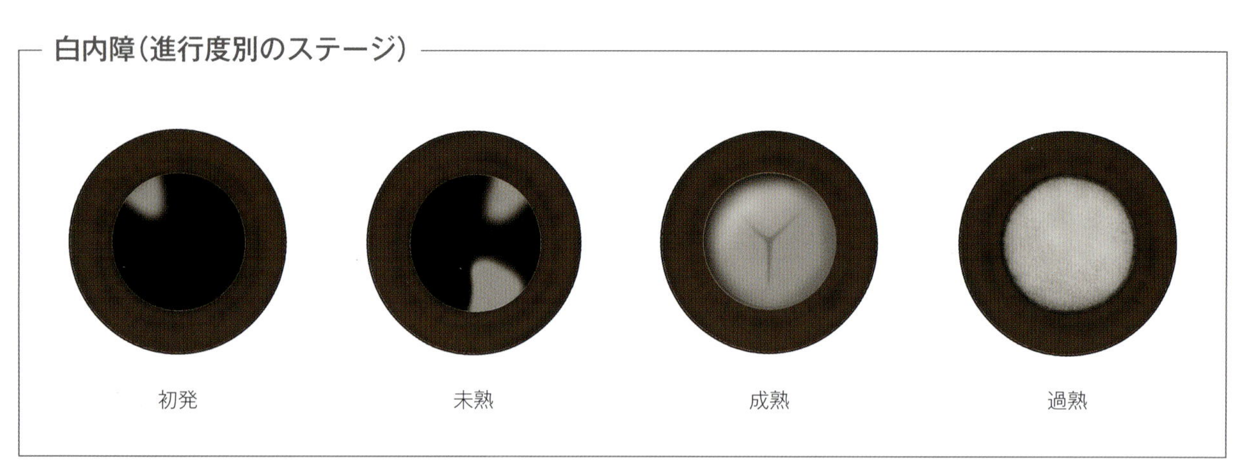

房水の流れと眼圧

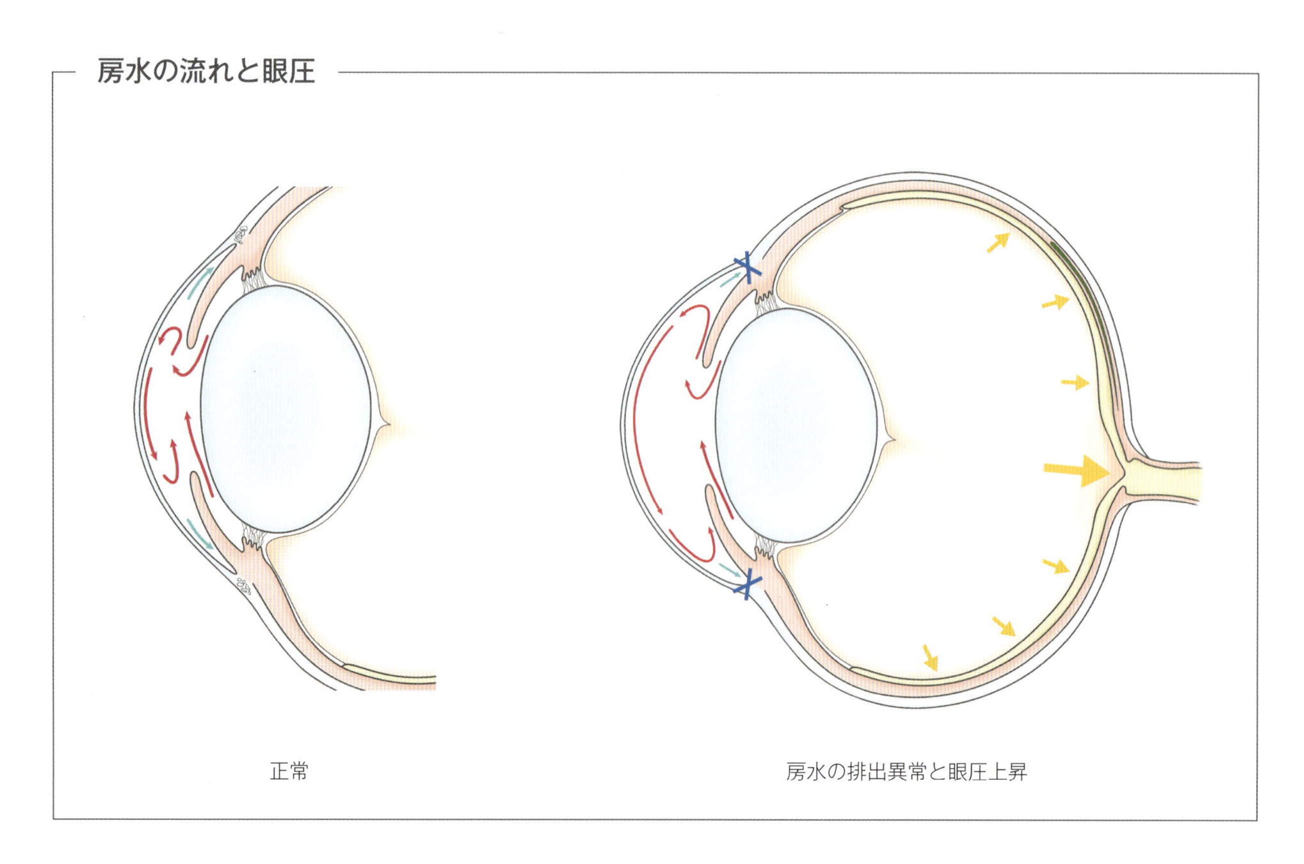

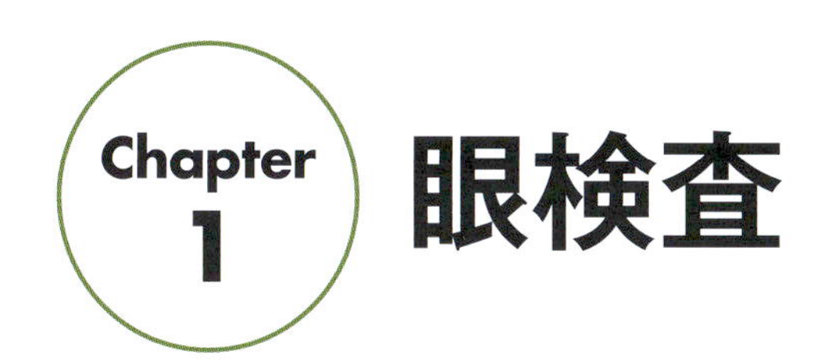

Chapter 1 眼検査

前眼部および後眼部の検査

Chapter

1　前眼部および後眼部の検査

眼検査というと，スリットランプを駆使した検査法が強調されがちであるが，眼の検査であっても重要なのは問診である。自身の体の不調を言葉で表現できない動物のことを一番よく理解しているのは，その動物と一緒に生活している家族である。その家族であるクライアントからウソ偽りのない情報を提供してもらえるように，獣医師は問診の技術のみではなく，第一印象をよくすべく身なりや立ち居振る舞いに注意を払いつつ，ラポール(互いに信頼し合い，安堵とともに感情の交流を行うことができる関係)を成立させる必要があろう。

問診をはじめ，前眼部検査の種類，フルオレセイン染色の方法および評価，シルマー試験紙による検査方法および評価，スリットランプ検査の基礎についての理解，そして後眼部検査として眼底の理解とその評価は，眼疾患の正しい評価に欠かせない。これらは，その後の適切な治療を導き，予後判定の見通しに大いに役立つものである。

1）視診

眼の診療において視診は，動物を診察室に呼び入れるところから始まる。待合室から診察室に動物自身が歩いてくるまでの様子は，その動物の視覚の状態を評価する上で重要な情報源となる。

眼球は健常な動物では左右対称に2つあることから，室内照明下の視診では，眼および眼瞼などの周辺の構造物の状態が左右対称であるかを評価する。例えば瞳孔の大きさが異なる場合は瞳孔不同(**図1**)，眼球の視軸がずれている場合は斜視，眼球の大きさが異なる場合は牛眼(**図2**)や眼球癆(**図3**)などが示唆される。

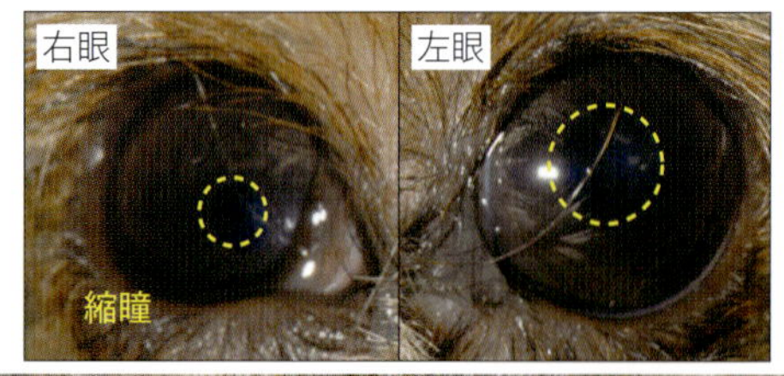

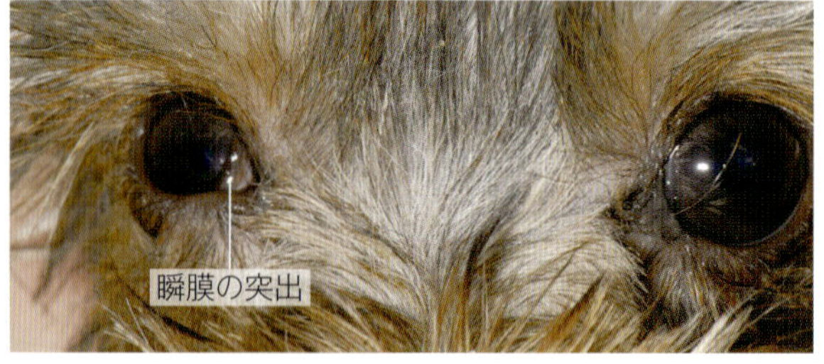

図1　ホルネル症候群による瞳孔不同

右眼の瞼の狭小化，瞬膜の突出，縮瞳が認められることから，右眼が患側であると判断できる

1-1)集光照明による検査

医療用のペンライトや，検眼鏡などの集光照明(フィノフトランスイルミネーターを取りつけて行うことが望ましい)を用いて検査を行う。室内照明では暗く影になり観察できない部位を集光照明で明るく照明することにより，色素沈着，白濁，虹彩の色調の変化など様々な眼の所見を判別することが可能となる(**図4～6**)。

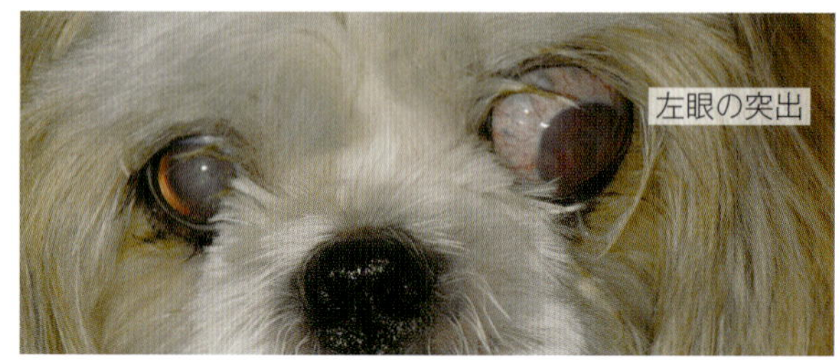

図2　牛眼(水眼，眼球拡張症)

シー・ズー，8歳齢，避妊雌，左眼

右眼と比較して，左眼の突出が見られる。眼球が拡張し，牛眼となっている。眼球内の悪性腫瘍に続発した緑内障の眼である

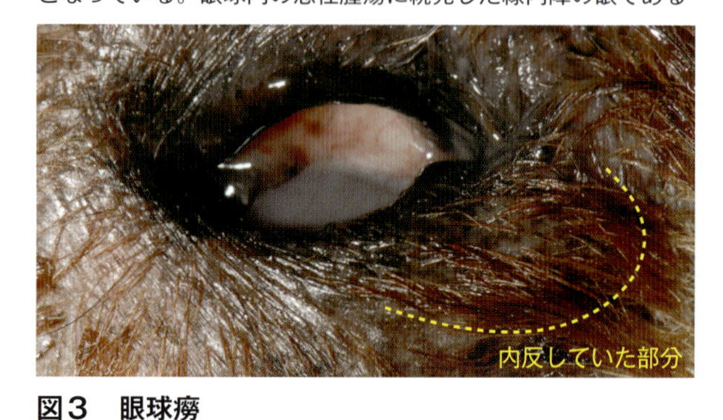

図3　眼球癆

ポメラニアン，10歳齢，去勢雄，左眼

眼球内の炎症により眼球が萎縮し(眼球癆)，眼瞼内反が見られた症例。写真は内反部分をめくっている状態

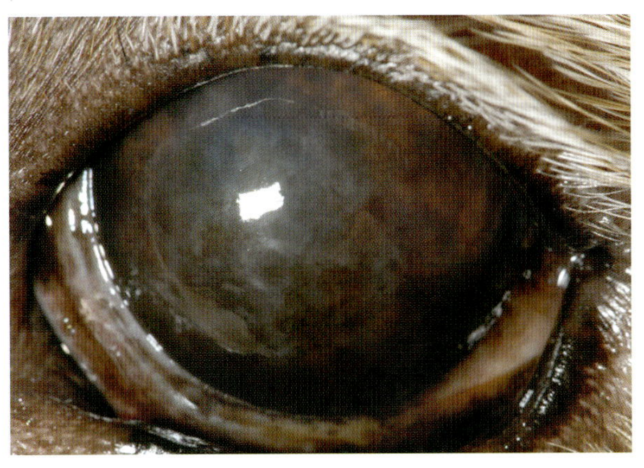

図4　角膜の色素沈着
ラブラドール・レトリーバー，５歳齢，去勢雄，左眼
本来透明なはずの角膜に，慢性表層性角膜炎(Chronic superficial keratitis，CSK)のためにメラニン色素が沈着している

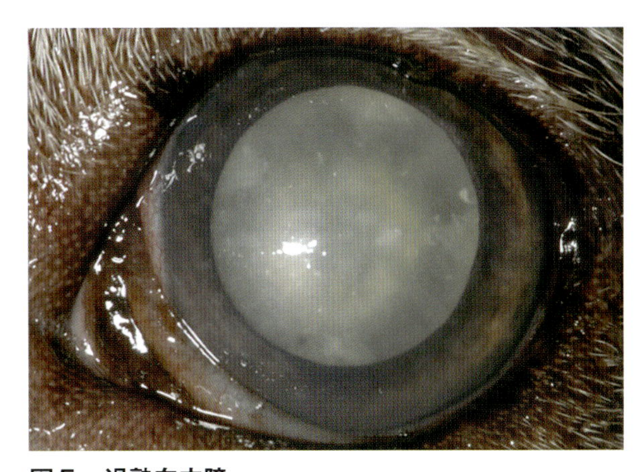

図5　過熟白内障
フレンチ・ブルドッグ，９歳齢，雄，左眼
散瞳後。水晶体の皮質が変化した状態がよく見える

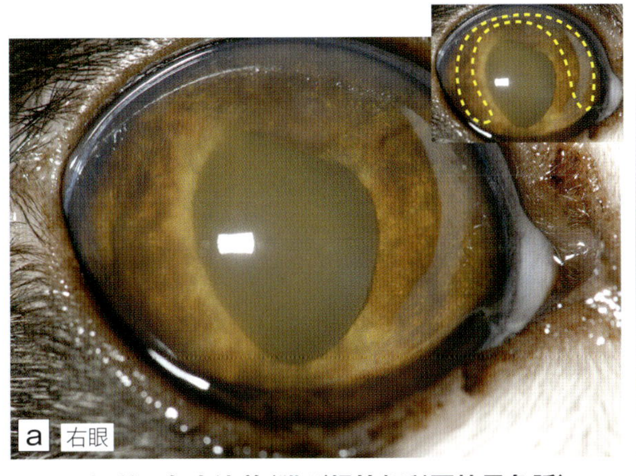

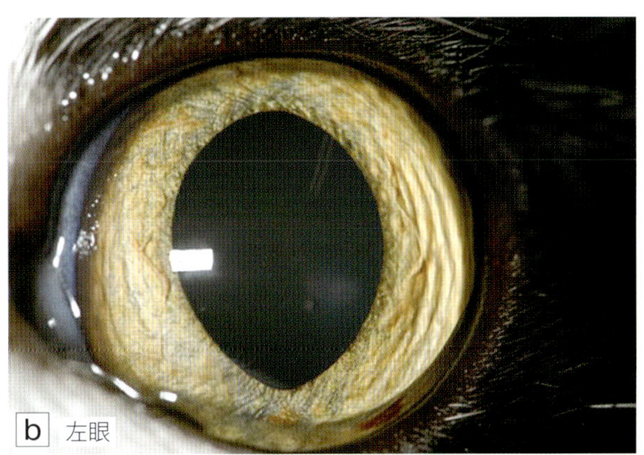

図6　虹彩の色素沈着(猫び慢性虹彩悪性黒色腫)
日本猫，７歳齢，避妊雌，右眼
び慢性に虹彩の色素が増殖し虹彩異色を示す(点線内)

また，対光反射(Pupillary light reflex，以下PLR)も集光照明を用いて行う(**図7**)。散瞳性の失明の場合は，必ず直接性および共感性(間接性)のPLRを評価しておく必要がある。【反射経路：視神経(第２脳神経，以下CN Ⅱ)―入力→視蓋前核→動眼神経副交感神経核(Edinger-Westphal Nucleus，以下EW核)―出力→動眼神経(CN Ⅲ)】

1-2)比色による対光反射

比色対光反射(Colorimetric/Chromatic PLR，以下cPLR)は，赤(630 nm)と青(480 nm)のダイオード光を利用して，簡易に網膜疾患と視神経疾患の鑑別を行う検査で，アイリスベット(メラン100)を用いる。赤い光は，視細胞を刺激し，青い光は神経節細胞に含まれるメラノプシンを選択的に刺激することで対光反射を引き起こす。網膜疾患では神経節細胞のメラノプシンが比較的末期にまで反応が残っているため，赤に対する眼の反応が消失した後でも青に対する瞳孔の反射が残っている。一方，視神経疾患では，その双方の色ともに瞳孔の反応が消失する。この原理を利用して，網膜疾患と視神経の疾患を簡易にスクリーニングする検査法である(**図8**)。

2)触診

触診にて眼球の周辺を検査することにより，様々な情報が得られる(**図9**)。眼球を支配する下顎リンパ節の触診は，炎症やリンパ腫などの診断の手がかりとなる。眼瞼上から眼球を押してみると，眼球穿孔している場合は眼球が空気の抜けたボールのように触知困難であり，緑内障の場合は逆に眼球の張りが異常に強い。また，眼瞼を触れることにより眼瞼反射を誘発させ，顔面神経(CN Ⅶ)の異常を検査することも可能である。

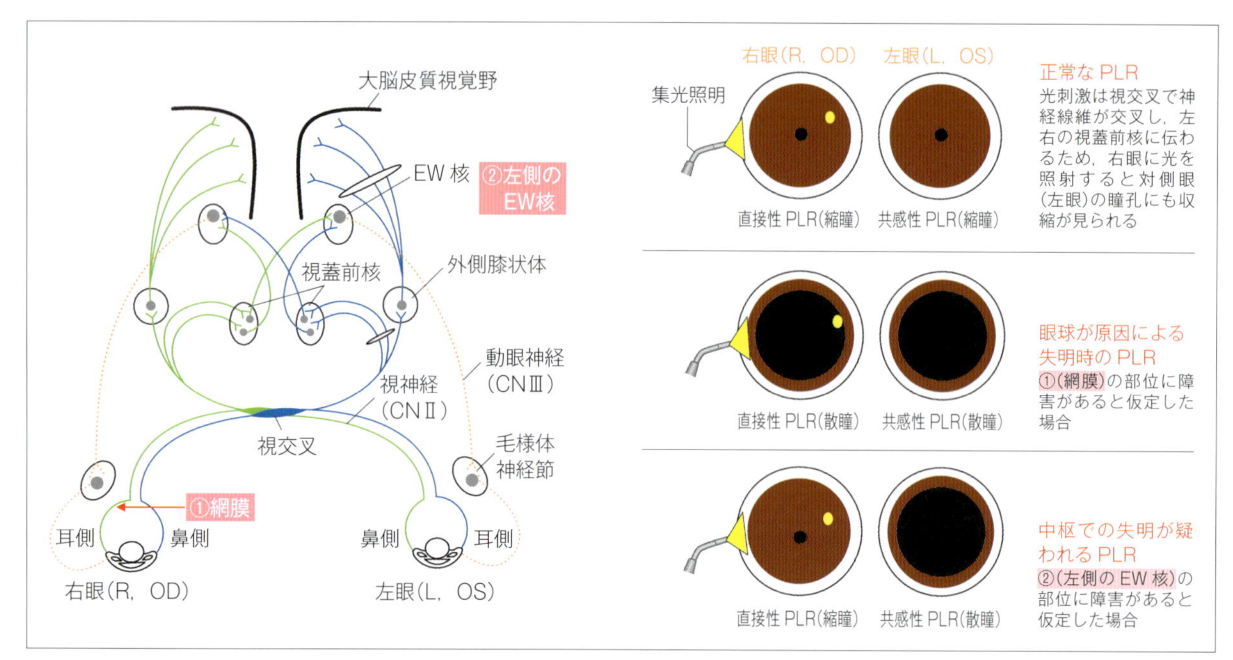

図7　対光反射の経路とその結果の例

集光照明を用いて行う対光反射には直接性と共感性(間接性)の反射があり，網膜から脳幹部の EW 核を経て瞳孔に至る比較的単純な経路の反射である。詳細は Chapter10 の図2，3を参照のこと。ラテン語で右眼は OD(Oculus Dexter)，左眼は OS(Oculus Sinister)，ちなみに両眼は OU(Oculi Uterque)と記載されることが多い
左のイラストは参考文献4より引用・改変

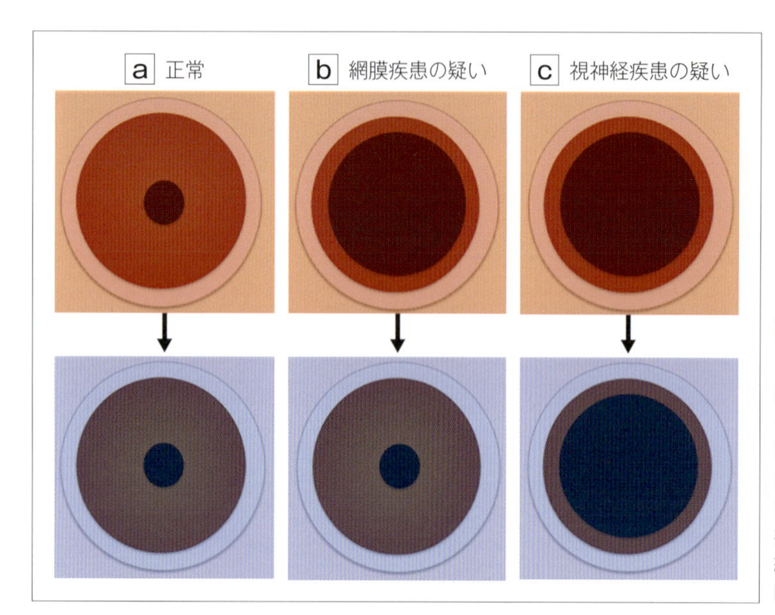

図8　比色による対光反射（アイリスベットを使用）

暗室下で赤色光を当てた際の瞳孔(縮瞳)を観察し，その後に青色光を当てて同じく瞳孔を観察する。正常なら瞳孔径は4mm 以下を示す。網膜疾患が疑われる場合(b)には，赤色光に対する反応が見られないが青色光を当てると反射(縮瞳)が起こる。視神経疾患が疑われる場合(c)には，赤・青色光に対する縮瞳は見られない。なお，正確な瞳孔径の計測には暗室にて瞳孔計などの計測器を用いる

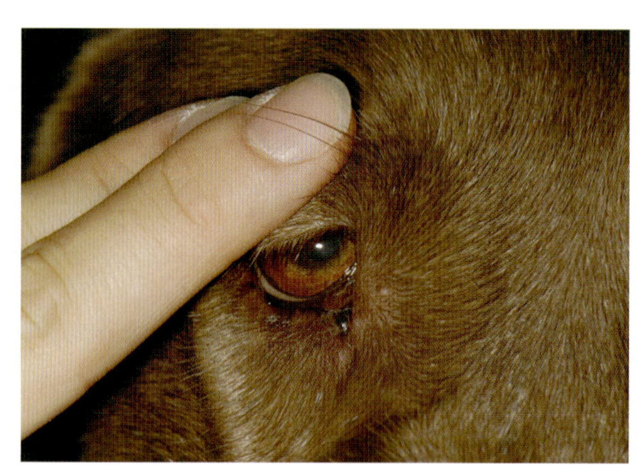

図9　眼球の触診

2本指(人差し指と中指で)眼球を触診する。それぞれの指で交互に眼球を眼瞼の上から圧迫することで，眼球の張り具合を触知する

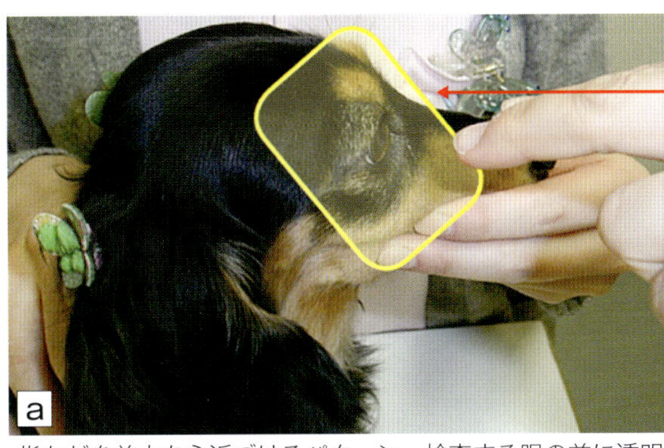

指などを前方から近づけるパターン。検査する眼の前に透明なアクリル板などをおいて触毛に触れないようにすることが望ましい

手を後方から前方に振るパターン

図 10　威嚇瞬目反応

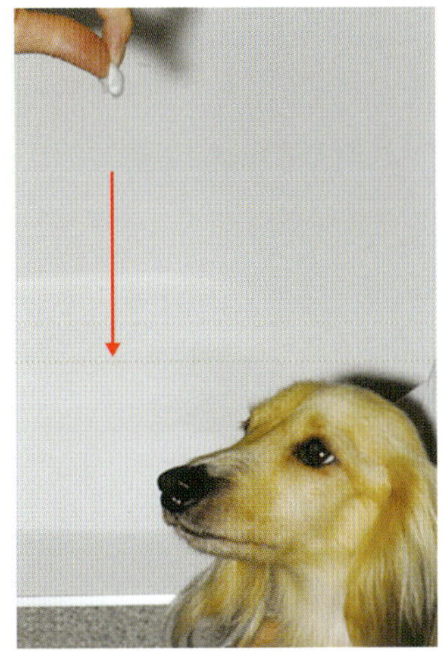

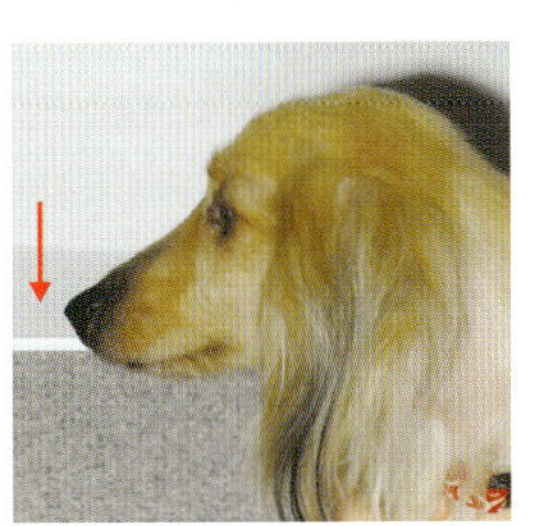

図 11　綿球落下テスト
被験動物の注意を引きつけて，綿球を音がしないように落とす

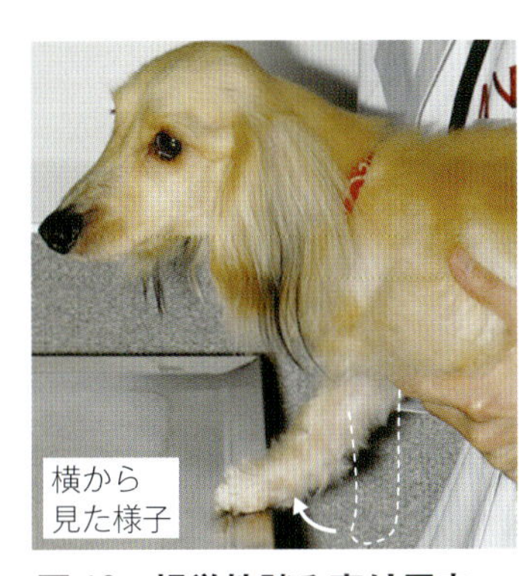

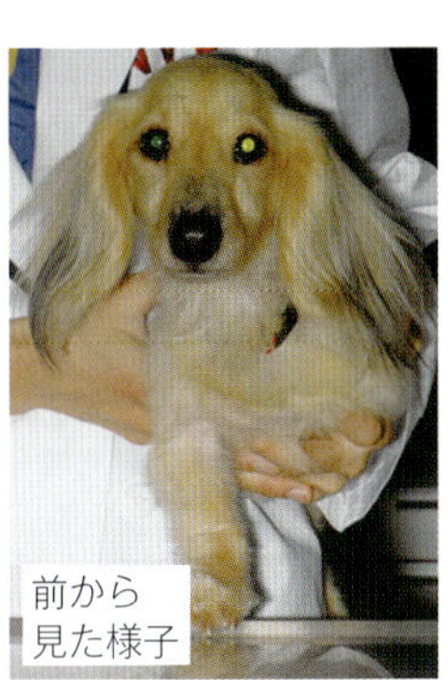

図 12　視覚性踏み直り反応
被験動物（小型犬など）を抱きかかえてテーブルの縁に近づける。正常であればテーブルに前肢をかけようとする

3）視覚検査

3-1）威嚇瞬目反応（メナス反射）

動物に視覚があるかを検査する方法である。片側ずつ眼を隠して，それぞれの眼に風を当てないようにそっと手を近づけて瞬目反応があるかを検査する（**図 10**）。また検査時には，触毛に触れないように注意をする。【反射経路：視神経（CN Ⅱ）—入力→小脳—出力→顔面神経（CN Ⅶ）】

3-2）綿球落下テスト（コットンボールテスト）

視覚のある動物であれば，音もにおいもなく落ちていく綿球（コットン）を目で追う。被検動物の注意を綿球に引きつけてから，そっと落下させる（**図 11**）。本検査は音のしないスポンジのボールなどでも代用可能である。【反射経路：視神経（CN Ⅱ）—入力→大脳皮質—出力→前肢など様々な部分】

3-3）視覚性踏み直り反応

小型の動物では，抱きかかえて前肢を自由にし，診察台の端に近づけることで，被検動物が自身で目測を行い診察台に前肢をかけようとする反応が見られる（**図 12**）。【反射経路：視神経（CN Ⅱ）—入力→大脳皮質—出力→前肢など様々な部分】

3-4）障害物試験（障害路歩行）

迷路をつくって歩かせる。目が見えていると障害物にぶつからずに歩行可能であるが，盲目の場合は障害物にぶつかったり，鼻でにおいを確認しながら慎重に歩行をする。【反射経路：視神経（CN Ⅱ）—入力→大脳皮質—出力→前肢など様々な部分】

3-5）眩目反射（眩惑反射，ダズル反射）

急に明るい光を当てることで不随意性の瞬目を誘発させ，眼瞼を閉じさせる検査である。これは大脳皮質を介さない原始的な反射とされており，大脳皮質視覚

野(**図7**)に障害がある失明した動物でもこの反射が残っていることがある。【反射経路：視神経(CN Ⅱ)—入力・出力→顔面神経(CN Ⅶ)】

4)シルマー検査

シルマー検査(Schirmer tear test, STT)は，結膜充血や眼脂があり，眼球表面の光沢がない場合に，乾性角結膜炎(Keratoconjunctivitis sicca, 以下 KCS)を確定すべく実施する検査である(シルマー試験紙 SPAH などを使用する)。

シルマー試験紙は細長い濾紙であり，丸くカットしてある方の先端の部分を鑷子などで無菌的に約 135°に折り曲げ，下眼瞼を外反させて下眼瞼外側 1 / 3 の結膜嚢内に挟む。シルマー試験紙を眼瞼と角膜の間に保持したまま正確に 60 秒間(1 分間)測定し，湿った濾紙の部分の長さを速やかに測定する(**図 13**)。犬の下限値は 9 mm/min であり，これ以下の値であると明らかな KCS と診断される。

5)スリット光による前眼部の検査

細隙灯顕微鏡のハンディー／ポータブルタイプ(以下スリットランプ)や，検眼鏡のスリット光を用いて検査を行う。スリット光は幅 0.5～ 1 mm，長さ 5～15 mm の細長い光であり，この光を眼に照射することで眼球の様々な構造が二次元的そして三次元的に検査可能となる。スリットランプの光源は検者の視軸に対して 30～45°の角度で耳側から眼に照射する(**図 14，15**)。はじめにスポット光を用いた眼瞼，結膜，角膜，虹彩，水晶体の観察を行い(**図 15a**)，続いてスリット光による三次元的な角膜，前房，水晶体の観察を行う(**図 15b**)。この時プルキンエ・サンソン像の理解が必要となる(**図 16**)。最後に光源を検者の視軸に対して 0°で照射し，網膜からの反帰光を利用し中間透光体の混濁を二次元的に評価する(**図 15c**)。

なお，眼検査時に使用する解剖学的表現を**図 17** に示す。

スリット光による検査では，角膜潰瘍，角膜血管新生，核硬化症，白内障，水晶体脱臼などの診断が可能となる(**図 18～21**)。

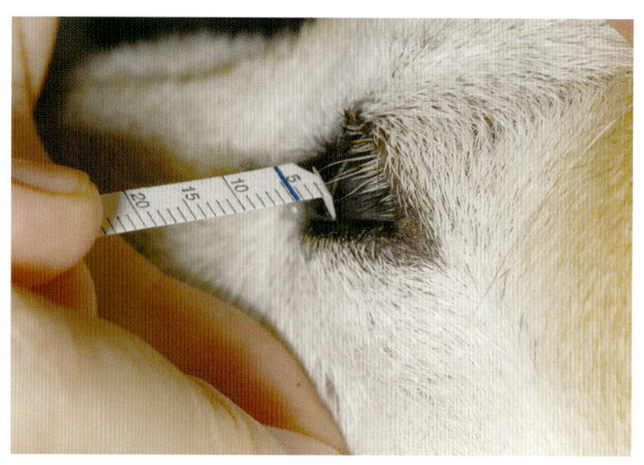

図 13　シルマー検査
KCS を診断するために，シルマー試験紙の先端を折り曲げて下眼瞼に差し込み，1 分間の涙液量を測定する。正常値は 15 mm/min 以上である

6)フルオレセイン検査

フルオレセインは水溶性の黄緑色の色素である。検眼鏡のコバルトブルーフィルタを通した青い光で観察すると，緑色の蛍光色を発する。フルオレセイン(フローレス眼検査用試験紙 0.7 mg)を用いた検査には，目的に応じいくつかの種類がある。以下に代表的な検査方法を述べる。

6-1)角膜潰瘍の検査

フルオレセインを用いた最も一般的な検査である。疎水性である角膜上皮が欠損していると水溶性の本剤が角膜実質にまで浸入し，コバルトブルーフィルタによる青色光を照射することで，潰瘍部位を緑色の蛍光色とし病変部の存在を明示する(**図 22a～c，図 23～25**)。角膜潰瘍が深くなりデスメ膜が露出すると，フルオレセインは疎水性であるデスメ膜を染色することはない(**図 22d，図 26**)。

眼球の露出が大きく角膜疾患の多い短頭種などでは，暗室で角膜を詳しく観察するとフルオレセインが点状にうっすらと染まっているのが観察されることがある。これは点状表層角膜症(Superficial punctate keratopathy)と呼ばれ，炎症や外傷，涙液の異常など様々な要因により最表層の角膜上皮が部分的に脱落し，角膜が障害を受けていることを示唆する所見の 1 つである(**図 23**)。

6-2)鼻涙管の開通性の検査
：フルオレセイン滴下試験(ジョーンズ試験)

鼻涙管の開通性を検査する方法である。フルオレセ

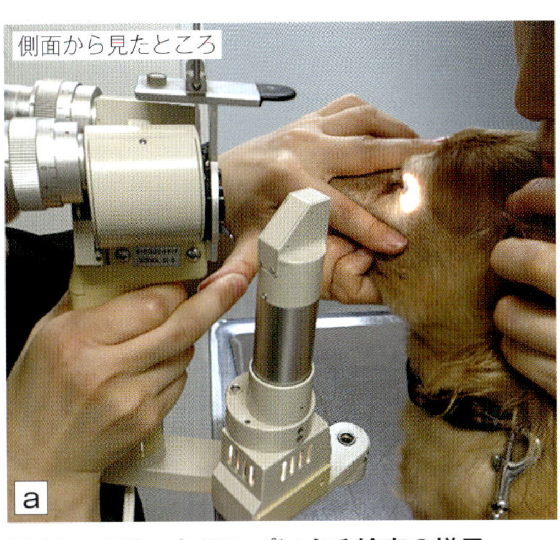

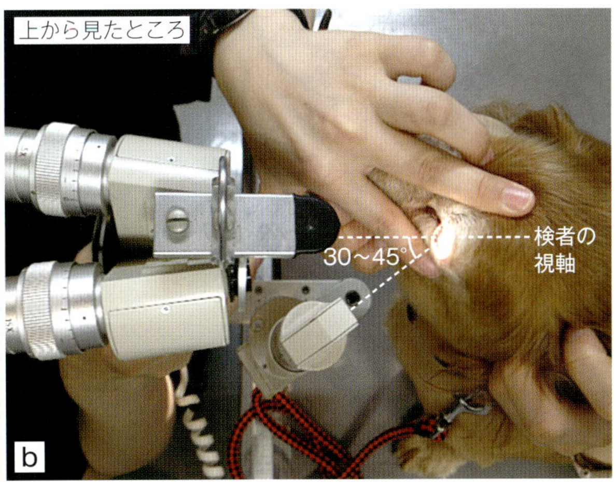

図 14　スリットランプによる検査の様子

検者の視軸に対し 30～45°の角度で光源を当てている

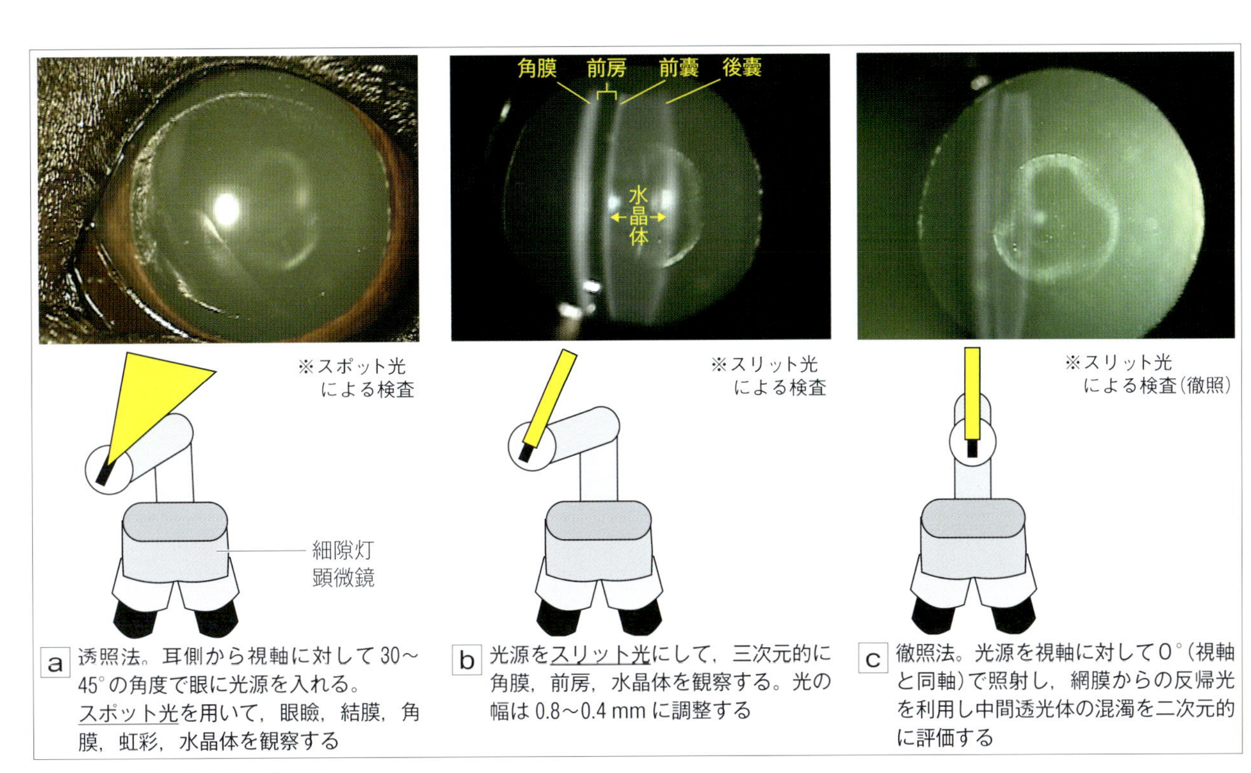

図 15　スリットランプ検査

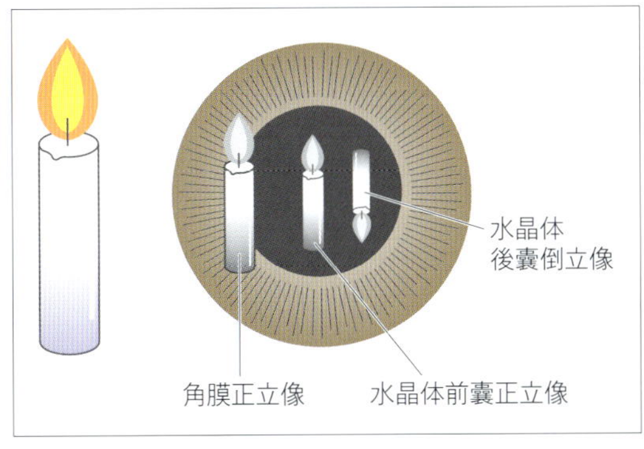

図 16　プルキンエ・サンソン像

スリット光を斜めから当てると眼には 3 つの反射が見られる。1 番前が角膜，真ん中が水晶体前嚢，後ろが水晶体後嚢である

参考文献 6 より引用・改変

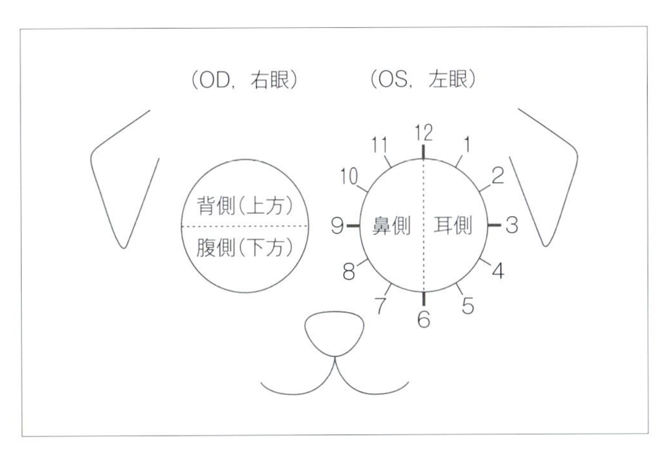

図 17　眼検査時の解剖学的表現

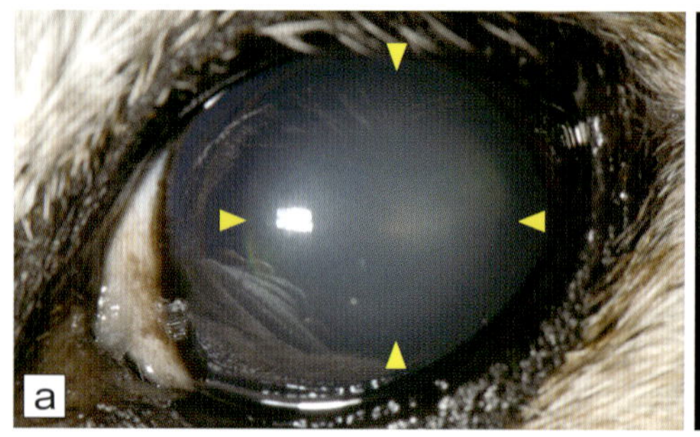

散瞳後。水晶体が白く見える

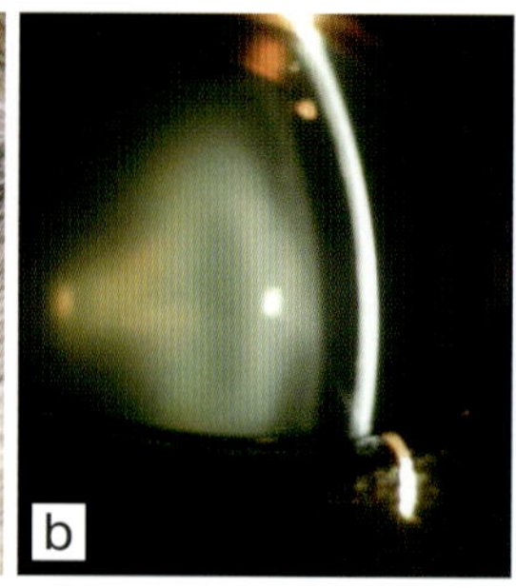

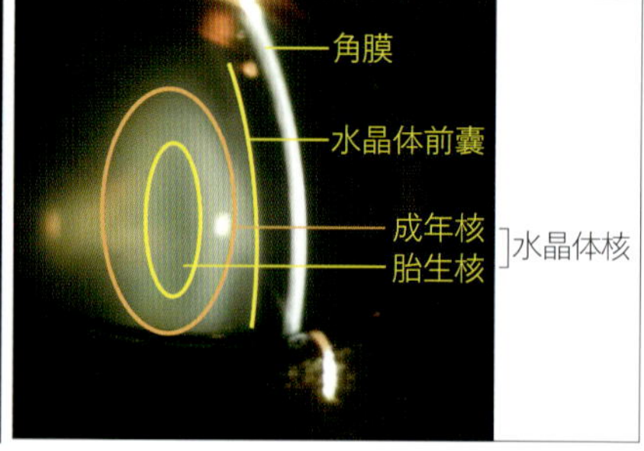

スリット光は角膜を通過した後，水晶体前嚢を照明し，水晶体内を通過している。水晶体内に見られるラグビーボールのような楕円形の反射は水晶体核である

図 18　核硬化症

雑種犬，10 歳齢，去勢雄，左眼
水晶体内は通常，加齢とともに(一般的に6歳齢程度から)白く目立つようになるため，本所見は病的な白内障とは区別される

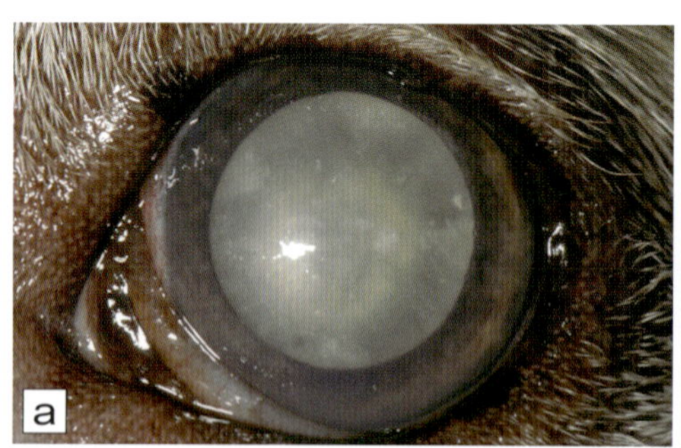

散瞳後。白く濁った水晶体が見える

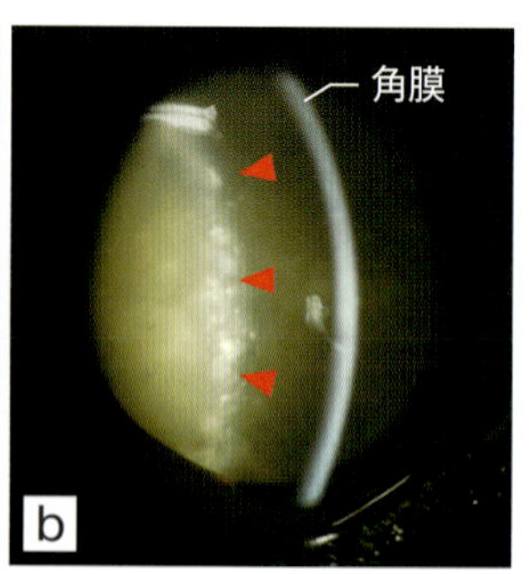

スリット光は角膜を通過した後，水晶体前嚢(矢頭)を照明し，それ以降の光の透過が認められない

図 19　白内障

フレンチ・ブルドッグ，9歳齢，去勢雄，左眼

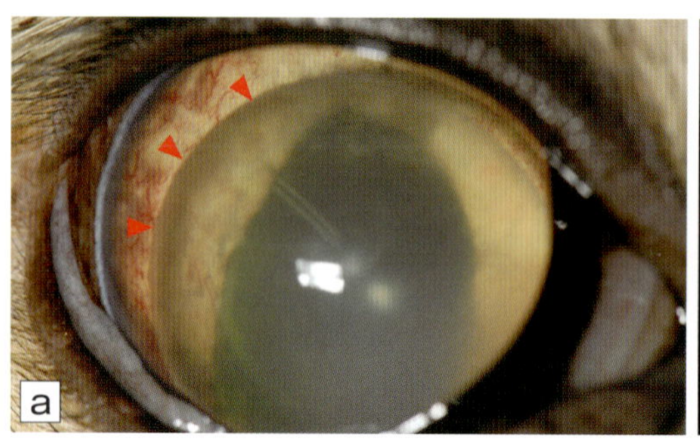

水晶体が前房内に脱臼し，水晶体の辺縁(コーヌス)が観察できる

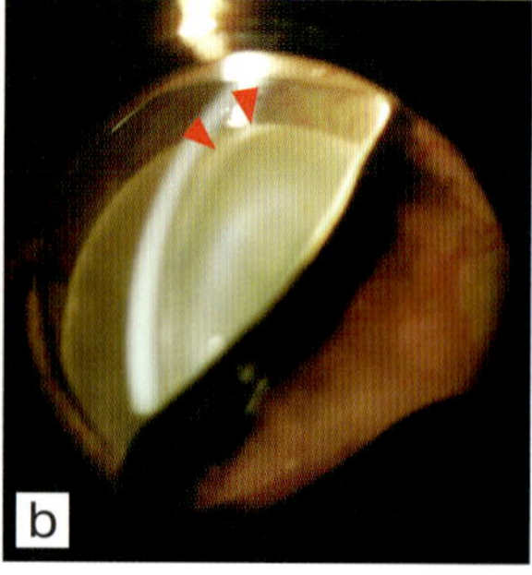

スリット光による検査にて角膜のすぐ後方に水晶体が脱臼し，前房がほとんど認められない。図19b と比較して前房の深さがないことが分かる

図 20　水晶体前方脱臼

日本猫，6歳齢，去勢雄，右眼

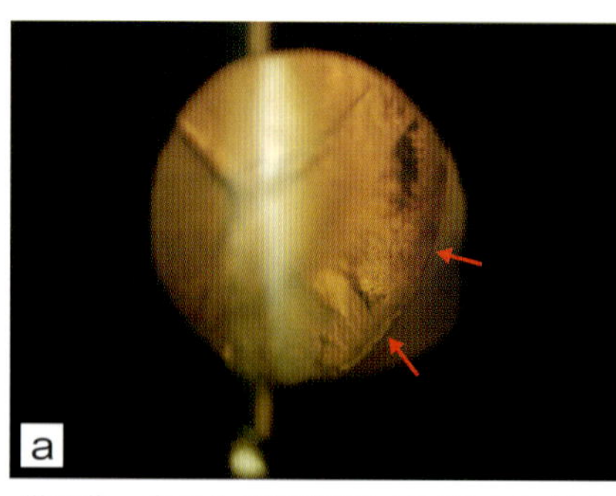

徹照像。水晶体が亜脱臼していることにより，2時~6時方向に水晶体の辺縁(コーヌス)を観察することができる

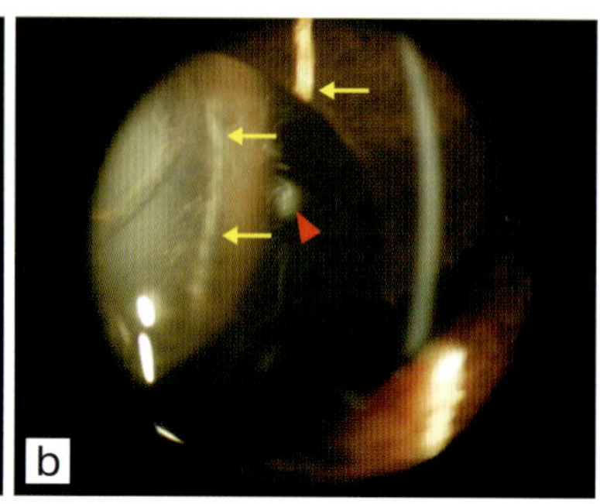

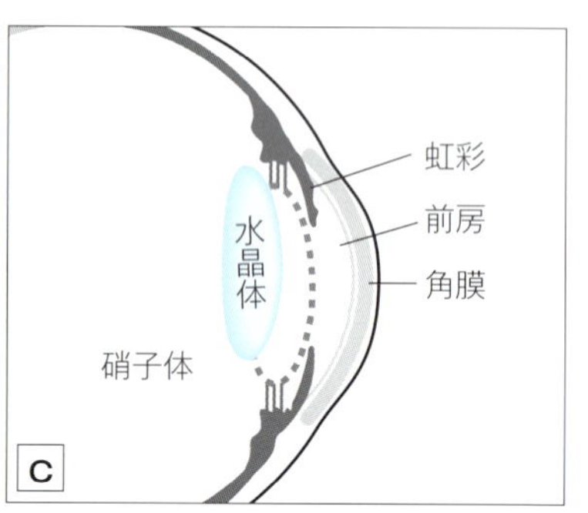

水晶体が後方に亜脱臼しているために，虹彩からのスリット光の連続性がなくなっている(矢印)。前房内には白くもやもやとした硝子体(矢頭)が脱出している

図 21　水晶体後方亜脱臼

ミニチュア・ダックスフンド，10 歳齢，避妊雌，左眼

角膜上皮
上皮基底膜
角膜実質
デスメ膜
角膜内皮

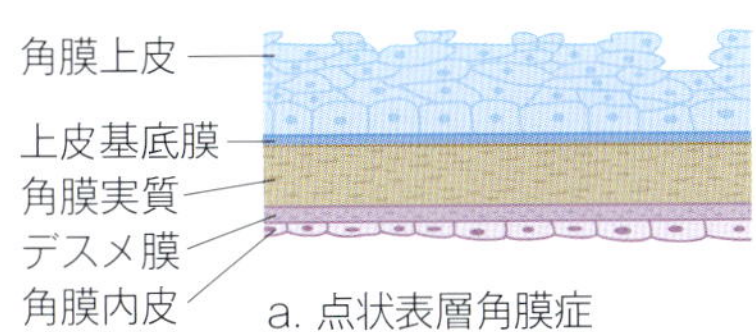

a. 点状表層角膜症
角膜上皮の表層が微細に脱落する(図 23)

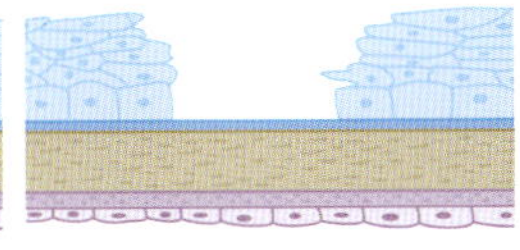

b. 角膜上皮びらん
角膜上皮層が欠損する(図 24)

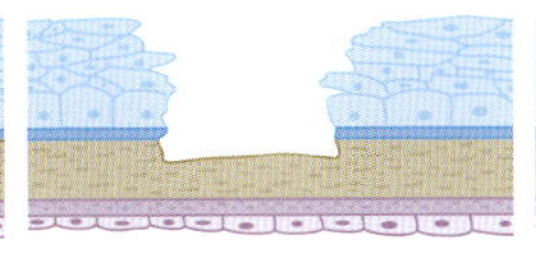

c. 角膜潰瘍
角膜上皮の基底膜を越えて，角膜実質にまで欠損が及ぶ(図 25)

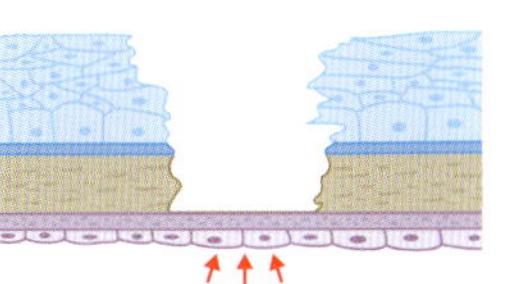

d. デスメ膜の露出：潰瘍が深くなりデスメ膜が露出する(図 26)。眼圧(矢印)によりデスメ膜が突出するとデスメ膜瘤という

図 22　角膜の障害

角膜上皮および実質の欠損(a → b → c → d)。潰瘍が深くなるとデスメ膜が露出する(d)

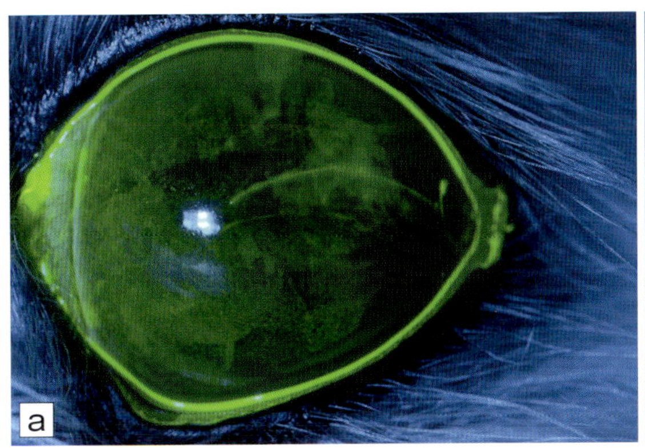

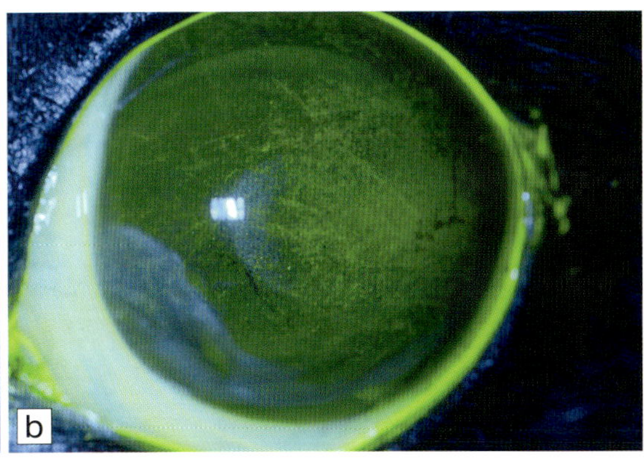

図 23　点状表層角膜症(図 22a 参照)

点状表層角膜症ではフルオレセインが微細な陽性となる。涙液の質の低下により角膜上皮が障害されていることを示す所見の1つである

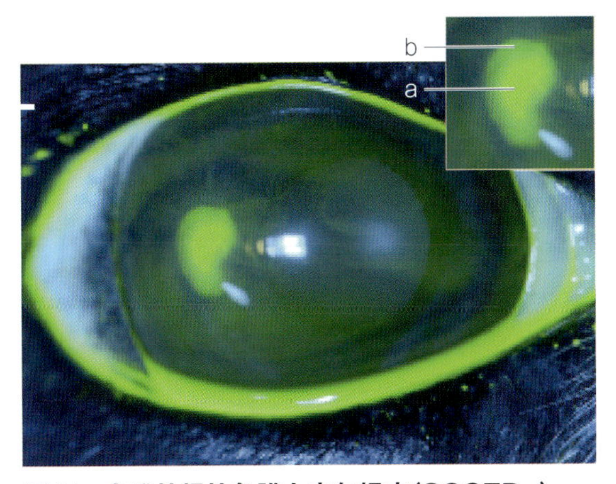

図 24　自発性慢性角膜上皮欠損症(SCCEDs)(図 22b 参照)

角膜潰瘍部分(a)が蛍光色を発する。SCCEDs では，潰瘍辺縁部の上皮下(b)にも色素の浸潤が認められることが，特徴的所見の1つである

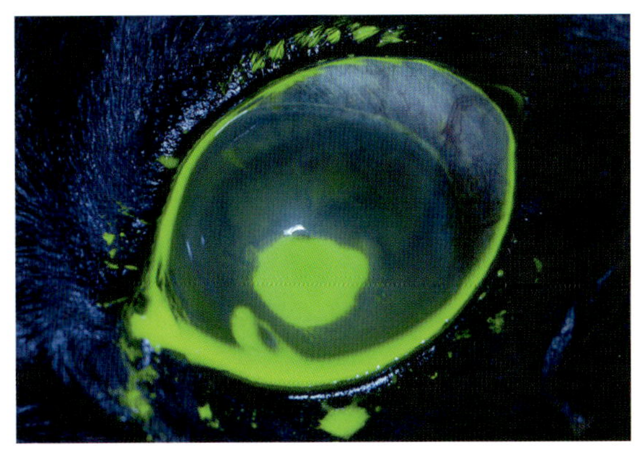

図 25　角膜潰瘍(図 22c 参照)

角膜潰瘍部分が蛍光色を発する

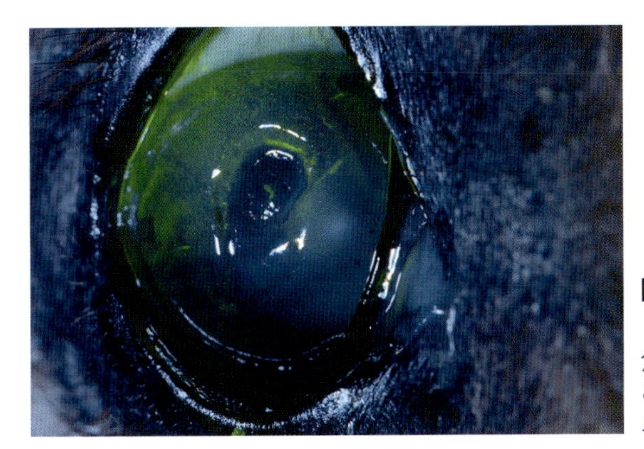

図 26　深い角膜潰瘍によるデスメ膜の露出(図 22d 参照)

角膜深部のデスメ膜が潰瘍の進行により露出すると，フルオレセイン染色を行っても，疎水性のデスメ膜(潰瘍底)が染まることはない

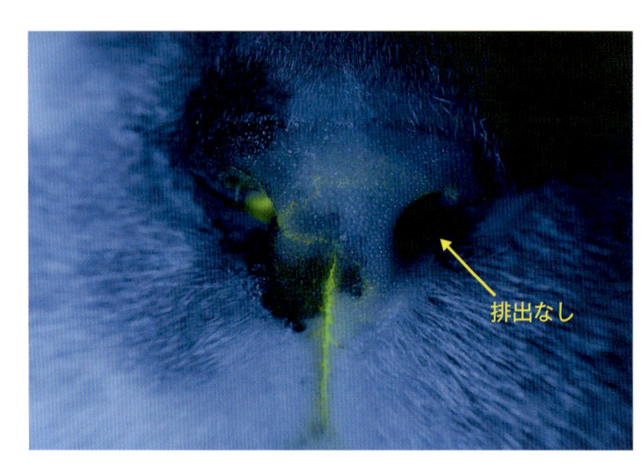

図 27　鼻涙管の閉塞
フルオレセインを眼球に滴下し５分程度待った後，コバルトブルー光で鼻を観察し，鼻涙管を伝って鼻孔から排出される色素を確認する。閉塞があると，鼻孔からの蛍光色素の排出が認められない

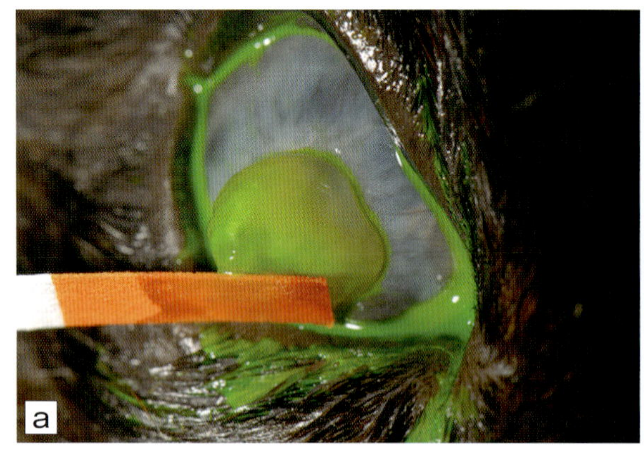

a：フルオレセイン試験紙を直接角膜に接触させ，色素をこすりつけて検査を行う
b：フルオレセインの色素が薄まっている(矢印)ことから，房水の流れ出ている様子が分かる

図 28　ザイデル試験

インを眼球に滴下後，数分無理のない程度に鼻を下げた状態で保ち，鼻孔からフルオレセイン色素が排出されたのを確認する。鼻涙管の閉塞があるとフルオレセインの排出は認められない(**図 27**)。

6-3)角膜穿孔の検査(ザイデル試験)

眼球に穿孔があるか否かを検査する方法である(明らかな穿孔が認められる場合には行わなくてよい)。角膜が穿孔していると考えられる付近にフルオレセイン試験紙を直接接触させる(**図 28a**)，もしくはフルオレセインを眼球に滴下し，穿孔部位から房水とともにフルオレセインが流れるのを確認する(**図 28b**)ことで，眼球穿孔の有無を確認する検査である。

7)眼底

眼底とは網膜，脈絡膜，視神経乳頭からなる眼球の後半部分を指し，この部位の病変の有無を瞳孔を通して検査するのが眼底検査である(**図 29**)。

眼底はメラニン色素に富み，映画館のごとく暗く，映像を投影するのに都合のよい構造をしている。このメラニン色素は，網膜色素上皮細胞と脈絡膜内に存在している。暗い眼底に光を照らして覗くと，視神経乳頭から伸びる血管が白っぽく見え網膜を張り巡っていることが分かる。この血管は内層の網膜に血液供給をしており，その走行は個体ならびに動物種によって特徴的な走行を示す。

7-1)網膜

網膜は眼球の内壁を覆う膜で，視細胞や神経節細胞を含む９層の神経感覚網膜と網膜色素上皮細胞からなり，合計で 10 層をなす(**図 30**)[3]。この構造から，網膜剥離は神経感覚網膜と，網膜色素上皮細胞で生じやすいと説明されている。

９層の神経感覚網膜は組織学的に外層から視細胞層，外境界膜，外顆粒層，外網状層，内顆粒層，内網状層，神経節細胞層，神経線維層，内境界膜に分けられる。後述する網膜電図検査に関連する事項として，a 波の起源である視細胞は視細胞層，b 波の起源とされている双極細胞とミュラー細胞の核は内顆粒層に含まれる。

視細胞は光に反応する視物質をもち，暗い場所で暗

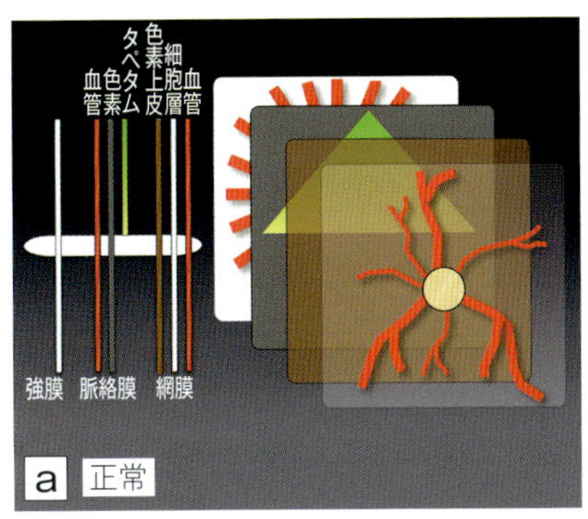

網膜の構造を知っておくことは，網膜の疾患を理解する上で大切である。網膜は強膜，脈絡膜(タペタム)，網膜色素上皮細胞，網膜(血管)，視神経乳頭の5つの層から構成されている，と考えると眼底の評価に役立つ

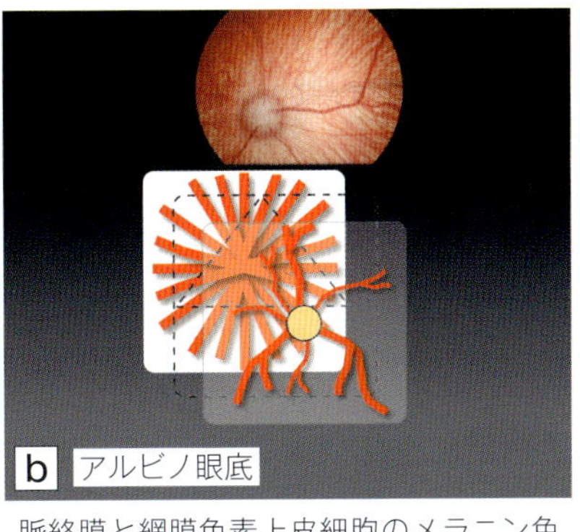

脈絡膜と網膜色素上皮細胞のメラニン色素を欠くため，脈絡膜と網膜の血管が透けて見え，眼が赤く見える

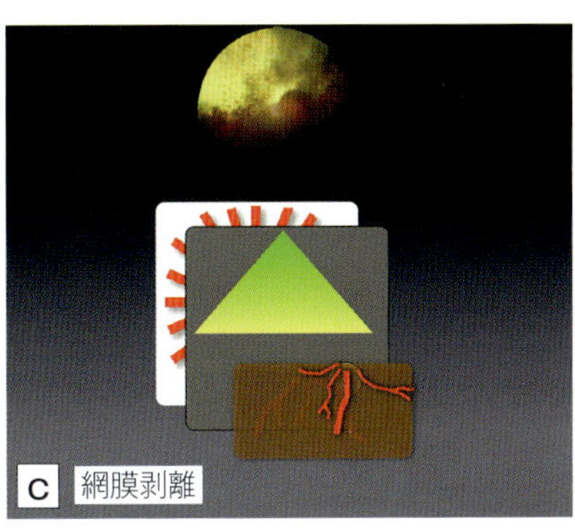

網膜が完全に剥がれた場合，網膜が視神経乳頭を覆うため，視神経乳頭を確認することができない

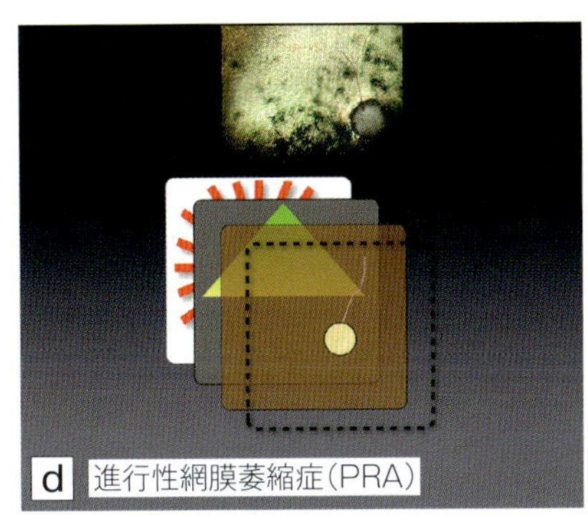

網膜の血管が細く，数も少なくなる。また網膜が萎縮するため，その下にあるタペタムからの反射が亢進する

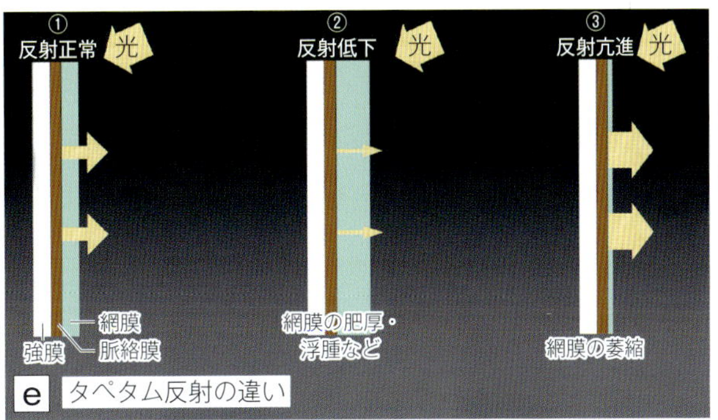

健常な網膜では，その後方にあるタペタムからの反射が見られる(①)が，網膜が浮腫などにより肥厚すると，タペタムからの反射は減弱する(②)。反対に PRA などにより網膜の厚さが薄くなると，タペタムからの反射は強くなる(③)

図 29　眼底所見の理解

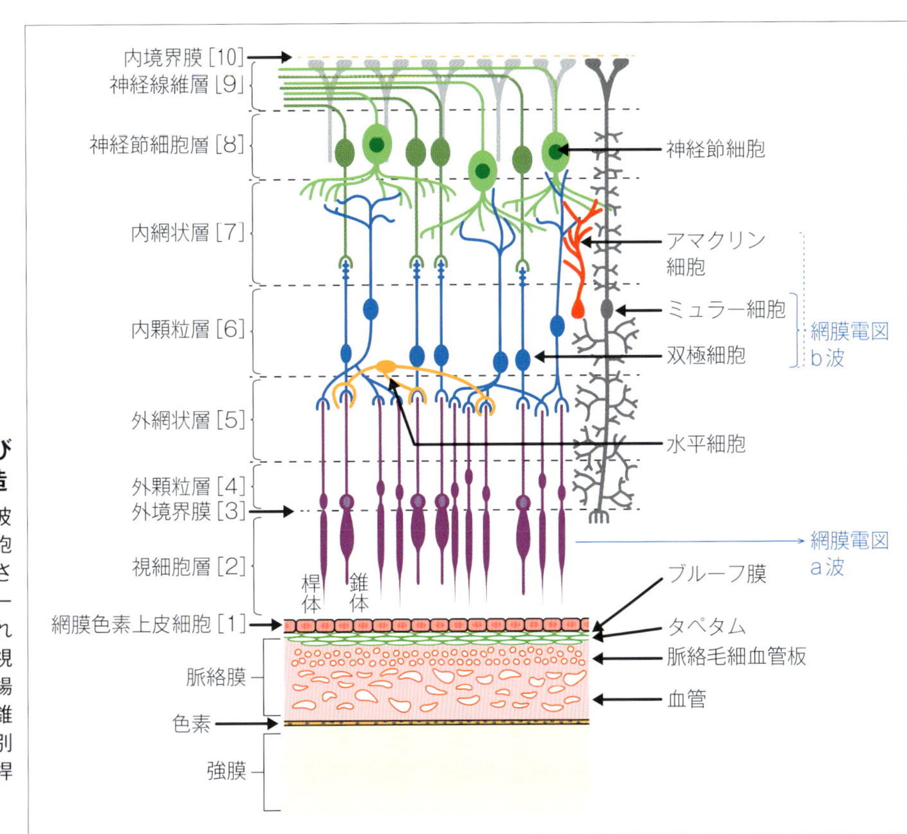

図 30　網膜(10 層)および脈絡膜，強膜の構造

後述する網膜電図では，a 波の起源である視細胞は視細胞層に含まれ，b 波の起源とされている双極細胞とミュラー細胞の核は内顆粒層に含まれる。視細胞は光に反応する視物質をもち(桿体細胞：暗い場所で暗視機能を発揮する，錐体細胞：明るいところで識別能を発揮する)，犬と猫では桿体の数が多い

参考文献3より引用・改変

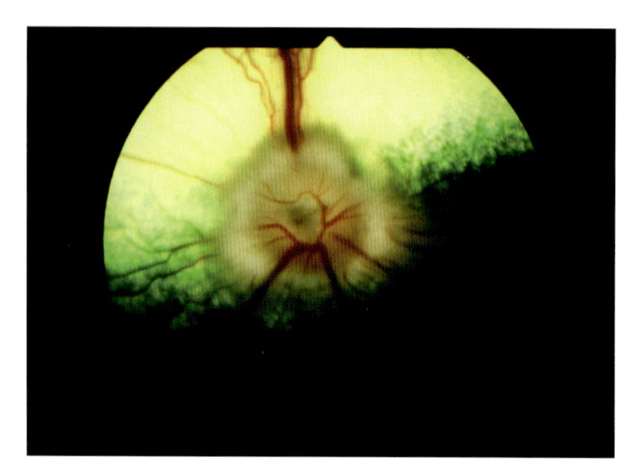

図 31　犬の視神経乳頭
髄鞘化が目立つ犬の視神経乳頭

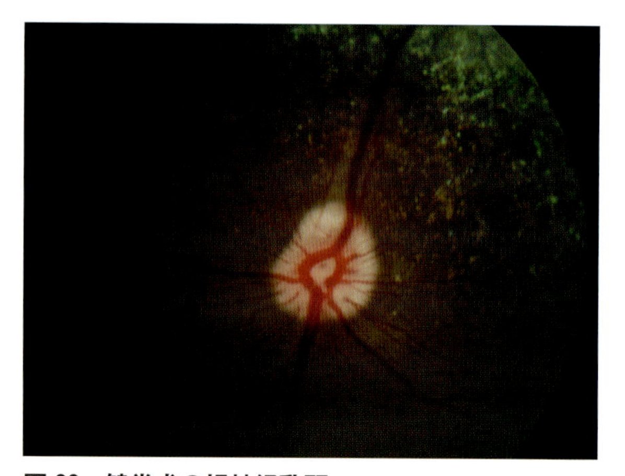

図 32　健常犬の視神経乳頭
視神経乳頭中心部分に血管輪が認められる。その中に視神経乳頭の生理学的陥凹が認められる

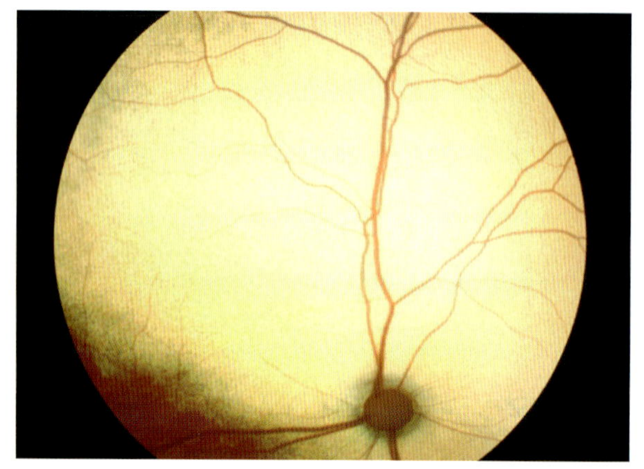

図 33　健常猫の視神経乳頭
視神経乳頭が小さく，乳頭内に血管の吻合が見られない

視機能を発揮する桿体と，明るいところで識別能を発揮する錐体があり，犬と猫では桿体の数が多い。桿体に含まれる視物質であるロドプシンに光が当たると，一連の反応カスケードにより最終的に視細胞は過分極状態となり，その情報が視神経を伝って脳に伝えられる。これら一連の光情報伝達カスケードにおける異常は，進行性網膜萎縮症（Progressive retinal atrophy，以下 PRA）と関連する。例えばアイリッシュ・セターの桿体－錐体異形成（Rod-cone dysplasia）では，光情報伝達カスケードの中のサイクリック GMP-ホスホジエステラーゼ（PDE）β サブユニットをコードする，遺伝子のナンセンス変異（終止変異）が報告されている[7]。

興味深いことに視物質をもつのは視細胞のみでなく，神経節細胞にもメラノプシンと呼ばれる視物質が存在することが知られている。メラノプシンは約 480 nm の波長の青色光に特異的に反応することが知られており，この色素を元に失明の検査に関連する cPLR が臨床応用されている。

7-2）脈絡膜

脈絡膜はぶどう膜の一部をなす血管とメラニン色素に富む膜である。短後毛様体動脈から分岐した血管は視神経乳頭を中心に放射状に伸び，脈絡膜内で脈絡毛細血管板を形成し，網膜色素上皮細胞に栄養を供給する。この脈絡毛細血管板と網膜色素上皮細胞間には，バリアとして血液－網膜関門が存在している。

犬や猫には夜行性動物に特徴的なタペタム（輝板）が背側の眼底の脈絡膜内に存在し，タペタム領域と呼ばれる。一方，タペタムの存在しない暗く見える腹側領域はノンタペタム領域と呼称される。子犬では生後 3 カ月程度をかけてタペタムの発達に伴い色調が変化する。アルビノでは，脈絡膜のメラニン色素とともにタペタムが消失する。

INC., 28D
a 焦点距離が近い

INC., 28D
b 焦点距離が適正

INC., 28D
c 焦点距離が遠い

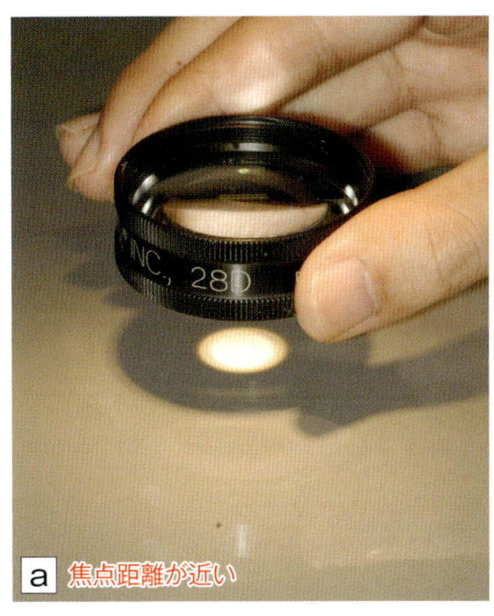

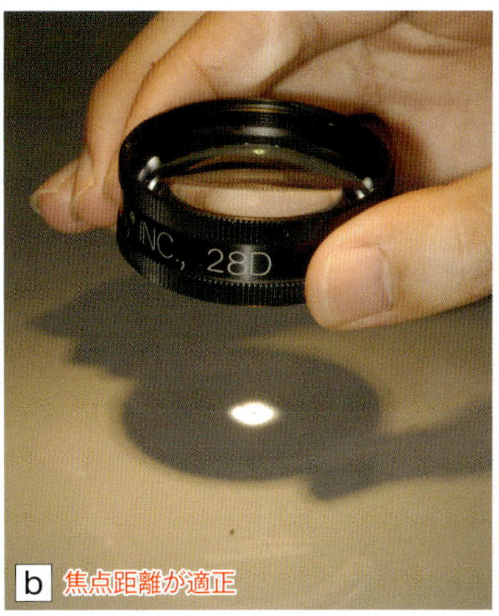

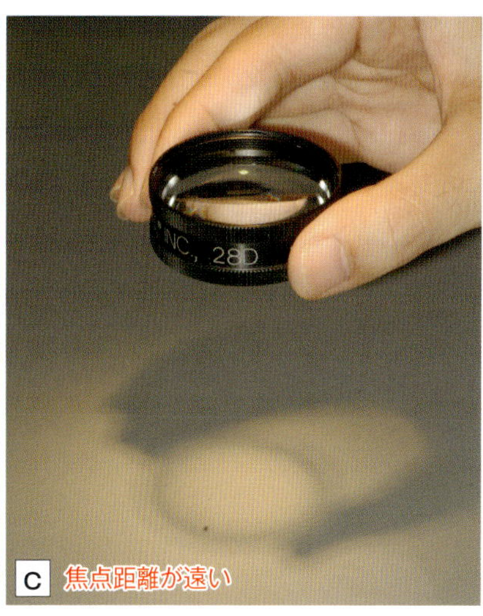

図 34 レンズの焦点距離

倒像鏡検査用のレンズについて：
20 D のレンズを用いている場合，その焦点距離は 5 cm，眼球の大きさは約 2 cm であることから「5－2＝3（cm）」となり，眼球から約 3 cm 手前にレンズをおくことで眼底に焦点があい，眼底検査が可能となる。30 D のレンズを用いている場合は，その焦点距離は約 3.3 cm，眼球の大きさは約 2 cm であることから「3.3－2＝1.3（cm）」となり，眼球から約 1.3 cm 手前にレンズをおくとよい。30 D の方が 20 D より視野は広く見えるが，逆に 20 D の方が 30 D より像が大きく見える

7-3）視神経乳頭

視神経乳頭（円盤）はタペタムの腹側辺縁に位置する，第 2 脳神経の眼球側の末端部分である。すなわち，眼底検査により肉眼で検査可能な唯一の中枢神経である。ややピンクみを帯びた白色の三角形～円形の形状である。犬では有髄線維（ミエリン線維）が発達し，周辺部がより大きく隆起して見られる個体もあり（**図 31**），視神経乳頭の浮腫と見まがうこともある。その中心部にやや色の暗い生理学的陥凹が認められる。この生理学的陥凹の所見は，緑内障検査時に重要となる。また生理学的陥凹を取り囲むように，血管輪が形成されている（**図 32**）。猫は犬にくらべて視神経乳頭が小さく，乳頭内に血管の吻合が見られない（**図 33**）。犬や猫の視神経乳頭には，ヒトに見られる網膜中心動脈は存在しない。

8）眼底検査

8-1）検査の前に

眼底の検査を行う前に，威嚇瞬目反応や，PLR を行い，あらかじめ神経学的な評価を行っておく。中でも cPLR は，前述の神経節細胞のメラノプシンを評価する新しい理論の検査法であるが，臨床上簡便な検査であり，網膜と視神経疾患の診断に有用なツールである。cPLR による視神経疾患と突発性後天性網膜変性症候群（Sudden acquired retinal degeneration syndrome, 以下 SARDS）の鑑別診断における感度と特異度は，それぞれ 96.2％と 100％であるとの報告がある[6]。また，白内障手術前の網膜疾患有無の鑑別における感度と特異度は，それぞれ 76.5％と 100％であるとの報告がある[1]。

8-2）倒像鏡検査

眼底を検査する方法の 1 つである。簡便なため最も頻繁に実施される眼底検査であると思われる。眼底検査では散瞳薬による散瞳処置を施した後に検査をすることが望ましい。倒像鏡検査は，フィノフトランスイルミネーターによる集光照明と，20-30 D の凸レンズ（**図 34**）を用いて眼底を検査する方法である。この検査で得られる像は倒像で上下左右が反転して見えるが，直像鏡と比較して広い視野角（50° 程度）が得られるため，スクリーニング検査として有用である。眼底を見られるようになるには，少しばかりの練習が必要であるもののコツをつかめば難しい検査ではない（**図 35**）。

以下に眼底の観察法の要点を列挙する。

①散瞳処置を行う

トロピカミドとフェニレフリンの合剤（ミドリン P 点眼液）を点眼し，20～30 分待ち十分な散瞳を得る。ただし，眼圧が 20 mmHg 前後の場合は散瞳処置について十分に検討する必要がある。

②部屋を薄暗くする

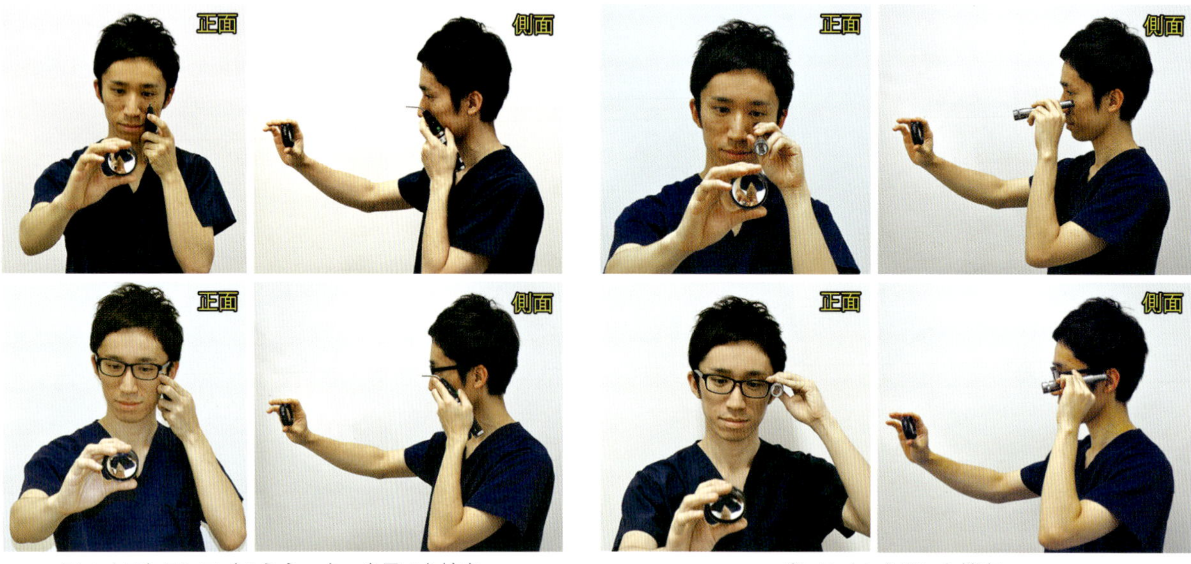

フィノフトランスイルミネーターを用いた検査
（上：裸眼，下：眼鏡）

ペンライトを用いた検査
（上：裸眼，下：眼鏡）

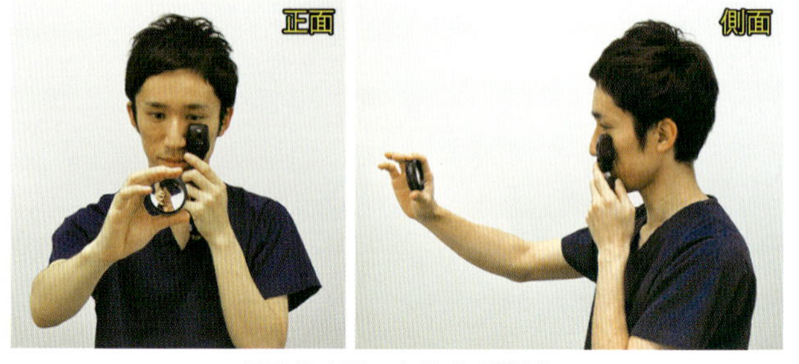

検眼鏡を用いた検査（裸眼）

図 35　倒像鏡検査時の集光照明（左眼を検査する場合）

左眼を観察する際は左手に集光照明装置をもち，右手にレンズをもつ
撮影：奥村聡基先生（パーク動物病院）のご協力による

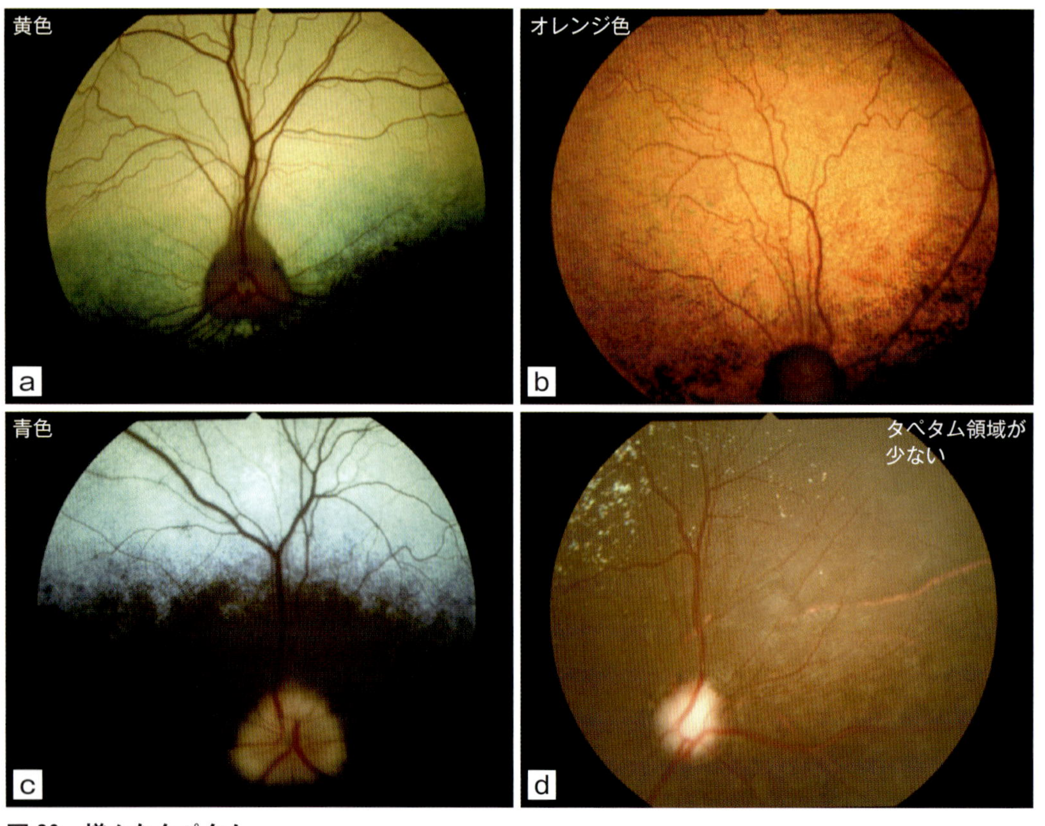

図 36　様々なタペタム

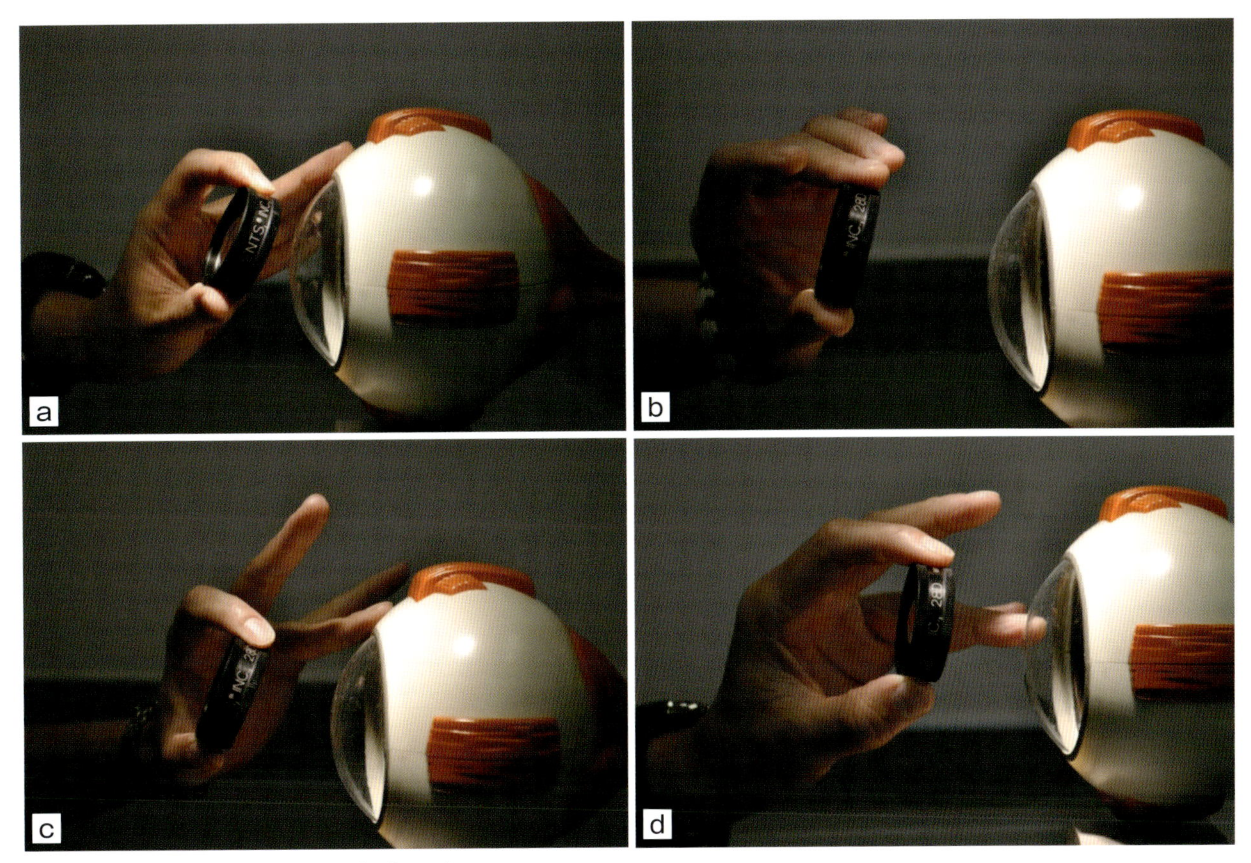

図 37　倒像鏡検査時の凸レンズの扱い方
凸レンズを手にもち焦点距離をあわせる際は，検者により手の大きさが異なるため様々なもち方がある。指を使って焦点距離を測るように凸レンズをもつことが多い。レンズをもってピタリと焦点距離があうように練習をし，自分なりのもち方を見つける

③集光照明装置を用意する

フィノフトランスイルミネーターは，検者が裸眼の場合は下眼瞼の頬寄りの部位に，眼鏡をかけている場合は側頭部におき眼鏡のツルに沿わせ眼底に向けて照射をする。一般的には動物の右眼を観察する場合は検者も右眼を用い，左眼を観察する場合は検者も左眼を使って観察をする(**図 35**)。検者の左右の視力があまりにも異なっている場合は，観察をしやすい利き眼のみで観察することもある。ただし，双眼倒像鏡検査の場合はこの限りではない。

④瞳孔からの反射を確認する

保定者に動物の顔を検者に向けるように保定してもらい，同時に観察眼の眼瞼を瞬膜が突出しないように開いてもらう。検者は適切な位置に動きながら，タペタムからの反射(オレンジ色や緑色)が得られるように動物と視線をあわせる(**図 36**)。このことを「共役系に入る」と表現する。共役系に入ったことを確認したら，倒像鏡検査用の凸レンズを外側(耳側)から眼の前におく(**図 37**)。注意点として，動物がまぶしいなどの理由で眼をそらし眼底観察ができなくなったら，共役系から外れているということなので，いったん検査を休止し再び検査を行う。

・右眼の観察：

右手にフィノフトランスイルミネーターをもち，左手にレンズをもつ。

・左眼の観察：

左手にフィノフトランスイルミネーターをもち，右手にレンズをもつ。

・双眼倒像鏡検査の場合：

ヘッドセットに光源が内蔵されているため，フィノフトランスイルミネーターのもち替えの必要はない。レンズのみもち替える。

⑤眼底をできる限り詳細に観察する

筆者は，最初に眼底内で最も目立つ視神経乳頭，次いでタペタム，最後にノンタペタムとその周辺部を観察している。言い換えると，視神経を中心に眼底の周辺部分に広がるように系統的に観察している。倒像鏡検査であることから，見えている像は上下左右が反転していることを理解しておく必要がある(軸の反転)。つまり，見えている像の上の方を見たい場合は下方に動き，右側が見たければ左側に動く。

眼底所見で異常な所見などが見つかった場合は，ス

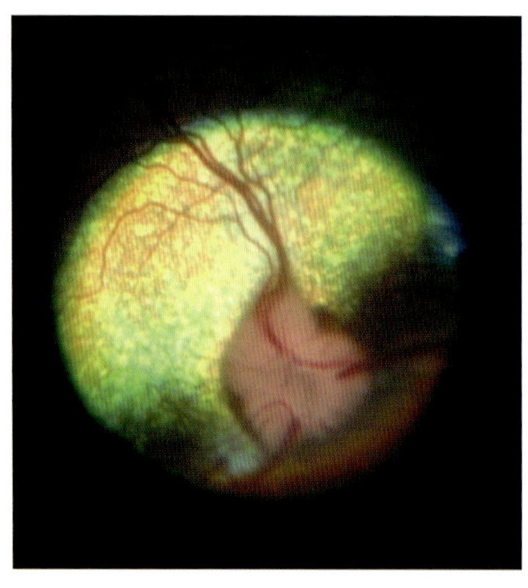

図 38　パンオプティック＋iPhone４Ｓで撮影した健常犬の眼底
やや視野が狭いものの，十分に眼底の評価を行うことができる

ケッチをするか，眼底カメラで眼底所見を記録する。

⑥眼底検査終了後，散瞳処置をした場合には眼圧を測定し，散瞳前よりも眼圧が上がっていないことを確認する

筆者は，散瞳後に眼圧が 20 mmHg 以上に上昇している場合は，β 遮断薬などの抗緑内障薬を処方している。ミドリン P 点眼液を用いた散瞳は 4 ～ 6 時間持続するため，羞明を示すことを心配するクライアントがいる。そのため筆者は，犬の場合，昼間の散歩はなるべく控えてもらうように指示している。猫は室内飼育であれば特に問題はない。

8-2-1)パンオプティック検眼鏡

倒像鏡の 1 つであるウェルチアレンパンオプティック検眼鏡は，簡易に眼底を観察できるツールである。見える像は内部にてプリズムで反転されることにより，直像(解剖学的な位置関係が入れ替わることなく見たまま)で観察でき(**図 38**)，その使用が簡便で容易に眼底検査が可能であることから，こちらを好む獣医師も多い。視野角も 25° 程度あり，アイカップをつけることで散瞳しなくとも眼底検査を実施することが可能である(ただし，散瞳はさせた方がよい)。

さらに，iPhone 4 用のアタッチメントを装備することで，比較的わずかな投資により診断に耐え得る眼底写真を撮影可能である。眼底撮影用のソフトは iTunes Store から iExaminer というアプリが無料でダウンロード可能である。眼底の所見を簡易に写真として記録できることで，後で写真をじっくりと評価することが可能となる。

8-3)直像鏡検査

直像鏡検査では，眼球の構造が解剖学的な位置関係のまま観察可能であるが，眼底検査専用の特殊な器具が必要となる。獣医領域では，記録を残すため眼底撮影を行う場合に利用されることが多い。検査器具を購入後，それぞれの検査器具にあった適切な使用方法を覚える必要がある。

――獣医領域で用いられる代表的な直像鏡――

8-3-1)直像検眼鏡

ウェルチアレン 3.5V ハロゲン同軸検眼鏡がある。視神経乳頭 2 つ分の視野角しかなく，非常に狭い範囲しか観察できないが，拡大されて観察できるので，スクリーニング検査で異常があった場合に精査で用いることもある。しかし実際，筆者の周りの多くの獣医師は，眼底検査の用途では，その利便性からヘッド部分を前出のパンオプティックにつけ替えて眼底検査を行っている。

8-3-2)眼底カメラシステム

クリアビューは眼底撮影用に用いられる。クジラのような外観の眼底カメラ本体を購入すると，画像ファイリングシステムが同封されており，クリアビューとパソコンを USB ケーブルで接続する。クリアビューを眼の前におき，クリアビューから出る 2 つの光を角膜上で 2 点として認識できるように眼との距離を調整する。するとパソコン画面にリアルタイムで眼底像が映し出され，見たい部位の画像が得られたところで撮影ボタンを押すとデジタルで静止画が記録される。本器材では画像ファイリングシステムがあることで，症例写真の整理が簡単である。また，経過観察をする際

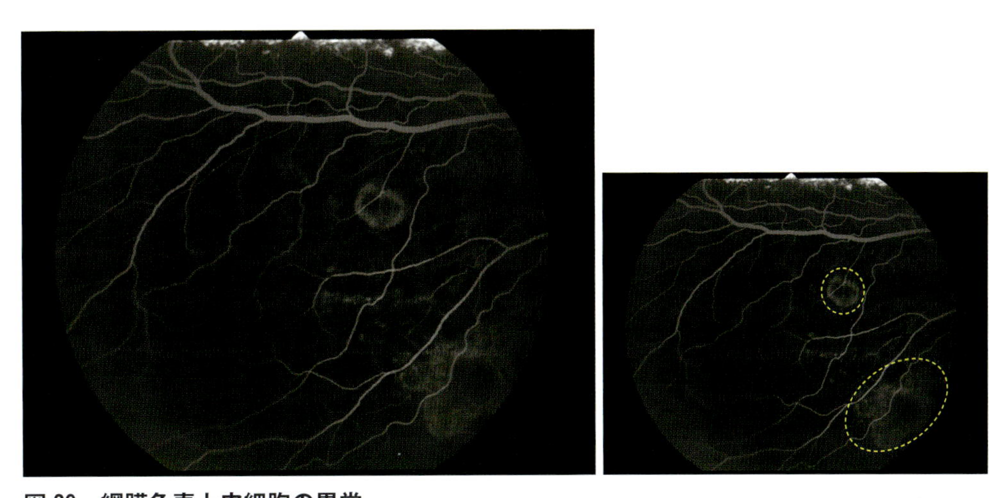

図 39　網膜色素上皮細胞の異常
フルオレセインによる眼底造影(FAG)検査で，異常のある網膜色素上皮細胞の領域から，フルオレセインが漏れ出している所見

にも以前の所見との比較が容易に行える。なお，パソコンは自前で準備する必要がある。

8-3-3)眼底カメラ

コーワ GENESIS-D も同じく眼底撮影用に用いられるポータブル型の眼底カメラである(2015 年発売中止)。デジタルで眼底写真を記録できる。さらに，GENESIS-Df は蛍光色素のフルオレセインによる眼底の造影検査(蛍光眼底造影：Fluorescein angiography，以下 FAG)により，網膜血管の異常を評価することが可能である。GENESIS-Df が 2015 年に発売中止となり，FAG 用のものは高価な据えおき型のものしかなくなった。GENESIS-Df は通常の眼底カメラに加え，青い励起光の光源とフルオレセインからの蛍光色のみをとらえる濾過フィルターを内蔵していることで，フルオレセイン眼底造影の所見を記録可能とする。フルオレセイン眼底造影は，静脈注射用のフルオレセイン(フルオレサイト静注)を 5～10 mg/kg の用量で血管内に投与し，経時的に眼底を撮影することで網膜の動脈や静脈の状態，網膜色素上皮細胞に存在する血液-網膜関門の評価を行うことが可能である(**図 39**)。

9)眼部超音波検査

眼部超音波検査では，眼球内と眼窩内の評価を行うことが可能である。眼球内への応用は，前眼部の混濁などにより眼底の直接観察が不可能な場合に選択され，水晶体脱臼，網膜剥離，眼球内の腫瘤の診断に有効である。また，眼窩内は眼球が突出している場合に選択される検査方法である。水晶体の厚みおよび眼球軸(眼軸長)を**表 1** に示す。

人医用に認可された眼科用の超音波検査装置もあるが，多くの獣医師は汎用の超音波検査装置を用いている。ただし汎用の超音波検査装置は，眼への使用に関する安全性は保証されていないので，その使用は各自の責任で行って頂きたい。

表 1　水晶体の厚みおよび眼球軸(眼軸長)

水晶体	方向	長さ(mm)
犬	眼軸方向	7.13～7.6(7.6±0.5)
	赤道方向	9～10.92
猫	眼軸方向	7.8
	赤道方向	10.4

眼球軸(眼軸長)	年齢(月齢)	長さ(mm)
犬	2	12.65±0.11
	6	14.57±0.17
	12	17.38±0.26
	28	19.03±0.19
	52	19.52±0.18
中頭種(成犬)		19.9±1.2
成犬・成猫		17～22

眼球軸：角膜中心部(前極)に対し垂直に入射した直線が後部強膜(後極)までを貫く軸
眼軸長：前極から後極(網膜まで)の長さ

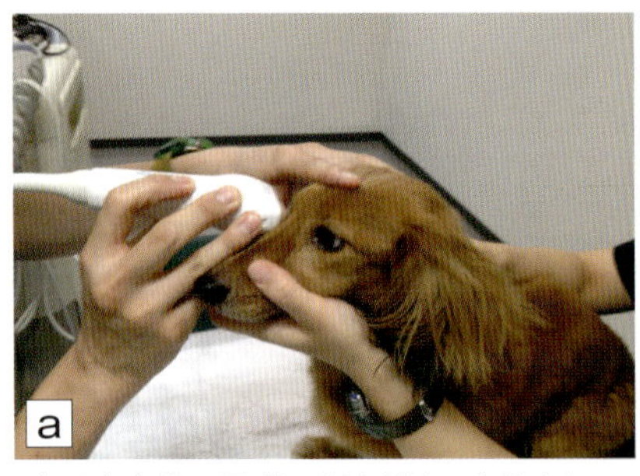

点眼麻酔後，眼球に直接ゼリーを塗布し，リニアプローブを眼に対して水平方向に当てて検査しているところ

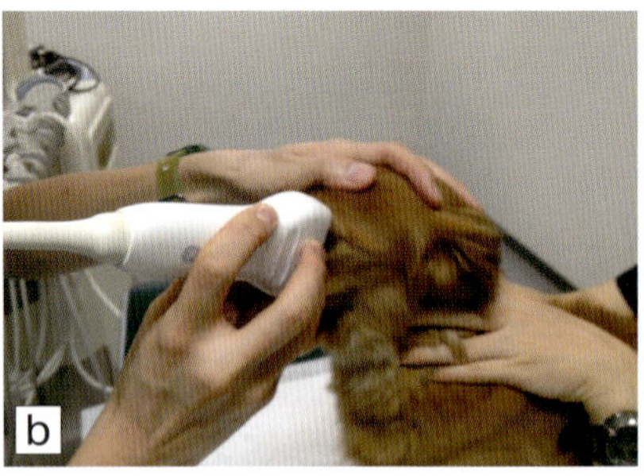

直接法にて，眼に対して垂直方向にプローブを当てて検査しているところ

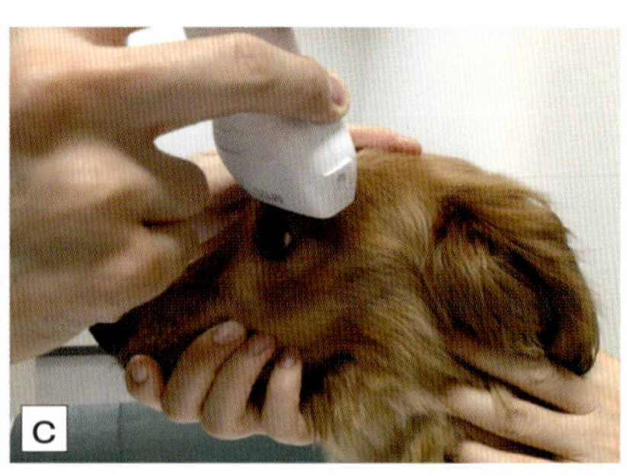

眼窩縁に沿わせるようにプローブを当てて，眼窩内を検査しているところ

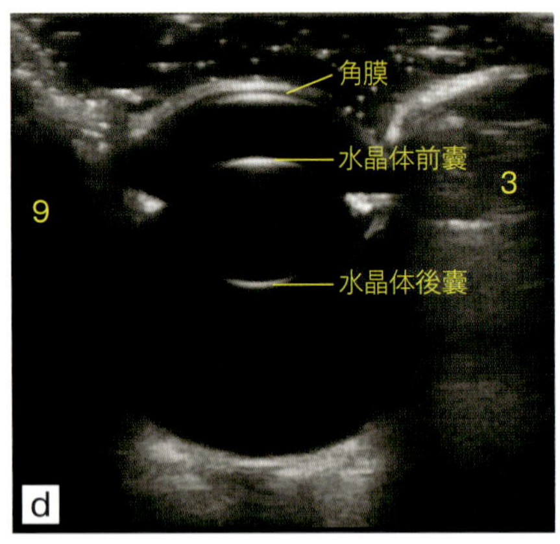

健常犬の水平／垂直像(図 40a，b のポジション)

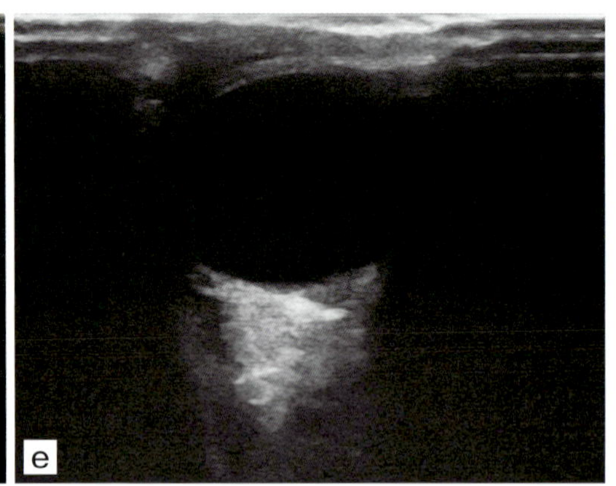

眼窩内の評価(図 40c のポジション)

図 40　眼部超音波検査

眼内の評価は，点眼麻酔を点眼後，6～12 MHz のセクタやリニアプローブにスコピゾル眼科用液または低アレルギー性のエコーゼリー(Aquasonic CLEAR ULTRASOUND GEL)を塗布し，眼球に直接プローブを当てて検査を行う。眼球に対して少なくとも水平方向と垂直方向の 2 方向でプローブを当て，眼球内を精査する(**図 40**)。プローブのマーカーは，水平方向の場合は外側(耳側)に，垂直方向の時は上側に向け，常に同じ方向に位置させることで，画像の位置関係を容易に把握できるようにするとよい。なお，筆者は 12 MHz のリニアプローブを好んで使用している。

眼窩内の評価は，眼窩縁にプローブを当て，やや尾側にプローブを傾けて眼窩内を描出して検査を行う。

検査後はオフサニタ・コンクなどの洗眼液で洗眼し，ゼリーをしっかりと洗い流す。

眼科専用で前眼部の精査を行う超音波検査装置として，40～60 MHz の高周波プローブの超音波生体顕微鏡(UBM)が発売されている。本装置を用いることにより，その高解像度な画像で水晶体や隅角(虹彩角膜角)の精査が可能である。主に緑内障時の隅角の形態検査に用いられる。

10)網膜電図検査

網膜電図(Electroretinogram，以下 ERG)検査は，網膜の電気生理学的な機能を評価する検査方法である(**図 41**)。臨床上，白内障手術前の網膜機能の評価，進行性網膜萎縮症(PRA)や突発性後天性網膜変性症候群(SARDS)の診断に用いられる。現在，臨床的に獣医領域で多く用いられるのは，発光ダイオードによるフラッシュ ERG である。

ERG 測定はノイズの混入を極力避けるため，鎮静もしくは全身麻酔下で実施される。なお，全身麻酔下では刺激光量が減弱する原因となる眼球の腹側反転，いわゆる「眼が落ちる」状態に注意する。ERG は様々な環境要因により影響を受けるため，鎮静薬や麻酔薬の種類，麻酔深度，測定場所，本体アースの設置場所，暗順応時間，散瞳状態，体温，酸素分圧など必ず各施設で一定にしておく必要がある。

測定結果は特徴的な波形のグラフとして記録される。測定条件などは下記に列挙する。複数回の測定を行い，波形に再現性があることを確認する。記録された ERG の波形は，最初の陰性の最大振幅すなわち頂点を a 波，次いで陽性の最大振幅を b 波と判定し評

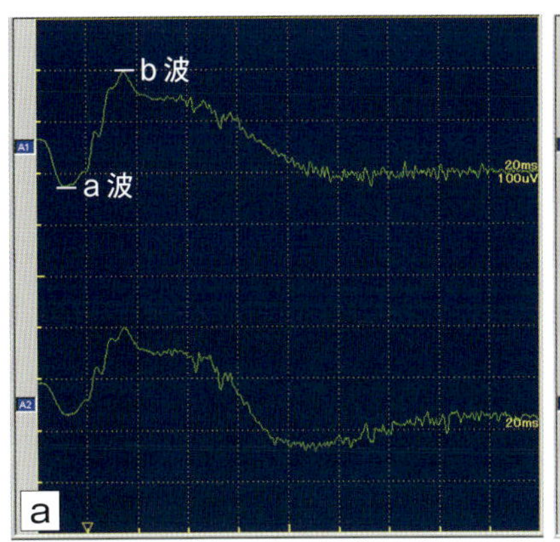

a 健常犬（ビーグル）の正常な ERG 波形（桿体錐体混合）

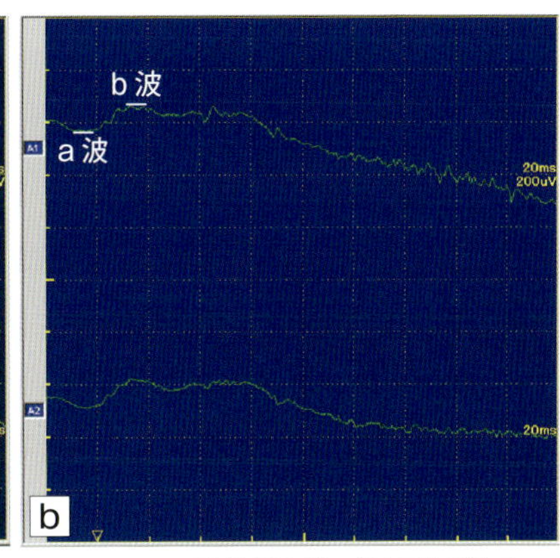

b Sub-normal 型（減弱型，準正常型）のフラッシュ ERG 波形。a 波と b 波が減弱している。PRA の初期に視細胞数が減少したり，LIU*により視細胞の活動が抑制されるなどして，視細胞レベル（網膜の一番深い部分）に異常が生じている場合にこのような波形となる。最もよく見られる ERG の異常波形である

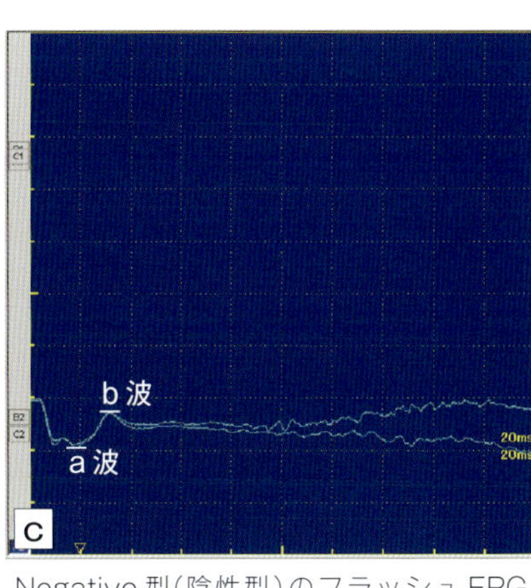

c Negative 型（陰性型）のフラッシュ ERG 波形。a 波に比較して b 波の振幅がより減弱している。b 波の由来であるミュラー細胞，双極細胞，（アマクリン細胞を含む）網膜の中から内層，すなわち網膜の比較的浅い部分に異常があると判断される。臨床的には先天停止夜盲などでこのような波形を示すことがある

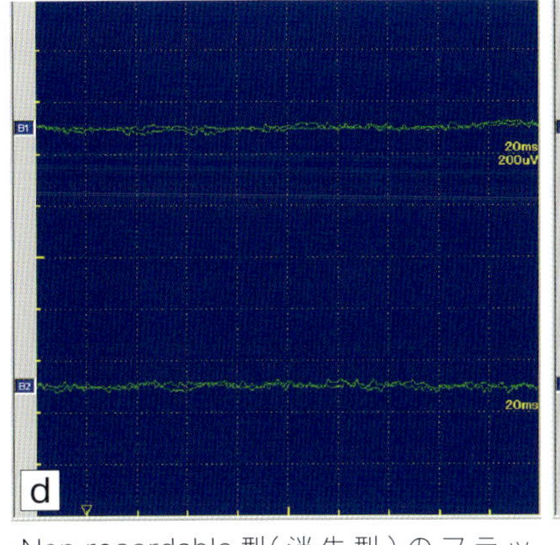

d Non-recordable 型（消失型）のフラッシュ ERG 波形。網膜全層にわたり，深く広く広範に障害が起きていると判断される。PRA の末期や SARDS ではこのような波形となる

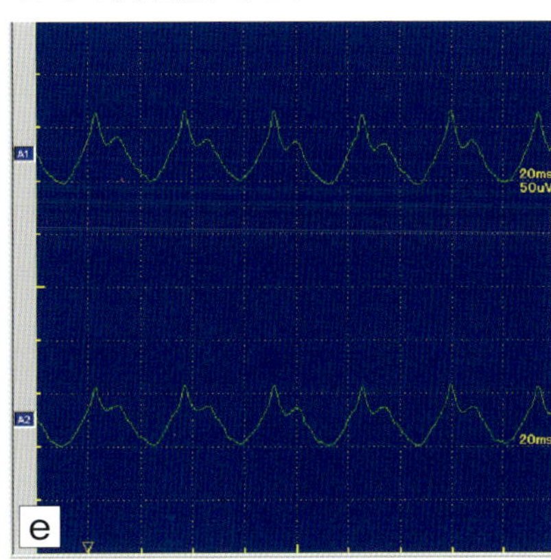

e 健常ビーグル犬に見られたフリッカー ERG の波形。30 Hz のフリッカー反応により，錐体系の機能を評価している

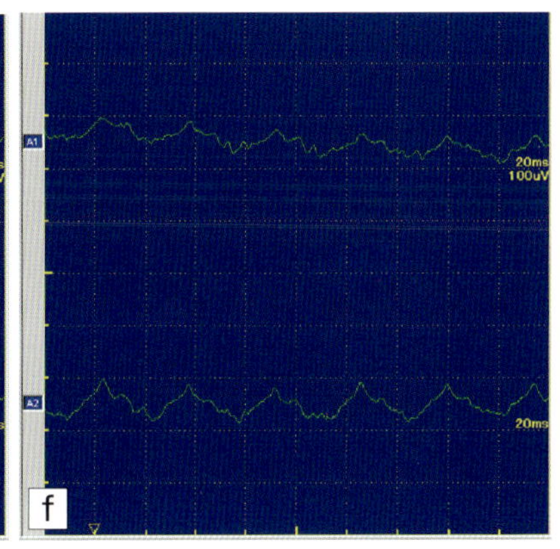

f フリッカー光に反応している波形の振幅が小さくなっていることから，錐体系の反応に異常があることが分かる

図 41　網膜電図検査

＊水晶体起因性（原性）ぶどう膜炎（Lens-induced uveitis，LIU）

価を行う（**図 41a**）。網膜機能に障害が起こると，それぞれの波の頂点の振幅が低くなる（潜時も延長することがある，Sub-normal 型波形，**図 41b**）。そして最終的には波形が消失した Non-recordable 型の波形となる（**図 41d**）。臨床的にはそれぞれの波の頂点振幅を b/a 比として評価する。評価の目安は検者により異なるが，筆者は便宜上 b/a 比は 1.0 以上で十分な反応があると判断している。

○電極の設置部位（図 42）

角膜にコンタクト電極（発光ダイオード内蔵）・関電極

前額部または側頭部に不関電極

後頭部または耳にアース電極

○測定のための条件

SARDS，白内障手術前の網膜の評価では，暗順応時間 5 分以上を設け，刺激強度を 2.0～3.0 cd/m²/sec として桿体と錐体の評価を行う。

PRA の評価では，暗順応時間 20 分以上を設け，刺激強度を 0.02～0.03 cd/m²/sec として桿体の評価を行い，次いで桿体と錐体の評価を行うために，刺激強度 2.0～3.0 cd/m²/sec にて検査を行う。最後に錐体のみの評価を行うために，明順応時間 10 分以上で刺激強度を 2.0～3.0 cd/m²/sec として ERG 検査を行う。次にフリッカー検査を行う。

○フリッカー ERG（図 41e）

フラッシュ ERG では単一フラッシュで桿体および錐体機能を評価しているが，フリッカー ERG では 30 Hz で光を点滅させ，錐体系機能を評価する。

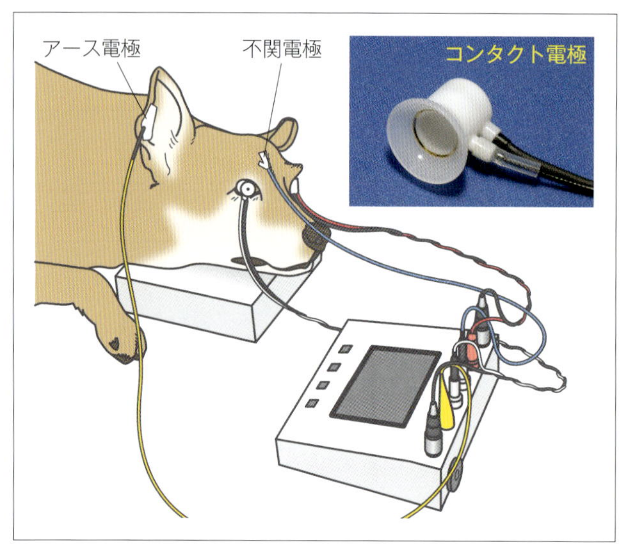

図 42　電極の設置

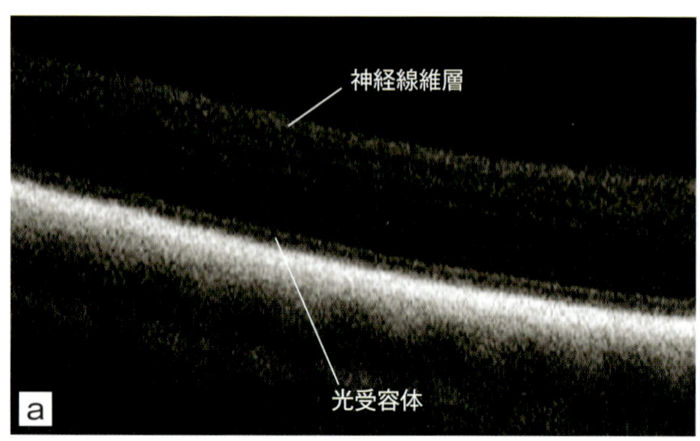

犬の正常と考えられる網膜

猫の高血圧性網膜症の網膜

図 43　光干渉断層計による検査所見
網膜の組織学的構造を非侵襲的に見ることができる
写真提供：山下 真先生(ファーブル動物病院 眼科)

11)光干渉断層計(撮影装置)

光干渉断層計(Optical coherence tomography, OCT)の獣医領域における普及率は低く，その使用は限られている。本装置は赤外線を照射し，その反射光を解析して網膜の断層構造を非侵襲的に観察できる(**図 43**)ため，網膜病変の診断精度を上げるためにはとても有用な機器である。

12)視覚誘発電位

視覚誘発電位(Visual evoked potentials, VEP)は，視覚刺激をすることで眼から大脳までの視覚伝導路(視路)の脳波を記録する方法である。眼球以外の原因により生じる皮質盲などの脳内での失明が疑われる場合に，脳の MRI 検査とあわせて実施される。

Point

・眼検査は系統的に行う必要がある。
・神経眼科学的検査は，眼の重要な機能である視覚を判断する上で重要な検査である。
・いきなりスリットランプなどの眼検査器具を用いず，まずは視診をしっかり行う。視診にてじっくり観察することで得られる情報は多い。
・スリット検査ではプルキンエ・サンソン像を理解しておく必要がある。
・スリット検査では，透照法(スポット光，スリット光)による検査と，徹照法による検査を行う。
・フルオレセインは必ず暗室にて青い光で観察する。
・フルオレセインを用いることにより，角膜潰瘍，角膜穿孔の有無，鼻涙管の開存性などを検査することができる。
・眼底検査は練習をしないと眼底の観察ができない。
・眼底検査は散瞳して行うと観察がしやすい。
・眼底病変は全身性疾患の一疾患として見られることがある。
・眼部超音波検査は眼球内部が観察できない時に，眼球の形態を評価する有用な検査となる。
・失明性の疾患では網膜電図(ERG)検査が必要となる。

犬の場合

前眼部

・犬ではレッドアイの鑑別診断にシルマー検査と眼圧測定を行う。

後眼部

・神経眼科学的検査を行う。
・散瞳後に眼底検査を行う。
・突発性後天性網膜変性症候群(SARDS)の診断には，ERG 検査が必要である。

猫の場合

前眼部

・前眼部の病変は感染症のことが多いため，原因疾患の究明に努める。

後眼部

・網膜病変では高血圧などの全身性疾患が関連していることが多いため，全身評価が必要となる。

■参考文献

1）Cottrill NB, Banks WJ, Pechman RD. Ultrasonographic and biometric evaluation of the eye and orbit of dogs. *Am J Vet Res* 50(6): 898-903 (1989).

2）Gilger BC, Whitley RD, McLaughlin SA, et al. Canine corneal thickness measured by ultrasonic pachymetry. *Am J Vet Res* 52(10): 1570-1572 (1991).

3）Grozdanic SD, Kecova H, Lazic T. Rapid diagnosis of retina and optic nerve abnormalities in canine patients with and without cataracts using chromatic pupil light reflex testing. *Vet Ophthalmology* 16(5): 329-340 (2013).

4）比較眼科学会 臨床生涯教育プログラムテキスト．比較眼科学会 臨床生涯教育プログラム委員会.

5）小谷忠生，工藤荘六 監訳．セベリンの獣医眼科学―基礎から臨床まで―第3版．Glenn A Severin著，p361，インターズー.

6）Maggs DJ, Miller PE, Ofri R. Slatter's Fundamentals of Veterinary Ophthalmology 5th, p85, pp258-276, pp299-333. Elsevier Saunders (2013).

7）竹村直行 監訳．小動物の問診と身体検査．A Rijnberk, HW de Vries　編，ファームプレス，(2006).

8）Terakado K, Yogo T, Nezu Y, Harada Y, Hara Y, Tagawa M. Efficacy of the use of a colorimetric pupil light reflex device in the diagnosis of fundus disease or optic pathway disease in dogs. *J Vet Med Sci* 75(11): 1491-1495 (2013).

9）Tuntivanich N, Petersen-Jones SM, Steibel JP, et al. Postnatal development of canine axial globe length measured by B-scan ultrasonography. *Vet Ophthalmol* 10(1): 2-5 (2007).

10）Ray K, Baldwin VJ, Acland GM, Blanton SH, Aguirre GD. Cosegregation of codon 807 mutation of the canine rod cGMP phosphodiesterase beta gene and rcd1. *Invest Ophthalmol Vis Sci* 35(13): 4291-4299 (1994).

11）Samuelson D. Ophthalmic Anatomy. *In*: Veterinary Ophthalmology. Gelatt KN ed. pp31-150. Lippincott Williams & Wilkins.

（余戸拓也）

Chapter 2 角膜と強膜の疾患

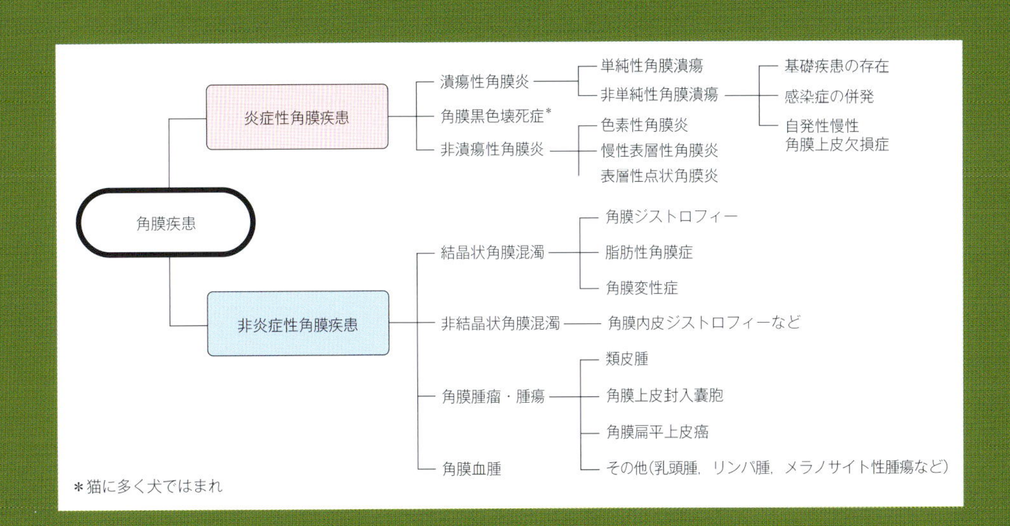

Chapter 2-1 角膜の解剖・機能と角膜潰瘍

犬の角膜疾患には多くの疾患があるが(**図1**)，教科書によってその分類や定義，名称が異なる疾患も多く，混乱を招く原因となっている。本稿では，Veterinary Ophthalmology[4]における分類，名称を基本として Slatter's Fundamentals of Veterinary Ophthalmology[14]に記載されている概念を加えて解説する。

本稿では炎症性角膜疾患のうち潰瘍性角膜炎について解説するが，その治療は決して画一的なものではない。適切な治療法を選択するためには病態や原因の追究が重要であり，また緊急的に外科手術が必要になる場合もある。

1)解剖・機能

1-1)構造

角膜の厚みは約 0.5～0.6 mm であり，辺縁部より中央部の方がやや薄い。9割が角膜実質であり，表面側に上皮とその基底膜，眼球内側に内皮とその基底膜であるデスメ膜がある(**図2**)。

角膜上皮は，基底細胞，翼細胞，表層細胞で構成され，犬では5～7層の層構造を有している(**図3a**)。基底細胞層には抗原提示細胞であるランゲルハンス細胞も存在する。上皮は病原菌の侵入や外傷などに対するバリアとなり，表面に膜型ムチンを分泌して涙液を保持している。

角膜実質は主に膠原線維を形成するコラーゲンであり，コラーゲンの層間に存在する角膜実質細胞，グリコサミノグリカン，神経により構成される。角膜に平行に走行する膠原線維が膠原線維束を形成し，これらが様々な方向性をもって層構造(lamellae)をなしている(**図3b**)。角膜のグリコサミノグリカンは，ケラタン硫酸，コンドロイチン硫酸，デルマタン硫酸が主であり，線維構造の維持と透明性の維持に重要な役割を果たしている。

角膜内皮は1層の細胞層で，正六角形の内皮細胞で構成される(**図3c**)。角膜内皮細胞は Na-K ポンプをもち，角膜実質から水を汲み出し軽度に脱水させることで透明性を維持している。犬での角膜内皮細胞数は1歳齢未満で約 3,000～3,600 個 /mm^2 であり，加齢などにより細胞数が減少しても再生することはなく，500～800 個 /mm^2 以下になると角膜浮腫が認められるようになる(Chapter2-3，図8も参照)。

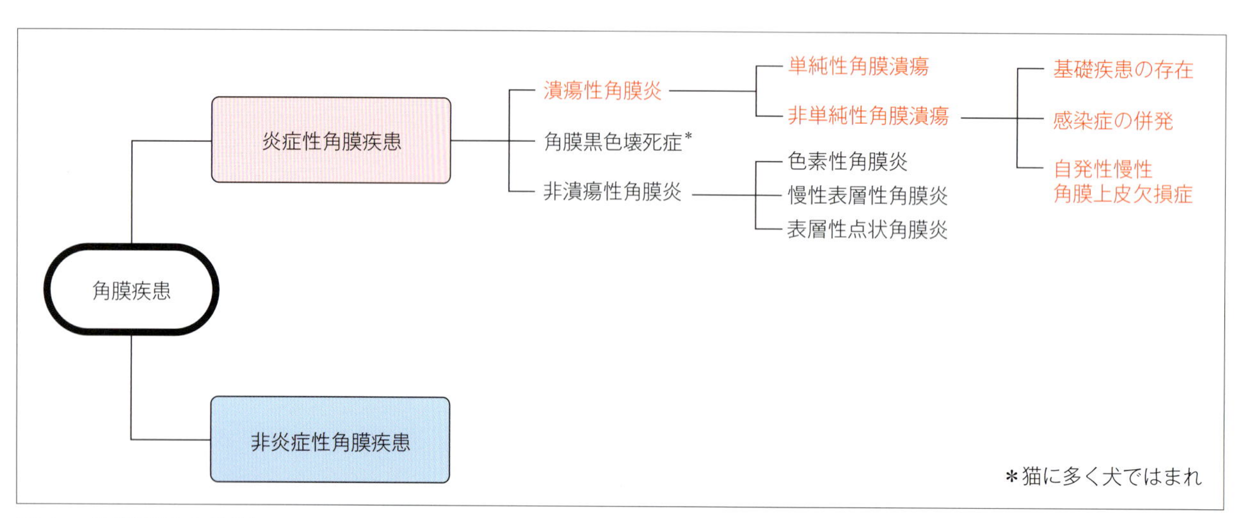

図1　角膜疾患の分類
角膜潰瘍は炎症性疾患であり，さらに単純性または非単純性のものに分類される

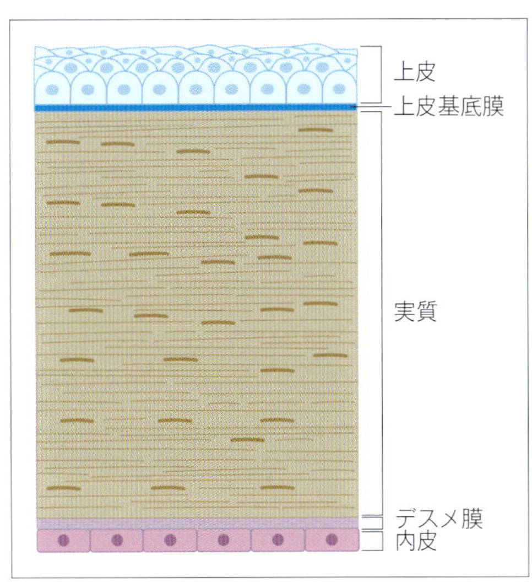

図2　角膜の断面図

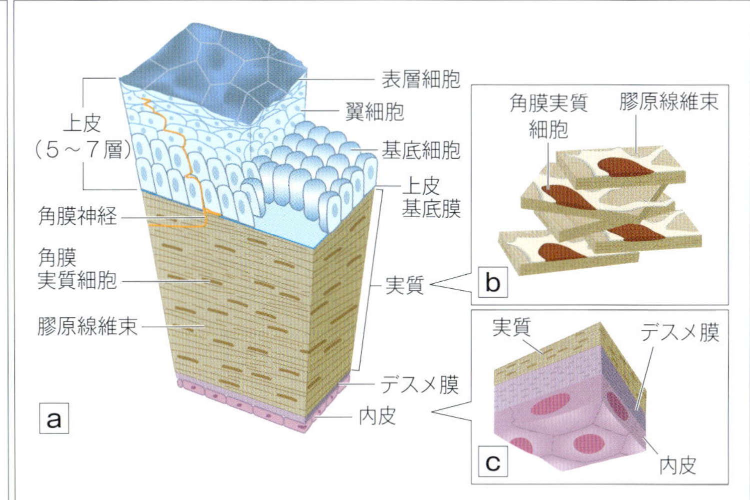

図3　角膜上皮の構造

1-2)血管

角膜は透明性を維持するために通常では血管が存在せず，涙液と房水から栄養を受けている。

1-3)神経

角膜には，三叉神経(第5脳神経)の知覚枝が分布し，生体内で最も密に知覚神経が分布する組織である。神経枝は角膜輪部において実質表層から放射状に侵入し，角膜実質表層2/3に分布する(**図4**)。またそこから上皮下で神経叢を形成し，上皮細胞間にも分布する(**図3a**)。角膜中央部が最も知覚感度が高い。短頭種では，長頭種にくらべて神経線維の分布密度が低く，角膜知覚の感度も低い。また糖尿病に罹患すると角膜知覚の感度は低下する。

1-4)ターンオーバー

角膜上皮は，常に新しい細胞が角膜輪部にある角膜幹細胞から供給され，涙液や上下眼瞼および瞬膜(第三眼瞼)に保護されており，自然脱落や外傷などで表面から脱落する。角膜上皮のターンオーバーは約1週間である。

その供給と喪失のバランスが崩れることで角膜潰瘍が発症し，さらにアンバランスのままとなると潰瘍が治癒せず，悪化してしまう。バランスを崩している要因を探すことが角膜潰瘍の原因を探ることであり，その原因を除去してバランスを適正化することが治療の目標である。

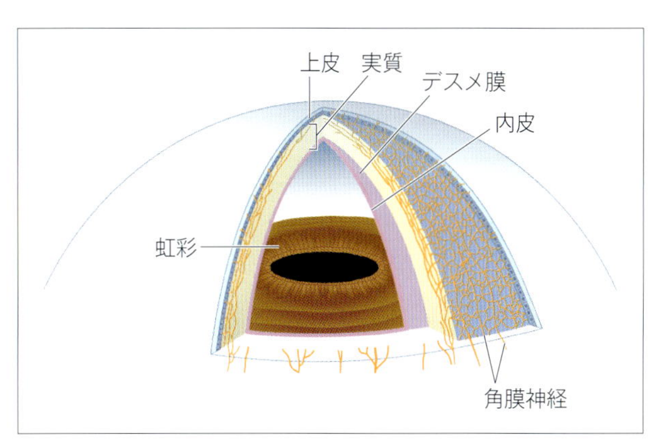

図4　角膜の神経分布

2)角膜潰瘍の病態

2-1)角膜潰瘍の“深さ”による分類

角膜潰瘍を深さにより分類すると，表層性(**図5**)，深層性(実質性)(**図6**)，デスメ膜瘤(**図7**)，角膜穿孔となる(**図8**)。“びらん(erosion)”は，解剖学的には上皮細胞層のうちの表面の層が剥がれているが実質は露出していない状態(フルオレセインには染色されない)を指すが，臨床的には表層性の潰瘍で実質が露出している状態(フルオレセインに染色される)に用いられることも多く，混乱しやすい。本稿ではフルオレセインに染色される場合はすべて角膜上皮が欠損していると見なし，“潰瘍(ulcer)”を用いる。

2-1-1)自発性慢性角膜上皮欠損症

自発性慢性角膜上皮欠損症(Spontaneous chronic corneal epithelial defects，以下SCCEDs)は，ボクサー潰瘍，難治性角膜潰瘍，再発性上皮びらん，無痛性角膜潰瘍などとも呼ばれ，表層性角膜潰瘍の中の

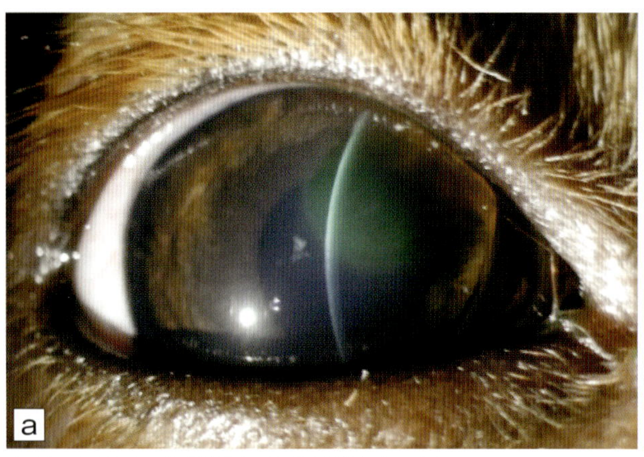

スリット所見で角膜実質の欠損は認められない

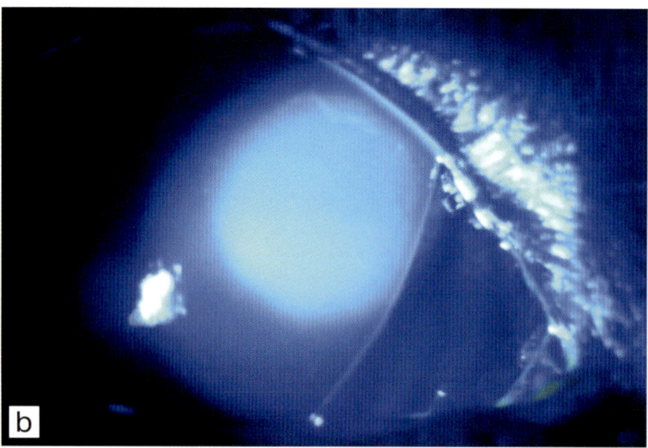

フルオレセイン染色において潰瘍部が染色される

図5　表層性角膜潰瘍

ミニチュア・ダックスフンド，７カ月齢，避妊雌，右眼

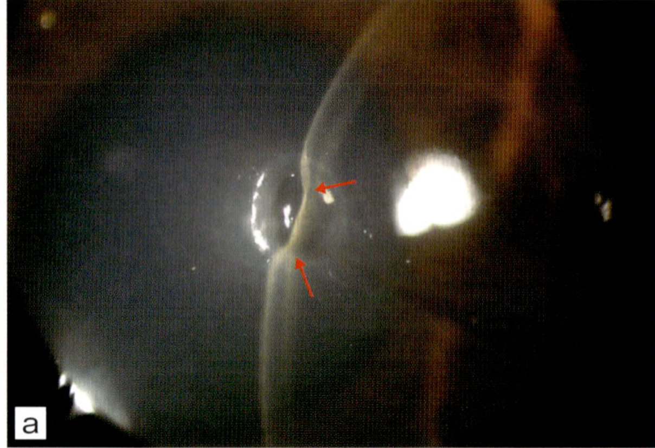

パグ，４歳齢，雌，右眼
スリット所見で，潰瘍は角膜実質深層に至っている

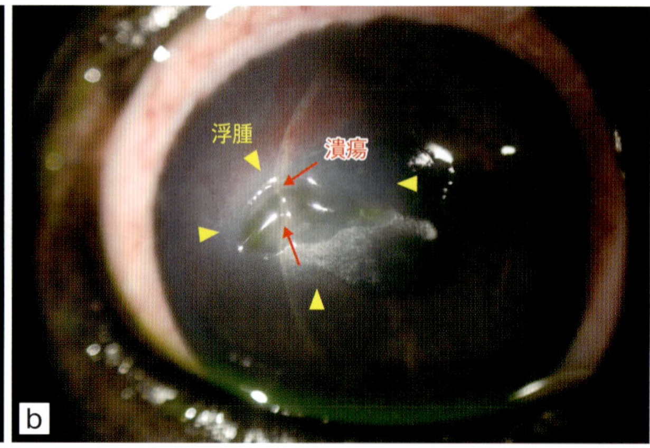

ボストン・テリア，８歳齢，去勢雄，右眼
スリット所見で，角膜実質に至る潰瘍と周囲の角膜浮腫が認められる

図6　深層性（実質性）角膜潰瘍

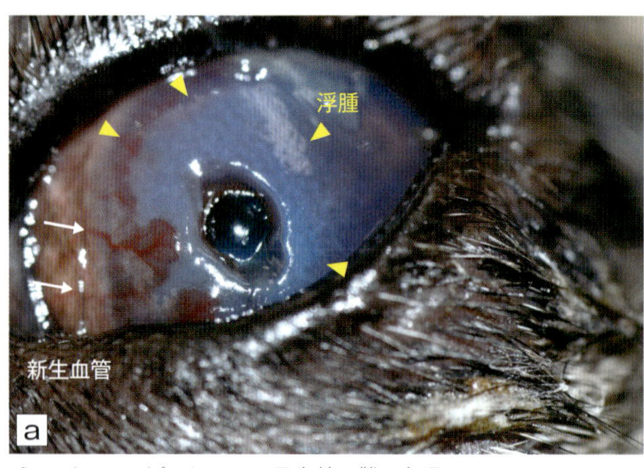

ミニチュア・ピンシャー，７歳齢，雌，左眼
潰瘍部ではやや黒色のデスメ膜が露出しており，潰瘍周囲の角膜には浮腫や表層性の新生血管が認められる

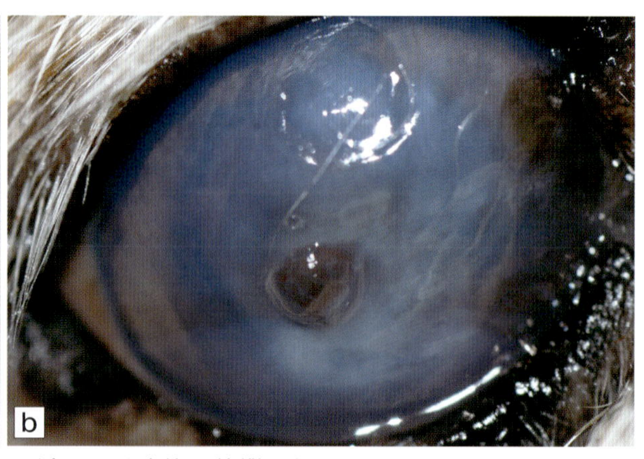

パピヨン，９歳齢，避妊雌，右眼
潰瘍部のデスメ膜が隆起している

図7　デスメ膜に至る潰瘍（a）およびデスメ膜瘤（b）

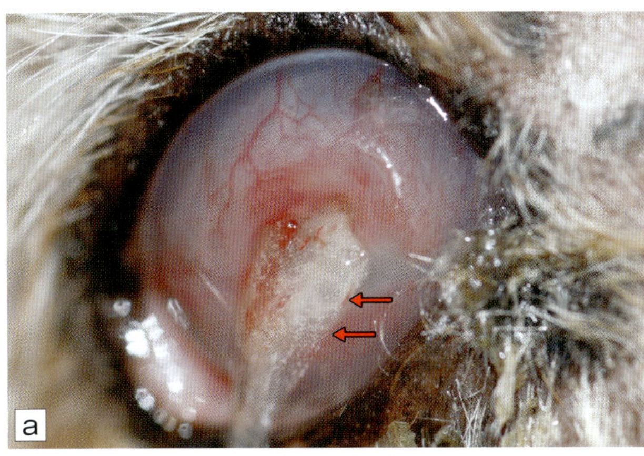

ヨークシャー・テリア，17歳齢，雄，右眼
角膜中央部が穿孔し，星状に変性した硝子体の脱出が認められる

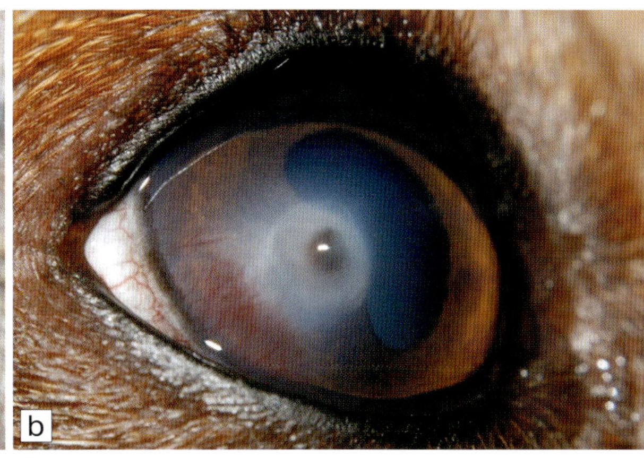

ミニチュア・ピンシャー，3歳齢，雄，右眼
穿孔部に虹彩が前癒着し，瞳孔が変形している

図8　角膜穿孔

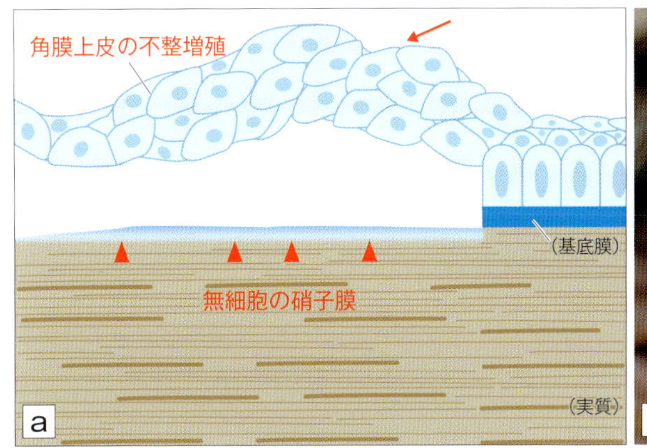

実質の表面に無細胞の硝子膜が形成されているために，潰瘍周囲の角膜上皮は実質に接着しないまま不整に増殖している

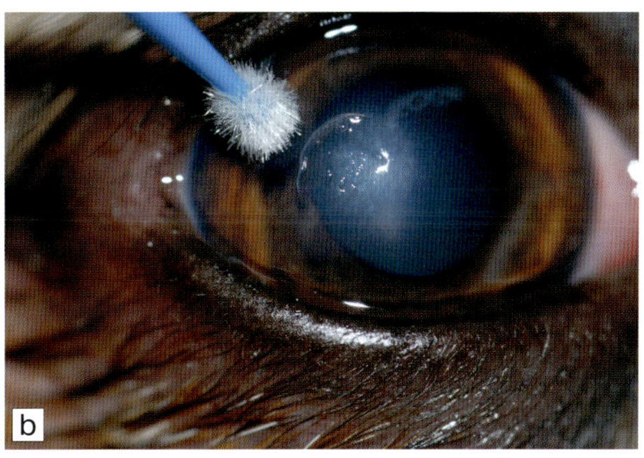

SCCEDs罹患犬の角膜のデブライドメントの様子。マイクロブラシ(図17参照)や綿棒などで軽く触れただけで上皮は容易に剥離する

図9　自発性慢性角膜上皮欠損症(SCCEDs)の病態と剥離所見

“特殊”な病態を示す。つまり，①長期的に治癒しない表層性の角膜潰瘍の中にはSCCEDsではない場合もあり，また，②実質に至る潰瘍もSCCEDsではない，という点に注意が必要である。SCCEDsでは，実質の表面に無細胞の硝子膜が形成されているために，基底膜が存在せず，潰瘍周囲の角膜上皮は実質に接着しないまま不整に増殖している(**図9a**)。そのため，上皮と実質の間に隙間が存在し，フルオレセインが上皮下に染み込んでいくように染色され，その部分を軽く触ると上皮が容易にめくれてしまう(**図9b**)。そのため，数週間～数カ月にわたって表層性の潰瘍が治癒せず，眼疼痛が持続する。接着因子や知覚神経の異常などが関与していると考えられているが，明確な原因は明らかではない。中年齢以降に発症し，どんな犬種にも発症するが，ボクサー，ウェルシュ・コーギーなどの犬種に多い。

猫においても同様の症状を示す病態があるが，犬のSCCEDsと全く同じではないと考えられている。

2-2)角膜潰瘍の“原因”による分類

角膜潰瘍の発症要因は，角膜上皮の喪失が過度になる場合と，その保護・再生力が低下する場合に分類される(**図10**)。角膜上皮の喪失が過度になる要因には，眼瞼内反(**図11**)や睫毛異常(特に異所性睫毛)など内因性のもの，シャンプーやドライヤーの熱，物理的要因，アルカリ薬傷などの外因性のものがある。ステロイドなどの薬剤や点眼液中の防腐剤などが角膜上皮に障害を引き起こすこともある。また，角膜上皮の保護・再生力が低下する要因には，涙液減少型ドライアイ(**図12**)や，短頭種にしばしば認められる兎眼，顔面神経麻痺(**図13**)などによる眼表面の環境の悪化が挙げられる。高齢犬にしばしば認められるカルシウム変性(**図14**)や，角膜ジストロフィー，内皮障害による浮腫などの角膜変性症，糖尿病などの全身性疾患も，角膜上皮の保護力・再生力低下を引き起こす要因となる。

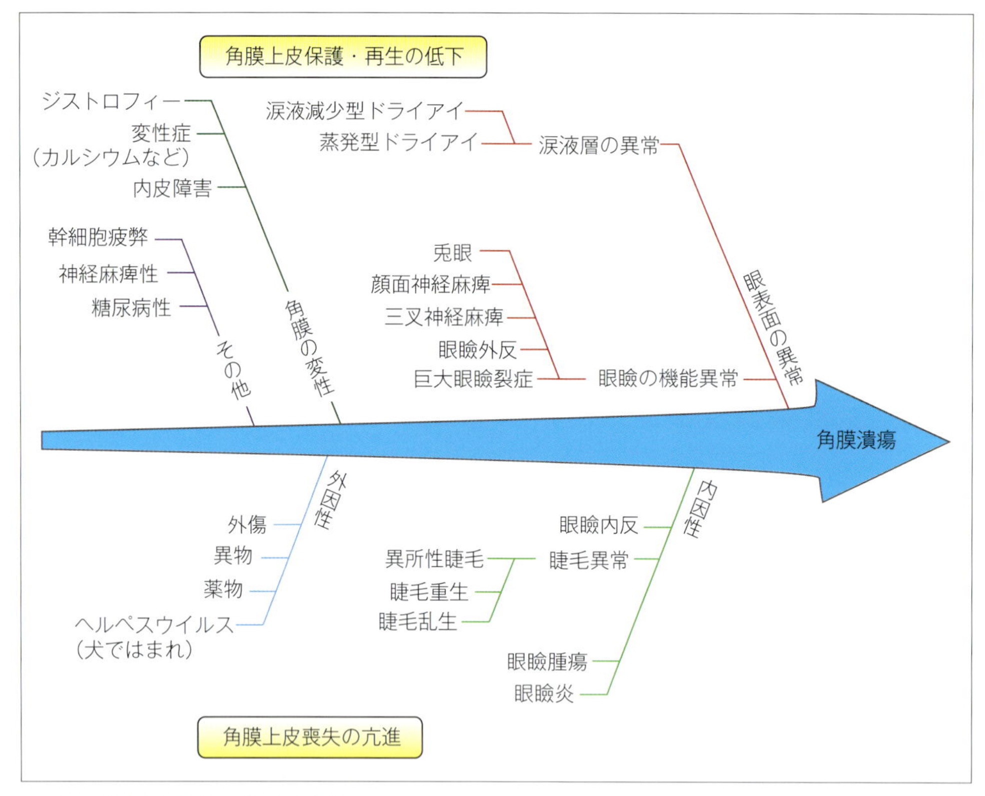

図 10　角膜潰瘍の一般的な原因

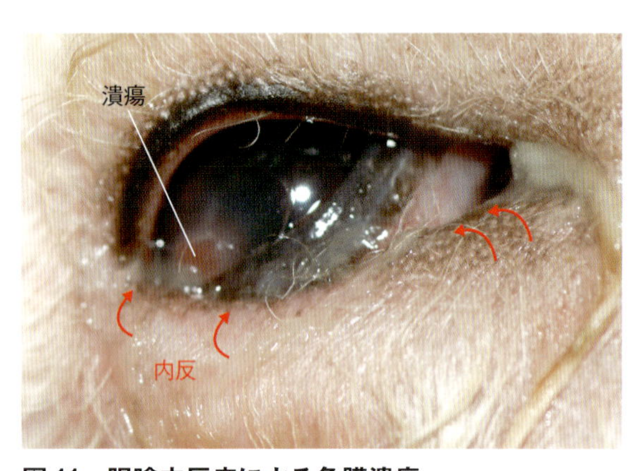

図 11　眼瞼内反症による角膜潰瘍

下眼瞼が内反し，被毛や皮膚が角膜に接し，潰瘍を生じている

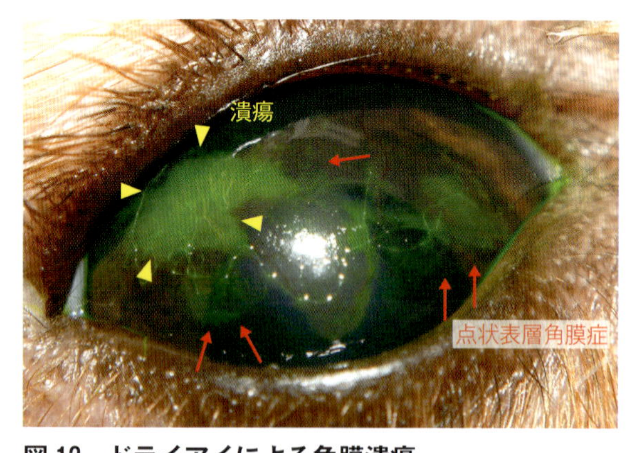

図 12　ドライアイによる角膜潰瘍

涙液量は重度に減少し，広範囲に表層性の潰瘍と点状表層角膜症が認められる

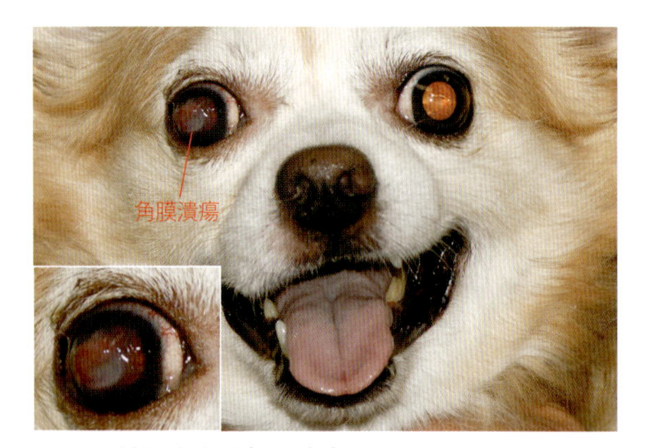

図 13　神経麻痺性角膜潰瘍

右側の顔面神経麻痺により閉瞼ができず，角膜潰瘍を生じている

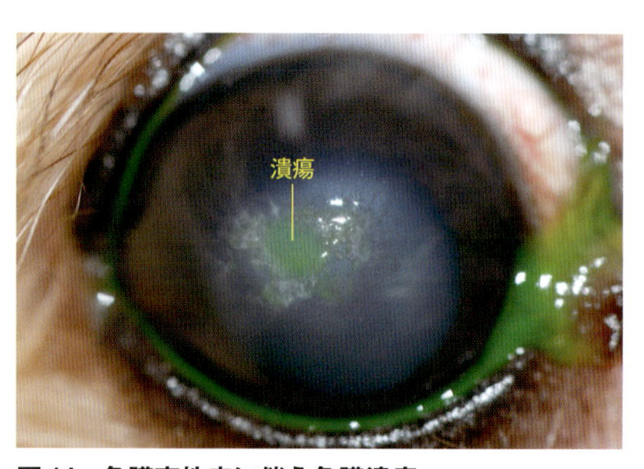

図 14　角膜変性症に伴う角膜潰瘍

カルシウム変性を疑う角膜変性症により，角膜潰瘍が生じたと考えられる

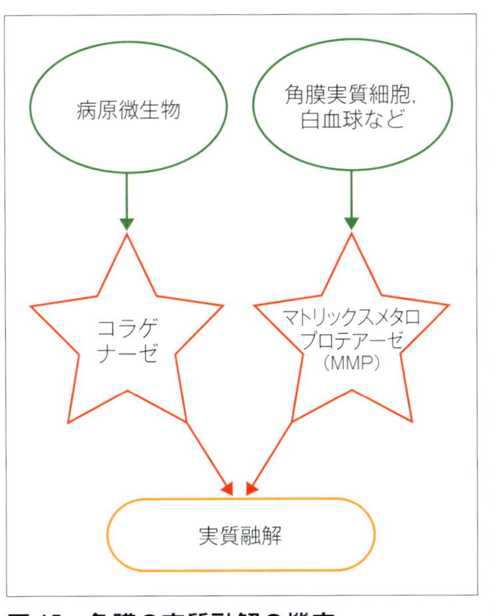

図 15 角膜の実質融解の機序
病原微生物のみならず，白血球や角膜実質細胞も細胞型コラゲナーゼを産生し，潰瘍を急速に悪化させる

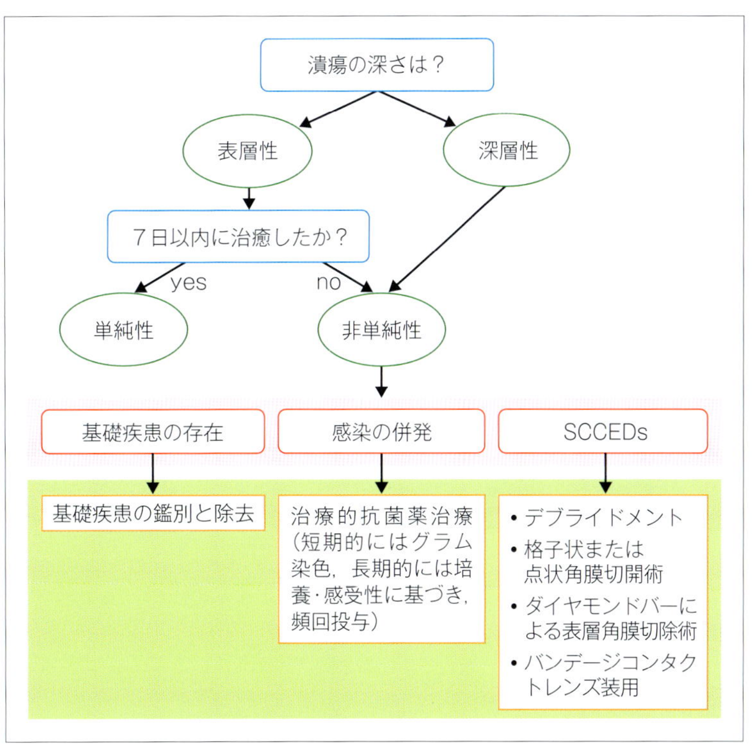

図 16 角膜潰瘍の臨床的分類法

表 1 角膜潰瘍の臨床的分類

角膜潰瘍を診断したら…
1．スリット光を用いて潰瘍の深さを把握する
2．潰瘍の原因を探る
3．感染を併発していないかを確認する
4．SCCEDs ではないかを確認する

2-3)角膜潰瘍の悪化要因

潰瘍が感染性であっても非感染性であっても，いったん角膜実質細胞が活性化するとプロテアーゼやコラゲナーゼなどが角膜実質を過剰に分解する。緑膿菌などの病原微生物もコラゲナーゼを産生するが，角膜実質の融解には，浸潤してきた白血球や角膜実質細胞に由来する細胞型コラゲナーゼ，特にマトリックスメタロプロテアーゼ(MMP)が中心的な役割を示す(**図 15**)。

2-4)角膜の創傷治癒

2-4-1)上皮の創傷治癒

角膜上皮が障害を受けると，細胞外マトリックスの主要成分であるフィブロネクチン(細胞の接着，分裂，蛋白合成を刺激する)が上皮が移動する際の足場となり，その角膜上皮における受容体であるインテグリンを介して角膜上皮の伸展・移動が行われ，欠損部が再被覆される(第1相)。障害から 12～24 時間後には上皮細胞の増殖が開始され，多層構造を再形成して元の厚みに戻る(第2相)。さらにその後1～4週間かけて上皮細胞の分化が進み，整然とした層構造をもつ凹凸の少ない構造に戻る(第3相)。

2-4-2)実質の創傷治癒

ケラトサイト(実質細胞)が線維芽細胞へ形質転換し，フィブロネクチンを産生する。それにより膠原線維や層板が産生されるが，治癒直後は配列が乱れているために混濁や瘢痕が生じる。その後1年以上の長期間をかけて，膠原線維のリモデリング(再構築)による透明性の回復が行われる。

3)臨床における角膜潰瘍の診断と治療法の選択

3-1)診断

眼脂が出る，眼をしょぼしょぼさせる，充血している，などの症状がある場合，角膜潰瘍を疑い，フルオレセイン染色を実施する。

3-2)臨床的分類

角膜潰瘍と診断された場合，その重症度および(可能な限り)原因を把握することが重要である(**表 1**)。その分類法を**図 16** に示すが，角膜潰瘍は大きく分けて，治療しなくとも7日以内に治癒する表層性の単純

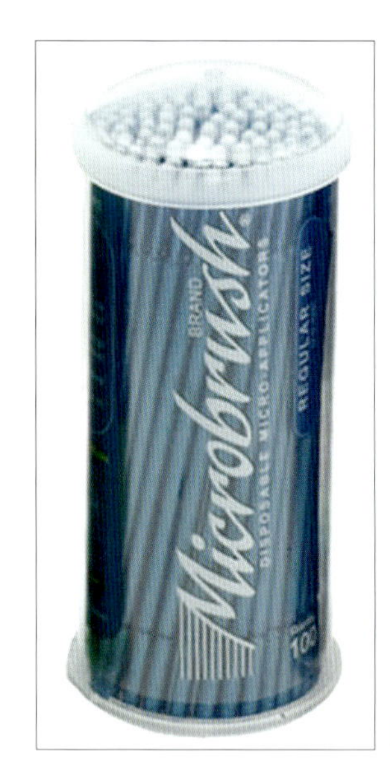

図 17　マイクロブラシ

性潰瘍と，すでに潰瘍が実質性以上に深い，もしくは表層性でも７日以上治癒しない非単純性潰瘍に分類される。非単純性潰瘍はさらに何らかの基礎疾患が継続して存在する場合や，感染を併発する場合，もしくはSCCEDs（表層性で基礎疾患や感染の併発がない場合）に分類される。

3-3）単純性潰瘍に対する治療

表層性の潰瘍で，明らかな基礎疾患や合併症が認められない場合は単純性潰瘍と予想して，角膜の保護治療および予防的抗菌薬治療を開始する。ただし，必ず２～３日後にチェックして治癒していることを確認することが大切である。もし潰瘍が悪化している場合，合併症を伴っている場合，もしくは１週間以上治癒しない場合は，非単純性の潰瘍と診断を改める。

3-4）非単純性潰瘍に対する治療

非単純性の角膜潰瘍の場合，角膜の保護治療のみならず，原因の徹底的な追究（**図 10**）と除去，感染症を併発している場合は積極的な抗菌薬治療を実施する。内科的治療では進行を抑制しきれない場合，緊急的に治療用コンタクトレンズなどによるバンデージ（保護），もしくは適切な外科的治療を選択する。

４）内科療法

4-1）抗菌薬

犬の場合，感染症が原発性に角膜潰瘍を引き起こすことはほとんどないが，潰瘍に感染症が続発すると潰瘍は急激に重症化する。そのため，すべての角膜潰瘍で抗菌薬を投与すべきと考えられるが，感染を伴っていない潰瘍とすでに感染が成立している潰瘍ではその投与目的が異なる（予防的と治療的）。角膜潰瘍では可能な限りマイクロブラシ（**図 17**）などによる細胞診を実施して，感染が成立しているかどうか，成立している場合にはどんな菌が感染しているのかを検査する。グラム陽性球菌では *Staphylococcus* spp.（ブドウ球菌）や *Streptococcus* spp.（レンサ球菌），グラム陰性桿菌では *Pseudomonas aeruginosa*（緑膿菌）が代表的である（**図 18**）。

抗菌薬の選択にあたっては，細菌の同定と薬剤感受性試験に基づいた“Definitive therapy”（根治的治療）を実施することが望ましいが，費用的な面などで実施できない場合，もしくは検査結果が出るまでの初期治療としては，グラム染色性と形態により菌種を想定した“Empiric therapy”（経験的治療）を用いる。点眼薬のコンビネーション治療としては，従来からあるフルオロキノロン（ロメフロキサシンやオフロキサシンなど）に加え，*Staphylococcus* spp. が疑われる場合には第１世代セファロスポリン（セファゾリンなど）を，*P. aeruginosa* が疑われる場合にはアミノグリコシド（トブラマイシンなど）などが用いられる。新しく開発されたフルオロキノロン（モキシフロキサシンやガチフロキサシンなど）の単剤使用でもよい。

感染の成立していない潰瘍で，予防的に抗菌点眼薬を局所使用する際には，抗菌薬自体や点眼液に含まれる防腐剤に角膜障害作用があることを考慮し，通常１日２～３回程度の投与回数にとどめる。また耐性菌の出現を考慮して新しい世代の抗菌薬の使用はできるだけ避けるようにする。免疫力の低下状態（副腎皮質機能亢進症，免疫抑制薬による治療，高齢，ドライアイ）や兎眼（閉瞼が不完全で角膜の一部が常に露出している状態で，顔面神経麻痺や短頭種など），眼瞼内反などでは感染が成立しやすい環境になるため，漫然と抗菌薬を使用するのではなく，それらの基礎疾患を除去して感染が成立しにくい環境を整えることも重要である。

感染が成立している場合の治療的投与，特に眼球の温存を脅かすほどの重度の感染では，１～２時間おきの局所投与が勧められる。さらに，５分おき投与を30～60分（６～12回）続けるローディングをすることもある。穿孔が疑われる場合は，基剤がぶどう膜炎を誘発するため眼軟膏の使用は禁忌である。

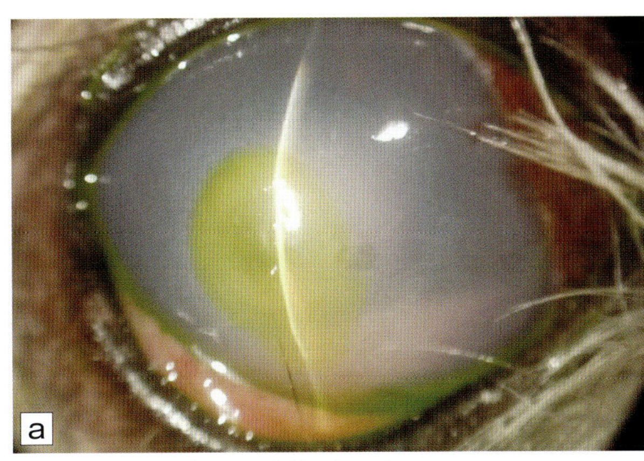

症例１：シー・ズー，12 歳齢，雌，右眼

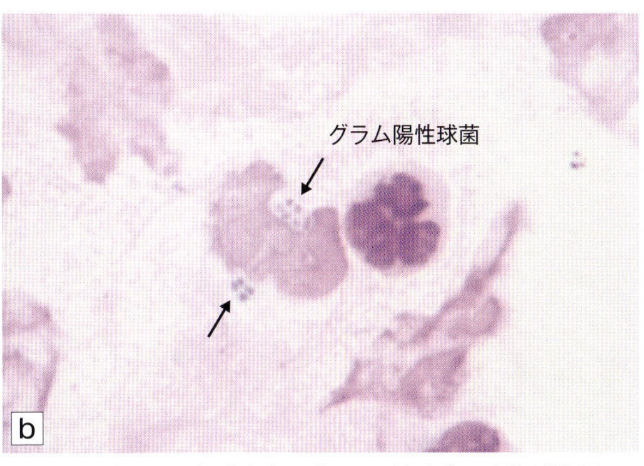

a の細胞診所見。角膜潰瘍にグラム陽性球菌の感染が併発している（グラム染色）

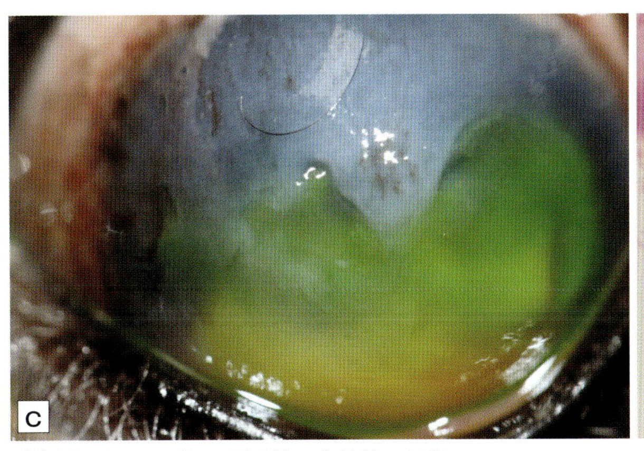

症例２：シー・ズー，７歳齢，去勢雄，左眼

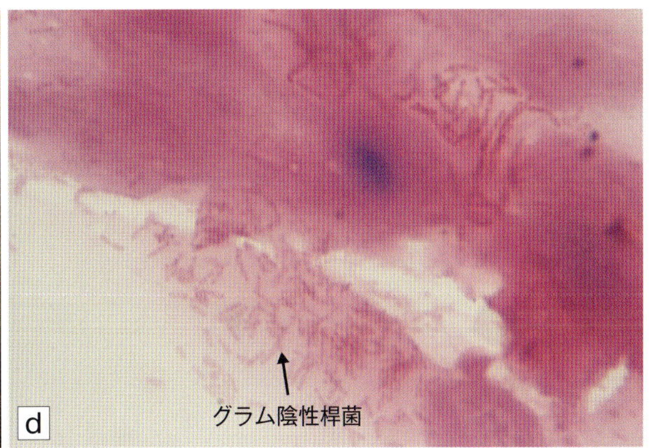

c の細胞診所見。グラム陰性桿菌が確認された（グラム染色）。角膜潰瘍に *P. aeruginosa* 感染が併発している

図 18　感染を併発した角膜潰瘍の２症例

4-2）ヒアルロン酸ナトリウム

ヒアルロン酸 Na はフィブロネクチンと結合し，その作用を介して上皮細胞の接着，伸展を促進すると考えられる。また，その分子内に多数の水分子を保持することによって優れた保水性を示す。

4-3）抗コラゲナーゼ薬

P. aeruginosa などの細菌や炎症細胞から産生されるコラゲナーゼによる角膜の融解が認められる場合で，外科手術が実施できない症例では，抗コラゲナーゼ薬は重要な役割を果たす。

アセチルシステイン，EDTA，自己血清（広域の抗コラゲナーゼ作用，有用な多くの成長因子を含む）が用いられるが，テトラサイクリン系の抗菌薬も抗微生物作用に加えて抗コラゲナーゼ作用ももっている。自己血清点眼は１週間おきに無菌的に新しく作製するのが好ましいが，凍結する場合は，細菌汚染や抗コラゲナーゼ作用・成長因子作用の減弱を考慮して保存期間は最大３カ月を目安とする。

4-4）散瞳薬

角膜潰瘍では，知覚神経の刺激により反射性ぶどう膜炎が生じ，縮瞳，前房フレア，前房蓄膿，毛様体痙攣が認められることがある。痛みにより眼球をこすることが潰瘍をさらに悪化させる要因ともなる。

１％アトロピンを１日１～３回，十分な散瞳と痛みの軽減が得られる程度まで使用することもあるが，涙液減少や眼圧上昇を悪化させる可能性があるため注意が必要である。

4-5）鎮痛・消炎薬

ステロイド点眼は，感染の悪化，潰瘍の治癒遅延，酵素による角膜の破壊を助長するなどの作用があるため，角膜潰瘍時には使用禁忌である。非ステロイド系消炎鎮痛薬（NSAIDs）にも角膜治癒遅延作用があるため，漫然と使用すると潰瘍の悪化や穿孔を引き起こす。角膜融解やぶどう膜炎が重度の場合，主に全身投与での使用を考慮する。

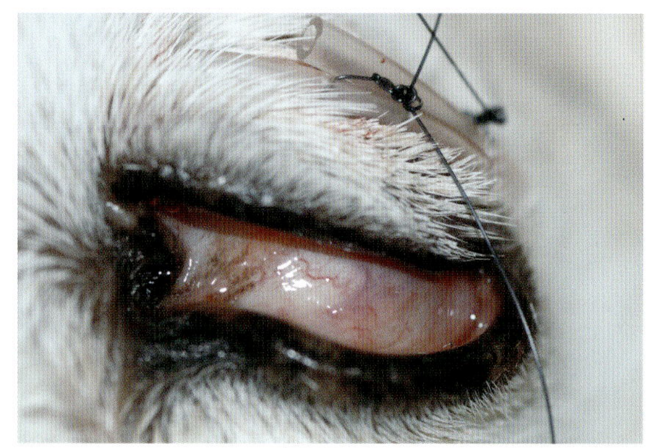

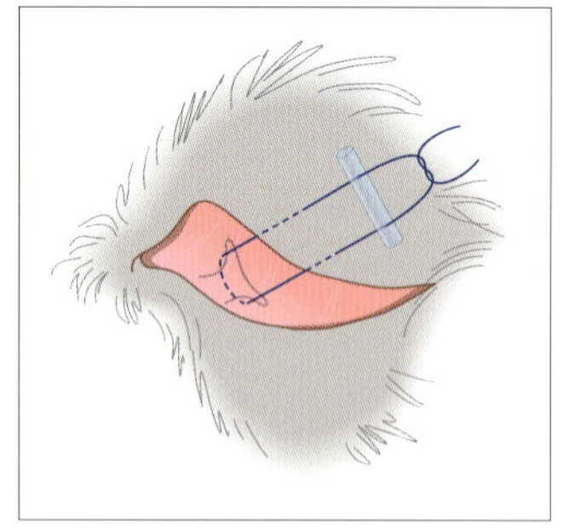

図 19 瞬膜被覆術

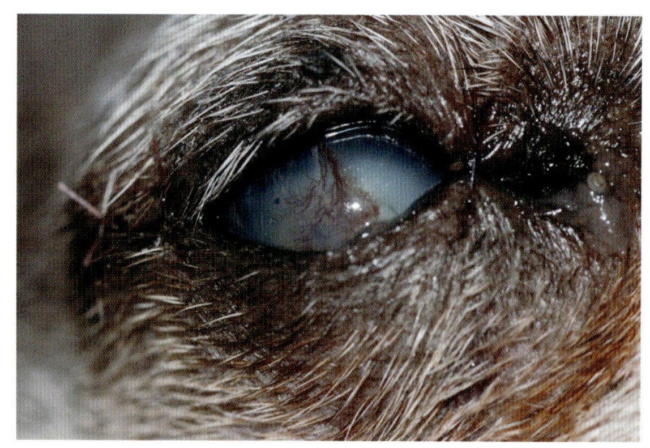

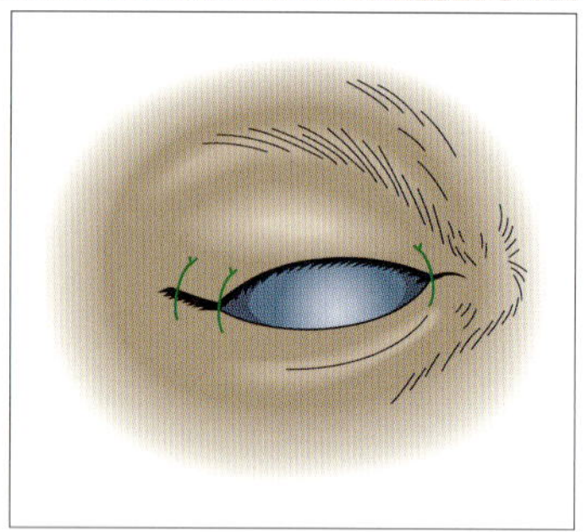

図 20 部分的上下眼瞼縫合術

5）バンデージ（角膜の保護）

処置法として瞬膜被覆術，上下眼瞼縫合術，バンデージコンタクトレンズ装用などが挙げられる。内科的治療では治療が不十分と考えられる場合，もしくは疼痛を積極的に管理したい場合に実施される。ただし後述する外科的治療と比較すると治癒効果は限定的であるため，悪化する際にはすぐに外科的治療に移行すべきである。

5-1）瞬膜被覆術

角膜全域を瞬膜により被覆することで，露出・乾燥の防止や摩擦刺激の軽減などのバンデージ効果が得られる（**図 19**）。顔面神経麻痺など兎眼による眼表面の乾燥に対して用いられる。表層性～浅部実質性潰瘍に用いられることもあるが，深い潰瘍に対しては効果が不十分と考えられている。病変が観察できなくなってしまうことから，全く推奨しないという意見もある。その他，点眼薬が角膜に到達しにくい，視覚を（一時的だが）喪失する，欠損部の補填にはならない，などの欠点がある。

○方法

縫合糸（4-0～6-0 のナイロン）を，ステント→上眼瞼（やや外側よりの眼瞼側から結膜側に）→瞬膜の外側面（T 字軟骨の茎部を拾うように）→上眼瞼（結膜側から眼瞼側に）→ステントへと通し，ステント上で縫合する。糸を長く残して蝶結びにするとフラップの解放と再縫合が可能になる。背側の眼球結膜に縫合する方法もある。

5-2）部分的上下眼瞼縫合術

ある程度の露出・乾燥の防止を得ることができ，十分な治療効果を得られることも多い。ほとんどの症例で眼周囲浸潤麻酔などの局所注射麻酔のみで実施できるため，全身麻酔がかけられない症例に対しては有効な選択肢となる。眼球を完全に覆わないので経時的に病変の観察が可能であり（**図 20**），深層性の潰瘍に対してひとまず本術式と最大限の内科的治療で治療を開始し，少しでも悪化するならばすぐに結膜フラップ術などの角膜再建術（後述，**図 22**）に移行するといった方法をとることもできる。

○方法

縫合糸（6-0 のナイロン）を，上眼瞼（約 3 mm の有毛－無毛境界部から刺入し，マイボーム腺開口部よりやや前方に出す）→下眼瞼（マイボーム腺開口部よりやや前方から刺入し，有毛－無毛境界部から出す）→下眼瞼（5～7 mm ずらして，水平マットレス縫合になるように）→上眼瞼と通し，縫合する。マットレス縫合ではなく単純結紮縫合でもよい。十分な角膜保護が得られ，かつ病変の観察ができるまで，外側より数糸縫合する。内側に 1～2 糸加えることもある。

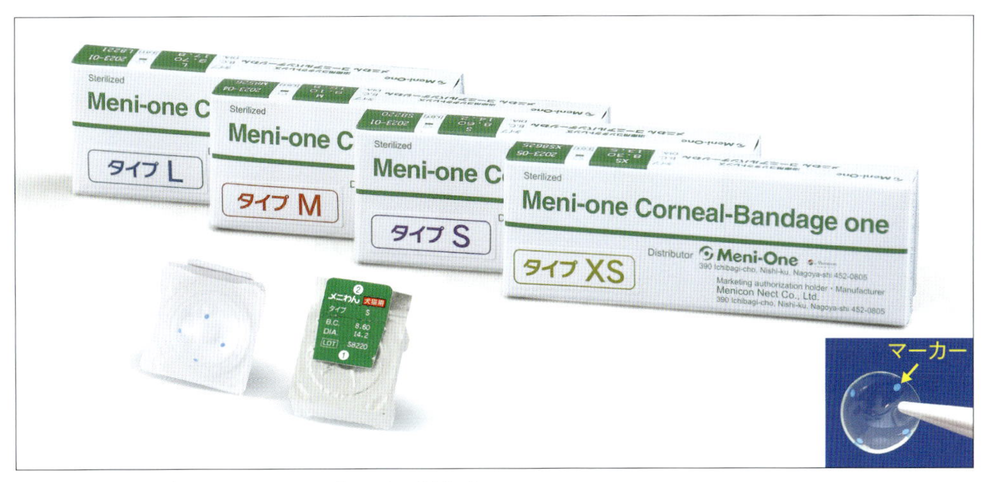

図 21　メニわん コーニアルバンデージわん
写真提供：㈱メニワン

表２　バンデージレンズの比較と適応種

		タイプ XS	タイプ S	タイプ M	タイプ L
レンズ規格	B.C. 曲率半径	8.30 mm	8.60 mm	9.10 mm	9.70 mm
	DIA. レンズの直径	13.5 mm	14.2 mm	15.8 mm	17.8 mm
物性値	含水率（20℃ 0.9% NaCl 水溶液中）	72%			
	酸素透過係数（ISO 法）	34×10^{-11}（cm^2/sec）・（mL O_2/（mL×mmHg））			
ドット（青白色）		2点		4点	
適応種		猫 超小型犬		小型犬	中型犬 大型犬
体重（kg）（体重別の例）		3kg 以下	5kg 前後	6～9kg	10 kg 以上

5-3）バンデージコンタクトレンズ

角膜の保護を目的とした治療用コンタクトレンズには，眼疼痛の軽減，創傷治癒補助，菲薄化した角膜の補強，薬剤滞留時間の延長などの効果があるとされている。ただし，欠損部分を補填する効果や血流を供給する効果はなく，またコンタクトレンズがいつのまにか脱落してしまう，といった欠点がある。ドライアイ，広範囲のデスメ膜瘤や穿孔，融解性潰瘍では通常適応外である。

メニわん コーニアルバンデージわんには，ベースカーブ（B.C.）や直径（DIA.）の異なる４種があり，サイズ選択の幅が広い（**図 21，表２**）。また，コンタクトレンズ上に青白色のドットのマーカーがあるため，脱落やフィットを確認しやすくもなっている。さらに㈱シードからも４種類のサイズのレンズが発売され，より選択の幅が広がった。装用には多少のコツが必要ではあるものの，脱落率は大幅に低下している。また上下眼瞼縫合術やエリザベスカラーの着用を併用しなくてもよいことが多く，角膜潰瘍の補助療法としてバンデージコンタクトレンズ装用はとても有用な方法となった。

6）外科療法

重度に潰瘍化した角膜に対して十分な治癒プロセスが開始するまでには数日を要する。その間にコラゲナーゼなどが角膜を急速に変性させ，角膜穿孔や失明の危険を高める。外科的治療を実施することで，角膜を構造的に支持することだけでなく，治癒プロセスの開始までの時間を短縮して即座に治癒方向に誘導することが可能となる。

術式は，移植術（結膜移植術，角膜移植術，羊膜などその他の組織の移植術など）と，縫合術（角膜直接縫合術）に大別される。その選択基準は眼科医によって様々であるが，患者状態の正確な把握と，各術式の特徴を十分に理解した上で，各施設の設備や術者の技量に応じて選択していくことが重要である。

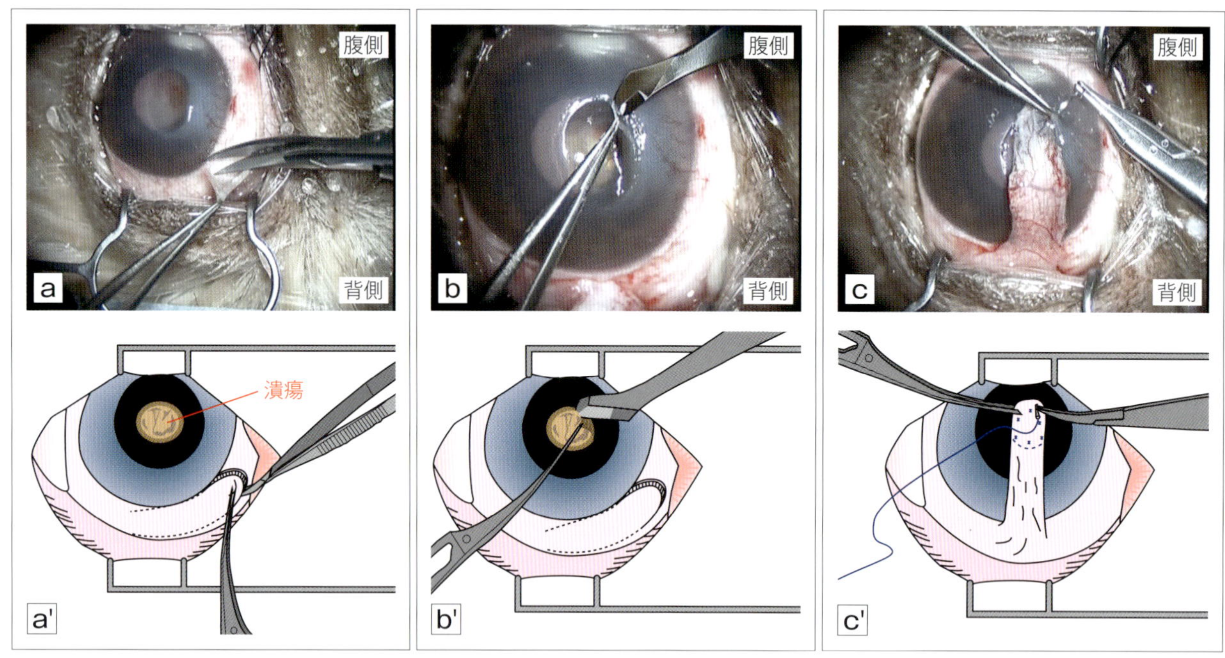

輪部の眼球結膜を切開し，フラップを作製する　潰瘍の辺縁部をトリミングする　フラップを潰瘍部に縫合する

図 22　結膜フラップ術（結膜有茎皮弁術）

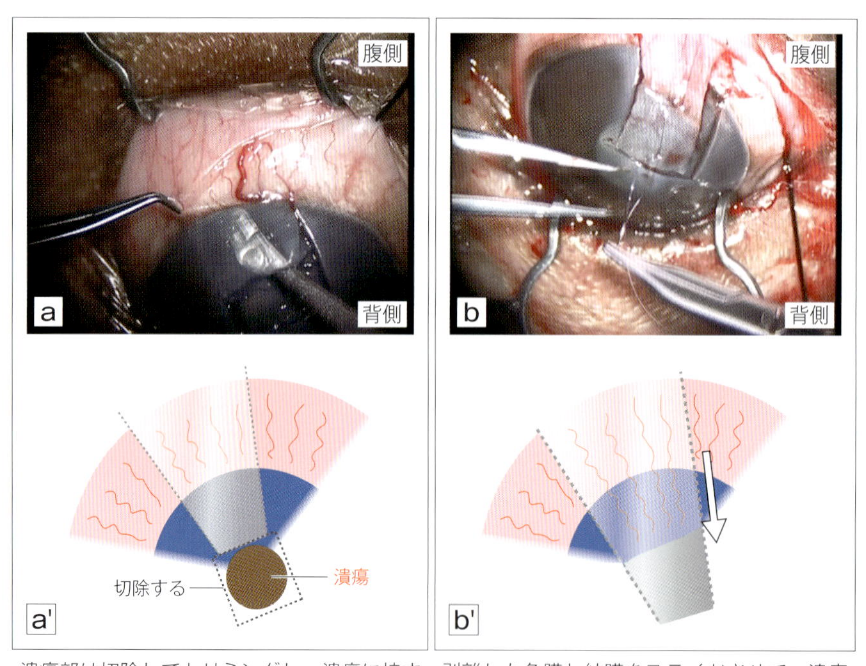

潰瘍部は切除してトリミングし，潰瘍に接する角膜を層間剥離する　剥離した角膜と結膜をスライドさせて，潰瘍部に縫合する

図 23　角強膜（結膜）転位術

6-1）結膜フラップ術（結膜有茎皮弁術）

角膜実質の再生の速度は，上皮にくらべてとてもゆっくりであり，輪部からの線維芽細胞の増殖によるため，通常数週間を必要とする。結膜フラップ術を実施することで，実質再生に必要な線維芽細胞や上皮細胞の増殖に必要な輪部幹細胞を，潰瘍部にすぐに供給することが可能となる。その他にも，物理的な補強，血液から成長因子や抗コラゲナーゼ因子の供給，全身投与薬の潰瘍部への到達，などの効果が期待できる。また，自己組織であるため拒絶反応が起こりにくい。様々な術式があるが，眼球結膜もしくは眼瞼結膜の上皮と結合織で茎状もしくは橋状のフラップを作製し，角膜欠損部に縫合する方法が一般的である（**図 22**）。

6-2）角強膜（結膜）転位術

手術顕微鏡を用いた高度なスキルが必要な手術であ

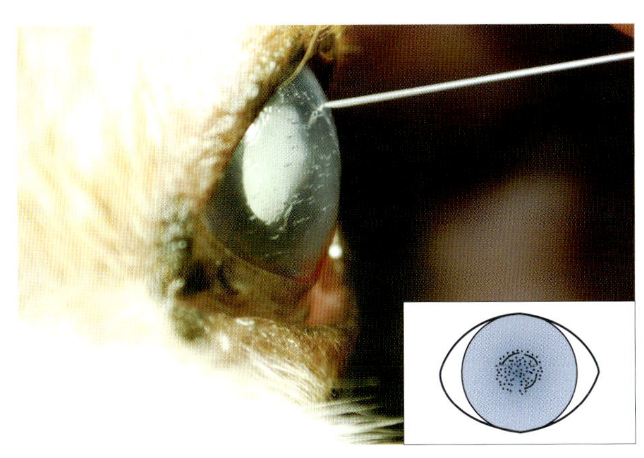

図 24　点状角膜切開術

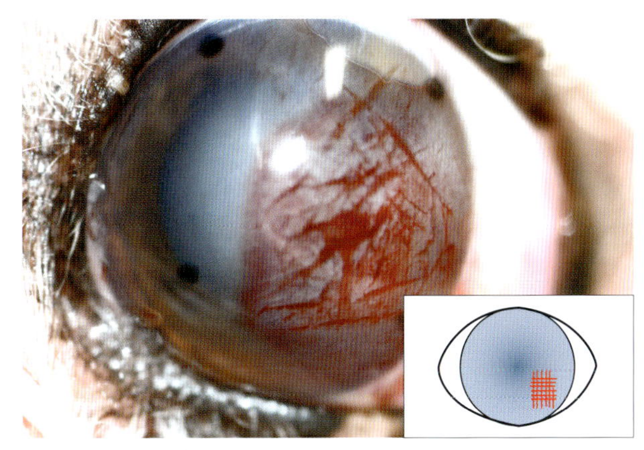

図 25　格子状角膜切開術後
疼痛緩和のため，術後にバンデージレンズを装用している

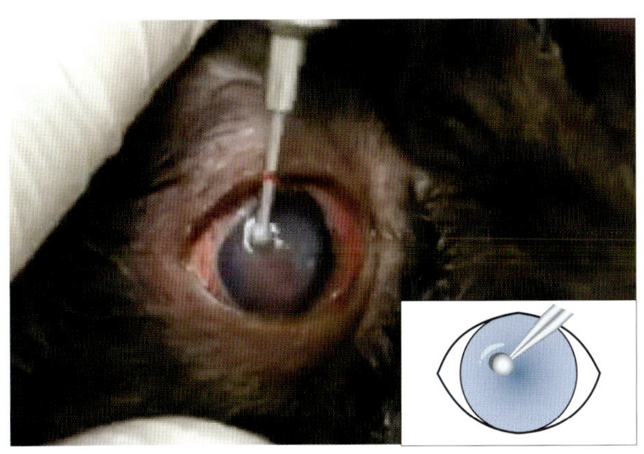

図 26　眼科用のダイヤモンドバーによる表層角膜切除術
角膜実質の表層のみをデブライドし，過度に力を加えすぎないようにする

る。潰瘍部に隣接した角膜を短冊状に分離し，その表層側とそれに連続する強膜（もしくは結膜）を潰瘍部へスライドさせて縫着する移植術である（**図 23**）。自己移植であるため拒絶反応が起こることはなく，結膜フラップ術にくらべて潰瘍部の透明性を回復することができるが，正常な角膜に切開を加えるため瘢痕を生じる範囲は大きくなる。潰瘍が中央部で，周辺部の角膜は健常性を維持している場合に適応される。

7）自発性慢性角膜上皮欠損症の治療

内科的治療のみで高い治癒率が得られている報告もあるが，一般的には，接着していない上皮細胞を除去（デブライドメント）し，変性した角膜実質表面に切開を加える外科的治療が必要である。点眼麻酔下で実施できる方法としては，従来より点状角膜切開術（**図 24**）や格子状角膜切開術（**図 25**）が実施されているが，眼科用のダイヤモンドバーによる表層角膜切除術（**図 26**）にて良好な結果が報告されているため，近年では主流となっている。ダイヤモンドバーは上皮のデブライドメントと実質の表層切除が同時に行えるので，利便性は高い。

格子状角膜切開術と点状角膜切開術を比較した場合，治癒率は格子状角膜切開術の方が高いとの報告もあるが，筆者は術後の瘢痕を考えて格子状切開を最小限にしている。クライアントの希望や犬の性格なども考慮して術式を選択する必要があるが，どの術式も角膜実質の融解や穿孔を引き起こすおそれもあるため，簡便な術式とはいえあまり安易に実施すべきではない。

一度の切開術では治癒せず，切開術を何度か繰り返し実施する必要があることもあるが，通常は長くても２カ月以内には治癒する。まれに術後しばらくしてから角膜内に嚢胞ができることがある。

最も注意しなければならない点は，これらの切開術は非単純性の潰瘍のすべてに適応されるわけではなく，SCCEDs と診断された場合にのみ適応されるという点である。特に実質性の潰瘍や感染を伴っている場合は禁忌である。

また猫の同様の病態では，切開術は角膜黒色壊死症を引き起こすため実施すべきではないと報告されている。

7-1）デブライドメント（角膜上皮細胞の除去）

点眼麻酔をして綿棒で軽くこする。接着していない角膜上皮をすべて除去する必要があり，角膜全域の上皮が剥がれることもある。

7-2）表層角膜切開術／切除術

25 G 程度の注射針を用い，格子状もしくは点状に角膜を切開する（**図 24，25**）。もしくは Algerbrush® などのダイヤモンドバーを用い，角膜上皮および実質表層を研磨し切除する(**図26**)。切除範囲は潰瘍部をやや逸脱して正常部位にかかる程度まで実施する。

7-3)術後処置

角膜切開／切除後に，コンタクトレンズの装用，部分的上下眼瞼縫合術，瞬膜被覆術などを実施すると，処置に伴う眼疼痛を緩和し，バンデージ効果を得ることができる。また術後は通常の角膜潰瘍に対する内科的治療に加え，テトラサイクリン系の抗菌薬を投与すると治癒までの期間を短縮できる。

8)犬の角膜潰瘍：ケーススタディ

8-1)症例1：SCCEDsと誤診してはならない異所性睫毛の症例

ミニチュア・ダックスフンド，3歳齢，避妊雌(図27a)

主訴：1カ月前から右眼の潰瘍が治らない。点眼，内服をしているが良化しない。

検査所見：潰瘍の深さは表層性であるが(**図27b**)，1カ月以上治癒していないことから非単純性の潰瘍であり，原因を徹底的に考える必要がある。

原因の追究：

○角膜の保護・再生力

シルマー検査は19 mm/minと涙液量は十分であり，涙液層破壊時間(Tear breakup time，BUT)は正常で蒸発亢進も認められない。顔面神経麻痺・三叉神経麻痺，眼瞼外反もない。明らかな全身性疾患も認められない。

○角膜へのダメージ

角膜変性，眼瞼内反，眼瞼腫瘍は認められない。異物なし。数本の睫毛重生(毛質は柔らかい)が認められる(**図27b**)。上眼瞼結膜に1本の異所性睫毛が認められる(**図27c**)。

○合併症

重度のぶどう膜炎や，感染の所見は認められない。

○SCCEDsかどうか？

潰瘍周辺の上皮が剥離して，フルオレセイン染色液が上皮下に染み込む所見が認められる(**図27b**)。しかし，デブライドメントを実施しても剥離される範囲は限定的である。そのためSCCEDsの可能性は低い。

診断：異所性睫毛による角膜潰瘍

治療：異所性睫毛の抜去(**図27d**)。ヒアルロン酸点眼1日4回，ゲンタマイシン点眼1日2回，エリザベスカラーの着用。

経過：7日後の再診時には，軽度の瘢痕は残存するものの潰瘍は上皮化され(**図27e**)，臨床症状は消失していた(**図27f**)。

症例1のコメント

本症例は，一見するとその特徴的な染色パターン(表層性で周囲にフルオレセインの染み込み像が認められる)から，SCCEDsと誤診される可能性が高い症例である。鑑別診断の過程をおろそかにし，SCCEDsと誤診して安易に角膜切開術を実施してしまうと，角膜へさらにダメージを加えることになり，おそらく潰瘍は重症化し，医原性に穿孔を引き起こす危険性も考えられる。

若齢であることや剥離範囲が限定的であることからSCCEDsの可能性は低いと考えられるが，鑑別診断を考えた徹底的な検査を実施しない限り，本当の原因である異所性睫毛を発見することはできない。また，本症例は睫毛重生も認められるが，いずれも柔らかい毛質のものであり，角膜潰瘍の原因とは考えにくい。睫毛重生は，よほど太い毛質でなければ臨床症状を引き起こすことは少ないため，安易に潰瘍の原因としてしまうと本来の原因を見落とすことになるので，注意が必要である。

8-2)症例2：典型的なSCCEDs症例

ビーグル，10歳齢，避妊雌(図28a)

主訴：1カ月前から左眼の角膜潰瘍が治らない。

検査所見：潰瘍の深さは表層性であるが(**図28b**)，1カ月以上治癒していないことから非単純性の潰瘍であり，原因を徹底的に考える必要がある。

原因の追究：

○角膜の保護・再生力

涙液膜に明らかな異常は認められない。顔面神経麻痺・三叉神経麻痺，眼瞼外反もない。明らかな全身性疾患も認められない。

○角膜へのダメージ

角膜変性，眼瞼内反，眼瞼腫瘍は認められない。異物なし。睫毛の異常も認められない。

○合併症

重度のぶどう膜炎や，感染の所見は認められない。

○SCCEDsかどうか？

潰瘍周辺の上皮が剥離して，フルオレセイン染色液が上皮下に染み込む所見が認められる(**図28c**)。デブ

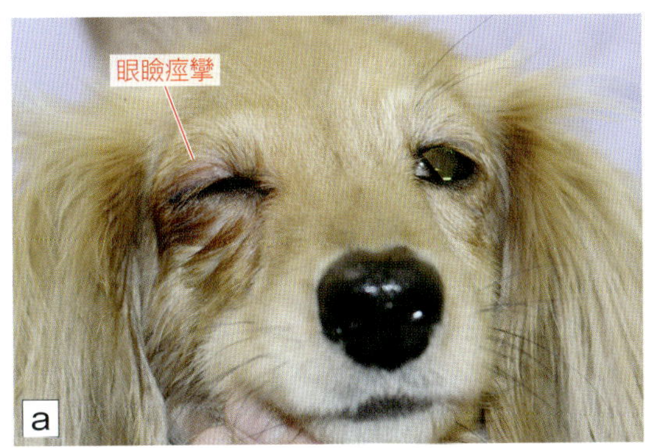

右眼には重度の眼瞼痙攣を認める

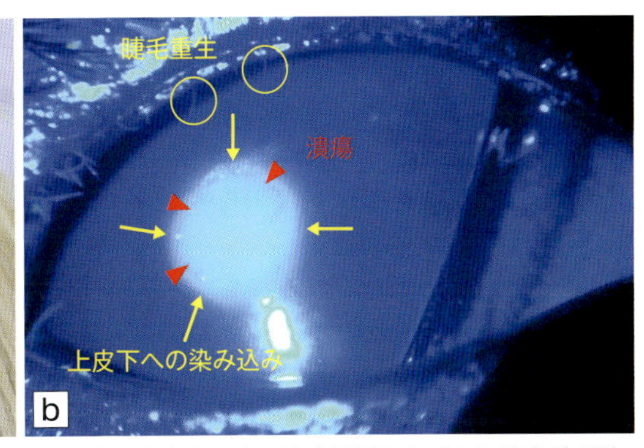

表層性の潰瘍を認め，潰瘍周囲にわずかに染色液が染み込む。睫毛重生が数本認められる

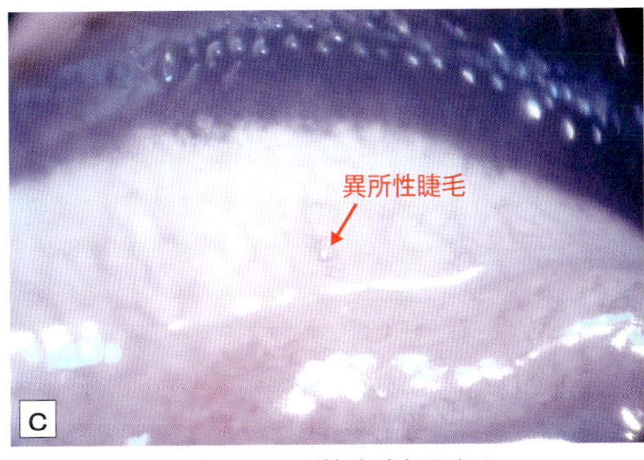

上眼瞼結膜中央部に，異所性睫毛を認める

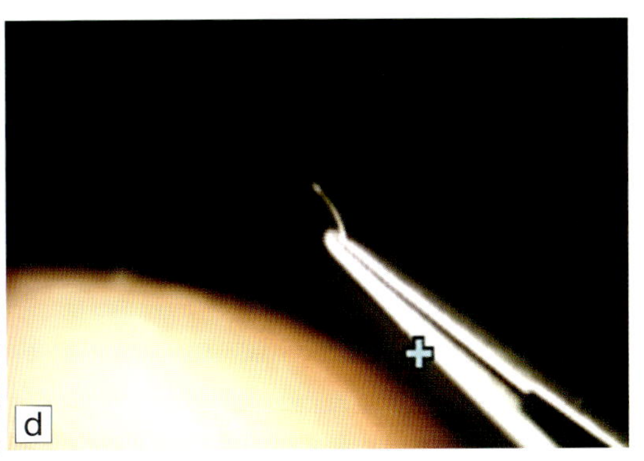

抜去した異所性睫毛

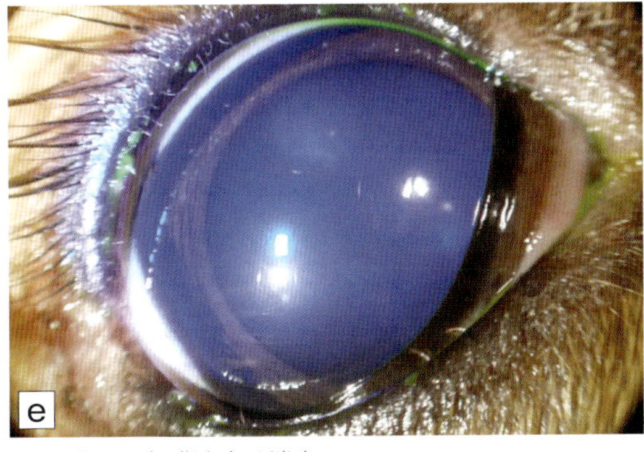

７日後には角膜潰瘍は消失

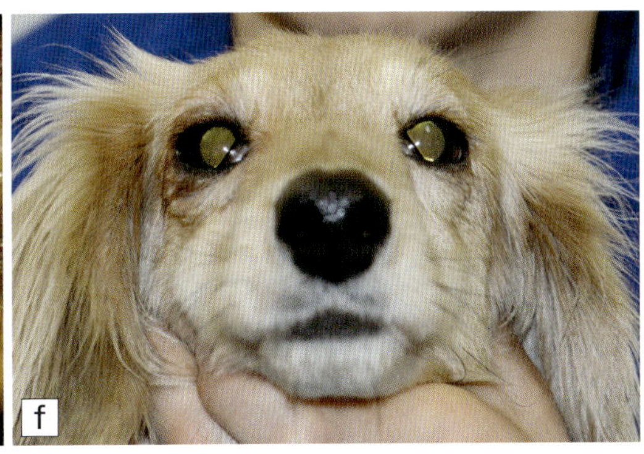

７日後には臨床症状も消失

図 27　症例１：異所性睫毛による角膜潰瘍

ミニチュア・ダックスフンド，３歳齢，避妊雌，右眼
１カ月前から右眼の潰瘍が治らず，点眼・内服をしているが良化しないとの主訴で来院。潰瘍の深さは表層性で，周辺の上皮は剥離してフルオレセイン染色液が上皮下に染み込む所見が認められたが，デブライドメントを実施しても剥離される範囲は限定的でありSCCEDsの可能性は低いと考えられた。また１カ月以上治癒していないことから非単純性の潰瘍が疑われた。原因の追究により上眼瞼結膜に異所性睫毛を認めたため抜去し，点眼治療およびエリザベスカラーの着用を指示した。７日後には潰瘍は上皮化され，臨床症状は消失した

ライドメントを実施すると，広範囲の上皮が剥離される（**図 28d，e**）。

診断：潰瘍を引き起こすような明らかな基礎疾患は認められず，中年齢以降であることや特徴的な検査所見から，SCCEDsと考えられる。

治療：左眼角膜のデブライドメントおよび格子状角膜切開術を実施（**図 28f**）。クロラムフェニコール点眼１日３回，ヒアルロン酸Na（0.3％）点眼１日４～６回，ビブラマイシン錠 50 mg/kg，１日２回を処方した。

経過：７日後の再診時には軽度の角膜の瘢痕（**図 28g**）と結膜充血，眼瞼痙攣は残存するものの，潰瘍は上皮化され，デブライドメントを実施しても上皮は剥離されなかった。14日後には結膜充血や眼瞼痙攣も消失した（**図 28h**）。

症例２のコメント

本症例はSCCEDsとの診断・治療により治癒に至ったが，症例１の異所性睫毛のように，SCCEDs

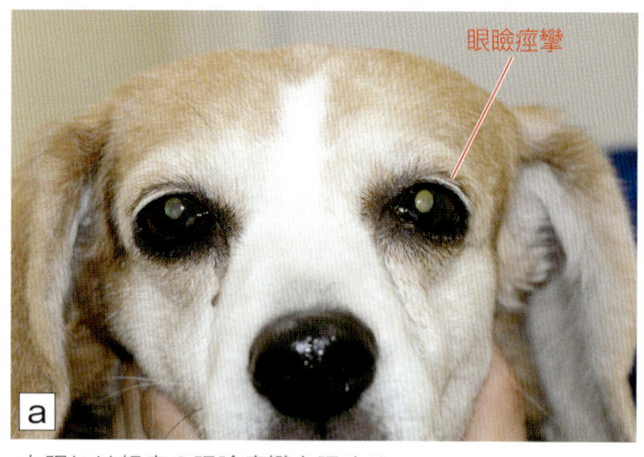

左眼には軽度の眼瞼痙攣を認める

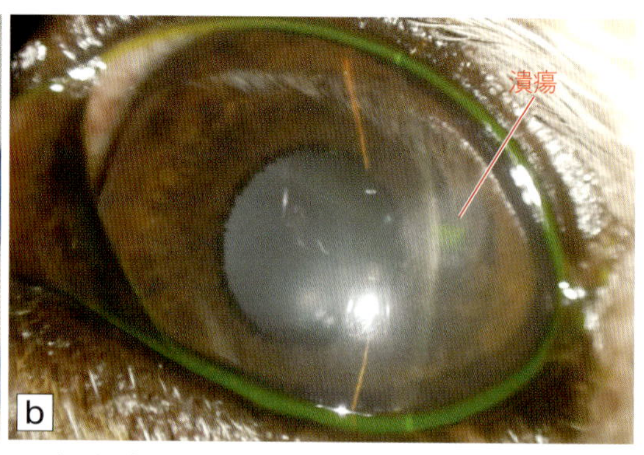

スリット所見。一見するとわずかな表層性の潰瘍を認める

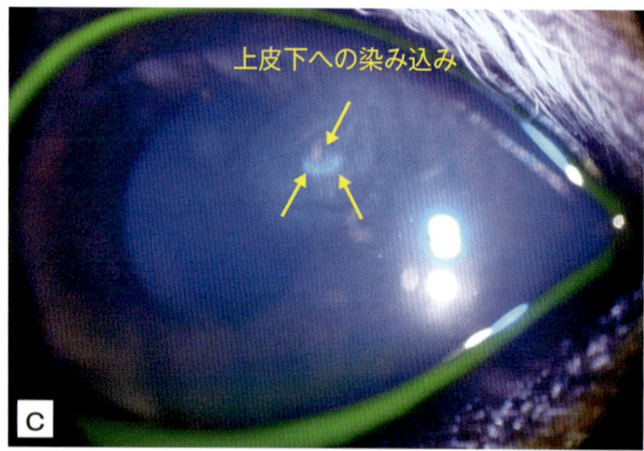

潰瘍周辺の上皮が剥離して，フルオレセイン染色液が上皮下に染み込む所見が認められる

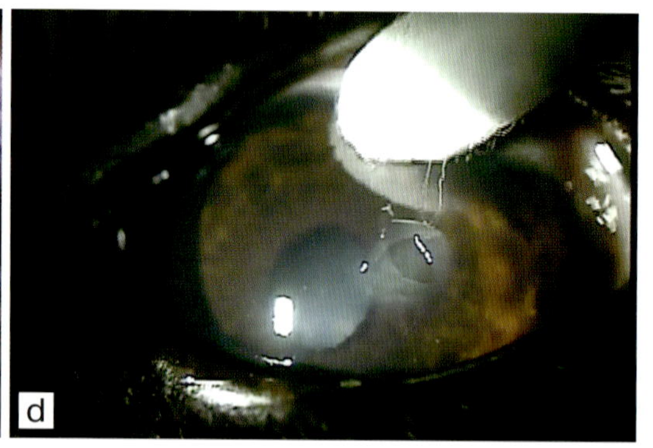
綿棒でデブライドメントを実施すると，潰瘍周辺の上皮が剥離される

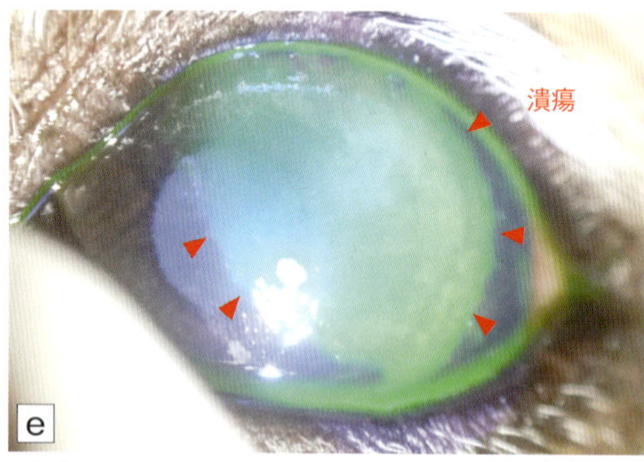

デブライドメント後は，角膜の広範囲がフルオレセインに染色され，潰瘍となっていることが分かる

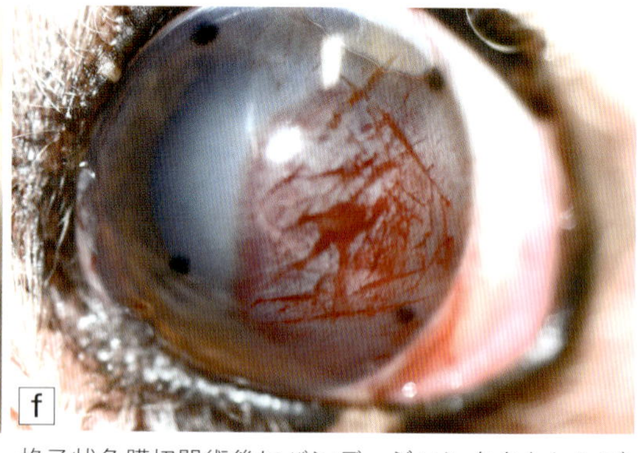
格子状角膜切開術後にバンデージコンタクトレンズ（BL-V）を装用し，眼疼痛を軽減している

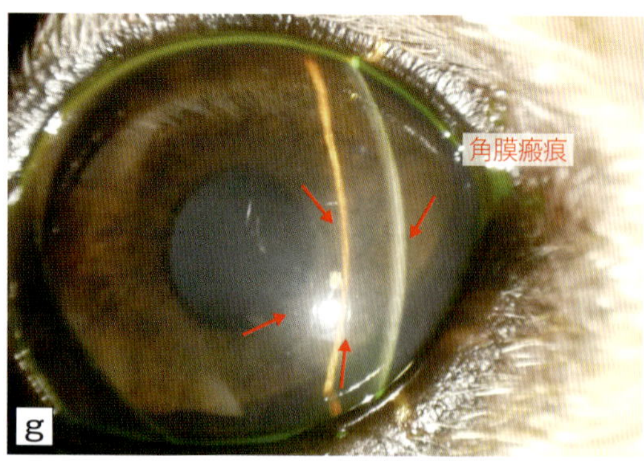

スリット所見。軽度の角膜瘢痕が残存している

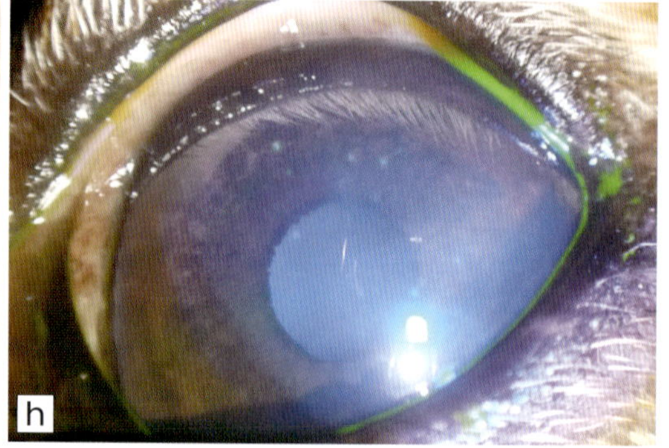
治療後，潰瘍は消失している

図 28　症例２：自発性慢性角膜上皮欠損症（SCCEDs）

ビーグル，10 歳齢，避妊雌，左眼

１カ月前から左眼の角膜潰瘍が治らないとの主訴で来院。潰瘍の深さは表層性であるが，１カ月以上治癒していないことから非単純性の潰瘍が疑われた。フルオレセイン染色にて上皮下に染み込む所見が認められ，デブライドメントを実施すると広範囲の上皮が剥離された。最終的に SCCEDs との診断に至り，デブライドメントおよび格子状角膜切開術を実施。処置後，眼疼痛の緩和のためバンデージコンタクトレンズを装用した。点眼・内服治療から７日後には潰瘍は上皮化され，デブライドメントを実施しても剥離しないことを確認した

のように見えても実は他の原因が存在している場合も少なくない。そのため，SCCEDsの典型的な所見が認められたとしても角膜潰瘍の鑑別診断を怠らないことが重要である。またSCCEDsでは，再診時に明らかな潰瘍が消失しているように見えても，デブライドメントを実施すると容易に上皮が剥離され，まだ治癒に至っていないということがしばしば認められる。フルオレセイン染色液に染色されなくても眼瞼痙攣や結膜充血が残存している場合には，必ずデブライドメントを実施して，上皮の剥離が認められないかどうかを確認することが重要である。またその時点で治療を終了としてしまうと，必ず短期間に潰瘍が再発(実は再発ではなく治癒していないだけなのだが)する。

また，デブライドメントおよび角膜切開術後は一時的に眼疼痛が増すため，場合によっては上下眼瞼縫合術や瞬膜被覆術により眼疼痛を緩和し，エリザベスカラーを着用して自傷を防ぐことが重要である。メニわん コーニアルバンデージわん(**図21**)は，脱落率が大幅に減少しているため，切開後に装用することで疼痛管理がとても容易となり，場合によってはエリザベスカラーを着用しなくても管理できることがある(**図28f**)。費用が許容でき，適切なフィットが得られれば有用な方法と考えられる。

8-3)症例3：深層性の感染性角膜潰瘍の症例

ボストン・テリア，8歳齢，雄(図29a)

主訴：左眼の角膜潰瘍が悪化している。約1週間前に潰瘍ができ，点眼薬を使用するも改善がない。

検査所見：デスメ膜に至る深層性潰瘍が認められる(**図29b**)。すでに深層性に達していることから非単純性の潰瘍であり，緊急的な治療が必要である。

原因の追究：

○角膜の保護・再生力

涙液膜に明らかな異常は認められない。顔面神経麻痺・三叉神経麻痺，眼瞼外反は認められないが，短頭種で兎眼である。明らかな全身性疾患は認められない。

○角膜へのダメージ

角膜変性，眼瞼内反，眼瞼腫瘍は認められない。異物なし。睫毛異常も認められない。

○合併症

桿菌(緑膿菌が疑われる)の感染(**図29c**)と，反射性ぶどう膜炎が認められる。

○SCCEDsかどうか？

深層性の潰瘍であり，SCCEDsではない。

診断：デスメ膜に至る深層性角膜潰瘍。兎眼や感染が悪化要因と考えられる。

治療：自己血清点眼，アトロピン点眼，抗菌薬の点眼および静脈投与にて治療を開始したが，角膜融解が進行したため，2日後にACell Vet角膜ディスクを併用した結膜フラップ術を実施した(**図29d〜f**，ACell Vet角膜ディスクはMedic Groupから入手可能である)。一時的に部分的上下眼瞼縫合術も併用している。ただし深層性の角膜潰瘍では，可能な限り早急に眼科専門医に紹介することが勧められる。

ラリキシン錠250 mg/頭，1日2回，オンシオール錠10 mg/頭，1日1回，オメプラール錠10 mg/頭，1日1回を5日間と，左眼のアトロピン点眼1日1回，ガチフロ点眼1日8回，血清点眼1日8回を処方した。

経過：前房蓄膿や前房フレアなどのぶどう膜炎の所見，および角膜の浮腫も軽減し，1カ月後には部分的な虹彩前癒着を認めるものの潰瘍は治癒が認められた(**図29g，h**)。

症例3のコメント

深層性の角膜潰瘍では，原因に基づいた内科的治療をしていてもダメージに対する治癒力が不十分で潰瘍の進行を抑えきれない場合もあるため，穿孔に至る前に積極的に外科的治療を考慮すべきである。本症例をはじめフレンチ・ブルドッグ，シー・ズー，パグ，ペキニーズなどの短頭種では，兎眼や低い角膜知覚のために角膜の保護力は通常より低い。そのため，潰瘍が重篤化しやすく，さらに感染を伴っている場合は特に注意が必要である。

本症例では，潰瘍が角膜中央部より内側にあり眼軸とずれていること，感染を伴っている(**図29c**)ことから，角膜移植もしくは角強膜(結膜)転位術ではなく，瘢痕が残るものの潰瘍部への血管の供給が可能な結膜フラップ術が適応と考えられた。ただし，潰瘍が深層性で穿孔のリスクも高いと考えられたため，構造的な補強を目的にACell Vet角膜ディスクを併用した。また，兎眼が原因の潰瘍と考えられるため，上下眼瞼縫合術を用いて角膜の露出を軽減することも重要であった。長期的には角膜の保護治療を継続し，それでも再発を繰り返す症例では内眼角形成術も治療の選択肢として考慮される。

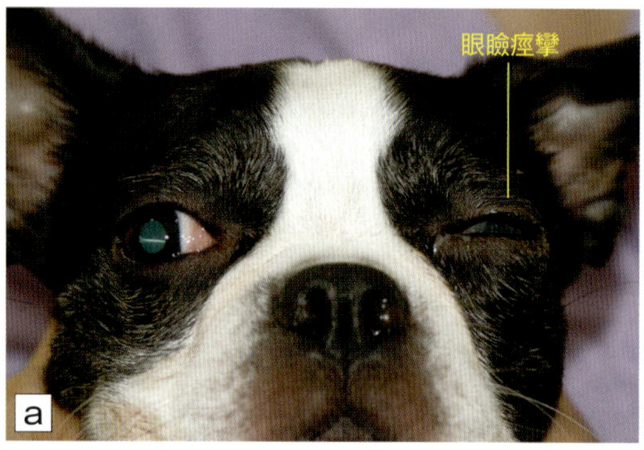

左眼には重度の眼瞼痙攣を認める

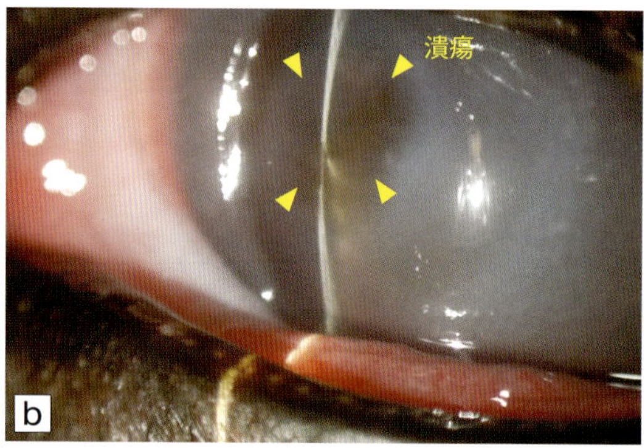

スリット所見。デスメ膜に至る角膜潰瘍が認められる

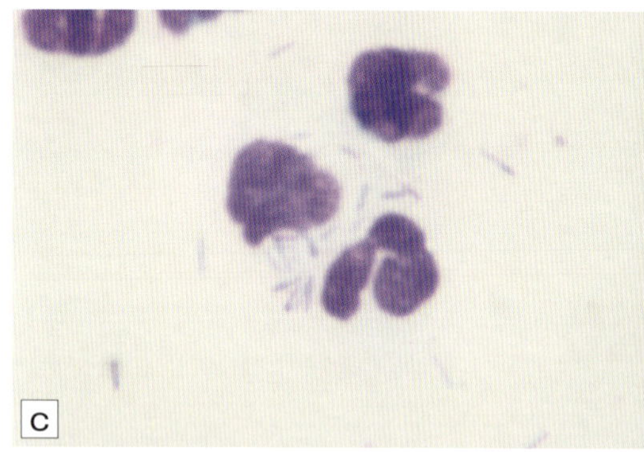

桿菌の感染を併発している

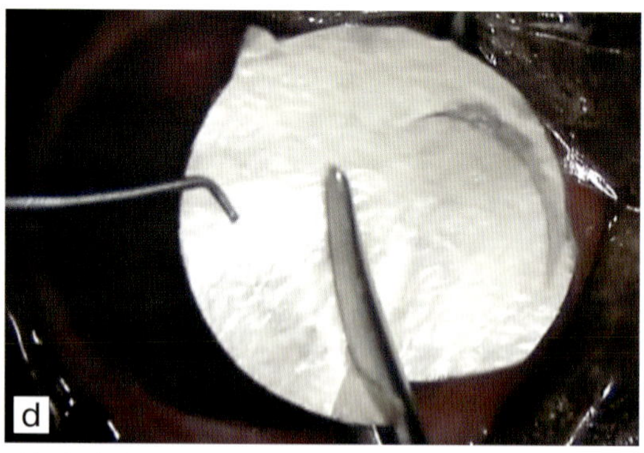

創口にあわせて ACell Vet をトリミング

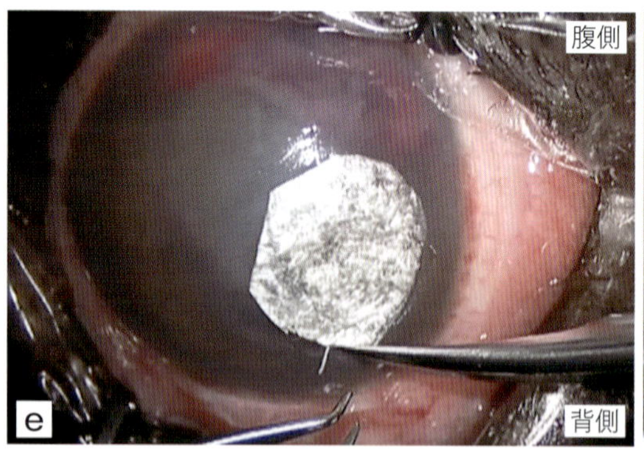

ACell Vet を潰瘍部に 9-0 バイクリルで単純結紮縫合

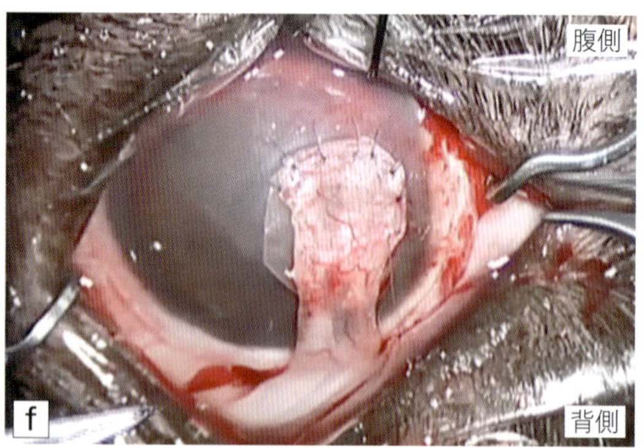

その上に結膜フラップを縫合

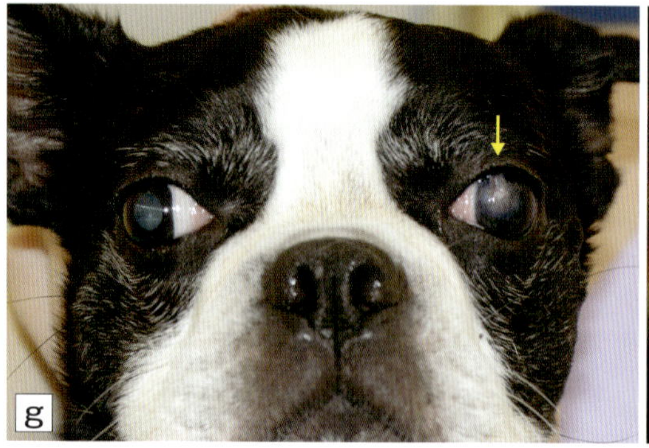

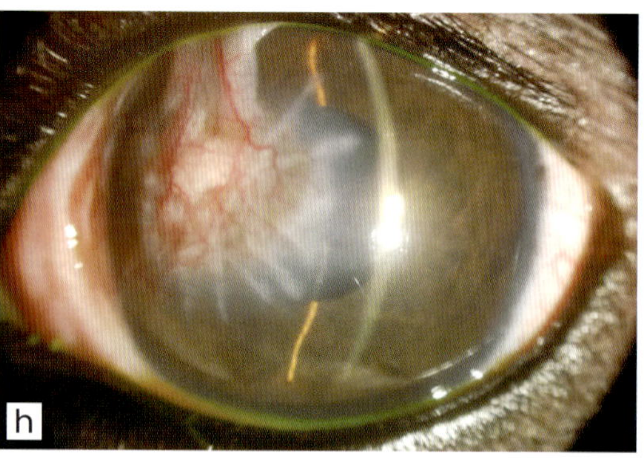

術後に角膜瘢痕は残るものの，臨床症状は消失している

図 29　症例３：デスメ膜に至る深層性角膜潰瘍

ボストン・テリア，８歳齢，雄，左眼
左眼の角膜潰瘍の悪化，約１週間前に潰瘍ができ点眼薬を使用するも改善がないとの主訴で来院。デスメ膜に至る潰瘍が認められ，すでに深層性に達していることから非単純性の潰瘍であり，早急な対応が必要である。合併症に桿菌の感染と反射性ぶどう膜炎が認められた。点眼等にて治療を開始したが角膜融解が進行し，潰瘍が深層性で穿孔のリスクも高いと考えられたため，２日後に ACell Vet 角膜ディスクを併用した結膜フラップ術および上下眼瞼縫合術を実施。点眼・内服を指示し，１カ月後には潰瘍は治癒した

Point

犬の場合

・角膜潰瘍の治療は画一的ではない。まず単純性なのか非単純性なのかを，潰瘍の深さや治療反応性に基づいて分類する。非単純性の場合は可能な限りその原因を追究し，重症度と原因に応じて治療法を選択する。

・実質に至る潰瘍では早期に外科治療を考慮するべきであり，安易に瞬膜被覆術を実施しないよう心がける。

・格子状もしくは点状角膜切開術，表層角膜切除術は，あくまで自発性慢性角膜上皮欠損症（SCCEDs）の治療においてのみ有効な方法であり，SCCEDs ではない他の原因による角膜潰瘍においては実施しない。

猫の場合

・基本的な潰瘍の分類は犬と同様だが，犬と比較するとヘルペスウイルスなどの感染症が原因と考えられる再発性の角膜潰瘍の発症が多い。

・再発性の表層性角膜潰瘍であっても，犬の SCCEDs と同様の病態ではないと考えられており，角膜切開術は通常，実施しない。

■参考文献

1）Bentley E. Spontaneous chronic corneal epithelial defects in dogs: a review. *J Am Anim Hosp Assoc* 41(3): 158-165 (2005).

2）Brünott A, Boevé MH, Velden MA. Grid keratotomy as a treatment for superficial nonhealing corneal ulcers in 10 horses. *Vet Ophthalmol* 10(3): 162-167 (2007).

3）Chandler HL, Gemensky-Metzler AJ, Bras ID, et al. In vivo effects of adjunctive tetracycline treatment on refractory corneal ulcers in dogs. *J Am Vet Med Assoc* 15; 237(4): 378-386 (2010).

4）Clode Alison. 7-2. Clinical Pharmacology and Therapeutics. *In*: Veterinary Ophthalmology 5th ed. Gelatt KN, et al. eds. pp351-381, Wiley-Blackwell (2013).

5）da Silva EG, Powell CC, Gionfriddo JR, et al. Histologic evaluation of the immediate effects of diamond burr debridement in experimental superficial corneal wounds in dogs. *Vet Ophthalmol* 14(5): 285-291 (2011).

6）D'Anna N, et al. Use of a dermal biopsy punch for removal of ectopic cilia in dogs: 19 cases. *Vet Ophthalmol* 10(1): 65-67 (2007).

7）Featherstone HJ, Franklin VJ, Sansom J. Feline corneal sequestrum: laboratory analysis of ocular samples from 12 cats. *Vet Ophthalmol* 7(4): 229-238 (2004).

8）Gelatt KN, Gelatt JP. Small Animal Ophthalmic Surgery: A Practical Guide for the Practising Veterinarian. Elsevier Health Sciences (2001).

9）Gosling AA, Labelle AL, Breaux CB. Management of spontaneous chronic corneal epithelial defects (SCCEDs) in dogs with diamond burr debridement and placement of a bandage contact lens. *Vet Ophthalmol* 16(2): 83-88 (2013).

10）Harper JY, Samuelson DA, Reep RL. Corneal vascularization in the Florida manatee (Trichechus manatus latirostris) and three-dimensional reconstruction of vessels. *Vet Ophthalmol* 8(2): 89-99 (2005).

11）Ledbetter EC, Gilger BC. Diseases and Surgery of the Canine Cornea and Sclera. *In*: Veterinary Ophthalmology 5th ed. Gelatt KN, et al. eds. pp793-832, Blackwell Publishing (2013).

12）Ledbetter EC, Hendricks LM, et al. In vitro fluoroquinolone susceptibility of *Pseudomonas aeruginosa* isolates from dogs with ulcerative keratitis. *Am J Vet Res* 68(6): 638-642 (2007).

13）Ledbetter EC, Riis RC, et al. Corneal ulceration associated with naturally occurring canine herpesvirus-1 infection in two adult dogs. *J Am Vet Med Assoc* 1; 229(3): 376-384(2006).

14）Maggs DJ. Cornea and Sclera. *In*: Slatter's Fundamentals of Veterinary Ophthalmology 5th ed. Maggs DJ, et al. eds. pp184-219, Elsevier Health Sciences (2012).

15）Maggs DJ. Ocular Pharmacology and Therapeutics. *In*: Slatter's Fundamentals of Veterinary Ophthalmology 5th ed. Maggs DJ, et al. eds. pp27-59, Elsevier Health Sciences (2012).

16）西田輝夫．角膜テキスト．エルゼビア ジャパン (2013).

17）Tolar EL, Hendrix DV, et al. Evaluation of clinical characteristics and bacterial isolates in dogs with bacterial keratitis: 97 cases (1993-2003). *J Am Vet Med Assoc* 228(1): 80-85 (2006).

（小林義崇）

Chapter

2-2 角膜潰瘍以外の炎症性角膜疾患

炎症性角膜疾患は潰瘍性角膜炎，角膜黒色壊死症，非潰瘍性角膜炎に大別される。さらに非潰瘍性角膜炎は色素性角膜炎，慢性表層性角膜炎，表層性点状角膜炎に分けられる(**図1**)。本稿では潰瘍性角膜炎(Chapter2-1を参照)以外の炎症性角膜疾患について解説する。

1)角膜黒色壊死症

猫に特徴的な疾患であるが，まれに猫以外でも発症し，犬やウマ，モルモットで報告がされている。ペルシャやヒマラヤンなどの短頭品種に発症しやすい。角膜が黒色に変性することが特徴だが，病変は大きさ，深さ，色ともに多岐にわたる(**図2，3**)。周囲の角膜炎と血管新生を伴い，眼疼痛による眼瞼痙攣が生じていることが多いが，小さな病変では無症状のこともある。

○原因

角膜に対する何らかの慢性的な刺激が原因と考えられており，猫ヘルペスウイルス1型(FHV-1)感染症，眼瞼内反症，短頭品種であることによる兎眼などが関連していることが多い。猫における再発性角膜上皮びらんが角膜黒色壊死症に進行する症例もある。本疾患についてはChapter2-6およびChapter11も参照されたい。

○治療

外科的な切除(表層角膜切除術)が治療の基本だが，眼疼痛が少ない場合は抗ウイルス薬や角膜保護薬により治療し，脱落を待つ方法も選択できる。しかし病変部の脱落時に角膜穿孔を生じることもあるため，特に実質内に認められる病変に関しては注意が必要である。病変切除後に深い潰瘍を生じる場合には，結膜フラップや角膜移植，もしくは人工角膜シートなどによる被覆手術が必要となる。

2)非潰瘍性角膜炎

2-1)色素性角膜炎

色素性角膜炎(Pigmentary keratitis)は，色素性角膜症(Pigmentary keratopathy)とも呼ばれ，パグ，シー・ズー，ペキニーズ，ラサ・アプソなどの短頭種の犬でしばしば認められる。内眼角内反，睫毛乱生・重生，涙丘睫毛，乾性角結膜炎などが原因となって顕

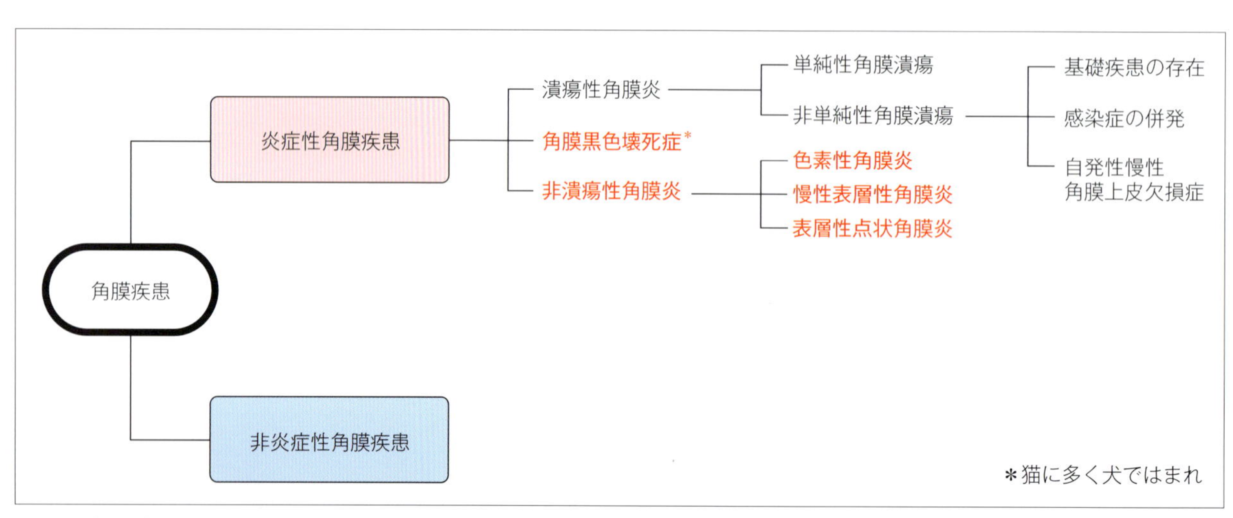

図1　角膜疾患の分類

角膜潰瘍以外の炎症性角膜疾患には，角膜黒色壊死症(猫で発生が多い)と非潰瘍性角膜炎に分類される色素性角膜炎，慢性表層性角膜炎，表層性点状角膜炎がある

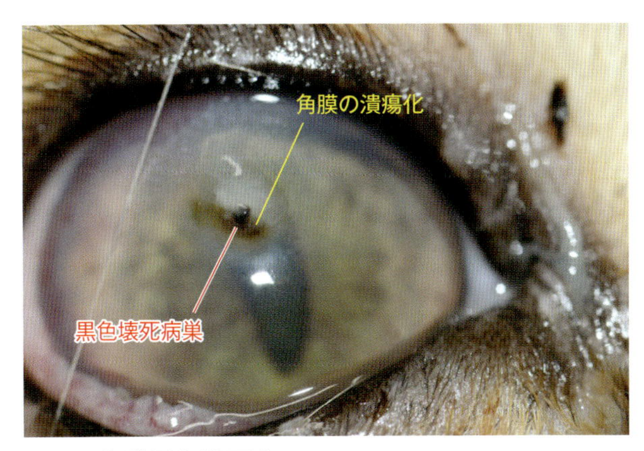

図2　角膜黒色壊死症
ペルシャ，８歳齢，避妊雌，右眼
角膜中央部に小さな黒色壊死病変を認め，周囲は潰瘍化している

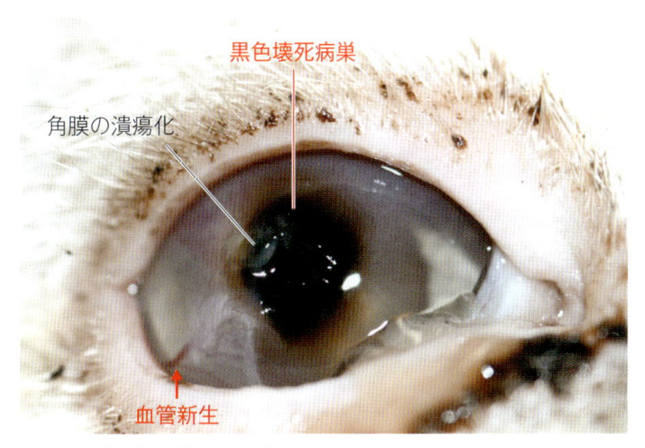

図3　角膜黒色壊死症
雑種猫，18歳齢，避妊雌，右眼
角膜中央部に大きな黒色壊死病変を認め，表面は潰瘍化している

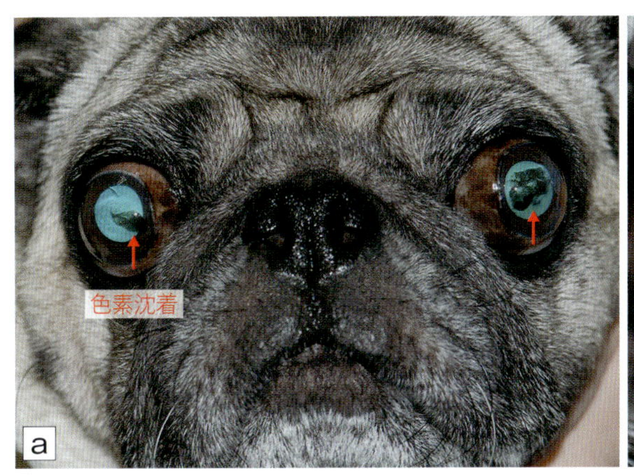

角膜の露出が多く，内眼角からの色素沈着を認める

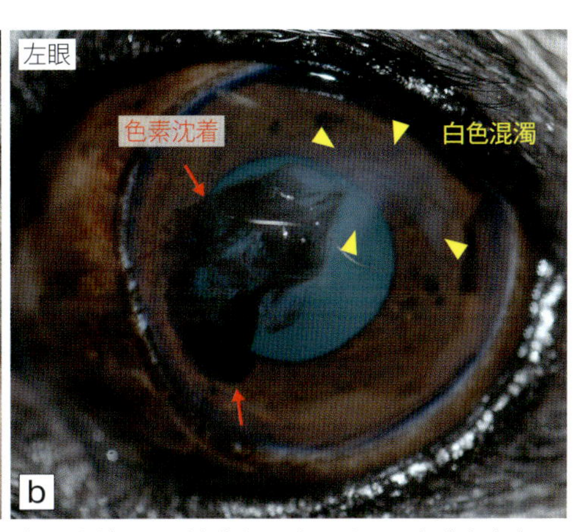

色素沈着および白色混濁を認める。角膜上皮内にメラニン色素が沈着している

図4　色素性角膜炎
パグ，８歳齢，雌，両眼

著な色素沈着が見られる状態を示す。**図４**の症例では，角膜輪部付近のメラニン細胞が角膜に浸潤し，角膜上皮内にメラニン色素が沈着している。治療としては，基礎疾患の除去(内眼角形成術やドライアイの治療など)が主だが，メラニン細胞の活性防止を目的としたシクロスポリンの使用も勧められる。

2-2)慢性表層性角膜炎

慢性表層性角膜炎(Chronic superficial keratitis, CSK)は，慢性表在性角膜炎ともいう。さらに，ジャーマン・シェパードのPannus(パンヌス)やUberreiter症候群の名称ももつ。炎症性角膜疾患の中でも免疫介在性疾患と考えられている疾患であり，角膜上の血管新生，色素沈着や混濁を特徴とする。進行度合いにより多様な症状を示すが，初期には鼻側および耳側の角膜輪部の結膜の充血が認められ，周囲に白色もしくは結晶状の実質混濁を伴う角膜の血管新生と色素沈着が進行する(**図５，６**)。最終的には角膜全域に色素沈着が及び，視覚が低下することもある。瞬膜(第三眼瞼)の表面(眼瞼側)にも肥厚や色素沈着など

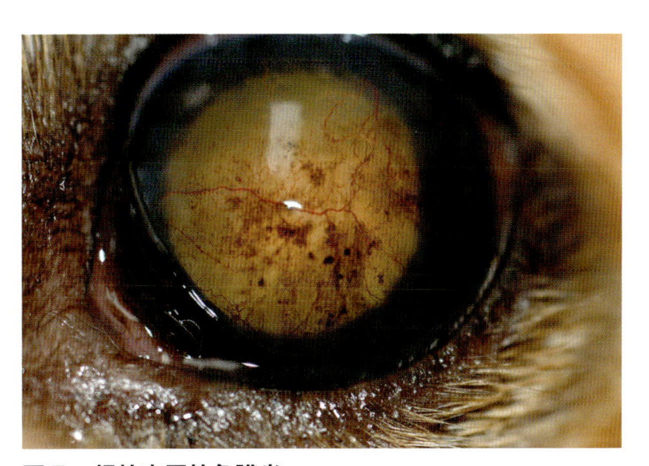

図5　慢性表層性角膜炎
ミニチュア・ダックスフンド，５歳齢，雌，左眼
角膜の広域に新生血管と混濁，色素沈着を認める

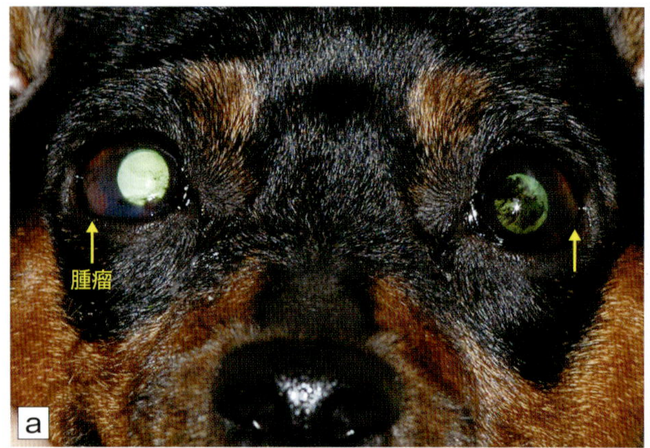

両眼にピンク色の腫瘤が認められる

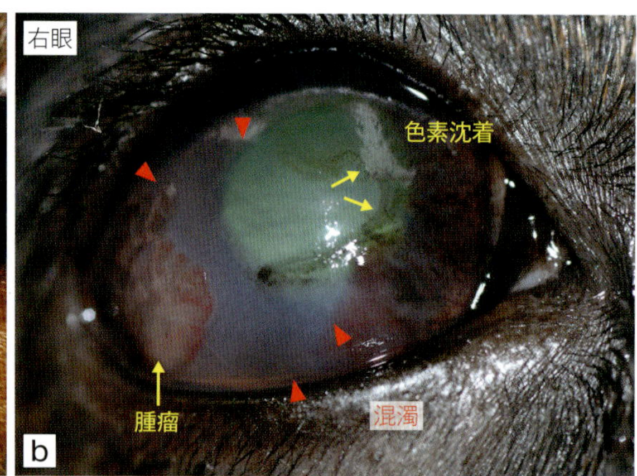

角膜耳側にピンク色の腫瘤とその周囲の角膜混濁や，鼻側を中心とした色素沈着が認められる

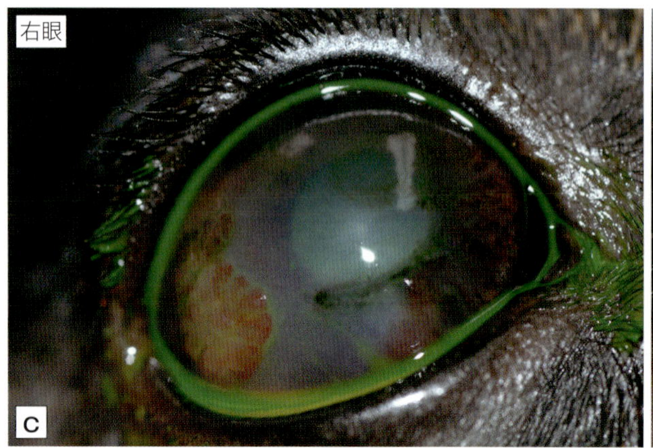

フルオレセインには染色されず，潰瘍は認められない

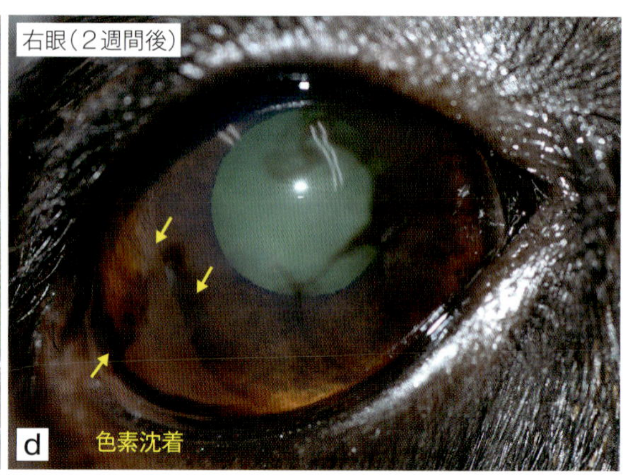

ステロイド点眼およびシクロスポリン眼軟膏にて治療を開始し，2週間後の所見。色素沈着は残存するものの，腫瘤は消失し，角膜混濁も軽減している

図6　慢性表層性角膜炎
ミニチュア・ピンシャー，4歳齢，雌，右眼

の病変が認められる症例もある。

本疾患は“ジャーマン・シェパードのパンヌス”とも呼ばれることから分かるように，ジャーマン・シェパード・ドッグとその雑種やグレーハウンドに多いとされているが，どんな犬種にも発症する。筆者はミニチュア・ダックスフンドやミニチュア・ピンシャーで診断することが多い。若齢（1～6歳齢）での発症が多く，雌に多い傾向がある。高地に住んでいる犬ほど，発生率や重症度が高いという報告もある。

○原因

明確な原因は不明だが，CD8陽性リンパ球にくらべCD4陽性リンパ球の浸潤が多いことや，角膜中央部の実質および上皮細胞の主要組織適合遺伝子複合体（MHC）クラスⅡ抗原発現が増加し，持続的な角膜の炎症と正常な角膜上皮に対する自己免疫反応を引き起こしていると考えられること，ステロイドやシクロスポリンへの反応性が良好であることなどから，遺伝性の自己免疫性疾患であると考えられている。高地での発生率が高いのは，紫外線が角膜の抗原性を変化させているからではないかと考えられている。細菌，クラミドフィラ，ウイルスは原因ではないようである。

○診断

特徴的な症状で診断可能だが，色素性角膜炎，ドライアイ，角膜潰瘍に対する肉芽反応，扁平上皮癌と鑑別する必要がある。

○治療

免疫抑制治療や外科的治療に対する治療反応性はよいが，完治はしない疾患であるため，長期的なコントロールが必要になる。ステロイド点眼を1日3～4回の頻度で治療を開始し，寛解した後は漸減して維持治療によりコントロールするのが一般的な治療法である。ステロイド点眼は2～3日に1回以下まで頻度を減らすことが好ましいが，コントロールが難しい症例では，シクロスポリン眼軟膏やタクロリムス点眼を併

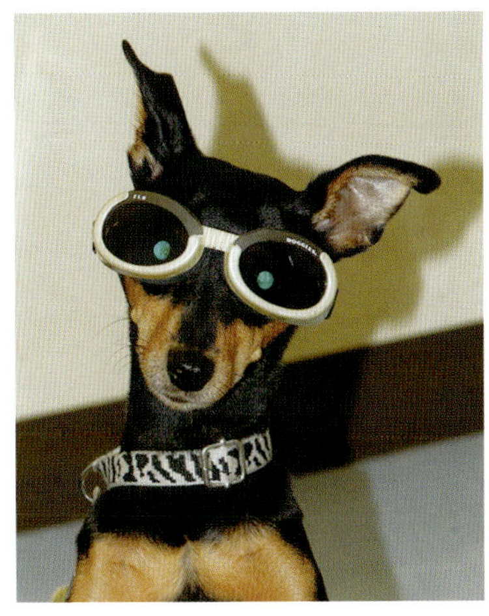

図7　犬用ゴーグル(Doggles)

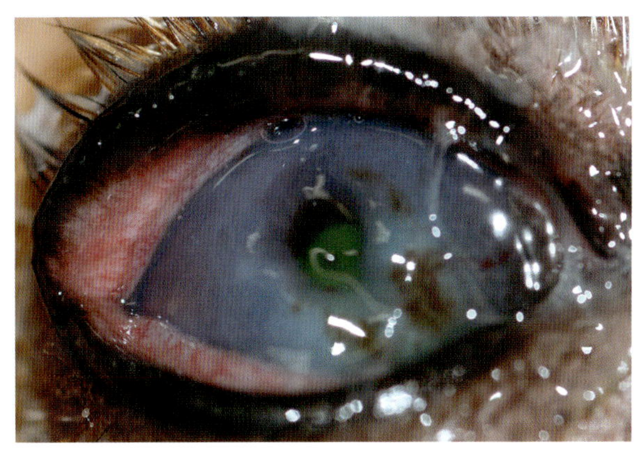

図8　デスメ膜に至る潰瘍
ミニチュア・ピンシャー，７歳齢，雌，右眼
慢性表層性角膜炎に対する長期的なステロイド点眼治療中に，デスメ膜に至る潰瘍を発症した

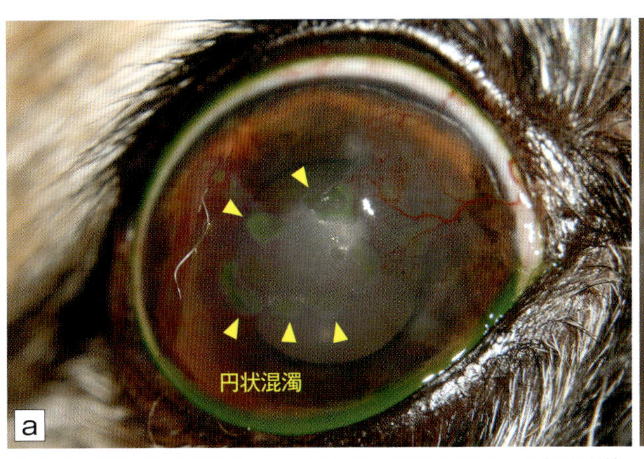

角膜中央部に円状の混濁と，主に３時・９時方向からの新生血管と色素沈着を認める

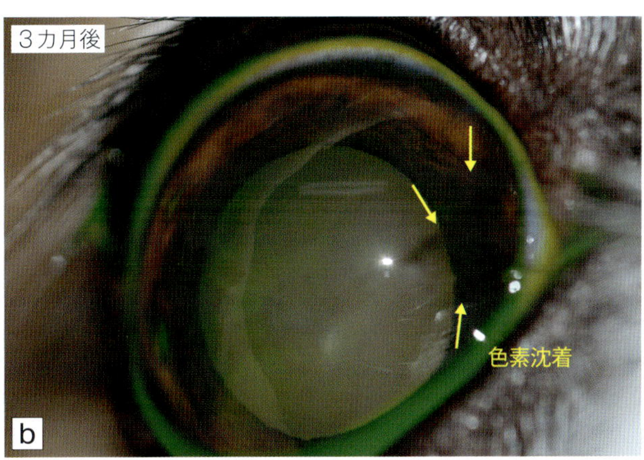

ヒアルロン酸点眼およびシクロスポリン眼軟膏にて加療し，３カ月後の所見。色素沈着は残存しているが，角膜混濁や新生血管はほぼ消失している

図9　表層性点状角膜炎
パピヨン，７歳齢，避妊雌，右眼

用する。難治症例では，デポ型ステロイドの結膜下注射や，軟X線照射，β線照射を用いたり，表層角膜切除術を併用するという報告もある。サングラスやゴーグル(**図7**)による紫外線の軽減は治療の補助となるかもしれないが，UVカットコンタクトレンズの装用は治療効果に影響しなかったと報告されている。

長期的にステロイド点眼薬が必要となる疾患であるため，角膜潰瘍や感染症，副腎抑制などの副作用のチェックを怠らないよう定期的な検診を継続する必要がある。獣医師もしくはクライアントが油断すると重篤な副作用が生じることがあるため，十分な注意が必要である(**図8**)。

2-3)表層性点状角膜炎

表層性点状角膜炎(Superficial punctate keratitis, SPK)は，表在性点状角膜炎，点状表層角膜炎，点状角膜炎ともいう。免疫介在性が疑われるもう１つの炎症性角膜疾患であり，両眼性，多発性の点状もしくは円状の灰色の上皮性混濁が特徴である(**図9，10**)。フルオレセイン染色が陽性となることもあるが，潰瘍性角膜炎とは区別する。筆者の経験上，眼疼痛はあまり示さないようである。進行すると炎症部位に結晶沈着や色素沈着が認められるようになる(**図11**)。

ロングヘアー・ダックスフンドやシェットランド・シープドッグ(以下シェルティー)に多いが，その他の犬種でも発症する。筆者はパピヨンで診断することが多い。

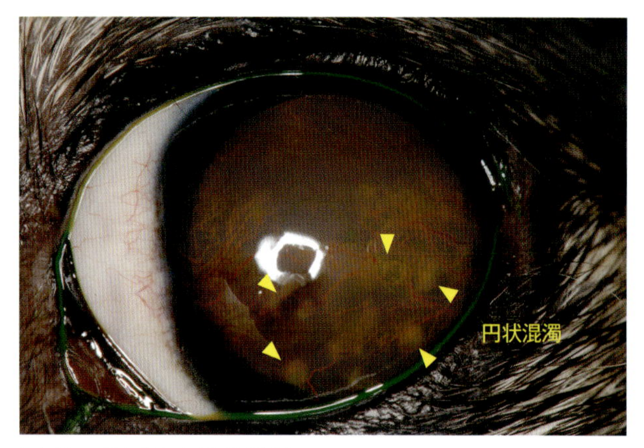

図 10　表層性点状角膜炎
ミニチュア・ダックスフンド，７歳齢，雌，左眼
角膜中央部に多発性の円状混濁を認め，３時・８時方向からの新生血管と色素沈着を認める

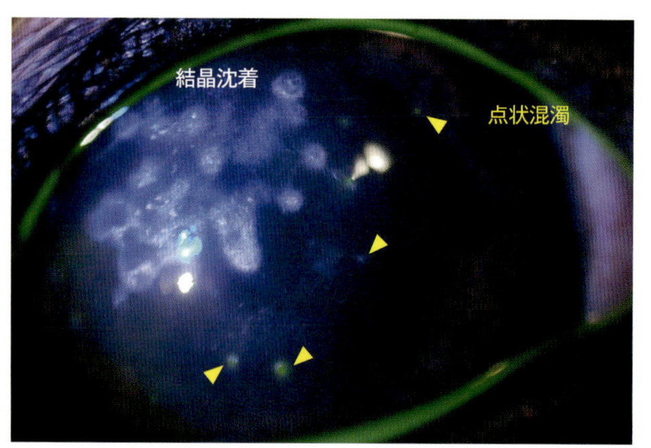

図 11　表層性点状角膜炎
ミニチュア・ダックスフンド，３歳齢，避妊雌，右眼
角膜中央部には結晶沈着を認め，その周囲にフルオレセインに染色される点状の混濁を認める

○原因

罹患ダックスフンドの角膜バイオプシーでは，リンパ球形質細胞性の炎症が認められており，免疫介在性の角膜炎もしくは遺伝的な角膜ジストロフィーと考えられている。ダックスフンドに見られる本疾患とシェルティーに見られる本疾患が同じ病態なのかどうかは分かっていない。ダックスフンドにくらべてシェルティーでは治療反応性が悪いため，筆者はダックスフンドやパピヨンでは免疫介在性疾患，シェルティーではジストロフィーの１形態なのではないかと考えている（Chapter2-3，図４「シェットランド・シープドッグの角膜ジストロフィー３」も参照）。

○診断

特徴的な臨床所見で診断する。結晶沈着（脂質，カルシウム），角膜潰瘍，自発性慢性角膜上皮欠損症（SCCEDs），ドライアイなどと鑑別する。

○治療

主にステロイド点眼を用いるが，シクロスポリン点眼や眼軟膏の単独使用，もしくはステロイドとシクロスポリンを併用することもある。ヒアルロン酸 Na 点眼や，潰瘍がある場合は抗菌薬の点眼も併用する。完治はしない疾患であるため長期的なコントロールが必要であり，慢性表層性角膜炎と同様にステロイドの副作用には十分な注意を要する。

Point

犬の場合

- 数種類の角膜炎が存在するため，それぞれの病変の特徴を把握し，犬種や発症年齢なども考慮して診断する。
- 慢性表層性角膜炎や表層性点状角膜炎は自己免疫性疾患と考えられており，ステロイド点眼薬による治療への反応性により判断する。
- ステロイド点眼薬の長期投与が必要な場合は，角膜潰瘍の悪化や角膜沈着物の増加が生じる可能性があり，副作用をモニターしながら使用する。

猫の場合

- 角膜黒色壊死症においても，ヘルペスウイルスの存在や，眼瞼内反症による角膜刺激などの原因を考慮し，適切な治療法を選択する。
- 壊死病変が脱落する際に，急性に重度の深層潰瘍や穿孔を引き起こすことがあり，内科治療のみで経過観察する場合は，特に注意する。

■参考文献

1) Andrew SE. Immune-mediated canine and feline keratitis. *Vet Clin North Am Small Anim Pract* 38(2): 269-290 (2008).
2) Choi US, et al. Successful treatment of an unusually large corneal epithelial inclusion cyst using equine amniotic membrane in a dog. *Vet Ophthalmol* 13: 122-125 (2010).
3) Cullen CL, Grahn BH. Diagnostic ophthalmology. Epithelial inclusion cyst of the right cornea. *Can Vet J* 42: 230-231 (2001).
4) Denk N, Fritsche J, Reese S. The effect of UV-blocking contact lenses as a therapy for canine chronic superficial keratitis. *Vet Ophthalmol* 14(3): 186-194 (2011).
5) Dreyfus J, Schobert CS, Dubielzig RR. Superficial corneal squamous cell carcinoma occurring in dogs with chronic keratitis. *Vet Ophthalmol* 14: 161-168 (2011).
6) Dubielzig RR, Ketring K, McLellan GJ, et al. Veterinary Ocular Pathology: A Comparative Review. Saunders (2010).
7) Ledbetter EC, Gilger BC. Diseases and Surgery of the Canine Cornea and Sclera. *In*: Veterinary Ophthalmology 5th ed. Kirk N, et al. eds. pp793-832, Blackwell Publishing (2013).
8) Maggs DJ. *In*: Slatter's Fundamentals of Veterinary Ophthalmology 5th ed. Maggs DJ, et al. eds. pp184-219, Elsevier Health Sciences (2012).
9) Martin-Suarez EM, Galan A, Molleda JM. Reincident corneal epithelial inclusion cyst in a dog: a case report. *Veterinarni Medicina* 54: 84-88 (2009).
10) Nell B, Walde I, Billich A, et al. The effect of topical pimecrolimus on keratoconjunctivitis sicca and chronic superficial keratitis in dogs: results from an exploratory study. *Vet Ophthalmol* 8: 39-46 (2005).
11) Takiyama N, Terasaki E, Uechi M. Corneal squamous cell carcinoma in two dogs. *Vet Ophthalmol* 13: 266-269 (2010).
12) Williams DL. Histological and immunohistochemical evaluation of canine chronic superficial keratitis. *Res Vet Sci* 67(2): 191-195 (1999).
13) Williams DL. Major histocompatibility class II expression in the normal canine cornea and in canine chronic superficial keratitis. *Vet Ophthalmol* 8(6): 395-400 (2005).
14) Williams DL, Hoey AJ, Smitherman P. Comparison of topical cyclosporin and dexamethasone for the treatment of chronic superficial keratitis in dogs. *Vet Rec* 137(25): 635-639 (1995).

（小林義崇）

Chapter

2-3 角膜が白濁する非炎症性角膜疾患

角膜の透明性は，涙液によって表面が滑らかに保たれた角膜上皮と，膠原線維が規則正しく配列した実質が主に内皮のはたらきで相対的に脱水状態にあり，血管や色素，混濁の原因となる沈着物を欠くことにより保たれている。

この角膜の透明性を保つ均衡が崩れ，角膜が白濁する非炎症性角膜疾患には，「結晶状角膜混濁（角膜ミネラル沈着症）」と「非結晶状角膜混濁（角膜内皮ジストロフィー）」がある（**図1**）。結晶状角膜混濁は，角膜に結晶状混濁を認める後天性に生じる表層性の非炎症性角膜疾患で，この中には角膜ジストロフィー，脂肪性角膜症，角膜変性症があり，これらの臨床症状はすべて似ているが，原因は異なっている。一方，非結晶性角膜混濁は角膜内皮ジストロフィーと呼ばれ，角膜内皮の異常が原因で，角膜に浮腫による白濁が起こる。

1）結晶状角膜混濁

1-1）角膜ジストロフィー

○概説

本疾患は，角膜に結晶状混濁（沈着物）を認める病態のうち遺伝性が疑われるもので，両眼に発症し，全身性疾患や角膜への血管新生を伴わないのが特徴である。混濁は脂質（コレステロール，リン脂質，脂肪酸）の結晶で，角膜上皮下付近に認めることが多い。通常，円形～ドーナツ型の混濁が両眼の角膜中央部に認められ，その辺縁は正常角膜部分と明瞭に分かれている。本疾患は遺伝性が疑われるため，好発犬種が知られている（**表1**）。

○診断

好発犬種の両眼に疼痛症状（羞明，流涙など）や血管新生を伴わない結晶状混濁が認められ，かつ全身性の脂質代謝異常がなければ，角膜ジストロフィーと診断する。同様に角膜への結晶状混濁を認める角膜の白濁では，全身性疾患から角膜への脂質浸潤を起こす脂肪性角膜症の可能性もある。そのため血液化学検査（コレステロール，中性脂肪，血糖値，カルシウム，リンなどを含んだ全身スクリーニング項目）を実施し，全身性脂質代謝異常を起こす疾患の有無を評価する。

○治療

本疾患は点眼治療には反応しない。逆にステロイドの点眼で悪化することが知られている。全身性ではな

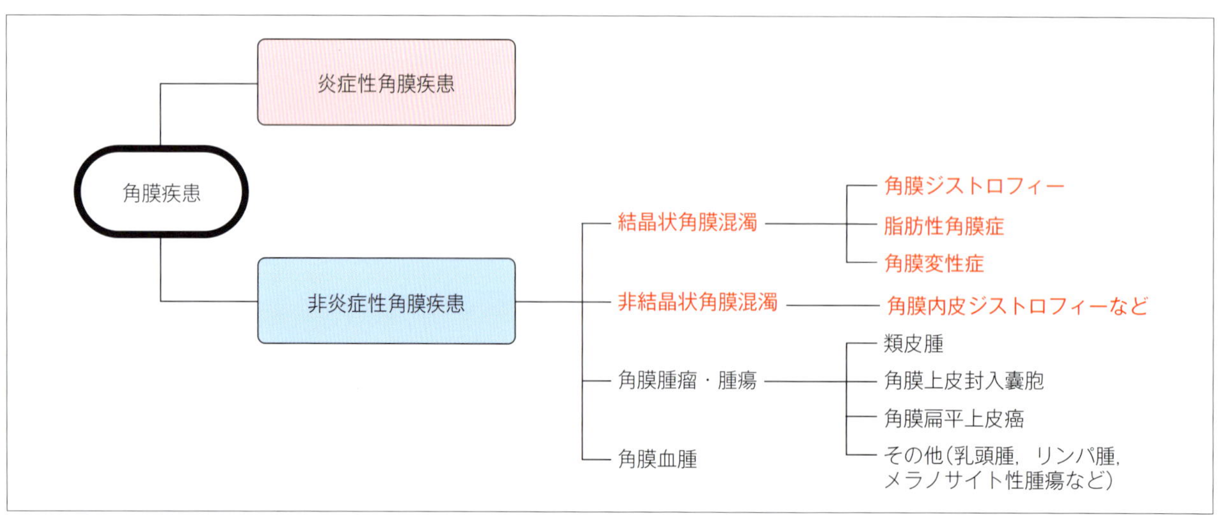

図1　角膜疾患の分類

赤字で示した部分が角膜が白濁する犬の非炎症性角膜疾患である

表1　角膜ジストロフィーの好発犬種

(　)内は発症年齢。参考文献4，9に報告のあった角膜ジストロフィー好発犬種のうち，ジャパンケネルクラブ(JKC)「犬籍登録数」上位100種に入る犬種を登録の多い順に記載した(2019年現在)

アメリカン・コッカー・スパニエル	イングリッシュ・スプリンガー・スパニエル	ベアデッド・コリー
エアデール・テリア(9～11カ月)	オーストラリアン・シェパード	ベルジアン・タービュレン
キャバリア・キング・チャールズ・スパニエル(2～4歳齢)	オールド・イングリッシュ・シープドッグ	ボーダー・コリー
シー・ズー	グレート・ピレニーズ	ミニチュア・ピンシャー
シェットランド・シープドッグ(6カ月～6歳齢)	ゴールデン・レトリーバー	ミニチュア・ブル・テリア
シベリアン・ハスキー(5～27カ月)	サモエド	ヨークシャー・テリア
ダックスフンド	サルーキ	ラサ・アプソ
チワワ	柴犬	ラブラドール・レトリーバー
プードル	ジャーマン・シェパード	ケリー・ブル・テリア
ビーグル(8～15歳齢)	スコティッシュ・テリア	ワイマラナー
ボクサー	ノーリッチ・テリア	ブリュッセル・グリフォン
ボストン・テリア	バセンジー	イングリッシュ・コッカー・スパニエル
ミニチュア・シュナウザー	パピヨン	フラット・コーテッド・レトリーバー
ラフ・コリー	ビション・フリーゼ	アラスカン・マラミュート
アイリッシュ・ウルフハウンド	プーリー	プチ・バセット・グリフォン・バンデーン
アフガン・ハウンド		

いものの角膜の一部に脂質混濁が起こることから，局所の脂質代謝異常が示唆され，経験的に進行を遅くするための低脂肪食の食事を勧めている。また遺伝性が疑われる病態のため，罹患犬を繁殖させないように指導することも重要である。

ジストロフィーによって視覚障害が起こった場合，外科的角膜切除術によって混濁を一時的に除去できるが，再発することが知られている。

1-1-1)症例1：両眼角膜中央部に白濁を呈した症例

ミニチュア・ピンシャー，4歳齢，去勢雄

主訴：両眼の角膜中央部に，白い濁りを発見した(**図2a, d**)。眼を気にする様子は見られない。

検査所見：視覚検査(威嚇瞬目反応，綿球落下テスト)は両眼陽性，対光反射(Pupillary light reflex，以下PLR)は両眼陽性。シルマー検査(Schirmer tear test，以下STT)は右眼16 mm/min，左眼17 mm/min。眼圧は右眼14 mmHg，左眼11 mmHg。両眼の角膜中央部に円形の結晶状角膜混濁を認めた(**図2a, b, d, e**)。血管新生，色素浸潤は認めなかった(**図2a, d**)。

追加検査：血液化学検査(コレステロール，中性脂肪，血糖値，カルシウム，リンなどを含んだ全身スクリーニング項目)は，すべて正常範囲内であった。

診断：角膜ジストロフィー

診断の根拠：好発犬種に見られた羞明，血管新生を伴わない両眼角膜中央部における結晶状角膜混濁であること，および血液検査で全身性脂質代謝異常を認めなかったこと。

治療：進行を遅くするために低脂肪食の食事を勧めた。また，繁殖犬にしないように指導した。

1-1-2)症例2：両眼角膜に広範囲の白濁を呈した症例

ゴールデン・レトリーバー，4歳齢，避妊雌(図3a)

主訴：半年ほど前から気になっていた両眼角膜の白濁。眼を気にする様子は見られない。

検査所見：視覚検査(威嚇瞬目反応，綿球落下テスト)は両眼陽性，PLRは両眼陽性。STTは右眼28 mm/min，左眼23 mm/min。眼圧は右眼7 mmHg，左眼7 mmHg。両眼の角膜中央部と辺縁部に結晶状角膜混濁を認めた(**図3b～e**)。血管新生，色素浸潤は認めなかった(**図3b, d**)。

追加検査：血液化学検査(コレステロール，中性脂肪，血糖値，カルシウム，リンなどを含んだ全身スクリーニング項目)は，すべて正常範囲内であった。

診断：角膜ジストロフィー

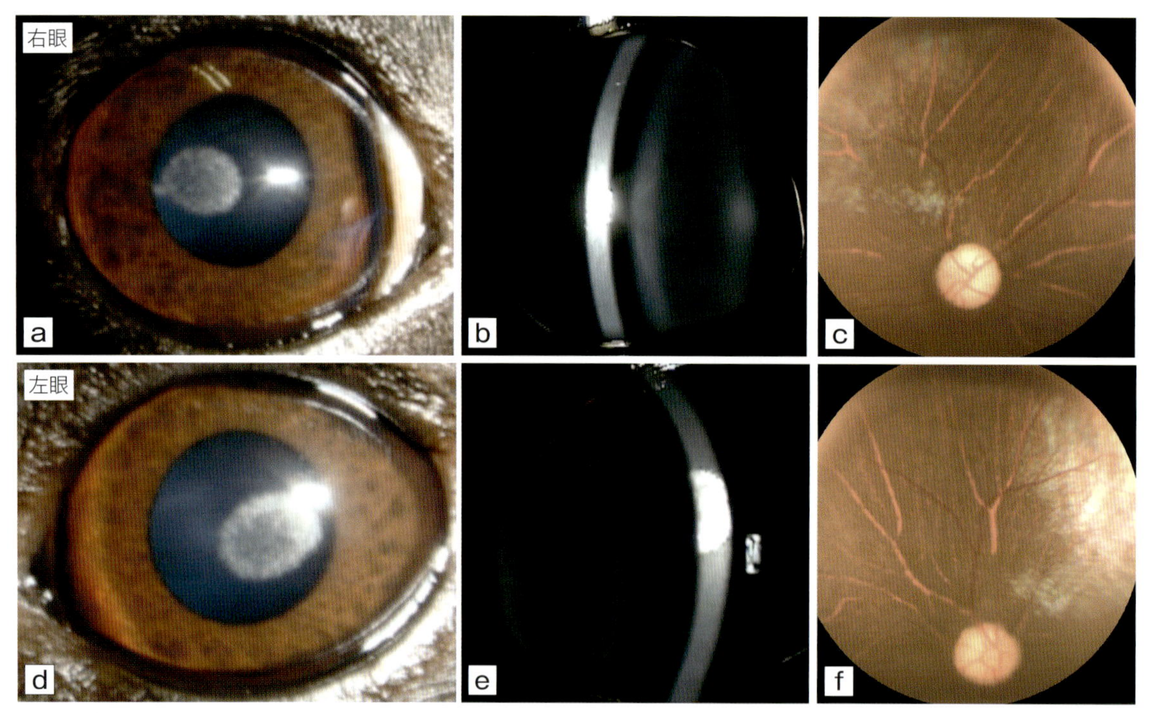

図2　角膜ジストロフィー1

ミニチュア・ピンシャー，4歳齢，去勢雄，両眼
a, d：前眼部像。角膜中央部に見られた円形の結晶状角膜混濁。血管新生，色素浸潤は認められない
b, e：スリット像。角膜中央部の上皮～上皮下に結晶状沈着物を認めた
c, f：眼底像。正常

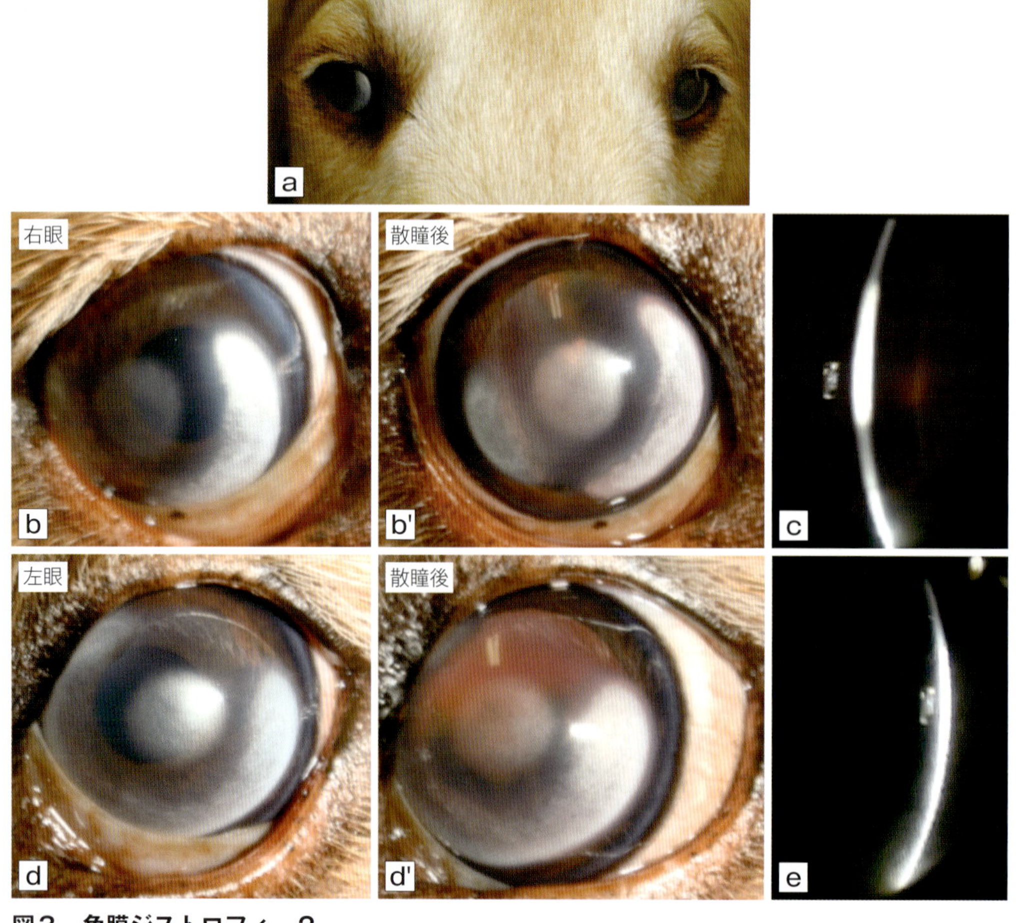

図3　角膜ジストロフィー2

ゴールデン・レトリーバー，4歳齢，避妊雌，両眼
a：初診時。両眼角膜に白濁を認めるが，眼を気にする様子はない
b, d：前眼部像。角膜中央部と辺縁部の角膜混濁。血管新生，色素浸潤は認められない
c, e：スリット像。角膜中央部と辺縁部の上皮～上皮下に結晶状沈着物を認めた

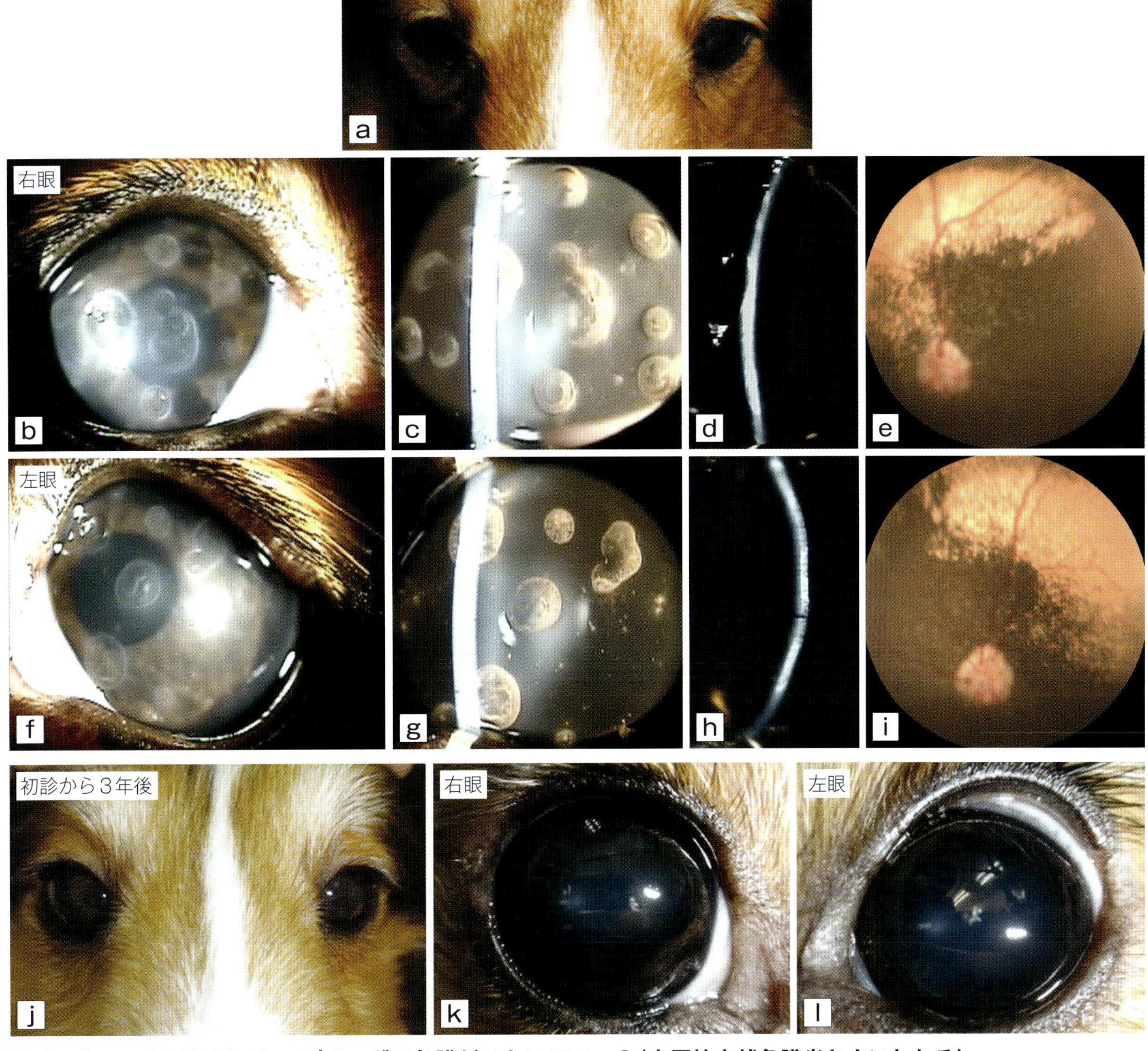

図４　シェットランド・シープドッグの角膜ジストロフィー３（表層性点状角膜炎ともいわれる）

シェットランド・シープドッグ，５歳齢，避妊雌，両眼
a：初診時。両眼の角膜異常
b～d，f～h：前眼像と徹照像およびスリット像。角膜に灰白色～白色，約１～３mm の円形～リング状の表層性結晶状病変を複数認めた。血管新生，色素浸潤は認めなかった（b，c，f，g）
e，i：眼底像。正常
j～l：初診から３年経過した８歳齢時の所見

診断の根拠：好発犬種に見られた羞明，血管新生を伴わない両眼角膜における結晶状角膜混濁であること。血液検査で全身性脂質代謝異常を認めなかったこと。

治療：進行を遅くするために低脂肪食の食事とグルタチオンの点眼を勧めた。

1-1-3）症例３：両眼角膜に多発性白濁を認めたシェットランド・シープドッグの症例

シェットランド・シープドッグ，５歳齢，避妊雌（初診時：**図４a**）

主訴：以前から気になっていた両眼の角膜異常と，時々見られる羞明。

検査所見：視覚検査（威嚇瞬目反応，綿球落下テスト）は両眼陽性，PLR は両眼陽性。STT は右眼 10 mm/min，左眼 10 mm/min。眼圧は右眼 13 mmHg，左眼８mmHg。涙液層破壊時間（Tear break up time，BUT）は両眼とも 10 秒以下。両眼の角膜に灰白色～白色，約１～３mm の円形～リング状，不整形の陥凹を伴った表層性結晶沈着病変を複数認めた（**図４b～d，f～h**）。血管新生，色素浸潤は認めなかった（**図４b, c, f, g**）。リング状病変の中央部に一部フルオレセイン染色に染まる部分が観察された。

追加検査：血液化学検査(コレステロール，中性脂肪，血糖値，カルシウム，リンなどを含んだ全身スクリーニング項目)は，すべて正常範囲内であった。fT4，リュウマチ因子は陰性だった。

診断：シェットランド・シープドッグの角膜ジストロフィー(表層性点状角膜炎ともいわれる)

診断の根拠：好発犬種の両眼角膜に見られた血管新生を伴わない特徴的な結晶状角膜混濁であること。血液検査で全身性脂質代謝異常を認めなかったこと。

治療：病変の一部に角膜上皮障害を認めたため，抗菌薬(塩酸ロメフロキサシン)と0.3％ヒアルロン酸Naの点眼，およびエリザベスカラーの着用を指示した。シルマー検査が低値だったため，0.2％シクロスポリン眼軟膏の点眼治療も追加した。進行を遅くするために低脂肪食の食事を勧めた。

経過：角膜上皮障害が治癒した後，ステロイド(0.1％フルオロメトロン)，0.2％シクロスポリン眼軟膏，0.1％ヒアルロン酸Naの点眼を間欠的に使用し，維持している。**図4j〜l**は，初診から3年経過した時の状態(8歳齢)で，初診時の混濁に一致して一部に小結晶状混濁を認めるが，目立った陥凹，フルオレセイン陽性所見は認めない。

コメント：シェットランド・シープドッグの結晶状角膜混濁は，ジストロフィーの1形態と考えられている。シェットランド・シープドッグでは原因不明の免疫介在性角膜疾患として，表層性点状角膜炎ともいわれる(Chapter2-2も参照)。罹患率に雌雄差はなく，発症年齢は6カ月〜6歳齢である。

初期病変は茶色の表層混濁から始まり，多発性白色の円形〜不整形の病変となり，白色混濁病変に結晶，脂質の沈着が見られる。この段階では炎症，血管新生，眼疼痛を伴わない。慢性経過で角膜上皮びらんが起こり，炎症〜血管新生が起こる。組織学的には病変部の大半は角膜上皮に限局し，異常角化細胞と変性上皮を認める。

治療は角膜上皮障害を認める場合，角膜潰瘍の治療に準じ，抗菌薬，ヒアルロン酸，散瞳薬，バンデージ(コンタクトレンズ，瞬膜被覆，眼瞼縫合など)で治療する(Chapter2-1を参照)。上皮障害が治癒した後，状況に応じてシクロスポリン，ステロイド点眼などを使用し，びらんの再発，ジストロフィーの進行を抑制する。

1-2)脂肪性角膜症

○概説

脂肪性角膜症は脂質角膜症とも呼ばれ，角膜に結晶状混濁を認める病態のうち，全身性脂質代謝異常に伴うものを指す。原因となる全身性脂質代謝異常には，高脂血症［高コレステロール血症，高トリグリセリド(中性脂肪)血症］，甲状腺機能低下症，副腎皮質機能亢進症，膵炎，糖尿病や過食などがある。

両眼あるいは片眼に発症する。白濁(沈着物)は脂質(コレステロール，リン脂質，脂肪酸)の結晶で，特徴的な脂肪性角膜症は角膜の辺縁や中心部に結晶状混濁を認める。初期には血管新生を伴わないが，慢性経過によって血管新生を伴うようになり，角膜変性症となることがある。角膜辺縁への結晶状混濁は周囲の血管を介すると考えられており，脂肪性角膜症の角膜中のコレステロールレベルは正常の角膜とくらべて約7倍高いという報告がある。高脂血症の中でも特に高密度リポ蛋白(High density lipoprotein，HDL；善玉コレステロール)が高いと脂肪性角膜症が進行する。さらにステロイド，エストロゲンによる内科的治療やステロイドの点眼治療は悪化の引き金となる。

○診断

脂肪性角膜症は両眼もしくは片眼の角膜辺縁や中心部に，血管新生を伴わない結晶状角膜混濁として認められる。本疾患を疑う症状が見られた場合，原因となる全身性脂質代謝異常を診断するため，血液化学検査(コレステロール，トリグリセリド，血糖値，カルシウム，リンなどを含んだ全身スクリーニング項目)を実施する。高脂血症と診断された場合，脂質解析検査(リポテストなど)や全身性脂質代謝異常を起こす病態である甲状腺機能低下症(T3，T4，fT4など)，副腎皮質機能亢進症(ACTH負荷試験など)，膵炎［リパーゼ，アミラーゼ，犬膵特異的リパーゼ(Spec cPL検査)など］，糖尿病などを精査し，基礎疾患が診断された場合は，脂肪性角膜症と診断する。

○治療

血中脂質が増加する基礎疾患が診断されれば，その疾患の治療をする。本疾患は点眼治療には反応しないため，他に角膜疾患を伴っていなければ点眼治療はしないが，経験的にグルタチオン(タチオン)の点眼を勧めることはある。進行を遅くするためには低脂肪食の食事が勧められる。

本疾患によって視覚障害が起こった場合，外科的角

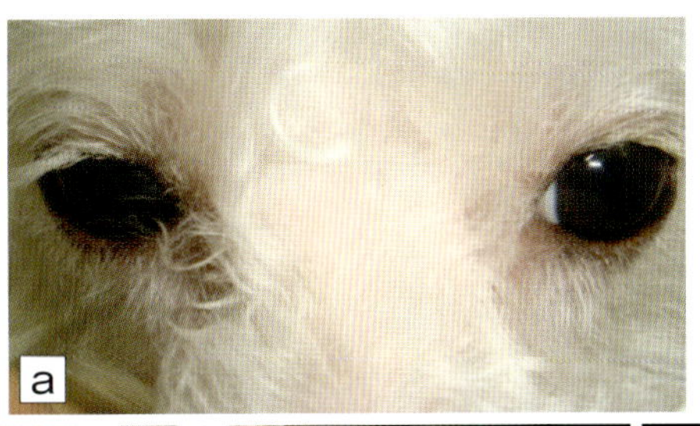

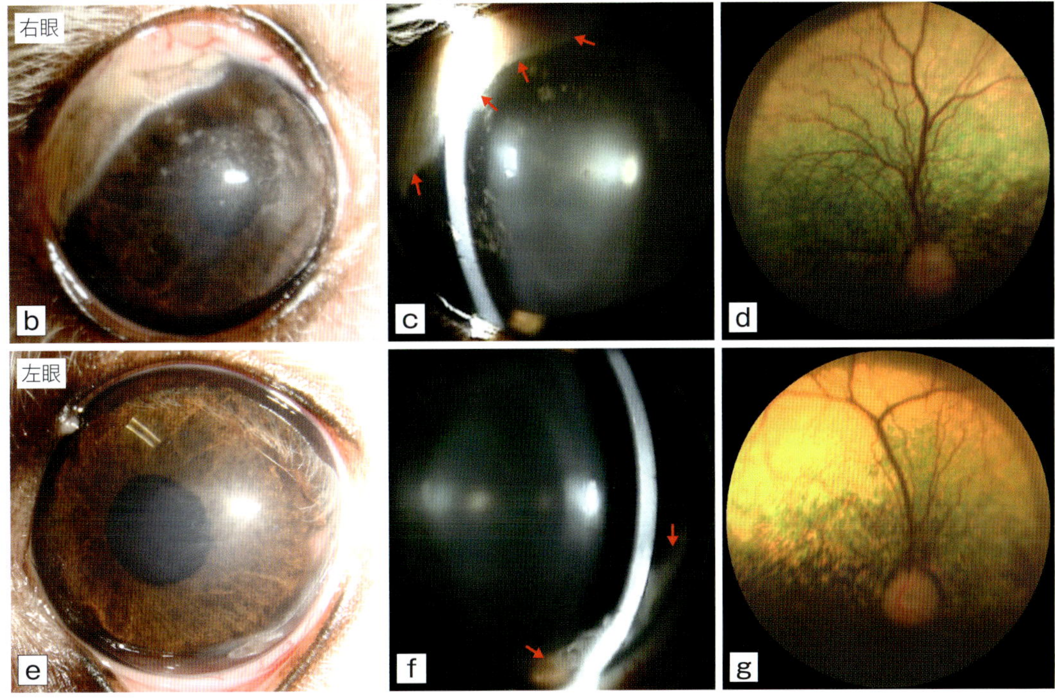

図5　脂肪性角膜症
トイ・プードル，６歳齢，雌，両眼(a)
b, c, e, f：副腎皮質機能亢進症の治療中に見られた両眼角膜の部分的白濁。右眼の角膜辺縁(９時〜12 時の位置)や中心部，左眼の角膜辺縁(４時〜６時の位置)に血管新生を伴わない結晶状角膜混濁を認めた
d, g：眼底像。正常

膜切除術により混濁を一時的には除去できるが，再発することが知られている。

1-2-1)症例１：両眼角膜に白濁を呈した副腎皮質機能亢進症の症例

トイ・プードル，６歳齢，雌(図５a)

主訴：副腎皮質機能亢進症の治療中に両眼の角膜に部分的白濁が見られた(**図５b，e**)。

検査所見：視覚検査(威嚇瞬目反応，綿球落下テスト)は両眼陽性，PLR は両眼陽性。STT は右眼 23 mm/min，左眼 17 mm/min。眼圧は右眼 11mmHg，左眼 11 mmHg。右眼の角膜辺縁(９時〜12 時の位置)と中心部，左眼の角膜辺縁(４時〜６時の位置)に血管新生を伴わない結晶状角膜混濁を認めた(**図５b, c, e, f**)。

診断：脂肪性角膜症

診断の根拠：副腎皮質機能亢進症であること。両眼の角膜辺縁や中心部に血管新生を伴わない結晶状角膜混濁を認めたこと。

治療：副腎皮質機能亢進症の治療に加え，低脂肪食の食事を勧めた。

1-3)角膜変性症

◯概説

角膜変性症は，角膜に結晶状混濁を認める病態のうち，先行する眼疾患(角膜疾患，ぶどう膜炎，眼球癆)やカルシウムの異常を伴う全身疾患［高カルシウム血症(原発性上皮小体機能亢進症，腎不全，腫瘍)，高リン血症，副腎皮質機能亢進症，ビタミンＤ過剰症など］を認めるものを指す。

先行する眼疾患に続発する場合，結晶状沈着物は片眼に発症することが多く，沈着物は脂質(コレステロール，リン脂質，脂肪酸)，カルシウムである。この沈着物は，たいてい角膜中心部〜中心部近くに見られ，血管新生や色素沈着などを伴って認めることが多

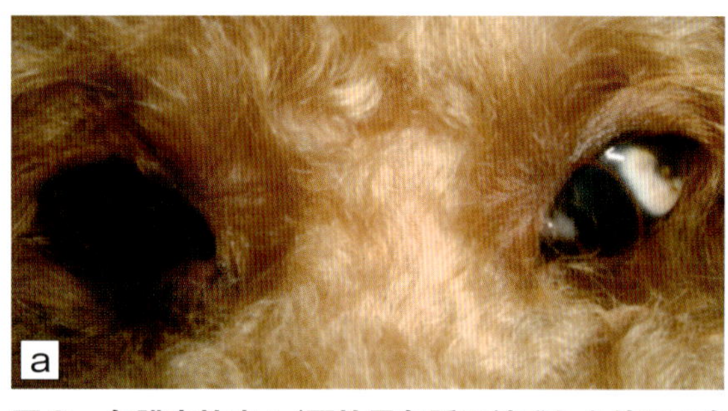

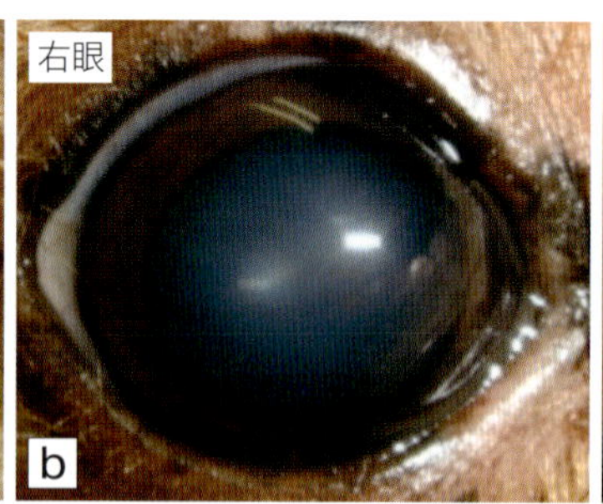

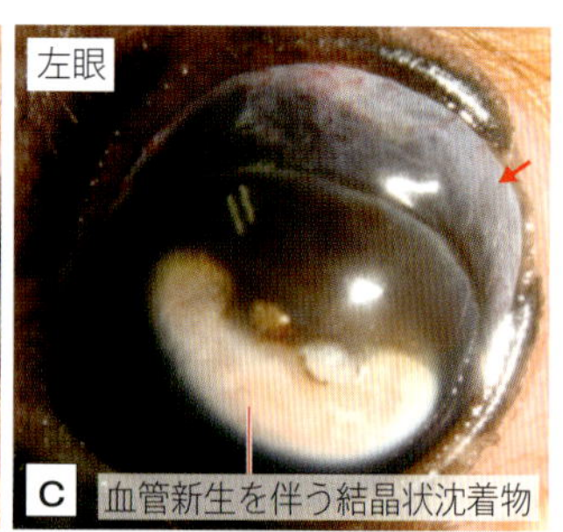

図６　角膜変性症１（悪性黒色腫に続発した片眼の角膜変性症）
トイ・プードル，８歳齢，去勢雄，左眼
a, c：左眼の白目の部分が黒く，黒目の部分が白い。左眼の眼球変形と耳側の眼球結膜下に広範囲の黒色隆起病変を認めた（c，矢印）。角膜への黒色色素浸潤，黒色病変境界部へ帯状の結晶状沈着物，角膜全域の浮腫と血管新生を認めた

い。角膜外傷や炎症に伴って活性化する線維芽細胞やケラチノサイトに反応して，角膜に血管新生を伴った結晶状角膜混濁が起こる。また，炎症による局所細胞死は，結晶または非結晶脂質，コレステロールを遊離するため，さらに角膜変性が重度となる。この変性の過程で脂質とカルシウムが沈着するため，角膜潰瘍が遷延化すると潰瘍部に脂質とカルシウムが認められ，角膜変性症となり，治癒がさらに遅れる原因となる。角膜へのカルシウム沈着は異物感があるため，流涙，羞明などの臨床症状を伴って認めることがある。

老齢犬に見られる潰瘍を伴った角膜変性症は非常に治りにくい。前述した角膜ジストロフィー，脂肪性角膜症も慢性に経過すると角膜変性症となる。この状態にステロイドの点眼治療を行うと悪化する可能性がある。

○診断

角膜変性症の原因となるような眼疾患を正しく評価する。カルシウム沈着を主とする角膜変性は，カルシウムの異常を伴う全身疾患によっても発症することがある。この場合，血液化学検査によって高カルシウム血症，高リン血症，副腎皮質機能亢進症，上皮小体機能亢進症，ビタミンＤ過剰症などを診断する。カルシウム沈着は，流涙，羞明などの臨床症状を伴って認めることがある。角膜上皮層の擦過によって細胞診標本をつくると，砂をこするようなジャリジャリした感覚がある。

○治療

カルシウム沈着が異物感の原因や角膜潰瘍治癒の妨げとなる場合，角膜からのカルシウム除去が必要となる。点眼麻酔後，デブライドメントでできるだけ沈着したカルシウムを除去し，一般的な角膜潰瘍の治療に加え，カルシウムキレート効果のある１％EDTA-2Caまたは１％EDTA-2K，１％EDTA-2Na点眼薬*を使用する。内科的治療で治癒しない場合は，外科的治療が選択される。その方法には角膜切除術後の結膜フラップ術，角強膜転位術などがある。

血液化学検査によってカルシウムの異常を伴う全身疾患が診断された場合は，原因疾患に対する治療を実施する。

＊ EDTA点眼液の調整方法の例

EDTA-2Naが9.5 mg含有されている5 mLの採血用チューブ（ベノジェクトⅡ真空採血管 滅菌品：VP-NA052K）に人工涙液または滅菌蒸留水を1 mL加えると0.95% EDTA-2Na液となるため，これを点眼液として使用する。

1-3-1）症例１：悪性黒色腫に続発して片眼の角膜変性症を呈した症例

トイ・プードル，８歳齢，去勢雄

主訴：左眼の白目の部分が黒く，黒目の部分が白い（**図６a**）。

検査所見：視覚検査（威嚇瞬目反応，綿球落下テスト）は右眼陽性，左眼陰性。PLRは右眼陽性，左眼陰性。STTは右眼11 mm/min，左眼20 mm/min。眼圧は右眼16 mmHg，左眼20 mmHg。左眼の眼球変形と耳側の眼球結膜下に広範囲の黒色隆起病変を認めた（**図６c**）。角膜への黒色色素浸潤，黒色病変境界部へ帯状の結晶状沈着物，角膜全域の浮腫と血管新生を認めた。結膜下黒色病変の一部を局所麻酔下で切除し，病理組織診断に提出したところ，診断名は悪性黒色腫であった。

診断：悪性黒色腫と角膜の境界に認めた角膜変性症

診断の根拠：先行する眼疾患（悪性黒色腫）のある片眼に発症した血管新生を伴って認めた結晶状沈着物であること。

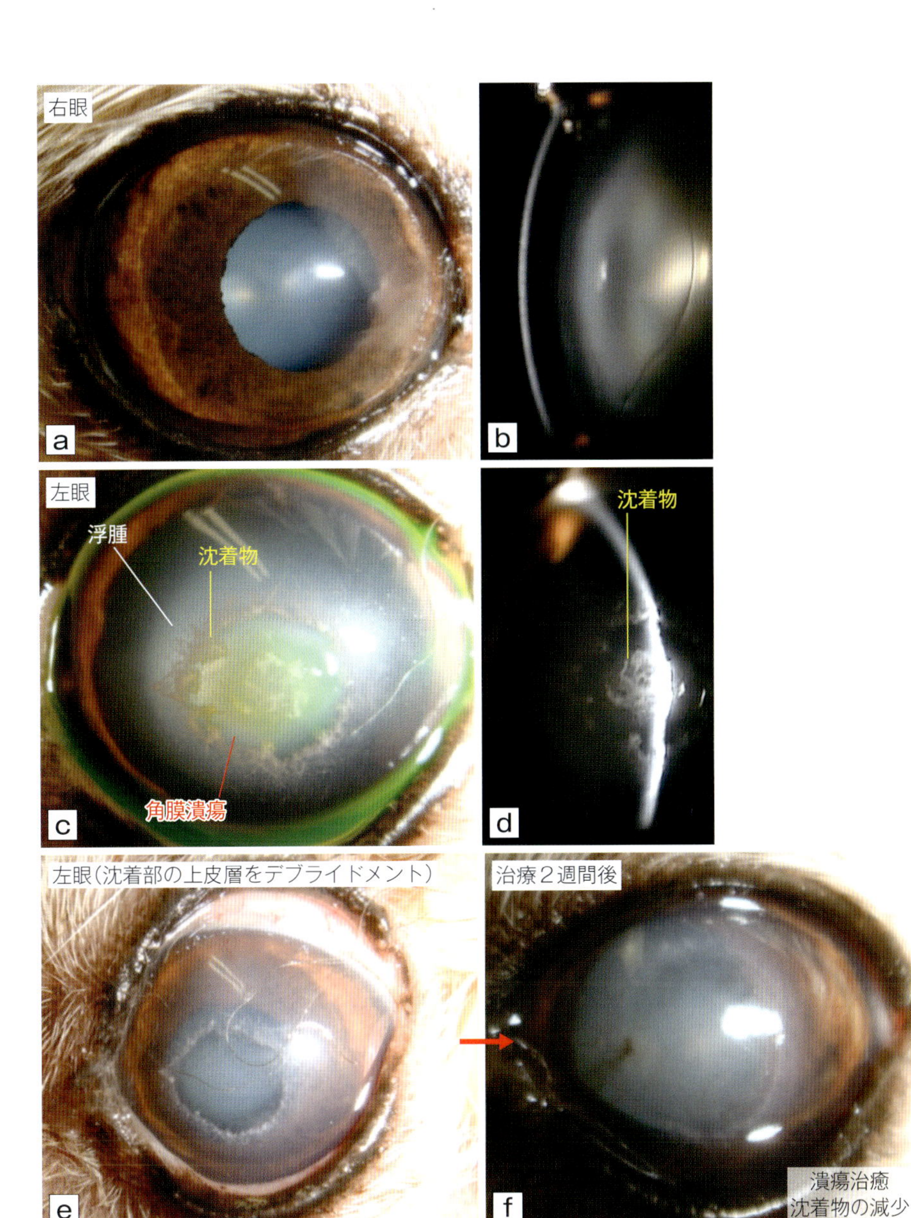

図7　角膜変性症2(慢性の角膜上皮障害に続発した片眼の角膜変性症)

ポメラニアン，13歳齢，避妊雌，左眼

a, b：右眼角膜は正常

c, d：左眼は角膜中央部にリング状の結晶状沈着物と陥凹，陥凹部にフルオレセイン染色で陽性に染まる部分と結晶状沈着物周囲の角膜浮腫を認めた

e：点眼麻酔後，結晶状沈着部の角膜上皮層をデブライドメントし，カルシウムをできるだけ除去した

f：2週間後には潰瘍治癒と混濁(沈着物)の減少が確認された

治療：左眼の眼球摘出を実施した。病理検査の結果，悪性黒色腫であった。

1-3-2)症例2：慢性の角膜上皮障害に続発して片眼の角膜変性症を呈した症例

ポメラニアン，13歳齢，避妊雌

主訴：左眼は過去に角膜潰瘍を数回繰り返しており，点眼治療で治らなかった(**図7c, d**)。

検査所見：視覚検査(威嚇瞬目反応，綿球落下テスト)は両眼陽性。PLRは両眼陽性。STTは右眼23 mm/min，左眼23 mm/min。眼圧は右眼12 mmHg，左眼7 mmHg。左眼は眼球結膜が充血し，角膜中央部にはリング状の結晶状沈着物と中央の陥凹，陥凹部にフルオレセイン染色で陽性に染まる部分と結晶状沈着物周囲の角膜浮腫を認めた(**図7c, d**)。結晶状沈着部の角膜上皮層をデブライドメントしたところ(**図7e**)，砂をこするようなジャリジャリした感覚があった。

追加検査：血液化学検査(コレステロール，中性脂肪，血糖値，肝臓パネル，カルシウム，リンを含んだスクリーニング項目)は，すべて正常範囲内であった。

診断：左眼の難治性角膜潰瘍に続発した角膜変性症(沈着物にカルシウムが含まれる)

診断の根拠：左眼に過去の潰瘍治療の経緯があることから，遷延化した角膜潰瘍が原因で発症した角膜変性症と診断した。

治療：点眼麻酔後，デブライドメントでできるだけカルシウムを除去し(**図7e**)，一般的な角膜潰瘍の治療に加え，カルシウムキレート効果のある1％ EDTA-2K点眼薬を点眼した。

経過：2週間後には潰瘍治癒と混濁(沈着物)の減少が確認された(**図7f**)。

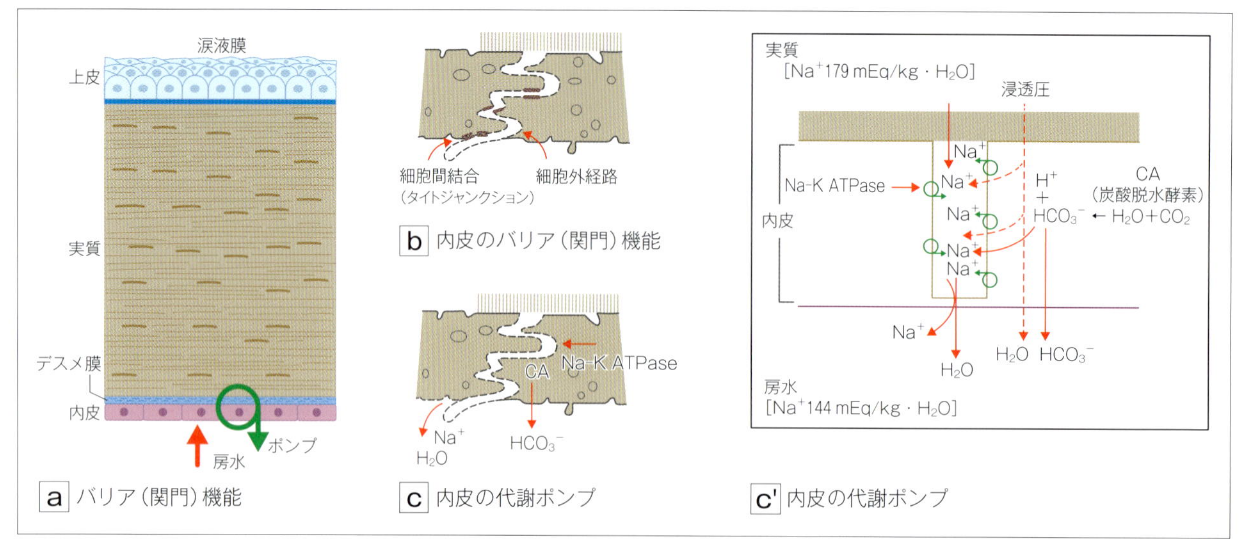

図8 角膜の透明性が保たれる病態生理

角膜(a)は，上皮と内皮の細胞間結合のバリア(関門)機能(b)と，内皮にあるNa-K ATPase(代謝ポンプ：c，c')による実質から房水への水の移動で，適度な脱水状態に保たれている。バリア(関門)機能である細胞間結合(b)は，眼圧により水和が調節され水を通過させる。代謝ポンプ(c，c')はNa-K ATPase(代謝ポンプ)によるNa^+の房水中への汲み出しと，炭酸脱水酵素と重炭酸塩ATPaseポンプによる重炭酸塩の汲み出しである。房水中に移動したNa^+と重炭酸塩の浸透圧勾配に伴って二次的に水が移動する。通常，1才齢未満の犬の角膜内皮細胞数は約3,000〜3,600個/mm^2で加齢に伴い50%もしくはそれ以下に減少する[7]。内皮細胞数が500〜800個/mm^2以下になると浮腫が起こる。角膜上皮欠損による浮腫では角膜の厚さは約2倍程度だが，角膜内皮障害による浮腫では角膜の厚さは5倍にもなる

2)非結晶状角膜混濁

2-1)角膜内皮ジストロフィー

○病態生理

正常の角膜は，角膜上皮と内皮のバリア(関門)機能と内皮の代謝ポンプが正常にはたらくことで適度に脱水状態が保たれて，透明性が維持されている(**図8**)。

角膜の脱水機序が障害され実質に水が吸収されると，角膜の透明性は失われ，浮腫として認められる。上皮の損傷(角膜潰瘍など)でも部分的な浮腫が起こるが，それは一時的であり潰瘍が治癒すると浮腫は元に戻る。一方，内皮は再生力に乏しいため，障害されると重度で不可逆的な浮腫が起こり，回復しない白濁となる。

○概説

角膜内皮ジストロフィーは自発性(自然発症した)の角膜内皮異常によって進行性の角膜浮腫が起こる疾患である。病理組織学的には，角膜内皮細胞数の減少，細胞の拡大および変形，デスメ膜上への膠原線維の沈着が認められる。この結果，角膜内皮の代謝ポンプに異常が起こり，不可逆的な角膜浮腫が進行する。

ヒトのFuchsジストロフィー(角膜内皮とデスメ膜に異常を認める常染色体優性遺伝する疾患で，進行性角膜浮腫が臨床症状である)と類似した疾患であると考えられている。

○臨床症状

典型的な角膜内皮ジストロフィーは，片眼耳側の部分的実質浮腫から始まる。罹患初期には血管新生や結膜充血はほとんど見られない。角膜病変は数カ月〜数年をかけてゆっくりと進行し，充血を伴った角膜全域の浮腫となる。最終的には両眼とも同様に罹患する。

病態が進行すると角膜実質の水分過多により上皮層や上皮下に水疱が発現し(水疱性角膜症)，その破裂により表層性の角膜潰瘍が起こる。この角膜潰瘍は治りにくい。再発を繰り返すと，角膜に血管新生と色素沈着が起こる。白内障も同時に発症することが多い。本疾患には好発犬種が報告されている(**表2**)。

○診断

本疾患は，臨床症状および角膜内皮障害(角膜浮腫)を起こす他の疾患(ぶどう膜炎，緑内障，眼内手術後など)を除外することで診断する(**図13〜17**を参照)。

○治療

進行性の病態であるため，完治は困難であることをクライアントに説明する。一時的に症状を緩和する目的で高浸透圧点眼薬(5％NaCl眼軟膏または3倍濃度グルタチオン*など)を使用する。

＊3倍濃度グルタチオン

日本では5％NaCl眼軟膏の入手が困難なため，経

表2　角膜内皮ジストロフィーの好発犬種

（　）内は発症年齢。参考文献4，7，9に報告のあった犬種のうちJKCに登録された飼育頭数の多い順に記載した（2019年現在）

ダックスフンド	ミニチュア・シュナウザー	ミニチュア・ブル・テリア
チワワ	シー・ズー	ボストン・テリア
バセット・ハウンド	シベリアン・ハスキー	プチ・バセット・グリフォン・バンデーン
プードル	バセンジー	ボクサー

験上，浸透圧を5％NaClに近い濃度に調整可能な3倍濃度グルタチオンを高浸透圧点眼薬として自家調整して使用することがある。

調整方法：2％タチオン点眼液（グルタチオン製剤）の溶解液1本に対してグルタチオン300 mgを溶解させる。調整方法の詳細は，ナディア動物クリニック・動物眼科 瀧本善之先生のご厚意による。

水疱性角膜症の水疱が破裂してできた表層性の角膜潰瘍の治療には，角膜潰瘍の治療に準じ，点眼薬やバンデージコンタクトレンズなどを使用する（Chapter 2-1参照）。充血に対してステロイドや非ステロイド系消炎鎮痛薬（NSAIDs）の点眼は効果がないので使用しない。

内科的治療に反応しない症例や再発を繰り返す水疱性角膜症には，外科的治療法である角膜熱形成術（Thermokeratoplasty，TKP）などを実施する。これは角膜実質前部を焼灼刺激により瘢痕化させ，角膜実質の水の流れを妨害することで，角膜浮腫を軽減させる方法である（**図12**の症例を参照）。手術は全身麻酔下で行う。一般的な角膜手術と同様に，感染がコントロールされた眼に対して実施する。術後は一般的な角膜潰瘍の点眼治療を行い，疼痛軽減の目的でNSAIDsの内服をする。その他の外科的治療法には同種からの全層角膜移植術（Penetrating keratoplasty，PKP）があるが，新鮮角膜を準備しなければならずドナーの問題もあり現実的ではない。

局所（点眼）麻酔で実施が可能なため，筆者は23×1G注射針を用いた点状角膜切開術を応用している。この方法は，老齢犬や循環器に問題があり全身麻酔のリスクが高いと評価された症例において有用である（**図11**の症例を参照）。

2-1-1）症例1：両眼角膜の部分的白濁を呈した症例

チワワ，8歳齢，雄（図9a）

主訴：1年ほど前から気になっていた両眼角膜の部分的白濁（**図9b，d**）。

検査所見：視覚検査（威嚇瞬目反応，綿球落下テスト）は両眼陽性。PLRは両眼陽性。STTは右眼13 mm/min，左眼25 mm/min。眼圧は右眼13 mmHg，左眼12 mmHg。右眼角膜の全域（**図9b**），左眼角膜の耳側から約1／2の範囲（**図9d**）に角膜浮腫を認めた。両眼ともフルオレセイン染色は陰性だった。左眼前房には明らかなフレアは認められなかった（**図9e**）。

診断：両眼の角膜内皮ジストロフィーによる角膜浮腫

診断の根拠：チワワが本疾患の好発犬種であり，角膜浮腫が本疾患の典型的な発症部位である耳側中心にあること，眼内手術の既往歴のないこと，眼圧・前房フレアの有無・フルオレセイン染色の結果から緑内障，ぶどう膜炎，角膜上皮障害も否定されたため。

治療：一時的に症状を緩和する目的で高浸透圧点眼薬（5％NaCl眼軟膏）を処方した。

2-1-2）症例2：充血を伴う両眼角膜の白濁を呈した症例

ミニチュア・ダックスフンド・ワイヤー・ヘアード，9歳齢，去勢雄（図10a）

主訴：数カ月前から気になっていた右眼の充血を伴った白濁（**図10b**）と，約1カ月前から始まった左眼耳側の白濁（**図10c**）。

検査所見：視覚検査（威嚇瞬目反応，綿球落下テスト）は両眼陽性。PLRは両眼陽性。STTは右眼20 mm/min，左眼23 mm/min。眼圧は右眼9 mmHg，左眼10 mmHg。右眼角膜の全域（**図10b**），左眼角膜の耳側から約1／2の範囲（**図10c**）に角膜浮腫を認めた。両眼ともフルオレセイン染色は陰性だった。左眼前房に明らかなフレアは認められなかった。

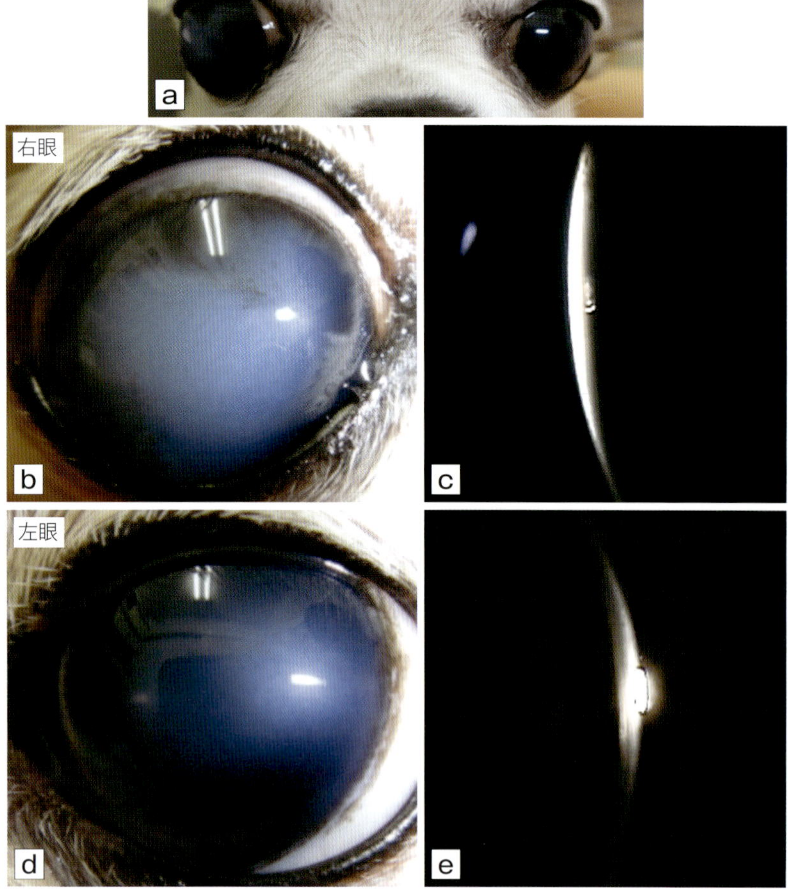

図9　角膜内皮ジストロフィー1

チワワ，8歳齢，雄，両眼(a)

b, d：1年ほど前から気になっていた両眼角膜の部分的白濁。右眼角膜の全域(b)，左眼角膜の耳側から約1／2の範囲(d)に角膜浮腫を認めた

c, e：左眼前房に明らかなフレアは認められなかった(e)

診断：両眼の角膜内皮ジストロフィーによる角膜浮腫

診断の根拠：ミニチュア・ダックスフンドが本疾患の好発犬種であること，角膜浮腫が本疾患の典型的な発症部位である耳側中心にあること，眼内手術の既往歴のないこと，眼圧・前房フレアの有無・フルオレセイン染色の結果から緑内障，ぶどう膜炎，角膜上皮障害も否定されたため。

治療：一時的に症状を緩和する目的で高浸透圧点眼薬（5％ NaCl 眼軟膏）を処方した。

—7カ月後—

経過：7カ月後，左眼の羞明を主訴に来院(**図10d**)。

検査所見：視覚検査(威嚇瞬目反応，綿球落下テスト)は右眼陽性だが反応は減弱。左眼陽性。PLR は正確な判別不能。眼圧は右眼 6 mmHg，左眼 6 mmHg。右眼角膜全域の浮腫と水疱(**図10e, f**)，左眼角膜全域の浮腫とフルオレセイン染色陽性に染まる潰瘍と水疱(**図10g，h**)を認めた。

診断：両眼の角膜内皮ジストロフィーによる角膜浮腫と水疱性角膜症。左眼の水疱性角膜症による表層性の角膜潰瘍

治療：左眼の表層性の角膜潰瘍は抗菌薬(塩酸ロメフロキサシン)，0.3％ヒアルロン酸 Na，高浸透圧点眼薬(3倍濃度グルタチオン)を各1日4回点眼し，エリザベスカラーの着用を指示した。

経過：治療を始めて約1週間で潰瘍は治癒した。以後，水疱性角膜症に起因する角膜潰瘍を繰り返してはいるが，上記の治療でコントロールしている。

2-1-3)症例3：充血を伴う片眼角膜の白濁を呈した症例

ミニチュア・ダックスフンド，13歳齢，雄(図11a)

主訴：数カ月前から気になっていた左眼の充血を伴った白濁(**図11c**)。

検査所見：視覚検査(威嚇瞬目反応，綿球落下テスト)は両眼陽性。PLR は両眼陽性。STT は右眼 24 mm/min，左眼 22 mm/min。眼圧は右眼 15 mmHg，左眼 16 mmHg。左眼角膜の耳側から約1／2の範囲に軽度の角膜浮腫を認めた(**図11c**)。フルオレセイン染色は陰性だった。前房に明らかなフレアは認められなかった。

診断：左眼の角膜内皮ジストロフィーによる角膜浮腫

治療：一時的に症状を緩和する目的で高浸透圧点眼薬(3倍濃度グルタチオン)，0.3％ヒアルロン酸 Na を処方した。

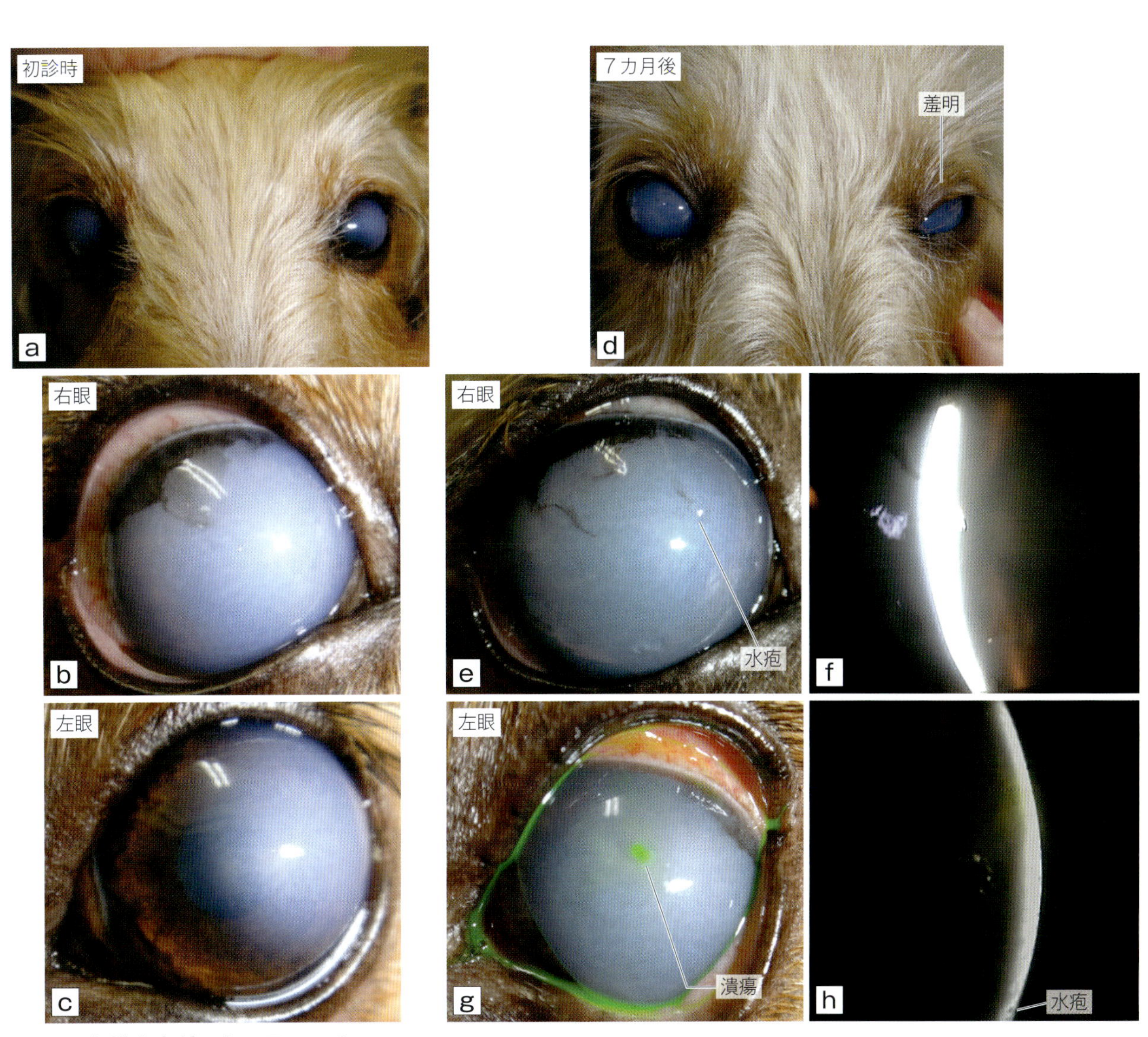

図10　角膜内皮ジストロフィー２

ミニチュア・ダックスフンド・ワイヤー・ヘアード，９歳齢，去勢雄，両眼(a)

b, c：数カ月前から気になっていた右眼の充血を伴った白濁(b)と，約１カ月前から始まった左眼耳側の白濁(c)。右眼角膜の全域(b)，左眼角膜の耳側から約１/２の範囲(c)に角膜浮腫を認めた

―７カ月後―

d：左眼の羞明を主訴に来院

e, f：右眼角膜全域の浮腫と水疱

g, h：左眼角膜全域の浮腫とフルオレセイン染色陽性に染まる潰瘍と水疱

―約１年半後―

主訴：約１年半後，１週間前から気になっていた右眼の羞明で来院(**図11d**)。

検査所見：右眼角膜には全域の浮腫と水疱性角膜症，フルオレセイン陽性に染まる表層性の角膜潰瘍を認めた(**図11e**)。

治療と経過：右眼に対してコンタクトレンズを装用し，点眼治療は薬剤感受性試験の結果に基づいて選択した抗菌薬(トスフロキサシン)，0.3％ヒアルロン酸Na，高浸透圧点眼薬(３倍濃度グルタチオン)を各１日４回処方，あわせてエリザベスカラーの着用も指示した。しかし潰瘍は遷延し自発性慢性角膜上皮欠損症(Spontaneous chronic corneal epithelial defects，SCCEDs)様の角膜潰瘍となった(コンタクトレンズ装用時にトスフロキサシンを点眼したため，潰瘍中心部には白色結晶を認めた，**図11g-1，g-2**)。

点状角膜切開術：潰瘍治療と浮腫軽減の目的で，局所麻酔下にて点状角膜切開術を実施した(**図11g-3，g-4**)。１カ月後には角膜潰瘍は治癒し，浮腫も軽減した(**図11i，j**)。

2-1-4)症例４：角膜内皮ジストロフィーに対し角膜熱形成術を行った症例

角膜熱形成術とは，低温の熱焼灼器を用いて，病変

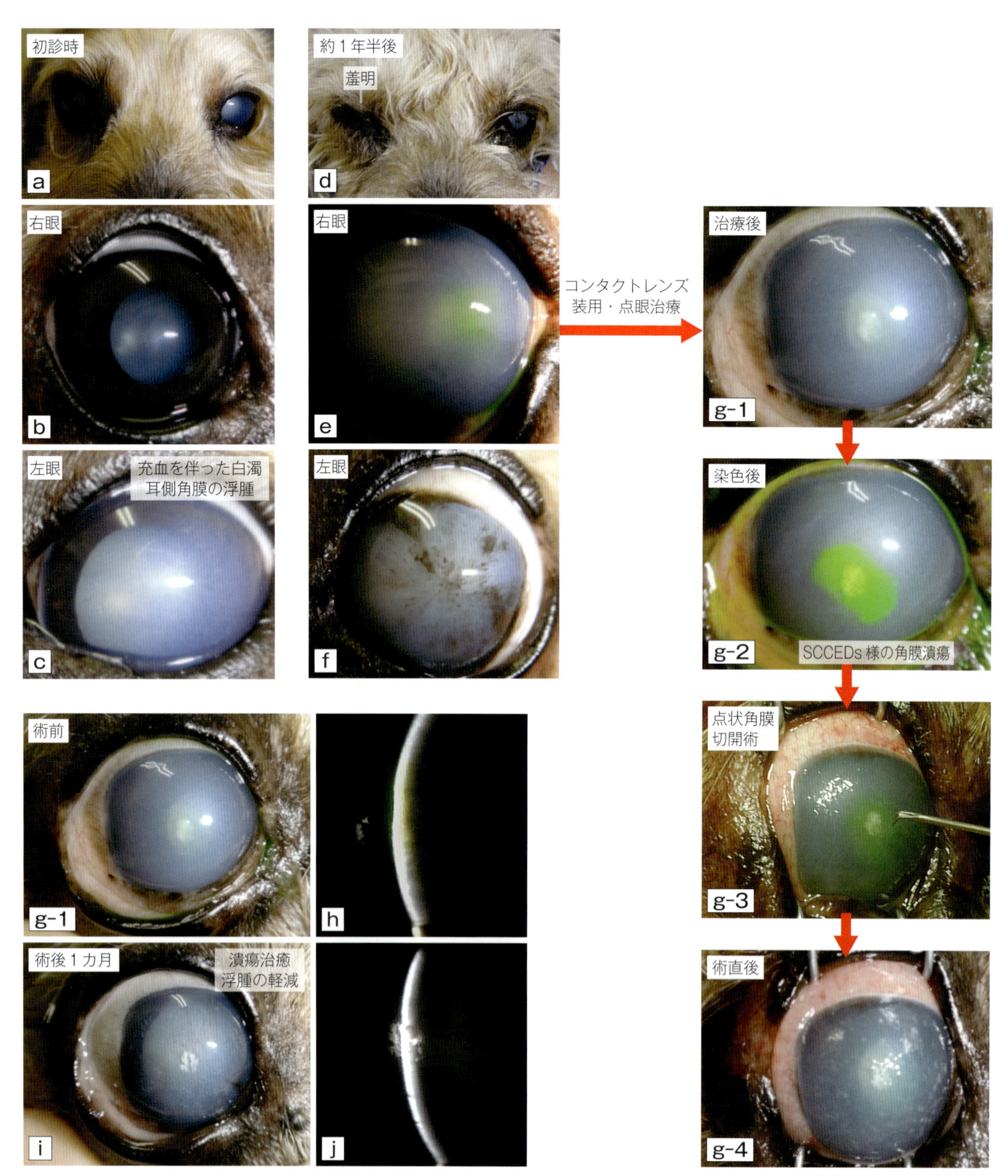

図 11　角膜内皮ジストロフィー3

ミニチュア・ダックスフンド，13 歳齢，雄(a)
数カ月前から気になっていた左眼の充血を伴った白濁。耳側から約１/２の範囲に軽度の角膜浮腫を認めた(c)

―約１年半後―
d：１週間前から気になっていた右眼の羞明
e：右眼角膜には全域の浮腫と水疱性角膜症，フルオレセイン陽性に染まる表層性の角膜潰瘍を認めた
g-１：点眼治療後。コンタクトレンズ装用時にトスフロキサシンを点眼したため，潰瘍中心部には白色結晶を認めた
g-２：フルオレセイン染色後。潰瘍が遷延し SCCEDs 様の角膜潰瘍となっている
g-３, g-４：潰瘍治療と浮腫軽減の目的で，局所麻酔下にて点状角膜切開術を実施した
g-１, h～j：術前と術後１カ月の比較。潰瘍は治癒し，浮腫も軽減した

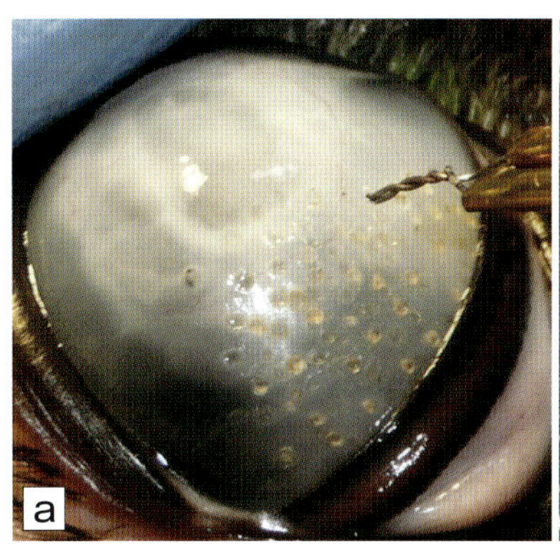

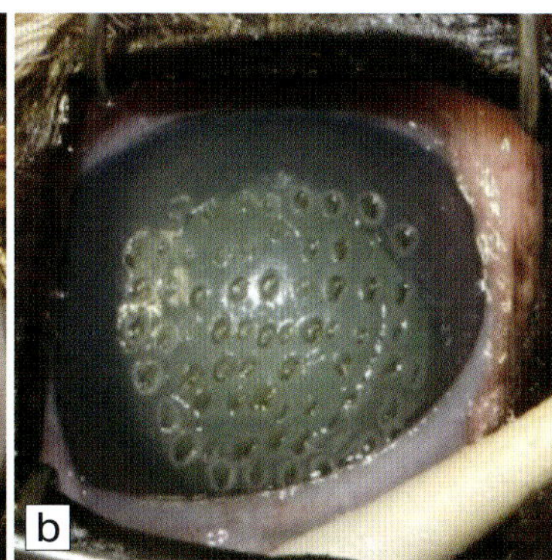

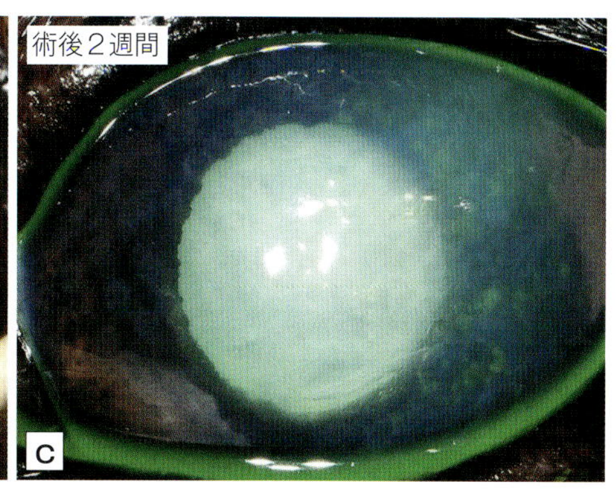

図 12　角膜内皮ジストロフィー４（角膜熱形成術）

a：50 倍希釈 PA ヨードで消毒後，低温の熱焼灼器を用いて，病変部のみに多点状焼灼を実施。この時，角膜にジアテルミー先端を直接当てない距離で焼灼を行い，熱凝固病変が角膜実質に届くまでとする（角膜表層に最小限のクレーター熱凝固病変ができる程度）
b：多点状の焼灼は２mm 間隔で行う
c：角膜熱形成術から２週間後の所見
写真提供：辻田裕規先生（どうぶつ眼科専門クリニック）

部のみに多点状の焼灼を実施する方法である（**図 12a**，本症例は高周波を使ったジアテルミーで処置している）。50 倍希釈 PA ヨードで消毒後，角膜にジアテルミー先端を直接当てない距離で焼灼を行う。焼灼は熱凝固病変が角膜実質に届くまでとし（角膜表層に最小限のクレーター熱凝固病変ができる程度），かつ２mm 間隔で行う（**図 12b**）。術後２週間で**図 12c** のような所見となる。

2-2）角膜内皮ジストロフィーの鑑別疾患

鑑別疾患には臨床症状が角膜浮腫を呈する様々な疾患が挙げられる。その中には角膜内皮ジストロフィーとは別の理由で角膜内皮障害による角膜浮腫を起こす，緑内障やぶどう膜炎のような疾患が含まれる。これらの疾患は，初期治療がその後の視覚維持を左右するため，早期の正しい診断が重要となる。

2-2-1）症例１：緑内障による角膜浮腫を呈した症例

ミニチュア・ダックスフンド・ロングヘアー，12 歳齢，避妊雌（図 13a）

主訴：数日前から始まった右眼の羞明を伴った白濁（**図 13a**）。

検査所見：視覚検査（威嚇瞬目反応，綿球落下テスト）は右眼陰性，左眼陽性。PLR は右眼陰性で散大した固定瞳孔。左眼は陽性。STT は右眼 10 mm/min，左眼 15 mm/min。眼圧は右眼 65 mmHg，左眼 15 mmHg。右眼は眼球結膜の充血と角膜全域の浮腫を認めた（**図 13e, f**）。中間透光体の混濁により水晶体，眼底の詳細な観察は不可能だった（**図 13g**）。

診断：右眼の緑内障

診断の根拠：右眼の眼圧が 65 mmHg だったことから，右眼の白濁は眼圧上昇による角膜浮腫と診断した。

治療：マンニトール（D-マンニトール注射液）1.5 g/kg を 30 分かけて点滴静注，プレドニゾロンコハク酸エステル Na を 1 mg/kg 静注した。右眼にラタノプロスト 0.005％（プロスタグランジン $F_{2α}$ 誘導体），コソプト（炭酸脱水酵素阻害薬／β遮断薬配合薬）点眼を各１日３回処方した。治療開始から６時間後，角膜浮腫は軽減し，視覚も回復した（**図 13h～j**）。

2-2-2）症例２：角膜外傷に起因した外傷性ぶどう膜炎により角膜浮腫を呈した症例

ミニチュア・ダックスフンド・ロングヘアー，５カ月齢，雄

主訴：４日前に右眼を猫に引っかかれ，その後，徐々に右眼が白濁（**図 14a**）。

検査所見：視覚検査（威嚇瞬目反応，綿球落下テスト）は右眼陰性，左眼陽性。PLR は両眼陽性。STT は右眼 30 mm/min，左眼 17 mm/min。眼圧は右眼５mmHg，左眼 15 mmHg。右眼角膜の鼻側から約３／４の範囲に角膜浮腫を認めた（**図 14a**）。フルオレセイン染色は鼻側に陽性部分を認めた。角膜混濁のため水晶体，眼底の観察はできなかった。左眼に異常は認めなかった。

診断：右眼の角膜外傷と外傷性ぶどう膜炎による角膜浮腫

診断の根拠：猫の爪による外傷の既往歴とフルオレセ

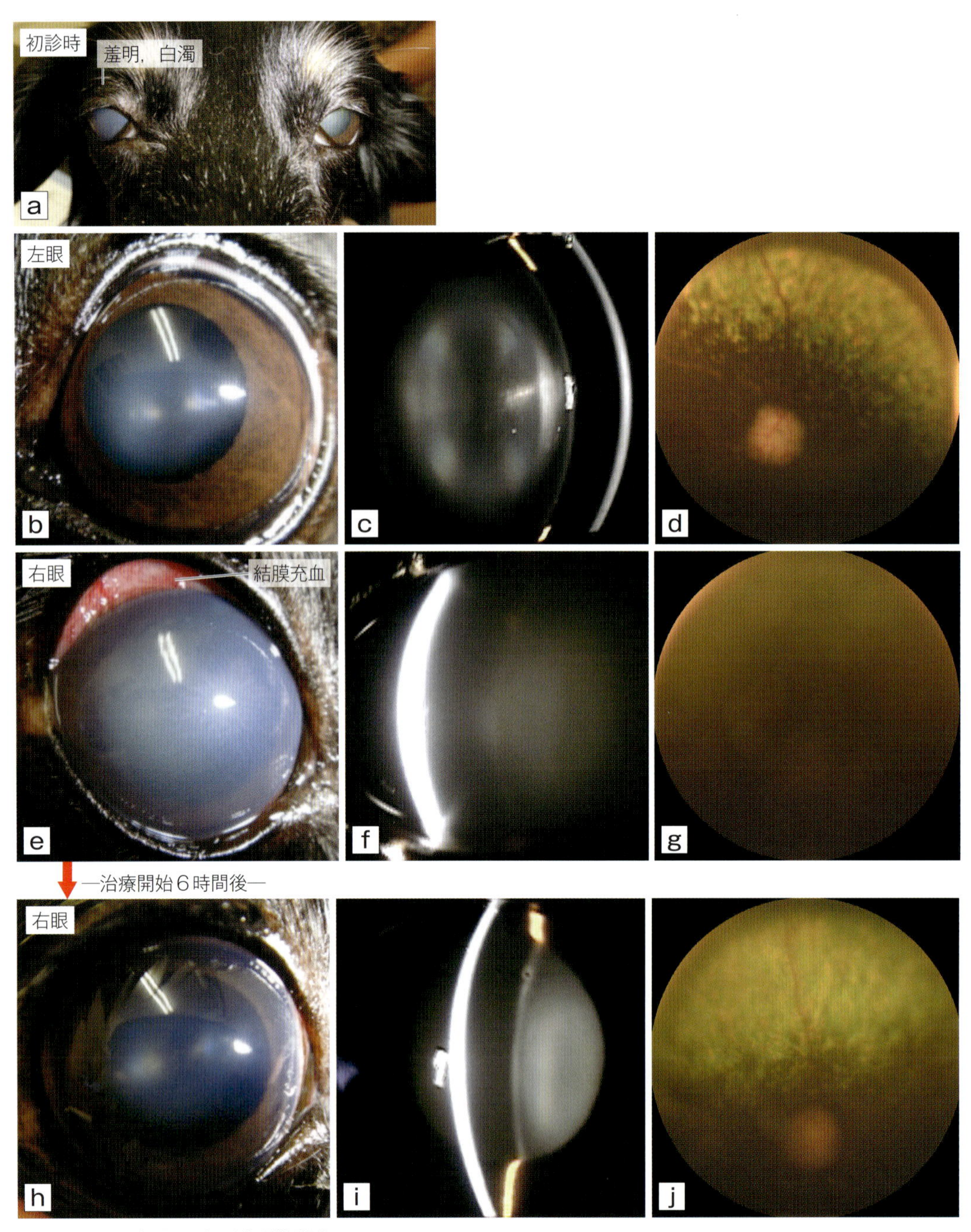

図 13　眼圧上昇による角膜浮腫

ミニチュア・ダックスフンド・ロングヘアー，12 歳齢，避妊雌，右眼

a：数日前から始まった右眼の羞明を伴った白濁

e，f：右眼は眼球結膜の充血と角膜全域の浮腫を認めた。右眼の眼圧が 65 mmHg だったことから，右眼の白濁は眼圧上昇による角膜浮腫と診断した

g：中間透光体の混濁で水晶体，眼底の詳細な観察は不可能であった

h～j：治療開始から６時間後，角膜浮腫は軽減し，視覚も回復した

イン染色陽性所見，眼圧が低値であったこと，浮腫が改善した後，水晶体に外傷性白内障が見られたことから４日前の猫の爪による角膜外傷と，外傷による水晶体蛋白漏出性のぶどう膜炎により発症した角膜浮腫と診断した。

治療：右眼にリンデロン（0.4％ベタメタゾンリン酸エステル Na 注射液）／リンコシン（リンコマイシン塩酸塩注射液 600 mg）を２：１に混合したものを 0.2 mL 結膜下に注射後，塩酸ロメフロキサシン，0.3％トブラマイシン点眼を各１日３回，およびオルビフロキサシン，カルプロフェンの内服を指示し，エリザベスカラーの着用を指示した。治療開始から３日後には角膜浮腫は軽減し（**図 14b**），視覚も回復した。

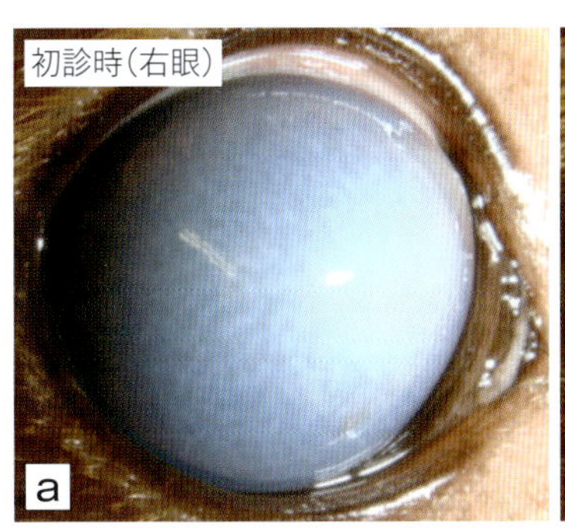

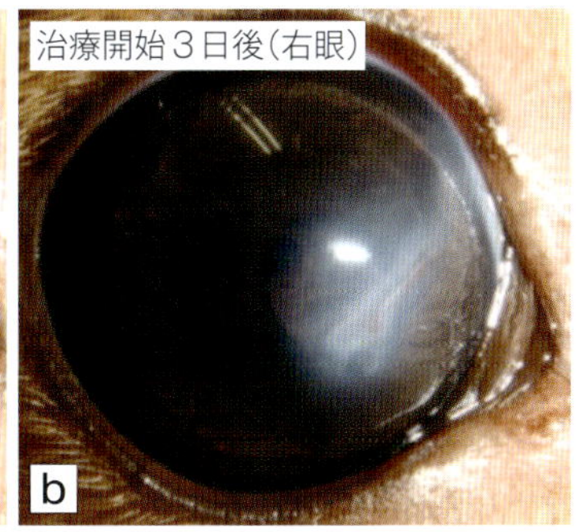

図 14　角膜外傷に起因した外傷性ぶどう膜炎による角膜浮腫

ミニチュア・ダックスフンド・ロングヘアー，５カ月齢，雄，右眼

a：４日前に右眼を猫に引っかかれ，その後，徐々に右眼が白濁。右眼角膜の鼻側から約３/４の範囲に見られた角膜浮腫

b：治療開始３日後。角膜浮腫は軽減し，視覚も回復した

2-2-3)症例３：汎ぶどう膜炎により角膜浮腫を呈した症例

土佐犬，７歳齢，雄

主訴：約１週間前から始まった点眼治療に反応しない両眼の白濁。視覚の低下のためか，動かなくなった。

検査所見：視覚検査(威嚇瞬目反応，綿球落下テスト)は両眼陰性。PLR は両眼陽性(反応は減弱)。STT は右眼 25 mm/min，左眼 16 mm/min。眼圧は右眼 18 mmHg，左眼 23 mmHg。両眼とも同様の所見で，眼球結膜の充血，角膜全域の浮腫および角膜辺縁部からの血管新生，前房フレア，前房蓄膿を認めた(**図 15a, b, d, e**)。眼底検査では視神経乳頭の陰影は確認できたが，中間透光体の混濁により詳細な観察は不可能だった(**図 15c, f**)。

眼所見からの診断：両眼の汎ぶどう膜炎

追加検査：両眼の汎ぶどう膜炎の原因を調べる目的で血液検査を実施したところ，白血球の上昇(48,100/μL)，異型リンパ球の増加(74.6%)を認めた。

全身の触診で全身の体表リンパ節の腫大を認めた。

診断：リンパ腫による両眼の汎ぶどう膜炎

治療：COAP プロトコールによる治療を勧めたが，眼の治療のみを希望されたため，汎ぶどう膜炎に対する治療を実施した。両眼に症例２(図 14)で記載したリンデロン／リンコシン混合液 0.3 mL を結膜下へ注射後，プレドニゾロン(20 mg/ 頭)，セファレキシン(20 mg/kg)，ミソプロストール(５ μg/kg)の内服と，ジフルプレドナート，塩酸ロメフロキサシン，0.3%ヒアルロン酸 Na 点眼を各１日３回処方した。治療開始から７日後にはぶどう膜炎は軽減し(**図 15g〜l**)，視覚も回復した。

2-2-4)症例４：瞳孔膜遺残に起因する角膜浮腫を呈した症例

トイ・プードル，７カ月齢，雌

主訴：ペットショップからの購入時より見られた左眼の白濁(**図 16**)。

検査所見：視覚検査(威嚇瞬目反応，綿球落下テスト)は両眼陽性。PLR は両眼陽性。STT は右眼 17 mm/min, 左眼 11 mm/min。眼圧は右眼 15 mmHg, 左眼 11 mmHg。右眼に瞳孔膜遺残(虹彩 − 虹彩型)，左眼に瞳孔膜遺残(虹彩 − 角膜型)，左眼における遺残瞳孔膜が角膜内皮に接する部位を中心に角膜浮腫を認めた。

診断：瞳孔膜遺残(虹彩 − 角膜型)に起因する先天性の角膜浮腫

治療：無治療とし，当該犬の繁殖をしないようにブリーダーに指導した。

2-2-5)症例５：角膜外傷に起因した外傷性ぶどう膜炎に伴い角膜浮腫を呈した症例

ラブラドール・レトリーバー，１歳齢，雄

主訴：おもちゃで激しく遊んだ後，突発的に発症した左眼の羞明を伴った白濁(**図 17a**)。

検査所見：視覚検査(威嚇瞬目反応，綿球落下テスト)は両眼陽性。PLR は両眼陽性。STT は右眼 16 mm/min，左眼 18 mm/min。眼圧は右眼 13 mmHg，左眼５mmHg。左眼上眼瞼の腫脹，角膜に局所的浮腫(**図 17b**)と前房フレアを認めた。角膜はフルオレセイン染色に染まらなかった(**図 17b**)。

診断：左眼の鈍的外傷に起因するぶどう膜炎による角膜浮腫

診断の根拠：縄のおもちゃを振り回して遊んだ後に見られた症状であったこと，上眼瞼の腫脹，角膜のフルオレセイン染色陰性所見，眼圧が低値であり前房フレアを認めたことから，鈍的外傷に起因したぶどう膜炎により発症した角膜浮腫と診断した。

治療：症例２(図 14)で記載したリンデロン／リンコシン混合液 0.3 mL を結膜下へ注射後，カルプロフェンの内服と 0.3%ヒアルロン酸 Na 点眼を１日３回処方した。治療開始から３日後には角膜浮腫は軽減した(**図 17c**)。

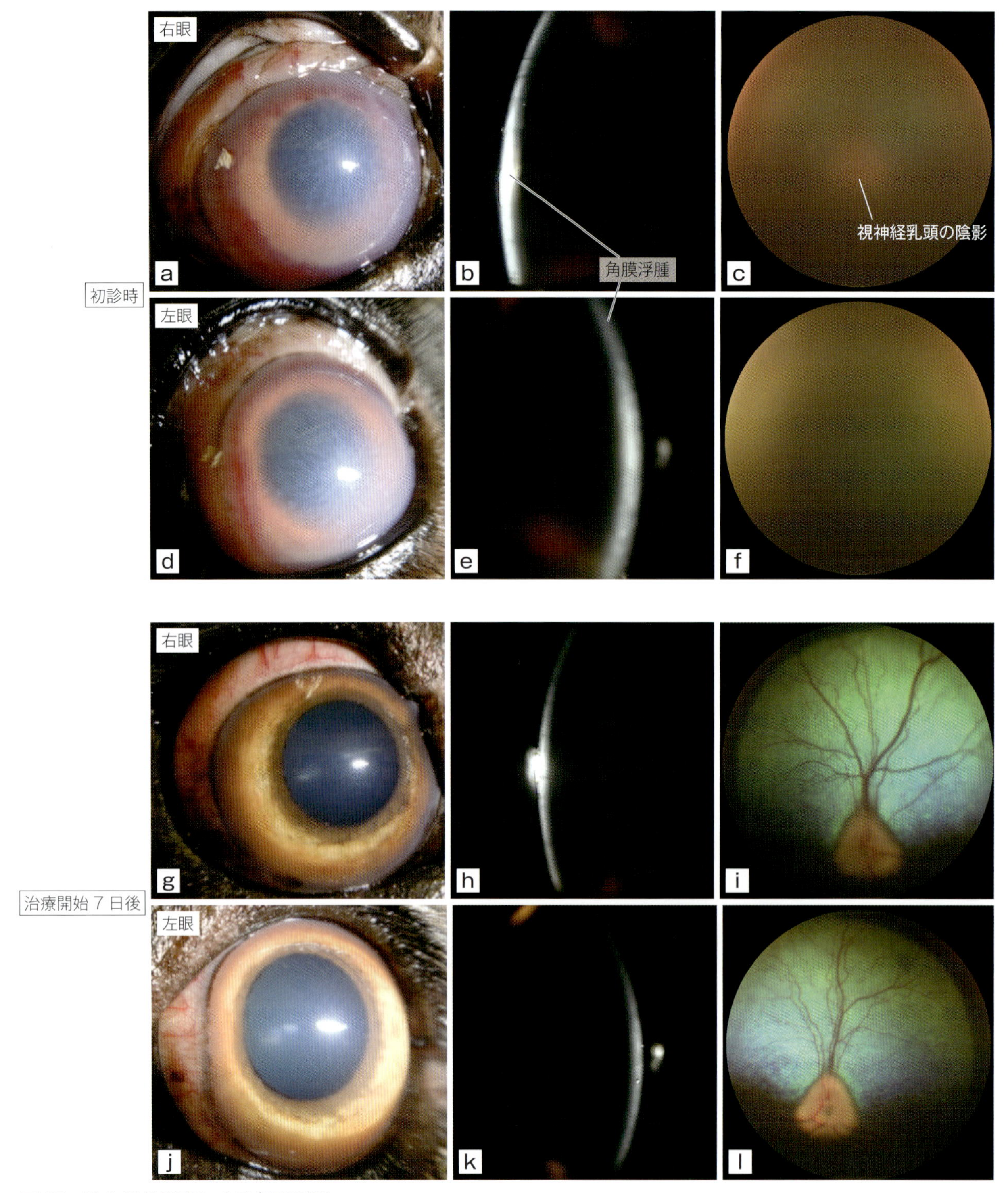

図 15　汎ぶどう膜炎による角膜浮腫

土佐犬，７歳齢，雄，両眼

a～f：両眼に認められた白濁，眼球結膜の充血，角膜全域の浮腫および角膜辺縁部からの血管新生，前房フレア，前房蓄膿。眼底検査では視神経乳頭の陰影は確認できたが，中間透光体の混濁により詳細な観察は不可能だった

→眼所見より両眼の汎ぶどう膜炎と診断した。追加検査にて，白血球の上昇と異型リンパ球の増加を認めた。また，全身の触診で全身の体表リンパ節の腫大を認めたことから，リンパ腫による両眼の汎ぶどう膜炎と診断した

g～l：治療開始７日後。ぶどう膜炎は軽減し，視覚も回復した

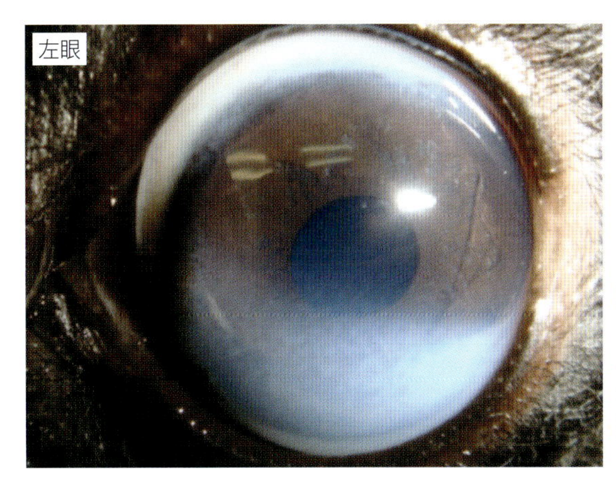

図 16　瞳孔膜遺残に起因する先天性の角膜浮腫

トイ・プードル，7カ月齢，雌，左眼
ペットショップからの購入時より左眼に白濁が見られた
右眼の瞳孔膜遺残（虹彩－虹彩型），左眼の瞳孔膜遺残（虹彩－角膜型）が認められ，左眼は遺残瞳孔膜が角膜内皮に接する部位を中心に角膜浮腫を認めた

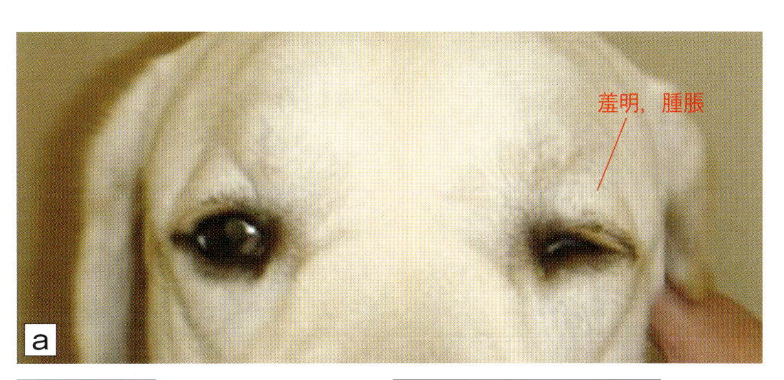

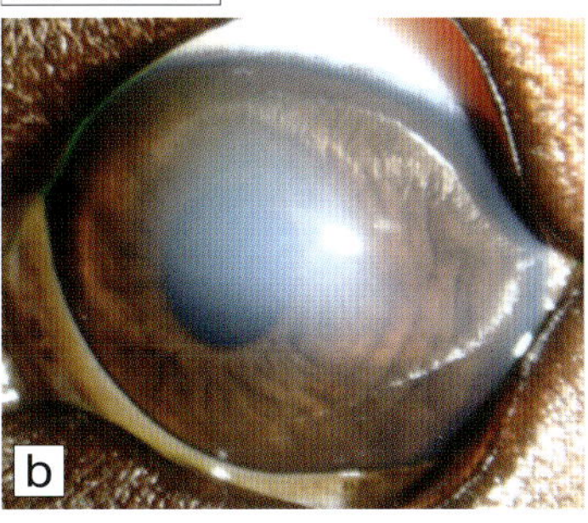

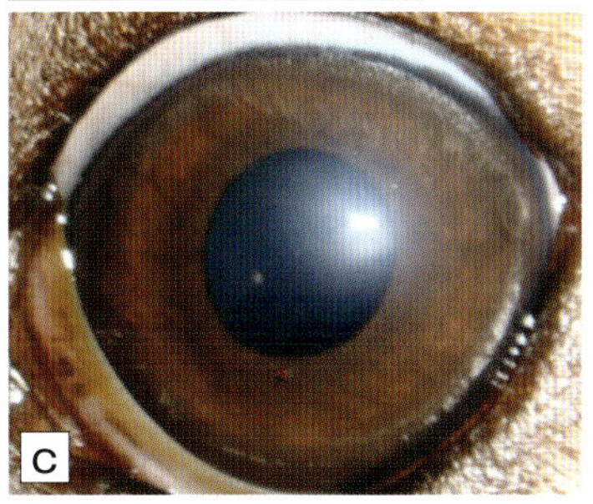

図 17　鈍的外傷に起因したぶどう膜炎による角膜浮腫

ラブラドール・レトリーバー，１歳齢，雄，左眼
a：おもちゃで激しく遊んだ後，突発的に発症した左眼の羞明を伴った白濁
b：左眼上眼瞼の腫脹，角膜に局所的浮腫と前房フレアを認めた。角膜はフルオレセイン染色に染まらなかった
→縄のおもちゃを振り回して遊んだ後に見られた症状であったこと，上眼瞼の腫脹，角膜のフルオレセイン染色陰性所見，眼圧が低値であり前房フレアを認めたことから，鈍的外傷に起因したぶどう膜炎により発症した角膜浮腫と診断した
―３日後―
c：治療開始から３日後には角膜浮腫は軽減した

Point

・結晶状角膜混濁である「角膜ジストロフィー」「脂肪性角膜症」「角膜変性症」の臨床症状は似ているが原因はそれぞれ異なる(**表**)。これらを正しく理解することにより，隠れた全身疾患の早期診断につながる可能性がある。

・**角膜ジストロフィー**

ー眼疼痛を伴わない結晶状角膜混濁は，ごく初期には目立たない。クライアントが肉眼で気がつく程度に混濁が進行すると，突然角膜に白い濁りを発見したと感じ，慌てて来院するケースが多い

ー好発犬種に疼痛や血管新生を伴わない両眼性の結晶状角膜混濁を認めたら，角膜ジストロフィーと診断する

ー非典型的な角膜ジストロフィーの場合［好発犬種でなく，片眼の発症(両眼のこともある)または血管新生を伴うなど］は，血液検査を実施する

ー点眼治療に反応しないので，進行を遅くするために低脂肪食の食事を勧める

ー罹患犬は繁殖させないように指導する

・**脂肪性角膜症**

ー角膜辺縁部に，血管新生を伴わない結晶状角膜混濁を認めた場合，全身性脂質代謝異常が角膜混濁の原因となっていることがあるので，血液検査を勧める

・**角膜変性症**

ー様々な眼疾患が原因で起こる可能性がある

ー血管新生を伴うことが多い

ー慢性化した角膜疾患で起こることが多い

ー角膜ジストロフィーも脂肪性角膜症も，慢性経過によって角膜変性症へと移行し，カルシウム沈着が起こることがある

ーカルシウム沈着は異物感の原因となるため，自傷による潰瘍が起こることがある

ー特に老齢犬では，角膜変性症に続発する潰瘍は治りにくい

・非結晶状角膜混濁である「角膜内皮ジストロフィー」の臨床症状は角膜浮腫であり，同様の症状を呈する緑内障やぶどう膜炎などの視覚や生命の維持にかかわる疾患との鑑別が重要となる。

・**角膜内皮ジストロフィー**

ー好発犬種に片眼耳側の部分的実質浮腫が見られた場合は，典型的な角膜内皮ジストロフィーと考える

ー罹患初期には血管新生や結膜充血はほとんど見られないが，角膜病変は数カ月～数年をかけてゆっくりと進行し，充血を伴った角膜全域浮腫となる

ー最終的には両眼とも同様に罹患する

ー進行性の病態であり完治は困難である。また，表層性の角膜潰瘍を引き起こしやすく，白内障が同時発症しやすい

表　犬の結晶状角膜混濁（角膜ミネラル沈着症）と非結晶状角膜混濁

結晶状角膜混濁	症状	原因	沈着物	治療
角膜ジストロフィー	・両眼 ・角膜中心 ・羞明（－）	遺伝性が疑われる	コレステロール リン脂質 脂肪酸	・低脂肪食へ切り替え ・罹患犬を繁殖させない
脂肪性角膜症	・両眼または片眼 ・角膜輪部付近 ・羞明（－）	全身性脂質代謝異常 ・副腎皮質機能亢進症 ・甲状腺機能低下症 ・糖尿病 ・高脂血症 ・高脂肪食など	コレステロール リン脂質 脂肪酸	・低脂肪食へ切り替え ・基礎疾患に対する治療
角膜変性症	・両眼または片眼 ・角膜中心 ・血管新生（±） ・羞明（±）	眼疾患 ・角膜炎 ・上強膜炎 ・強膜炎 ・ぶどう膜炎 ・慢性角膜ジストロフィー ・慢性脂肪性角膜症など カルシウムの異常を伴う全身性疾患	コレステロール リン脂質 脂肪酸 カルシウム	・低脂肪食へ切り替え ・基礎疾患に対する治療 ・続発潰瘍の場合は，デブライドメント後の潰瘍治療に加え，1％EDTA-2Na点眼および1％EDTA-2K点眼等のキレート剤を点眼 ※上記の治療に反応しない場合は，角膜切除後の結膜フラップ術，角強膜転位術などを考慮する
非結晶状角膜混濁	**症状**	**原因**	**沈着物**	**治療**
角膜内皮ジストロフィー	・片眼耳側の部分的実質浮腫→両眼 ・血管新生および充血（－）→（＋）	・角膜内皮細胞数の減少 ・細胞の拡大・変形 ・デスメ膜上への膠原線維の沈着	－	・進行性のため完治は困難 ・症状緩和の目的で高浸透圧点眼薬を使用 ・表層性の角膜潰瘍に至った場合は，角膜潰瘍の治療に準じる。ただしステロイドやNSAIDsの点眼は効果がない ・場合によって外科的治療法も考慮される

■**参考文献**

1）ACVO. Genetics Committee of the American College of Veterinary Ophthalmologists. Ocular Disorders Presumed to be Inherited In Purebred Dogs 6th ed, ACVO, West Lafayette (2013).

2）Barsotti G, Pasquini A, Busillo L, Senese M, et al. Corneal crystalline stromal dystrophy and lipidic metabolism in the dog. *Veterinary Research Communications* 32: 227-229 (2008).

3）Dubielzig RR, Ketring KL, McLellan GJ, Albert DM. Veterinary Ocular Pathology a Comparative Review, Saunders (2010).

4）Gelatt KN. Veterinary Ophthalmology 5th ed. Blackwell Publishing (2013).

5）Gelatt KN, Gelatt JP. A Comprehensive Step-By-Step Guide To All Types of Ophthalmic Surgical Techniques. *In*: Veterinary Ophthalmic Surgery. Saunders (2011).

6）Gilger BC, Bentley E, Olivier FJ. Diseases surgery of the canine cornea and sclena. *In*: Veterinary Ophthalmology 4th ed. Gelatt KN ed. Blackwell Publishing (2007).

7）Kafarnik C, Fritsche J, Reese S. In vivo confocal microscopy in the normal corneas of cats, dogs and birds. *Vet Ophthalmol* 10(4): 222-230 (2007).

8）Linton LL, Moore CP, Collier LL. Bilateral lipid keratopathy in a boxer dog: Cholesterol analyses and dietary management. *Prog Vet Comp Ophthalmol* 3: 9-14 (1994).

9）Maggs DJ, Miller PE, Ofri R. Slatter's Fundamentals of Veterinary Ophthalmology 6th ed. W.B. Saunders (2018).

10）Martin CL著．Dr. Martin's獣医眼科学 －基礎から診断・治療まで－，工藤荘六 監訳．インターズー (2013).

11）Nelson RW, Couto CG. Small Animal Internal Medicine 3rd ed. Mosby (2005).

（小林由佳子）

Chapter
2-4 角膜の腫瘤・腫瘍および血腫

角膜の腫瘤性病変は比較的まれな疾患であるが，特徴的かつ留意すべきものとして，類皮腫，角膜上皮封入嚢胞，角膜扁平上皮癌，および角膜血腫を解説する(**図1**)。

1)類皮腫

正常な組織が異常な位置に形成されてしまう，分離腫の一種である。外側の輪部付近(**図2**)に見られることが多いが，角膜中央部，結膜(**図3**)，眼瞼などに形成されることもある。角化上皮，被毛，血管，結合組織，脂肪，神経，腺，平滑筋，軟骨などが含まれる。先天的な疾患だが，数週齢になるまで気づかれないことも多い。

○治療

刺激や視覚障害を呈している場合には切除が勧められる。表層角膜切除術を実施するが，病変が深層まで達している場合には，切除後に結膜フラップ術で保護を行う。

2)角膜上皮封入嚢胞

角膜内に形成される白色～ややピンク色の嚢胞であり，あまり眼疼痛は伴わない。通常，片眼性で孤立性だが，多発性の嚢胞も報告されている。1 mm 程度の小さなもの(**図4**)から，角膜の広域に至る大きさ(**図5**)になることもある。

○原因

先天的なもの(**図4**)と後天的なもの(**図5**)があり，後天的には角膜手術や外傷などに起因すると考えられている。角膜の深部に入り込んだ角膜上皮細胞が増殖し，蛋白や脱落細胞からなる嚢胞を形成すると考えられている。

○診断

手術の既往歴があること，眼疼痛が少ないことなどから，角膜腫瘍，角膜膿瘍，低色素の類皮腫，角膜水腫，虹彩脱出などと鑑別する。嚢胞内貯留液には多数の上皮細胞が存在し炎症細胞は最小限である。病原体も認められない。病理組織検査において上皮細胞に囲まれた嚢胞構造を確認することで確定診断される。

○治療

表層角膜切除術を実施する。切除後の角膜が菲薄化している場合，角膜，結膜，羊膜などの移植術が併用

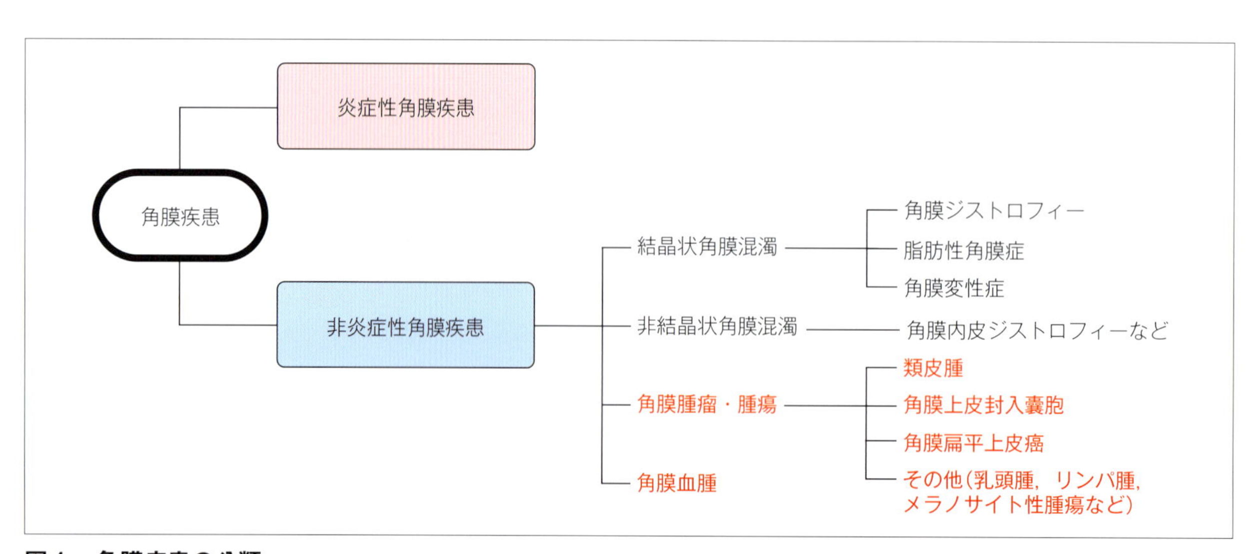

図1　角膜疾患の分類
非炎症性角膜疾患のうち，角膜の白濁を認めないものとして角膜腫瘤・腫瘍および血腫がある

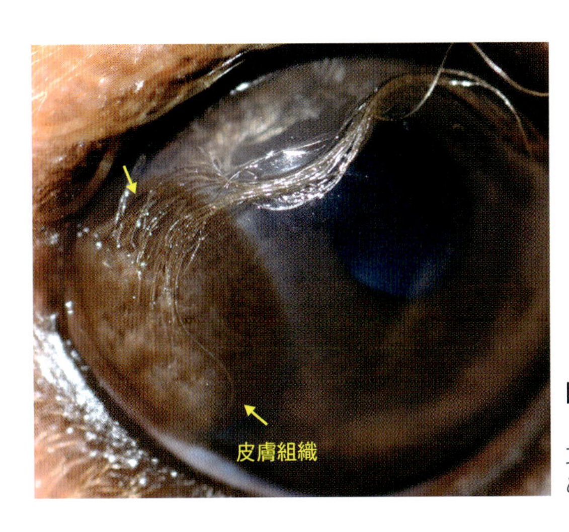

図2　類皮腫
トイ・プードル，７カ月齢，雄，右眼
耳側の輪部付近の角膜上に，被毛を含む皮膚組織が認められる

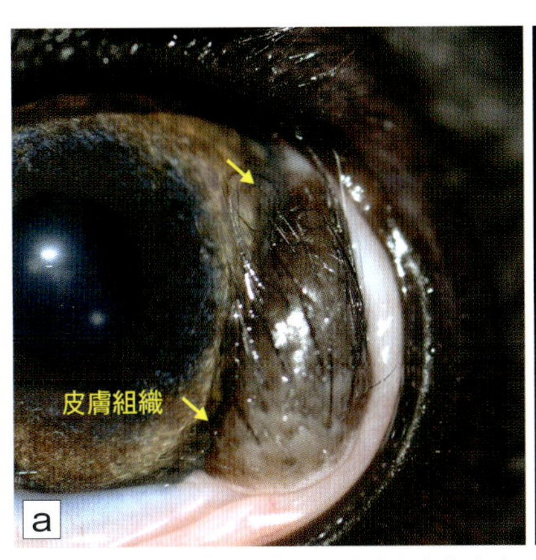

耳側の結膜から角膜上に，被毛を含む皮膚組織が認められる

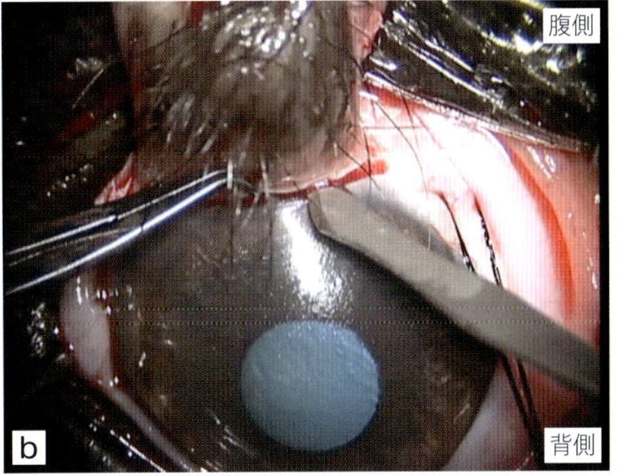

腫瘤の完全切除には表層角膜切除も必要であった

図3　類皮腫
フレンチ・ブルドッグ，７カ月齢，雄，左眼

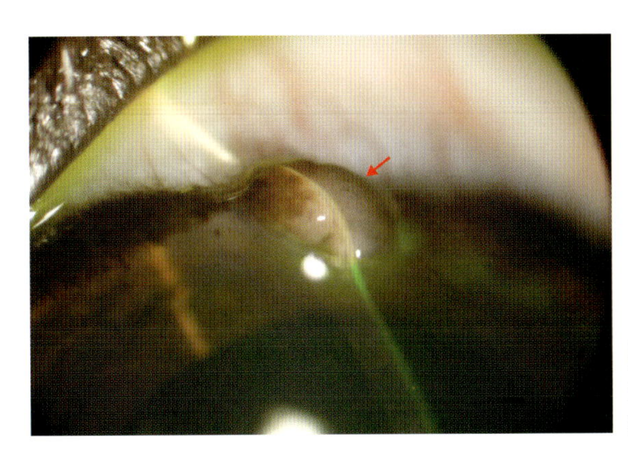

図4　輪部付近の小さな角膜上皮封入嚢胞
チワワ，３歳齢，雄，右眼
先天性が疑われる

されることもあるが，再び上皮細胞が閉じ込められてしまう危険性がある。Chapter2-1で紹介したバンデージコンタクトレンズは上皮を閉じ込める危険性が少なく，切除術後の角膜保護としても有効と考えられる(**図5d**)。

3)角膜扁平上皮癌

角膜上皮原発の扁平上皮癌は，犬で時々認められる。以前はかなりまれな疾患と考えられていたが，近年比較的よく報告されるようになっている。主に角膜中央部に発症し，白色～ピンク色の隆起した，しばしば多発性の腫瘤として認められる(**図6**)。周囲の角膜は混濁し，新生血管を伴っていることが多い。ほとん

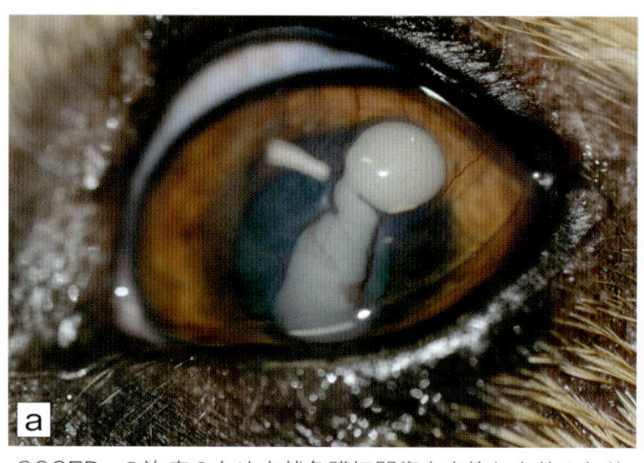

SCCEDs の治療のため点状角膜切開術を実施した約 1 年後に，比較的大きな角膜上皮封入嚢胞が認められた

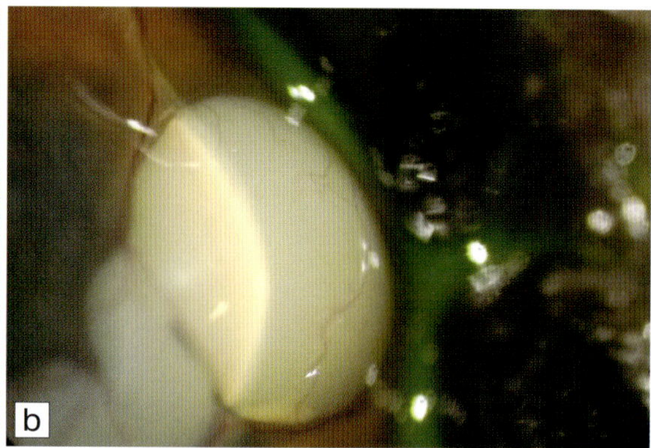

スリット検査により角膜内に嚢胞の形成を確認した

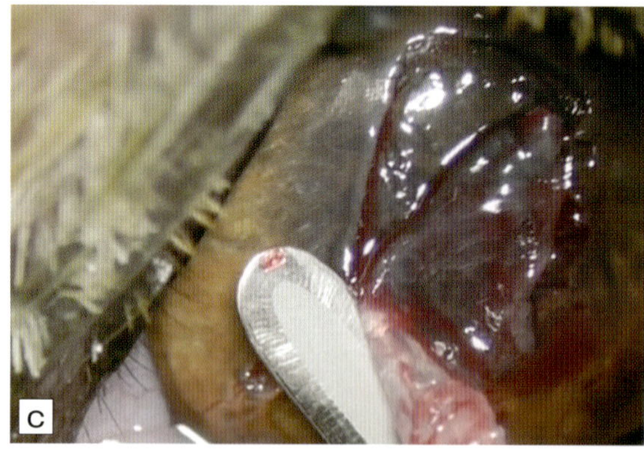

表層角膜切除術を実施

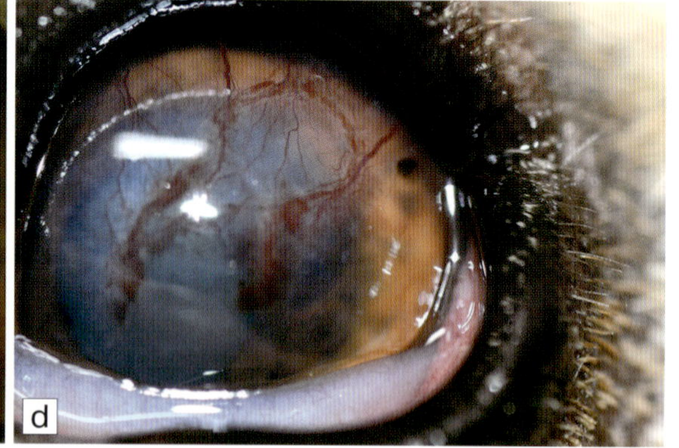

術後の角膜保護にバンデージコンタクトレンズ(BL-V の D-1)を用いた

図5　角膜上皮封入嚢胞
ウェルシュ・コーギー・ペンブローク，7 歳齢，雄，左眼

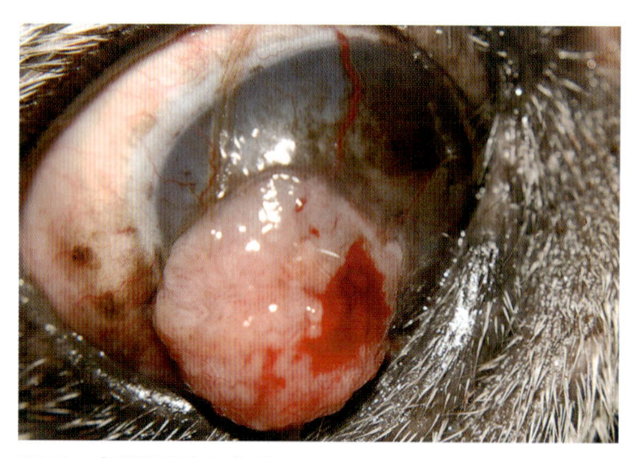

図6　角膜扁平上皮癌
パグ，15 歳齢，雄，右眼

どの場合，基底膜は正常で腫瘍は上皮内にとどまっている carcinoma-in-situ(上皮内癌)であるが，実質に浸潤しているいわゆる扁平上皮癌も認められるようである。発症は中高齢であり，平均 9.6 歳齢との報告がある。

○原因

短頭種に多く，慢性的な角膜刺激が原因と考えられる(色素性角膜炎，乾性角結膜炎，眼瞼内反症，睫毛重生など)。また，それらの治療に用いられているシクロスポリンやタクロリムスなどの免疫抑制薬も腫瘍の発生に関与している可能性もある。

○治療

表層角膜切除術を実施するが，実質に浸潤しているものや切除が不完全な場合は再発率が高い。凍結手術，炭酸ガスレーザーによる蒸散，マイトマイシン C の併用，β照射などにより再発率を減らすとされている。

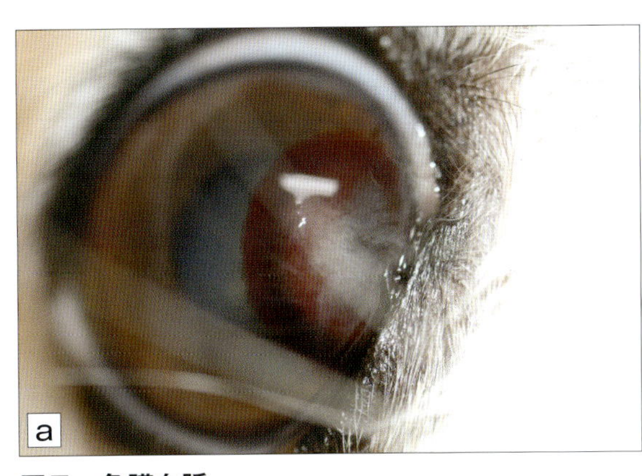
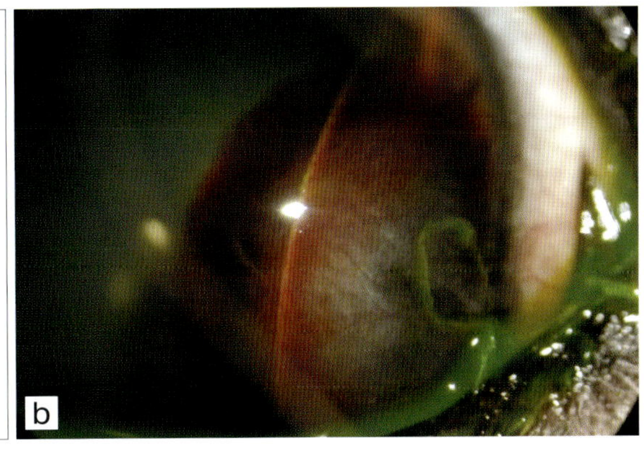

図7　角膜血腫
チワワ，10 歳齢，去勢雄，右眼
内眼角の輪部付近の上皮下に，細かな血管新生と血腫を認める

4）角膜血腫

角膜の層間に新生してきた血管から出血し，角膜内に血腫が生じている状態を指す（**図7**）。角膜内出血ともいう。通常は眼疼痛を生じることはないが，ヒトにおいては角膜上皮への栄養不足により角膜潰瘍を引き起こす可能性が指摘されている。

ドライアイや緑内障，上強膜炎，水晶体起因性（原性）ぶどう膜炎（Lens-induced uveitis，LIU）などが併発していたと報告されているが，特定の眼疾患や全身性疾患と関連しているわけではなく，出血が生じる病態は明らかではない。

発症年齢に関しては，7カ月齢という若齢でも生じる場合もあるが，74％は10歳齢以上と報告されている。好発犬種はないと報告されているが，筆者の経験ではチワワとヨークシャー・テリアに発症が多い傾向がある。発症に性差，左右差はない。角膜のどの領域でも発症するが，鼻側の輪部と角膜中心部との間での発症が多い。

○予後

外科的治療の必要はなく，治療の有無にかかわらず数カ月の間に吸収されるが，黄色～茶色の角膜変色，線維化／変性，色素沈着，脂質沈着，実質の菲薄化，新生血管などが残存する。

Point

犬の場合

- 角膜の腫瘤は多くはないものの，眼疼痛を生じていたり悪性腫瘍が疑われる場合は，外科的治療を積極的に考慮する必要がある。
- 角膜は扁平上皮癌の発症が少なくないため，早期に診断と治療を開始できるように心がける。

猫の場合

- 犬よりさらに発生が少なく，まず好酸球性角膜炎やヘルペスウイルス性角膜炎に対する肉芽組織の可能性を考える。

■参考文献

1）Andrew SE. Immune-mediated canine and feline keratitis. *Vet Clin North Am Small Anim Pract* 38(2): 269-290 (2008).

2）Choi US, et al. Successful treatment of an unusually large corneal epithelial inclusion cyst using equine amniotic membrane in a dog. *Vet Ophthalmol* 13: 122-125 (2010).

3）Cullen CL, Grahn BH. Diagnostic ophthalmology. Epithelial inclusion cyst of the right cornea. *Can Vet J* 42: 230-231 (2001).

4）Denk N, Fritsche J, Reese S. The effect of UV-blocking contact lenses as a therapy for canine chronic superficial keratitis. *Vet Ophthalmol* 14(3): 186-194 (2011).

5）Dreyfus J, Schobert CS, Dubielzig RR. Superficial corneal squamous cell carcinoma occurring in dogs with chronic keratitis. *Vet Ophthalmol* 14: 161-168 (2011).

6）Dubielzig RR, Ketring K, McLellan GJ, et al. Veterinary Ocular Pathology: A Comparative Review. Saunders (2010).

7）Ledbetter EC, Gilger BC. Diseases and Surgery of the Canine Cornea and Sclera. *In*: Veterinary Ophthalmology 5th ed. Kirk N, et al. eds. pp793-832, Blackwell Publishing (2013).

8）Maggs DJ. *In*: Slatter's Fundamentals of Veterinary Ophthalmology 5th ed. Maggs DJ, et al. eds. pp184-219, Elsevier Health Sciences (2012).

9）Martin-Suarez EM, Galan A, Molleda JM. Reincident corneal epithelial inclusion cyst in a dog: a case report. *Veterinarni Medicina* 54: 84-88 (2009).

10）Nell B, Walde I, Billich A, et al. The effect of topical pimecrolimus on keratoconjunctivitis sicca and chronic superficial keratitis in dogs: results from an exploratory study. *Vet Ophthalmol* 8: 39-46 (2005).

11）Takiyama N, Terasaki E, Uechi M. Corneal squamous cell carcinoma in two dogs. *Vet Ophthalmol* 13: 266-269 (2010).

12）Williams DL. Histological and immunohistochemical evaluation of canine chronic superficial keratitis. *Res Vet Sci* 67(2): 191-195 (1999).

13）Williams DL. Major histocompatibility class II expression in the normal canine cornea and in canine chronic superficial keratitis. *Vet Ophthalmol* 8(6): 395-400 (2005).

14）Williams DL, Hoey AJ, Smitherman P. Comparison of topical cyclosporin and dexamethasone for the treatment of chronic superficial keratitis in dogs. *Vet Rec* 137(25): 635-639 (1995).

（小林義崇）

Chapter
2-5 強膜炎

犬の強膜や上強膜の疾患は炎症によるものが最も多く，その発生頻度は角膜や結膜の炎症に比較すると少ない。本稿では，強膜の炎症性疾患である上強膜炎および強膜炎について解説する。

1）強膜および上強膜の解剖・機能

眼球は線維膜である強膜と角膜から構成されており，その大部分を強膜が占めている。強膜は膠原線維の中に弾性線維が存在し，眼球の内圧や外眼筋からの牽引に対抗する強度を得ている。強膜の曲率は角膜より小さいため，角膜がわずかに突出して見える。角膜と強膜の境界を角膜輪部という。強膜には上皮層がなく，厚さは眼球の赤道部と後極部で最も薄く，虹彩基部で最も厚くなっている（**図1**）。

上強膜とは血管に富む強膜の表層を指す臨床的な名称である。

2）上強膜炎

犬の上強膜炎は原発性と続発性に分類され，続発性の上強膜炎は全眼球炎，緑内障，外傷などの眼疾患に続発して発症する。原発性上強膜炎はさらに，単純な上強膜炎と結節性肉芽腫性上強膜炎に分類される。

2-1）単純な上強膜炎

単純な上強膜炎の発生はあまり多くなく，一般的には全身性疾患との関連はない。表層部の上強膜血管の充血や強膜のび漫性または部分的肥厚が認められる。

○治療

通常は，ステロイドの局所および全身投与に良好に反応する。

2-2）結節性肉芽腫性上強膜炎

結節性肉芽腫性上強膜炎は結節性筋膜炎，線維性組織球腫，増殖性角結膜炎，輪部肉芽腫，偽腫瘍など複数の名前がある。結節性肉芽腫性上強膜炎は，複数もしくは単一の充実性腫瘤が角膜輪部付近に観察され，角膜実質まで浸潤していることもある（**図2**）。コリー種，コッカー・スパニエル，シェットランド・シープドッグが好発犬種として挙げられる[1]。病理組織像は慢性肉芽腫性炎症を示し，主に組織球，リンパ球，形質細胞で構成され，血管炎，膠原線維の出現，血管周囲へのリンパ球，形質細胞の集積が認められる。ま

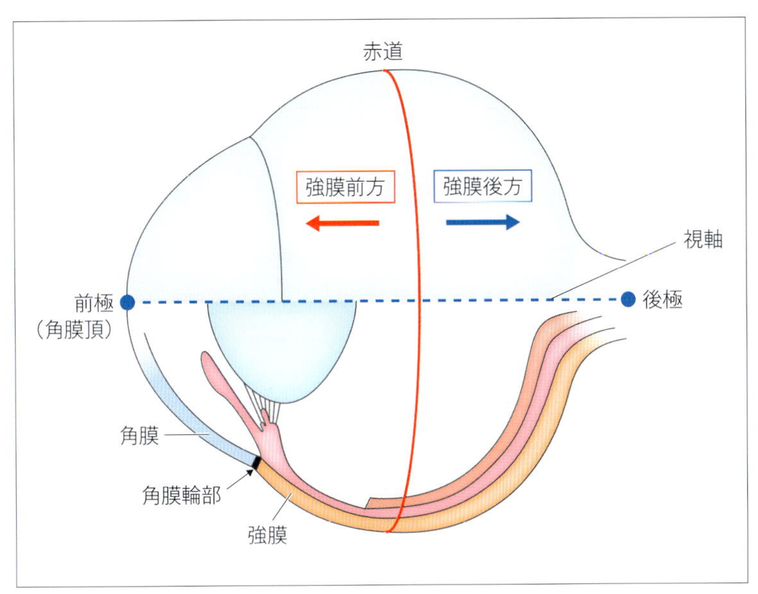

図1　角膜および強膜の解剖と，眼球の方向を示す用語

角膜の頂点にあたる前極と後極を結び，水晶体の中心を通る線を視軸または外部軸（外眼球軸）と呼ぶ。赤道は，前極と後極の中間，かつ周囲長が最大となる部分である

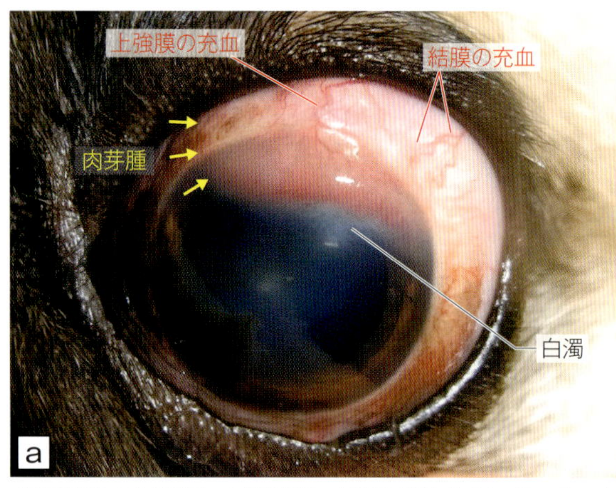

眼球背側の上強膜および角膜に肉芽腫が形成されている。肉芽腫周囲の結膜および上強膜は充血を呈し，肉芽腫周辺の角膜には白濁が認められる

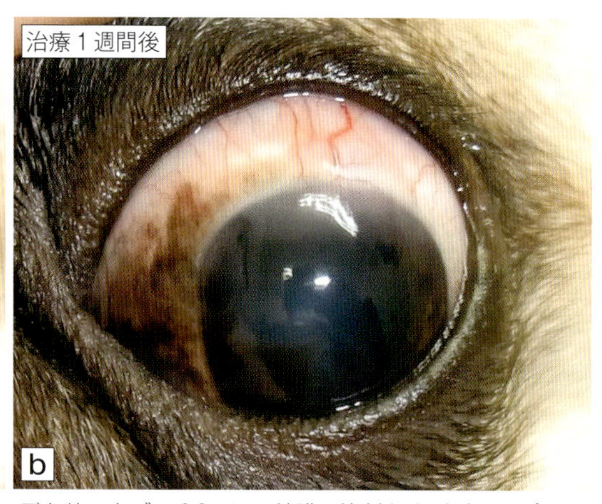

デキサメタゾン 0.2 mL の結膜下注射およびジフルプレドナート点眼１日３回で１週間治療した後。角膜の肉芽腫は消失し，肉芽腫が存在した角膜には白濁が残っている。上強膜の肉芽腫も軽減し，結膜および上強膜の充血も改善が認められる

図２　結節性肉芽腫性上強膜炎

パグ，９歳齢，避妊雌，左眼

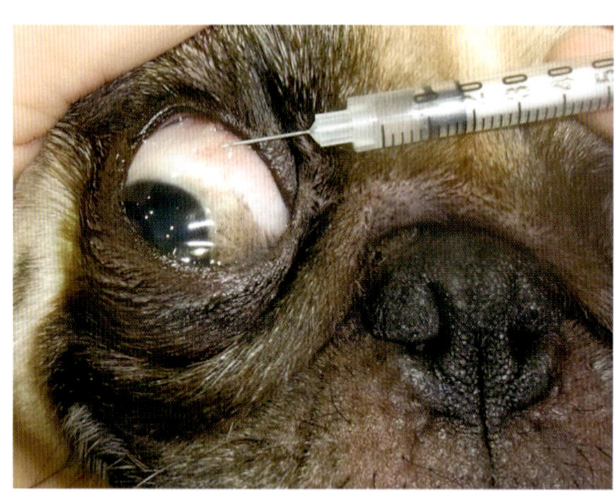

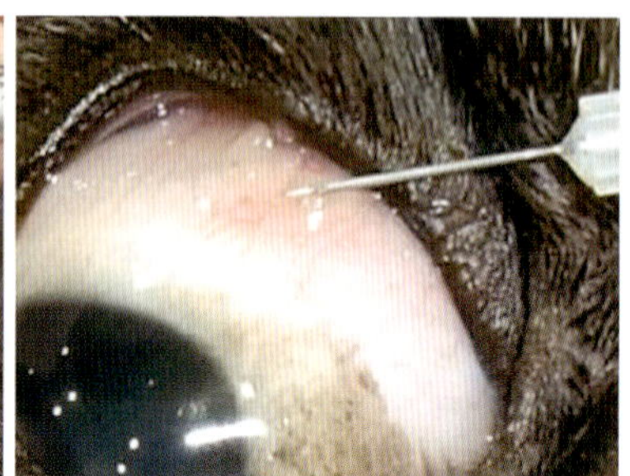

図３　結膜下注射

最初に洗眼液にて眼表面を洗浄した後，点眼麻酔薬を滴下する。注射部位は眼球背側の結膜下が最も容易である。注射針を寝かせて結膜と強膜の間に 27～30 G の細い針を刺入し，薬液をゆっくり注入する

た，病原体が認められないにもかかわらず，血管周囲に主要組織適合遺伝子複合体(MHC)クラスⅡが発現しているＴリンパ球が存在することから，Ⅲ型およびⅣ型過敏症を伴う免疫病原性をもっている可能性も報告されている[2]。また，病変部のＢリンパ球の割合が高い場合には，継続的な内科治療が必要であったとの報告もある[1]。

○治療

ステロイド

結節性肉芽腫性上強膜炎の治療には，ステロイドの局所および全身投与が行われる。ステロイドの局所投与には点眼と結膜下注射がある。結膜下注射は点眼麻酔のみで実施可能だが，症例の性格によっては鎮静処置が必要となることもある。結膜下注射の方が点眼治療よりも局所治療効果は高い。

〈結膜下注射の手順〉(**図３**)

洗眼液にて眼表面を洗浄した後に点眼麻酔薬を滴下する。結膜充血が顕著な場合には，結膜血管を収縮させて出血を減らすために，生理食塩水で 10 倍希釈したエピネフリンを滴下する。眼疼痛のため開瞼状態を維持するのが困難な場合には，耳介眼瞼神経ブロック(Chapter14 を参照)を行うと開瞼が容易になる。注射部位は眼球背側が最も容易である。注射針を寝かせて結膜と強膜の間に 27～30 G の細い針を刺入し，薬液をゆっくり注入する。急速に投与すると不快感を示すことがある。

使用するステロイドは静脈注射用のデキサメタゾンを筆者は使用している。メチルプレドニゾロン酢酸エステルのような懸濁液を使用すると，結膜下に白い粉が残り，肉芽腫を起こすことがあるので注意が必要で

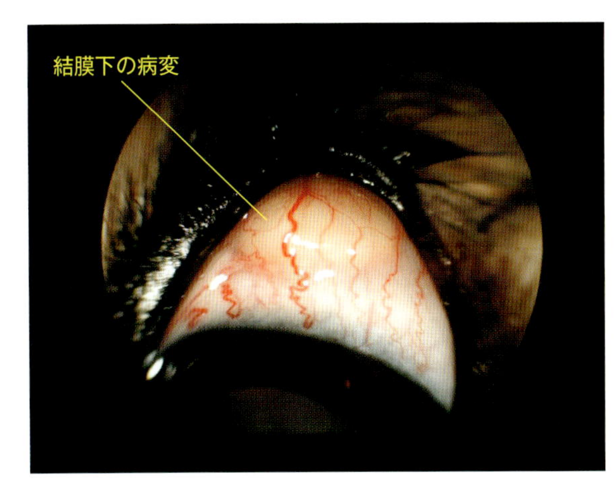

図4　結膜下に認められた肉芽腫
パピヨン，9歳齢，去勢雄，左眼
眼球背側の結膜下に認められた白色の腫瘤性病変。7カ月前に他院にてトリアムシノロンの結膜下注射が行われていた。手術にて腫瘤を切除し，病理組織検査を行ったところ肉芽腫と診断された。標本中には病因を示唆する所見は認められず，何らかの感染や異物の混入等が考えられるとの結果であった

ある(**図4**)。結膜下には0.2～0.3 mL程度投与可能であるが，小型犬種ではステロイドがオーバードーズとならないように量を調節する必要がある。

免疫抑制薬

ステロイド単独でのコントロールが困難な場合には，シクロスポリンやアザチオプリンが併用される。

シクロスポリンは局所投与もしくは全身投与が可能である。0.2％シクロスポリン含有のオプティミューンが使用可能である。シクロスポリンの全身投与を行う前には血液検査を行い，白血球数，肝障害や腎機能を評価する。シクロスポリンの初期投与量は5 mg/kg/dayから開始し，1カ月後に5 mg/kg隔日投与もしくは2.5 mg/kg/dayに減量する。3カ月程度を目安に投与したら一度休薬する。シクロスポリン投与中も定期的に血液検査を行い，副作用をモニタリングしていく必要がある。

アザチオプリンは全身投与のみ可能である。投与を行う前に血液検査を実施し，白血球数，肝障害，腎機能を評価する。アザチオプリンの副作用として，嘔吐や下痢などの消化器症状，肝毒性，骨髄抑制がある。1.5～2 mg/kg/dayで投与を開始し，症状の改善にあわせて減量していく。投与中は血液検査を行い，骨髄抑制や肝障害の評価を行う。

その他

ナイアシンアミドとテトラサイクリン系抗菌薬を併用した新しいプロトコールも提唱されているが，有効性に関する十分な報告はなされていない[4]。

3）強膜炎

上強膜炎は，表層部の上強膜血管の充血や強膜のび漫性または部分的肥厚が認められることに対し，強膜炎では，角膜輪部から離れた部位に充血と軽度の腫脹を伴う肉芽腫性炎症が認められる。肉芽による結節が形成されることはほとんどない。強膜炎はスパニエル種に多い傾向があり，中でもアメリカン・コッカー・スパニエルに注意が必要である[1]。臨床症状として眼疼痛，羞明，流涙などが認められる。また，強膜の炎症が波及すると，角膜炎や前部ぶどう膜炎も認められることがある。強膜炎の進行に伴い，び漫性の角膜実質炎症，後方の強膜や脈絡膜の炎症も引き起こす。後方の強膜まで炎症が進行している場合には，眼底検査で炎症が起こっている脈絡膜上の網膜変性が認められる。確定診断のためには，肉眼的に病変部位が観察できる前方強膜の表層切除を行い，病理組織検査に供することが推奨される。

強膜の炎症性疾患は，病理組織学的に非壊死性肉芽腫性強膜炎と壊死性肉芽腫性強膜炎に分類される。典型的な犬の非壊死性肉芽腫性強膜炎では，病理組織学的には肉芽を形成しており，リンパ球，形質細胞，類上皮マクロファージが浸潤している。壊死性肉芽腫性強膜炎は犬のエールリヒア症で報告されているものの，発生はまれである。臨床所見は両眼の角膜と強膜の間に進行性の炎症性病変が認められ，ぶどう膜炎を伴うと報告されている[3]。病理組織学的には肉芽腫性炎症とともに血管周囲の壊死が観察される。

○治療

強膜炎の治療には，ステロイドの局所および全身投与(0.5～1 mg/kg)が行われる。通常はステロイド治療に反応するが，反応しない場合にはアザチオプリンやシクロホスファミドで治療を行う。

Point

犬の場合

・単純な上強膜炎は，ステロイドの局所および全身投与に良好に反応する。

・結節性肉芽腫性上強膜炎

ー複数もしくは単一の充実性腫瘤が角膜輪部付近に観察される

ーコリー種，コッカー・スパニエル，シェットランド・シープドッグが好発犬種である

ー病理組織像は慢性肉芽腫性炎症を示し，主に組織球，リンパ球，形質細胞で構成され，血管炎，膠原線維の出現，血管周囲へのリンパ球，形質細胞の集積が認められる

ー治療には，ステロイドの局所および全身投与が行われるが，治療反応が悪い場合にはシクロスポリンやアザチオプリンが併用される

・強膜炎

ー角膜輪部から離れた部位に充血と軽度の腫脹を伴う肉芽腫性炎症が認められる

ースパニエル種に多い傾向がある

ー病理組織学的に，非壊死性肉芽腫性強膜炎と壊死性肉芽腫性強膜炎に分類される

ー典型的な犬の非壊死性肉芽腫性強膜炎では，病理組織学的には肉芽を形成しており，リンパ球，形質細胞，類上皮マクロファージが浸潤している

ー壊死性肉芽腫性強膜炎では，肉芽腫性炎症とともに血管周囲の壊死が観察される

ーステロイド療法に良好に反応する

猫の場合

・猫の原発性強膜炎および上強膜炎は一般的ではないが，オンコセルカ感染による上強膜炎が報告されている。

■参考文献

1）Breaux CB, Sandmeyer LS, Grahn BH. Immunohistochemical investigation of canine episcleritis. *Vet Ophthalmol* 10 (3): 168-172 (2007).

2）Day MJ, Mould JR, Carter WJ. An immunohistochemical investigation of canine idiopathic granulomatous scleritis. *Vet Ophthalmol* 11 (1): 11-17 (2008).

3）Denk N, Sandmeyer LS, Lim CC, Bauer BS, Grahn BH. A retrospective study of the clinical, histological, and immunohistochemical manifestations of 5 dogs originally diagnosed histologically as necrotizing scleritis. *Vet Ophthalmol* 15 (2): 102-109 (2012).

4）Rothstein E, Scott DW, Riis RC. Tetracycline and niacinamide for the treatment of sterile pyogranuloma/granuloma syndrome in a dog. *J Am Anim Hosp Assoc* 33 (6): 540-543 (1997).

（寺門邦彦）

Chapter

2-6 猫ヘルペスウイルスに関連する角膜の疾患

猫と犬とは似て非なる生き物である。そのため猫の眼疾患において，臨床症状が類似していても，犬のそれとは原因が異なることが多い。そして原因が異なれば，治療に対するアプローチも異なるのは当然のことといえよう。

猫において猫ヘルペスウイルス１型(FHV-1)感染症は感染率の高い疾患であり[1,7,13]，猫の診療をする上では重要な呼吸器疾患の１つである。しかし，本ウイルスは呼吸器感染のみならず，眼科領域の感染症としても重要な疾患である。しかしながらワクチンが普及するにつれ，獣医療においてFHV-1感染症は“致死的で重篤な病気”との認識が薄らいできているように思う。獣医療の高度化により，我々の施す医療行為がFHV-1の再発を促す可能性があることに注意を払う必要があろう。我々獣医師は，猫におけるFHV-1関連性の疾患を理解することで，より効果的な治療に努めたい。

本稿ではFHV-1に関連する眼の疾患について，「直接的な感染により発症する猫の眼の疾患」と「ウイルスに関連した免疫介在性疾患により発症していると見なされている眼の疾患」に分けて解説する。なお，クラミドフィラ感染に関連する猫の眼疾患(クラミドフィラ感染性結膜炎)についてはChapter11を参照して頂きたい。

1)ウイルス感染が直接の原因により発症する角膜疾患

1-1)角膜上皮びらん，および角膜潰瘍

角膜上皮内でFHV-1が感染・増殖することにより，細胞融解が角膜上皮びらんを引き起こす。臨床症状は眼脂，流涙，閉瞼などを呈する。

診断にはフルオレセイン(フローレス眼検査用試験紙0.7 mg)や自家調製の１％ローズベンガル液を用い，角膜の病変を染色する。フルオレセイン染色(蛍光色素)は暗室にてコバルトブルー光を用いて検査することで，角膜上皮のびらんや潰瘍を明らかとする。ローズベンガル染色は白色の光源を用いて観察し，ローズベンガル(赤い色素)により染色される変性・壊死した角膜上皮細胞を確認する(ムチン層の剥がれている部分や変性・壊死した角膜上皮細胞が赤く染まる)。角膜の病変はこれらの染色により，樹枝状(**図1**)もしくは地図状(**図2**)の特徴的な病変として観察される。特徴的な病変が見られない場合，確定診断を下すべくFHV-1のPCR検査を行うこともある。治

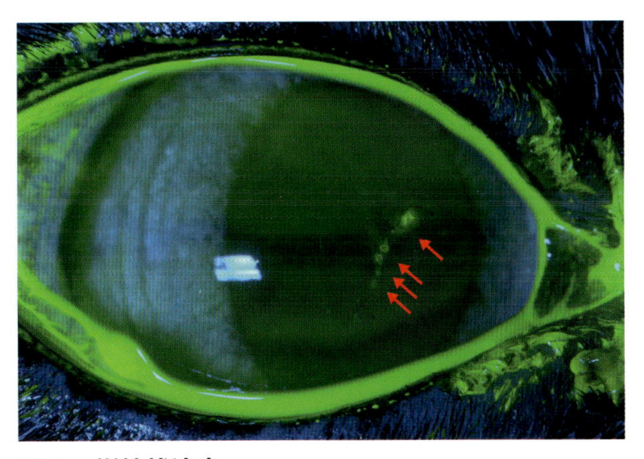

図1　樹枝状潰瘍

日本猫，雄，５カ月齢，右眼
角膜上皮融解性の所見。フルオレセインに染色されるウイルス感染による球状の角膜欠損部(ターミナルバルブ：Terminal bulbes)が樹枝状につながっている

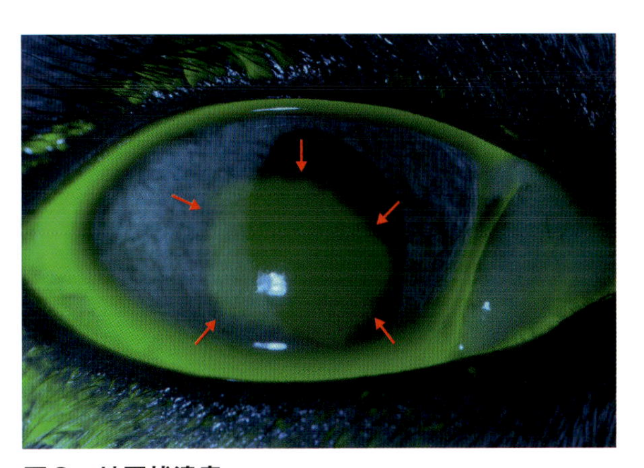

図2　地図状潰瘍

アビシニアン，雄，３歳齢，右眼
フルオレセインに染色される不整形な地図状の病変部

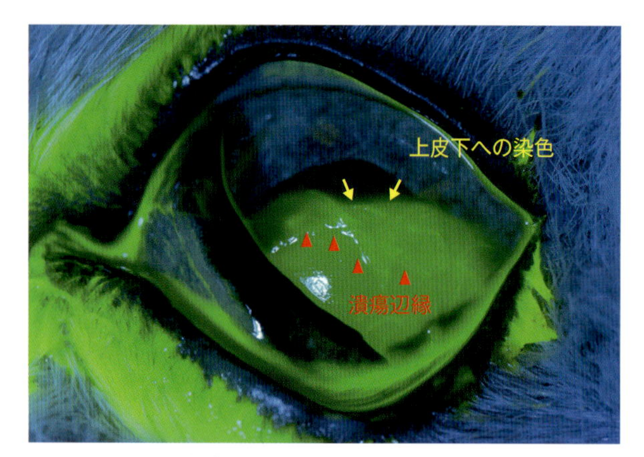

図３　地図状潰瘍
ペルシャ，去勢雄，16 歳齢，左眼
潰瘍辺縁の上皮下にフルオレセインが染み込む所見は，犬のSCCEDs と類似しており紛らわしい

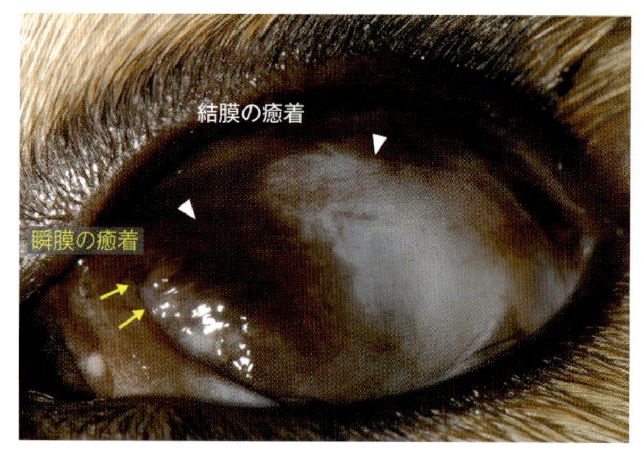

図４　瞼球癒着
雑種猫，避妊雌，２歳齢，左眼
FHV-1 の重度な感染による瞼球癒着。結膜や瞬膜の眼球との癒着が見られ，角膜は白濁および色素沈着している

療につなげるため，可能であれば二次感染菌の薬剤感受性試験を行うことが望ましい。

○治療

治療はファムシクロビル（ファムビル錠など）の経口投与や，アシクロビル（ゾビラックス眼軟膏３％）の点眼による抗ヘルペスウイルス薬を主体とした治療を行う。これらの薬剤による治療の詳細は後述する。また *Chlamydophila felis* などによる二次感染を同時に治療すべく，エリスロマイシンやテトラサイクリン系の抗菌薬点眼もしくは経口投与を行うことが推奨される。

初期の FHV-1 感染では，犬の自発性慢性角膜上皮欠損症（Spontaneous chronic corneal epithelial defects, SCCEDs）と同様の所見を示すこともあるが，犬のそれとは病変の発症機序が異なる（**図３**）。そのため点状角膜切開術などの角膜にダメージを与える治療は，ウイルスそれ自身の活性化を促しかねないため実施すべきではない。

角膜実質にまで潰瘍が進行しデスメ膜瘤となった場合は，角膜実質を融解する蛋白分解酵素が過剰に産生されていることが予想されるため，アセチルシステインや自己血清（α_2-マクログロブリン）などの蛋白分解酵素阻害薬を積極的に用いる。角膜実質の欠損が大きい場合，細菌感染と蛋白分解酵素活性を内科的にコントロールした後，速やかに外科的に自己の角膜や結膜，同種の保存角膜などで欠損部を補填することが推奨される。

1-2）瞼球癒着

生後間もない新生子眼炎や，子猫での FHV-1 の重度な感染により生じる。ウイルス感染および二次感染により角膜と結膜には上皮びらんや潰瘍が生じており，眼瞼結膜や瞬膜と眼球結膜との癒着（瞼球癒着）を生じる（**図４**）。

○治療

治療は抗ウイルス薬の使用により原因ウイルスへの対処を行いながら，癒着した部分を丁寧に剥離して排膿し，抗菌薬で二次感染を治療する。患部を清潔に保つには定期的な洗眼も有効である。一度，瞼球癒着を来してしまうと，これを元の透明な角膜に戻すことは困難である。

２）ウイルスに関連した免疫介在性疾患により発症していると見なされている眼の疾患

2-1）角膜実質炎／実質性角膜炎

健常であれば透明な構造物であるはずの角膜実質内に，血管新生を伴ったび慢性の細胞浸潤病変が存在する（**図５**）。実質性角膜炎ともいう。原因の１つとして，角膜実質内に存在する FHV-1 抗原の関与が示唆されている[9]。

診断はスリットランプを用いて角膜を拡大して観察し，角膜実質内への血管新生や炎症細胞の浸潤による角膜混濁の有無を確認する。

○治療

角膜実質炎に対するステロイドを含む抗炎症薬や，抗ヘルペス薬による治療の反応性は限定的である。

2-2）角膜黒色壊死症

角膜分離症，壊死性角膜炎，壊死性瘢痕性角膜炎，角膜壊死症，巣状表層壊死症，角膜腐肉形成症とも呼

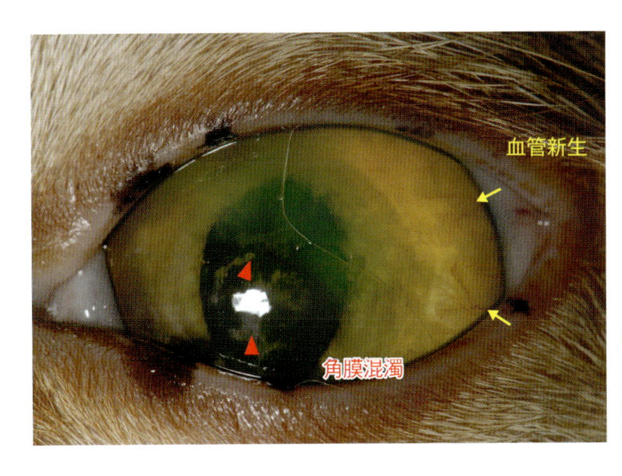

図５　角膜実質炎／実質性角膜炎
日本猫，去勢雄，３歳齢，左眼
角膜実質内への血管新生，炎症細胞などの浸潤による角膜混濁が見られる

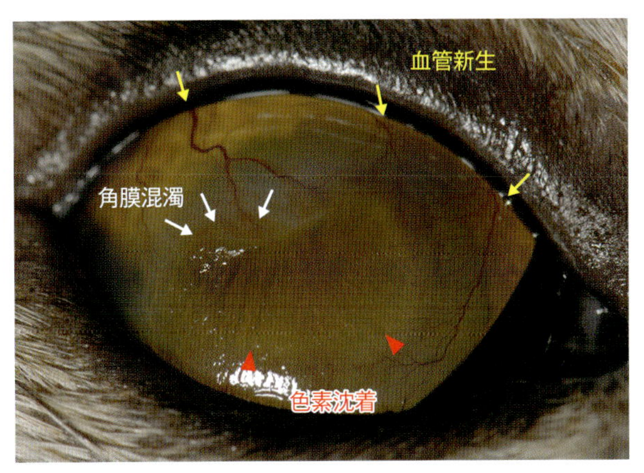

図６　角膜黒色壊死症の初期
アメリカン・ショートヘア，避妊雌，５歳齢，右眼
角膜に茶色の色素が沈着し，周囲には新生血管や角膜混濁などの炎症反応を生じている

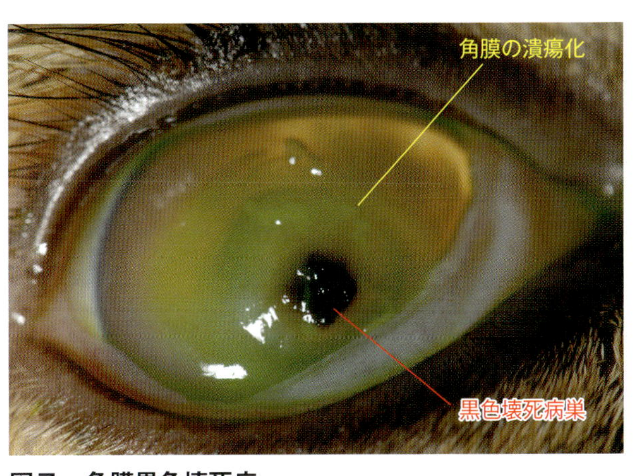

図７　角膜黒色壊死症
日本猫，避妊雌，４歳齢，右眼
角膜に黒色壊死病巣が形成され，周囲は角膜が潰瘍化している状態

ばれる。角膜黒色壊死症は，角膜壊死病変を伴う角膜実質炎の特殊なタイプである。ヒマラヤンやペルシャといった短頭品種に好発する。FHV-1への感染や角膜外傷，格子状角膜切開術後などの様々な外傷性角膜炎の後に生じる可能性がある。

臨床所見は初期では角膜に茶色の色素が沈着することから始まり（**図６**），その後，角膜に特徴的な黒色壊死病巣が形成される（**図７**）。病巣周囲には血管新生などの炎症反応を生じ，数カ月かけて脱落する。本疾患に罹患した猫は一般的に羞明，眼瞼痙攣，流涙などの眼疼痛を示す。

診断は，角膜の痂皮状の特徴的病変を確認することで容易に下せる。

○治療

治療は，眼疼痛が激しく，さらに病変部分が大きな場合は，黒色病変部を含めて表層角膜切除術を実施し，角膜欠損部分を自己の角膜や結膜，同種の角膜などを用いて補填する。疼痛が明らかでなく，病変が比較的小さい場合は，非ステロイド系消炎鎮痛薬（以下NSAIDs）の点眼や角膜表層の保護作用のある点眼薬，人工涙液などの点眼で保存療法を行い，FHV-1が陽性であればアシクロビル（ACV）の点眼を併用し自然に脱落するのを待つこともある。

2-3）増殖性好酸球性角（結）膜炎

角膜や結膜に生じる，好酸球主体の原因不明の炎症である（**図８**）。

臨床所見は初期には角膜周辺部に血管新生が認められ，その後角膜や結膜に単発性または多発性のプラーク状の肉芽組織の形成が認められる。

診断は病変部を採材し，ヘマカラーなどにて染色し細胞診を行うことで，通常なら眼部の塗抹からは出現することのない好酸球や肥満細胞の出現を確認する（**図９**）。

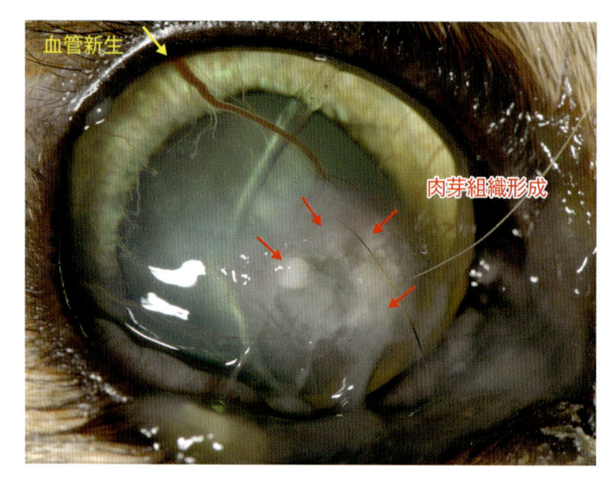

図８　増殖性好酸球性角膜炎

日本猫，避妊雌，10 歳６カ月齢，右眼
角膜周辺部への血管新生およびプラーク状の肉芽組織形成が認められる

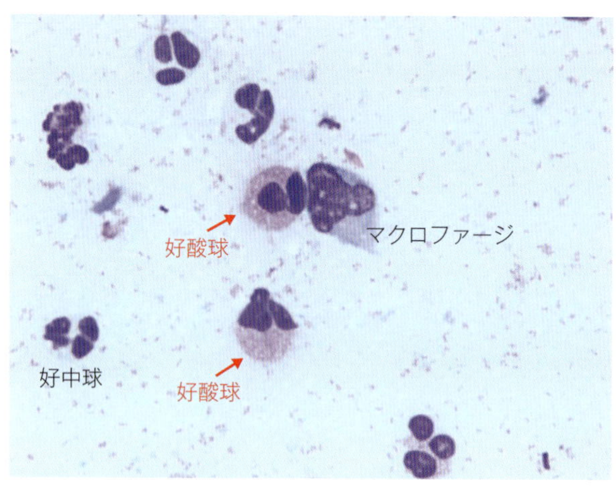

図９　増殖性好酸球性角膜炎の細胞診

ヘマカラー染色。猫に特徴的な細長い形状の顆粒をもつ好酸球の出現

○治療

免疫抑制薬による治療となる。ステロイド点眼を用いることが多いが，その使用には十分に注意を払いFHV-1 の再発を促さないようにしなければならない。また角膜にびらんや潰瘍を伴う場合は，それらの病変を悪化させてしまうためステロイドを点眼で使用することが不可能となる。

シクロスポリン A(Cys A)による治療の報告によると，増殖性好酸球性角膜炎の猫の眼に自家調整の 1.5% Cys A を１日２～３回の点眼で治療したところ，治療３週間後に 88.6%の症例で症状の改善が見られている[12]。

３）使用する薬剤およびサプリメント

3-1)抗ヘルペス薬による全身療法

3-1-1)ファムシクロビル(ファムビル錠)

FHV-1 感染症では，眼疾患だけでなく発熱や呼吸器症状など広範に全身症状を示すことから，抗ヘルペスウイルス薬の全身投与を行うことが理想的な治療であると考える。猫への全身投与で安全性が評価されている薬剤はファムシクロビルである。しかし猫における投与量は 62.5 mg/ 頭や，30～90 mg/kg と，臨床的に様々な用量で処方されているようである[14-16]。ちなみに筆者は，涙液中の抗ウイルス有効濃度の観点から，抗 FHV-1 作用が最小用量で期待できる 40 mg/kg を１日３回，経口投与で処方している[14]。

3-1-2)局所療法薬：アシクロビル（ゾビラックス眼軟膏 3%など）

アシクロビル(ACV)の眼軟膏(３%)は，ヒトの単純ヘルペスウイルスに起因する角膜炎の治療に用いられる眼軟膏であり，FHV-1 にもその薬効が期待される。筆者は，猫においてもヒトと同様に１日５回を目安に使用している。

3-2)治療および管理に用いる抗ヘルペス薬以外の薬剤

3-2-1)インターフェロン

FHV-1 に対する抗ウイルス効果を，猫型インターフェロン(rFeIFN-ω)とヒト型のインターフェロン(rHuIFN-α_2)を用いて *in vitro* の実験で評価したところ，rFeIFN-ω の方がより効果が期待されるとの報告がある[10]。その一方，FHV-1 の感染実験において，rFeIFN-ω の前処置では十分な感染予防効果はなかったとの報告がある[4,11]。しかしインターフェロンによる免疫力を高める作用を期待し，臨床上，猫の様々なウイルス感染症に使用されている[3]。

使用方法は，猫のインターフェロンである rFeIFN-ω(インターキャット)を一例として 2.5～５MU を静脈内に投与したり，1,000,000 U/mL(10 MU を 10 倍希釈)などの濃度で１日２回以上の点眼が用いられている[11]。

3-2-2)サプリメント

L-リジン塩酸塩は，ヘルペスウイルス合成に必要なアルギニンの濃度を抑制することにより，抗ヘルペス作用が期待されている。このＬ鎖のアミノ酸製剤の経口投与により，FHV-1の無症候性排泄期間が短縮したとの報告がある[8]。主なサプリメントにメニにゃんEyeなどがある。

1日あたりの投与量はL-リジン塩酸塩として，成猫で500 mg，子猫で250 mgの経口投与が推奨されている[8]。

4）猫を診療する上で気をつけるべき事項

FHV-1は一度感染が成立すると主に三叉神経節内に潜伏感染し，宿主である猫とうまく共存している。健常であれば，潜伏感染している状態でも宿主に対して症状を引き起こすことはないが，様々なストレス状態下により免疫状態が変化するとFHV-1感染症が再発する。

さらに猫を診療する上で注意すべき点は，免疫抑制薬の使用である。特にステロイドはFHV-1を再活性化するため[9]，その使用の際には十分に注意を払い，医原性によるFHV-1再発を招かないよう留意すべきである。

また，猫の妊娠や出産は母猫にとって大きなストレスとなり，さらには子猫に垂直感染の可能性を拡大させることから，あらかじめ計画的なワクチン接種を行うことが推奨される。

Point

- 猫に特徴的な角膜疾患が存在する。それらのうち，いくつかはヘルペスウイルスの関連が示唆されている。
- ヘルペスウイルスが潜伏感染している個体では，免疫状態が低下すると発症する。
- 免疫状態の低下はストレスだけでなく，手術やステロイド投与などの医原性の場合もある。
- ヘルペスウイルス感染の確定診断は，病変部拭い液でPCR検査を行う。
- 猫のヘルペスウイルス感染による角膜上皮のびらんの所見が，犬の自発性慢性角膜上皮欠損症(SCCEDs)と類似しているが，格子状角膜切開術などの犬の治療に準じた治療を施してはならない。

■参考文献

1）Ellis TM. Feline respiratory virus carriers in clinically healthy cats. *Aust Vet J* 57, 115-118 (1981).

2）Gaskell RM, Povey RC. Experimental induction of feline viral rhinotracheitis virus re-excretion in FVR-recovered cats. *Vet Rec* 100, 128-133 (1977).

3）Gil S, Leal RO, Duarte A, et al. Relevance of feline interferon omega for clinical improvement and reduction of concurrent viral excretion in retrovirus infected cats from a rescue shelter. *Research in Veterinary Science* 94, 753-763 (2013).

4）Haid C, Kaps S, Gönczi E, et al. Pretreatment with feline interferon omega and the course of subsequent infection with feline herpesvirus in cats. *Veterinary Ophthalmology* 10 (5), 278-284 (2007).

5）Leib DA, Harrison TE, Laslo KM, et al. Interferons regulate the phenotype of wild-type and mutant herpes simplex viruses *in vivo*. *Journal of Experimental Medicine* 189, 663-672 (1999).

6）Maggs DJ, Clarke HE. *In vitro* efficacy of ganciclovir, cidofovir, penciclovir, foscarnet, idoxuridine, and acyclovir against feline herpesvirus type-1. *Am J Vet Res* 65 (4), 399-403 (2004).

7）Maggs DJ, Lappin MR, Reif JS, et al. Evaluation of serologic and viral detection methods for diagnosing feline herpesvirus-1 infection in cats with acute respiratory tract or chronic ocular disease. *J Am Vet Med Assoc* 214, 502-507 (1999).

8）Maggs DJ, Nasisse MP, Kass PH. Efficacy of oral supplementation with L-lysine in cats latently infected with feline herpesvirus. *Am J Vet Res* 64 (1), 37-42 (2003).

9）Nasisse MP, Guy JS, Davidson MG, et al. Experimental ocular herpesvirus infection in the cat. Sites of virus replication, clinical features and effects of corticosteroid administration. *Invest Ophthalmol Vis Sci* 30 (8), 1758-1768 (1989).

10）Siebeck N. Efficacy of rHuIFN-α2b and rFeIFN-ω on feline herpesvirus-1 replication *in vitro*. Doctoral thesis. *Clinic of Small Animal Surgery* 89. Ludwig-Maximilians Universitat Munchen, Munich (2004).

11）Slack JM, Stiles J, Leutenegger CM, Moore GE, Pogranichniy RM. Effects of topical ocular administration of high doses of human recombinant interferon alpha-2b and feline recombinant interferon omega on naturally occurring viral keratoconjunctivitis in cats. *Am J Vet Res* 74 (2), 281-289 (2013).

12）Spiess AK, Sapienza JS, Mayordomo A. Treatment of proliferative feline eosinophilic keratitis with topical 1.5% cyclosporine: 35 cases. *Vet Ophthalmol* 12 (2), 132-137 (2009).

13）Studdert MJ, Martin MC. Virus disease of the respiratory tract of cats. 1. Isolation of feline rhinotracheitis virus. *Aust Vet J* 46 (3), 99-104 (1970).

14）Thomasy SM, Covert JC, Stanley SD, Maggs DJ. Pharmacokinetics of famciclovir and penciclovir in tears following oral administration of famciclovir to cats: a pilot study. *Veterinary Ophthalmology* 15 (5), 299-306 (2012).

15）Thomasy SM, Lim CC, Reilly CM, et al. Evaluation of orally administered famciclovir in cats experimentally infected with feline herpesvirus type-1. *Am J Vet Res* 72 (1), 85-95 (2011).

16）Thomasy SM, Maggs DJ, et al. Pharmacokinetics and safety of penciclovir following oral administration of famciclovir to cats. *Am J Vet Res* 68, 1252-1258 (2007).

（余戸拓也）

Chapter 3

眼球付属器の疾患（瞬膜，涙器，眼瞼）

Chapter
3-1 瞬膜の疾患

瞬膜は第三眼瞼や半月襞皺とも呼ばれ，犬および猫の内眼角に観察される薄いシート状構造の組織である（**図1**）。瞬膜は角膜を保護し，また瞬膜内に存在する腺は涙液分泌を担っている。瞬膜の解剖学的位置から，その異常はクライアントに気づかれやすい。瞬膜の代表的な疾患である瞬膜腺脱出（以下，チェリーアイ）は若齢動物を中心に時折遭遇し，治療法は手術である。ただ実際は手術が施されずに，そのまま放置されているケースに遭遇することも少なくない。本稿ではチェリーアイに対する手術の必要性と術式，チェリーアイの外観と類似するチェリーアイ以外の瞬膜の疾患を紹介する。

1）解剖・機能

瞬膜は骨組みとなる大きなT字型かつ硝子質の軟骨を有する。瞬膜T字軟骨（以下，瞬膜軟骨）のアーム部分は瞬膜の自由縁に位置し，シャフト部分は自由縁のほぼ中央から垂直に内眼角へと伸びる（**図2**）。瞬膜自由縁は色素沈着していることが多い。シャフト部分の腹側端は眼窩骨周辺結合組織に連続している。また瞬膜軟骨シャフト部分の基部には瞬膜腺が存在し（**図2**），眼表面涙液層の約35％を提供しているとされる。この瞬膜腺はアドレナリン作動性とコリン作動性の神経支配を受けている。チェリーアイに対して瞬膜腺摘出術を実施するとシルマー検査値が有意に低下するのは，瞬膜腺からの涙液分泌が断たれることが一要因と考えられている。

組織学的には，瞬膜の眼球側および眼瞼側の表面はともに結膜組織で覆われており，それぞれ眼球結膜・眼瞼結膜に連続している。瞬膜の眼球側結膜下には，瞬膜腺から伸びる導管や多数のリンパ小節が存在する（**図3**）。この導管の存在は後に述べる整復手術において1つのポイントになるため，よく理解しておく必要がある。結膜内に存在する結膜関連リンパ組織（Conjunctiva-associated lymphoid tissue，CALT）の濾胞関連上皮細胞（Follicle-associated epithelium，FAE）には，粘膜免疫反応の惹起や常在菌の活性に関与するM細胞が多数存在し，犬と同様に猫においても，眼表面への免疫学的なサポートをしている。瞬膜は頬骨動脈により血液供給を受け，さらに瞬膜表面・内方へ分岐していく。瞬膜は犬では自発的な動きをするのではなく，瞬目時など外転神経支配の眼球後引筋により眼球が後方へ牽引された時に挙上する。またホルネル症候群発症時に見られる瞬膜突出は，眼窩平滑筋を支配する交感神経異常により起こる眼球陥入（陥凹）に伴うものである。

ちなみに瞬膜の観察であるが，瞬膜の眼瞼側結膜を観察する時は，上眼瞼外側をゆっくり内眼角側へ眼球を圧迫するように押すことで瞬膜が突出し，観察が可能となる。ただし瞬膜の眼球側結膜の観察は，点眼麻酔後に鑷子などで瞬膜自由縁をつかみ，もち上げて反転させないと観察できない。異物がこのスペースに入り込むと角膜潰瘍などの原因となるため，必要に応じて観察を実施する。

2）先天性・発達性の解剖学的異常

2-1）瞬膜軟骨の変形（外反・内反）

瞬膜軟骨の外反は，そのシャフト部分の眼瞼側の成長速度が眼球側の成長速度よりも早いために，瞬膜の自由縁が外反するように軟骨が屈曲している病態である（**図4**）。外観はよく見るとチェリーアイとは異なるが，症状が流涙・眼脂など結膜炎症状を呈し，チェリーアイと誤診される可能性はある。ジャーマン・シェパード・ドッグなど主に大型犬に見られる疾患である。治療法は，屈曲した軟骨を外科的に切除する方法と，10～14日間瞬膜フラップしておく方法があり，前者が主に選択される。

他には，まれではあるが瞬膜の内側辺縁と外側辺縁が内反する瞬膜軟骨疾患があり，内反による刺激が角膜炎や角膜潰瘍を続発するため，内反部分の外科的切除が必要となる。

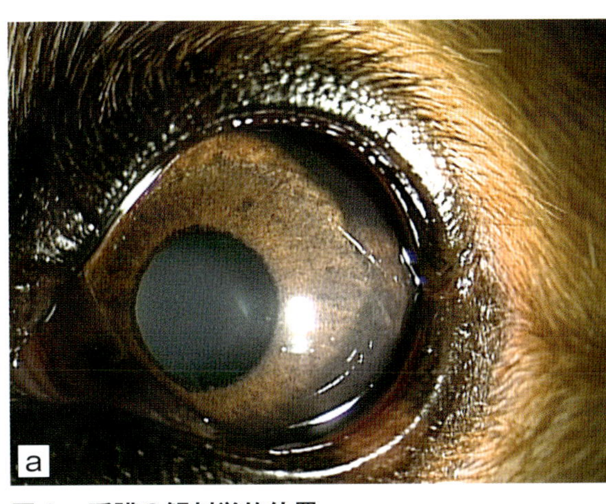

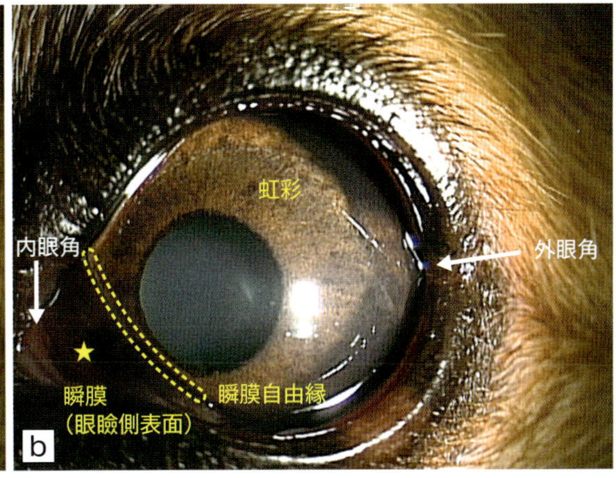

図１　瞬膜の解剖学的位置

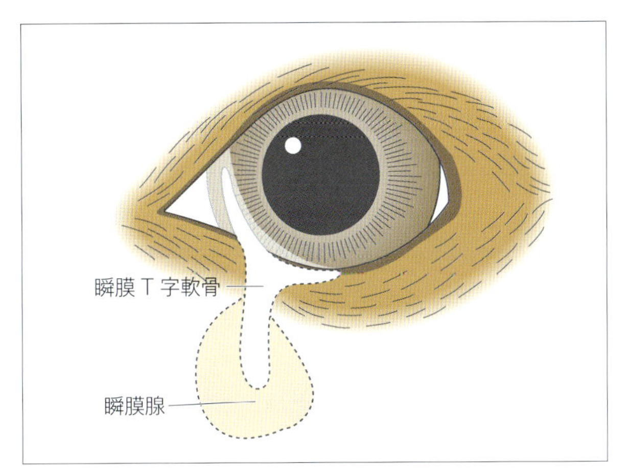

図２　瞬膜Ｔ字軟骨および瞬膜腺の位置

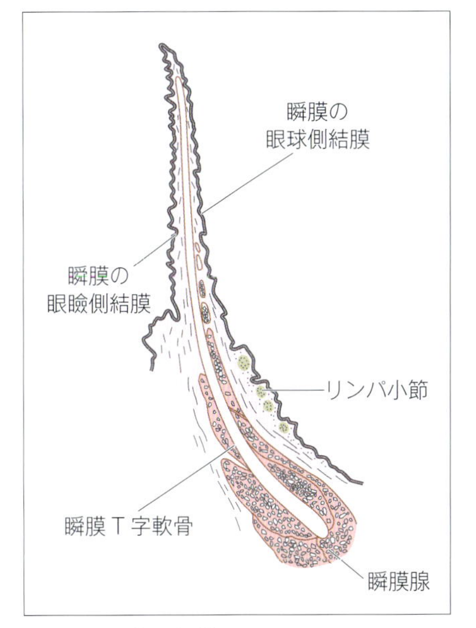

図３　瞬膜の組織

３）瞬膜腺脱出（チェリーアイ）

チェリーアイは最も多い瞬膜の原発疾患である（**図５～７**）。その原因ははっきりとは分かっていないが，瞬膜腹側端－眼窩骨周辺組織間の結合組織の脆弱性からくる疾患と考えられている。この病態は両眼あるいは片眼のみに発症する２歳齢までの若齢動物の疾患であり，アメリカン・コッカー・スパニエル，ラサ・アプソ，ペキニーズなどによく遭遇するとされる。放置すると乾性角結膜炎（Keratoconjunctivitis sicca，以下 KCS）の発症率が高くなることが分かっており，それゆえにチェリーアイは手術による整復が必要とされる。猫での発生は犬よりもまれであるが，バーミーズ，ペルシャ，ドメスティック・ショート・ヘアなどでの報告があり，バーミーズでは瞬膜軟骨の変形も伴っていたとの報告もある。発症年齢は若齢～６歳齢までといわれている。

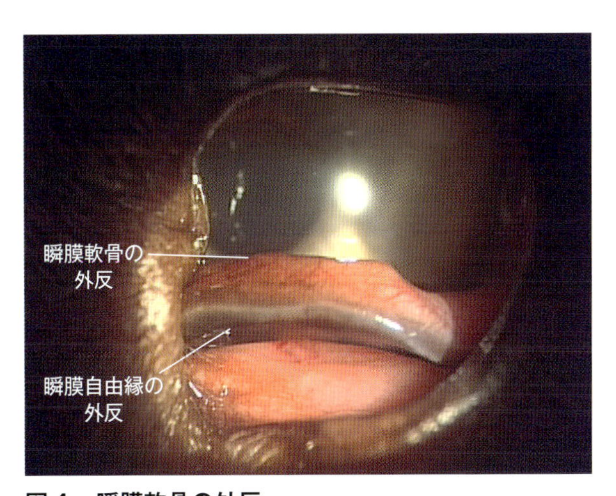

図４　瞬膜軟骨の外反

ロットワイラー，１歳齢，左眼
左眼の軽度眼脂・流涙を主訴に来院。瞬膜軟骨のシャフト部分が外反することに伴い，瞬膜自由縁も外反している

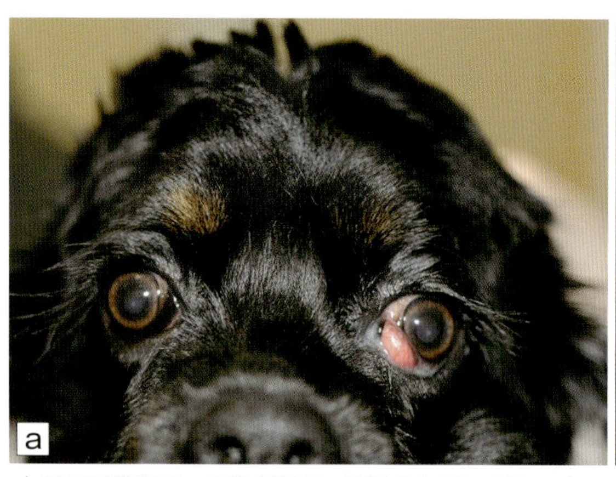

左眼の瞬膜脱出・中等度眼脂・流涙を主訴に来院。チェリーアイと診断した

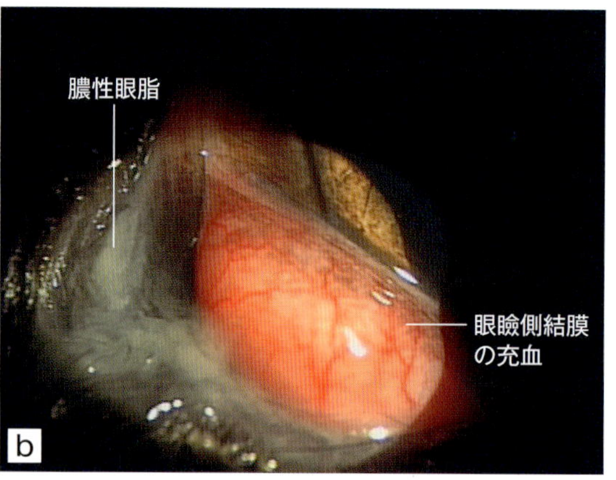

左眼の拡大所見。瞬膜の眼瞼側結膜の充血，腫脹が顕著である。また多量の膿性眼脂が観察できる

図5　チェリーアイ1
アメリカン・コッカー・スパニエル，1歳齢，左眼
3カ月前に右眼チェリーアイのため，ポケット法による瞬膜整復術を実施している

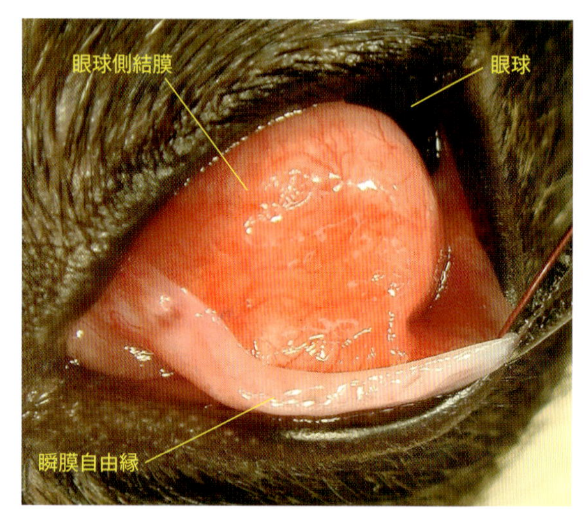

図6　チェリーアイ2
ウェルシュ・コーギー，5歳齢，左眼
瞬膜自由縁を鑷子でつかみ，もち上げて瞬膜の眼球側結膜を観察しているところ

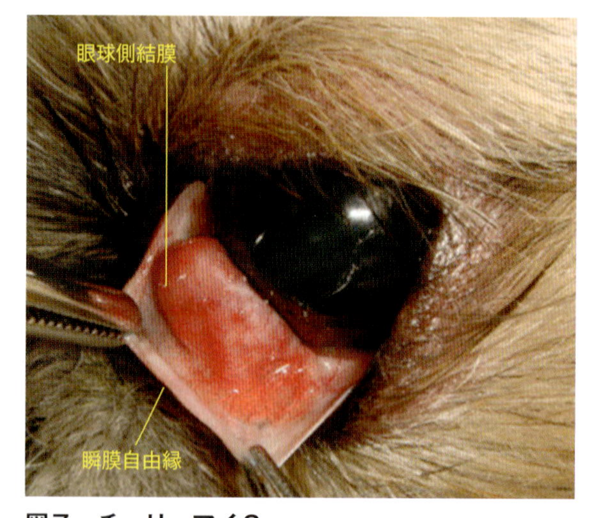

図7　チェリーアイ3
シー・ズー，9歳齢，左眼
再発後8年間放置された状態。瞬膜自由縁を鑷子でつかみ，もち上げて瞬膜の眼球側結膜を観察しているところ

3-1)外科的整復

かつてのチェリーアイに対する外科治療は，脱出した瞬膜腺の全切除であったが，瞬膜腺が涙液分泌において重要な役割を担うことが分かってからは，瞬膜腺を温存する手術が推奨されている。現在，瞬膜腺を温存する手術は，瞬膜腺をどこかへ固定する術式(アンカー法)と，作製したポケットに収納する術式(ポケット法)とに大別される(**表1**)。どちらの手術を選択するにしても，

1)脱出した瞬膜腺は瞬膜自由縁よりも内側へ戻す
2)術後の瞬膜の動きに制限が少ない
3)瞬膜腺からの導管を含む腺組織のダメージや損失をなるべく避ける

という点に配慮する。

3-1-1)ポケット法

1983年から様々な術式の報告があるが，現在は，1998年にMorganにより報告のあった方法がMorganテクニックとして一般的に選択されている。脱出している瞬膜腺の背腹サイドそれぞれの結膜を切開し，脱出している瞬膜腺を結膜から剥離せずそのまま埋没させながら，切開ラインを縫いあわせる方法である(縫合の開始と終止は瞬膜の眼瞼側結膜にて行い，結紮端が角膜に触れないように配慮する，**図8**)。また，切開両端を開放することで，瞬膜腺から分泌される涙液の眼表面への分泌を可能にさせる。

表1　チェリーアイ整復手術

ポケット法　Morgan ら(1998)	
アンカー法	
アプローチ	アンカーをかける場所(瞬膜腺を復位させる場所)
眼球側結膜	・腹側斜筋　Albert, Garre, Whitley(1982) ・腹側強膜　Gross(1983) ・眼窩骨周辺組織　Bolgg(1980)
眼瞼側結膜	・眼窩骨周辺組織　Kaswan & Martin(1985)
瞬膜内タッキング法　Plummer ら(2008)	

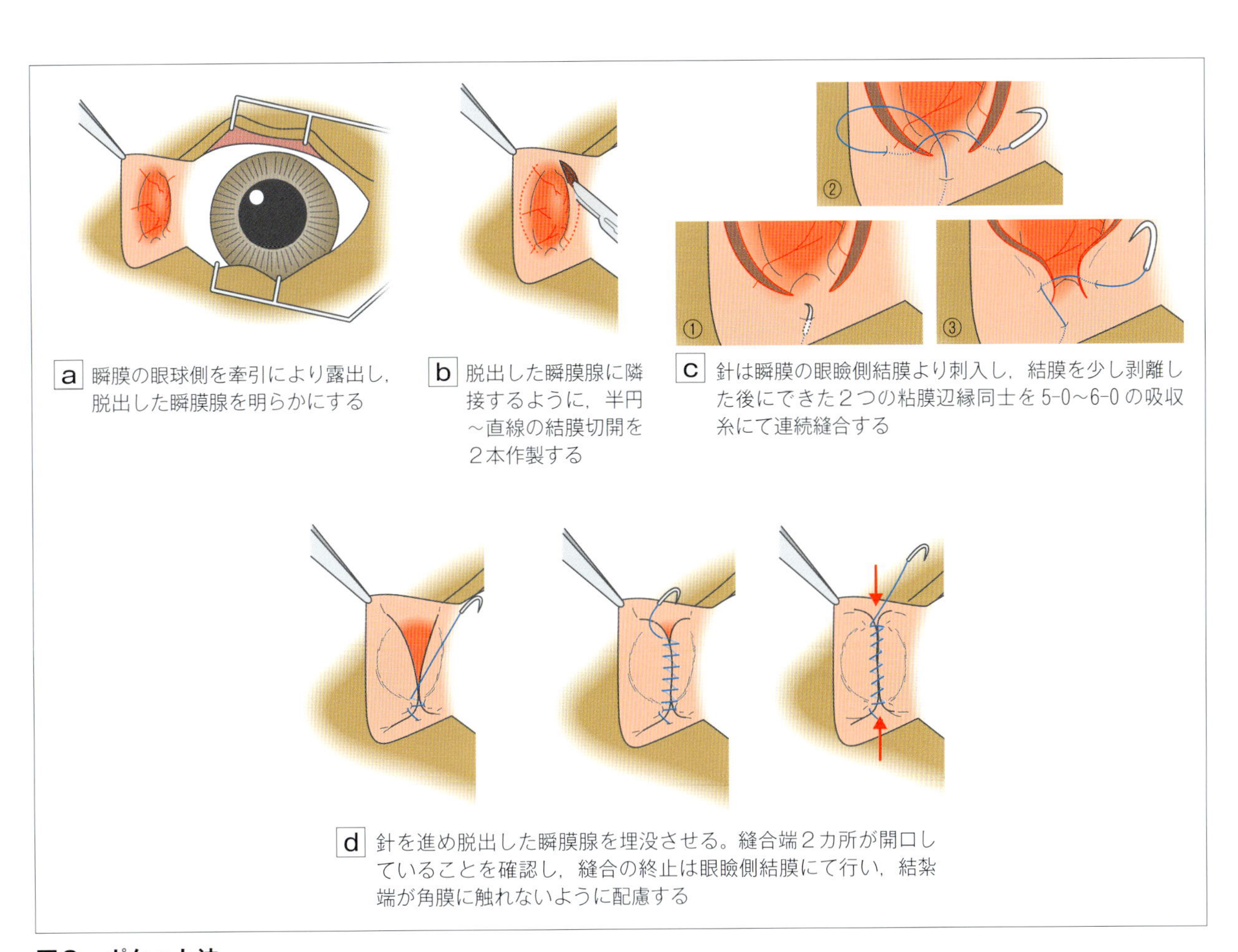

図8　ポケット法
参考文献6より引用・改変

〈ポケット法の利点〉

1)アンカー法にくらべて術後の瞬膜の動きの制限が少ない
2)術野を確認しながら手術できる

〈ポケット法の欠点〉

1)瞬膜腺の導管を傷つけてしまう可能性がある
2)大きく脱出し腫脹した瞬膜腺に対しては不向きとされる
3)切開後の縫合部位が楕円形に接着すると，涙液が貯留したシストが形成される

3-1-2)アンカー法

アンカー(anchor)とは“錨をおろす・固定する”という意味である。アプローチには，①瞬膜の眼球側結膜から，②眼瞼側結膜からの2つがある。また，アンカーをかける場所(瞬膜腺を復位させる場所)については，腹側上強膜・強膜・腹側斜筋起始部・腹側斜筋や直筋など，1980〜2013年まで様々な報告がなされている。

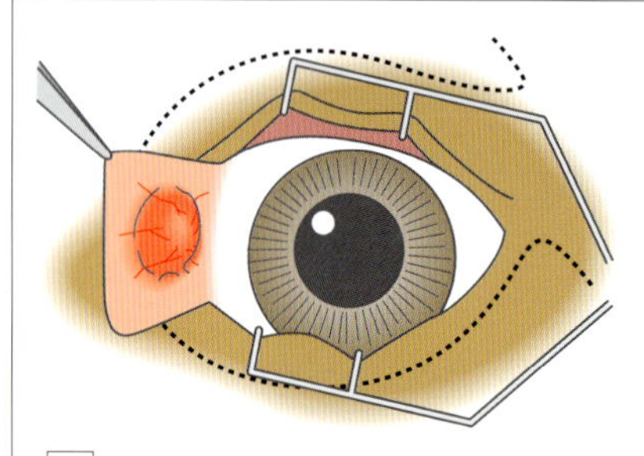

a 瞬膜の眼球側を牽引により露出し，脱出した瞬膜腺を明らかにする

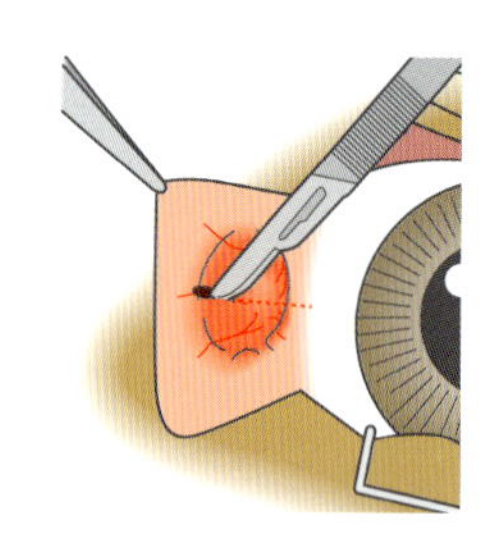

b 脱出した瞬膜腺の内側を結膜円蓋部・角膜輪部にかけて，メスにより結膜を切開する(この際にどうしても瞬膜腺から伸びる導管を傷つけてしまう)

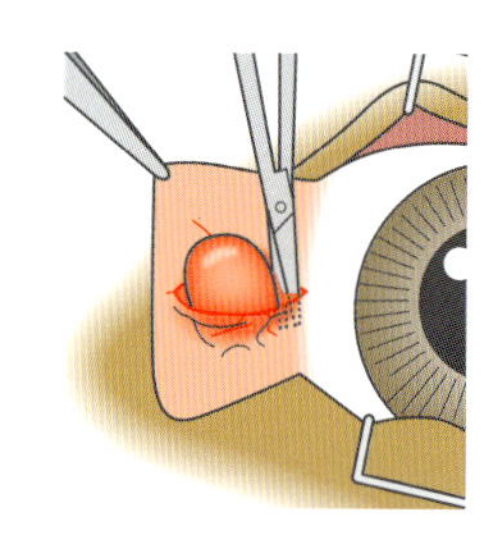

c 瞬膜腺の基部と瞬膜軟骨を注意深く分離する。またアンカーをかける場所(腹側強膜・腹側斜筋・眼窩骨周辺組織)を鈍性剥離により分離しておく

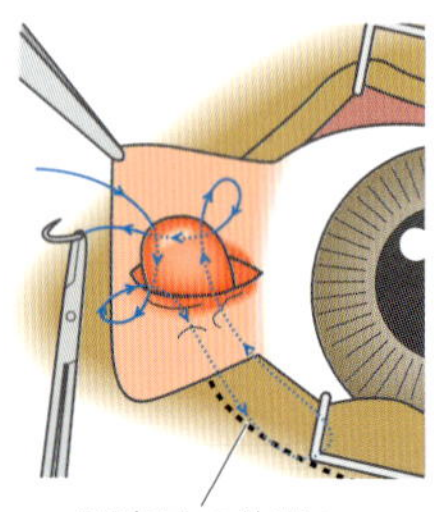

眼窩骨の位置*

d 4-0 ナイロン針(3/8 形成ヘラ型針など)にて脱出している瞬膜腺の背側部分とアンカーする場所*を拾う(g)

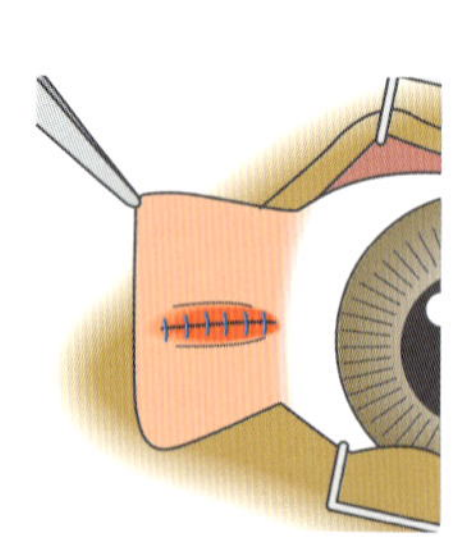

e 縫合は強固に結ぶことで，脱出した瞬膜腺は元の位置へ復位する

f 初めに切開した瞬膜の眼球側結膜を 5-0 か 6-0 吸収糸にて連続縫合する。この際，結紮端が角膜に触れないように注意する

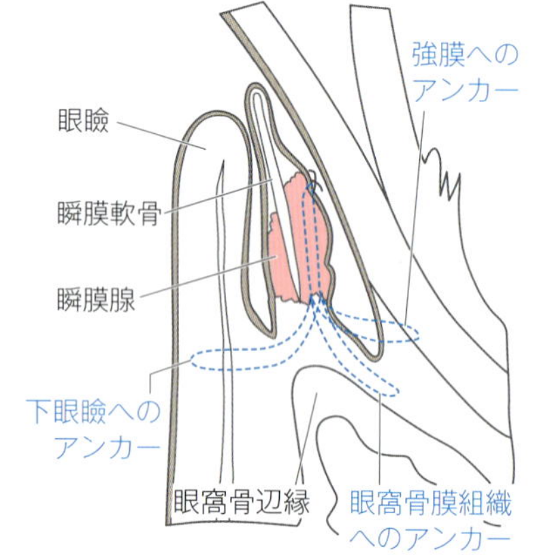

g 瞬膜断面図。アンカー部位のパターン

図9　アンカー法：瞬膜の眼球側結膜からのアプローチ
参考文献6より引用・改変

①瞬膜の眼球側結膜からのアプローチ(**図9**)

瞬膜の眼球側結膜を切開し，瞬膜腺と結膜を分離後，脱出した瞬膜腺をアンカー縫合により眼窩骨周辺結合組織などへ牽引し，復位させる方法である。

②瞬膜の眼瞼側結膜からのアプローチ(**図 10**)

瞬膜の眼瞼側結膜を切開し，脱出した瞬膜腺を結膜円蓋部や下眼瞼内眼角にアンカー縫合して，瞬膜腺を復位させる方法である。

〈アンカー法の利点〉

1)チェリーアイが慢性化し，大きく腫脹した症例に対してもしっかりと整復が可能
2)眼瞼側結膜からのアプローチでは瞬膜腺からの導管を傷つけない
3)眼球側結膜からのアプローチでも，脱出や腫脹が小さい症例では改良型(**図 11**)により導管へのダメージを最小限にできる

〈アンカー法の欠点〉

1)アンカーをかける場所によっては手術時に目視が難しく，術後の再脱出につながる
2)瞬膜の動きの制限や術後に瞬膜の内反を招く可能性がある

3-1-3)瞬膜内タッキング法

フロリダ大学の Plummer らが 2008 年に報告した術式で，アンカー法の変法である[13](**表 1**)。脱出した瞬膜腺の 4 角の結膜を拾うように縫合針を進めていき，瞬膜軟骨へアンカー縫合する方法である(**図 12**)。丈夫な瞬膜軟骨をもっていないと実施できないが，瞬膜腺を瞬膜軟骨に縫いつける形になるため術後に瞬膜の動きに対する制限が少なく，瞬膜への切開がないため組織侵襲が少ないことが利点として挙げられる。

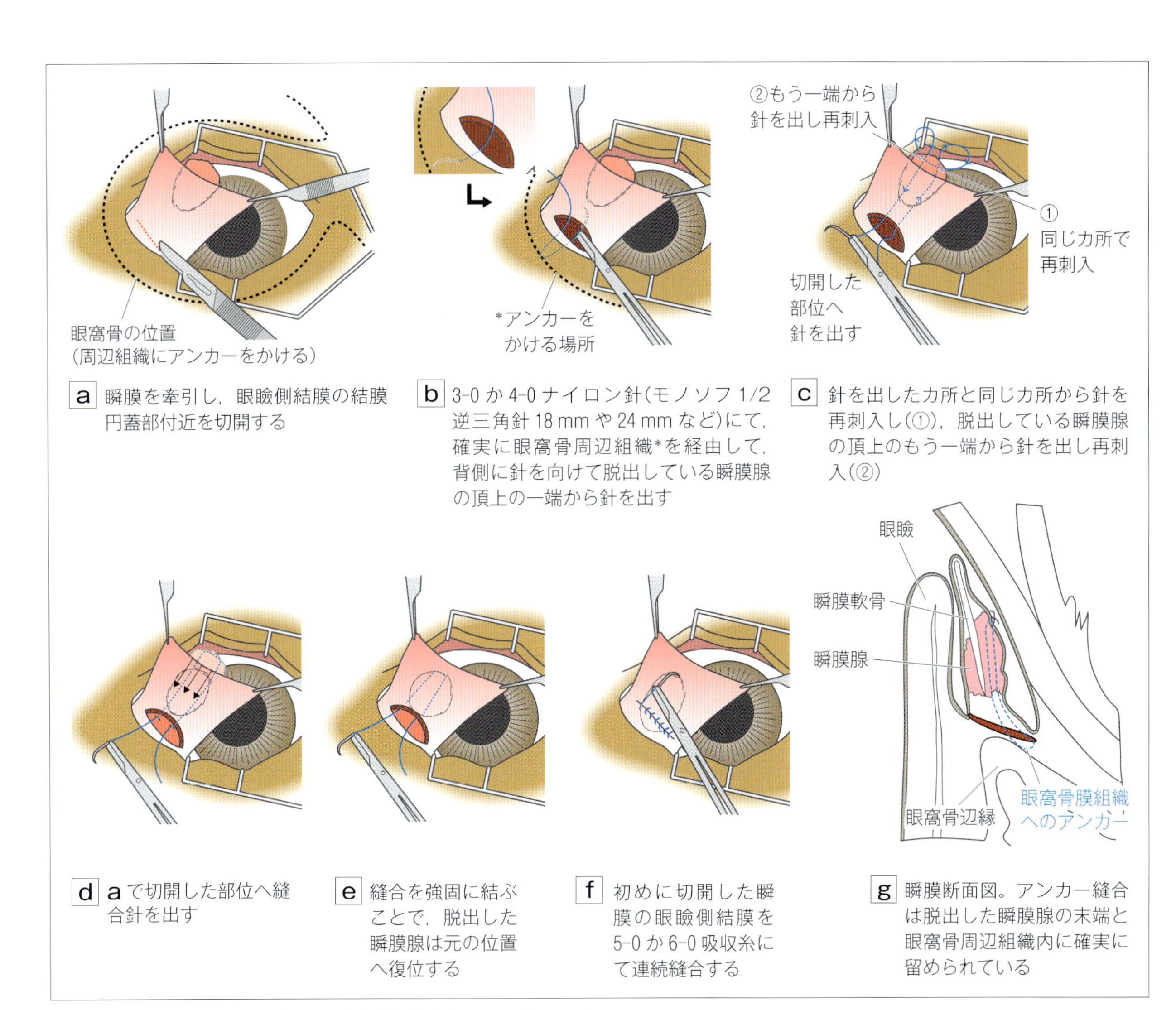

a 瞬膜を牽引し，眼瞼側結膜の結膜円蓋部付近を切開する

b 3-0 か 4-0 ナイロン針(モノソフ 1/2 逆三角針 18 mm や 24 mm など)にて，確実に眼窩骨周辺組織*を経由して，背側に針を向けて脱出している瞬膜腺の頂上の一端から針を出す

c 針を出した力所と同じ力所から針を再刺入し(①)，脱出している瞬膜腺の頂上のもう一端から針を出し再刺入(②)

d a で切開した部位へ縫合針を出す

e 縫合を強固に結ぶことで，脱出した瞬膜腺は元の位置へ復位する

f 初めに切開した瞬膜の眼瞼側結膜を 5-0 か 6-0 吸収糸にて連続縫合する

g 瞬膜断面図。アンカー縫合は脱出した瞬膜腺の末端と眼窩骨周辺組織内に確実に留められている

図 10　アンカー法：瞬膜の眼瞼側結膜からのアプローチ
参考文献6より引用・改変

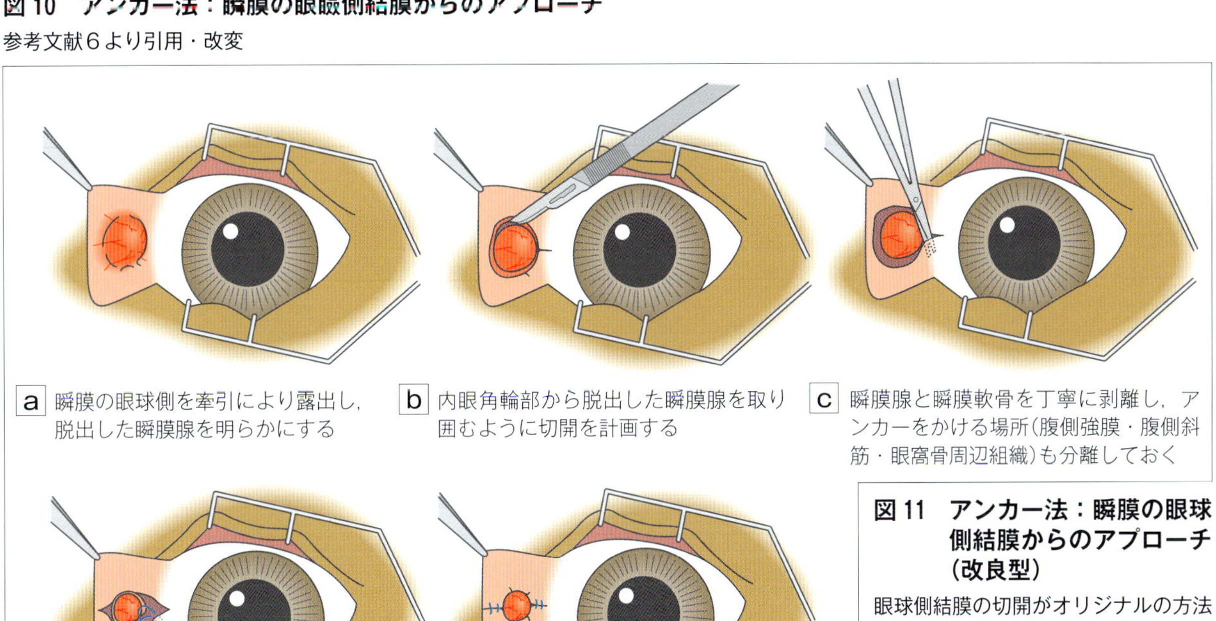

a 瞬膜の眼球側を牽引により露出し，脱出した瞬膜腺を明らかにする

b 内眼角輪部から脱出した瞬膜腺を取り囲むように切開を計画する

c 瞬膜腺と瞬膜軟骨を丁寧に剥離し，アンカーをかける場所(腹側強膜・腹側斜筋・眼窩骨周辺組織)も分離しておく

d 4-0 ナイロンにて瞬膜腺とアンカーをかける場所を拾う。縫合を結紮し，瞬膜腺をより深い眼窩へと復位させる

e 結膜縫合は 5-0 か 6-0 吸収糸にて行い，結紮端が角膜を傷つけないように注意する

図 11　アンカー法：瞬膜の眼球側結膜からのアプローチ(改良型)
眼球側結膜の切開がオリジナルの方法と異なっており，瞬膜腺を取り囲むように眼球側結膜を切開し，瞬膜腺とそれを覆う導管の開口部がある腹側(眼球側)の結膜を分離せずにアンカーする。これにより瞬膜腺を覆う導管のダメージを最小限にできるが，手術の難易度は高くなる
参考文献6より引用・改変

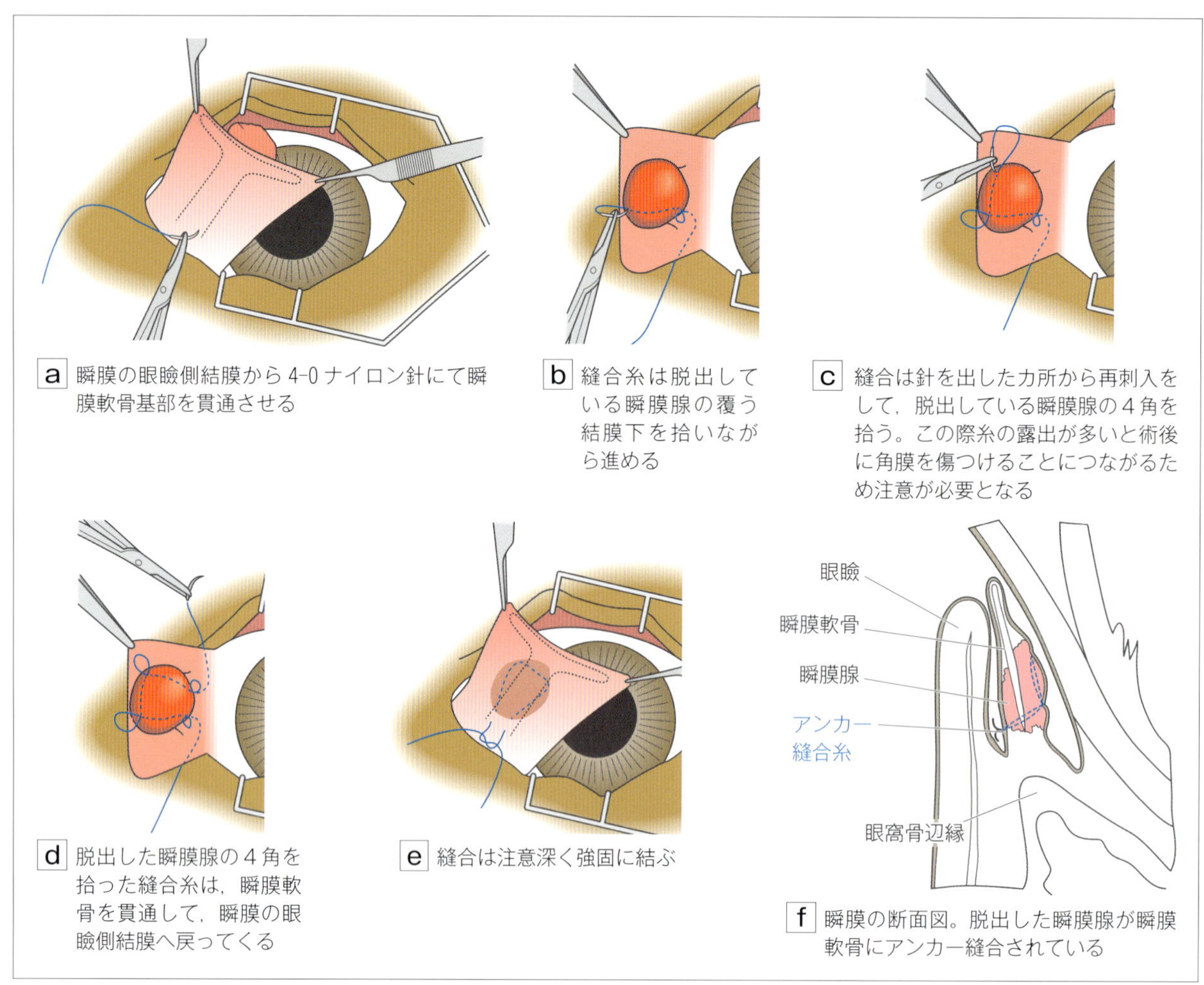

図12　瞬膜内タッキング法
参考文献6より引用・改変

3-2）どの手術法を選択するか？

ポケット法とアンカー法との術式選択については，術者の好みの問題である。術後成績については，ポケット法はアンカー法よりも有意に低い再発率であったという報告がある一方，アンカー法の再発率は０〜４％であった，といった報告もある。また，瞬膜の眼球側結膜を切開しても涙液産生や瞬膜腺導管の形態を変えることはないとの報告もある。非常に大きく脱出し，炎症の慢性化が考えられるチェリーアイに対しては，より深い場所へのアンカー法がよいかもしれないし，脱出が軽度のチェリーアイではポケット法がよりダメージが少ないかもしれない。瞬膜腺の脱出の程度，炎症の経過期間，初発か再発か，発症年齢，犬種などを考慮し，術式選択をしていく必要がある。ちなみに，筆者は基本的にポケット法を選択し実施している。

3-3）術後合併症

短期的には，手術部位の腫脹，出血，縫合糸の刺激による角膜潰瘍などがある。

アンカー法の長期的合併症として，瞬膜内反（**図13**）・瞬膜の動きの制限・再脱出（縫合・アンカーの失敗）がある。ポケット法による長期的合併症として，縫合部の癒合不全による再脱出，瞬膜の変位やゆがみ，瞬膜の動きの制限がある。瞬膜腺の切除は術後にKCSを発症しやすいため，現在は選択されていないが，瞬膜腺を温存するチェリーアイ整復手術後でもKCSを発症することはある点に注意する。特にアメリカン・コッカー・スパニエル，ラサ・アプソ，イングリッシュ・ブルドッグは，術後のKCSを発症しやすいとされている。ただし，チェリーアイ好発犬種の多くはKCS好発犬種でもあるため，チェリーアイ整復手術後でも定期的に涙液量をモニターすることが推奨されている。

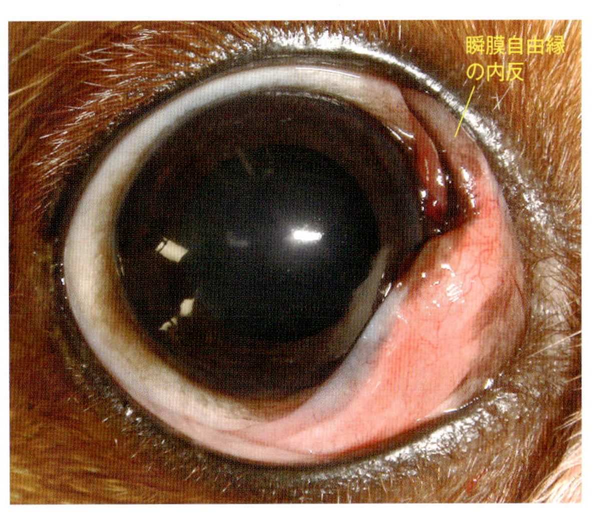

図 13　チェリーアイ整復後の瞬膜自由縁の内反
シー・ズー，１歳齢，右眼

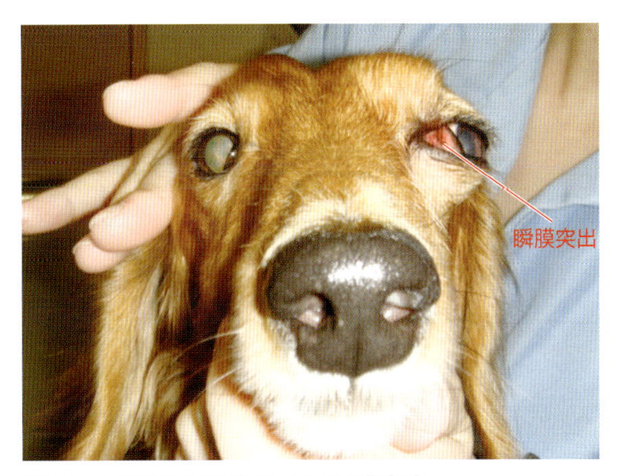

図 14　左眼窩内腫瘍による瞬膜突出
ミニチュア・ダックスフンド，９歳齢，左眼
左眼窩内腫瘍のため眼球と瞬膜が圧迫を受け，瞬膜突出が見られる

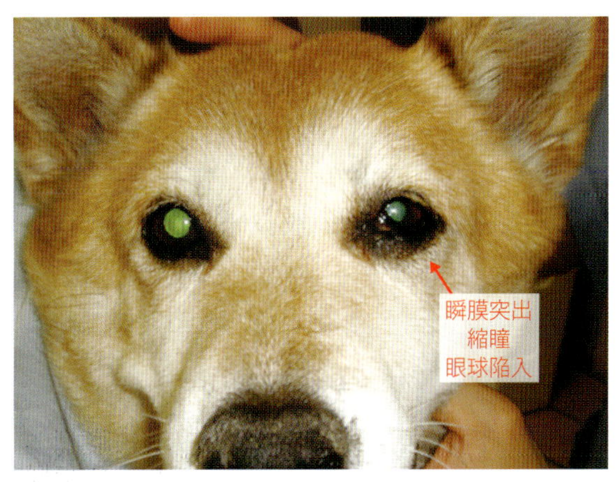

図 15　ホルネル症候群による瞬膜突出・縮瞳・眼球陥入
雑種犬，10 歳齢，左眼

3-4）術後治療

整復した瞬膜腺の腫脹がある程度引くまでは，抗菌薬の点眼や抗菌薬・コルチコステロイド合剤点眼を１日３～４回点眼，カルプロフェンなどの非ステロイド系消炎鎮痛薬の内服，そしてエリザベスカラーが必要となる。慢性経過や脱出腺が大きなチェリーアイ症例では，チェリーアイ整復手術を実施してから腫脹が引くまで，数週間を要することもある。筆者の場合，術後は抗菌薬の内服を１週間と点眼を約３週間，および非ステロイド系消炎鎮痛薬の内服を１週間と点眼を約３週間，そして角膜保護薬であるヒアルロン酸ナトリウム点眼を併用している。また，術後検診を術後１週間と術後３週間に実施しているが，多くのケースで術後１週間で腫脹は引いている。

４）瞬膜腺脱出と似た病態や疾患

4-1）瞬膜突出

チェリーアイ（瞬膜の“腺”の脱出）ではない原発性の瞬膜突出が大型犬で見られることがある。これは結膜炎や流涙症の原因となるため，外科的に短縮し，より正常の位置に近い位置に復位させる。

また眼球陥入や眼窩内の占拠性病変の存在に伴い，押し出されるように瞬膜が突出することがある（**図 14**）。これらは原発疾患が改善されれば，瞬膜は元の位置へ復位する。また，ホルネル症候群（**図 15**），小眼球症や眼球癆，ハウズ症候群（特発性両側瞬膜の突出），鎮静薬の使用，自律神経失調症，大麻中毒，破傷風，狂犬病においても瞬膜突出が観察される。

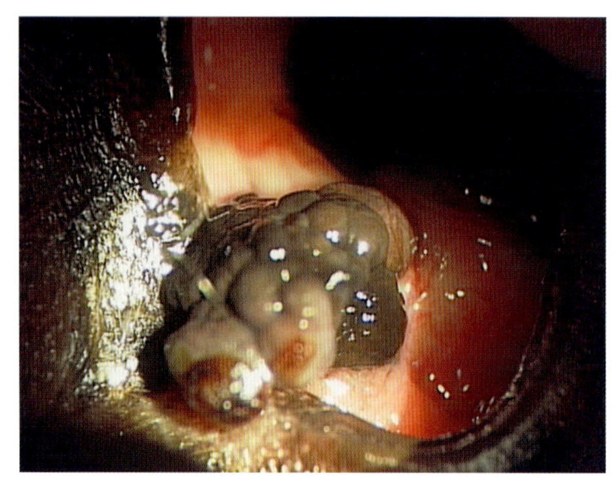

図 16　瞬膜にできた腫瘍(悪性黒色腫)
ゴールデン・レトリーバー，11 歳齢，左瞬膜
内眼角の眼瞼結膜から瞬膜の眼瞼結膜にかけて見られた悪性黒色腫。マージンを確保し摘出したが，3カ月後に再発した

4-2)猫両側性瞬膜突出

全身性疾患，脱水，下痢あるいは高齢の猫で眼窩脂肪や筋肉が落ちることで，両側性に瞬膜が突出してくることがある。また下痢と両側性瞬膜突出をあわせもつ猫 50 頭の調査によると，そのうちの 7 頭に torovirus＊1 様病原体が検出されたとの報告がある。無症状の両側性瞬膜突出の猫には特に治療は必要なく，通常数週間で改善される。

4-3)腫瘍

4-3-1)犬の瞬膜腫瘍

犬ではそれほど多くないが，悪性黒色腫(**図 16**)，腺癌，扁平上皮癌，肥満細胞腫，乳頭腫，血管腫，血管肉腫，角化血管腫，リンパ腫(**図 17**)の報告がある。カリフラワー状の形状が特徴の乳頭腫では，マージンを確保してしっかりと腫瘍のみを摘出すると効果的である。また結膜上に発生した腫瘍は瞬膜へ波及していくことがあり，結膜メラノサイト性腫瘍は最も瞬膜に浸潤しやすい。結膜メラノサイト性腫瘍は悪性のことが多く，再発や転移も多い。有糸分裂指数と局所再発や遠隔転移率に相関はない。ワイマラナーに犬種特異性がある。結膜と瞬膜のメラノサイト性腫瘍に対する治療は，切除と凍結凝固術が最も効果的とされる。

4-3-2)腺癌

瞬膜に発生する腺癌の外観的特徴は，局所性・硬い・表面がスムース・チェリーアイのようにピンク色に腫脹した腫瘍である。高齢犬での発生が多い。マージンを確保した場合でも，腫瘍のみの摘出では再発が一般的であるため，瞬膜全摘出や放射線治療が選択肢に入る。

4-3-3)その他の腫瘍

扁平上皮癌は，瞬膜の眼球側および眼瞼側の結膜いずれにも発生し，外観は薄暗い色をしている。進行すると眼窩へ波及することがある。治療は瞬膜全摘出である。

肥満細胞腫はとても硬く，治療は腫瘤のみの摘出でよいとの報告もある。

血管腫・血管肉腫・角化血管腫の外観は，赤い・増殖性・突出した腫瘤状となる。治療は腫瘤のみの摘出でよいとの報告が多い。

リンパ腫の外観は厚い・充血・多局所の無色素状・分葉化された腫瘍であり，全身的な病態の悪化から安楽死を選択されるケースもある。

4-3-4)猫の瞬膜腫瘍

猫ではまれだが，肥満細胞腫，血管肉腫，線維肉腫，腺癌，悪性黒色腫，リンパ腫の報告がある。眼瞼からの波及では扁平上皮癌が最も多いとされている。ちなみに，肥満細胞腫と血管肉腫の症例において，腫瘤のみの摘出により，それぞれ術後 1 年と 7 カ月間再発なしという報告もある。また，瞬膜原発の腺癌の猫が，診断後 6 カ月で全身へ転移して死亡したという報告もある。

4-4)炎症

4-4-1)結節性肉芽腫性上強膜炎

耳側角膜輪部付近の上強膜から生じることが多い結節性肉芽腫性上強膜炎は，瞬膜へ波及することがある。その外観は，瞬膜の眼瞼側結膜に多数・スムース・管状構造様に肥厚し，充血・無色素性・浮腫を呈している。治療は，全身的なプレドニゾロンやアザチオプリンの投与が一般的に用いられるが，ドキシサイクリンやナイアシンアミドも効果的であるという報告もいくつか出ている。

4-4-2)形質細胞浸潤(形質細胞腫)

形質細胞浸潤や形質細胞腫(**図 18**)の外観は，肥厚・無色素性・濾胞形成が見られる。慢性表層性角膜炎(Chronic superficial keratitis，CSK)は本疾患の発生に関連があると指摘されている。ジャーマン・シェパード・ドッグに犬種特異性があり，ボルゾイ，ドー

＊1　torovirus：トロウイルス属とはコロナウイルス科に属する脊椎動物に感染するウイルス属。

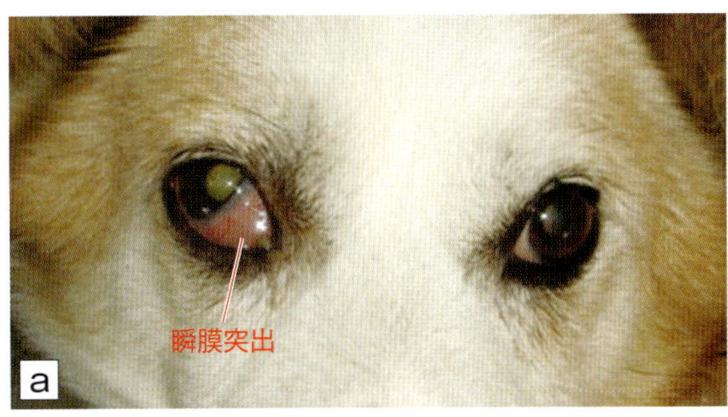

瞬膜突出は瞬膜自体の腫脹によるものであった

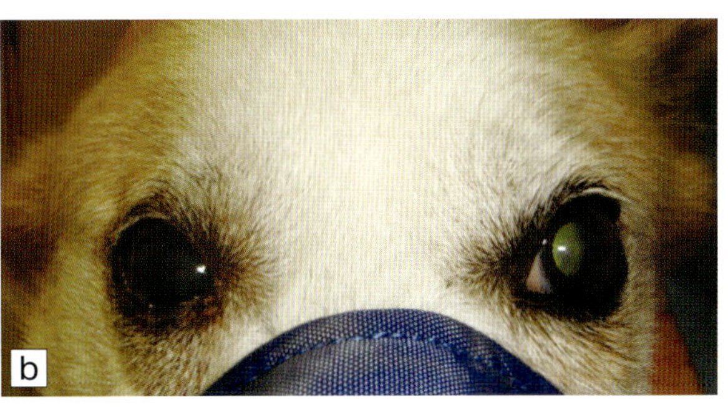
瞬膜摘出後，眼球は復位した

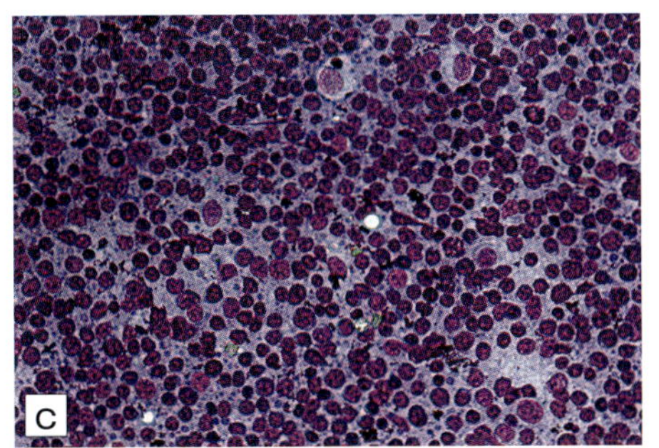
FNA により，リンパ腫と診断した

図 17　瞬膜の腫瘍（リンパ腫）
雑種犬，12 歳齢，右瞬膜

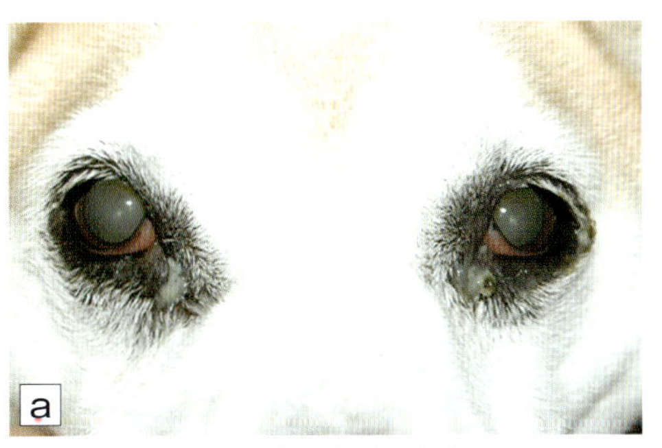
両側瞬膜の充血，眼脂を主訴に来院

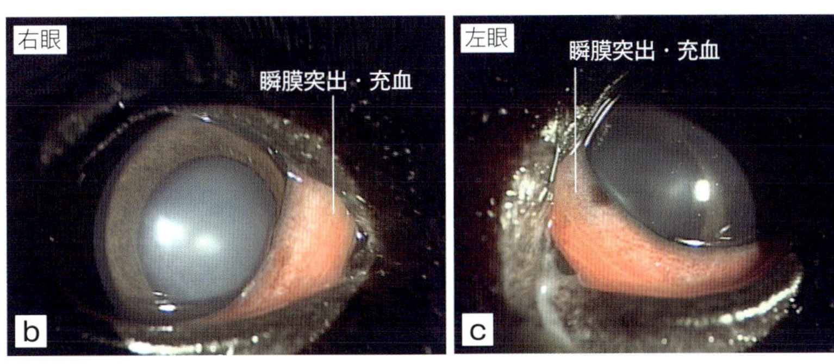

左右の前眼部像。瞬膜突出・充血が確認できる

図 18　形質細胞腫
柴犬，12 歳齢，両眼
瞬膜の細胞診により多数の形質細胞を確認した。プレドニゾロンの全身投与で速やかに症状が改善されていった

ベルマン・ピンシャー，イングリッシュ・スプリンガー・スパニエル，ジャーマン・シェパードでは両側性に発症する可能性がある。治療はコルチコステロイドの局所・結膜下・全身の投与が選択される。また，シクロスポリン，タクロリムス，ピメクロリムスの局所投与も効果的との報告がある。

4-4-3) 特発性肉芽腫性疾患

これは結膜，眼瞼，瞬膜そして皮膚に，特発性に無菌性肉芽腫性炎が複数の腫瘤を伴って発症する疾患である。治療は，L-アスパラギナーゼ，プレドニゾロン，アザチオプリン，テトラサイクリン，ナイアシンアミドなどが効果的である。

4-4-4）濾胞性結膜炎

瞬膜の眼球側結膜に見られる疾患である。この濾胞は，結膜上であればどこにでもできる可能性がある。瞬膜では，瞬膜腺付近のリンパ小節に複数見られ，やや腫大し，眼脂や結膜充血などの臨床症状が見られる。

4-4-5）眼結節性濾胞

強膜・上強膜・角膜実質で発症するが，瞬膜にも発症するとの報告がある。外観は，瞬膜の眼瞼側結膜に肥厚した不整な結節が見られる。腫瘤自体を摘出すれば再発もない。摘出された腫瘤の組織像は，組織球・線維芽細胞・毛細血管・線維結合組織そして少数の炎症細胞が確認される。

Point

犬の場合

・瞬膜には瞬膜腺があり，眼表面涙液層の約35%を提供している。

・チェリーアイに似た疾患に瞬膜軟骨の変形があるが，変形部の切除により治癒する。

・チェリーアイの犬での発症は2歳齢までが多い。

・チェリーアイは放置すると乾性角結膜炎（KCS）の発症率が高くなるため，整復手術が必要となる。

・チェリーアイの手術は腺を温存する方法が推奨されており，ポケット法，アンカー法そしてアンカー法の変法であるタッキング法がある。

・いずれの手術を選択しても，「脱出した瞬膜腺は瞬膜自由縁よりも内側へ戻す」「術後の瞬膜の動きに制限が少ない」「瞬膜腺からの導管を含む腺組織のダメージをなるべく避ける」という点に留意する。

・ポケット法の利点は，術後の瞬膜の動きの制限が少ない点，術野を確認しながら手術できる点であり，この術式を選択する専門医が多い。
欠点は，瞬膜腺の導管を傷つけてしまう可能性がある，大きく脱出し腫脹した瞬膜腺に対しては不向きとされる，切開後の縫合部位が楕円形に接着すると，涙液が貯留したシストが形成される点である。

・アンカー法の利点は，大きく腫脹した症例でも整復が可能，眼瞼側結膜からのアプローチでは瞬膜腺からの導管を傷つけない，眼球側結膜からのアプローチでも，脱出や腫脹が小さい症例では改良型により導管へのダメージを最小限にできることである。
欠点は，アンカーをかける場所によっては目視が難しく，ミスをすると術後の再脱出につながる，瞬膜の動きの制限や術後瞬膜の内反を招く可能性がある点である。

・タッキング法は丈夫な瞬膜軟骨をもっていないと実施できないが，瞬膜腺を瞬膜軟骨に縫いつけるため術後に瞬膜の動きに対する制限が少なく，瞬膜への切開がないため組織侵襲が少ない。

・術式の選択のポイントは，瞬膜腺の脱出の程度，炎症経過の期間，初発か再発か，発症年齢，犬種，瞬膜軟骨の状態などにより考慮する。

・術後合併症には，瞬膜内反，瞬膜の動きの制限・再脱出が挙げられる。
瞬膜腺切除術は，術後にKCSを発症しやすいため禁忌とされるが，瞬膜腺を温存する瞬膜整復術でも，特にアメリカン・コッカー・スパニエル，ラサ・アプソ，イングリッシュ・ブルドッグでは術後KCSの発症に注意する。

猫の場合

・猫のチェリーアイは，犬にくらべると非常にまれである。

・バーミーズでの報告が多いが，ペルシャやドメスティック・ショート・ヘアでの報告もある。

■参考文献

1）Chahory S, Crasta M, Trio S, et al. Three cases of prolapse of the nictitans gland in cats. *Veterinary Ophthalmology* 7, 417-419 (2004).

2）Chang SH, Lin AC. Effects of main lacrimal gland and third eyelid gland removal on the eye of dogs. *Journal of the Chinese Society of Veterinary Science* 6 (1), 13-16 (1980).

3）Collins BK, Collier LL, Miller MA, Linton LL. Biologic behavior and histologic characteristics of canine conjunctival melanoma. *Prog Vet Comp Ophthalmol* 3 (4), 135-140 (1993).

4）Dugan SJ, Ketring KL, Severin GA. Variant nodular granulomatous episclerokeratitis in four dogs. *J Am Anim Hosp Assoc* 29 (5), 403-409 (1993).

5）Dugan SJ, Severin GA, Hungerford LL. Clinical and histologic evaluation of the prolapsed third eyelid gland in dogs. *J Am Vet Med Assoc* 201 (12), 1861-1867 (1992).

6）Gelatt KN, Gelatt JP. Surgical procedures for the conjunctiva and the nictitating membrane. *In*: Veterinary Ophthalmic Surgery, pp176-188, Saunders(2011).

7）Giuliano EA, Finn K. Characterization of membranous (M) cells in normal feline conjunctiva-association lymphoid tissue (CALT). *Veterinary Ophthalmology* 14 (Suppl 1), 60-66 (2011).

8）Giuliano EA, Moore CP, Phillips TE. Morphological evidence of M cells in healthy canine conjunctiva-associated lymphoid tissue. *Graefe's for Clinical & Experimental Ophthalmology* 240, 220-226 (2002).

9）Hong IH, Bae SH, Lee SG, et al. Mucosa-associated lymphoid tissue lymphoma of the third eyelid conjunctiva in a dog. *Veterinary Ophthalmology* 14 (1), 61-65 (2011).

10）Maggs DJ, Miller PE, Ofri R. Slatter's Fundamentals of Veterinary Ophthalmology 5th ed. ELSEVIER (2013).

11）Morgan RV, Duddy JM, McClurg K. Prolapse of the gland of the third eyelid in dogs: a retrospective study of 89 cases (1980-1990). *J Am Anim Hosp Assoc* 29 (1), 56-60 (1993).

12）Pattullo K. Acute bullous keratopathy in a domestic shorthair. *The Canadian Veterinary Journal* 49, 187-189 (2008).

13）Plummer CE, Gelatt KN, et al. Intranictitans tacking for replacement of prolapsed gland the third eyelid of dogs. *Vet Ophthalmol* 11: 228-233 (2008).

14）Sapienza JS, Mayordomo A, Beyer AM. Suture anchor placement technique aroud the insertion of the ventral rectus muscle for the replacement of the prolapsed gland of the third eyelid in dogs; 100dogs. *Veterinary Ophthalmology* 24 (2013).

15）Severin GA. Third eyelid. *In*: Veterinary Ophthalmology Notes, 3rd ed., pp.207-221. Fort Collins (1996).

（藤井裕介）

Chapter
3-2 涙器および結膜の疾患

結膜は広範な露出部分をもつ粘膜であり，その表面は涙液層により潤っている。涙液層は涙腺と瞬膜腺から分泌される水分，マイボーム腺から分泌される油脂，結膜杯細胞から分泌されるムチンから構成されている。眼表面の涙液層は，２つの涙点から涙小管を通って涙嚢で１つに交わり，鼻涙管を通って鼻腔内に排出される。涙液層の産生と排出のバランスが崩れると，様々な障害が発生する。

本稿では，臨床上，遭遇することの多い流涙症と乾性角結膜炎を中心に解説する。トイ犬種の飼育頭数が多い現在の日本では，クライアントから流涙症の相談を受ける機会は多いものの，治療法に迷うこともしばしばである。

１)涙液の役割

涙液層は，眼表面を健常な状態に維持するために必要不可欠である。すなわち，涙液層は血管のない角膜への酸素の供給，眼瞼と眼表面の間の潤滑，抗菌蛋白質の供給，脱落壊死した細胞の鼻涙管を通じての排出などの役割を担っている[34]。涙液層は，古典的にはムチン層と油層，その間に存在する水層の３層に分類されている[25,61]。涙液層の厚さは以前から７～10 μm であると考えられていたが，新しい測定法の開発により，現在ではヒトの涙液層の主な構成成分は水分ではなくムチンであり，全体的な厚さは35～45 μm であると考えられている[45]。Sackらの研究では，涙液層の３つの構成要素であるムチン層，水層，油層が複雑に混ざりあっていることが証明された[48]。この涙液層の３層構造に対する新しい概念は，犬にも適用できる可能性が十分にある。

1-1)水層

犬の涙液水層は，眼窩に存在する涙腺と内眼角に存在する瞬膜腺(第三眼瞼腺)から分泌されている。涙液水層は水，電解質，グルコース，尿素，界面活性ポリマー，糖蛋白質，涙液蛋白質から構成される[13]。主な涙液蛋白質として，IgA，IgG，IgM などの免疫グロブリン，アルブミン，リゾチーム，ラクトフェリン，リポカリン，上皮成長因子，トランスフォーミング増殖因子，インターロイキンが挙げられる[8,12,34,47,54]。免疫グロブリン，リゾチーム，ラクトフェリン，糖蛋白質は涙液の抗菌性に関与している[8,16]。

涙液水層は血液供給のない角膜の代謝に必要なグルコース，電解質，酸素，水を供給する他，角膜，結膜，瞬膜を潤滑にし，また，二酸化炭素や乳酸などの代謝産物を除去して壊死組織や細菌を眼表面から洗い流す役割を有する。

1-2)ムチン層

ムチン層はムチン，免疫グロブリン，尿素，塩類，グルコース，白血球，細胞残屑，酵素で構成されている[13,41]。ムチン層は角膜上に滑らかな屈折面を与え，角膜と結膜の表面を潤滑にし，涙液水層と角膜上皮の剪断力を減少させ，細菌の付着を抑制し，乾燥を防いでいる[13]。

1-3)油層

涙液油層はマイボーム腺から分泌される脂で構成される薄い層で，涙液水層の蒸発を防ぎ，涙液を安定化させ，角膜上に均一に広げる役割を担っている[8,37]。

２)流涙症

流涙とは疾患名ではなく症状であり，原因となる疾患が隠れている。涙湖で涙液が保持できずに内眼角側から涙液が溢れ出し，周囲の被毛を濡らすとともに被毛を茶色に着色させる(**図１a，図２a**)。一般的に涙焼けと呼ばれるこの状態は，美容的な問題や，局所的な皮膚炎などの問題を引き起こすだけでなく，角膜上皮への酸素や栄養の供給不足による角膜上皮障害を引き起こす(**図２b**)。眼検査では涙液層破壊時間(Tear

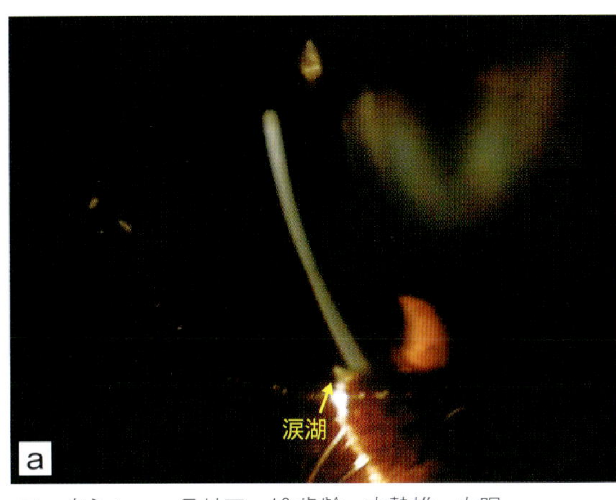

ヨークシャー・テリア，10 歳齢，去勢雄，右眼
涙湖は，下眼瞼と角膜の間のスペースを指す

b
涙丘

チワワ，9 歳齢，避妊雌，左眼

図 1　涙湖および涙丘

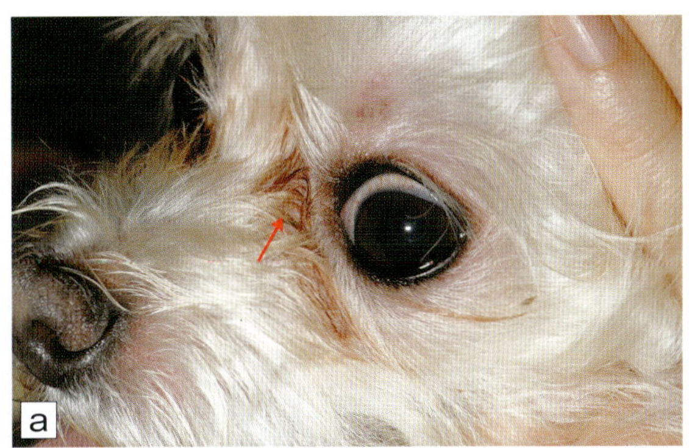

下眼瞼内側から溢れ出た涙液が被毛を濡らし，茶色に着色されている

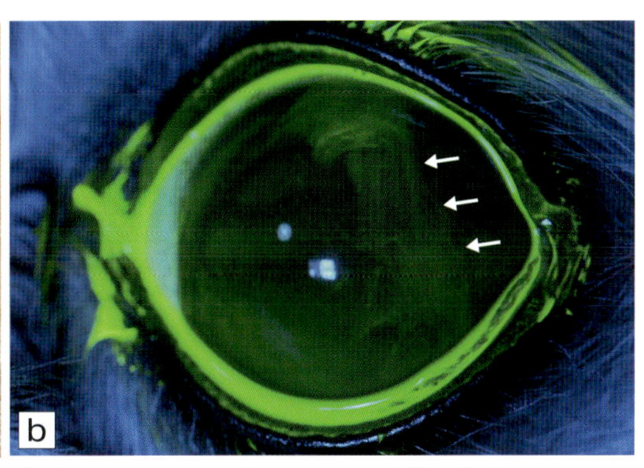

角膜の 1 時～ 5 時方向にかけて，帯状に薄くフルオレセインに染色されている角膜上皮障害領域が認められる

図 2　流涙症の外観と角膜フルオレセイン染色
雑種犬（トイ・プードル×マルチーズ），1 歳齢，雌

表 1　流涙症の要因

1）涙液排出経路の異常（閉塞性流涙症）	涙点閉鎖症 小涙点症 涙嚢炎 鼻涙管閉塞
2）涙液産生量の増加（分泌性流涙症）	角膜刺激によるもの（睫毛乱生，睫毛重生，異所性睫毛） 眼疼痛によるもの
3）眼表面への涙液保持の低下	涙丘の毛の眼表面への接触 マイボーム腺機能不全 内眼角の構造異常

涙点
涙小管
涙嚢
鼻涙管

図 3　犬の涙点，涙小管，涙嚢，鼻涙管

breakup time，以下 BUT）の短縮と，点状表層角膜症（Superficial punctate keratopathy）が認められる。

流涙症の原因を追究していく際に筆者は，1）涙液排出経路の異常，2）涙液産生量の増加，3）眼表面への涙液保持の低下，の 3 つの要因に分けて診断していく（**表 1**）。

2-1）涙液排出経路の異常による流涙症

閉塞性流涙症ともいう。下眼瞼の涙湖に貯留された涙液は，瞬目時に上涙点と下涙点から涙小管内に引き込まれる。涙小管内の涙液は涙嚢で一緒になり，鼻涙管を通って外鼻孔付近の鼻腔内に排出される（**図 3**）。涙点は約 1 ×0.3 mm の楕円形をしたスリットであり，内眼角から 2 ～ 5 mm の位置の上下の眼瞼結膜に

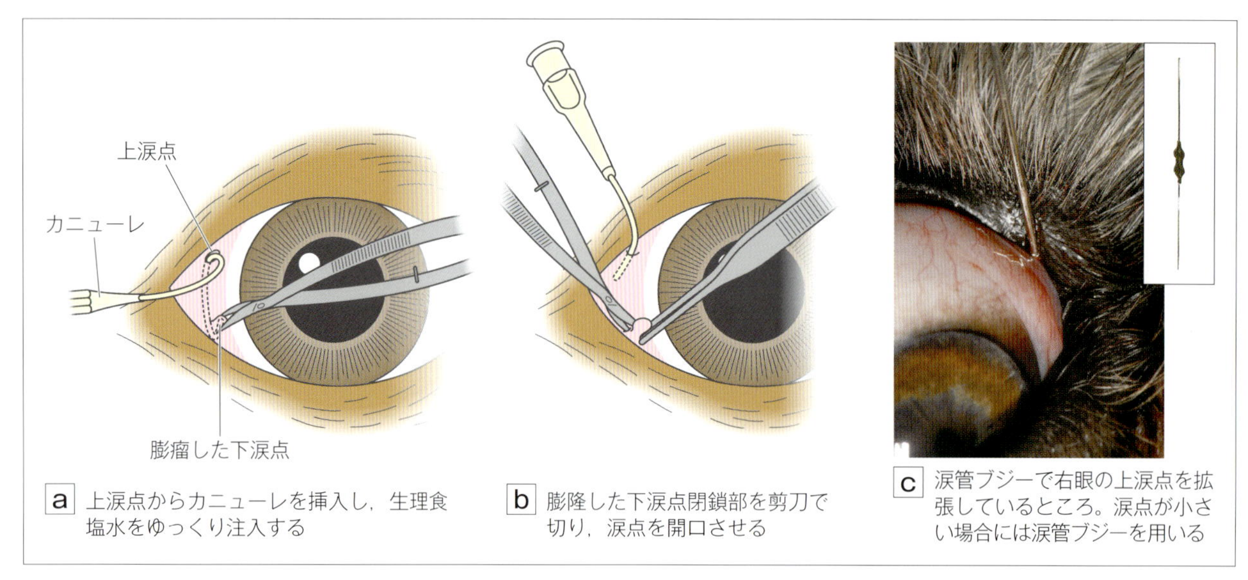

a 上涙点からカニューレを挿入し，生理食塩水をゆっくり注入する

b 膨隆した下涙点閉鎖部を剪刀で切り，涙点を開口させる

c 涙管ブジーで右眼の上涙点を拡張しているところ。涙点が小さい場合には涙管ブジーを用いる

図4　下涙点の閉塞の解除法
写真提供（c の症例写真）：日本獣医生命科学大学・余戸拓也先生

存在している[15,19]。涙小管は直径が 0.5～1 mm で長さが 4～7 mm である[19]。鼻涙管の直径は約 1 mm で，長さは短頭種，中頭種，長頭種で大きく異なる。短頭種では鼻涙管が短く，鼻腔の尾側もしくは鼻咽頭に開口していることもある[17]。約 50％の犬では，切歯後方の硬口蓋の口腔粘膜に 2 つ目の開口部として存在している[55]。この涙液排出経路のどこかに異常を来すことにより，流涙症の症状が現れる。以下にその要因を挙げていく。

2-1-1）涙点閉鎖症

先天的な異常の中では，最も多く認められる疾患である。上涙点のみ，下涙点のみ，もしくはその両方の閉鎖とバリエーションがある。上涙点のみの閉鎖の場合には，臨床症状を伴わないことが多いが，下涙点が閉鎖している場合には幼齢期から流涙症を伴うことが一般的である。アメリカン・コッカー・スパニエル，ゴールデン・レトリーバー，トイ・プードルなどで認められることが多い[4]。診断は，拡大鏡を用いて涙点の存在を確認する。下涙点の閉鎖症に対しては治療を行う。上涙点からカニューレを挿入した後，生理食塩水をゆっくり注入し，膨瘤した下涙点閉鎖部を剪刀で切り，涙点を開口させる（**図4a，b**）。開口させた涙点が小さい場合には，涙管ブジーを行い涙点を拡張させる（**図4c**）。

2-1-2）小涙点症

下涙点の発育不全や狭窄により，流涙症が認められる。拡大鏡により小涙点が確認されたら，涙管ブジーを行い涙点を拡張させる。

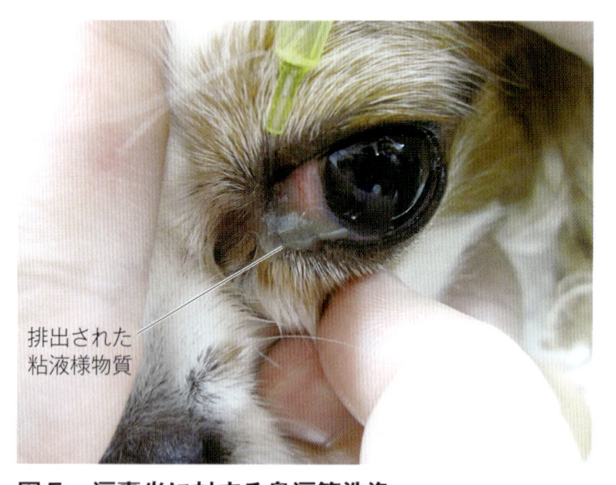

図5　涙嚢炎に対する鼻涙管洗浄
キャバリア・キング・チャールズ・スパニエル，6 歳齢，避妊雌
上涙点からカニューレにて生理食塩水を注入し洗浄を行う。下涙点から黄色味をおびた粘液様物質が排出されている

2-1-3）涙嚢炎

涙嚢炎とは，涙嚢および鼻涙管の炎症を指す。症状は，粘液性もしくは粘液膿性の眼脂が認められる他，結膜の炎症も認められる。涙嚢付近の疼痛を示すこともあるが，疼痛を示さないこともある。また，鼻涙管近位の感染巣が結膜嚢に再感染を起こすこともある。鼻涙管に嚢胞性の拡張があると，慢性の涙嚢炎を引き起こす[20,35,62]。重度の涙嚢炎では，滲出物や細菌性眼瞼炎が認められ，診断を複雑にする。涙嚢炎を引き起こす原因として，植物のノギや砂，埃，粘液性の塊などの異物が確認されることもあるが，原因が特定できないことの方が多い[56]。鼻涙管の洗浄により，鼻や涙点から粘液様の物質が排出される（**図5**）。

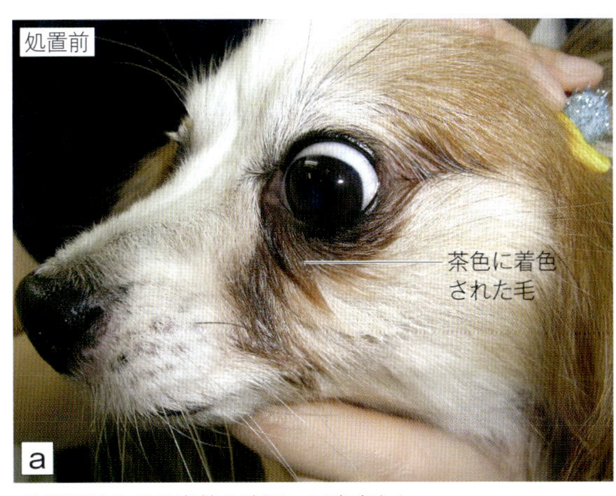

２週間前からの突然の流涙。眼疼痛なし

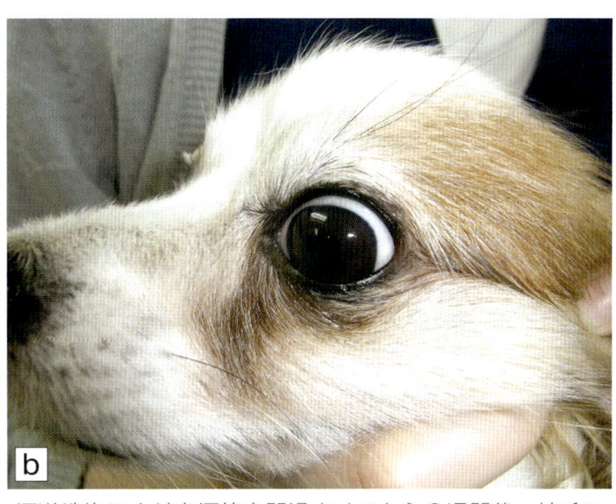

涙道洗浄により鼻涙管を開通させてから２週間後。被毛の着色は残存しているものの，流涙は認められない

図６　鼻涙管閉塞による流涙症
パピヨン，10歳齢，避妊雌

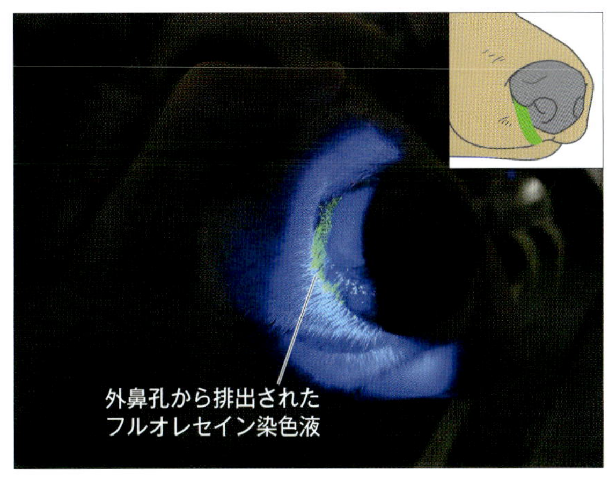

図７　鼻涙管開通の確認
ミニチュア・ダックスフンド，６歳齢，去勢雄
右眼にフルオレセイン染色を行った１分後。コバルトブルー光を当てたところ

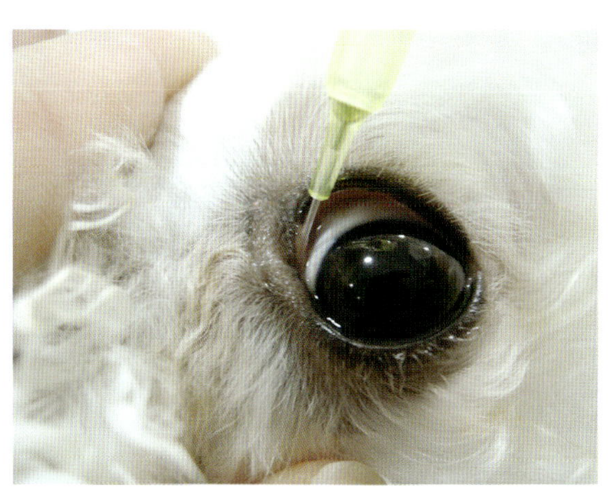

図８　上涙点へのカニューレの挿入（鼻涙管の開通試験）
ビション・フリーゼ，１歳齢，避妊雌
本症例の上涙点は内眼角から約４mmの眼瞼結膜に存在している。左眼の上涙点に24Ｇ留置針の外套を挿入したところ

治療は，頻回の鼻涙管の洗浄と，抗菌薬とステロイドの点眼である。改善が認められない場合には，数週間カテーテルを鼻涙管に留置して，洗浄と薬剤（抗菌薬とステロイド）の投与を行う。内眼角周辺に皮膚炎が併発している場合には，抗菌薬の全身投与を併用する。鼻涙管に嚢胞性の拡張がある場合には，外科的切除が必要とされる[20,35,62]。

2-1-4）鼻涙管閉塞

鼻涙管閉塞は，何らかの原因で鼻涙管が詰まっている状態である。閉塞の原因は，先天的な解剖学的異常や涙嚢炎の粘液様物質による閉塞が一般的である。急性に鼻涙管が閉塞すると，流涙の症状は強く出る（**図６**）。鼻涙管の開存性は，眼表面にフルオレセイン染色液を垂らすことで確認できる[7]。垂らしたフルオレセイン染色液が外鼻孔から確認できたら，鼻涙管は開通していると評価できる（**図７**）。しかし，短頭種では鼻涙管が鼻腔の尾側もしくは鼻咽頭に開口しているケースも存在するため，外鼻孔から確認できないからといって早急に閉塞であると評価すべきではない。

鼻涙管閉塞が疑われたら，鼻涙管の開通試験を行う。涙点からカテーテルを挿入し，生理食塩水をゆっくり注入することで開通性を確認する。筆者は，24Ｇ留置針の外套を上涙点から挿入し，生理食塩水を注入している（**図８**）。生理食塩水を注入する際は，誤嚥を防止するために鼻を下に向ける必要がある。粘液様の物質で閉塞している時には，下涙点もしくは鼻孔から閉塞物が出てくることがある。これらの処置は，おとなしい症例では点眼麻酔だけで十分に行えるが，必要

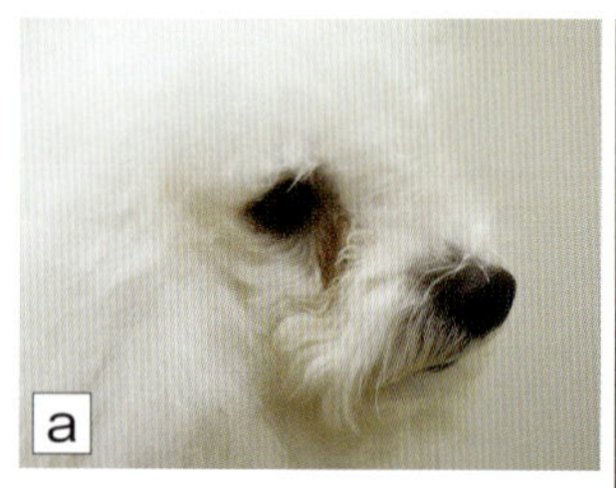

右眼から流涙が認められ，被毛が茶色に着色している。左眼も同様であった

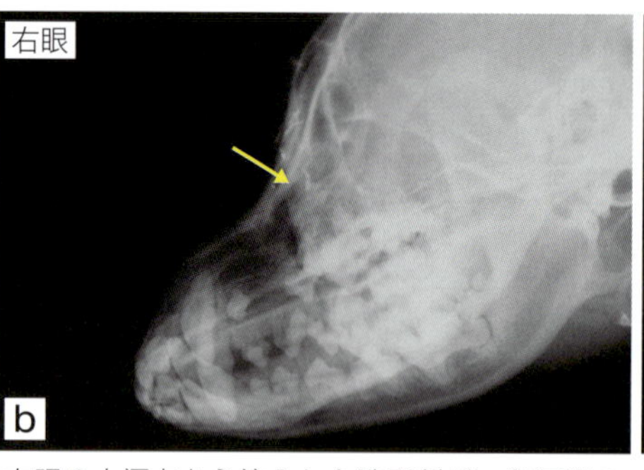

右眼の上涙点から注入した造影剤が，鼻涙管の近位で途切れている

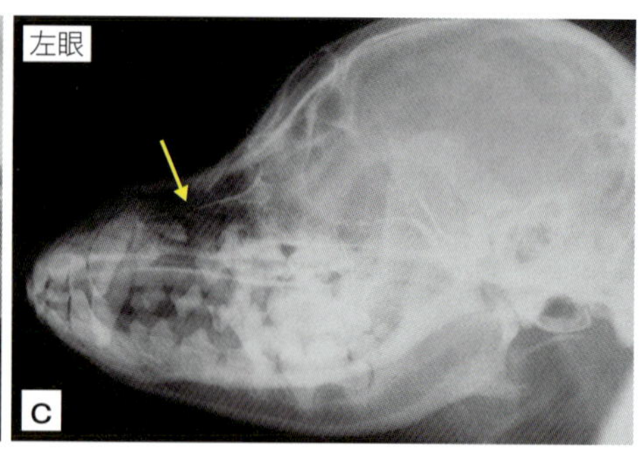

鼻涙管造影部分の遠位が細くなっており，外鼻孔まで造影されていない

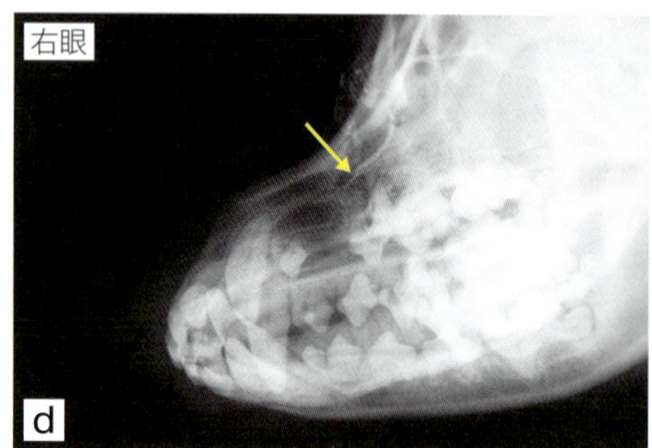

鼻涙管洗浄後(下涙点から粘液様物質が排出された)。造影剤が少し進んでいるが，依然開通はしていない

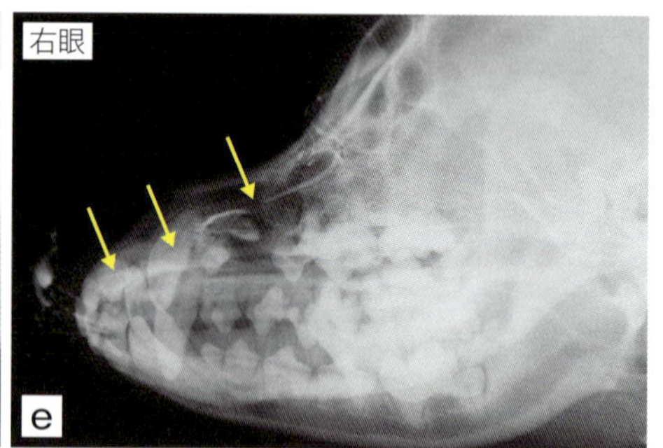

週 1 回の鼻涙管洗浄を 4 カ月間継続した後。鼻涙管が開通し外鼻孔に造影剤が認められるものの，部分的に造影されてない

図９　鼻涙管閉塞(涙道造影)

図８と同一症例

に応じて鎮静や全身麻酔を施す。

鼻涙管が閉塞しており，洗浄により開通しない場合や，鼻涙管の閉塞を繰り返す場合には，涙道造影を行う。24 G 留置針の外套を上涙点から挿入した後，造影剤をゆっくり注入する。下涙点から漏れ出た造影剤は，すぐに拭き取る。涙道内が造影剤で満たされたら，留置針の外套を抜き，側方向から X 線撮影を行う(**図９**)。背腹方向は頭蓋骨と重なってしまうため，良好な画像は得られない。X 線撮影の代わりに X 線 CT 撮影を行うことで，より良好な画像が得られるかもしれない。

再発を繰り返す慢性涙嚢炎では，嚢胞が造影されることがある。粘液様の物質が貯留している部位は，炎症により狭窄することもある。完全に閉塞している場合には，閉塞部位を確認することができる。

2-2)涙液産生量の増加による流涙症

分泌性流涙症ともいう。角膜への刺激や眼疼痛によって涙液産生量は増加する。本稿では，眼疼痛による涙液産生量の増加については言及せず，眼疼痛を伴わない角膜刺激による涙液産生量の増加のみ記述する。

涙液産生量を増加する疾患として，代表的なものに睫毛疾患が挙げられる。睫毛疾患は犬に多く，猫ではまれである。片側もしくは両側で発生し，上眼瞼，下眼瞼ともに罹患する可能性がある。睫毛疾患は睫毛乱生，睫毛重生，異所性睫毛に分類される(Chapter3-3 も参照)。

2-2-1)睫毛乱生

正常な位置から生えている睫毛や付近の被毛が眼球に向かって生えており，角膜に接触している状態である(**図 10**)。短頭種などで鼻付近の襞の毛が接触している状態や，シー・ズーやプードル，マルチーズなどで涙丘の毛が角膜に接触している状態も睫毛乱生に含まれる。

治療法は，眼周囲の被毛を定期的に短くカットしたり，角膜に接触している涙丘の毛を睫毛鑷子を使って除去する。症例の性格によっては鎮静処置を施す。しかし涙丘の毛は抜いても生えてくるので，生涯にわたって継続的に抜いていく必要がある。また，涙丘の毛を外科的に切除したり，内眼角の内反を矯正する手術(Chapter3-3，図７「内眼角に見られた睫毛乱生に対する内眼角形成術」を参照)もある。短頭種で，鼻付近の襞の毛が角膜に接触している場合には，毛を抜く処置では対処できないことが多いので鼻皺襞の切除手術を検討することもある。

2-2-2)睫毛重生

マイボーム腺開口部から睫毛が生えている状態であり，数本の柔らかい睫毛重生がプードルやアメリカ

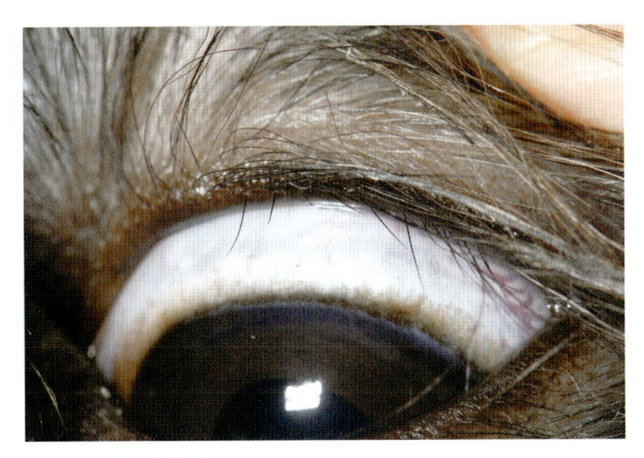

図 10　睫毛乱生
シー・ズー，1歳齢，雄，左眼
眼球方向に数本の睫毛が生えている

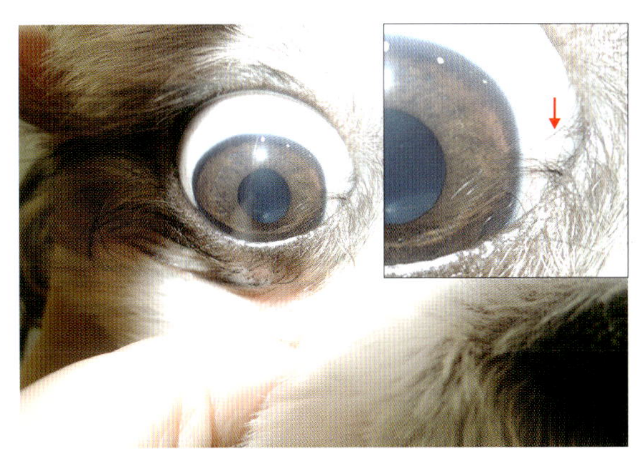

図 11　涙丘の毛が眼表面に接触している症例
シー・ズー，2歳齢，雄，右眼
涙丘から生えている毛が，眼表面に接触している。本症例は1カ月ごとに毛を抜いているが，1カ月で流涙が悪化するほど生えてくる。毛を抜くと，流涙は顕著に改善される

ン・コッカー・スパニエルなど様々な犬種に認められる。

治療法としては，定期的に異常睫毛を抜いていく一時的な方法と，電気脱毛法や凍結脱毛法，外科的切除の永久的な方法がある。

電気脱毛法は，異常睫毛が生えているマイボーム腺開口部に電極を刺し，3～5mA の電流を 15～30 秒間照射して毛包細胞を破壊する。5mA より電流を強くすると，眼瞼に瘢痕化や壊死を起こすので注意する必要がある。本法は，数本の睫毛重生に対して選択される手技であり，広範囲の睫毛重生には行うべきではない。

凍結脱毛法は，液体窒素プローブを眼瞼結膜側からマイボーム腺に接触させて，異常睫毛の毛包を破壊する。－25℃で毛包は破壊され，眼瞼への悪影響はない。－30℃を下回ると，眼瞼の瘢痕化や壊死を起こす。

電気脱毛法と凍結脱毛法の処置後は，ステロイドもしくは非ステロイド系消炎鎮痛薬（NSAIDs）の全身投与を1週間程度行い，処置後の浮腫を軽減させる。

両手法の再発率は 10～30％である。外科的切除を行う際は，異常睫毛の毛包と眼瞼結膜を眼瞼から分離して切除を行うが，睫毛重生が広範囲に及ぶ場合には外科的切除は行うべきではない。

2-2-3）異所性睫毛

マイボーム腺からの睫毛が，眼瞼結膜を貫通して角膜を刺激している状態であり，一般的には上眼瞼に発生する。ほとんどの犬種で発生する可能性があり，若齢での発症が多い。発見するのが困難であるため，スリットランプなどで拡大して詳細に観察する必要がある。異所性睫毛は，涙液産生量の増加以外に角膜潰瘍の原因となるので，発見したら異常な睫毛とマイボーム腺を眼瞼結膜側から切除する必要がある。

2-3）眼表面への涙液保持の低下による流涙症

涙液は眼表面を覆うように存在し，角膜上皮へ酸素や栄養を供給している。涙液保持が低下すると，角膜乾燥による刺激が強くなるために涙液の分泌が増加する。涙液が眼表面に保持できなくなる原因として，涙丘の毛の眼表面への接触，マイボーム腺機能不全，内眼角の構造異常が挙げられる。

2-3-1）涙丘の毛の眼表面への接触

涙丘から生えている毛が，眼表面に接触することで涙液が毛を伝って流れ出て流涙症を引き起こす状態で，睫毛乱生のタイプの1つである（**図 11**）。シー・ズー，ラサ・アプソ，チベタン・スパニエルなどの短頭種に多く認められる。治療法は，定期的に涙丘の毛を抜いていくのが一般的であるが，涙丘の毛に対する外科的な治療での好成績も報告されている[64]（Chapter3-3，図7「内眼角に見られた睫毛乱生に対する内眼角形成術」を参照）。

2-3-2）マイボーム腺機能不全

涙液膜最表層の油層は，涙液を眼表面に保持するはたらきがある。涙液油層はマイボーム腺から分泌される脂によって構成されているが，マイボーム腺機能不全では涙液中への脂の分泌が低下する（**図 12**）。

犬ではマイボーム腺機能不全の診断基準は確立していないが，ヒトでは診断基準が定められている[2]。ヒトの診断基準は①自覚症状（眼不快感，異物感，乾燥

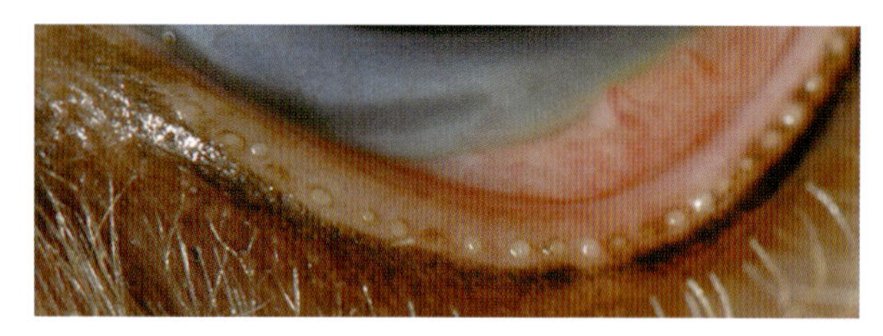

図 12　マイボーム腺機能不全(油脂の排出低下)
トイ・プードル，2歳齢，雄
下眼瞼のマイボーム腺開口部に，脂の塊が栓となって塞いでいる

感)，②マイボーム腺開口部周囲異常所見(血管拡張，粘膜皮膚移行部の前方または後方移動，眼瞼縁不整の3項目うち1項目以上)，③マイボーム腺開口部閉塞所見(マイボーム腺開口部閉塞所見，拇指による眼瞼の中等度圧迫でマイボーム腺から油脂の圧出が低下，の両方を満たす)の3項目を満たすことである。この診断基準をそのまま犬に用いることは困難であるが，参考にする部分は大いにあると感じる。

マイボーム腺機能不全の原因としては，加齢やホルモンバランスの変化の他に，マイボーム腺の細菌感染が考えられている。流涙を呈した犬の70%で，マイボーム腺から細菌が検出されたとの報告もある[44]。

マイボーム腺機能不全では，温罨法が治療として用いられる。温めることにより，脂を溶かしてマイボーム腺の導管閉塞を取り除くとともに，血流を上げる効果もある。筆者は，濡らしたタオルを電子レンジなどで温め，熱くない温度であることを確認した後に眼瞼に軽く押し当てて，タオルが温かくなくなるまで継続してもらう方法をクライアントに指導している。1日2回を目安にし，可能であれば回数を増やしてもらう。その他に，ヒトではマイボーム腺機能不全の患者に対してドキシサイクリンの全身投与や，3%ジクアホソルナトリウム点眼の有効性が報告されている[3,65]。

2-3-3)内眼角の構造異常

内眼角の構造異常は，内眼角側の下眼瞼が問題となる。下眼瞼の内側眼瞼縁が角膜側に巻き込まれることで，涙点を部分的に障害し，涙小管を狭くする。この異常は，トイ・プードルやマルチーズなどのトイ犬種と，シー・ズーやパグなどの短頭種に多く認められる。治療には Hotz-Celsus 変法による内眼角の外科的矯正が用いられることが多いが，涙丘の毛と狭い内眼角の靭帯を同時に矯正する内眼角形成術も行われる[27]。

3)乾性角結膜炎

乾性角結膜炎(Keratoconjunctivitis sicca，以下 KCS)は，涙腺と瞬膜腺の同時の機能障害によって引き起こされることが知られている[21]。KCS は，涙液水層の病的な減少によって引き起こされ，シルマー検査(以下 STT)で 15 mm/min 以下の値を示し，かつ眼表面の病態を伴う疾患と定義されている[50]。犬の KCS では，涙液中の水層の欠乏によって角膜および結膜の慢性炎症と視覚機能の異常を引き起こす[29,30,43]。

犬の涙腺と瞬膜腺の涙液水層の分泌割合は，1970年代から研究されている。健常犬の涙腺を外科的に切除すると，STT 値は平均15%減少し，瞬膜腺を切除すると STT 値は平均42%減少し，涙腺と瞬膜腺の両方を切除すると STT 値は 0 mm/min となり KCS の症状が認められると報告されている[23]。一方，別の報告では，健常犬の瞬膜腺を切除しても STT 値はほとんど変化せず，涙腺を切除すると STT 値は減少し，涙腺と瞬膜腺を切除すると KCS になると報告されている[18]。また，健常ビーグル犬の瞬膜腺を外科的に切除すると，切除後3～7カ月で KCS を発症し，STT 値は12カ月後には切除前まで回復するが，BUT は12カ月後でも短縮したままであると報告されている[49]。

○原因

KCS の原因として犬で一般的に認識されているのは，局所的な自己免疫疾患であり，その診断は涙液分泌腺の病理学的変化と，免疫抑制薬の局所投与による臨床経過により判断される[25,29,32,39,53,64]。KCS の自己免疫性腺炎に付随する最も一般的な病理組織学的病変は，涙腺および瞬膜腺の多巣性で様々な程度の線維化を伴うリンパ球，形質細胞の浸潤である。しかし KCS 罹患犬のうち，およそ50%は腺組織の形態学的な変化は軽度～中程度であり，涙液が著しく減少しているにもかかわらず形態学的に腺機能の欠乏が説明できない症例も存在する[29]。最近では，KCS 罹患犬の瞬膜腺において，水チャネルの1つであるアクアポリン5の発現が著しく低下していることが報告されている[60]。

その他の KCS の原因として，外傷，神経学的な異常，先天的な異常，ジステンパーウイルス(CDV)感染症，放射線治療，糖尿病，瞬膜腺の切除がある。また，スルホンアミド，フェナゾピリジン，スルファジアジン，スルファサラジン，トリメトプリム・スルホンアミド合剤などの薬物毒性などが挙げられ

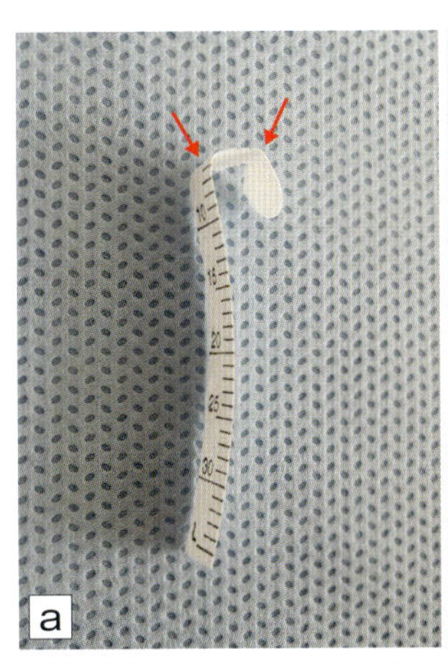

試験紙を２カ所で折り曲げると脱落しにくい

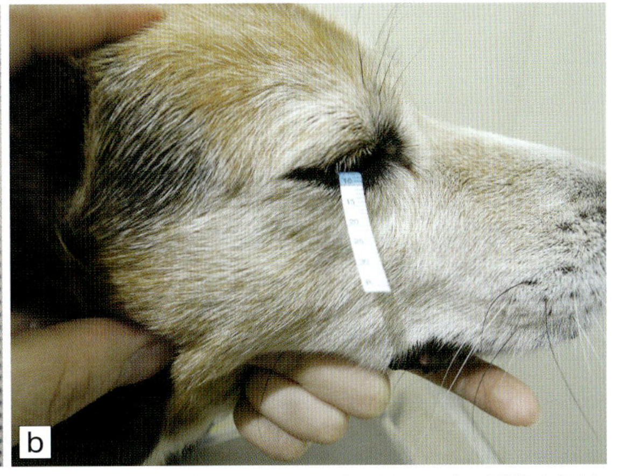

２カ所で折り曲げることで，眼瞼の厚みによる影響を軽減できる。眼瞼が厚い犬種ほど脱落を防げる印象がある

図 13　シルマー検査

る[1,10,33,46,52]。

○好発犬種

特定の品種に偏ってKCSが発症していることから，遺伝的素因が示唆されている[22,31]。754症例の疫学的検討でHelperは，KCS発症の相対的リスクが著しく高いのは，イングリッシュ・ブルドッグ，ウエスト・ハイランド・ホワイト・テリア，パグであり，比較的高いのはヨークシャー・テリア，アメリカン・コッカー・スパニエル，ペキニーズ，ミニチュア・シュナウザー，イングリッシュ・スプリンガー・スパニエルであると報告している[22]。

Kaswanらは前述の犬種の他に，KCS発症の危険性が高い犬種としてボストン・テリア，キャバリア・キング・チャールズ・スパニエル，ラサ・アプソ，ブラッドハウンド，サモエドを追加している[31]。また，ウエスト・ハイランド・ホワイト・テリアは雌の方が罹患しやすいことが報告されている[5,51]。

○症状

KCS罹患眼の典型的な初期症状は，角膜および結膜の炎症と，断続的な粘液性もしくは粘液膿性の眼脂である。KCSが進行すると眼表面の光沢が欠如し，結膜が重度に充血し，永続的な粘稠度の高い眼脂が観察される。

KCSが重度になると，広範囲の角膜血管の新生と色素沈着を伴う進行性の角膜炎が発生する。KCSの病態が進行することによって，罹患した眼局所の不快感が増加し，眼瞼痙攣が持続する。犬種別に見てみると，キャバリア・キング・チャールズ・スパニエルとシー・ズーは，ウエスト・ハイランド・ホワイト・テリアとイングリッシュ・コッカー・スパニエルと比較して，KCSに随伴した潰瘍性角膜炎の発症が多い[50]。

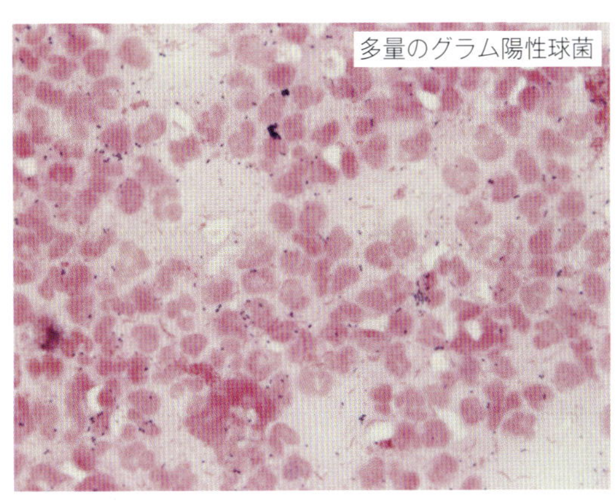

図 14　KCS罹患犬の結膜嚢細胞診（グラム染色）
シー・ズー，８歳齢，避妊雌

○診断

KCSの診断はSTTにて行う（**図 13**）。STTには，点眼麻酔を施さずに行うSTT-1と，点眼麻酔を施して行うSTT-2があるが，臨床的にはSTT-1を用いることがほとんどである。STT-1は涙湖の貯留涙液と，１分間の基礎分泌涙液と，１分間の反射性涙液の合計値であり，下眼瞼の外側１／３の位置にシルマー試験紙を挟んで測定する。STT-1の結果が15 mm/min以下であればKCSと診断する。慢性的な眼脂や結膜充血は，KCSを疑う重要な症状である。KCS罹患犬の結膜細胞診検査では，細菌感染が検出されることも多い（**図 14**）。神経学的な異常によるKCSでは，ドライノウズ（鼻鏡の乾燥）も認められる[36]（**図 15**）。

○治療

KCSの治療は，原因により異なってくる。神経学的な異常によるKCSでは，１～２％ピロカルピン点眼液の経口投与を行う[36]。体重10 kgあたり１滴を基

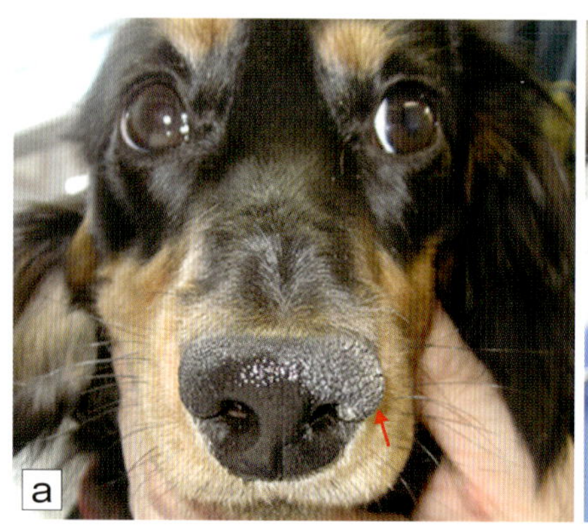

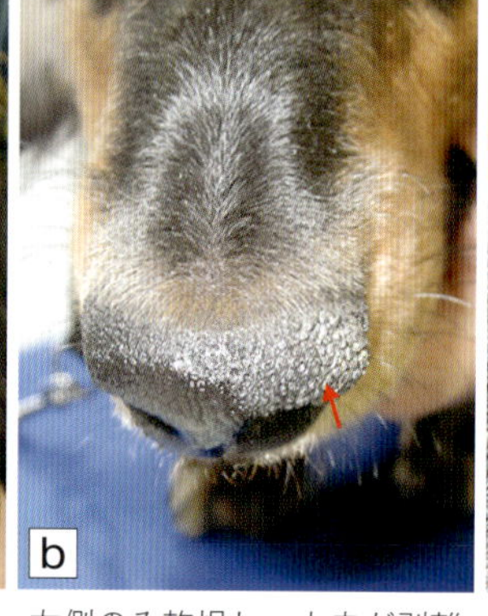

左側のみ乾燥し，上皮が剥離している

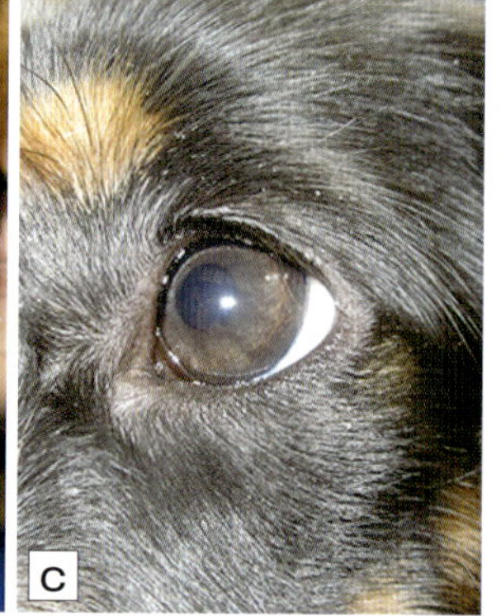

左眼の涙液メニスカス(角膜と下眼瞼の間に貯留している涙液の高さ)はほとんどない。STT 値：0 mm/min

図 15　神経異常による KCS

ミニチュア・ダックスフンド，1歳齢，去勢雄
飼育開始時から，鼻の左側のみに乾燥が認められていた(a，b)。両眼とも角膜の光沢があり，透明性も保たれている(a)。若齢では，涙液中のムチンや油脂が正常に維持されているため角膜に光沢があり，炎症所見は認められない(c)。STT を行わなければ，涙液量減少を確認しにくい

準とし，流涎や嘔吐，下痢などの副作用が認められなければ1滴ずつ増量していく。

局所的な自己免疫疾患による KCS では 0.2％シクロスポリン製剤であるオプティミューンを1日2回点眼する。細菌感染が併発している場合には，広域抗菌薬の点眼の使用を検討する。オプティミューンは即効性がないため，添付文書では6週間の投与後に効果判定を行うことが推奨されている。涙液産生量の増加がなくても，角膜光沢や眼脂，結膜充血などの臨床症状の改善が認められれば，効果があると判断する。オプティミューンの点眼で涙液産生量が回復しても，点眼を中止すると再度涙液産生量は低下するため，点眼回数を減らすことはできても点眼を中止できないことが多い[26]。近年では，タクロリムスやピメクロリムスという新しい免疫抑制薬の効果も報告されているが，高価であったり，自家調整が必要であるなど問題点も多い[24,42]。

筆者は，クライアントの同意が得られたら瞬膜腺の病理組織検査を行い，腺房構造の存在を確認している(**図 16**)。長期間無治療であった KCS 症例では，涙腺や瞬膜腺の線維化が進行して腺房構造が消失するため，シクロスポリンなどの免疫抑制薬の効果は期待できないと判断する。すでに腺組織の線維化に陥っている KCS や，放射線治療や瞬膜腺切除による KCS では，涙液量回復の治療に反応しないことがほとんどである。そのような場合には，人工涙液やヒアルロン酸などの粘弾性物質の点眼で，眼表面に潤いを与える対症療法を行っていく。眼軟膏製剤は，液体点眼薬よりも角膜湿潤持続時間が長いため，頻繁に点眼できない場合に筆者は処方している。

4)乾性角結膜炎以外の結膜炎

4-1)結膜炎

結膜炎は，一次的(原発)と二次的(続発)に分類される。一次的な結膜炎の原因は，細菌感染，ウイルス感染，真菌感染，寄生虫感染，免疫介在性，涙液層の異常など多岐にわたる。

同様に様々な眼関連疾患は二次的に結膜炎を引き起こすので，詳細な眼検査(シルマー検査，フルオレセイン染色，眼圧測定，スリットランプ検査，眼底検査など)を行い原発疾患の存在を確認する。原発疾患が確認されたら，そちらの治療を行う。結膜炎の主な臨床症状は，結膜充血，眼脂，結膜浮腫，濾胞形成である。

4-2)細菌性結膜炎

細菌性結膜炎では，膿性眼脂を伴う。結膜細胞診検査では，多量の好中球が確認され，菌体が検出されることもある。犬では *Staphylococcus aureus* や *Streptococcus* spp. などが結膜嚢から分離される。アウトドアで川遊びを行った後に，急性細菌性結膜炎を起こすことがある(**図 17**)。治療は，広域抗菌薬の点眼を行う。抗菌薬の点眼が効かない場合には薬剤感受性試験を行うこともあるが，一般的には治療反応はよい。

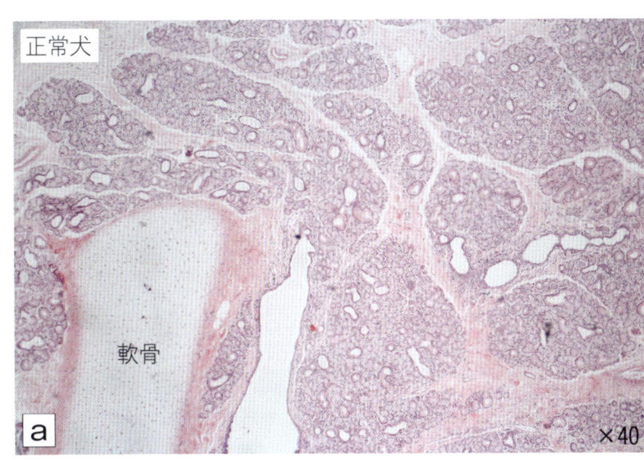

ビーグル，2歳齢，雄。瞬膜腺中の軟骨の周囲に，腺房構造がしっかりと確認できる

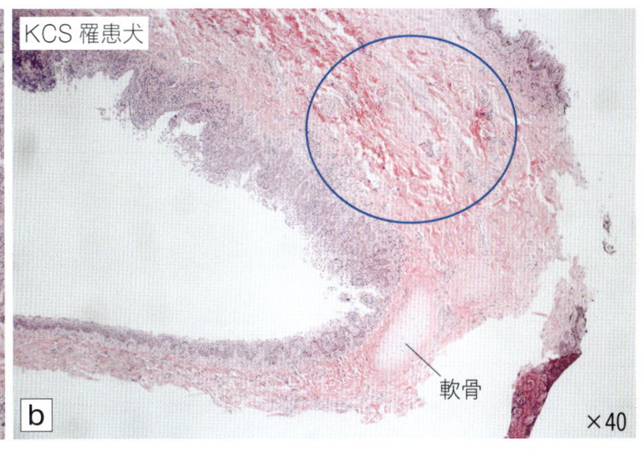

ビーグル，6歳齢，雄。瞬膜腺中の軟骨周囲の腺房構造は完全に消失し，瞬膜腺が萎縮しているため，結膜上皮と瞬膜軟骨が非常に接近している。また，消失した腺房構造の部分は線維組織に置き換わっている（丸囲み）

図 16　瞬膜腺の組織学的検査所見（HE 染色）

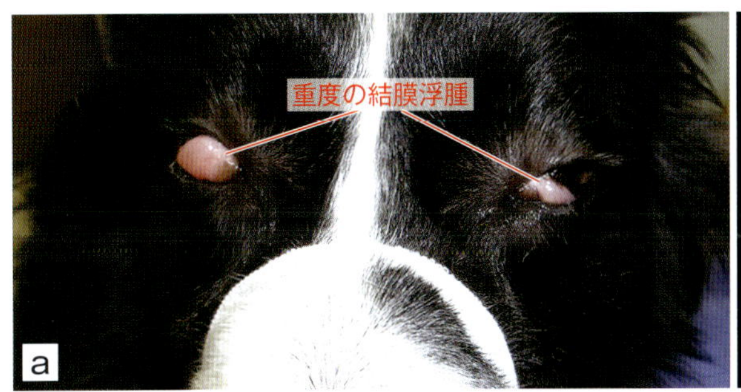

重度の結膜浮腫を主訴に来院

右眼
粘液膿性眼脂
b

瞬膜の結膜が浮腫を起こして著しく腫脹し，眼表面をほとんど覆ってしまっている。粘液膿性眼脂も認められる

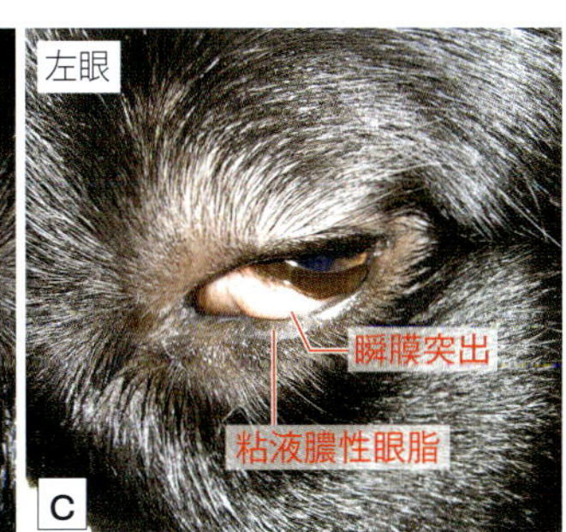

瞬膜の結膜が浮腫を起こし，眼疼痛のため瞬膜が突出している。粘液膿性眼脂も認められる

図 17　急性細菌性結膜炎

ボーダー・コリー，7歳齢，去勢雄，両眼
6時間前に湖で泳いだとのこと

猫では，クラミドフィラ感染による結膜炎が室外飼育の猫を中心に認められる。結膜細胞診検査で細胞質内の封入体が検出されることもあるが，近年ではPCR 法を用いた診断が行われる。クラミドフィラ感染に対しては，ドキシサイクリン 5 mg/kg，1日2回での内服や，エリスロマイシンやニューキノロンの点眼が使用されるが，治療には1カ月以上を要する（詳細は Chapter11 を参照のこと）。

4-3）ウイルス性結膜炎

ウイルス性結膜炎は，猫のヘルペスウイルス1型（FHV-1）感染が一般的である。炎症が強く，結膜上皮がびらんを起こすと，結膜癒着が起こる。幼齢猫の原発性感染で重症化しやすく，角膜まで病変が及ぶこともある。PCR 法を用いて診断を行うことが可能である。治療法は Chapter2-6 を参照。

4-4）真菌性結膜炎

真菌性結膜炎はまれであり，眼瞼周囲の粘稠度の高い滲出液が特徴である。病状は慢性化することが多く，抗菌薬の治療に反応しない。免疫抑制治療や猫免疫不全ウイルス（FIV）感染などの免疫力低下時には注意が必要である。診断は培養と細胞診で行う。眼に真菌の存在が確認されたら，ピマリシンを1日6～8回点眼する。

4-5）寄生虫性結膜炎

犬・猫では，東洋眼虫感染による結膜炎が一般的である（**図 18**）。西日本など温暖な気候の地域に多く，メマトイの媒介により寄生する。結膜充血の他に，粘液性眼脂や流涙が認められ，虫体の刺激感でしきりに眼を擦ることもある。眼表面や結膜嚢を観察すると，体長 8～16 mm の白色の小線虫が確認される。

治療はオキシブプロカインで表面麻酔を施した後に虫体を摘出する。結膜嚢内や瞬膜の裏側に寄生してい

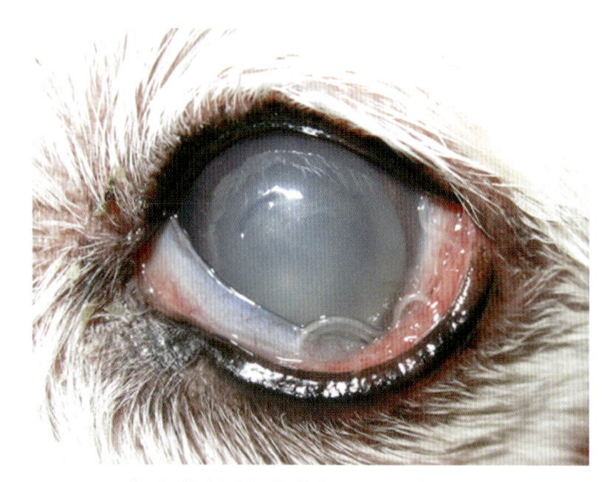

図 18　寄生虫性結膜炎(東洋眼虫の寄生)
雑種犬，13 歳齢，避妊雌，左眼
左眼に合計 12 匹の東洋眼虫が寄生していた。東洋眼虫の刺激で結膜に充血が認められる。本症例は悪性腫瘍に罹患し，寝たきりの状態であった。そのため，媒介となるメマトイを振り払うことができなかったと考えられる

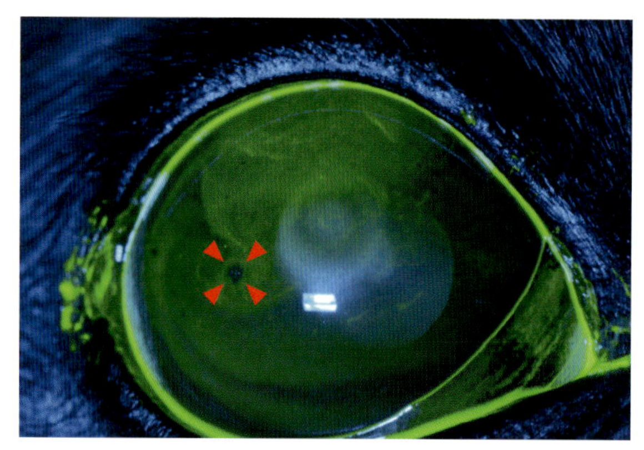

図 19　ムチン層の異常(膜型ムチンの欠損)による結膜炎
キャバリア・キング・チャールズ・スパニエル，６歳齢，避妊雌，右眼
フルオレセイン染色後に数回瞬目させた後に開瞼させた所見。角膜上に円形にフルオレセインが欠損した領域(spot break)が認められた

る虫体は見落とされやすい。

10％イミダクロプリドと 2.5％モキシデクチンの合剤であるスポット薬(アドボケート)の滴下後９日で，95％の犬で完全に駆虫されたとの報告があり，虫体摘出後の補助的投与として有効であると思われる[6]。

4-6)免疫介在性結膜炎

免疫が関与する結膜炎で代表的なのが，アレルギー性結膜炎である。全身性のアレルギーやアトピーの一症状として，結膜炎が認められる。眼周囲の紅斑や結膜充血，粘液性眼脂が認められる。診断には結膜細胞診検査が有用であり，ヒトのように好酸球は認められないが，リンパ球や形質細胞が認められる。治療にはステロイドの点眼を行うとともに，全身への治療も併せて行う。

4-7)涙液層の異常による結膜炎

涙液はムチン層，水層，油層から構成されており，そのいずれかに異常が起きると結膜炎が起こる。涙液水層の減少では，結膜充血や粘液膿性眼脂などの臨床症状が強く出るが，ムチン層の異常および油層の異常では顕著な結膜充血は認められずに，軽度の粘液性眼脂のみ認められることもしばしばである。涙液水層の減少による KCS と，油層の異常を引き起こすマイボーム腺機能不全は前述しているので，ここではムチン層の異常のみ記述する。

古くは涙液中のムチンは，角膜上皮と涙液水層の間にのみ存在すると考えられていた。しかし，近年では疎水性の角膜上皮に対して水との親和性を高める膜型ムチンの他に，涙液水層にも分泌型ムチンが大量に存在し，涙液と角膜上皮の相互作用に複合的にはたらいていることが報告されている[14,45]。ムチンは結膜の杯細胞から分泌され，結膜円蓋部では杯細胞の密度が高い。ムチンの欠乏は涙液の安定性を低下させ，眼球表面の乾燥を引き起こす[11]。

ムチンの異常の診断はローズベンガル染色およびフルオレセイン染色で行う。ローズベンガル染色は，ムチン層の剥離している領域や変性・壊死した角膜上皮細胞が赤色に染色される。フルオレセイン染色では BUT を測定する。

膜型ムチンが欠損している領域では，開瞼した時に spot break(円形のフルオレセイン欠損像)が確認される(**図 19**)。開瞼時には涙液層が形成されるが，検査のたびに異なった部位で涙液層の破壊が認められる場合には，分泌型ムチンの減少の可能性も考えられる。

ムチンの異常に対する治療には，３％ジクアホソルナトリウムを１日６回点眼する。ヒトでは３％ジクアホソルナトリウムの点眼で，ドライアイ症状の改善が多数報告されている[28,38,40,57]。また，３％ジクアホソルナトリウムは分泌型ムチンだけではなく，膜型ムチンの分泌も促進させる可能性も報告されている[58]。２％レバミピド点眼液も涙液中のムチン様物質を増加させ，ヒトではドライアイ症状の改善が報告されている。犬では３％ジクアホソルナトリウムの点眼で，点眼 180 分後に分泌型ムチン(MUC5AC)の涙液中濃度が上昇することが報告されている[59]。

Point

経験上，慢性の眼脂や充血を認める犬でKCSが見落とされているケースも比較的多い。KCSは治療が遅れると涙液量が回復せず，重度の視覚障害を引き起こすので，早期の診断と治療が重要である。

犬の場合

- 流涙症の原因を追究していく際には，涙液排出経路の異常，涙液産生量の増加，眼表面への涙液保持の低下を評価する。角膜潰瘍やぶどう膜炎などの疼痛性眼疾患に伴う流涙症は確実に除外しておく。
- 涙液排出経路を確認するには，眼表面にフルオレセイン染色液を垂らして外鼻孔から排出されるかを確認する。
- 閉塞が確認された場合は，涙点からカニューレを挿入し，生理食塩水を注入して開通を確認する。
- 涙液産生量が増加する原因は，睫毛疾患が最も多い。
- 眼表面の涙液保持が低下する原因には，涙丘の毛の眼表面への接触，マイボーム腺機能不全，内眼角の構造異常が挙げられる。
- 涙丘から生えている毛に対する治療は，外科的な治療も可能である。
- マイボーム腺機能不全には，マイボーム腺の細菌感染が関与していることもある。
- 内眼角の構造異常は，外科的矯正が必要となることが多い。
- 結膜炎以外の様々な疾患で結膜充血を呈するため，結膜充血≠結膜炎であることを認識し，結膜炎が原発性なのか続発性なのかをしっかりと評価する。
- 慢性の眼脂や結膜充血を認める犬において，KCSが見落とされているケースは比較的多い。
- STT値が15 mm/minの場合にはKCSと診断する。
- 自己免疫性腺炎によるKCSの場合には，オプティミューンなどの免疫抑制薬の局所投与を中心に治療を行い，効果判定は6週間の投与後に行うことが推奨されている。
- 原発性の結膜炎にはKCS以外に細菌性結膜炎，ウイルス性結膜炎，真菌性結膜炎，寄生虫性結膜炎，アレルギーなどの免疫介在性結膜炎，涙液層の異常による結膜炎などがある。

猫の場合

- 猫の流涙症はまれであるが，漿液性眼脂を伴うウイルス性疾患では流涙様の症状を呈することがある。
- 猫の結膜炎はFHV-1や*C. felis*などの感染症が関与していることが多い(Chapter2-6，Chapter11を参照)。

■参考文献

1) Aguirre GD, Rubin LF, Harvey CE. Keratoconjunctivitis sicca in dogs. *J Am Vet Med Assoc* 158: 1566-1579 (1971).

2) 天野史郎．マイボーム腺機能不全の定義と診断基準．新しい眼科 27：627-631(2010)．

3) Arita R, Suehiro J, Haraguchi T, et al. Topical diquafosol for patients with obstructive meibomian gland dysfunction. *Br J Ophthalmol* 97: 725-729 (2013).

4) Barnett KC. Imperforate and micro-lachrymal puncta in the dog. *J Small Anim Pract* 20: 481-490 (1979).

5) Barnett KC. Keratoconjunctivitis sicca:Sex incidence. *J Sm Anim Pract* 29: 531-534 (1988).

6) Bianciardi P, Otranto D. Treatment of dog thelaziosis caused by Thelazia callipaeda (Spirurida, Thelaziidae) using a topical formulation of imidacloprid 10% and moxidectin 2.5%. *Vet Parasitol* 129: 89-93 (2005).

7) Binder DR, Herring IP. Evaluation of nasolacrimal fluorescein transit time in ophthalmically normal dogs and nonbrachycephalic cats. *Am J Vet Res* 71: 570-574 (2010).

8) Bron AJ. The Doyne Lecture. Reflections on the tears. *Eye* 11: 583-602 (1997) .

9) Bron AJ, Tiffany JM, Gouveia SM, et al. Functional aspects of the tear film lipid layer. *Exp Eye Res* 78: 347-360 (2004).

10) Cullen CL, Ihle SL, Webb AA, et al. Keratoconjunctival effects of diabetes mellitus in dogs. *Vet Ophthalmol* 8: 215-224 (2005).

11) Danjo Y, Watanabe H, Tisdale AS, et al. Alteration of mucin in human conjunctival epithelia in dry eye. *Invest Ophthalmol Vis Sci* 39: 2602-2609 (1998).

12) Dartt DA. Interaction of EGF family growth factors and neurotransmitters in regulating lacrimal gland secretion. *Exp Eye Res* 78: 337-345 (2004).

13) Davidson HJ, Kuonen VJ. The tear film and ocular mucins. *Vet Ophthalmol* 7: 71-77 (2004).

14) Dilly PN. Structure and function of the tear film. *Adv Exp Med Biol* 350: 239-247 (1994).

15) Evans HE. Miller's Anatomy of the Dog, 3rd ed. pp.1038-1039, WB Saunders (1993).

16) Fullard RJ, Tucker D. Tear protein composition and the effects of stimulus. *Adv Exp Med Biol* 350: 309-314 (1994).

17) Gelatt KN, Gelatt JP. Handbook of Small Animal Ophthalmic Surgery. Vol. 1. Extraocular procedures. pp125-135, Pergamon Press. (1995).

18) Gelatt KN, Peiffer RL Jr, Erickson JL, et al. Evaluation of tear formation in the dog, using a modification of the Schirmer tear test. *J Am Vet Med Assoc* 166: 368-370 (1975).

19) Getty R. Sisson and Grossman's the Anatomy of the Domestic Animals, 5th ed. pp1184-1194, WB Saunders (1975).

20) Giuliano EA, Pope ER, Champagne ES, et al. Dacryocystomaxillorhinostomy for chronic dacryocystitis in a dog. *Vet Ophthalmol* 9: 89-94 (2006).

21) Helper LC. Keratoconjunctivitis sicca in dogs. *Trans Sect Ophthalmol Am Acad Ophthalmol Otolaryngol* 81: 624-628 (1976).

22) Helper LC. The tear film in the dog. Causes and underproduction of tears. *Anim Eye Res* 15: 5-11 (1996).

23) Helper LC, Magrane WG, Koehm J, et al. Surgical induction of keratoconjunctivitis sicca in the dog. *J Am Vet Med Assoc* 165: 172-174 (1974).

24) Hendrix DV, Adkins EA, Ward DA, et al. An investigation comparing the efficacy of topical ocular application of tacrolimus and cyclosporine in dogs. *Vet Med Int* 2011: 487592 (2011).

25) Holly FJ. Tear film physiology. *Int Ophthalmol Clin* 27: 2-6 (1987).

26) Izci C, Celik I, Alkan F, et al. Histologic characteristics and local cellular immunity of the gland of the third eyelid after topical ophthalmic administration of 2% cyclosporine for treatment of dogs with keratoconjunctivitis sicca. *Am J Vet Res* 63: 688-694 (2002).

27) Jensen HE. Canthus closure. *Compend Contin Educ Pract Vet* 1: 735-741 (1979).

28) Kamiya K, Nakanishi M, Ishii R, et al. Clinical evaluation of the additive effect of diquafosol tetrasodium on sodium hyaluronate monotherapy in patients with dry eye syndrome: a prospective, randomized, multicenter study. *Eye* 26: 1363-1368 (2012).

29) Kaswan RL, Martin CL, Chapman WL Jr. Keratoconjunctivitis sicca. histopathologic study of nictitating membrane and lacrimal glands from 28 dogs. *Am J Vet Res* 45: 112-118 (1984).

30) Kaswan RL, Martin CL, Dawe DL. Keratoconjunctivitis sicca: immunological evaluation of 62 canine cases. *Am J Vet Res* 46: 376-383 (1985).

31) Kaswan RL, Salisbury MA. A new perspective on canine keratoconjunctivitis sicca: Treatment with ophthalmic cyclosporine. *Vet Clin North Am Small Anim Pract* 20: 583-613 (1990).

32) Kaswan RL, Salisbury MA, Ward DA. Spontaneous canine keratoconjunctivitis sicca. A useful model for human kerato-conjunctivitis sicca: treatment with cyclosporine eye drops. *Arch Ophthalmol* 107: 1210-1216 (1989).

33) Kern TJ, Erb HN. Facial neuropathy in dogs and cats: 95 cases (1975-1985). *J Am Vet Med Assoc* 191: 1604-1609 (1987).

34) Lucarelli M, Dartt DA, Cook B, et al. The lacrimal system. *In*: Adler's Physiology of the Eye; Clinical Application. Kaufman P, Alm A, eds. pp30-43, Mosby (2003).

35) Lussier B, Carrier M. Surgical treatment of recurrent dacryocystitis secondary to cystic dilatation of the nasolacrimal duct in a dog. *J Am Anim Hosp Assoc* 40: 216-219 (2004).

36) Matheis FL, Walser-Reinhardt L, Spiess BM. Canine neurogenic Keratoconjunctivitis sicca: 11 cases (2006-2010). *Vet Ophthalmol* 15: 288-290 (2012).

37) Mathers W. Evaporation from the ocular surface. *Exp Eye Res* 78: 389-394 (2004).

38) Matsumoto Y, Ohashi Y, Watanabe H, et al. Diquafosol Ophthalmic Solution Phase 2 Study Group. Efficacy and safety of diquafosol ophthalmic solution in patients with dry eye syndrome: a Japanese phase 2 clinical trial. *Ophthalmology* 119: 1954-1960 (2012).

39) Morgan RV, Abrams KL. Topical administration of cyclosporine for treatment of keratoconjunctivitis sicca in dogs. *J Am Vet Med Assoc* 199: 1043-1046

(1991).

40) Nakamura M, Imanaka T, Sakamoto A. Diquafosol ophthalmic solution for dry eye treatment. *Advances in Therapy* 29: 579-589 (2012).

41) Nichols BA, Chiappino ML, Dawson CR. Demonstration of the mucous layer of the tear film by electron microscopy. *Invest Ophthalmol Vis Sci* 26: 464-473 (1985).

42) Ofri R, Lambrou GN, Allgoewer I, et al. Clinical evaluation of pimecrolimus eye drops for treatment of canine keratoconjunctivitis sicca: a comparison with cyclosporine A. *Vet J* 179: 70-77 (2009).

43) Olivero DK, Davidson MG, English RV, et al. Clinical evaluation of 1% cyclosporine for topical treatment of keratoconjunctivitis sicca in dogs. *J Am Vet Med Assoc* 199: 1039-1042 (1991).

44) 大村 寛，前原誠也，齋藤陽彦，ほか．流涙を呈した犬のマイボーム腺分泌物の性状および細菌学的検討．北獣会誌．53：29-31(2009).

45) Prydal JI, Artal P, Woon H, et al. Study of human precorneal tear film thickness and structure using laser interferometry. *Invest Ophthalmol Vis Sci* 33: 2006-2011 (1992).

46) Roberts SM, Lavach JD, Severin GA, et al. Ophthalmic complications following megavoltage irradiation of the nasal and paranasal cavities in dogs. *J Am Vet Med Assoc* 190: 43-47 (1987).

47) Roberts SR, Erickson OF. Dog tear secretion and tear proteins. *J Sm Anim Pract* 3: 1-5 (1962).

48) Sack RA, Beaton A, Sathe S, et al. Towards a closed eye model of the pre-ocular tear layer. *Prog Retin Eye Res* 19: 649-668 (2000).

49) Saito A, Izumisawa Y, Yamashita K, et al. The effect of third eyelid gland removal on the ocular surface of dogs. *Vet Ophthalmol* 4: 13-18 (2001).

50) Sanchez RF, Innocent G, Mould J, et al. Canine keratoconjunctivitis sicca: disease trends in a review of 229 cases. *J Small Anim Pract* 48: 211-217 (2007).

51) Sansom J, Barnett KC. Keratoconjunctivitis sicca in the dog: A review of 200 cases. *J Sm Anim Pract* 26: 121-131 (1985A).

52) Sansom J, Barnett KC, Long RD. Keratoconjunctivitis sicca in the dog associated with the administration of salicylazosulphapyridine (sulphasalazine). *Vet Rec* 116: 391-393 (1985).

53) Sansom J, Barnett KC, Neumann W, et al. Treatment of keratoconjunctivitis sicca in dogs with cyclosporine ophthalmic ointment:a European clinical field trial. *Vet Rec* 137: 504-507 (1995).

54) Selinger DS, Selinger RC, Reed WP. Resistance to infection of the external eye: the role of tears. *Surv Ophthalmol* 24: 33-38 (1979).

55) Severin GA. Severin's Veterinary Ophthalmology Notes. 3rd ed. pp225-245, Design Pointe Communications (1995).

56) Singh A, Cullen CL, Gelens H, et al. Diagnostic Ophthalmology. Left dacryocystitis with naso-lacrimal duct obstruction. *Can Vet J* 45: 953-955 (2004).

57) Takamura E, Tsubota K, Watanabe H, et al. Diquafosol Ophthalmic Solution Phase 3 Study Group. A randomised, double-masked comparison study of diquafosol versus sodium hyaluronate ophthalmic solutions in dry eye patients. *Br J Ophthalmol* 96: 1310-1315 (2012).

58) Takaoka-Shichijo Y, Nakamura M. Stimulatory effect of diquafosol tetrasodium on the expression of membrane-binding mucin genes in cultured human corneal epithelial cells. *Journal of Eye* 28: 425-429 (2011).

59) Terakado K, Yogo T, Kohara Y, et al. Conjunctival expression of the P2Y2 receptor and the effects of 3% diquafosol ophthalmic solution in dogs. *Vet J* 202: 48-52 (2014).

60) Terakado K, Yogo T, Kohara Y, et al. Marked depletion of the water-channel protein, AQP5, in the canine nictitating membrane glands might contribute to the development of KCS. *Vet Pathol* 50: 664-667 (2013).

61) Tiffany JM. Composition and biophysical properties of the tear film: knowledge and uncertainty. *Adv Exp Med Biol* 350: 231-238 (1994).

62) van der Woerdt A, Wilkie DA, Gilger BC, et al. Surgical treatment of dacryocystitis caused by cystic dilatation of the nasolacrimal system in three dogs. *J Am Vet Med Assoc* 211: 445-447 (1997).

63) Williams DL. Immunopathogenesis of keratoconjunctivitis sicca in the dog. *Vet Clin North Am Small Anim Pract* 38: 251-268 (2008).

64) Yi NY, Park SA, Jeong MB, et al. Medial canthoplasty for epiphora in dogs: a retrospective study of 23 cases. *J Am Anim Hosp Assoc* 42: 435-439 (2006).

65) Yoo SE, Lee DC, Chang MH. The effect of low-dose doxycycline therapy in chronic meibomian gland dysfunction. *Korean J Ophthalmol* 19: 258-263 (2005).

（寺門邦彦）

Chapter
3-3 眼瞼の疾患

眼瞼は眼球付属器の１つであり，皮膚と眼球の境界を担っている。その表面は皮膚，内側は結膜であり，通常の皮膚とは構造が異なっている。眼瞼は眼球に接しているため，眼瞼の異常が眼球（特に眼表面）の疾患の引き金になることがある。眼表面の疾患を治療する際，眼瞼や睫毛の異常は必ず調べる必要があり，責任病変の場合は治療対象になる。本稿では，眼瞼の疾患について睫毛異常を含めて述べる。

1）解剖・機能

眼球はその背側と腹側にそれぞれ上眼瞼と下眼瞼を有し，上下の眼瞼は内側および外側で結合している。その眼瞼により形づくられる亀裂を眼瞼裂と呼び，内外側の結合部分を内眼角，外眼角と呼ぶ。眼瞼は外側から皮膚，筋層，瞼板そして結膜（眼瞼結膜）の構造になっており，皮膚と結膜の境界（眼瞼縁）には腺組織，睫毛が存在している（**図１**）。眼瞼縁には体毛は存在せず，眼瞼縁から１～２mm 離れた場所から体毛が認められる。

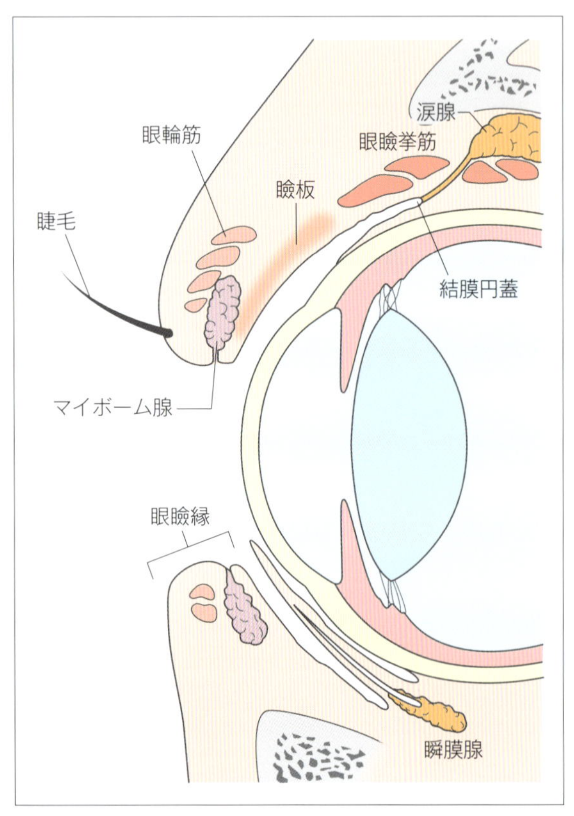

図１　眼瞼の解剖（断面）

犬では上眼瞼に存在する眼瞼縁に近い体毛は睫毛とされるが，下眼瞼には睫毛にあたるものは存在しない。異常睫毛に関しては後述するが，その存在場所から３つに分類される。また，瞼板部にはマイボーム腺が 30～40 個ほど眼瞼縁に対して垂直に並び，眼瞼縁の内側１／３の位置に腺が開口している（**図１，２**）。眼瞼の手術を行う際には，この部分は重要なランドマークとなる。

眼瞼には，眼角部に靱帯（犬の外側では靱帯ではなく筋膜）があり，周囲には眼輪筋，上眼瞼には眼瞼挙筋，下眼瞼には背頬筋（マラリス筋）が存在する（**図３**）。眼瞼を閉じるには眼輪筋が，開けるには上眼瞼挙筋がはたらく。眼瞼の神経支配は，知覚神経では三叉神経が，運動神経では顔面神経が担っている。

眼瞼の機能は眼球の保護，異物の除去，涙液の産生と排出が挙げられる。眼瞼は外界からの刺激や光，乾燥から眼表面を物理的に保護している。眼瞼内面には

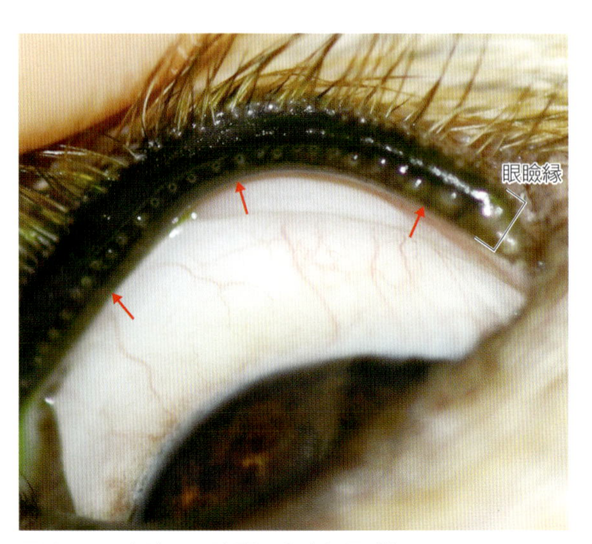

図２　マイボーム腺開口部（上眼瞼）
眼瞼縁の内側から１／３に位置する

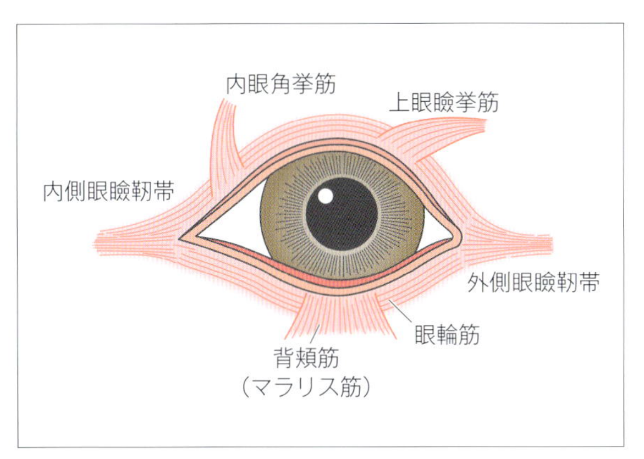

図３ 眼瞼の筋肉（左眼）

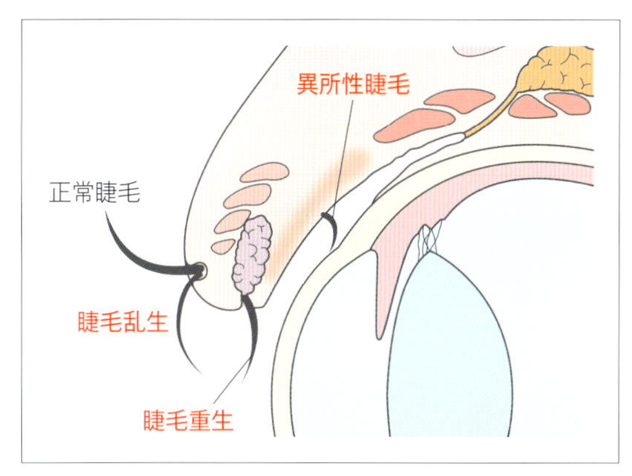

図４ 異常睫毛

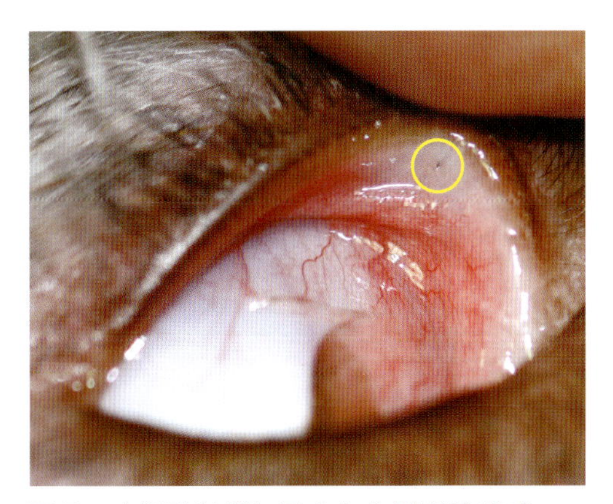

図５ 上眼瞼結膜に見られた異所性睫毛
雑種犬，８カ月齢，雌，右眼
色素沈着を含む異所性睫毛が見られる

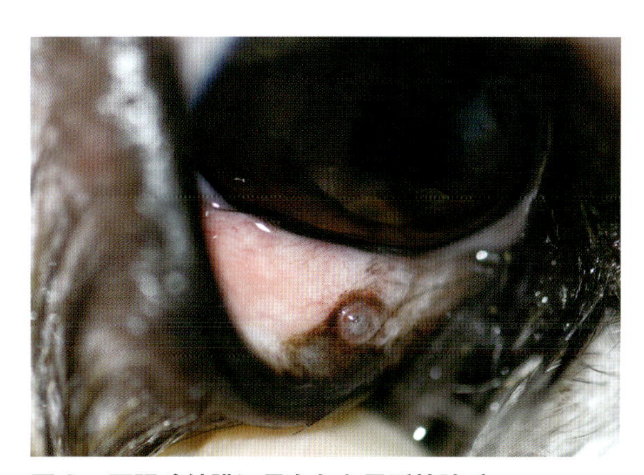

図６ 下眼瞼結膜に見られた異所性睫毛
シー・ズー，４歳８カ月齢，雌，右眼
下眼瞼の内側（眼瞼結膜）に複数の睫毛が存在している

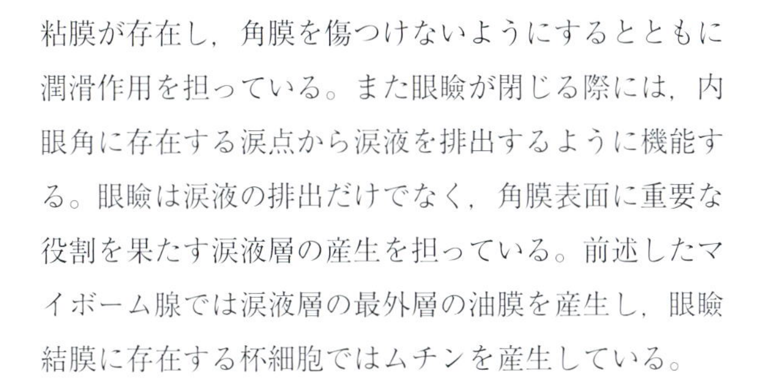

結膜が存在し，角膜を傷つけないようにするとともに潤滑作用を担っている。また眼瞼が閉じる際には，内眼角に存在する涙点から涙液を排出するように機能する。眼瞼は涙液の排出だけでなく，角膜表面に重要な役割を果たす涙液層の産生を担っている。前述したマイボーム腺では涙液層の最外層の油膜を産生し，眼瞼結膜に存在する杯細胞ではムチンを産生している。

２）睫毛疾患

睫毛疾患には，その存在場所から３種類の異常が存在する。マイボーム腺開口部（通常の存在場所ではない）に存在する睫毛重生，正常な場所から発生しているが毛の向きに問題がある睫毛乱生，眼瞼結膜に存在する異所性睫毛である（**図４**）。

○症状

睫毛重生や乱生は必ずしも臨床症状を起こすとは限らず，犬種によっては大多数に認められる場合もある（アメリカン・コッカー・スパニエルなど）。長くて柔らかい睫毛は臨床症状を引き起こしにくく，反対に短くて固い睫毛は臨床症状を引き起こしやすい。そのため治療が必要か否かの判断は，眼表面に対する刺激や角膜損傷の有無を見つけることが有用となる。一方，異所性睫毛はその存在場所（眼瞼結膜）から，通常，早期に臨床症状が現れる（**図５，６**）。一般的に角膜への刺激による流涙や眼瞼痙攣，ひどくなると角膜潰瘍，変性を引き起こす。好発部位として 12 時方向の結膜（背側）が挙げられる。

○検査

睫毛疾患の検査は拡大鏡を使用し，睫毛異常の分類と，眼表面（特に角膜）への影響を判別することが重要である。眼表面に対する刺激を引き起こす他疾患，すなわち眼瞼の異常（後述），異物，ドライアイなどが鑑別疾患として挙げられる。若齢犬で背側角膜の異常が認められた場合，異所性睫毛の鑑別は必須であり，背側の眼瞼結膜の精査が必要となる。異所性睫毛がある場所には色素沈着が認められることがあり（**図５**），そのような場所を重点的に検査すると見つけやすい。

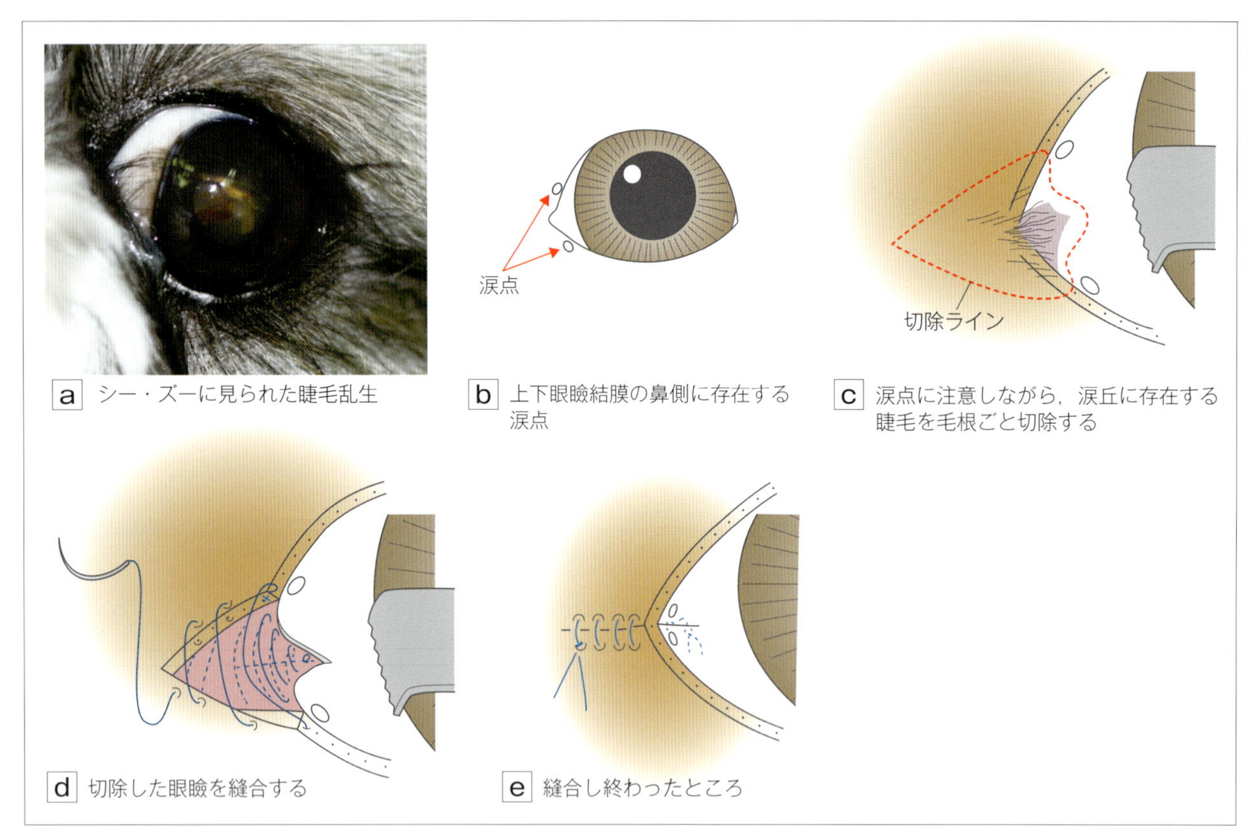

図7　内眼角に見られた睫毛乱生に対する内眼角形成術
イラストは参考文献2より引用・改変

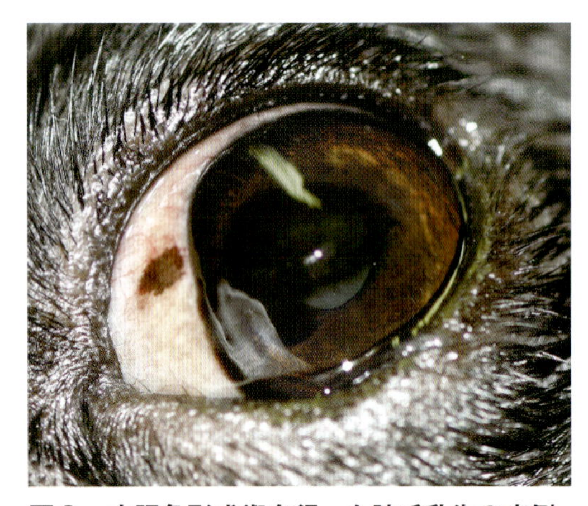

図8　内眼角形成術を行った睫毛乱生の症例
パグ，2歳齢，雄，左眼
内眼角が通常より丸くなっている

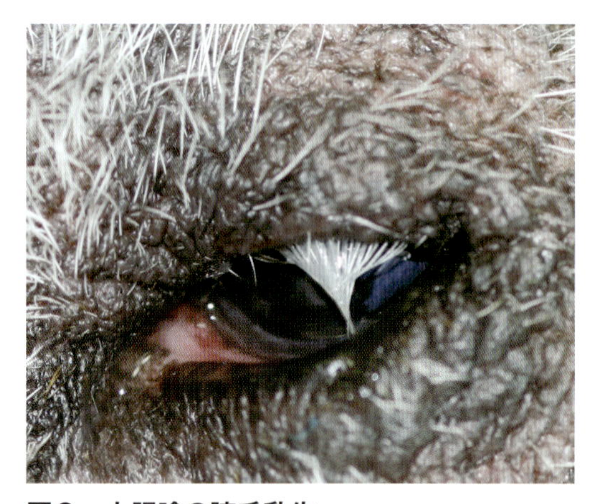

図9　上眼瞼の睫毛乱生
柴犬，8歳7カ月齢，雄，左眼
睫毛が下方に向いており，角膜を刺激している

○治療

睫毛重生のような睫毛異常の治療は，原因となっている睫毛の除去が第一となる。毛抜きを用いて抜去する方法が最も簡単であるが，睫毛はまた生えてくるため4～5週間ごとに脱毛を繰り返す。根本的には睫毛の毛包を除去または破壊し，永久的に脱毛させる方法が必要となる。

毛包を破壊する方法には，凍結による毛包破壊がよく行われる(凍結脱毛法)。液体窒素や液体二酸化炭素を用いて，結膜側から毛包を凍結させ死滅させる。眼瞼を挟瞼器などで反転させ，眼瞼縁から3～4 mmの結膜を凍結させる。毛包を凍結させた後，一度融解し，再度凍結を繰り返すとよい。毛包細胞が死滅すると同様に，色素細胞も凍結には感受性が高いため，同時に皮膚の脱色素が認められる。また，凍結により眼瞼の炎症も多くの症例で認められる。術後は，消炎薬と抗菌薬の投与を行う。術後に見られる眼瞼の脱色素部位が再色素化するには6カ月ほどかかる。永久的脱

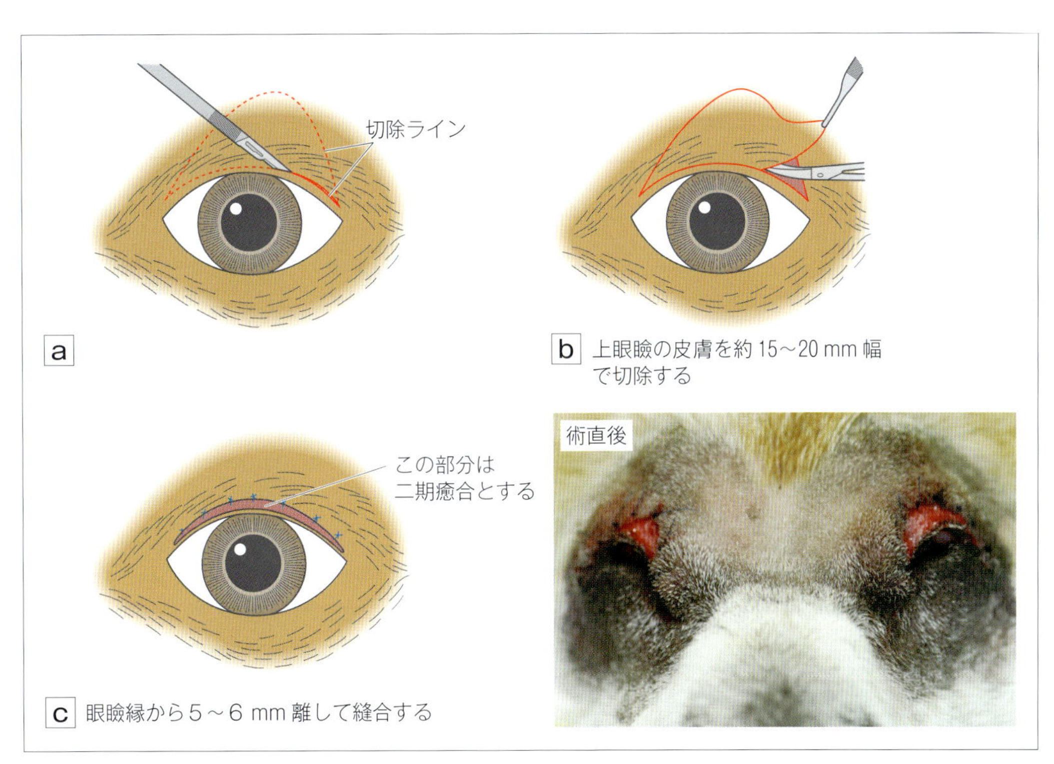

図10 睫毛乱生に対するStades法
イラストは参考文献2より引用・改変

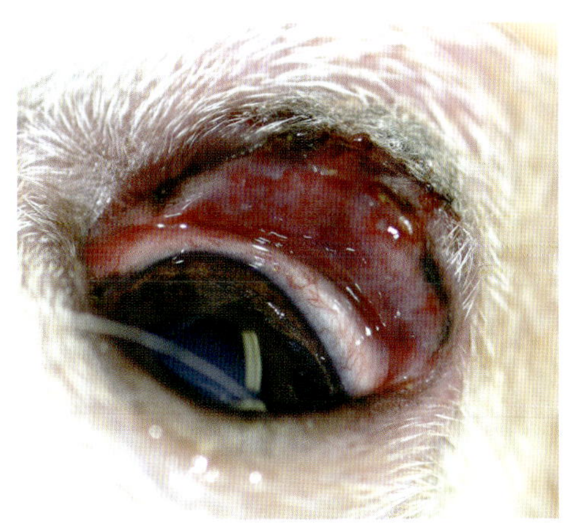

図11 眼瞼炎(結節性肉芽腫性眼瞼炎)
チワワ，10歳齢，雌，左眼

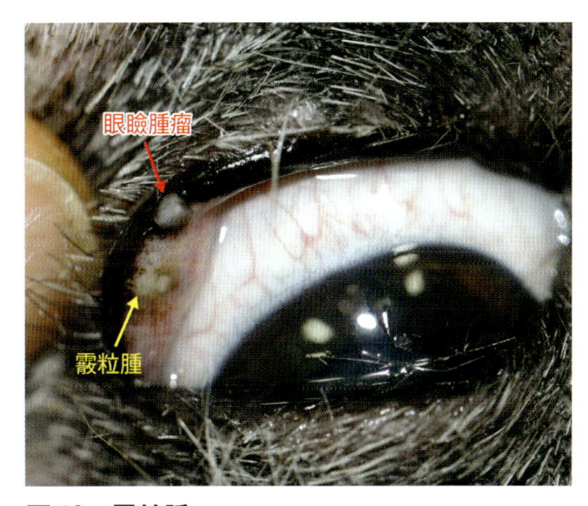

図12 霰粒腫
シー・ズー，12歳8カ月齢，雄，右眼
上眼瞼にできた霰粒腫で，近くには眼瞼腫瘤も見られた

色素，眼瞼の瘢痕化，湾曲などが合併症として起こり得る。

睫毛乱生の場合も原因となる睫毛の除去が必要となる。内眼角の涙丘に存在する睫毛の場合は，内眼角形成術(**図7，8**)を行う。この時，近くに存在する涙点を認識し，温存するようにしなければならない。

上眼瞼の睫毛乱生(**図9**)では，上眼瞼の皮膚を大きく切除し，二期癒合させて眼瞼をもち上げるStades法を行う(**図10**)。短頭種によく見られる鼻梁の皺による体毛の接触の場合は，皺を切除する方法が行われる。術後は，全身性抗菌薬の投与を行う。

異所性睫毛の場合，毛根のある結膜ごと切除する方法が推奨される。術後は，抗菌薬の点眼を1週間程度処方しておく。

3)眼瞼炎

眼瞼の炎症で，細菌，真菌，寄生虫，免疫疾患などによって起こる(**図11**)。マイボーム腺物質の貯留，炎症によっても起こる(霰粒腫(さんりゅうしゅ)，麦粒腫(ばくりゅうしゅ))。霰粒腫(さんりゅうしゅ)(**図12**)はマイボーム腺内容物が貯留し，慢性炎症の結果，肉芽腫が形成される状態であり(無菌性)，麦粒

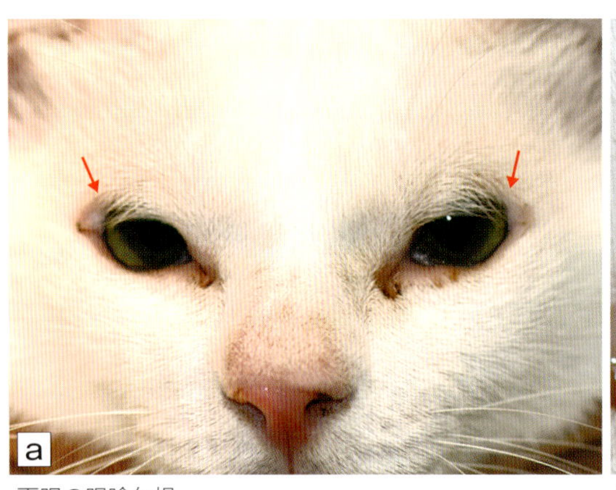

両眼の眼瞼欠損

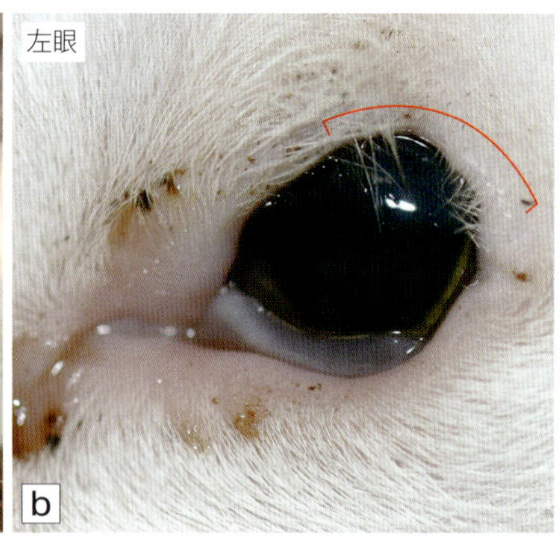

眼瞼が欠損し体毛が角膜に接触している

図 13　眼瞼欠損の症例

日本猫，２歳齢，去勢雄，両眼

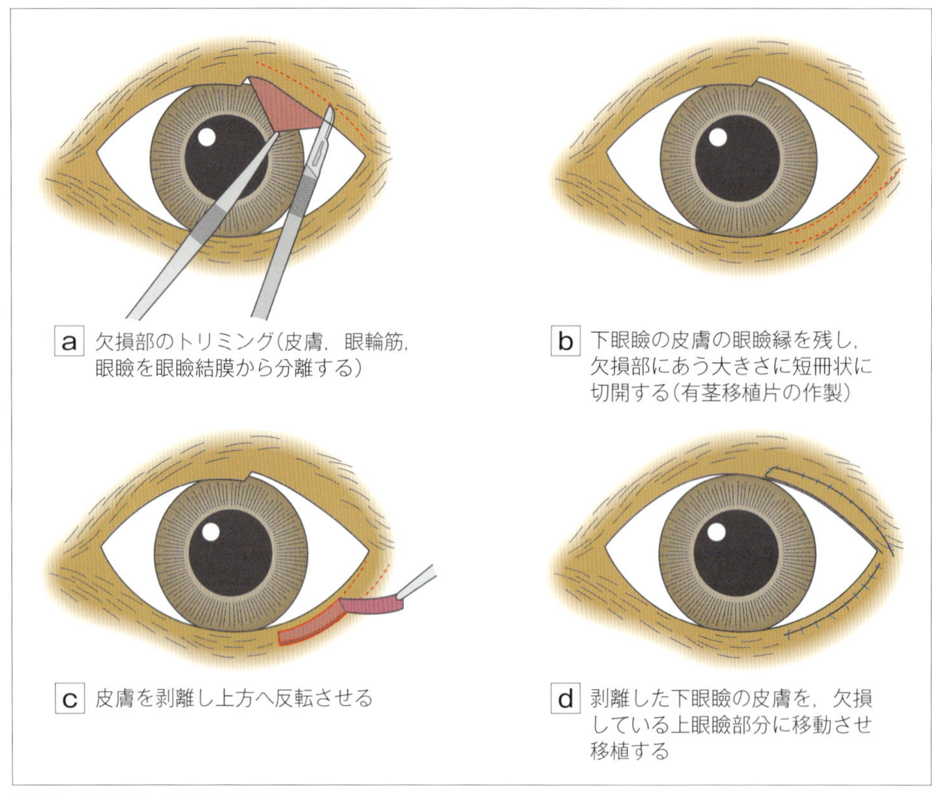

図 14　眼瞼欠損の修復術

参考文献２より引用・改変

腫はマイボーム腺に感染が生じたものをいう。若齢犬では膿皮症の一種として眼瞼炎が起こることがあり，化膿性眼瞼炎を起こす(ブドウ球菌の感染によるものが多い)。成犬でも感染性眼瞼炎を起こすことがあり，原因菌としてはブドウ球菌や連鎖球菌によるものが多い。寄生虫感染の場合，眼瞼の毛包虫によるものが挙げられる。

○**治療**

細菌による感染の場合，広域性抗菌薬もしくは感受性試験に基づいた抗菌薬の選択を行い，全身投与する。肉芽腫性の炎症(**図 11**)の場合，低用量のプレドニゾロンを経口投与で追加すると反応がよい。寄生虫性の場合は駆虫薬を使用する。マイボーム腺物質貯留に起因する炎症の場合は，マイボーム腺貯留物を圧迫排出する。圧迫できない場合は，眼瞼を温めてマッサージし，排出を促す方法も行われる(温罨法)。霰粒腫(さんりゅうしゅ)の場合は，結膜側から切開し掻爬する。麦粒腫(ばくりゅうしゅ)の場合は，抗菌薬の点眼を使用する。

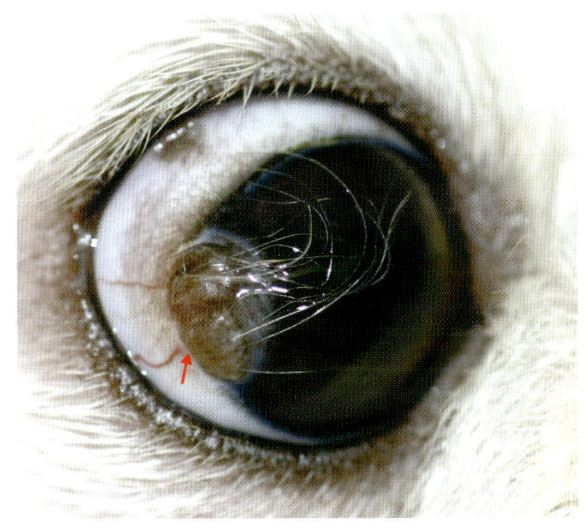

図 15　類皮腫の症例
ペキニーズ，１歳齢，雄，右眼
外側角膜部分に見られた皮膚組織に発毛が認められる

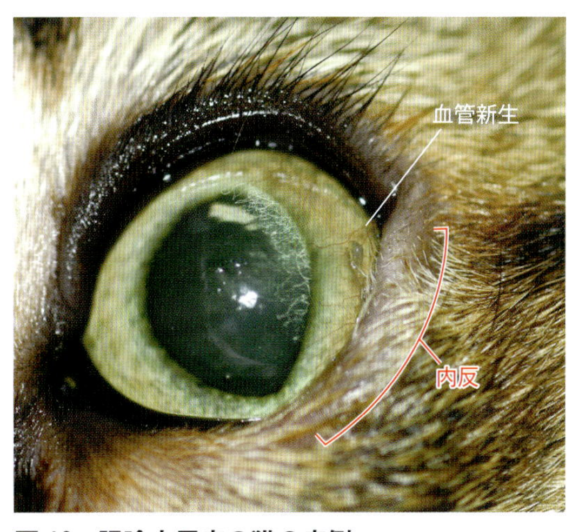

図 16　眼瞼内反症の猫の症例
アメリカン・ショートヘア，９カ月齢，雄，左眼
下眼瞼中央から外側にかけて，眼瞼が内反し角膜に接触している。その部分の角膜には炎症（血管新生）が認められる

4）眼瞼の欠損

猫で認められる先天性疾患である。上眼瞼外側に欠損が認められることが多く，通常両眼に発生する（**図 13**）。眼瞼欠損が認められる症例では，他の先天性眼疾患（瞳孔膜遺残など）を併発していることもあり，眼内の精査も必要となる。眼瞼の欠損により，乾燥，体毛による刺激などで角膜炎を起こしていることが多い。

○治療

乾燥を防止し体毛による刺激を減らすため，眼軟膏の塗布などで角膜保護を行うこともあるが，根本的には眼瞼の形成術が必要になる。下眼瞼の皮膚を上部に移動し，上眼瞼を形成する方法が以前から報告されているが（**図 14**），口唇の皮膚を利用した眼瞼の形成方法も報告されている[3]。

5）類皮腫

先天性疾患であり，角膜および結膜部分に皮膚組織が存在している状態を指す（**図 15**）。存在する皮膚組織により色素沈着，発毛が認められる。外側に存在することが多く，体毛による角膜への刺激などにより症状が認められることがある。治療には表層角膜切除術を行い，異常組織を切除する。術後は，抗菌薬の点眼を行う。

6）眼瞼内反症

眼瞼が内側に反転している状態を示す（**図 16**）。原因により，先天性，発達性，続発性に分けられる。

先天性と発達性（成長に伴い認められる）の眼瞼内反症は，純血種の犬によく見られ，眼瞼の様々な場所に発生が認められる。原因として，眼瞼裂が短いため（チャウ・チャウ，シャー・ペイ），反対に眼瞼裂が長すぎるため（セント・バーナード，グレート・デーン），眼瞼周囲の皮膚が弛緩しているため（ブラッドハウンド，チャウ・チャウ，シャー・ペイ）などが挙げられる。シー・ズーやペキニーズ，パグなどでは，内側の内反症がよく認められる。多くの品種で成長期（４～７カ月齢）に発症が認められる。

続発性の眼瞼内反症の場合は，眼疼痛，眼瞼周囲の皮膚の瘢痕化によって起こる。猫の眼瞼内反症では，眼疼痛（慢性角膜炎や結膜炎など）による続発性のものが認められる。

○症状

眼瞼皮膚および体毛による角膜への刺激により，流涙，眼脂，眼瞼痙攣が認められる。また，慢性刺激による角膜炎（血管新生，色素沈着，浮腫など）も認められる。診断には眼瞼の位置を確認し，内反の有無，程度を調べることが必要である。簡単な方法としては，内反している皮膚が涙液で濡れていることを発見する方法がある。眼疼痛による一時的な内反症を診断するには，局所点眼麻酔薬を用いて痛みを除去することにより，内反症が改善するかどうかを調べるとよい。

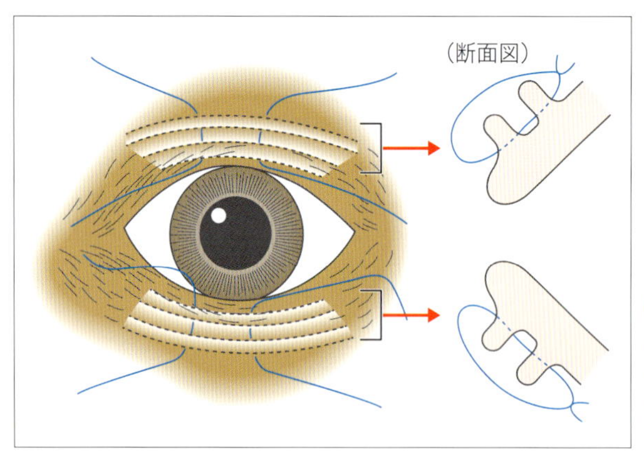

図 17 眼瞼内反症に対するタッキング法

内反を起こしている眼瞼の，眼瞼に近い方と遠い方とをつまみ，非吸収糸にてギャザーを寄せるように縫合する。この方法は，あくまで一時的に内反を改善する方法である

参考文献2より引用・改変

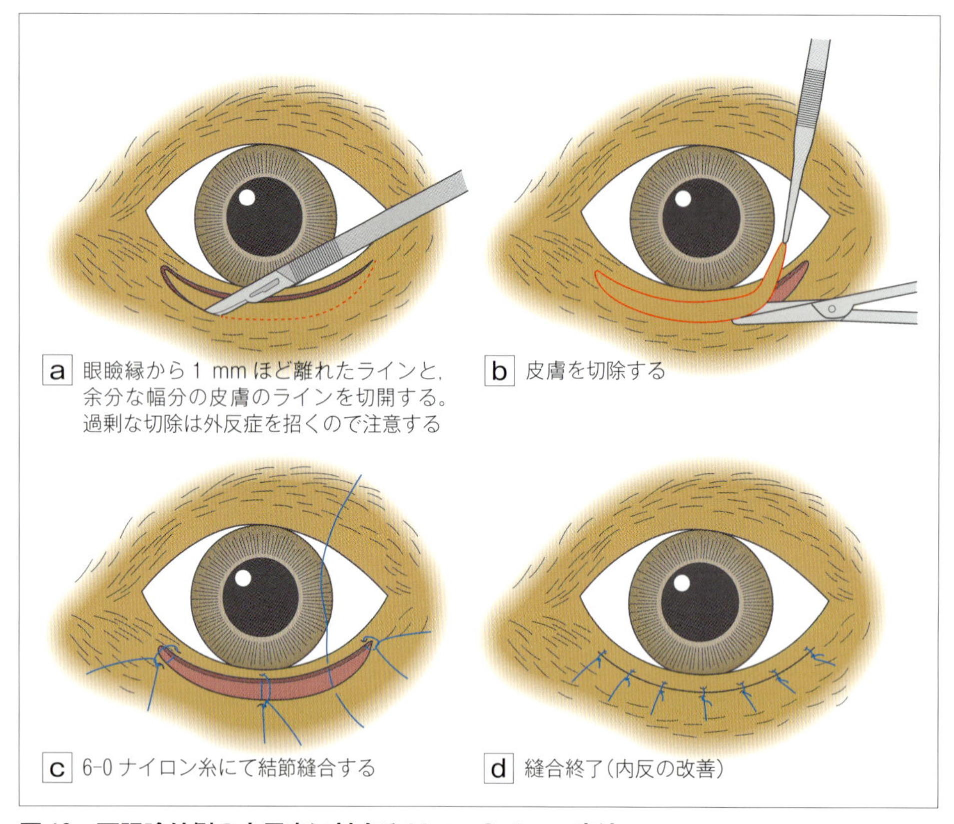

図 18 下眼瞼外側の内反症に対する Hotz-Celsus 変法

眼瞼内反症に対する基本的な手術である

参考文献2より引用・改変

○治療

内反している部分により治療法は変わるが，一般的に，内反した眼瞼を外反させる外科手術が必要になる。成長期での発症では，眼瞼を縫合糸にてタッキングする方法(**図 17**)もとられるが，あくまで一時的であり将来的には永久的な整復が必要となる。

一般的に認められる下眼瞼外側の内反症に対しては，余分な眼瞼皮膚を切除する Hotz-Celsus 変法がよく用いられる(**図 18**)。内反している範囲および程度を確認し，切除する範囲を決定する。眼瞼縁から1 mmほど離れた皮膚(目安として体毛が生え始める場所)を切開し，入り込んでいる幅分の皮膚を切除する。切除した後の皮膚を6-0 ナイロン糸にて結節縫合を行う。この際のポイントは，眼瞼縁ギリギリに切開ラインを引くこと(縫合する分の1 mmは残しておく)と，皮膚を過剰に切除しすぎて外反症にさせないことである。眼瞼裂が大きすぎる犬種での外眼角の内反症には，内反している部分の眼瞼を短縮させることにより対応する。顔面皮膚の垂れ下がりによる内反症の場合は，額部分の皮膚を持ち上げる手術を行う必要がある(**図 19**)。

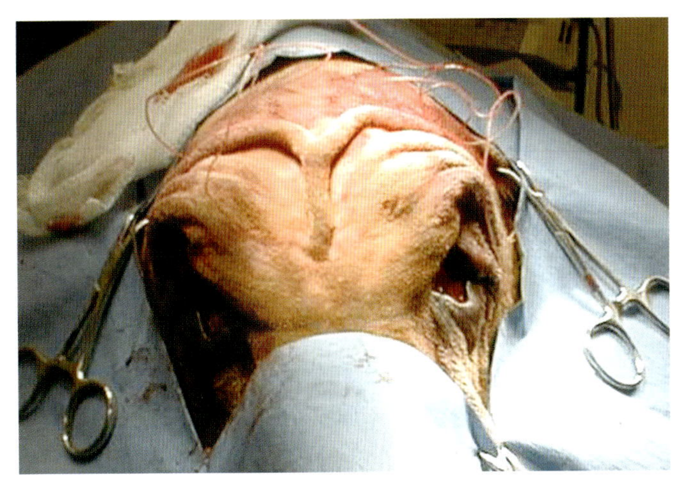

図 19　皮膚がたるむことによる内反症に対し，顔面の皮膚を持ち上げる方法
ブラッドハウンドの症例

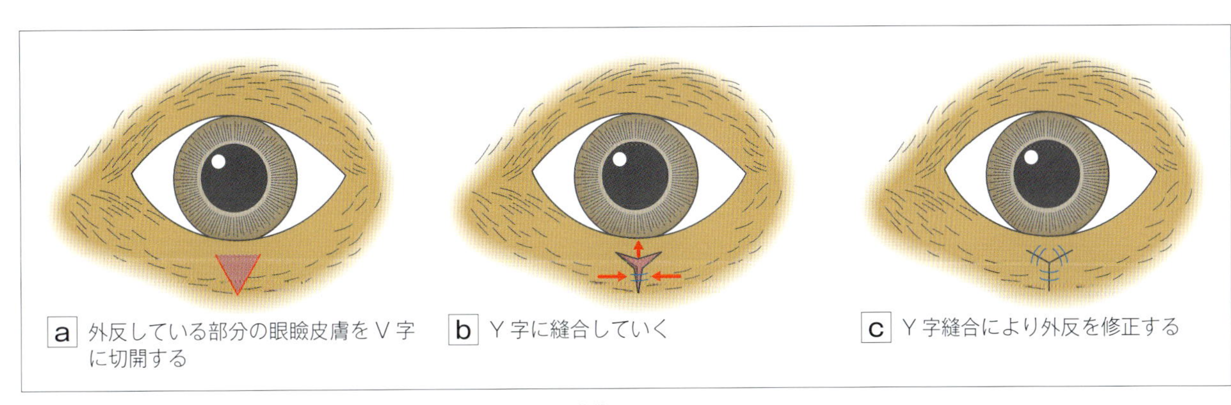

図 20　眼瞼裂の過長のない外反症に対する V-Y 形成術

7）眼瞼外反症

眼瞼裂が眼球にくらべて長すぎることにより眼瞼縁が外反し，眼瞼結膜が露出する状態である。多くは下眼瞼に発症が認められる。眼瞼縁が眼球に接しないことにより，眼表面の清掃，防御，潤滑などの正常な機能がはたらかなくなる。結膜充血や浮腫，流涙，眼脂などの症状が認められる。ブラッドハウンド，セント・バーナード，グレート・デーン，ニューファンドランド，マスチフなどに好発するが，元々これらの犬種は形態的に眼瞼が外反していることが理想とされていることもあって，問題視されにくい傾向もある。

○**治療**

症状が軽度な場合は，眼軟膏や点眼液での眼表面の潤滑を行うとよい。眼表面の病変が慢性化し重度になる場合には，外科的整復が推奨されるが，頭部の成長が終わるまで待つ方がよい。

外科的整復には様々な方法が報告されている。眼瞼裂の過長がなければ，眼瞼皮膚を V の字に切開し，Y 字に縫合する方法がとられる（V-Y 形成術）（**図 20**）。眼瞼裂の過長がある場合には，眼瞼長の短縮を目的とした手術手技が用いられる（Kuhnt-Szymanowski 法）（**図 21**）。

これら以外にも，異常を起こしている眼瞼の部位と重篤さにより，眼瞼を短縮させる様々な手法が報告されている。

8）眼瞼の腫瘍

犬では 10 歳齢以上の高齢犬で，良性の腫瘍がよく見られる（**図 22**）。ほとんどはマイボーム腺腫である。犬の場合は良性の腫瘍が多いため，**図 23** の方法で対応できる。マイボーム腺腫以外の腫瘍としては悪性黒色腫が多く，他には乳頭腫，線維腫，線維肉腫などが報告されている。一方，猫では悪性のものが多く，扁平上皮癌，肥満細胞腫，基底細胞癌，線維肉腫などの報告が多い。猫の場合は悪性腫瘍であることが多いため，十分なマージンをとって切除した場合は，直接眼瞼を縫合することができず，眼瞼形成術を行う必要が生じる可能性がある。

眼瞼縁もしくは結膜側から発生した腫瘍では，角膜への刺激の有無が重要になる。マイボーム腺腫は，そ

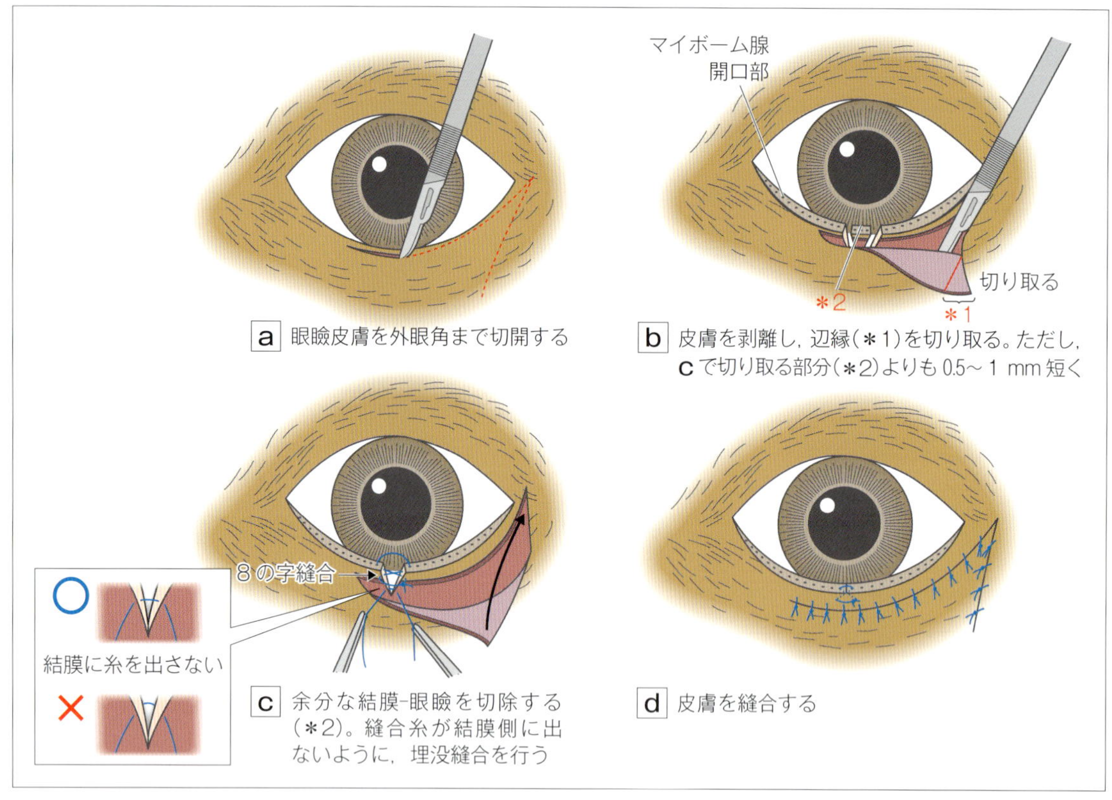

図 21　眼瞼裂の過長による外反症に対する Kuhnt-Szymanowski 法
参考文献 2 より引用・改変

の名のとおりマイボーム腺から発生し，眼瞼表面よりも結膜側に基部が存在するため，眼瞼表面だけでなく結膜側を確認する必要がある。角膜に対する刺激がある場合，角膜潰瘍，色素沈着，血管新生などの角膜炎が起こる。

○治療

基本的には腫瘍を外科的に切除する。良性で小さな腫瘍の場合，凍結などで縮小させる方法もあるが，完全切除できないと再発する。眼瞼の腫瘍摘出の原則は，可能な限り小さく切除し，直接縫合することである。

眼瞼のどの程度まで切除して，直接縫合が可能かは，その動物の眼瞼の大きさや形態に左右されることが多いが，一般的に眼瞼の 1／3 長までは可能とされている。小さな腫瘍を摘出する場合には，V 字もしくはホームベース型に切除する(**図 23**)。この時，眼瞼の下に存在する眼球を保護するため，そして切開部からの出血を押さえるため，イエーガー角板による保護や霰粒腫(さんりゅうしゅ)クランプ(挟瞼器)などによる圧迫を行うと切除しやすい。切除した後は結膜側と皮膚側の二層縫合とする。結膜側は 6-0 の吸収糸を用い，結膜表面に縫合糸を出さないように縫合する。結膜側に縫合糸が出てしまうと，角膜を損傷する原因となる。次いで，眼瞼縁を 4-0～6-0 のナイロン糸で 8 の字に縫合する(**図 24**)。この 8 の字縫合は，眼瞼手術の基本となるものであり，必ず習得しておく必要がある。

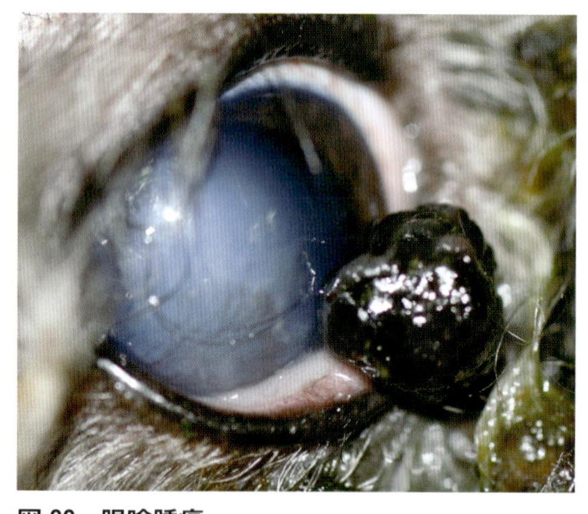

図 22　眼瞼腫瘍
雑種犬，12 歳 9 カ月齢，雌，右眼
角膜に接触し，角膜潰瘍を起こしていた症例

腫瘍が大きく，切除後に眼瞼が直接縫合できない場合は，眼瞼形成術を行う必要がある。最も単純な方法は，眼瞼周囲の皮膚をスライドさせ，眼瞼を形成する方法である(**図 25，26**)。その場合も眼瞼縁にあたる

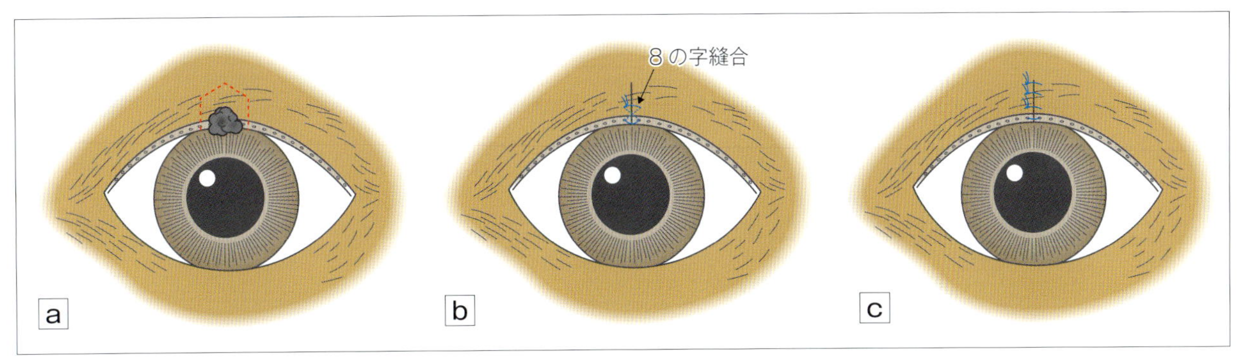

図23　腫瘍が小さい場合に対する眼瞼の四面全層切除術（ホームベース型）

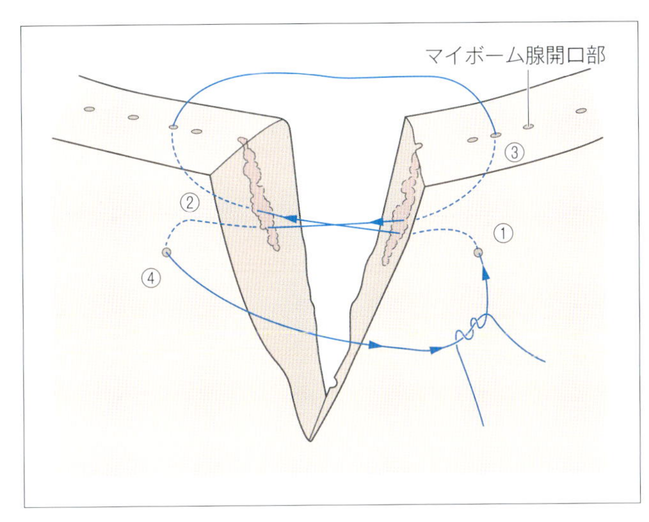

図24　眼瞼縁の8の字縫合

①→④の順で縫合する。基本となるのはマイボーム腺開口部であり，縫合する眼瞼への針刺入は左右対称になるようにする
①眼瞼縁の少し離れた眼瞼皮膚から針を刺入して，皮膚断面に針を出す
②対側の皮膚切開部から針を刺入し，眼瞼縁にあるマイボーム腺開口部から針を出す
③対側（最初に針を刺入した側）のマイボーム腺開口部から針を刺入し，皮膚切開部から針を出す
④対側の皮膚断面に刺入し，皮膚表面から糸を出す
残りの皮膚に対しては，単純結節縫合を行う

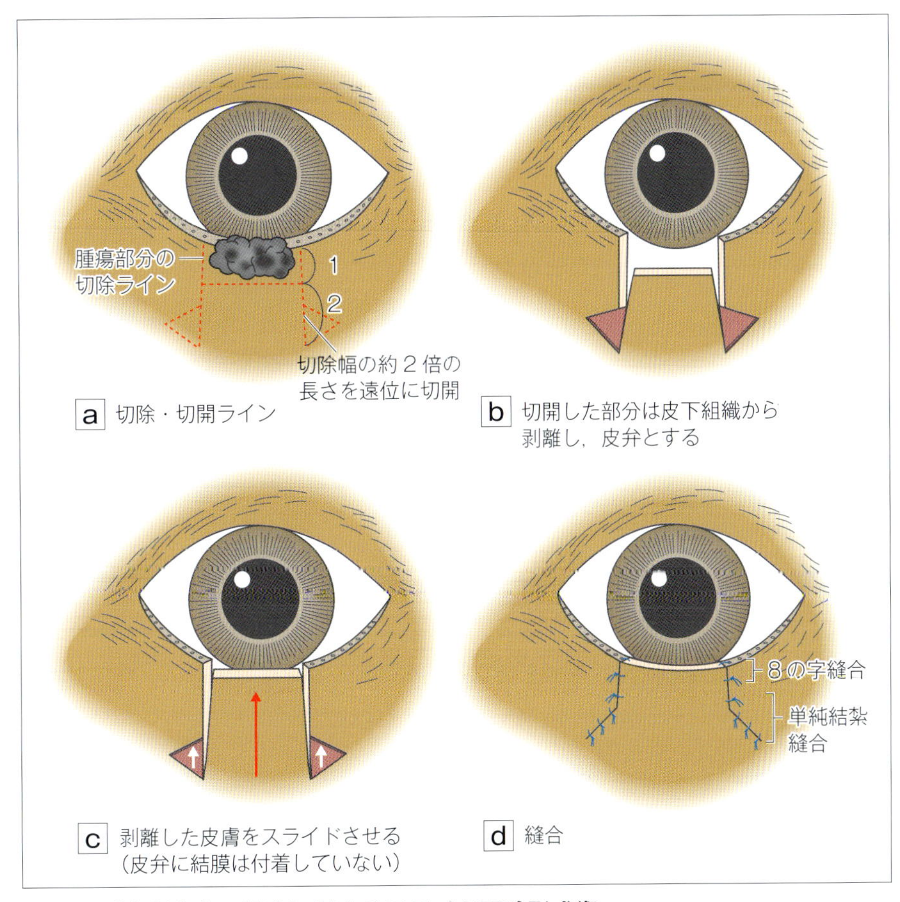

図25　腫瘍が大きい場合に対するスライド眼瞼形成術

参考文献2より引用・改変

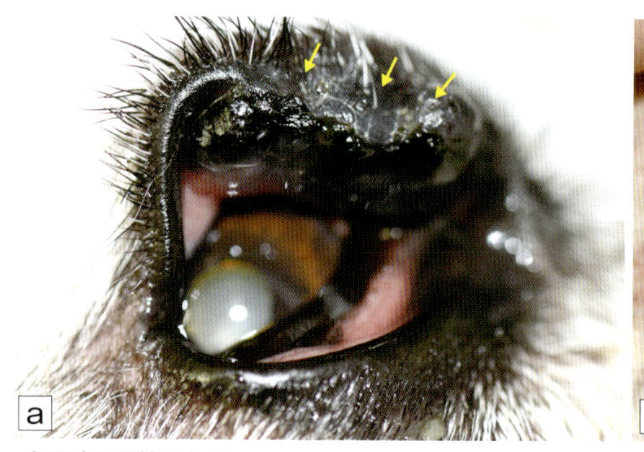

上眼瞼の悪性黒色腫

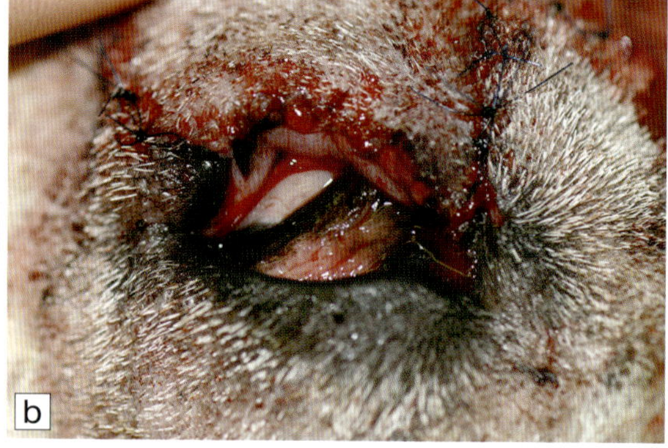

腫瘍を摘出後，眼瞼背部の皮膚をスライドさせ，眼瞼を形成

図 26　上眼瞼に見られた大きな悪性黒色腫に対するスライド眼瞼形成術
雑種犬，雄，右眼

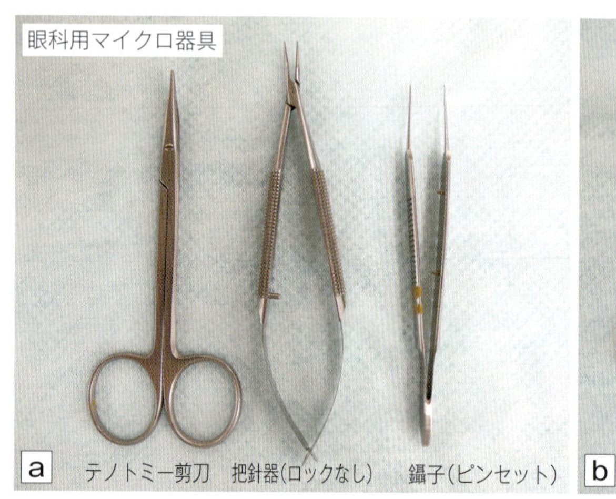

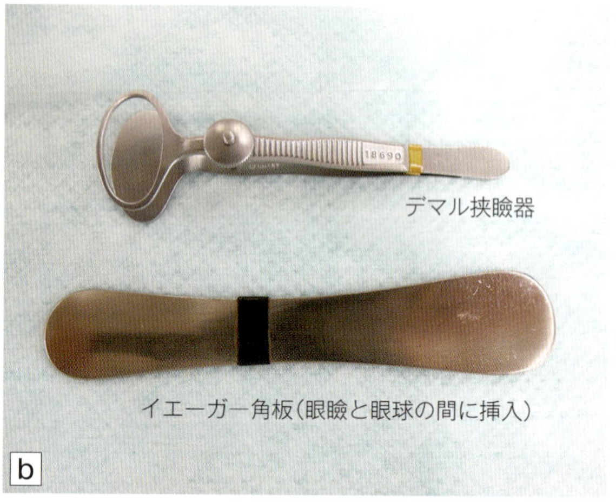

図 27　眼瞼の手術に必要な手術器具

ところには８の字縫合を行う。内側には結膜が存在しないため，眼球結膜や瞬膜結膜などを使用する。術後はエリザベスカラーにより自傷を防止し，抗菌薬点眼，内服を投与する。

9)眼瞼に対する手術のポイント

9-1)手術準備

通常の毛刈り，消毒を行う。この時，角膜に対し刺激のない消毒薬を使用する必要がある。筆者はイソジン液を生理食塩水で50倍に希釈し，眼球および眼瞼を消毒している。その後，生理食塩水にて眼表面を洗い流し，眼瞼皮膚に対してのみイソジン原液を塗布する(イソジン原液は角膜上皮を障害するため，眼表面に付着しないように注意する)。

9-2)手術器具

眼科用マイクロ器具を用意する(**図 27a**)。鑷子(ピンセット)，テノトミー剪刀，把針器(ロックのないものが使いやすい)に加え，眼瞼手術にはイエーガー角板，デマル挟瞼器があると重宝する(**図 27b**)。挟瞼器は片面が板状になっているものの方が，眼瞼切開時に下の組織を傷つける心配がなく，使いやすい。

9-3)手術手技

眼瞼縁の縫合においては，辺縁がきちんとあっていることが重要である。辺縁が段違いになると，後日，慢性の角膜炎を引き起こす原因となる。また，縫合時に眼瞼結膜に縫合糸が出ると角膜表面を傷つけるため，眼球結膜側への縫合糸の露出も避けなければならない。さらに，縫合糸の断端により角膜を刺激してしまうことも避けなければならない。**図 24** の８の字縫合を正確に行えば，縫合による問題は少なくすることができる。

Point

犬の場合

- 睫毛疾患の場合，その睫毛が臨床徴候を引き起こしているようならば，睫毛の除去が必要となる。
- 眼瞼を縫合する時の基本は「8の字縫合」であり，これにより眼瞼縁が正しく接し，なおかつ縫合糸が角膜を刺激することを防ぐことができる。
- 眼瞼腫瘍は良性であることが多く，できる限り最小限の眼瞼切除にとどめることができる。

猫の場合

- 眼瞼内反症は角膜炎や結膜炎による二次的なものが多く，原因疾患とともに治療を行う必要がある。
- 眼瞼腫瘍は悪性であることが多く，しっかりとしたマージンを確保するため，眼瞼形成術を必要とすることがある。

■参考文献

1）Gelatt KN. Veterinary Ophthalmology 4th ed. Balckwell Publishing (2007).

2）Gelatt KN, Gelatt JP. Veterinary Ophthalmic Surgery 1st ed. Saunders (2011).

3）Whittaker CJ, Wilkie DA, Simpson DJ, et al. Lip commissure to eyelid transposition for repair of feline eyelid agenesis. *Veterinary Ophthalmology* 13(3): 173-178 (2010).

（小山博美）

Chapter 4 眼窩および眼球の疾患

眼球の位置およびサイズの異常

Chapter

4　眼球の位置およびサイズの異常

眼球の外層は角膜と強膜という強靭な線維膜で形成されており，房水がその内腔を満たすことで一定の大きさに維持されている。眼球は眼窩骨内に存在し，筋肉や靭帯で固定されている。本稿で解説する眼球の位置およびサイズの異常は，臨床で遭遇する機会はそれほど多くはない。しかし遭遇した場合には，原因が眼球にあるのか，神経や筋肉にあるのか，全身性疾患に付随しているのかをしっかり鑑別する必要がある。現在は画像診断機器も普及し始め，CT 検査や MRI 検査が容易に行える地域も広がりつつある。これらの診断機器も活用して，正しい診断を下すことが正しい治療への第一歩である。

1）解剖・機能

眼球の最外層は，主に膠原線維から構成されている角膜と，膠原線維と弾性線維から構成されている強膜で形成されている。眼球の大きさは房水の影響を受ける。房水は毛様体無色素上皮で産生され，後房から瞳孔を通過して前房に移動し，線維柱帯から排出される。房水は１分間に前房容積の約２％が持続的に産生されている（犬：2.5 μL/min，猫：15 μL/min）[15]。房水の排出は線維柱帯からの流出の抵抗により調節されている。眼球内の房水の量が持続的に減少すると眼球は縮小し，持続的に増加すると眼球は拡張する。

眼窩は骨と筋肉から構成されており，眼球の保持と保護をしている。犬の眼窩組織を囲み保持する骨は円周の３/４を覆っており，背側の前頭骨頬骨突起，内側の前頭骨および口蓋骨，外側の頬骨弓および下顎骨の垂直枝から構成されている（**図１**）。骨性眼窩床は蝶形骨が構成している。眼球は眼窩内に存在し，７種類の外眼筋が付着している（**図２**）。それぞれの外眼筋が神経支配を受けることで眼球運動を行っている（**表１**）。

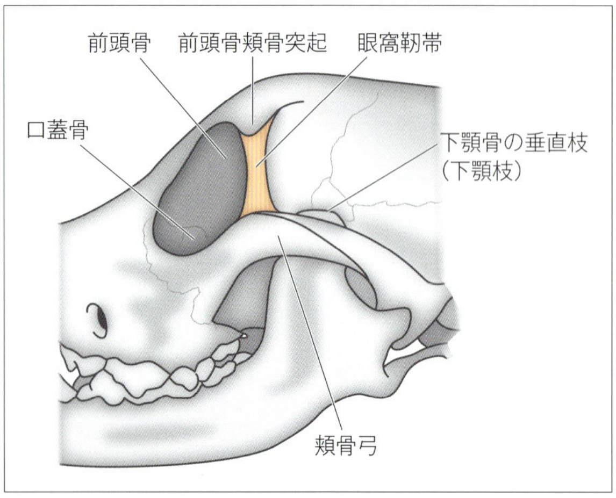

図１　眼窩を構成する骨と眼窩靭帯
参考文献 11，16 より引用・改変

2）眼球突出

眼球突出とは，眼球のサイズは正常であるが病的に突出した状態を指す。短頭種など眼窩の浅い品種では，正常でも突出傾向であるため注意が必要である。なお，眼の赤道部が眼瞼を越えて出ることを眼球脱出というが，ここではすべて突出と統一して表記する（詳しくは Chapter13 にて解説）。眼球突出の原因は，①膿瘍や眼窩蜂窩織炎，新生物，出血などが眼窩腔に充満することによる突出，②眼窩骨の骨折，テリア種の下顎性肥大性骨関節症などの骨の異常による突出，③咀嚼筋炎や外眼筋炎などの筋肉疾患による突出，④外傷による突出が挙げられる。

2-1）眼窩膿瘍，眼窩蜂窩織炎による眼球突出

眼窩膿瘍と眼窩蜂窩織炎（蜂巣炎）は，犬・猫で比較的遭遇する機会の多い疾患である。眼窩膿瘍と眼窩蜂窩織炎の病因は不明な点も多く，常に原因が明確になるわけではない。眼窩膿瘍は無菌性もしくは感染性に膿瘍を形成する。蜂窩織炎は結合組織の炎症が激しい。眼窩への細菌感染のルートとしては，口腔内や顔面からの異物の侵入，外傷，血行性の感染，鼻腔内や歯根部，唾液腺の感染巣の波及などが考えられている[7,17]。また，免疫抑制治療中に眼窩膿瘍が発生した犬の報告もある[13]。

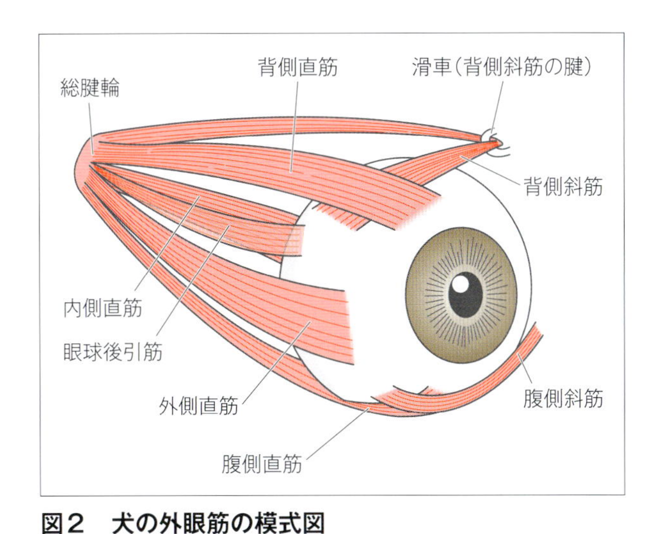

図2　犬の外眼筋の模式図

犬の右眼の外眼筋の付着部位と走行の模式図

表1　犬の外眼筋の種類とその神経支配および眼球運動の方向

外眼筋	支配神経	眼球運動の方向
背側直筋	動眼神経	上転，内方回旋，内転
腹側直筋	動眼神経	下転，外方回旋，内転
内側直筋	動眼神経	内転
外側直筋	外転神経	外転
背側斜筋	滑車神経	下転，内方回旋，外転
腹側斜筋	動眼神経	上転，外方回旋，外転
眼球後引筋	外転神経	後方移動

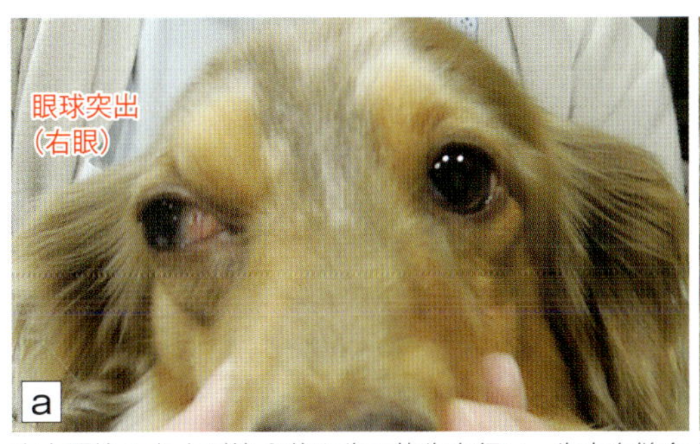

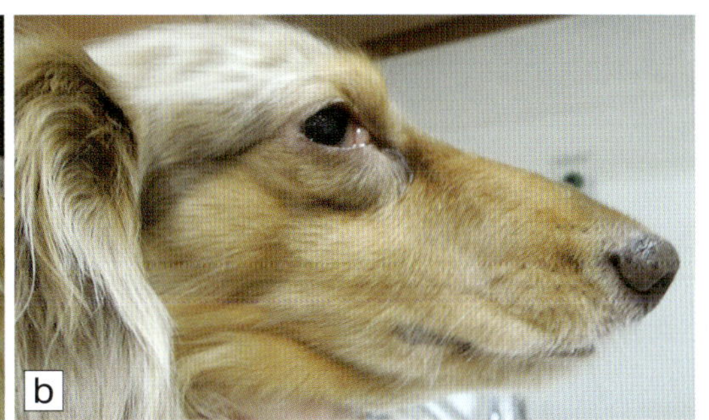

右上顎第1および第2後臼歯の抜歯を行い，歯肉を縫合する処置を行った。術後6日目から眼球突出が認められた。抗菌薬とNSAIDsの投薬を行うも治療に反応せず，全身麻酔下で右上顎第1および第2後臼歯の縫合糸を除去した。排膿後，数日で眼球突出が改善した

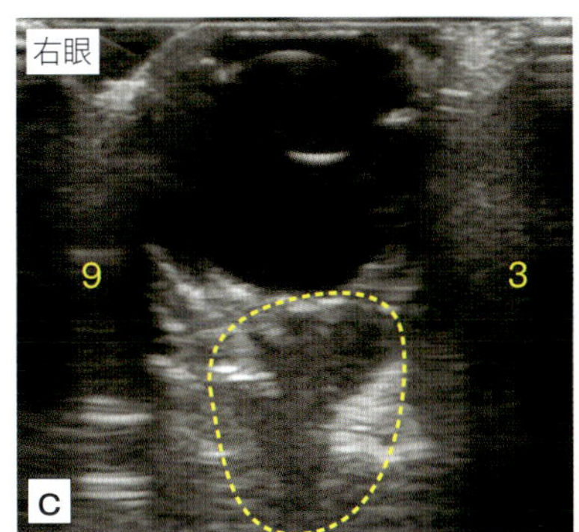

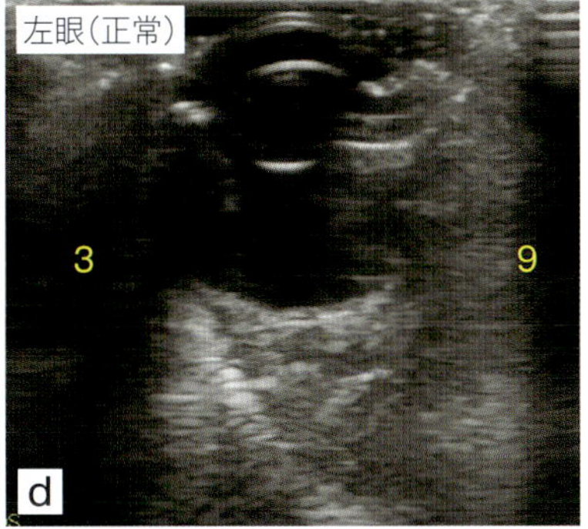

超音波所見(水平像)。右眼の眼球後方に，周囲よりやや低エコー性の占拠性病変が確認できる。左眼は正常所見

図3　眼窩膿瘍による眼球突出

ミニチュア・ダックスフンド，9歳齢，去勢雄，右眼

○症状

眼窩膿瘍と眼窩蜂窩織炎の特徴的所見は，眼球突出，瞬膜(第三眼瞼)の突出，眼窩周囲の腫脹，片側の結膜浮腫，漿液性～粘液膿性の眼脂，眼球触診時や開口時の疼痛，上顎後臼歯後方の口腔粘膜の赤色の腫脹が認められることである。その他，発熱，食欲低下，白血球増多などの症状も認められる。眼窩膿瘍と眼窩蜂窩織炎は下記の点が異なる。眼窩膿瘍は急性発症し，疼痛，発熱，白血球増多が認められることが多い。眼窩蜂窩織炎は眼窩膿瘍にくらべて疼痛が明らかに少なく，発熱や食欲不振が明白でないこともある。

○診断

眼窩膿瘍と眼窩蜂窩織炎は身体検査や眼検査の他に，眼窩の画像診断(超音波，CT，MRI)，眼窩内容物の細胞診検査，病理組織検査，薬剤感受性試験をあわせて診断していく[3,5,12,18](**図3**)。眼窩病変を有する犬50頭に対する超音波検査の報告では，20%が眼窩膿瘍で12%が眼窩蜂窩織炎であった[10]。眼部超音波検査において，眼窩膿瘍では眼窩に低エコーの貯留物が確認され，眼窩蜂窩織炎では高エコーの眼球を圧迫す

る病変が確認されることがある。また，眼窩および頭蓋内疾患の犬・猫92頭に対するMRI検査の報告では，13％が眼窩蜂窩織炎であった[2]。

眼窩病変の超音波検査は全身麻酔を施さずに安全に行うことが可能であり，病変部の腫瘍性疾患と非腫瘍性疾患の鑑別に有用である[3]。動物の眼に0.4％オキシブプロカイン塩酸塩などを点眼し，眼表面の麻酔を施した後，7.5 MHz以上のプローブに無菌性超音波ゼリーをのせて，そっと角膜表面に接触させて画像を描出する[9]。強く押し当てると疼痛を引き起こすばかりではなく，眼球に対する障害を引き起こす可能性もあるので注意が必要である。検査後は滅菌生理食塩水などで十分に洗眼して超音波ゼリーをしっかりと洗い流し，抗菌薬の眼軟膏を塗布して角膜表面を保護する。

○治療

眼窩膿瘍の治療は，貯留内容物の排液と抗菌薬の全身投与である。貯留内容物の排液は，全身麻酔下で口腔内から行う。突出眼側の上顎第2後臼歯のすぐ後ろに膿瘍が存在しているので，この部位に18 G針を刺して内容物を少量吸引し，膿瘍であることを確認する。膿瘍であることが確認されたら，穿孔部からモスキート鉗子を入れて鈍性拡張にて排出路を形成する。鈍性拡張の際に視神経や外眼筋を損傷しないように注意が必要である。抗菌薬は薬剤感受性試験の結果に基づいて選択するのが望ましい。犬の眼窩膿瘍に対する薬剤感受性試験の報告では，セフチオファー，チカルシリン，トリメトプリム－スルファメトキサゾール，アミカシン，ゲンタマイシン，イミペネムが高感受性であり，アンピシリン，クリンダマイシン，エリスロマイシン，ペニシリンは低感受性であったと述べている[18]。眼窩内容物の排液ができれば予後は良好だが，排液ができずに抗菌薬の全身投与のみでは再発することが多い。

眼窩蜂窩織炎に対する治療には，抗菌薬の全身投与が必要となる。眼窩ドレナージを行っても滲出液はほとんど認められない。歯牙疾患により眼窩蜂窩織炎が引き起こされている場合には，抜歯などの適切な歯科処置を行うことで改善が認められる。

2-2)咀嚼筋炎による眼球突出

古くから眼科領域では，好酸球性筋炎という疾患名が用いられている(**図4**)。しかし，好酸球性筋炎とは筋肉内に好酸球が浸潤している病態全般を指し，寄生虫やアレルギーによるものも含まれる。そのため，本稿では一般的な咀嚼筋炎という疾患名を用いることとする。

咀嚼筋炎は，犬の特発性筋炎の中では比較的多い疾患である[6]。若いジャーマン・シェパード・ドッグやワイマラナー，ゴールデン・レトリーバー，ラブラドール・レトリーバーなどの大型犬が好発犬種として挙げられる。眼球突出が両側性に認められるとともに，開口時の疼痛が特徴的である。犬の咀嚼筋に存在する2M筋線維に対して自己抗体が産生されることで発症するが，自己抗体が産生される原因は明らかにされていない。

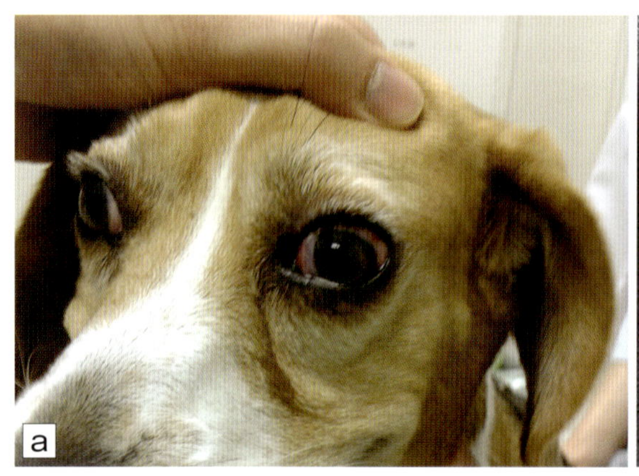

左眼の眼球突出と瞬膜突出，および結膜充血

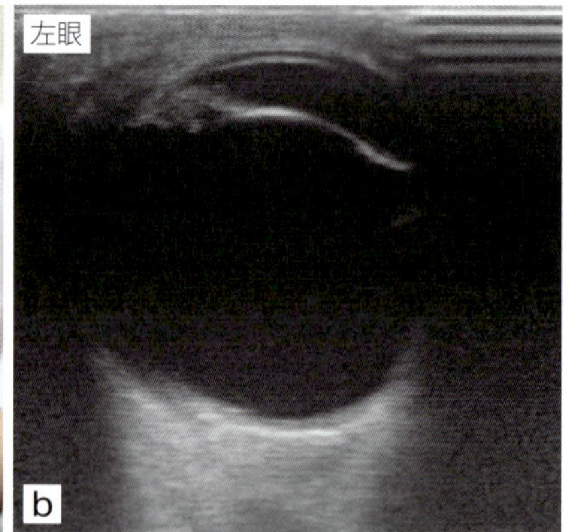

左眼の超音波所見(水平像)。眼球後方の眼窩領域が全体的に高エコーであり，炎症を疑う

図4　咀嚼筋炎による眼球突出

ビーグル，6歳齢，避妊雌，左眼。側頭筋の組織検査で好酸球の浸潤が確認された

CTおよびMRI検査所見は次ページに示す

写真提供：石川剛司先生(あいち犬猫医療センター)

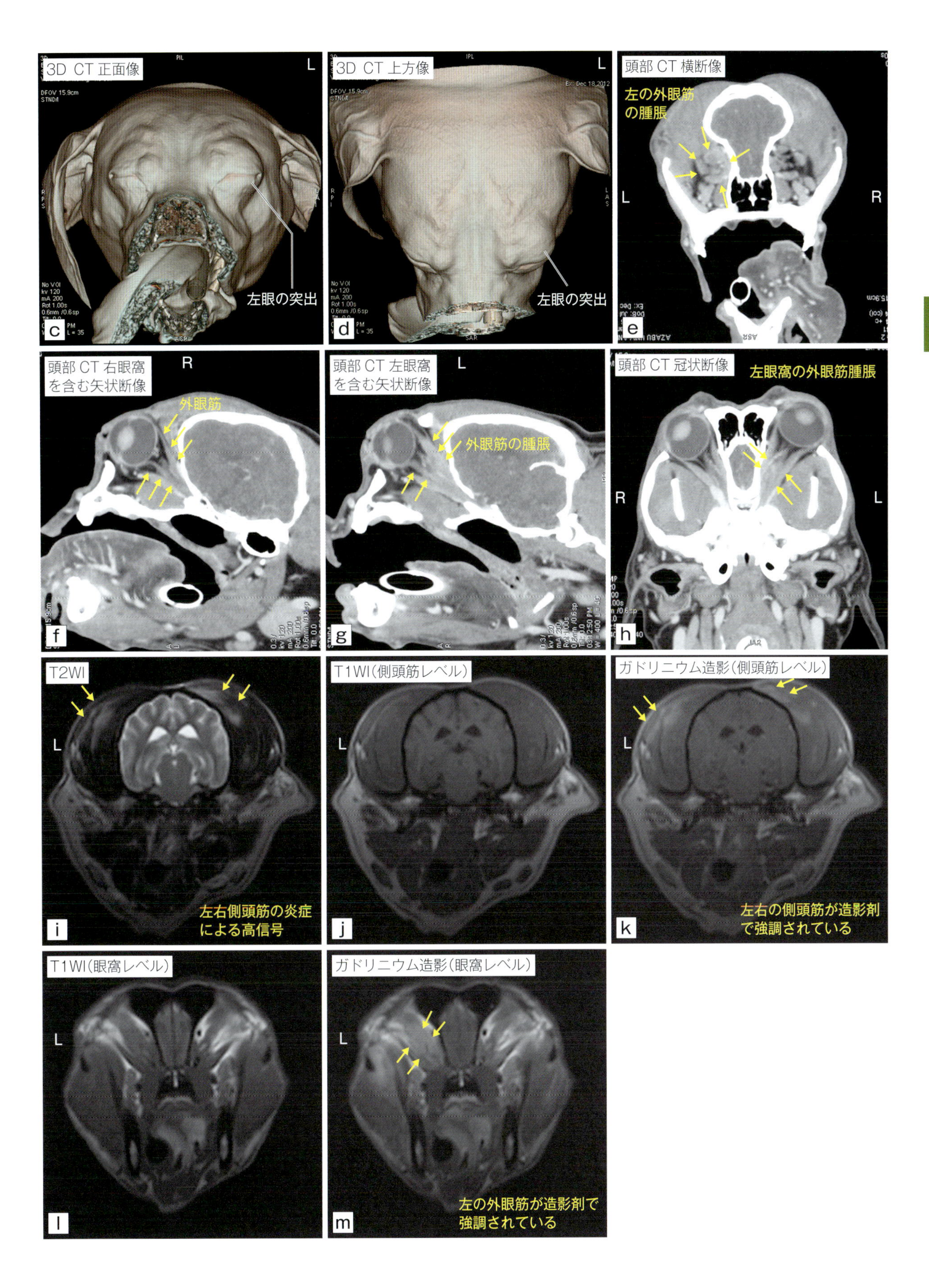
3D CT 正面像
L
左眼の突出
c
3D CT 上方像
L
左眼の突出
d
頭部 CT 横断像
左の外眼筋の腫脹
L
R
e
頭部 CT 右眼窩を含む矢状断像
R
外眼筋
f
頭部 CT 左眼窩を含む矢状断像
L
外眼筋の腫脹
g
頭部 CT 冠状断像
左眼窩の外眼筋腫脹
R
L
h
T2WI
L
左右側頭筋の炎症による高信号
i
T1WI（側頭筋レベル）
L
j
ガドリニウム造影（側頭筋レベル）
L
左右の側頭筋が造影剤で強調されている
k
T1WI（眼窩レベル）
L
l
ガドリニウム造影（眼窩レベル）
L
左の外眼筋が造影剤で強調されている
m

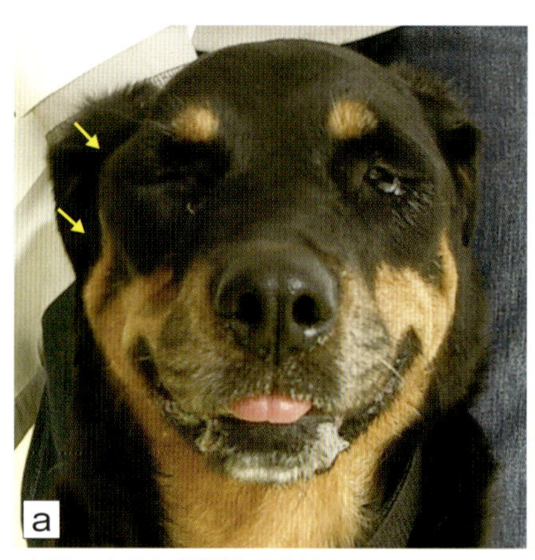

右眼の突出と側頭筋の萎縮

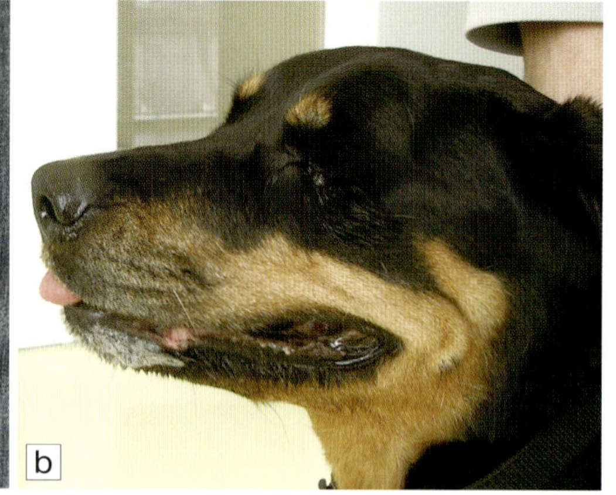

これ以上の開口ができない

図5　咀嚼筋炎

ロットワイラー，8歳齢，雌，右眼
2カ月前から口が開けにくくなり，摂食困難な状態
写真提供：齋藤弥代子先生（麻布大学）

○症状

咀嚼筋炎では，両側性，対称性に起こる咬筋，側頭筋，翼突筋の腫脹に伴う眼球突出が認められることがある。その他に，結膜浮腫や眼瞼浮腫，瞬膜の突出，上強膜静脈のうっ血，開口時の疼痛（**図5**）などが認められる。また，発熱や食欲不振が認められることも多いので，一般的な急性疾患との鑑別が必要になる場合もある。

○診断

本疾患は側頭筋のバイオプシー検体の病理組織検査を行い，2M筋線維に限局した炎症所見によって診断を行う。組織学的には筋肉中にリンパ球，形質細胞，組織球系細胞が浸潤し，筋線維の変性壊死が認められる。また，血清中抗2M筋線維抗体を検出することでも診断が可能である[8]。しかし，抗2M筋線維抗体の検出には時間がかかることから，MRI所見からの早期診断を試みる報告もされている[4]。

○治療

治療には免疫抑制量のプレドニゾロンを用いることが多い。その後，状態が安定していれば徐々に減量していくが，早急な減量や早期の休薬は再発の原因となる。回復後も咀嚼筋の線維化による萎縮のために開口障害や眼球陥入（陥凹）が残ることもある。また，眼窩の脂肪萎縮による眼球陥入も起こる可能性がある。

2-3）外眼筋炎による眼球突出

犬の外眼筋炎は珍しい疾患である。ゴールデン・レトリーバーやラブラドール・レトリーバーが好発犬種として挙げられるが，秋田犬やシャー・ペイ，ダルメシアンなど他の犬種でも発生が報告されている[1]。1歳齢以下の若齢で発症することが多く，雌で多く罹患する傾向がある[19]。原因は外眼筋に限局して起こる免疫介在性疾患であると考えられている。

○症状

外眼筋炎では，眼窩軸に沿った両側性の眼球突出と結膜浮腫が認められる。腫脹した外眼筋が視神経を圧迫すると失明を呈する。組織学的には，外眼筋にリンパ球と形質細胞が浸潤している。

○診断

診断は特徴的な眼球突出の他に，超音波検査やMRI検査を併用していく。外眼筋の組織生検は侵襲性が高いので絶対に行ってはならない。

○治療

治療には抗炎症量～免疫抑制量のプレドニゾロンが用いられる。症状の改善とともに，徐々にプレドニゾロンを減量していく。難治性の症例ではアザチオプリンを併用する。ほとんどの症例では治療反応は早いが，再発の可能性もある。

2-4）外傷による眼球突出

外傷による眼球突出は，交通事故，落下，動物同士の喧嘩などで認められることがある。眼球突出が起こる原因としては，眼窩の出血，異物の眼窩への貫通，眼窩の骨折などが挙げられる。

○症状

眼瞼の腫脹や結膜の充血や浮腫，眼周囲の疼痛が一般的に認められる。眼窩の出血による眼球突出では，結膜下や強膜上の出血が認められる。異物の眼窩への

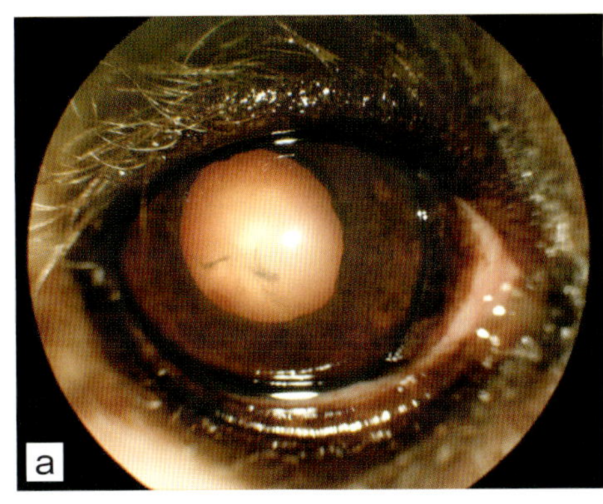

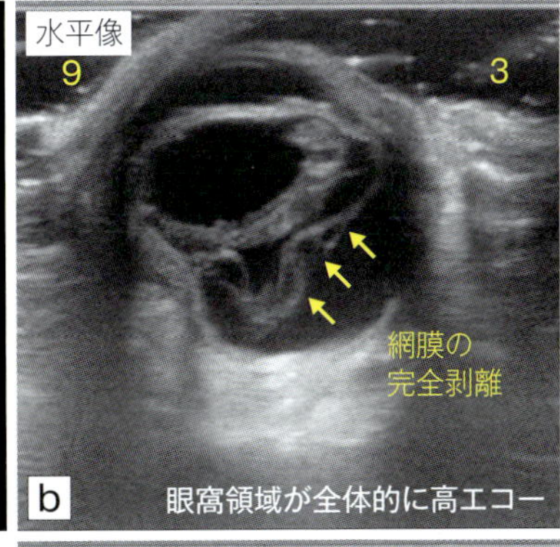

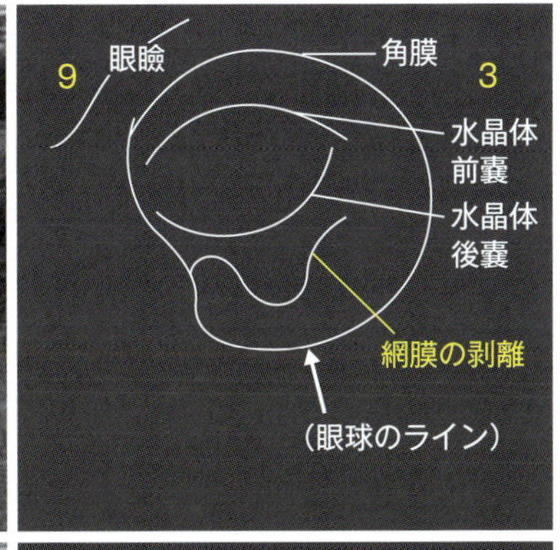

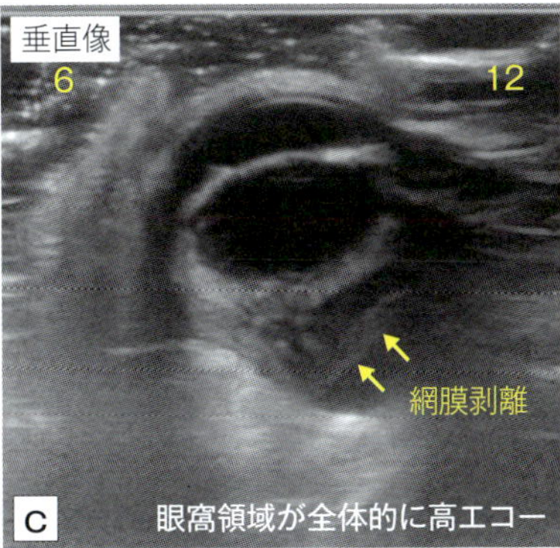

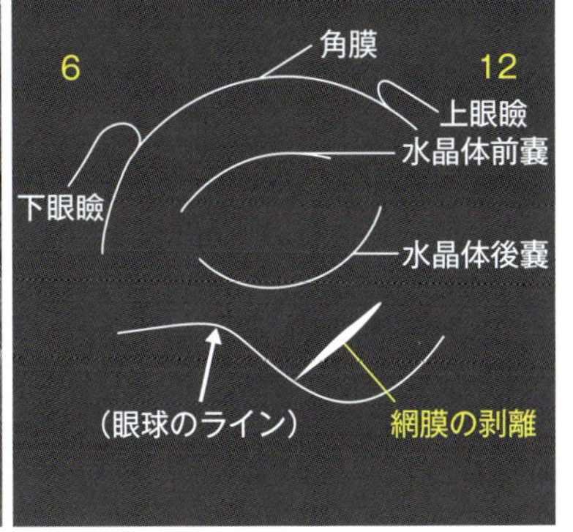

図6　外傷による眼球突出の症例

トイ・プードル，10歳齢，雌，右眼
3週間前に右眼を同居犬に咬まれて出血，眼疼痛，眼球突出を認めた。右眼は対光反射，眩目反射，威嚇瞬目反応は消失している

超音波所見。眼球圧迫と網膜の完全剥離が認められ，眼窩領域は全体的に高エコーを呈している

貫通では，結膜や眼周囲の皮膚，頬粘膜にある貫通痕から滲出液の漏出が認められる。また，開口時の疼痛も伴う。眼窩の骨折による眼球突出では，疼痛，捻髪音，皮膚の擦過傷，眼球の位置異常が認められる。

○診断

眼検査の他に，眼窩の状態をより詳細に評価するためには超音波検査，CT検査，MRI検査が有用である（**図6**）。すでに視覚喪失の状態にある場合には，視覚の回復は困難である場合が多い。

○治療

感染や炎症をコントロールするなどの対症的治療が中心になることが多いが，眼球自体にも損傷が強く疼痛が重度の場合には，眼球摘出術が適応されることもある。

3）眼球陥入（陥凹）

眼球陥入には眼球癆のように眼球サイズが縮小して陥入している状態と，眼球サイズに変化はなく眼窩の問題で陥入している状態がある。その他，柴犬に代表されるような犬種素因の問題もある。眼球癆のように眼球サイズの変化で眼球陥入している場合には眼疾患の範疇に入ってくるが，眼窩の問題で眼球陥入している場合には全身性疾患に付随していることが多い。そのため眼球と眼窩，両者の鑑別は非常に重要である。

3-1）眼球癆による眼球陥入

眼球癆とは，毛様体での房水の産生抑制によって眼球が萎縮していく，最終段階の眼状態である。眼球癆はすべての品種，性別，年齢に起こる可能性がある（**図7**）。

毛様体へ重度の障害が加わると，房水産生能力が低下する。原因は緑内障，全眼球炎，穿孔性外傷，鈍性外傷などが挙げられる。眼球癆になると，角膜と強膜が縮み眼球サイズが縮小し，角膜は白色の混濁を呈する。角膜よりも強膜の方が縮むスピードが速いため，角膜が球型で突出する状態が観察される。眼球が縮むと眼瞼は内方からの支えがなくなり，眼瞼が内反して疼痛を引き起こすことがある。また，眼瞼と眼球の間にスペースができて眼脂が溜まりやすくなる。乾性角結膜炎や眼瞼炎が併発することも多い。一般的には眼球癆は治療を必要としない。しかし，二次的な問題が重度になると眼球摘出が必要となることもある。眼球が萎縮した後では，強膜内シリコン義眼挿入術を行うことはできないので，美容的外見を求める場合には眼球癆になる前に実施する。

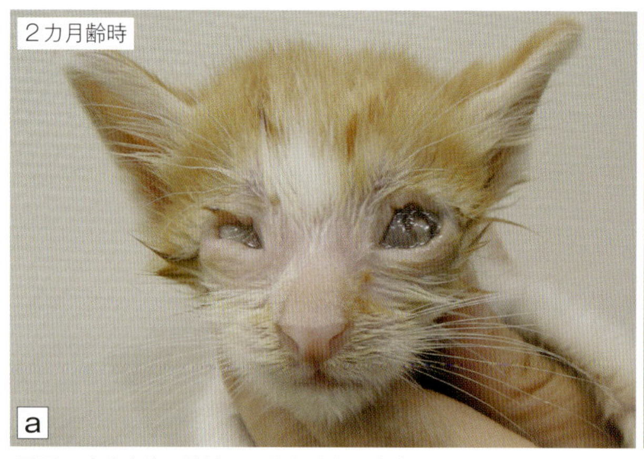

両眼の瞼球癒着，膿性の眼脂と重度の炎症を認める。右眼眼球の発育が左眼にくらべて遅れている

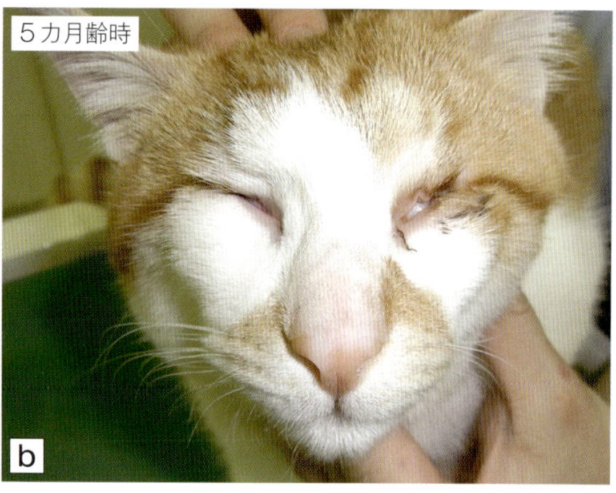

眼脂や充血は治まっているが，両眼とも眼球は著しく萎縮している（眼球癆）。眼瞼内反などの疼痛を引き起こす状態は認められなかった

図７　眼球癆
雑種猫，雄，両眼

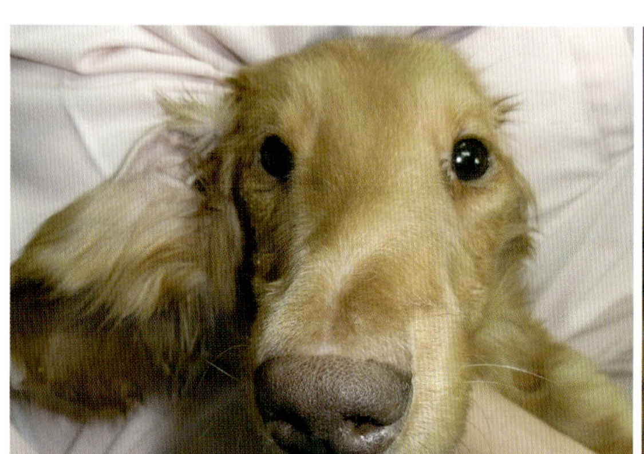

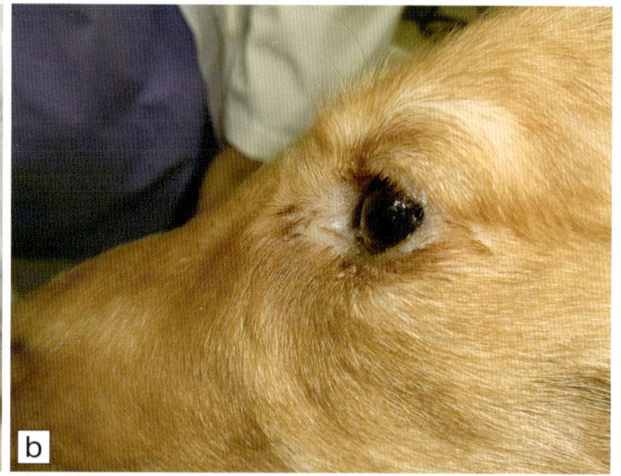

図８　重度の脱水と栄養不良による眼球陥入
ミニチュア・ダックスフンド，４歳齢，雄，両眼
十分な食事を与えられずにいたため，脱水と削痩が認められた。眼球は重度に落ちくぼんでいる

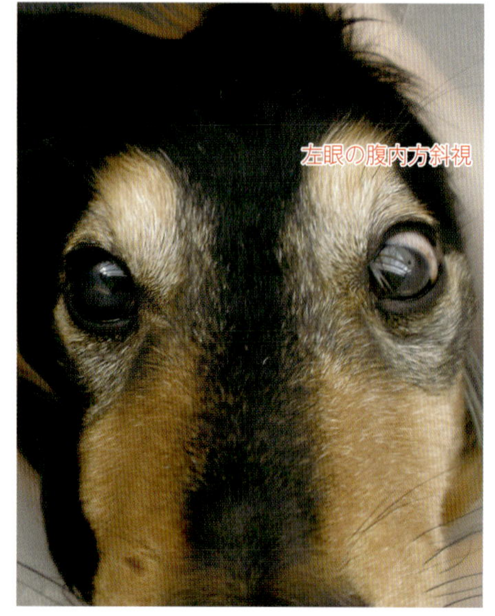

図９　中枢性斜視
ミニチュア・ダックスフンド，９歳齢，雌，左眼
MRI 検査の結果，脳炎と診断された
写真提供：齋藤弥代子先生（麻布大学）

3-2）眼窩の問題による眼球陥入

眼窩腔には眼球の他に筋肉や脂肪が存在している。これらの筋肉や脂肪は眼球を保持する役割の一端を担っている。しかし，脱水や栄養不良などが存在すると眼窩内の脂肪が減少し，眼球陥入が起こる（**図８**）。この場合は原因疾患を追究し，治療に反応すれば眼球陥入も改善する。まれではあるが，咀嚼筋炎では咀嚼筋の線維化や眼窩脂肪の萎縮によって，眼球陥入を呈することがある。この状態では一般的に治療は困難である。

４）斜視

斜視とは動物が自分で克服できない，眼の視軸の異常な変位を指す[14]。斜視は眼球を動かしている外眼筋もしくは外眼筋を支配している脳神経の異常で認めら

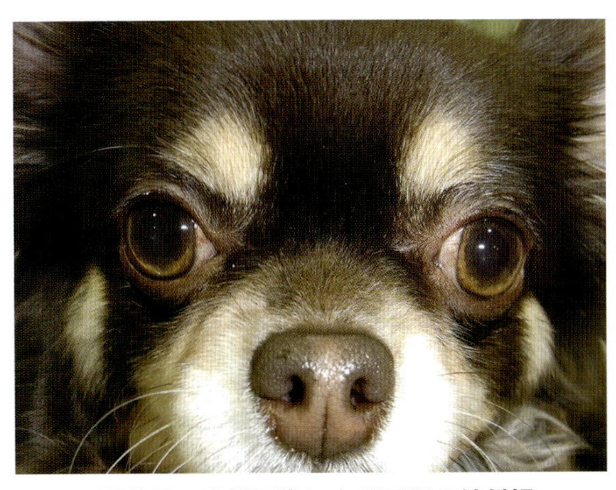

図10　頭蓋骨の形態異常による両眼の外斜視

チワワ，４歳齢，雄，両眼
正面を見ているにもかかわらず，両眼の内眼角側に結膜領域が観察される。本症例の生理的眼振は正常に検出され，その他の姿勢反応，脊髄反射，脳神経検査に異常は認めなかった

れるが，臨床上それらを区別することは困難である(**図９**)。外眼筋の異常による斜視の場合には，血清中クレアチンキナーゼ(CK)の値が上昇する可能性がある。

斜視の原因としては，動眼神経の異常によるものと，中耳や内耳の異常によるものが多く認められる。動眼神経の異常による斜視では，腫瘤性病変による動眼神経の圧迫や，動眼神経への炎症の波及などが疑われ，眼球は腹側もしくは外腹側に変位する。中耳や内耳の異常では前庭(動)眼反射が障害され，頭位変換性斜視が認められる。また，生理的眼振が欠如するため，顔を動かした時に斜視が目立つこともある。

短頭種では脳神経や外眼筋の異常がなくても両眼の斜視を呈することがある(**図10**)。頭蓋骨や眼窩の形態などの解剖学的な異常により，外見上両眼の斜視を認める。この場合には，生理的眼振が正常に検出される。このタイプの斜視は治療を必要としないので注意する。

診断手順は，姿勢反応，脊髄反射，脳神経の評価を行い，頭蓋内疾患が疑われたらCT検査やMRI検査などの画像診断を検討する。画像診断で病変が確認されたら，それに対する治療を行う。動物では，斜視の矯正手術は一般的には行われていない(斜視の詳細についてはChapter10を参照のこと)。

Point

・眼球は眼窩骨内に存在し，筋肉や靭帯で固定されている。
・眼球を動かす外眼筋は７種類存在し，それぞれの筋肉が神経支配を受けている。これらの筋肉もしくは神経が障害を受けると斜視が起こるが，障害を受けている筋肉や神経によって斜視の方向は異なる。
・眼球の位置の変位には，眼球突出，眼球陥入，斜視がある。

犬の場合

・眼球突出の原因は，①眼窩膿瘍や眼窩蜂窩織炎，新生物，出血などが眼窩腔に充満することによる突出，②テリア種の下顎性肥大性骨関節症などの骨の異常による突出，③咀嚼筋炎や外眼筋炎などの筋肉疾患による突出，④外傷による突出が挙げられる。
・眼窩膿瘍と眼窩蜂窩織炎では，眼球突出以外に瞬膜の突出，眼窩周囲の腫脹，片側の結膜浮腫，漿液性～粘液膿性の眼脂，眼球触診時や開口時の疼痛などの症状が認められる。
・咀嚼筋炎では，両側性の眼球突出の他に，結膜浮腫や眼瞼浮腫，瞬膜の突出，開口時の疼痛などが認められる。
・外眼筋炎は，両側性の眼球突出が特徴であり，失明を呈する可能性がある。
・眼球陥入は，眼球サイズが縮小している状態と，眼窩の内容物の減少で陥入している状態がある。
・眼球癆は，緑内障，全眼球炎，穿孔性外傷，鈍性外傷などに続発して起こる。
・斜視の原因は，動眼神経異常によるものと中耳や内耳の異常によるものが多い。
・短頭種では，斜視が認められても生理的眼振が観察される。

猫の場合

・猫の眼球突出の原因は，交通事故などによる外傷，細菌や真菌感染による眼窩膿瘍もある。
・眼球陥入および斜視の原因は犬と同様である。

■参考文献

1) Allgoewer I, Blair M, Basher T, et al. Extraocular muscle myositis and restrictive strabismus in 10 dogs. *Vet Ophthalmol* 3 (1): 21-26 (2000).

2) Armour MD, Broome M, Dell'Anna G, et al. A review of orbital and intracranial magnetic resonance imaging in 79 canine and 13 feline patients (2004-2010). *Vet Ophthalmol* 14 (4): 215-226 (2011).

3) Boroffka SA, Verbruggen AM, Grinwis GC, et al. Assessment of ultrasonography and computed tomography for the evaluation of unilateral orbital disease in dogs. *J Am Vet Med Assoc* 230 (5): 671-680 (2007).

4) Cauduro A, Paolo F, Asperio RM, et al. Use of MRI for the early diagnosis of masticatory muscle myositis. *J Am Anim Hosp Assoc* 49 (5): 347-352 (2013).

5) Dennis R. Use of magnetic resonance imaging for the investigation of orbital disease in small animals. *J Small Anim Pract* 41 (4): 145-155 (2000).

6) Evans J, Levesque D, Shelton GD. Canine inflammatory myopathies: a clinicopathologic review of 200 cases. *J Vet Intern Med* 18 (5): 679-691 (2004).

7) Homma K, Schoster JV. Anaerobic orbital abscess/cellulitis in a Yorkshire Terrier dog. *J Vet Med Sci.* 62 (10): 1105-1107 (2000).

8) Jeffery N. Neurological abnormalities of the head and face. *In*: Platt SR, Olby NJ ed. BSAVA Manual of Canine and Feline Neurology (ed 3). Gloucester, UK, British Small Animal Veterinary Association pp185-186 (2004).

9) Labruyere JJ, Hartley C, Holloway A. Contrast-enhanced ultrasonography in the differentiation of retinal detachment and vitreous membrane in dogs and cats. *J Small Anim Pract* 52 (10): 522-530 (2011).

10) Mason DR, Lamb CR, McLellan GJ. Ultrasonographic findings in 50 dogs with retrobulbar disease. *J Am Anim Hosp Assoc* 37 (6): 557-562 (2001).

11) Miller ME. 犬の解剖学，和栗秀一，醍醐正之，監訳，学窓社 (1970).

12) Miller WW, Cartee RE. B-scan ultrasonography for the detection of space-occupying ocular masses. *J Am Vet Med Assoc* 187 (1): 66-68 (1985).

13) Oliver JA, Llabrés-Diaz FJ, Gould DJ, et al. Central nervous system infection with Staphylococcus intermedius secondary to retrobulbar abscessation in a dog. *Vet Ophthalmol* 12 (5): 333-337 (2009).

14) Penderis J. Disorders of eye and vision. *In*: BSAVA Manual of Canine and Feline Neurology 3ed, Platt SR, Olby NJ ed. Gloucester, UK, British Small Animal Veterinary Association, pp133-134 (2004).

15) Severin GA. Diseases of the Orbit and Globe. *In*: Severin's Veterinary Ophthalmology Notes, 3ed. Colorado, U.S.A, Veterinary Ophthalmology Notes. pp407-423 (1998).

16) 添田 聡．眼窩の解剖学的構造．*In*: 緑内障の外科的治療 (3). SURGEON 13, 3, p4(2009).

17) Spiess BM. Diseases and surgery of the canine orbit. In: Veterinary Ophthalmology, 4th ed. Gelattt KN ed, Blackwell Publishing, Ames. pp539-562 (2007).

18) Wang AL, Ledbetter EC, Kern TJ. Orbital abscess bacterial isolates and in vitro antimicrobial susceptibility patterns in dogs and cats. *Vet Ophthalmol* 12 (2): 91-96 (2009).

19) Williams DL. Extraocular myositis in the dog. *Vet Clin North Am Small Anim Pract* 38 (2): 347-359 (2008).

（寺門邦彦）

Chapter 5

水晶体と硝子体の疾患

Chapter 5-1
水晶体と硝子体の解剖・機能と白内障以外の疾患

水晶体，硝子体はともに血管の存在しない透明性のある構造物であり，その機能の大半は画像を網膜に届けることである。そのため，水晶体や硝子体に混濁が生じると視覚に影響が出る。また，硝子体は網膜を保持することがその機能の１つであるため，硝子体に問題が生じると網膜の保持ができなくなり，網膜剥離のリスクが高まる。本稿では白内障を除く水晶体疾患と，硝子体疾患について解説する。

1）解剖・機能

水晶体は虹彩の後方に位置し，毛様体小帯により毛様体とつながっている。水晶体後方には硝子体が存在し，水晶体後嚢と硝子体前方は接合している（**図1**）。

1-1）水晶体

水晶体は血管の存在しない透明な構造物であるが，胎生期には瞳孔膜と硝子体動脈にて構成される水晶体血管膜によって栄養が供給される（**図2**）。これらの血管膜は胎生期の終わりから出生直後に消失し，その後は房水にて栄養供給がなされる。水晶体は，胎子期の初期に，体表外胚葉が眼杯に陥入して形成された水晶体胞から発生する（**図3**）。そのため，水晶体上皮は水晶体嚢内に存在し，水晶体嚢はその基底膜として形成される。前嚢の水晶体上皮はそのまま残るが，後嚢の上皮は水晶体線維となるため後方の水晶体上皮は存在しない。

水晶体の前嚢下には１層の水晶体上皮が存在しており，これは赤道部で分裂し，成長すると脱核して水晶体線維となる（**図4a**）。水晶体線維同士は，前方ではＹの字に接触しており，これが縫合線といわれ，後方では逆向きのＹとなる（**図4b**）。

水晶体の65％は水分，35％は蛋白質，その他，微量な成分（脂質，無機イオン，炭水化物，アスコルビン酸，グルタチオン，アミノ酸）が含まれる。蛋白質はα，β，γクリスタリンに分類される。水晶体線維は一生涯，成長を繰り返す。しかしながら，水晶体の大きさはさほど変わらないため，加齢とともに水晶体線維数が増加すると中心部分（核）の水晶体密度が高くなり固くなる。これが核硬化症である（後述）。

水晶体の役割は屈折であり，網膜に焦点をあわせることである。犬での水晶体の屈折力は約40 D（ジオプトリー）である。水晶体のエネルギー源はブドウ糖であり，房水から供給される。代謝は嫌気性解糖で行われるが，糖尿病では水晶体中のブドウ糖が過剰になり，通常の代謝に使用される酵素であるヘキソキナーゼが枯渇し，代わりにアルドース還元酵素が使用される。結果，その代謝産物であるソルビトールが水晶体

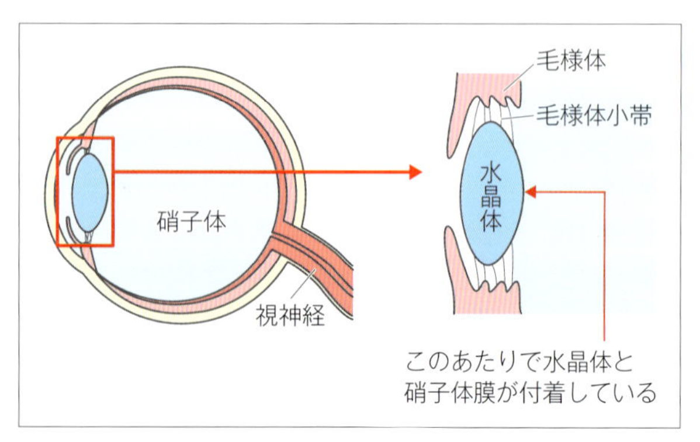

図1　眼球解剖図（水晶体部分拡大）

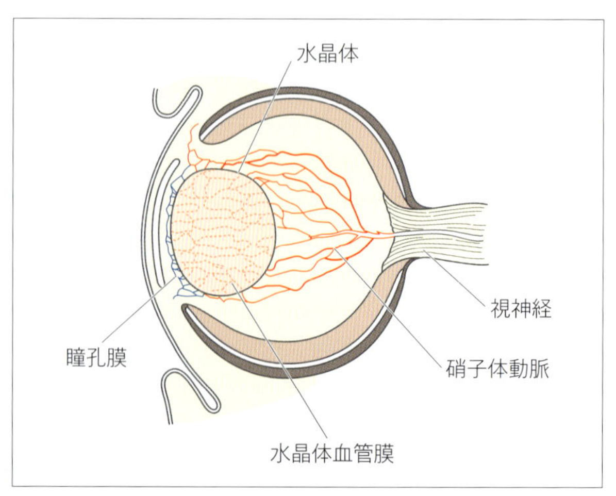

図2　胎生期の瞳孔膜，硝子体動脈と水晶体血管膜
文献２より引用・改変

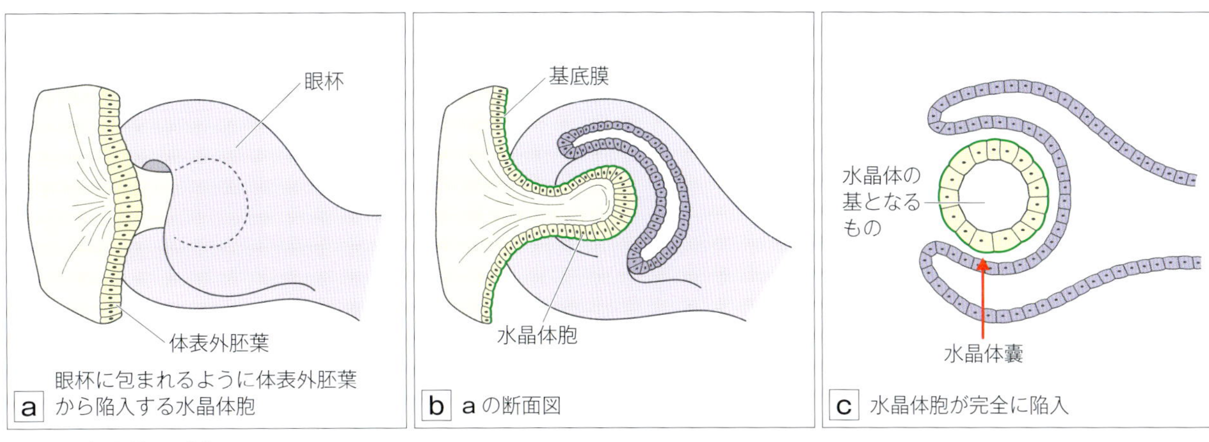

図3　水晶体の発生
文献2より引用・改変

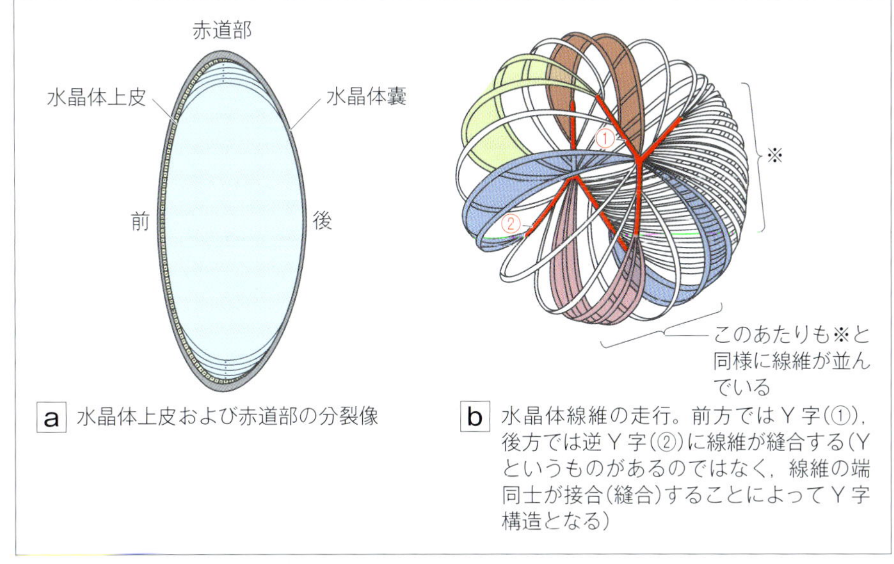

図4　水晶体の解剖
文献2より引用・改変

内に蓄積し，白内障となる(Chapter5-2を参照)。

1-2)硝子体

硝子体の発生は硝子体動脈の周囲に形成され，発生学的時期から一次，二次，三次硝子体と名づけられる。一次硝子体は胎生期に退化し，二次硝子体が生後の硝子体のほとんどを占め，三次硝子体は毛様体小帯付近に存在している。

硝子体はその98%が水分で構成されるゼリー状物質で，眼球後部を満たしており，また膠原線維による骨組み構造の間にヒアルロン酸が存在することにより，粘弾性を確保している。硝子体は眼球内で最大の構造物(約80%)であり，眼球の成長に大きく関与している。硝子体に存在する血液－硝子体バリア(関門)は，眼球(特に網膜)の代謝に関与し，網膜への栄養の供給，老廃物の除去を行っている。そして硝子体の最大の役割は，水晶体と網膜への機械的および構造的支持である。硝子体の粘弾性が，眼球に対する外傷やストレス(眼球の動きなどによる内的なものも含む)などから眼球内構造物を守っている。そのため，硝子体の異常が網膜剥離の素因になることもある。

2)水晶体の先天性疾患

水晶体の疾患は大きく先天性疾患と後天性疾患に分けられ，先天性疾患には形の異常を示すものがいくつかある。

2-1)無水晶体症

水晶体そのものがない無水晶体症はきわめてまれ

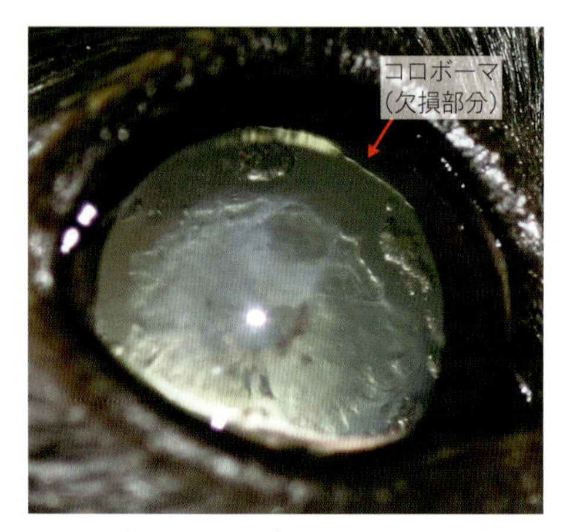

図5　水晶体コロボーマ
ミニチュア・ピンシャー，1歳4カ月齢，避妊雌，右眼

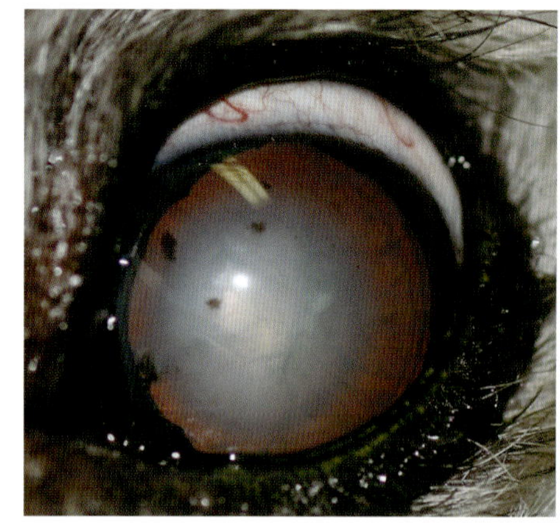

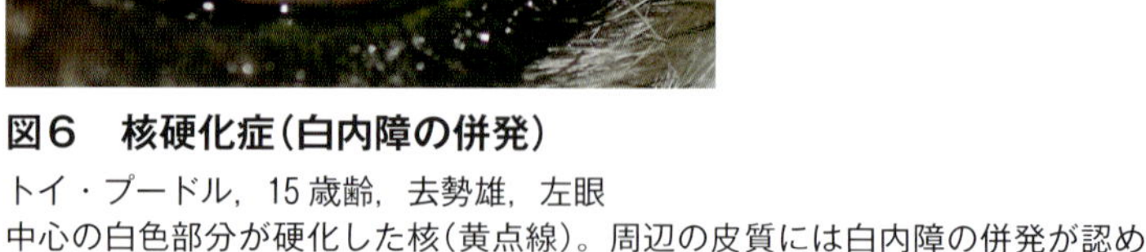

図6　核硬化症(白内障の併発)
トイ・プードル，15歳齢，去勢雄，左眼
中心の白色部分が硬化した核(黄点線)。周辺の皮質には白内障の併発が認められる

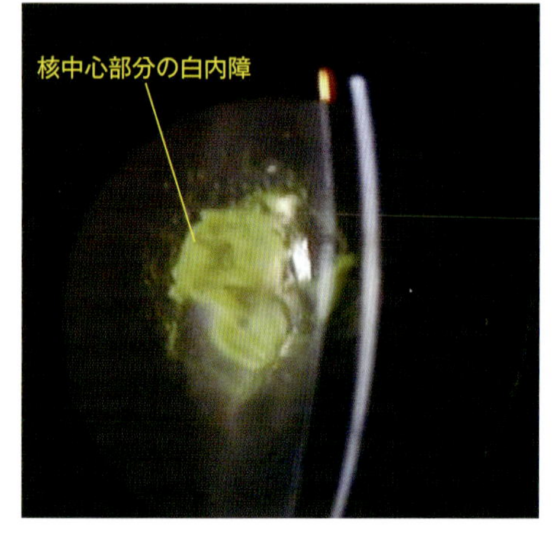

図7　核白内障
トイ・プードル，5歳齢，去勢雄，右眼

で，発生段階で脊柱管から伸びた眼胞が体表外胚葉に接触する時の失宜によって起こる。発生段階において，水晶体は他の眼球構造物の発達にも関係しており，無水晶体症では多発性眼奇形(異常)(Multiple ocular anomalies，MOA)が併発していることが多い。

2-2)小水晶体症

水晶体が小さい状態で，ビーグル，ドーベルマン，ミニチュア・シュナウザーなどで他の先天性眼疾患との併発の報告がある。

2-3)水晶体コロボーマ

水晶体の一部(赤道部)が欠損する状態である(**図5**)。典型的な発生場所は6時の位置であり，また虹彩コロボーマを併発していることがある。水晶体コロボーマは白内障や水晶体脱臼と関連することがある。

2-4)円錐水晶体

水晶体の軸形成異常により水晶体が円錐形になった状態をいう。後方の円錐水晶体が最もよく認められる。先天性白内障や硝子体動脈遺残などに関連して認められることがある。

水晶体の形状異常のみに対しては治療対象にはならない。しかしながら先天性疾患の場合，将来的に水晶体が白濁する(白内障)ことがあり，その場合，白内障手術が必要になる。

3)水晶体の後天性疾患

後天性疾患は透明性の異常，位置の異常に分類される。透明性の異常に関してはChapter5-2を参照。

3-1)核硬化症

高齢動物では水晶体核の硬化症が認められる(**図6**)。この所見は犬でよく認められ，猫では犬ほど顕著には認められない。前述したように，水晶体は生涯を通じて成長し水晶体線維が常につくられるが，水晶体自体の大きさは変化することができない。そのため，自ずと年齢を重ねると中心部分(核)で水晶体線維が圧縮される。圧縮された中心部分は青みがかった白色に認められるため，白内障と勘違いされることが多い。すなわち，白内障のように線維が変性し白濁しているわけではなく，光の拡散により白色に見えることが原因であるため，視覚は障害されない。核の硬化症は白内障と異なり，白色に見える部分(核)を通してもタペタム反射が得られ，眼底検査も行える。

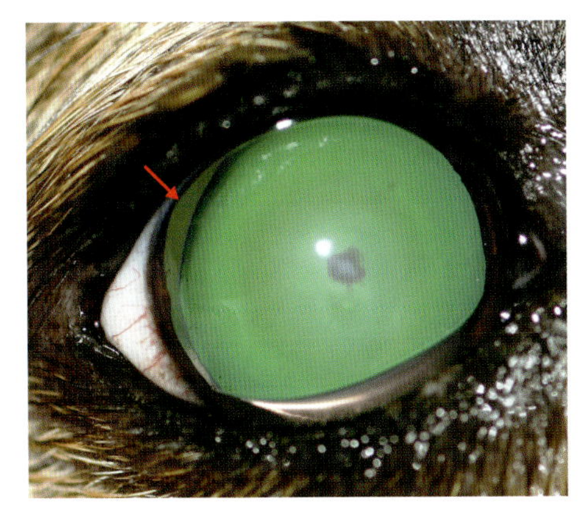

図８　水晶体亜脱臼
雑種犬，10 歳齢，避妊雌，右眼
亜脱臼部分。水晶体のない部分（無水晶体三日月，コーヌス）が認められる

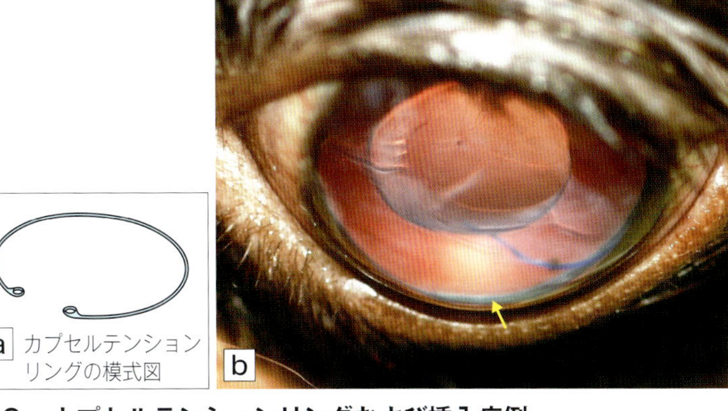

図９　カプセルテンションリングおよび挿入症例
チワワ，７歳６カ月齢，雌，左眼（白内障手術後から１年）
左眼の水晶体赤道部に挿入したリングが見える

水晶体の核白内障（**図７**）との鑑別は困難なこともあるが，スリットランプ検査による光の通過性や，散瞳時の水晶体の核周囲との境界を確認することにより判別できる。

前述したように，核硬化症では視覚を障害することはなく，治療対象にはならない。

3-2）水晶体亜脱臼

水晶体が正常な位置から変位した場合，それらは脱臼と表現され，変位が不完全な場合を亜脱臼（**図８**）と呼ぶ。変位の原因は毛様体小帯の異常発達，変性，断裂，それらの複合要因によって起こる。水晶体辺縁（赤道部）が確認され，その周辺には水晶体のない部分（無水晶体三日月，コーヌス）が確認される。また，眼球の動きにあわせて水晶体や虹彩が動揺する所見が認められる（虹彩動揺）。その他の所見として，無水晶体三日月から硝子体の一部の脱出が認められたり，前房の深さが浅くなったり（前方への亜脱臼），深くなったり（後方への亜脱臼）する。断裂した毛様体小帯に対する整復は不可能である。

水晶体亜脱臼に対する治療は内科的，外科的に行う。内科的には，不安定な水晶体によるぶどう膜炎を抑制するため消炎薬の投与を行う。外科的には水晶体を安定化させるため，リング状の器具（カプセルテンションリング，**図９a**）を用いることがある。水晶体を摘出する前もしくは後に，水晶体嚢内にリングを挿入して水晶体嚢を安定化させ，毛様体小帯にかかる負荷を減らす（**図９b**）。リングが使用できる程度は，全周の半分以下の亜脱臼までとされる。半周以上の毛様体小帯の断裂がある場合には，水晶体嚢内摘出術（＋眼内レンズ毛様溝縫着術）により治療される。外科手術については白内障手術に準じた技術が必要とされるため，眼科専門医への紹介が必要となる。

水晶体亜脱臼の外科治療については術後の合併症（主に緑内障）の問題があり，早期手術の意義については議論の余地がある。しかしながら，テリア種に見られる遺伝的な原発性水晶体脱臼がある場合，早期の水晶体摘出術は視覚の予後を改善する可能性が示唆されている。

3-3）水晶体脱臼

水晶体が正常な位置から前方もしくは後方に完全に変位した状態を，完全な脱臼と呼ぶ。脱臼の原因となる毛様体小帯断裂には原発性と続発性があり，原発性水晶体脱臼の好発犬種には，テリア種（特にシーリハム，ジャック・ラッセル，ワイヤーヘアード・フォックス，ミニチュア・ブル・テリア），テリア系雑種，チベタン・テリアなどが挙げられる。多くで両側性に認められる（ただし，その程度には左右差が存在していることがある）。通常，若齢期に発症することが多く，３～６歳齢（平均 4.5 歳齢）との報告がある。最近になっていくつかの犬種で，*ADAMTS17* 変異が原発性水晶体脱臼に関与していることが報告されている[4]。続発性の原因には緑内障による牛眼，過熟白内障，慢性ぶどう膜炎，年齢的変化などが挙げられる。

○前方への脱臼

前方（前房内）に移動した場合，脱臼した水晶体が角膜内皮を障害して角膜浮腫を起こし，また房水排出が阻害されることで眼圧上昇が起こることがある。原発性水晶体前方脱臼の場合，急性の眼圧上昇が認められ，緊急疾患となることが多い(**図 10**)。

○後方への脱臼

後方に脱臼した場合，瞳孔からの硝子体脱出が見られ，脱臼した水晶体は沈下し眼球腹側に存在していることが多い。後方脱臼の場合は前方脱臼よりも臨床症状が軽度であることが多いが，網膜を障害し剥離や出血の原因ともなる。

前方，後方いずれに脱臼した場合においても，経時的に水晶体は変性し白濁(白内障化)する。

○治療

治療は，脱臼した水晶体を嚢ごと摘出する方法(水晶体嚢内摘出術)が必要になる。角膜を大きく切開し，前方脱臼であればそのまま摘出するか，水晶体の沈下を防ぎながら乳化吸引を行う方法も報告されている[5]。後方脱臼の場合は，硝子体内に沈下している水晶体を粘弾性物質などでもち上げて摘出する。しかしながら，後眼部に対する手術侵襲が大きいことと，前方脱臼とは異なり臨床症状が少ないため，摘出せず保存治療を行う場合も多い。ただし，脱臼した水晶体が前後に移動する場合もあり，保存治療が最善かどうかには議論の余地がある。

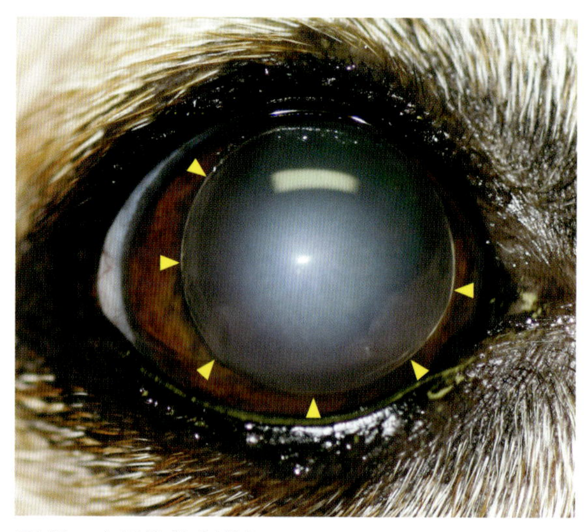

図 10　水晶体前方脱臼
雑種犬，10 歳齢，雌，右眼
水晶体が前房内に脱臼し，水晶体辺縁が観察できる

4）硝子体の先天性疾患

4-1）硝子体動脈遺残

胎生期に存在した硝子体動脈の一部もしくは全部が消失せず，残ってしまった状態(奇形)である。スリットランプ検査や眼底検査，超音波検査にて診断が可能である。硝子体動脈は水晶体後方から視神経乳頭まで存在していた血管であり，血管壁のみが残っている痕跡状態から，血液を含む血管として存在する場合まで様々である。硝子体動脈遺残のみが起こっている場合は，治療対象にならないことがほとんどであるが，白内障を併発している場合には，白内障手術時に水晶体後嚢切除が必要になることがある。ドーベルマンやサセックス・スパニエルでは，遺伝性が示唆されている。

4-2）第一次硝子体過形成遺残(PHPV)／水晶体血管膜過形成遺残(PHTVL)

第一次硝子体過形成遺残(Persistent hyperplastic primary vitreous，以下 PHPV)または水晶体血管膜過形成遺残(Persistent hyperplastic tunica vsculosa lentis，以下 PHTVL)は，胎生期に存在した水晶体への栄養供給のための血管組織(水晶体血管膜，硝子体動脈)が，胎生期の終わりに消失せず生後も存在している奇形である(**図 11**)。瞳孔内部が白色(血管が豊富であるとピンク色に見える)になるため，白内障と勘違いされやすいが，スリットランプ検査により水晶体後嚢に存在する白色物として認識できる(重度な場合は白内障を併発している)。好発品種としてドーベルマンが挙げられ，以下のようにグレード分けされている(**図 12**)。

- グレード１：水晶体後嚢の白点のみ。視覚障害の原因にはならず，治療対象外
- グレード２：線維性血管膜による水晶体後嚢の白斑
- グレード３：グレード２に水晶体血管膜と硝子体動脈の遺残が合併
- グレード４：グレード２に円錐水晶体が合併
- グレード５：グレード３と４が合併
- グレード６：水晶体コロボーマ，小水晶体症，水晶体嚢の白斑，出血などの合併

グレード２以上の場合は，視覚障害の程度により白内障手術＋水晶体後嚢切除が望まれる。場合によっては硝子体切除術も必要になる。通常の白内障手術にくらべ，後嚢切除を行うことや遺残した硝子体動脈からの出血などにより，合併症のリスクが増える。遺伝性疾患の可能性を考え，グレード２以上の犬での繁殖は行うべきではない。

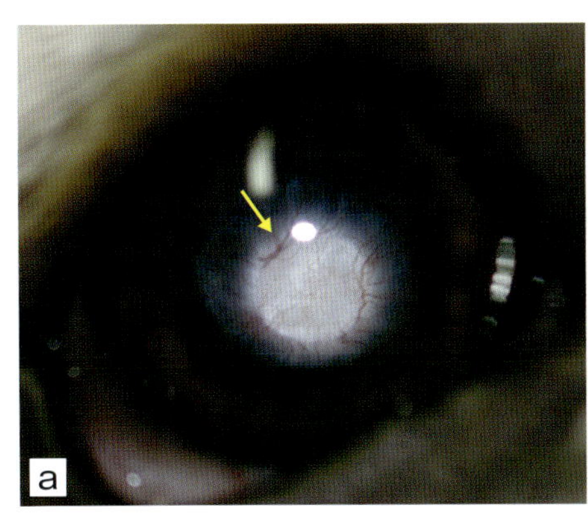

水晶体後嚢に認められた線維性血管膜

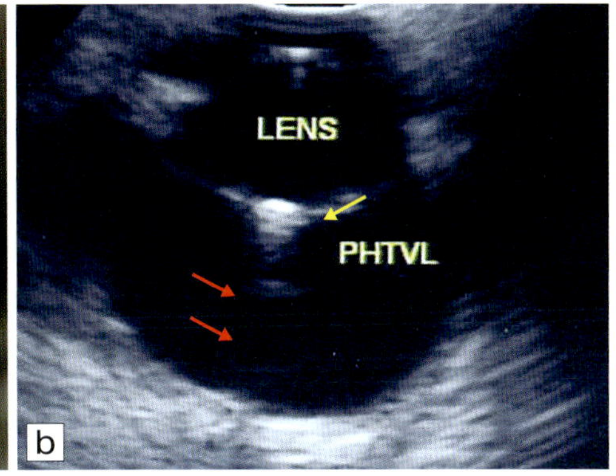

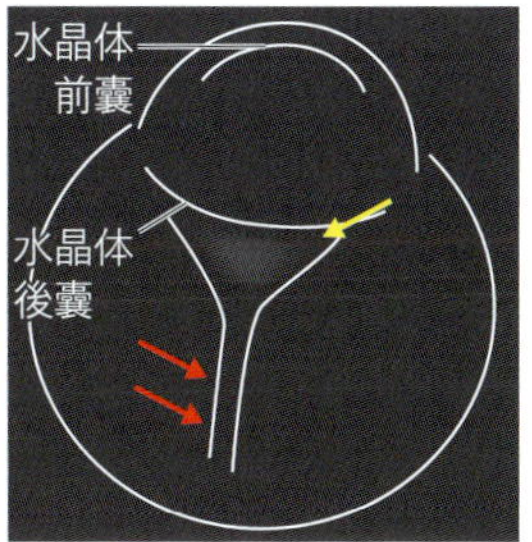

水晶体後方の高エコー状陰影（黄矢印）と，視神経乳頭に伸びる線上物（硝子体動脈遺残）が認められる（赤矢印）

図 11　水晶体血管膜過形成遺残（PHTVL）
ラブラドール・レトリーバー，7カ月齢，雄，右眼

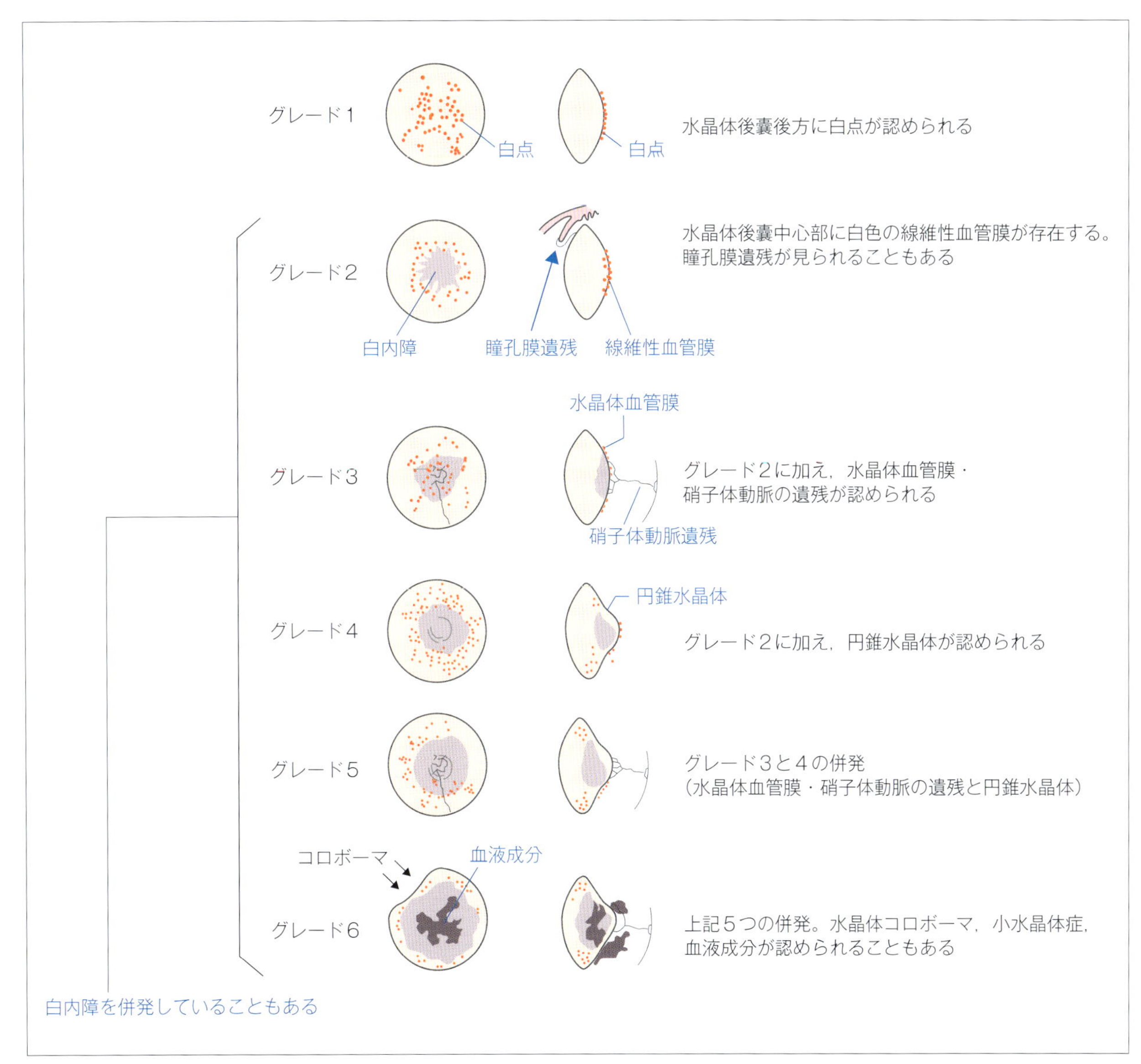

図 12　ドーベルマンにおける PHPV/PHTVL のグレード

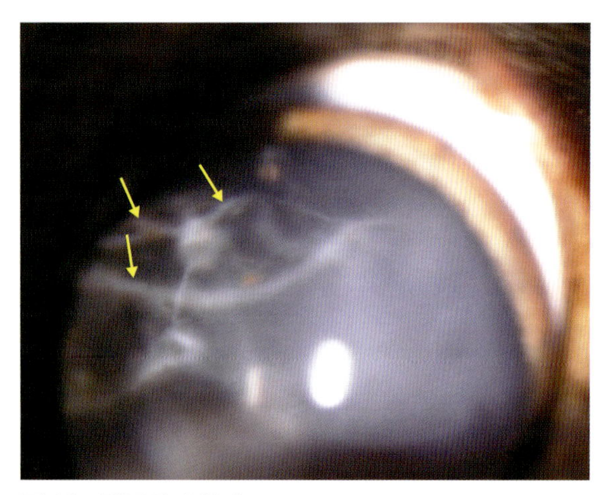

図 13　硝子体変性症
イタリアン・グレーハウンド，6 歳齢，雌，左眼
硝子体内に認められた白色不定形物

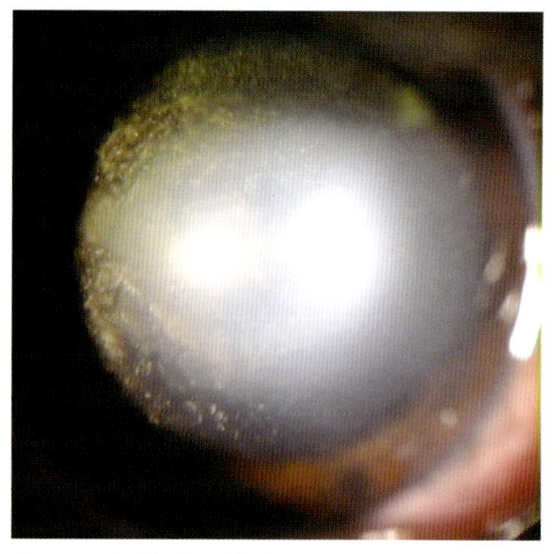

図 14　星状硝子体症
硝子体内に認められた多数の白色浮遊粒子

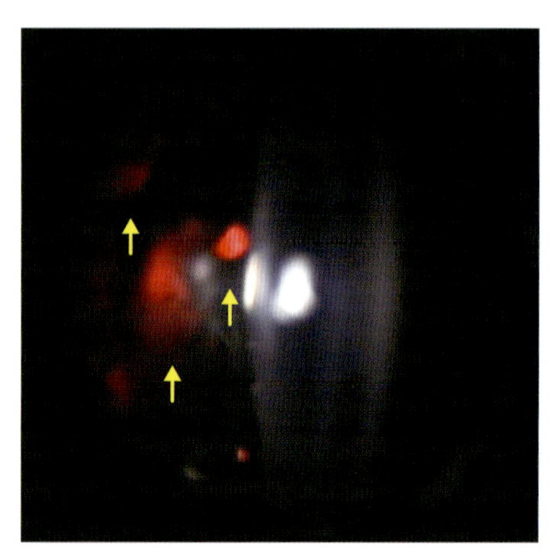

図 15　硝子体出血
図 13 と同一症例，右眼
水晶体後囊奥に認められた血液

5）硝子体の後天性疾患

後天性疾患には変性，炎症，出血によるものがある。

5-1）硝子体変性症

硝子体変性症とは硝子体のゼリー状構造が壊れ，変化した状態を示している（**図 13**）。変化には液化（シネレシス：ゲル状の物体から液体成分が分離した状態）と不透明化（浮遊物，星状硝子体症など）が挙げられる。硝子体変性そのものの臨床的意義は少ないが，網膜剥離のリスクファクターになるため注意が必要である。硝子体変性症の多くは老化現象や炎症の結果として生じる。また原発性硝子体変性を起こす犬種として，シー・ズー，パピヨン，イタリアン・グレーハウンド，チワワ，ブリュッセル・グリフォン，チャイニーズ・クレステッド・ドッグ，ウィペットなどが挙げられる。これらの犬種では網膜剥離のリスクが高く，筆者の個人的見解では，特にシー・ズーで硝子体変性によると思われる網膜剥離が多いと感じている。

5-1-1）星状硝子体症

硝子体内に，カルシウムやリン脂質からなる多数の白色浮遊粒子が認められる状態である（**図 14**）。

5-2）硝子体炎・硝子体出血（図 15）

硝子体は無血管・無神経の構造であり，硝子体原発の炎症よりも周囲組織の炎症の波及が原因として挙げられる。つまり，ぶどう膜炎，脈絡膜炎，網膜炎，視神経炎などである。具体的には眼内の炎症を引き起こすような感染症，炎症性疾患などである。

診断には硝子体バイオプシーが必要とされるが，合併症の問題から実施されることは少なく，通常のぶどう膜炎の診断検査に準じて行われる。網膜剥離，眼球内腫瘍，外傷などからの滲出物，出血が起こることもある。その他の出血の原因は，前述した硝子体動脈遺残や PHPV/PHTVL，コリー眼異常（Collie eye anomaly，CEA）からの出血が挙げられる。

治療には原因疾患に対する治療，もしくは消炎薬の全身投与が行われる。炎症が重度な場合，硝子体切除術が必要とされることがあるが，獣医領域で行われることはほとんどない。一次的な出血であれば吸収を待つのみでよいが，硝子体の代謝は遅く，硝子体内の出血が吸収されるまで数カ月の時間を要する。また，炎症や出血が原因で硝子体の変性が生じ，牽引性の網膜剥離が起こることがあるため，視覚の予後は要注意である。

Point

犬の場合

- 水晶体，硝子体の疾患には遺伝性疾患や先天性疾患が多く，その病態を理解するためには発生や解剖を知ることが重要である。
- 若い動物の水晶体脱臼は原発性が多く，前方に脱臼すると眼圧上昇などを起こし緊急疾患になる可能性が高い。
- 続発性の水晶体脱臼は，その原因疾患により手術適応になるかどうかを十分に考慮する必要がある。特に水晶体脱臼による眼圧上昇なのか，緑内障(牛眼)による水晶体脱臼なのかの判断は十分検討する必要がある。

猫の場合

- 猫の水晶体疾患は犬にくらべて発症が少なく，また続発性に発症することが多い。原因として炎症に留意すべきである。

■参考文献

1）Boeve MH, Stades FC. Diseases and surgery of the canine vitreous. *In*: Veterinary Ophthalmology, 4th ed. Gelatt KN, ed. pp932-943. Wiley Blackwell (2007)

2）Davidson MG, Nelms SR. Diseases of the canine lens and cataract formation. *In*: Veterinary Ophthalmology, 5th ed. Gelatt KN, ed. pp1199-1233. John Wiley Son(2013).

3）Gelatt KN, Wilkie DA. Surgical procedures of the lens and cataract. *In*: Veterinary Ophthalmic Surgery. Gelatt KN, ed. pp305-355. Sunders(2011).

4）Gould D, Pettitt L, McLaughlin B, et al. ADAMTS17 mutation associated with primary lens luxation is widespread among breeds. *Vet Ophthal* 14 (6): 378-384(2011).

5）Wilkie DA, et al. A modified ab externo approach for suture fixation of an intraocular lens implant in the dog. *Vet Ophthal* 11(1): 43-48(2008).

（小山博美）

Chapter

5-2 白内障の総論，検査と診断，内科療法

白内障の治療は外科治療が最も効果的で，合併症も少ない治療法である。しかし，多くの症例が様々な理由により，白内障手術を選択していないと考えられ，手術は１割にも満たない症例しか受けていない。すなわち，そのほとんどが放置されるか内科療法が行われており，白内障に対するベストの治療を受けていない，ということである。

一般に内科療法というと，白内障の進行予防ばかりが注目されがちであるが，臨床上，本当に大事なことは合併症の予防である。中でも白内障から必ず続発する水晶体起因性（原性）ぶどう膜炎（LIU）に主眼をおいて治療することが重要である。本稿では白内障の診断と内科療法に主眼をおいて解説し，中でも白内障手術を選択しない症例の治療について述べる。

1）白内障の定義および原因と発症機序

白内障とは，本来透明であるはずの水晶体や水晶体嚢が様々な原因で変性し，不透明になった状態を指す。

白内障は水晶体の水溶性蛋白が，トリプトファンなどの有核アミノ酸の代謝異常で生じるキノイド物質によって変性し，不溶性化するために起こるとされている。その要因として加齢，外傷，遺伝，放射線，先天性，糖尿病，ナフタレン中毒など様々なものが成書に記載されている。

1-1）遺伝的背景

白内障は一般的に，高齢の動物に発症すると理解されている。しかし，日常診療において，高齢犬での白内障のみならず，若い犬で白内障と診断することも少なからずある。久保らは，ラブラドール・レトリーバー213頭を調査したところ，白内障の発症率は5.6％で，診断時の平均年齢は1.2歳齢であることを明らかにし，系統図から白内障の発症には血縁関係があることを示唆している[11]。また，Mellershらのオーストラリアン・シェパードにおける報告では，転写因子の１つである*HSF4*に欠失突然変異があると，白内障の発症頻度が約17倍に高まるとしている[16]。これらのことから，日常診療で遭遇する高齢ではない犬の白内障の中には，遺伝性疾患であるものも含まれていると考えられる。なお先天性の白内障のうち，第一次硝子体過形成遺残（Persistent hyperplastic primary vitreous，以下PHPV）／水晶体血管膜過形成遺残（Persistent hyperplastic tunica vsculosa lentis，PHTVL）については，Chapter5-1を参照のこと。

疫学的調査によると，白内障の発症には好発犬種があることからも遺伝性疾患であることが示唆されており[7]，その一部を**表１**に示す。好発犬種を知ることは，白内障診断を行う上で，重要な手がかりの１つとなる。

表１　遺伝性の白内障が示唆されている犬種[7]（一部）

アメリカン・コッカー・スパニエル	ジャック・ラッセル・テリア	トイ・プードル
ビーグル	狆	パグ
ボーダー・コリー	マルチーズ	ラブラドール・レトリーバー
ウェルシュ・コーギー・カーディガン	ミニチュア・ピンシャー	柴犬
キャバリア・キング・チャールズ・スパニエル	パピヨン	シー・ズー
チワワ	ペキニーズ	シベリアン・ハスキー
ダックスフンド	ポメラニアン	ヨークシャー・テリア
フレンチ・ブルドッグ		

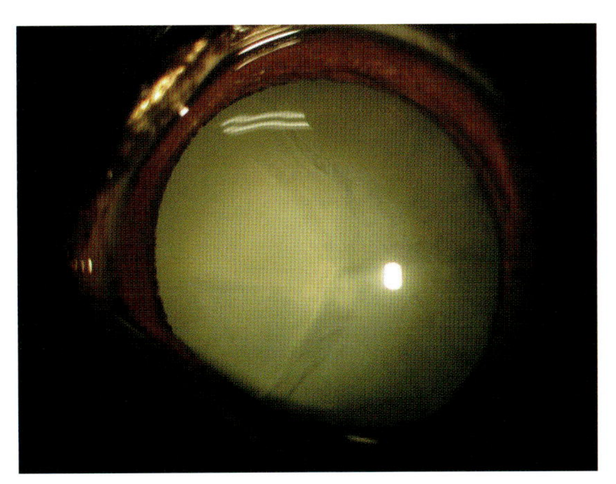

図１　スポット光による水晶体の検査
水晶体を直接照明する

1-2)発症機序

○糖尿病白内障

白内障の発症機序は，特殊な環境下であるが，糖化による糖尿病白内障でその詳細が知られている。糖尿病白内障では，アルドース還元酵素が関与しており[4,6,9,10,17,21]，糖尿病による高血糖状態では，前房水中のグルコース濃度も高い状態にある。その高濃度のグルコースを代謝するために，水晶体では解糖系がはたらくが，解糖系の初期に関与する酵素であるヘキソキナーゼが水晶体中で枯渇する。すると過剰なグルコースに対して，解糖系の代わりにアルドース還元酵素が活性化し，グルコースはソルビトールそしてフルクトースへと変換される(ポリオール代謝経路)。グルコースから産生されたソルビトールは安定的な物質であるため，水晶体線維の中に蓄積し浸透圧を上昇させ，水分の貯留を起こし，細胞膜の破壊，および蛋白変性を生じ糖尿病白内障となる[2,4,15,17]。余談であるが，成猫では白内障が少ない。これは水晶体中のアルドース還元酵素の含有量が少ないため[20]，白内障を生じにくいとされており，このことは，アルドース還元酵素が白内障形成において重要なはたらきをしていることを支持する。

○外傷性白内障

水晶体にまで達する外傷では，外傷性白内障を発症する。この外傷性の白内障では，Septic(lens)implantation syndrome(以下SIS)に注意する必要がある。これは適切な日本語訳が存在しないが，外傷により細菌が水晶体内に埋没して引き起こされる疾患群である。すなわち感染による水晶体炎である。

○その他

その他の要因として，非酵素的糖化反応や糖酸化反応による糖化最終産物の蓄積[4,17]，酸化などのストレスによるフリーラジカルとオキシダント産物の不均衡[4,17]などが示唆されている。これらは，白内障に対するサプリメントの効果を期待する仮説の裏付けとなっている。

2)主訴

眼が白くなったようだ，との主訴で来院することが多い。進行の早いものでは視覚異常を伴い，物にぶつかる，置いてある食事をすぐに探し当てることができない，鼻でにおいを嗅ぎながら，ゆっくりと歩くようになった，臆病になった，などの主訴で来院する傾向がある。

3)スリットランプ検査および超音波検査

散瞳薬を点眼する(散瞳待ち時間は30分程度)。散瞳後，スリットランプにて水晶体を精査する。核硬化症との鑑別が重要である。また，散瞳処置により高眼圧になることがあるため，散瞳前後にも眼圧を測定することを推奨する。

3-1)透照法による検査

直接，眼に光を当てて，観察したい部分にフォーカスをあわせる。直接焦点法ともいう。

3-1-1)スポット光での透照法による前眼部の検査

ハンドヘルドスリットランプ(HEINE HSL150)や，ポータブルスリットランプ(SL-15やSL-17)をスポット光に設定する。耳側(30〜45°)から水晶体を直接照明して，混濁部位を精査する(**図１**)。

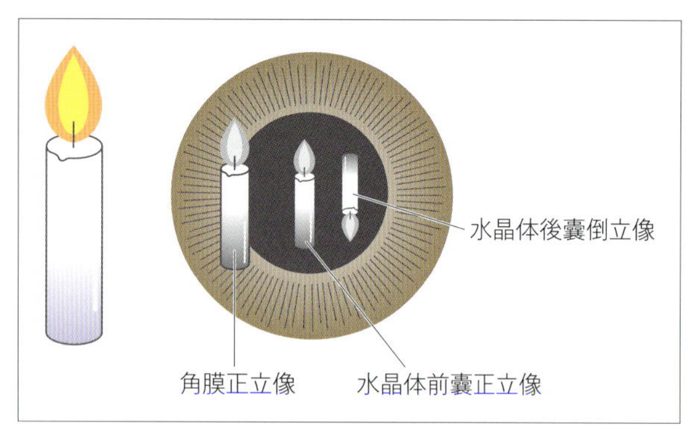

図2　プルキンエ・サンソン像
スリット光を斜めから当てると，眼には3つの反射が見られる。一番前が角膜，真ん中が水晶体前嚢，後ろが水晶体後嚢である
文献15より引用・改変

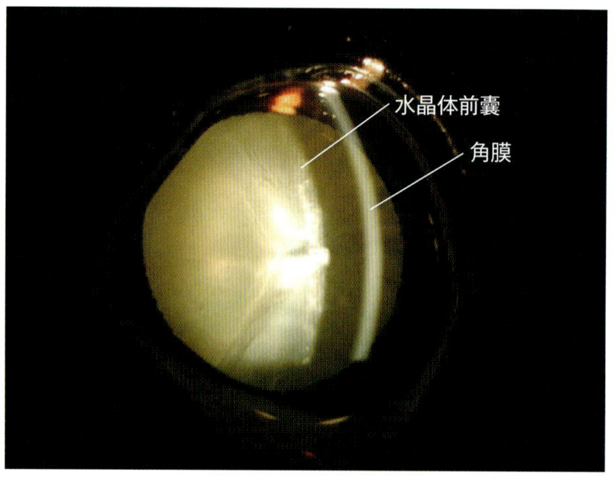

図3　スリット光による水晶体内の混濁部位の検査

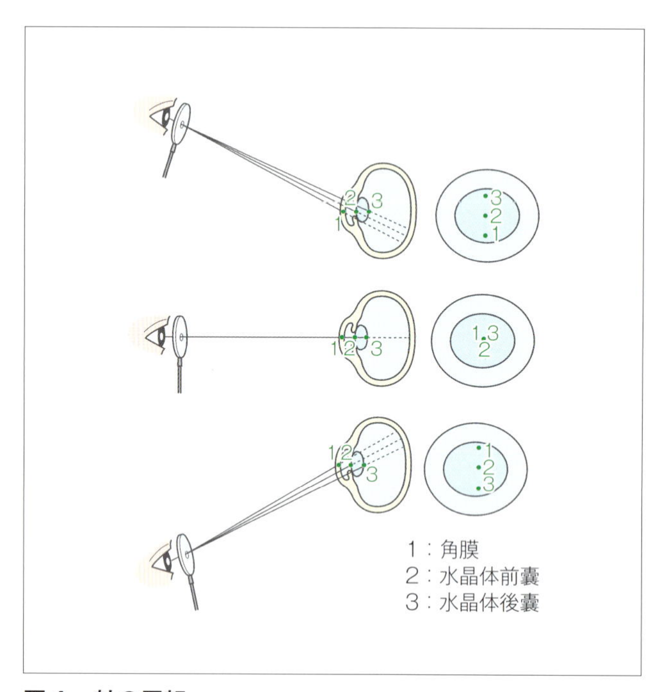

図4　軸の反転
スリット光を耳側から鼻側に振って水晶体全体を評価する
文献15より引用・改変

3-1-2) スリット光での透照法による前眼部の検査

スリット光の設定で耳側（30〜45°）から水晶体を直接照明し，プルキンエ・サンソン像（**図2**）[15]の原理で，三次元的に水晶体内での混濁部位を精査する（**図3**）。スリット幅は基本的には細いもの（0.2〜0.1 mm）を用いるが，水晶体の検査では臨機応変に広いスリット幅（0.8 mm）のものも使い分ける必要がある。

凸レンズである水晶体では，軸の反転が生じるため（**図4**）[15]，スリット光を耳側から鼻側に振って水晶体全体を評価する。

3-2) 徹照法による検査

網膜やタペタムに観察光を当てて，反射してきた反帰光（間接光）を利用する。間接焦点法ともいう。

スリット光を検者の視軸と同じく0°にして，二次元的に水晶体の混濁部位を精査する（**図5**）。固定焦点であるため，検者が動いて水晶体前嚢，皮質，後嚢のそれぞれにフォーカスをあわせる。同時にすべてを観察することはできない点に注意する。

なお，スリット光を用いた検査についてはChapter 1を参照のこと。

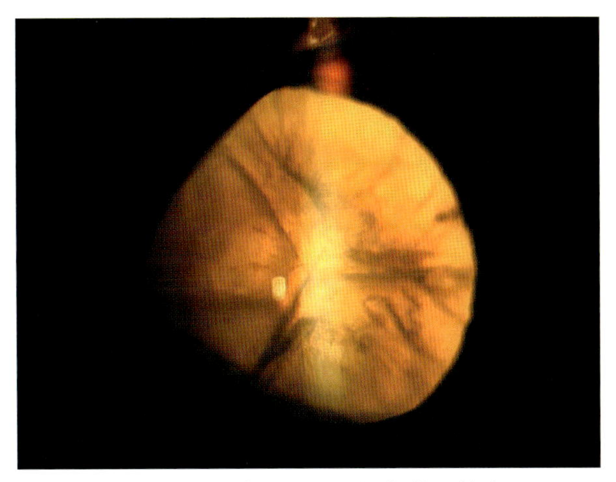

図5　徹照法による水晶体の混濁部位の検査

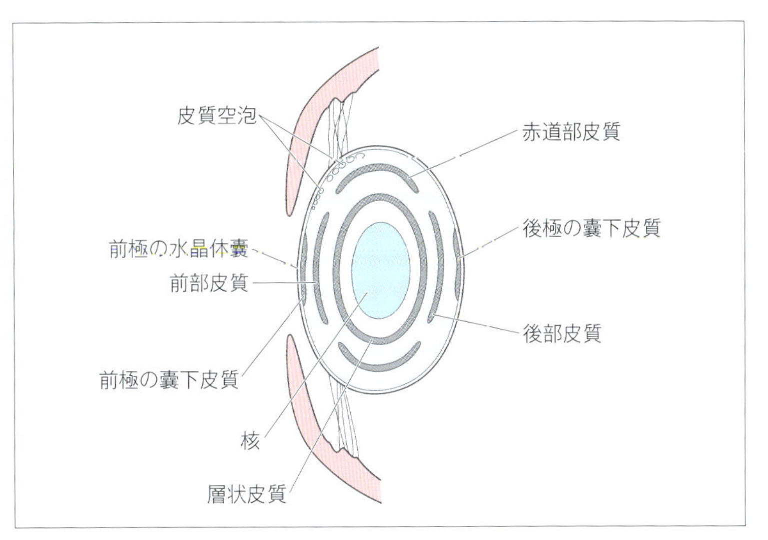

図6　水晶体の部位による白内障の分類
文献12より引用・改変

3-3)超音波検査

白内障で眼底が確認できない場合は，超音波で眼球の解剖学的構造に異常がないかを検査する。網膜剥離や，水晶体嚢の破嚢の有無を確認する。成熟期に生じた膨隆白内障では水晶体のサイズを測定することで，より診断が正確となる。水晶体の前極から後極までの正常サイズは6.7～8.9 mmとされていることから[5]，筆者は平均値の7.6 mmを正常サイズの目安としている。

検査に用いるプローブは，マイクロコンベックスやリニアプローブを使用する。筆者は眼球に点眼麻酔後，リニアプローブを用いて，直接法(眼瞼ではなく角膜にプローブを当てる)により検査を行っている。

なお，汎用の超音波検査装置は，眼部に使用する認可はとられていないので，眼科専用の機器以外を用いる場合は，各自の責任で使用して頂きたい。

4)白内障の診断と分類法

診断時には，核硬化症と硝子体混濁を鑑別しておく必要がある(核硬化症についてはChapter5-1を参照のこと)。次に挙げる分類法を駆使して白内障診断の一助とする。

4-1)発症部位による分類

スリット光により発症部位を特定する(**図6**)[12]。

［水晶体前嚢側］皮質空泡，前極の水晶体嚢，前極の嚢下皮質
［水晶体後嚢側］後極の嚢下皮質，後部皮質
［水晶体赤道部］赤道部皮質

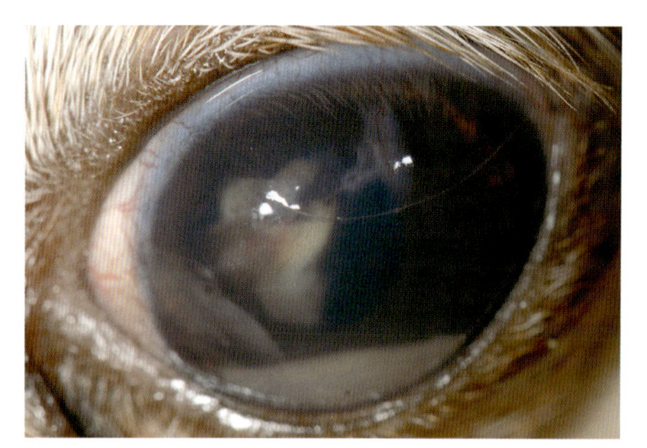

図7　外傷性白内障
チワワ，４歳齢，雌，左眼

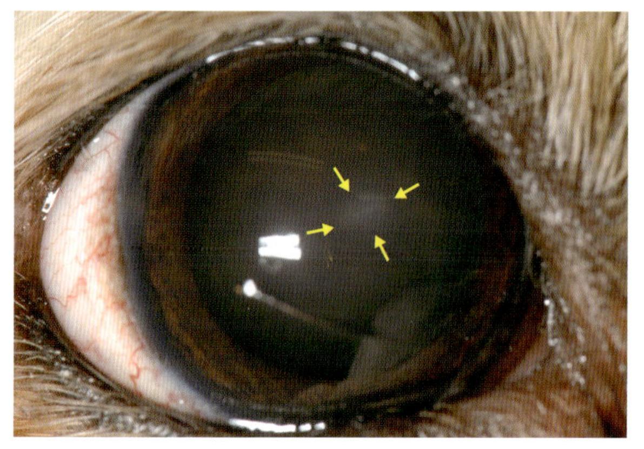

図8　初発白内障
ミニチュア・ダックスフンド，７歳齢，雌，右眼

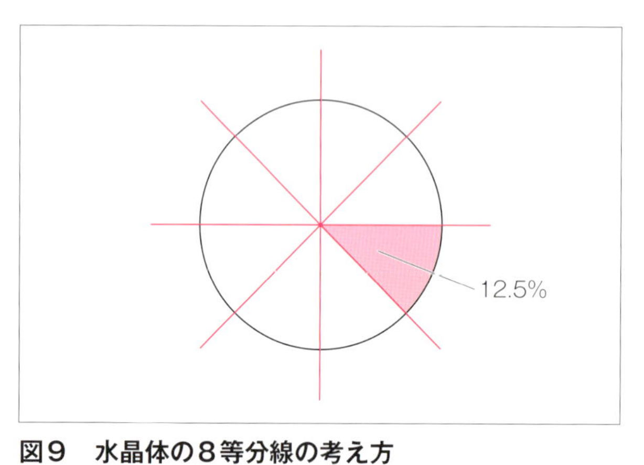

図9　水晶体の８等分線の考え方
初発白内障は水晶体の 15%程度までの混濁を指す，との見解から，未熟白内障との判断の目安にするとよい

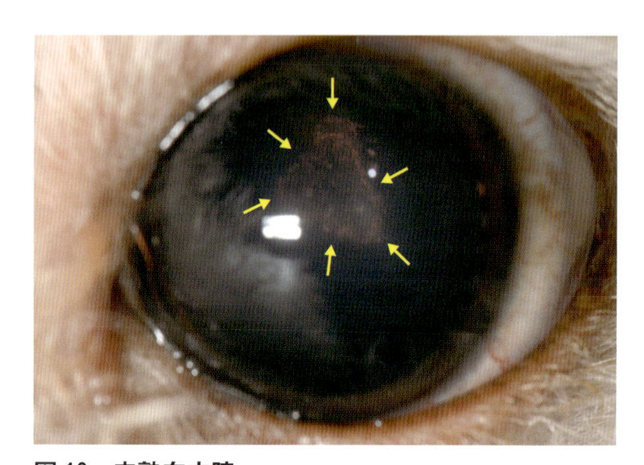

図 10　未熟白内障
トイ・プードル，４歳齢，避妊雌，左眼

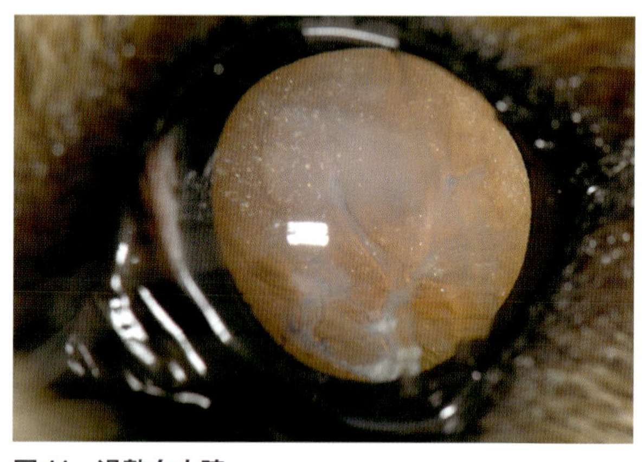

図 11　過熟白内障
アメリカン・コッカー・スパニエル，２歳齢，雌，左眼
嚢の収縮により，前嚢に皺が見られる

4-2)発生時期(年齢)による分類

［先天性］開瞼時に，すでに白内障がある，PHPV がある

［若年性］２歳齢までに発生する白内障

［成年性］６歳齢までに発生する白内障

［老年性］加齢により発症する白内障

※小型犬では 10 歳齢以上を老年と見なすべき，との意見もある。

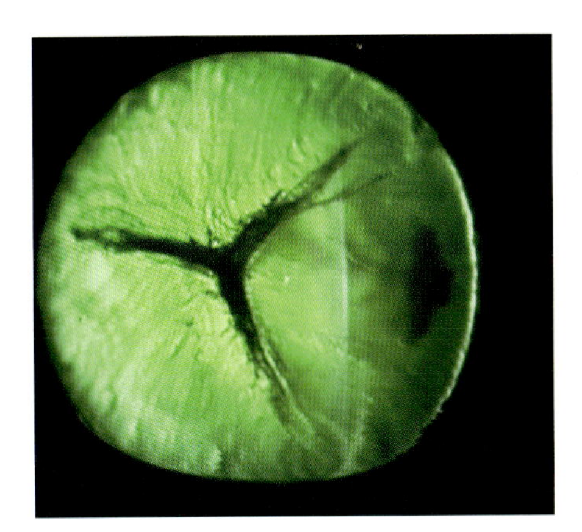

図 12　膨隆白内障で見られる Y 字縫合線部

水晶体線維の縫合（接合）部は水晶体の膨張によって裂けやすいため，Y 字縫合線部が明瞭に観察される

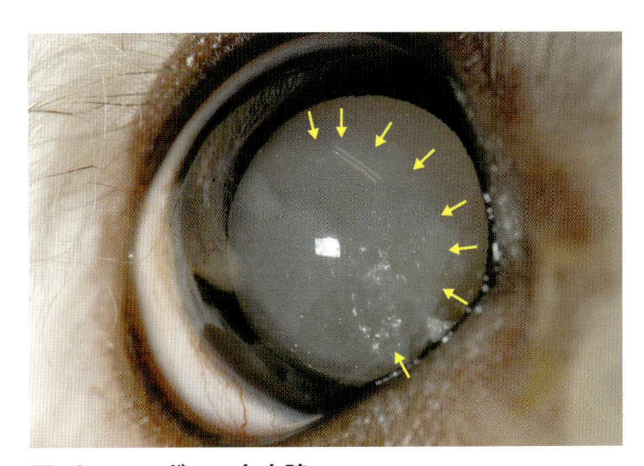

図 13　モルガニー白内障

トイ・プードル，3歳齢，去勢雄，右眼
過熟白内障により皮質が溶け，核が下方に沈下している

4-3) 発症原因による分類

臨床的に発症の因果関係が明確であるもの。

［糖尿病］

前述のように，糖尿病による主に浸透圧の変化により生じる白内障（糖尿病白内障）。血液検査で糖尿病の確定診断が可能。

［放射線］

放射線障害により生じる白内障。頭部や鼻部への放射線治療後，晩発性に発症することが知られている。近年の小動物の高度医療化を受け，治療前にクライアントにインフォームする必要がある。

［外傷］（**図7**）

水晶体にまで到達する，外傷により発症した白内障（外傷性白内障）。猫による引っかき傷が原因となることが多い。受傷後５～６週間で，化膿性の眼内炎（SIS）を発症するため留意する（感染性の白内障）[3]。細菌感染を伴うことから，水晶体の摘出が推奨されるが，興味深いことに虹彩脱出のない症例においては，角膜のみをきちんと整復し，水晶体の保存的な治療法を行った方が，視覚の維持率がよいとの報告もある[18]。

4-4) 病期によるグレード分け

臨床的に最もよく用いられる診断の分類。

［初発］（**図8**）

初期に見られる小さく，限局的な混濁。水晶体の15%程度までの混濁を指す，との見解もある。筆者の場合，**図9**に示すように水晶体を８等分することで（1／8：12.5%に相当），混濁部位を評価し，初発白内障と未熟白内障の判断をしている。

［未熟］（**図 10**）

混濁が広がっているが，行動学的および神経眼科学的に視覚が確保されていると判断される状態。

［成熟］

混濁が水晶体全体に広がり，視覚を失った状態。

［過熟］（**図 11**）

水晶体の皮質が液化し，水晶体体積が減少した状態。多くの場合，LIU と呼ばれる前部ぶどう膜炎を併発する（後述）。

4-5) 水晶体の形態による分類

［膨隆白内障］

白内障化した水晶体に水分が吸収されて，急激に膨張した白内障。若年性や糖尿病性の白内障に生じることが多い。Y 字縫合線部が明瞭に観察されるのが特徴である（**図 12**）。続発緑内障を併発する危険性がある。超音波検査にて水晶体嚢の破嚢の有無を精査する。

［モルガニー白内障］（**図 13**）

過熟白内障の段階で水晶体皮質が液化し，水晶体核のみが下方に沈んで残った状態を指す。さらに進行し水晶体が萎縮すると，収縮性白内障と呼ばれる。

若い動物では白濁した水晶体物質が水晶体嚢から溶け出し，一時的に視覚を取り戻すことがあるが，水晶体の屈折はなく，網膜上に良好な物体の結像があるとはいえない。その後，前部ぶどう膜炎が悪化し再び失明する。

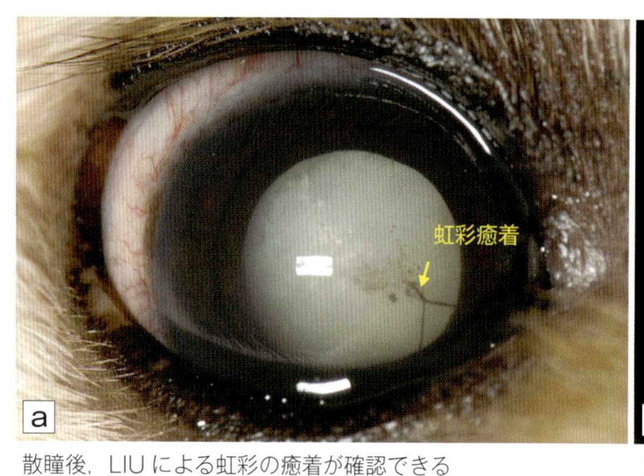

散瞳後，LIU による虹彩の癒着が確認できる

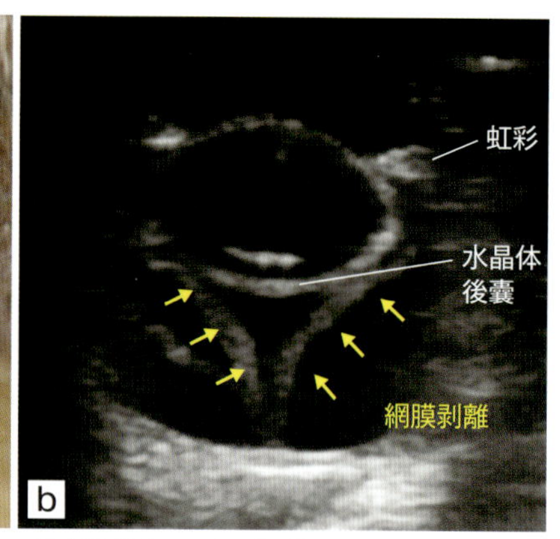

超音波検査にて網膜剥離が確認できる（ガルウイング所見）

図 14　白内障と LIU の併発（網膜剥離）
ポメラニアン，2歳齢，雄，右眼

4-6）水晶体起因性（原性）ぶどう膜炎の診断

白内障では，前部ぶどう膜炎の1つである水晶体起因性（原性）ぶどう膜炎（Lens-induced uveitis，以下 LIU）を併発することから，この診断に配慮しなければならない（**図 14**）。一般に，LIU を含む前部ぶどう膜炎では，前房フレア，虹彩血管の充血（アルビノの場合），虹彩癒着，縮瞳，毛様充血，網膜剥離などが特徴的である。また，一般的に前部ぶどう膜炎では，眼圧の低下が見られることがあるが，犬の成熟および過熟白内障における研究では，炎症起因物質の1つである前房水中のプロスタグランジン E_2 濃度と眼圧との関係性は低いとの報告がある[18]。

さらに，特殊な検査となるが，LIU に関連した所見として，Maeharaらは網膜電図（Electroretinogram，以下 ERG）検査による b/a 比の低下を指摘している[14]。日常診療において総合的に LIU を評価するが，筆者は散瞳薬を点眼し十分な散瞳が得られない場合についても，臨床的に LIU があると判断している。

5）白内障手術の症例選択

5-1）白内障眼に対する手術

現在のところ，白内障に陥った水晶体を透明にして，網膜に光を到達させることができるのは，手術が唯一無二の方法である。

Limらの報告によると，白内障手術群と無治療群を比較したところ，無治療群は 255 倍も失明するリスクが高く，手術を実施した群の方が明らかに視覚を維持し，重度な合併症が少なく眼のコンディションがよいと報告している[13]。このことからも，白内障眼は手術を実施する方がよいと考えられる。

5-2）網膜病変の評価

手術症例の選択には，眼部超音波検査や，ERG 検査などで，網膜に病変がないことを確認する必要がある（Chapter5-3 を参照のこと）。

本稿では，白内障眼の網膜機能の評価として，アイリスベット（メラン100）を用いた，輝度 200 kcd（キロカンデラ）/m^2 の赤色と青色のダイオード光による比色対光反射（Colorimetric/Chromatic pupillary light reflex，以下 cPLR）が診断の一助となることを簡単に紹介する。Grozdanicら[8]は，77 頭の白内障犬を対象に，網膜変性症と網膜剥離（以下，網膜病変）の検出率を調べた結果，cPLR の赤色光刺激により瞳孔径が 5.5 mm までしか縮瞳しなかった症例での網膜病変の検査精度は，感度 76.5%（陽性を陽性と診断する率，鋭敏度ともいう），特異度 100%（陰性を陰性と診断する率）であったと報告している。ERG の b 波の振幅を基準にした場合（感度 100%，特異度 96.7%）にくらべ診断精度は劣るものの，簡易的に網膜病変の有無をスクリーニングできる利便性は，臨床的に大きいであろう。

その他の手術症例の選択に関しては，Chapter5-3 を参照のこと。

6）内科療法

様々な研究が行われているが，白内障と化し不透明に混濁した水晶体を，再び透明化させる治療薬は未だ臨床応用されていない。白内障の治療は手術をすることが理想的であるが，アニコム家庭どうぶつ白書

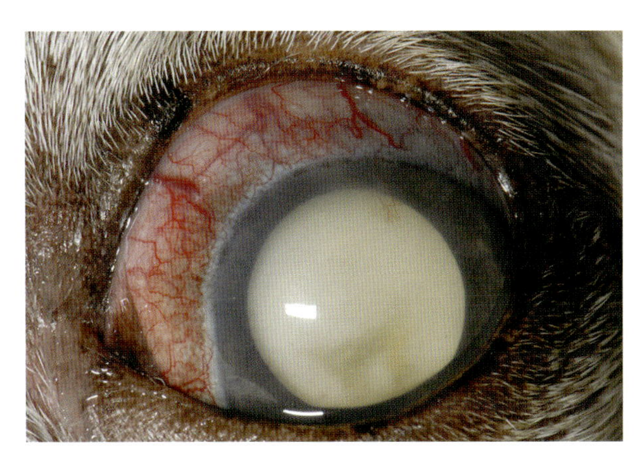

図 15　白内障と LIU，緑内障の併発
フレンチ・ブルドッグ，7 歳齢，雌，左眼
眼球拡張，結膜充血が認められる

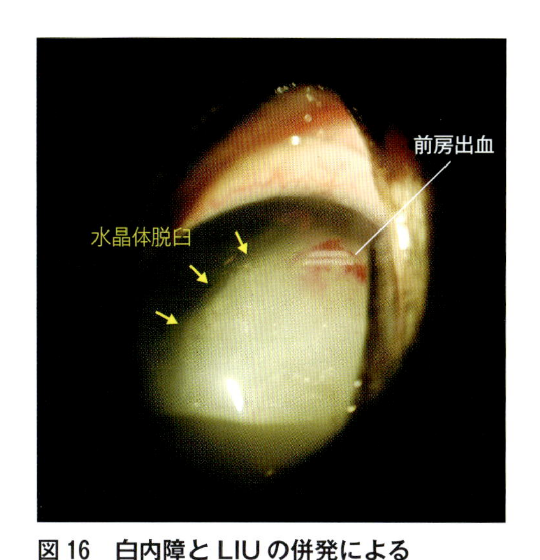

図 16　白内障と LIU の併発による水晶体脱臼
ミニチュア・ダックスフンド，12 歳齢，去勢雄，右眼
前房からの出血が認められる

2010 によると，白内障と診断された犬のうち，手術費用の請求があったのは 8.8％であるとのことである。このことから実際は，クライアントの経済的状況や，罹患動物のコンディションなどにより，白内障手術を実施できていないことが少なからずあると思われる。

しかし，白内障の確実な内科療法がないからといって，白内障を放置すると，白内障化した水晶体から水溶性に変性した蛋白質が溶出し，LIU を生じる。Lim らの報告[13]によると，白内障を放置したすべての症例が 0.9 年（中央値）で緑内障（**図 15**）や水晶体脱臼（**図 16**）など，動物にとって苦痛を伴う合併症を発症すると報告している。このことからも，白内障眼を放置することは，動物に苦痛を与え続けることになるため，獣医師として，無治療での経過観察は選択してはならないオプションである。

Lim らの報告[13]によると，抗炎症薬の点眼を施した群では，57.1％が 1.5 年（中央値）で苦痛を伴う合併症により失明している。一方，超音波水晶体乳化吸引術を行った症例では，20.6％が 2.9 年（中央値）で苦痛を伴う合併症により失明している。このことから手術が最もよい治療方法といえる。しかしながら，無治療群における苦痛を伴う合併症のリスクは，内科療法群と比較するとその発症リスクは約 65 倍であることを鑑みると，内科療法を行う有用性は大きい。

したがって，白内障の内科療法は LIU，すなわち前部ぶどう膜炎の治療が主な治療法となる。白内障と診断して LIU が発症するまでの期間は平均 17 カ月で，若齢であるほど LIU 発症までの期間が短いとの報告もある[1]。この事実からも白内障と診断したら，定期的に再診を促し，LIU のモニターをすべきである。

LIU の治療には点眼薬を用いる。軽度であれば非ステロイド系消炎鎮痛薬（以下 NSAIDs）（ティアローズやジクロードなど），重度であればステロイド（ステロップなど）の点眼を使用する。筆者は白内障と診断した場合，未熟白内障の末期の症例から，積極的に NSAIDs 点眼を処方している。

本稿では最も大切な部分であるため，再度強調しておくが，白内障で眼の見えなくなった動物は，クライアントが治療を諦めて来院しなくなるケースがほとんどである。しかし治療をしないと，その後さらに重篤な合併症を併発し，苦痛にあえぐ動物が増えることから，我々獣医師は定期的に来院を促し，白内障の眼に対して適切な抗炎症治療を施す必要がある。

6-1）抗炎症薬

6-1-1）非ステロイド系消炎鎮痛薬

LIU が疑わしい場合や，軽度であると判断された場合に使用する（結膜側の充血が軽度，眼圧も正常範囲内）。角膜のびらんや潰瘍などに注意をしながら，長期間使用する。

・プラノプロフェン点眼液
　ティアローズ：1 日 4 回点眼
・ジクロフェナクナトリウム点眼液
　ジクロード点眼液 0.1％：1 日 3 ～ 4 回点眼

・ブロムフェナクナトリウム水和物点眼液
ブロナック点眼液 0.1%：1日2回点眼

など

6-1-2) ステロイド

LIU が明らかな場合や，重度であると判断された場合に，角膜のびらんや潰瘍などに注意をしながら使用する。

・ジフルプレドナート乳濁点眼液
ステロップ：1日2回点眼
・デキサメタゾンリン酸エステルナトリウム点眼・点耳・点鼻液
オルガドロン点眼・点耳・点鼻液 0.1%
：1日2～4回点眼
・ベタメタゾンリン酸エステルナトリウム液
リンデロン点眼・点耳・点鼻液 0.1%
：1日2～4回点眼

など

6-2) 進行予防薬

老年性の初発白内障の進行を予防する。

・ピレノキシン
ライトクリーン
：顆粒を溶解液に用時溶解し，1日3～5回点眼
・グルタチオン
タチオン点眼用2%：1日6回点眼

6-3) 代表的なサプリメント

・プロアントシアニジン
メニわんカシスGなど：適量
→眼内のフリーラジカルなどに作用し，抗酸化作用により白内障の進行を予防することが期待されているサプリメントである。
・N-アセチルカルノシン
D-smile，ドッグクララスティルなど
：1日1～2回点眼
→本剤もサプリメントである。インターネット上の一部で噂されている劇的な効果は期待できない。使用上の注意として，ルテイン製剤やゼアキサンチン製剤を併用すると，抗酸化作用が減弱するとされている。

これら白内障の進行予防薬やサプリメントの使用上の注意点は，クライアントが自己判断でこれらをインターネット上で購入し使用することで安心してしまい，手術の適応時期を逃してしまったり，重度な合併症が起きてしまったりすることである。そのため，毎月定期的に白内障の進行具合を検査し，異常があれば白内障を放置することなく，白内障手術や LIU の治療など，適切な処置を行うことが重要である。

Point

・白内障の検査は散瞳して行う。
・スリットランプによる観察が必要である。
・核硬化症と白内障の鑑別が重要である。
・若齢の白内障は進行スピードが速い傾向にある。
・過熟白内障ではぶどう膜炎（LIU）を併発している。
・白内障の根本的治療は白内障手術（超音波水晶体乳化吸引術ならびに眼内レンズ挿入術）である。
・白内障手術を行わない場合は，NSAIDs やステロイドの点眼などで，LIU の治療を行う。

犬の場合

・犬の白内障は遺伝性のものもある。
・糖尿病白内障は水晶体における糖化が主な原因である。

猫の場合

・成猫では水晶体中のアルドース還元酵素が少ないため，白内障になりにくい。

■参考文献

1) Alexandra van der Woerdt, Mark P Nasisse, Michael G Davidson. Lens-induced uveitis in dogs: 151 cases (1985-1990). *J Am Vet Med Assoc* 201: 921-926 (1992).

2) Basher AW, Roberts SM. Ocular manifestations of diabetes mellitus: diabetic cataracts in dogs. *Veterinary Clinics of North America-Small Animal Practice* 25: 661-676 (1995).

3) Bell CM, Pot SA, Dubielzig RR. Septic implantation syndrome in dogs and cats: a distinct pattern of endophthalmitis with lenticular abscess. *Vet Ophthalmol* 16: 180-185 (2013).

4) Bron AJ, Sparrow J, Brown NA, et al. The lens in diabetes. *Eye* 7: 260-275 (1993).

5) Cottrill NB, Banks WJ, Pechman RD. Ultrasonographic and biometric evaluation of the eye and orbit of dogs. *Am J Vet Res* 50: 898-903 (1989).

6) Cusick M, Chew EY, Ferris F 3rd, et al. Effects of Aldose Reductase Inhibitors and Galactose Withdrawal on Fluorescein Angiographic Lesions in Galactose-Fed Dogs. *Archives of Ophthalmology* 121: 1745-1751 (2003).

7) Gelatt KN. Chapter 18, *In*: Veterinary Ophthalmology 4th ed. 863-869. Balckwell Publishing (2007).

8) Grozdanic SD, Kecova H, Lazic T. Rapid diagnosis of retina and optic nerve abnormalities in canine patients with and without cataracts using chromatic pupil light reflex testing. *Vet Ophthalmol* 16: 329-340 (2013).

9) Kador PF, Robison Jr. WG, Kinoshita JH. The pharmacology of aldose reductase inhibitors. *Annual Review of Pharmacology and Toxicology* 25: 691-714 (1985).

10) Kador PF, Betts D, Wyman M, et al. Effects of topical administration of an aldose reductase inhibitor on cataract formation in dogs fed a diet high in galactose. *American Journal of Veterinary Research* 67: 1783-1787 (2006).

11) 久保 明，余戸拓也，他．北海道盲導犬協会におけるラブラドールレトリバー213頭についての若年白内障の発生状況調査．比較眼科研究，29：13-18(2010)．

12) 小谷忠生，工藤荘六監訳．セベリンの獣医眼科学─基礎から臨床まで─第3版．Severin GA著，p334，インターズー(2005)．

13) Lim CC, Bakker SC, Waldner CL, et al. Cataracts in 44 dogs (77 eyes): A comparison of outcomes for no treatment, topical medical management, or phacoemulsification with intraocular lens implantation. *The Canadian Veterinary Journal* 52: 283-288 (2011).

14) Maehara S, Itoh N, Wakaiki S, et al. The effects of cataract stage, lens-induced uveitis and cataract removal on ERG in dogs with cataract. *Vet Ophthalmol* 10: 308-312 (2007).

15) Maggs DJ, Miller PE, Ofri R. *In*: Slatter's Fundamentals of Veterinary Ophthalmology 5th, p85, pp258-276. ELSEVIER (2013).

16) Mellersh CS, McLaughlin B, Ahonen S, et al. Mutation in HSF4 is associated with hereditary cataract in the Australian Shepherd. *Veterinary Ophthalmology* 12 (6): 372-378 (2009).

17) Obrosova IG, Chung SS, Kador PF. Diabetic cataracts: mechanisms and management. *Diabetes Metab Res* 26: 172-180 (2010).

18) Paulsen ME, Kass PH. Traumatic corneal laceration with associated lens capsule disruption: a retrospective study of 77 clinical cases from 1999 to 2009. *Vet Ophthalmol* 15: 355-368 (2012).

19) Renzo R, Ribeiro AP, da Silva ML, et al. Intraocular pressure, specular microscopy, and prostaglandin E2 concentration in dogs with mature and hypermature cataract. *Vet Ophthalmol*, Published Online First: 23 January (2014).

20) Richter M, Guscetti F, Spiess B. Aldose reductase activity and glucose-related opacities in incubated lenses from dogs and cats. *American Journal of Veterinary Research* 63: 1591-1597 (2002).

21) Xia P, Inoguchi T, Kern TS, et al. Characterization of the mechanism for the chronic activation of diacylglycerol-protein kinase C pathway in diabetes and hypergalactosemia. *Diabetes* 43: 1122-1129 (1994).

（余戸拓也）

Chapter
5-3 白内障手術の症例選択

犬・猫の失明を来す疾患には，角膜疾患，白内障，緑内障，網膜変性症などがあるが，これらの疾患のうち，白内障は手術により劇的な視覚改善を見込める疾患である。ただ白内障手術は同じように実施しても，同じような結果が得られるとは限らない。我々はこの結果の違いがどこからくるのか？ ということを考えなければならない。

白内障手術成功のポイントには，手術テクニック，術後管理そして手術適応となる症例の選択が挙げられる。来院する白内障症例のコンディションは，品種，発症年齢，基礎疾患，水晶体内の白内障の部位，混濁の程度と水晶体のサイズ，白内障の原因などを組みあわせると，1つとして同じ白内障はないといえるくらいバラエティーにとんでいる。よって手術による白内障攻略法は，白内障の状態を様々な角度から評価し病態を理解することであり，それによって，より的確な手術症例の選択ができるようになる。

1）症例選択のポイント

白内障手術の成功率を上げるためには，白内障の病態をいかに把握するかが重要となる。そのために必ず考慮しなければならないポイントを，以下に解説する。

1-1）年齢

一般身体検査，血液検査，尿検査などは全身麻酔のための重要な検査項目となるが，これらの検査結果から全身状態に大きな問題がなければ，年齢は症例選択において，それほど重要な要素ではない。ただし，1歳齢前後で発症した白内障は急速に進行し，水晶体起因性(原性)ぶどう膜炎(Lens-induced uveitis，以下LIU)を続発しやすい(**図1**)。LIUから網膜剥離に至るケース，あるいはLIUから周辺虹彩前癒着(Peripheral anterior synechia，PAS)や虹彩後癒着(**図2**)・瞳孔ブロック(**図3**)を経て緑内障に至るケースでは，不可逆的な失明に陥ることになる。そのため若齢犬のLIUは，迅速かつ徹底的に治療する必要がある。ただし，急速に進行した1歳齢前後で発症の白内障では，いったん失明しても液化白内障から無水晶体眼となり，遠視眼としてではあるが，幸運にも視覚を再獲得することもある(**図4**)。

10〜12歳齢以上になると，フィブリン沈着や石灰沈着の結果，水晶体嚢が厚くなることがあり，白内障手術の行程である連続前嚢切開に時間がかかることがある。また，硝子体は年齢とともに液化するため(**図5**)，このようなケースで，術中に水晶体後嚢や前部硝子体膜の裂開が起きてしまうと，硝子体が前房へ変位し，術後緑内障の原因となり得る。そのため，特に

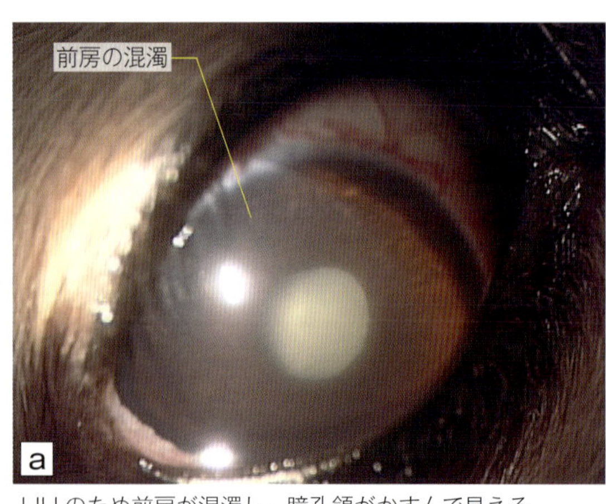

LIUのため前房が混濁し，瞳孔領がかすんで見える

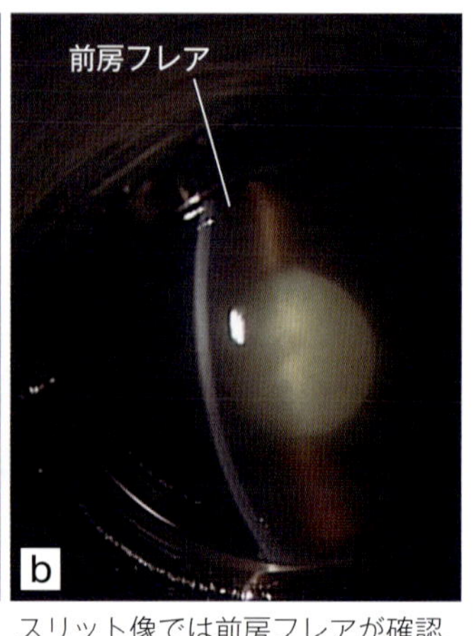

スリット像では前房フレアが確認できる

図1　LIUを続発した症例
チワワ，1歳齢，未去勢雄，右眼

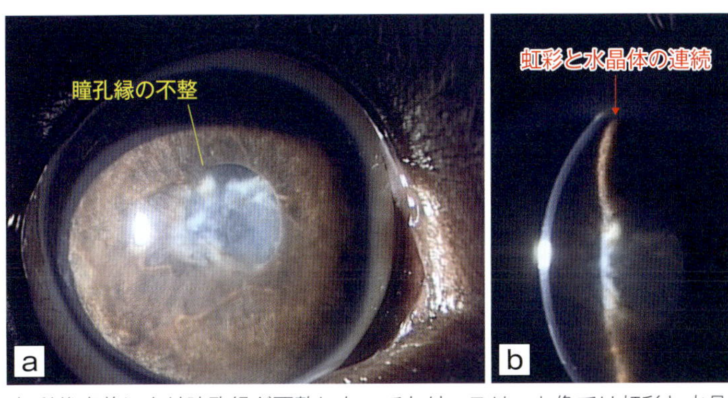

虹彩後癒着により瞳孔縁が不整になっており，スリット像では虹彩と水晶体前嚢側において，本来は見られない連続性が確認できる

図２　LIU から虹彩後癒着を引き起こした症例

ボーダー・コリー，２歳齢，去勢雄，右眼

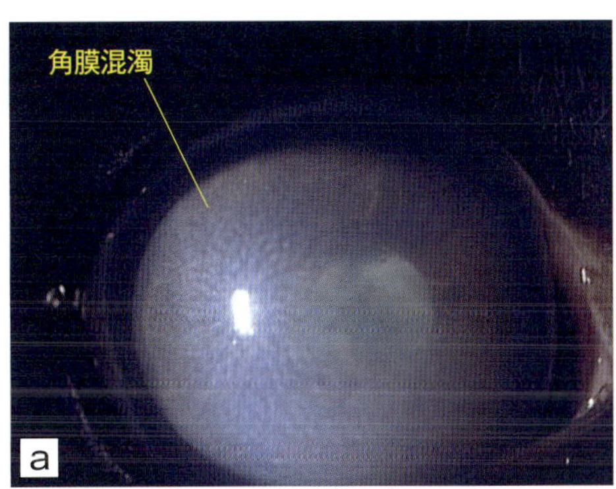

図２の状態から約３週間後の状態。高眼圧のため角膜混濁が見られ，眼内が確認しにくい

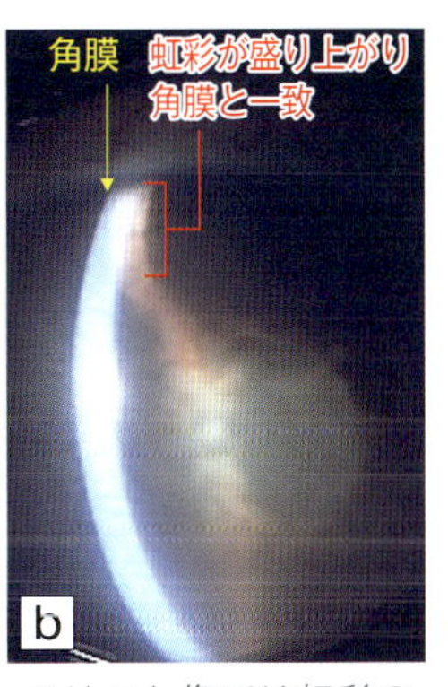

スリット像では虹彩の膨隆が確認できる

図３　LIU 後の虹彩後癒着から瞳孔ブロックを引き起こした症例

図２と同一症例

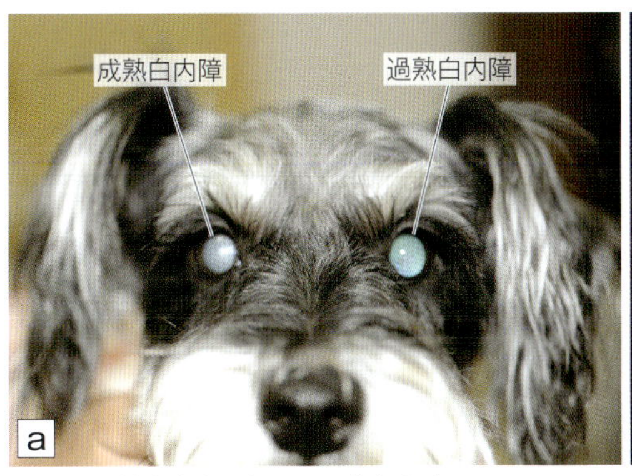

右眼は成熟白内障，左眼は過熟白内障

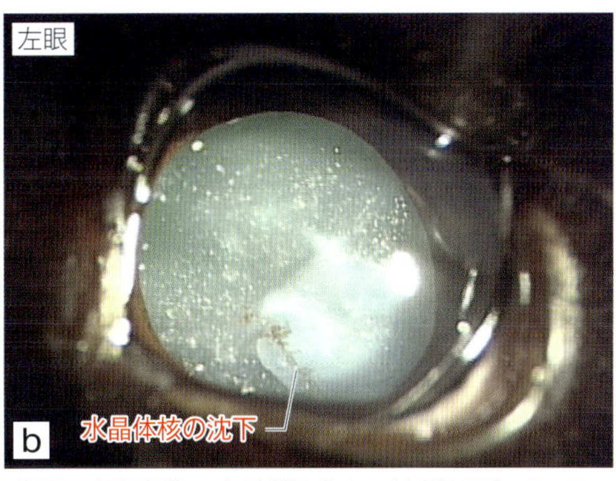

左眼の前眼部像。皮質が液化し，核が沈下している

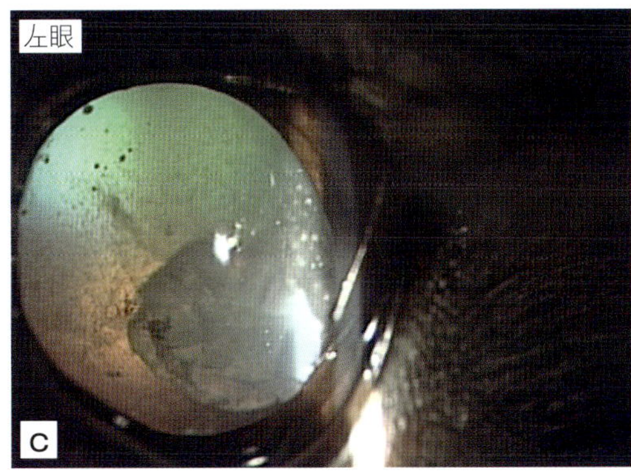

左眼の徹照像。核が沈下したモルガニー白内障が確認できる

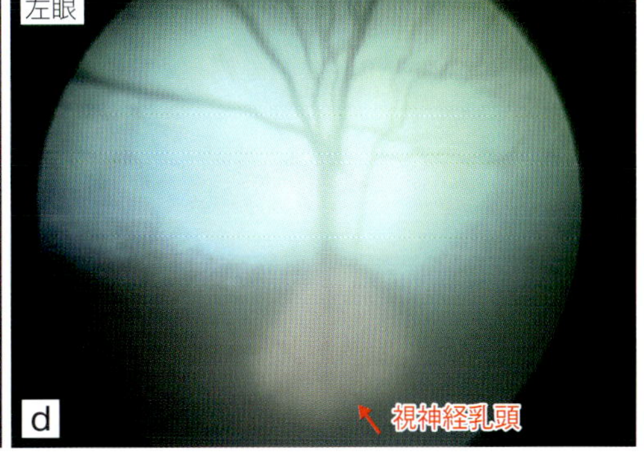

左眼の眼底像。網膜と視神経乳頭がかすんで見えてはいるもののある程度は観察でき，視覚もある

図４　成熟および過熟白内障（モルガニー白内障）

ミニチュア・シュナウザー，１歳齢，避妊雌

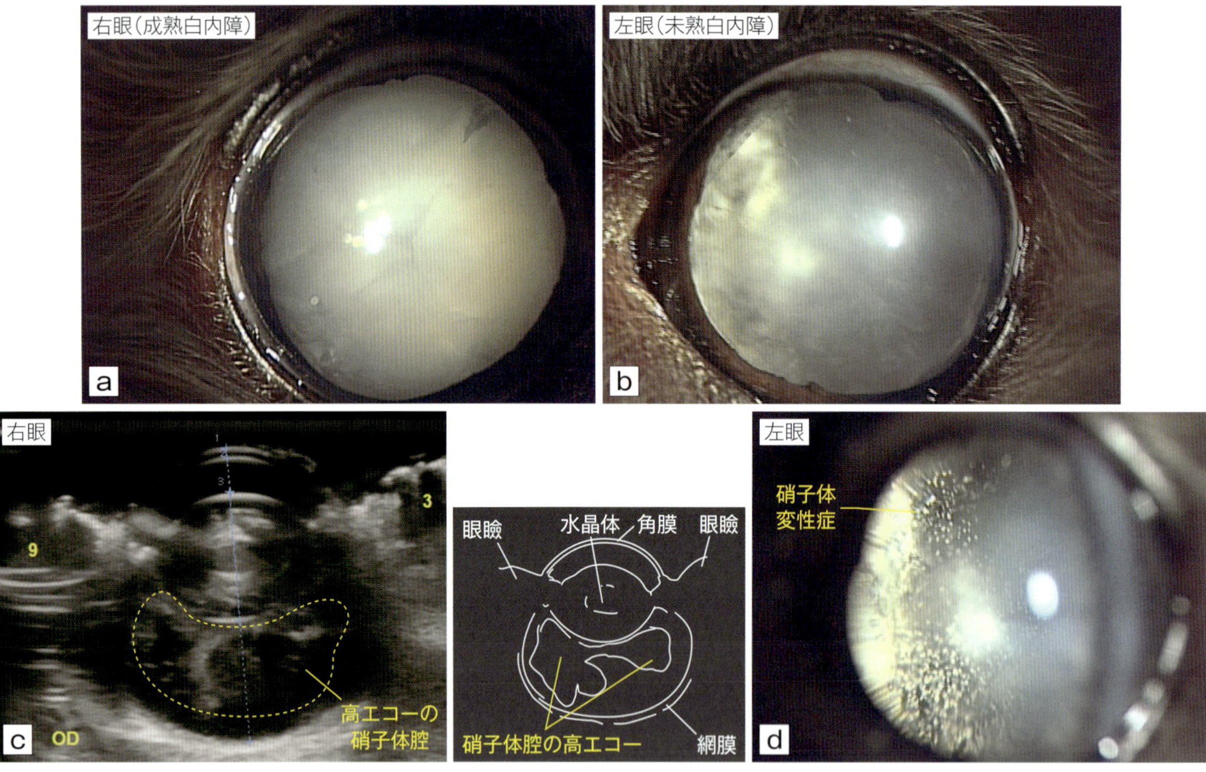

右眼の超音波画像。硝子体腔に高エコー像が確認できる

左眼のスリット像。硝子体腔に右眼のエコー像を連想させる硝子体変性症が確認できる

図5　成熟および未熟白内障

ヨークシャー・テリア，12歳齢，避妊雌

高齢犬の硝子体の評価として術前の超音波検査（後述）による病態把握や，白内障になっていない対側眼の観察が大切になる。

1-2)動物の性格

手術を受ける動物の性格は，症例選択のポイントとして重要である。怒りっぽい，攻撃的，興奮しやすく検査や処置に非協力的な動物は，術後炎症のコントロールが難しく，前房出血，癒合不全，重度の虹彩毛様体炎を続発しやすい。また入院中，病院スタッフの世話が行き届かないことも予想される。このような症例の手術をする場合は，クライアントに対し，より積極的な術後ケアへの参加を促す必要がある。また内服や点眼の回数を徹底し，術後の眼検査を通常より多い頻度で実施するなど，術後管理において工夫が必要となる。

1-3)併発している眼疾患

1-3-1)先天性眼疾患

瞳孔膜遺残，硝子体動脈遺残，第一次硝子体過形成遺残（Persistent hyperplastic primary vitreous，PHPV）／水晶体血管膜過形成遺残（Persistent hyperplastic tunica vsculosa lentis，PHTVL），後部円錐水晶体（**図6**），小水晶体症（**図7**），無水晶体症，小眼球症では，白内障を続発することがある。これらのケースは，手術手技，眼内レンズの選択，術後の経過に大きく影響し，手術不適応となることもある。

1-3-2)乾性角結膜炎

全身麻酔や術前の散瞳に使用する1％アトロピン点眼は涙液量を低下させるため，術前に涙液量を把握しておくことは重要である。涙液量が重度に少ない時は，シクロスポリンやタクロリムスの使用により，涙液量を確保できるまで手術は延期する。涙液量は10〜15 mm/minあれば手術可能と考えてよい。術後は角膜保護薬を併用し，角膜上皮障害や角膜潰瘍を予防する。術後にステロイドを投与することになるため，乾性角結膜炎（Keratoconjunctivitis sicca，KCS）併発症例では，角膜潰瘍の続発には十分配慮した術後治療を心がける。

1-3-3)緑内障

水晶体は白内障の進行とともに膨化する。膨化した水晶体は後方から虹彩をもち上げ，角膜と虹彩により

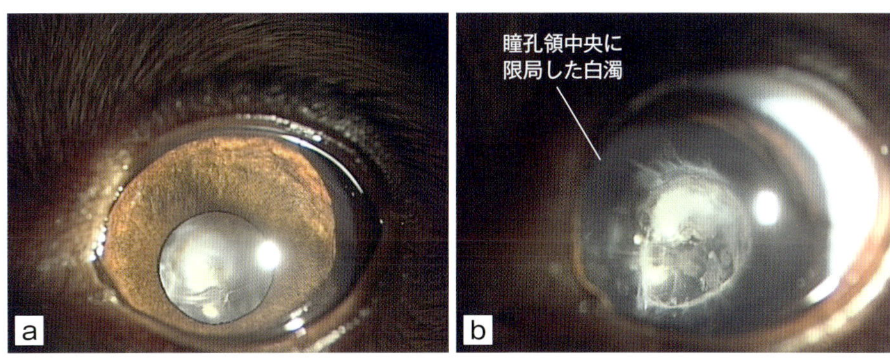

徹照像。散瞳させると(b)，瞳孔領中央に白濁が限局していることが分かる

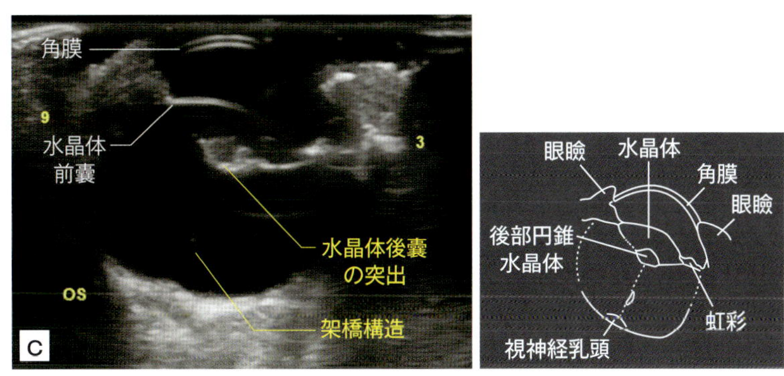

白濁部の超音波画像。水晶体後嚢が硝子体側へ円錐状に突出していることが分かる。また，視神経乳頭と水晶体後極の架橋構造が低エコーだが確認できる

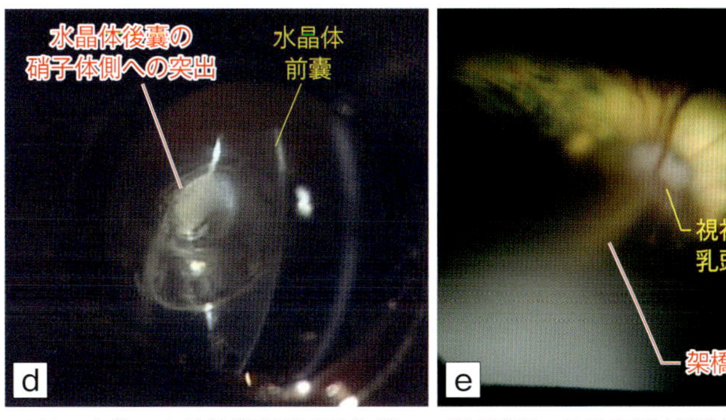

スリット像。水晶体後嚢が硝子体側へ円錐状に突出していることが分かる

眼底所見。この症例は偶発的に，視神経乳頭と水晶体後極の架橋構造が確認され，これが後部円錐水晶体の形成と関連があると思われる

図6　後部円錐水晶体を伴った白内障

パピヨン，1歳齢，去勢雄，左眼

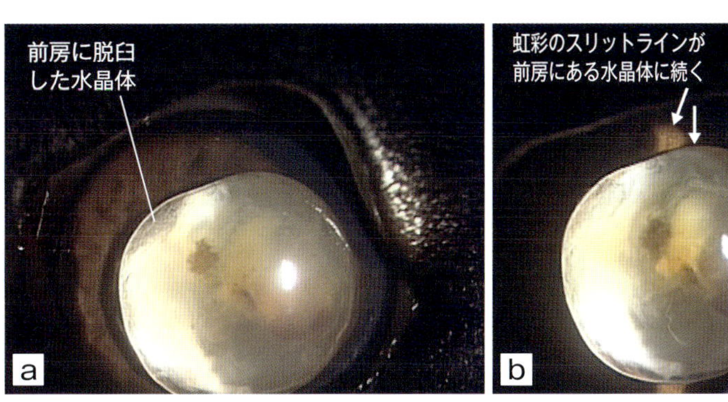

前房に脱臼した水晶体が確認でき，白内障となっている。そのサイズは小さく，もともと小水晶体症であったと推察できる

図7　小水晶体症を伴った白内障

ラブラドール・レトリーバー，1歳齢，未去勢雄，左眼

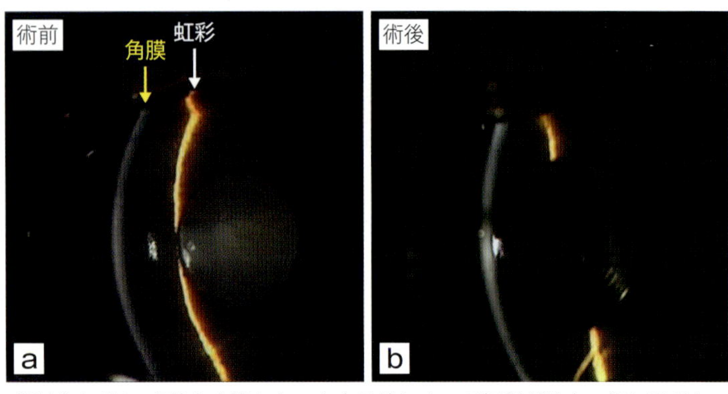

術前(a)では，成熟白内障となった水晶体によって虹彩が前方へ押し出され，術後(b)にくらべて，角膜と虹彩の距離が近づいている

図８　白内障手術前と手術後のスリット所見

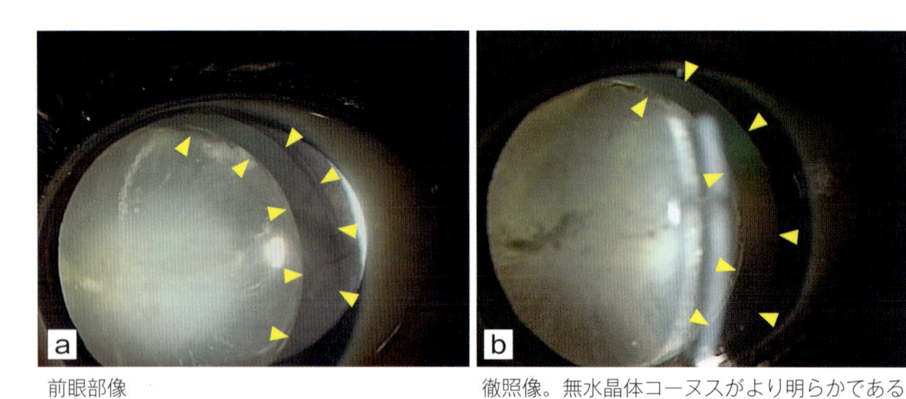

前眼部像

徹照像。無水晶体コーヌスがより明らかである

図９　水晶体脱臼・亜脱臼を伴った白内障

ボストン・テリア，８歳齢，未去勢雄，左眼
水晶体が脱臼し，水晶体耳側に無水晶体コーヌス(辺縁)が確認できる

形成される隅角を狭めることがある(**図８**)。眼圧上昇を伴う場合は，できるだけ早く白内障手術を実施し，水晶体の容積を減少させ緑内障発症を防ぐ必要がある。

1-3-4)水晶体脱臼・亜脱臼

120～180本あるとされる毛様体小帯が，加齢，外傷，炎症，奇形，犬種関連，慢性緑内障により変性すると，水晶体に不安定性が出てくる。水晶体の変位(**図９**)とともに前部硝子体膜が裂けていると，部分的に硝子体が前房へ脱出する。そのため，この検出が術前の評価として大切になる。また，水晶体後嚢と硝子体が接着したまま水晶体が前方へ変位すると，後嚢と硝子体が虹彩を脱出して瞳孔を塞ぎ，房水の通過障害を起こす。硝子体が眼房内に存在している白内障手術では，術中に脱出してきた硝子体の処理が必要となる。

1-3-5)角膜内皮ジストロフィー

ボストン・テリア，チワワ，ダックスフンドなどの，中齢の雌に多いとされている自然発生性の疾患である。角膜内皮細胞の脱落により，角膜の血管新生や結膜充血を伴わない青白い角膜混濁が，数カ月～数年かけて角膜全体へと広がる(**図10**)。角膜潰瘍を続発しやすい。角膜浮腫・肥厚，角膜上皮下の水疱などが見られ，教科書的にはスペキュラーマイクロスコープによる角膜内皮の観察により診断するとされているが，汎用の機器ではないため，角膜所見と犬種から診断をつけてもよい。角膜内皮ジストロフィーを併発する白内障症例では，手術の眼内操作により角膜内皮細胞のさらなる脱落を招き，角膜の病態を悪化させるため，手術は慎重に選択する必要がある。

1-3-6)短頭種に関連する眼の異常

短頭種に関連する眼の異常には様々な徴候がある。内眼角下眼瞼の内反症，眼球突出(眼窩が浅い)，大きい眼瞼裂(角膜輪部，眼球結膜，強膜の露出が大きい)，兎眼や就寝時の不完全閉瞼，内眼角涙丘の睫毛乱生，鼻皺襞の皮毛と眼球の接触，色素性角膜炎(**図11**)，鼻涙管のねじれによる流涙と涙点閉鎖，涙液の量的・質的な低下による角膜上皮障害などが挙げられる。このような短頭種症例の術後は短い間隔の眼検査が必要となり，場合によっては，術後に部分的上下眼瞼縫合術を施すことで，角膜露出を軽減させておくことも大切である。また色素性角膜炎症例の白内障手術

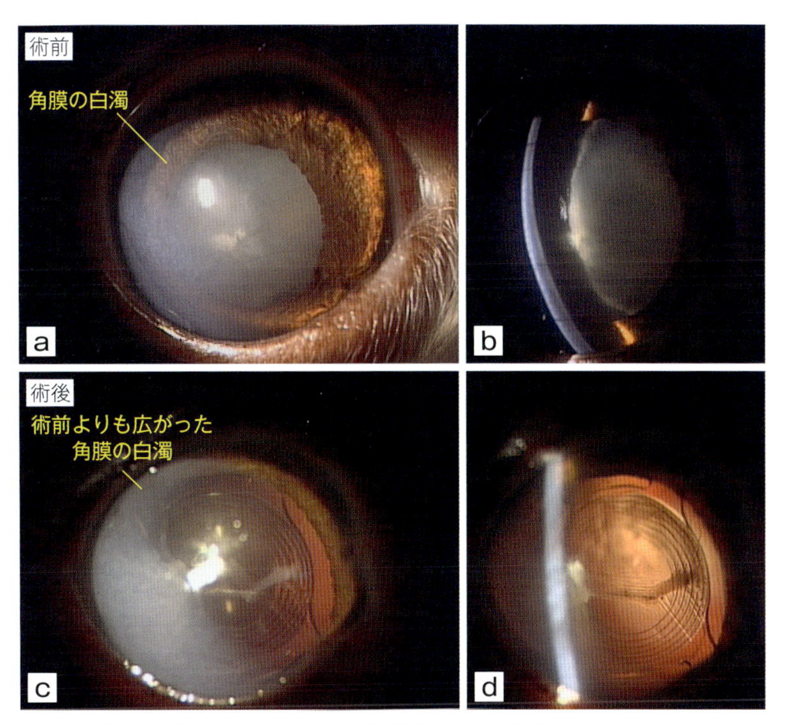

図 10　角膜内皮ジストロフィーを併発した白内障
チワワ，8 歳齢，避妊雌，右眼
術前(a)の角膜耳側の白濁が，術後(c，d)にやや広がり濃くなっていることが分かる。ただし術後の視覚は，術前にくらべて大幅に回復した

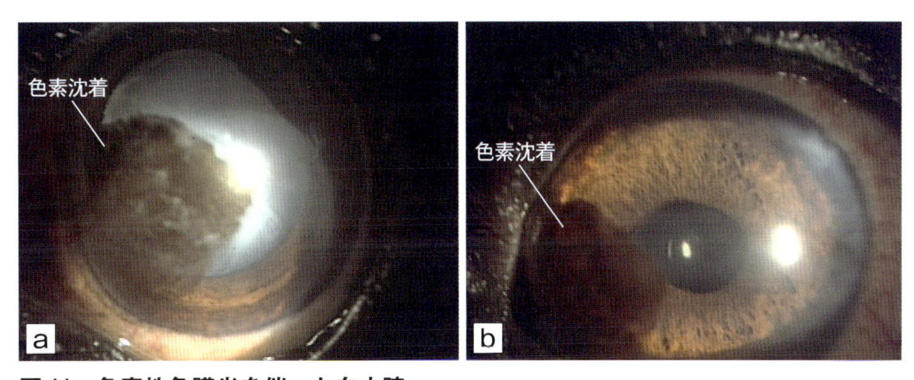

図 11　色素性角膜炎を伴った白内障
パグ，8 歳齢，去勢雄，左眼
内眼角側から中央に向かって伸びる角膜色素沈着が観察できる。術中は，特に鼻側眼内の観察がしづらいケースであった

では，角膜混濁のために術中視野(眼内透過性)が悪く，手術不可能となることもある。そして，短頭種症例へのエリザベスカラーの装着は，特に重要になる(**図 12**)。

1-4)白内障の進行ステージ

初発白内障は予防を開始するステージであり，未熟白内障以降のステージが手術対象となる(**図 13**)。未熟白内障症例や LIU を発症していない成熟白内障症例では，術後に良好な経過をたどることが多い。LIU 発症症例ではステロイドや非ステロイド系消炎鎮痛薬(NSAIDs)の局所・全身投与後に，LIU の再評価をしてから手術を行う。過熟白内障症例では，LIU が沈静化していても，すでに網膜剥離などの合併症を発症していることもある。

このように視覚回復の見込みが期待できない場合は，白内障手術の対象外となってしまうため，まだ白内障手術が選択可能な早期のステージで白内障手術を考慮することが望ましい。

1-5)糖尿病

犬の糖尿病症例では，発症後 50～70％で白内障が進行するため，糖尿病と診断された犬では，定期的な眼検査が推奨される(**図 14**)。糖尿病白内障について

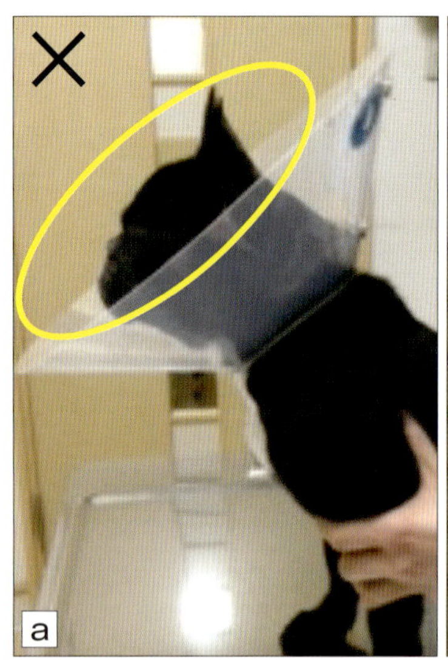

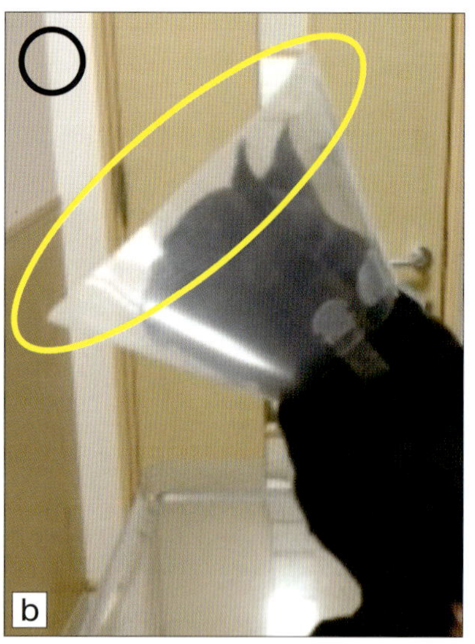

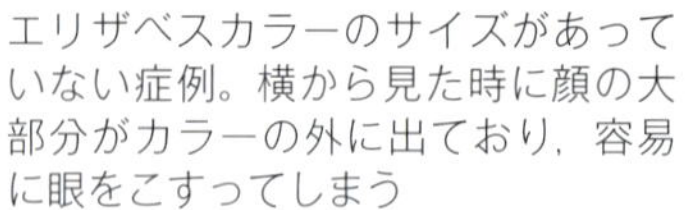
エリザベスカラーのサイズがあっていない症例。横から見た時に顔の大部分がカラーの外に出ており，容易に眼をこすってしまう

エリザベスカラーのサイズがあっている症例。横から見た時に顔が完全に隠れており，直接眼をこする頻度が圧倒的に減ると考えられる

図 12　サイズの適したエリザベスカラーの使用

Wilkieらは，白内障が急速に進むと，水晶体の膨化や水晶体嚢の破嚢につながりやすいこと，そして進行が早いため，なるべく早い段階で手術に踏み切るよう述べている[9]。またBagleyらは，白内障手術成功率について，糖尿病症例であってもなくても変わらないと報告している[1]。糖尿病白内障は通常，赤道部に発症し進行するため，特に初期の検査では必ず散瞳をして観察を行う。糖尿病白内障の術後は，麻酔，手術侵襲，ステロイドの点眼・内服などにより血糖値が乱れやすいため，術前からの安定した血糖コントロールが重要となる。

1-6)両眼か片眼か

片眼の白内障により強い視覚障害がある場合では，両眼正視を保つことも手術選択理由の1つとなる。なぜなら，両眼視は見ようとする対象物を立体的にとらえるために必要であり，また正視は遠視や近視よりもその対象物がかすまなくなるため，両眼白内障症例に対しては両眼の手術を実施し，眼内レンズを入れて手術を終えるのが理想的である。特に混濁が水晶体中心部の時，あるいは白内障がより進行しやすいと考えられる水晶体前嚢側の皮質・水晶体赤道部の白内障では，早いステージでの手術を提案してよいと思われる。

Davidsonらは手術成功率を片眼79.6%，両眼85.7%と報告しており，4～6週間のモニターでは，98.7%の症例で片眼あるいは両眼の視覚を維持できていたとしている[3]。昨今は，超音波水晶体乳化吸引術の技術の進展に伴い，手術時間が短縮されてきており，手術対象の白内障が両眼に発症している時は，両眼同時の手術を選択される機会が多くなってきている(**図15a**)。両眼白内障症例で，手術を施さなかった片眼にLIU，水晶体脱臼，網膜剥離，緑内障が発症し，それらを治療するためのトータルコストの方が白内障手術費用を上回ることもある。そのため，クライアントには片眼を手術しない場合(**図15b**)の合併症とその治療にかかるコストパフォーマンスについて，術前に十分にインフォームしておく必要がある。

1-7)眼圧

犬の白内障の原因として，最も多いと考えられる遺伝性白内障の好発犬種の多くは，原発緑内障の好発犬種でもある。白内障眼では，定期的な眼圧のチェックが必要になる。また，眼圧をモニターすることはLIUの診断もサポートする。1つの目安として，白内障眼の眼圧が10～12 mmHg以下であれば，LIUの有無を確認する必要があり，ステロイド治療による反応を見て，眼圧が15～18 mmHgに戻った時を手術のタイミングとしてもよい。眼圧が25 mmHg以上となっていれば，眼圧降下治療の開始と，より細かい眼圧のモニタリングが必要となり，手術のタイミングを慎重に検討する。成熟白内障症例の高眼圧の原因が，LIUの続発病態(周辺虹彩前癒着や虹彩後癒着など)

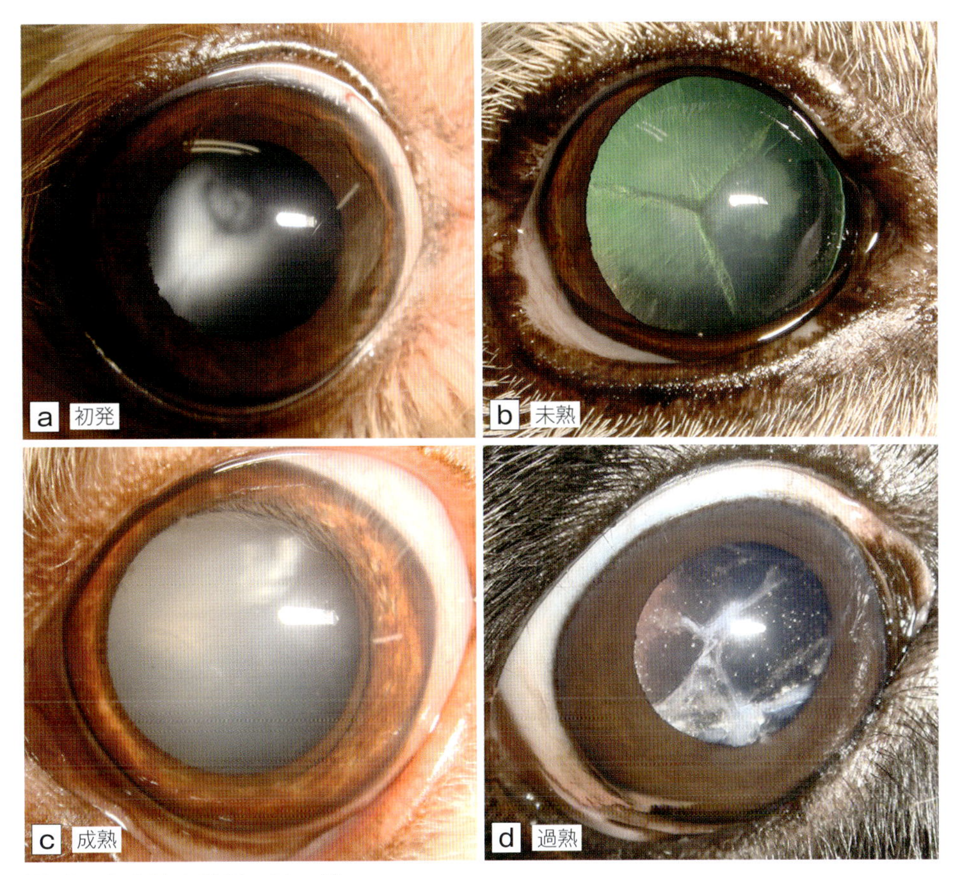

図 13　白内障の進行ステージ

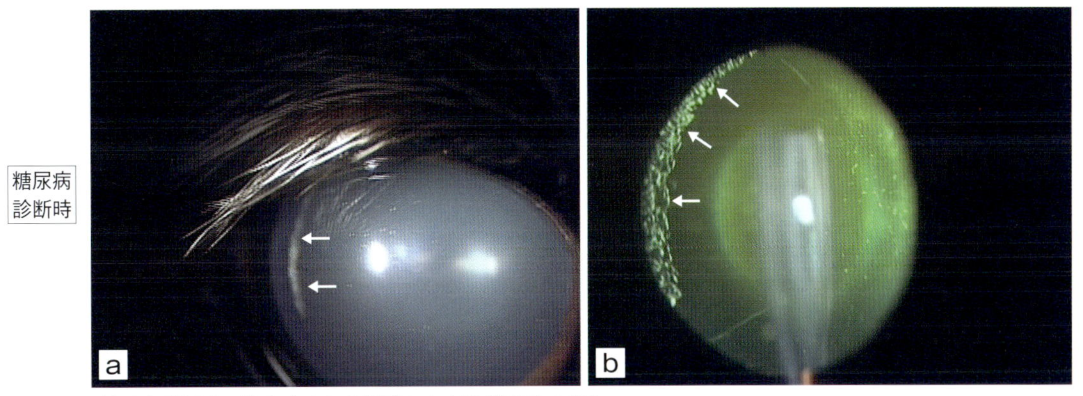

糖尿病診断時。散瞳すると赤道部の白内障が確認できる

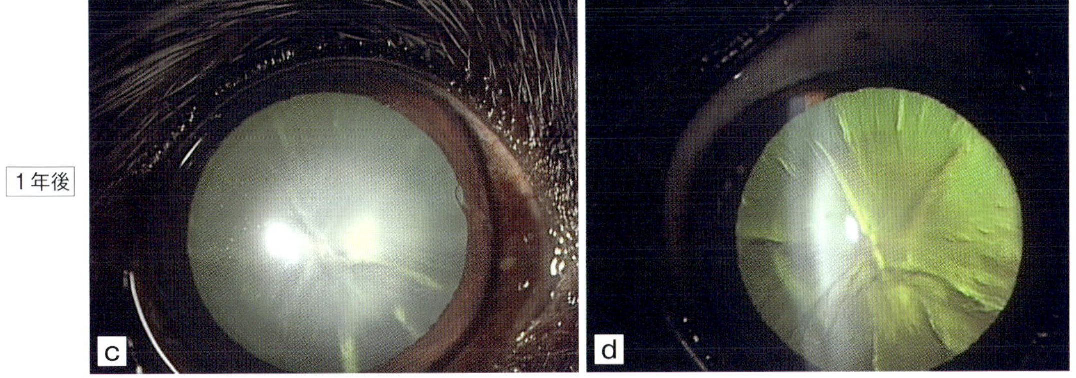

時間の経過とともに混濁は水晶体全体に広がってきている

図 14　糖尿病診断時および 1 年後の前眼部像と徹照像

雑種犬，7 歳齢，未去勢雄，右眼

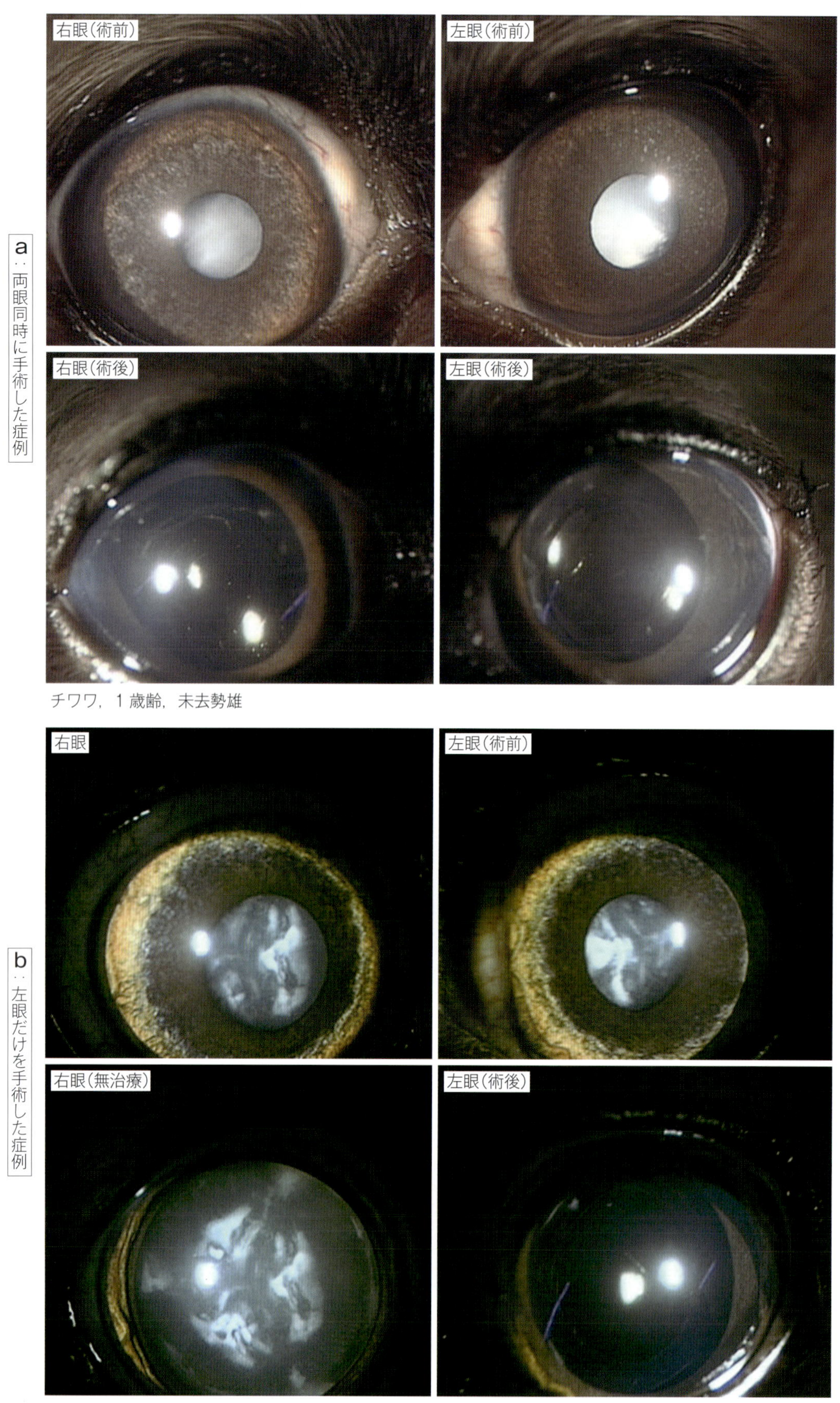

チワワ，１歳齢，未去勢雄

チワワ，２歳齢，避妊雌
今後の右眼の進行具合が気になるところである

図 15　両眼白内障の２症例

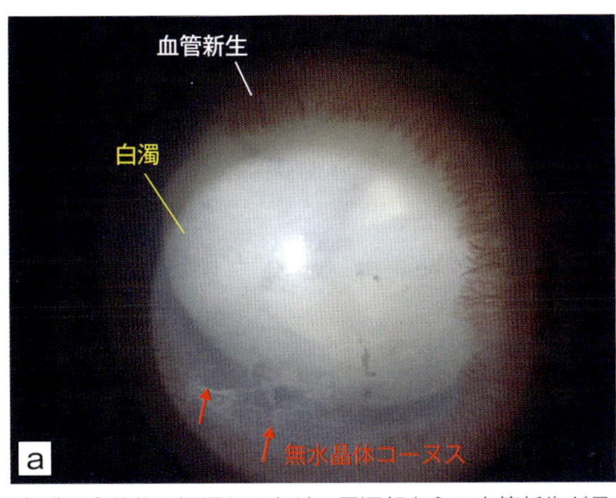

角膜は全体的に混濁しており，周辺部からの血管新生が見られる。瞳孔領の白濁は水晶体の白濁（白内障）を表す。腹側に無水晶体コーヌスが確認できる

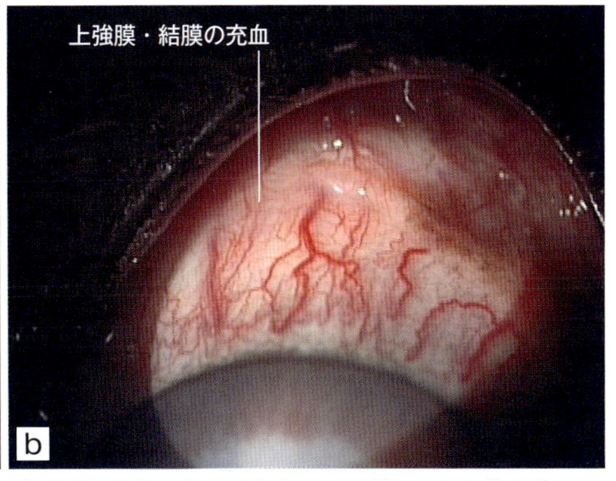

上強膜・結膜は著しく充血しており，これも緑内障の1つの症状である

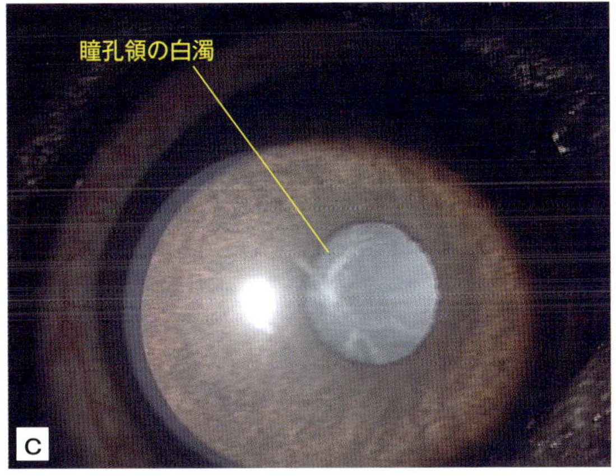

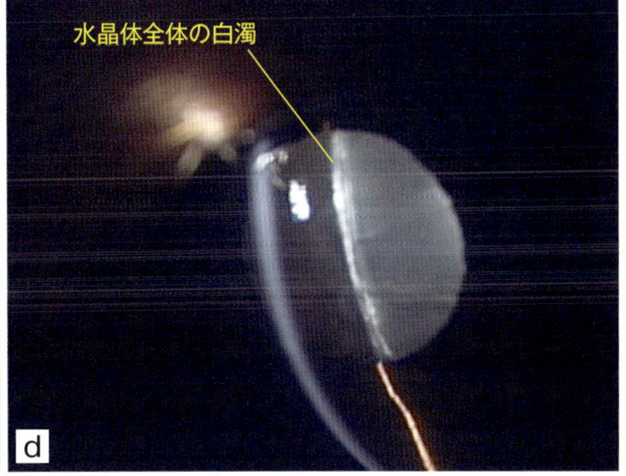

a，bの1カ月前の写真。瞳孔領の白濁（c）は，スリット像（d）から水晶体全体の白濁と分かり成熟白内障と診断された

図16　成熟白内障から緑内障を続発した症例

アメリカン・コッカー・スパニエル，6歳齢，去勢雄，右眼

による時は不可逆的な高眼圧の場合も多く，白内障手術による視覚回復が非常に難しい（**図16**）。

2）網膜電図検査

成熟・過熟白内障症例で眼底がはっきりと観察できない場合には，網膜電図（Electroretinogram，以下ERG）検査（**図17，18**）や超音波検査による後眼部の評価が必要となる。白内障症例の中には，進行性網膜萎縮症（Progressive retinal atrophy，以下PRA）から続発した白内障が含まれており，術前のERG検査によりPRAが確定診断されると，白内障手術の適応外となる。なお，Maeharaらは，糖尿病白内障，LIU，成熟白内障症例の術前ERG検査では，波形の振幅は低く検出されるが，術後の眼底像・視覚では正常であると報告している[6]。そのためERG検査の結果とともに，威嚇瞬目反応や眩目反射といった神経学的検査結果を踏まえて，網膜機能の評価を行う必要がある。

ERG検査によりPRA初期～中期を検出した場合は，手術によりいったん視覚が改善されても，その後12～24カ月以内に徐々に視覚が低下していくことを，術前にクライアントにインフォームしておく必要がある。

3）眼部超音波検査

超音波検査は後眼部の評価に有用で，白内障と併発している網膜剥離の検出に優れている（**図19**）。Wilkieらは白内障ステージと網膜剥離の検出率を報告しており，未熟白内障は4％，成熟白内障は6.5％，過熟白内障は19％としている[8]。ちなみにビション・フリーゼ，マルチーズ，アメリカン・コッカー・スパニエル，シー・ズー（特に硝子体変性症を併発した症例）などの白内障症例は，網膜剥離にもなりやすいといわ

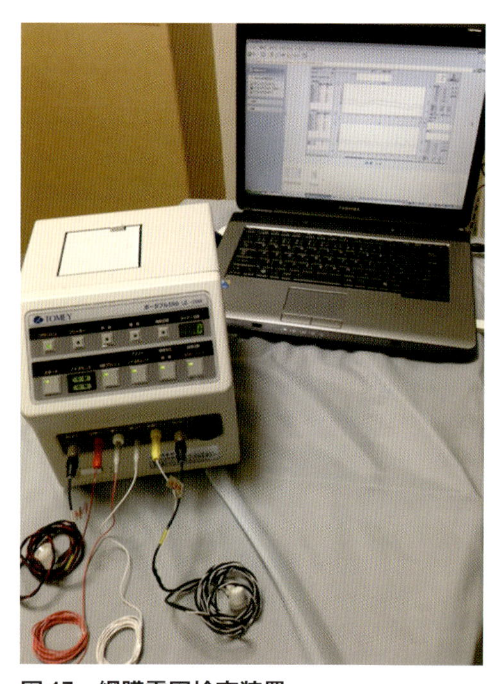

図 17　網膜電図検査装置

網膜電図検査装置と装置にリンクした専用アプリケーションソフト内蔵のパソコン

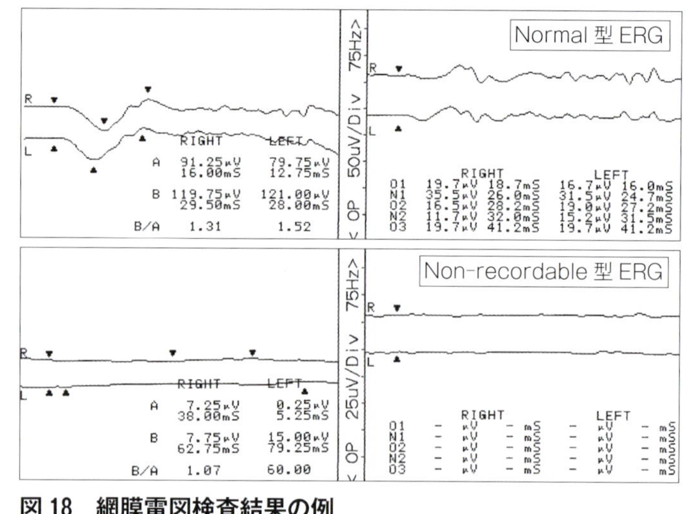

図 18　網膜電図検査結果の例

網膜電図検査により得られる波形から網膜機能を評価する。網膜電図は，暗順応・明順応，刺激光量，刺激時間，刺激回数，背景光などの条件を変えることにより得られる a 波，b 波，OP 波などの波形で評価する。波形は Normal，Sub-normal，Negative，Non-recordable のいずれかで評価される。上図は Normal，下図は Non-recordable となる

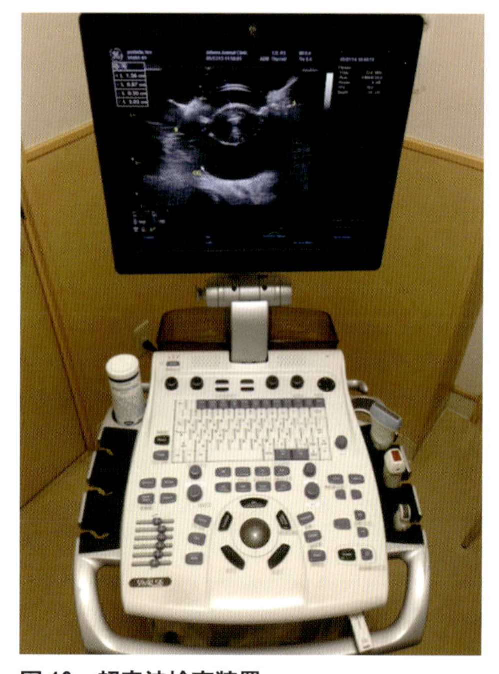

図 19　超音波検査装置

超音波検査装置は汎用の機器で，画面は白内障眼の静止画を表す

れ，特にビション・フリーゼでは，網膜剥離は LIU・白内障(水晶体)の融解と関連があり，白内障手術の影響とは関係なく網膜剥離が起こりやすいとされている。白内障手術後に予防を目的とした網膜光凝固術を実施したビション・フリーゼでは，網膜剥離の出現率を 55%から 12%にまで下げることができたとの報告もある[7]ので，これらの犬種で白内障手術を選択する際には，術後の網膜剥離に関する説明をしておく必要がある。また超音波検査では，水晶体の位置(脱臼・亜脱臼)や形状(前嚢の変形，水晶体の厚さ，後嚢破嚢など)，硝子体の状態を術前に評価することができ，眼内レンズの選択や核処理・皮質吸引など水晶体へのアプローチ法，硝子体切除の必要性を判断するのに役立つ。

Point

犬の場合

・年齢
- ー全身麻酔がかけられるコンディションである
- ー若齢犬の白内障は急速に進むことが多いため，早めの水晶体起因性(原性)ぶどう膜炎(LIU)対策と手術の提案が望まれる
- ー高齢犬では，超音波検査の実施や白内障になっていない対側眼での硝子体の液化(硝子体変性)があるかを確認する

・動物の性格
- ー攻撃的，興奮しやすい性格の動物では，術後管理の重要性を術前からしっかりとクライアントに伝えておく

・併発している眼疾患
- ー若齢の白内障症例では，先天性眼疾患がまぎれていることがあるため，水晶体を含めた眼球全体の大きさや形を術前によく評価する
- ー術前のシルマー検査(STT)と眼圧のモニターは基本である
- ー水晶体亜脱臼・脱臼の検出には，散瞳と超音波検査が有用である
- ー角膜内皮ジストロフィーと白内障併発症例では，手術により角膜内皮ジストロフィーが悪化するため，手術適応症例は慎重に選択される
- ー短頭種症例の術前眼瞼・角膜評価は徹底的に行う

・白内障の進行ステージ
- ー白内障手術は，できれば未熟白内障かLIUのない成熟白内障までに実施すると良好な結果が得られる
- ー経過の長い白内障は，合併症によりすでに手術適応外かもしれない

・糖尿病
- ー糖尿病白内障は進行が早いため，糖尿病と診断したら眼検査を実施した方がよい
- ー糖尿病と診断したら，定期的な眼検査は散瞳下で実施する
- ー糖尿病白内障では，速やかに血糖値を安定させてから手術に臨む

・両眼か片眼か
- ー獣医眼科領域では，両眼同時に白内障手術を実施することは珍しくない
- ー両眼白内障症例では，両眼の手術を選択しない場合でも手術をしなかった眼の合併症治療のためにコストが発生することをクライアントに伝える

・眼圧
- ー遺伝性白内障の好発犬種は，原発緑内障の好発犬種であることが多い
- ー白内障眼の眼圧が高い時は続発緑内障，低い時はLIUを疑う
- ー周辺虹彩前癒着(PAS)や虹彩後癒着による続発緑内障では，眼圧・視覚の回復が難しい

・網膜電図(ERG)検査と眼部超音波検査
- ーERG検査は，白内障症例における術前検査としてゴールドスタンダードである
- ーERG検査と神経学的検査とを組みあわせて網膜機能の評価を行う
- ー超音波検査による水晶体・硝子体・網膜の術前評価は欠かせない
- ー白内障発症症例には網膜剥離を起こしやすい犬種があり，特にビション・フリーゼ，マルチーズ，アメリカン・コッカー・スパニエル，シー・ズーでは術後の網膜剥離に注意する

猫の場合

- 猫では，犬にくらべて先天性白内障や遺伝性白内障はまれであり，ほとんどは慢性の前部ぶどう膜炎から続発する続発白内障で，ゆっくりと進行する特徴をもつ。
- 原発疾患は，外傷・前部ぶどう膜炎・緑内障・水晶体脱臼が多い。
- 糖尿病の猫では白内障を続発することが少ない。これは，糖尿病発症が多い７歳齢以上の猫では，水晶体におけるアルドース還元酵素活性が低い(含有量が少ないことによる)からである。

■参考文献

1）Bagley LH, Lavach JD. Comparison of postoperative phacoemulsification results in dogs with and without diabetes mellitus: 153 cases (1991-1992). *J Am Vet Med Assoc* 205: 1165-1169 (1994).

2）Colitz CM, Malarkey D, Dykstra MJ. Histologic and immunohistochemical characterization of lens capsular plaques in dogs with cataracts. *Am J Vet Res* 61: 139-143 (2000).

3）Davidson MG, Nasisse MP, Rusnak IM. Success rates of unilateral vs. bilateral cataract extraction in dogs. *Vet Surg* 19: 232-236 (1990).

4）Gelatt KN, Gilger BC, Kern TJ. Veterinary Ophthalmology 5th ed. Wiley Blackwell (2013).

5）Gelatt KN, Gelatt JP. Veterinary Ophthalmic Surgery. Elsevier (2011).

6）Maehara S, Itoh N, Wakaiki S. The effects of cataract stage, lens-induced uveitis and cataract removal on ERG in dogs with cataract. *Vet Ophthalmol* 10 (5): 308-312 (2007).

7）Schmidt GM, Vainisi SJ. Retrospective study of prophylactic random transscleral retinopexy in the Bichon Frise with cataract. *Vet Ophthalmol* 7 (5): 307-310 (2004).

8）van der Woerdt A, Wilkie DA, Myer CW. Ultrasonographic abnormalities in the eyes of dogs with cataracts: 147 cases (1986-1992). *J Am Vet Med Assoc* 15; 203 (6): 838-841 (1993).

9）Wilkie DA, Gemensky-Metzler AJ, Colitz CM, Bras ID, Kuonen VJ, Norris KN, Basham CR. Canine cataracts, diabetes mellitus and spontaneous lens capsule rupture: a retrospective study of 18 dogs. *Vet Ophthalmol* 9 (5): 328-334 (2006).

（藤井裕介）

Chapter
5-4 白内障手術

ヒトにおける白内障手術は，古代エジプト時代にすでに実施されていたようだが，そのころの手術は，先の細い棒のようなもので混濁した水晶体を後眼部に無理矢理脱臼させる，というかなり荒っぽいものであった。その後，混濁した水晶体を眼球外に摘出する水晶体囊内摘出術・囊外摘出術へと発展するも，その切開創は180度近くに及び，眼球に与えるダメージは大きく合併症は少なくなかった(**図1**)。

近年の白内障手術では，動物においても「超音波水晶体乳化吸引術」が主流であり，約3mmという小さな切開創から核の摘出と眼内レンズ挿入までを実施することが可能になっている(**図1**)。

動物の白内障手術に関しては，合併症や視覚維持率に関する報告はあるものの，それぞれの手術ステップにおける術式や，デバイスの違いに関する研究はほとんどなされていない。そのため，本稿では主に筆者の経験に基づく内容を中心に，主に犬における超音波水晶体乳化吸引術および眼内レンズ挿入術に関して解説する。手術の流れの概要を簡単に述べた後，各ステップに関して筆者が重要と考えているポイントを解説する。

1）超音波水晶体乳化吸引術および眼内レンズ挿入術の概要

犬の白内障手術は，長期的な視覚維持率は決してよいとはいえない。近年の報告を見ても，白内障手術を受けた犬が再び失明する確率は，術後3年で約10～20%となっている[1-3]。失明につながる主要な術後合併症には，緑内障，網膜剥離，眼内炎，角膜内皮障害などが挙げられ，これらの発症には元々その犬がもっていた遺伝的素因が関与している場合もあるが，やはり白内障による眼内環境の変化や，水晶体起因性(原性)ぶどう膜炎(Lens-induced uveitis，LIU)，白内障手術による侵襲が発症に関与している割合は大きい。手術をしない場合にはそれらの合併症が生じる確率はより高く，視覚が回復する可能性もほとんどないため，手術をする意義は十分あるとはいえるが，その合併症の発症率を少しでも抑えられるよう，適切な術前管理，適切な時期での手術の適応，眼侵襲の少ない手術，そして適切な術後管理の実践が大切である。そのためには，ホームドクターと眼科専門医ともに適切な知識と

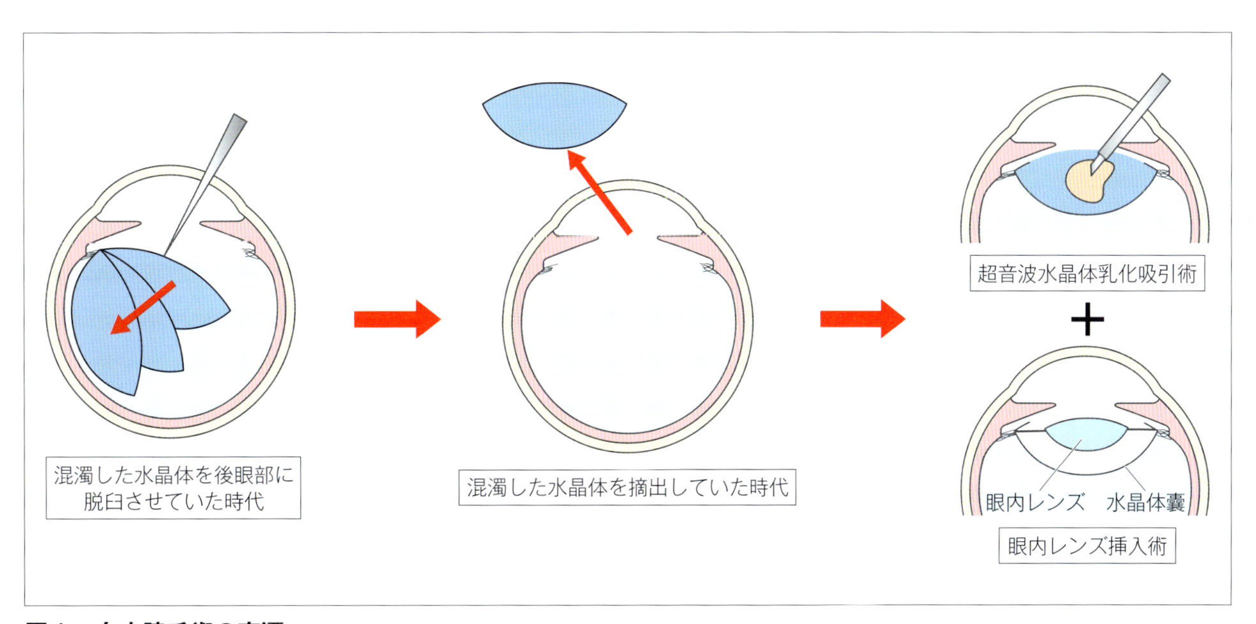

図1　白内障手術の変遷

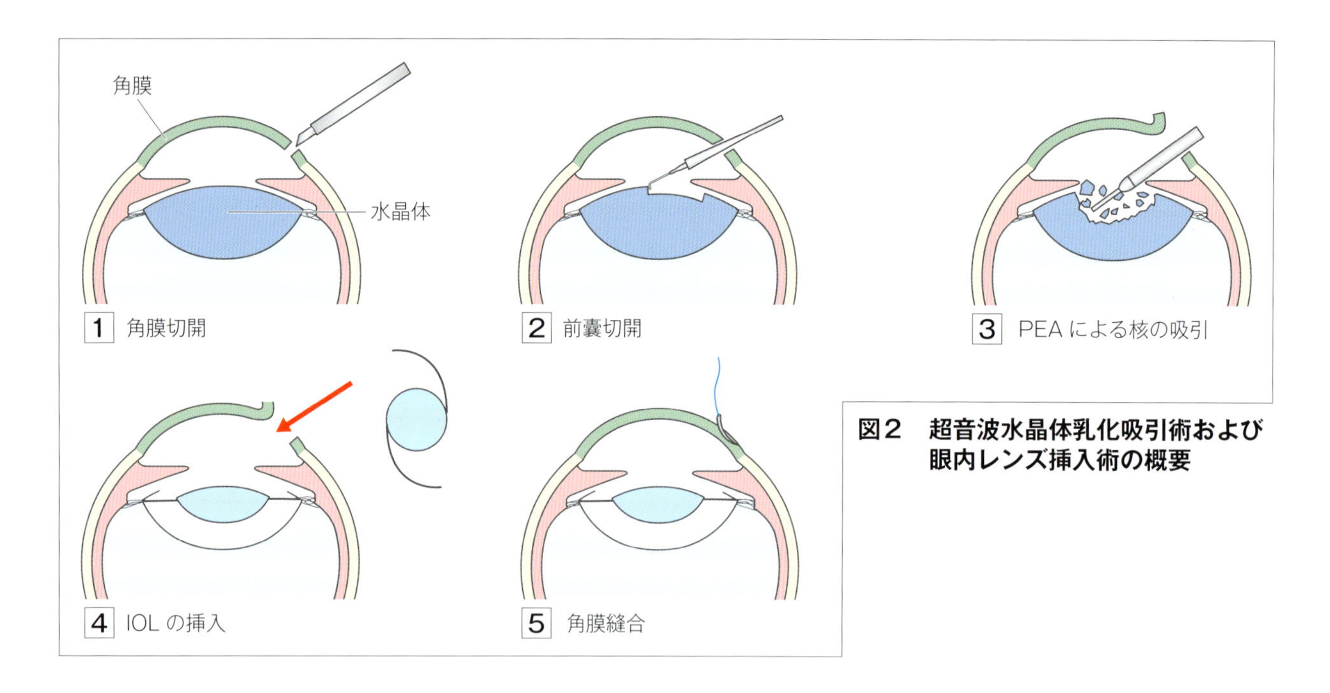

図2　超音波水晶体乳化吸引術および眼内レンズ挿入術の概要

表1　超音波水晶体乳化吸引術および眼内レンズ挿入術のステップ

No.	ステップ	No.	ステップ
1	剃毛	14	皮質吸引(I/A)
2	"眼瞼"の消毒	15	水晶体嚢研磨
3	動物の固定	16	粘弾性物質による前房再形成
4	ドレーピング	17	創口拡大
5	(外眼角切開)	18	眼内レンズ(IOL)セッティング
6	制御糸の設置	19	眼内レンズ(IOL)挿入
7	"眼表面"の消毒	20	眼内レンズ(IOL)ポジショニング
8	結膜切開	21	仮縫合
9	角膜(もしくは強膜・強角膜)切開	22	前房洗浄
10	粘弾性物質による前房置換	23	本縫合
11	前嚢染色および前嚢切開	24	前房形成
12	(ハイドロダイセクション)	25	結膜縫合
13	超音波水晶体乳化吸引(PEA)	26	(外眼角縫合)
		27	(上下眼瞼縫合)

技術をもって白内障診療に臨むべきである。ある程度の技術をもてば白内障手術自体を完遂することは可能にはなるが，手術熟練者と未熟者が実施した場合では術後炎症の強さがまるで異なる。白内障手術を行う者は，迅速かつ侵襲の少ない手術ができるように，必要な機器には適切な投資をし，細部に至るまで手術技術を高めることが重要である。

超音波水晶体乳化吸引(Phacoemulsification and aspiration，以下PEA)術&眼内レンズ(Intraocular lens，以下IOL)挿入術(Implantation)の概要を**図2**に示す。詳細なステップを挙げると**表1**のようになり，それぞれのステップに関しては術者によりバリエーションがある。

2)周術期管理

○術前

－ステロイド点眼液(種類と回数は炎症の程度に応じて)

－ヒアルロン酸Na点眼液(1日3回)

○手術3日前～手術日の朝

－上記の点眼にガチフロキサシン(ガチフロ点眼液)1日3回を追加

○手術2時間前～

－ミドリンP点眼液を30分おき(計4回)

○手術1時間前～

－ミドリンP点眼液に加え，ステロイド点眼液(ステロップもしくは1%酢酸プレドニゾロン)を30分おき(計2回)

○術後

－ガチフロ点眼液，ステロップ(もしくは1%酢酸プレドニゾロン)をそれぞれ1日4回，ヒアルロン酸Na点眼液を1日4～8回。炎症が比較的強い場合は，ジクロード点眼液もしくはネバナック懸濁性点眼液の点眼1日4回を加える

－セファゾリン：20 mg/kg，1日2回，静脈投与

－水溶性プレドニゾロン：1 mg/kg，1日1回，静脈投与(炎症が比較的強い場合は2 mg/kg，1日1回)

－オメプラゾール：1 mg/kg，経口投与

筆者の場合，順調に経過した場合の入院期間は2～4日である。

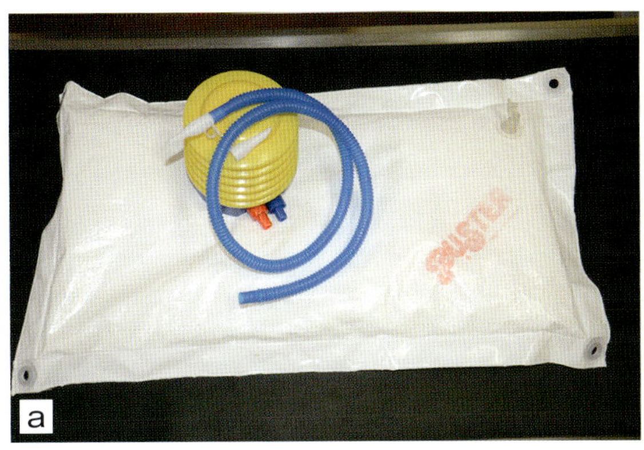

空気を入れた状態

b

動物を寝かせてからこのように空気を抜いて陰圧をかけると，頭部が安定する

図3　BUSTER バキューサポート

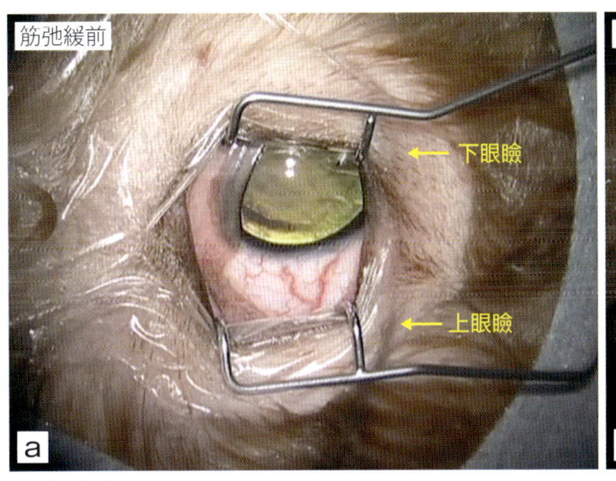

眼球が下転している

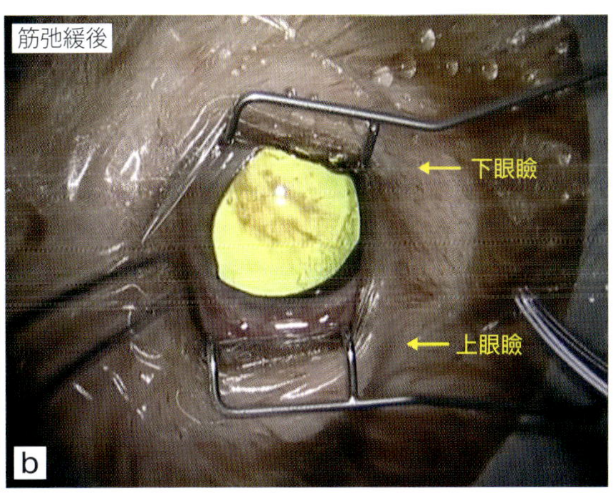

虹彩面が手術台と水平にセンタリングされている

図4　眼球のセンタリング
※写真は術者から見た向き（上が下眼瞼）

3）超音波水晶体乳化吸引術および眼内レンズ挿入術のステップ

①～③剃毛，眼瞼の消毒，動物の固定

眼球への負担を少なくして手術を実施するためには，動物の固定（**図3**）や後述するドレーピング，制御糸の設置や開瞼器などにより，“よい術野を確保する”ことが，手術技術の向上にも増して重要なことであると考える。獣医眼科医で白内障手術がうまい人ほど，術野の確保がうまい。眼球の虹彩面が手術台と水平になるように固定し（**図4b**），かつ操作性のよい術野を確保することで，どんな犬種のどんな眼でも同じように手術ができることが理想である。

筆者は，動物の体や頭部の固定には，陰圧式体位固定マットを使用している。動物を寝かせてから空気を抜くことで陰圧をかけると，マットがその形に固定されるため，動物の頭部を仰臥位の状態に安定させるのに便利である。筆者はBUSTERのバキューサポート（**図3**）を好んで用いているが，他にはHUG-U-VACなどがある。

そして筋弛緩薬を投与し眼球の下転を防ぎ，虹彩面を手術台と水平にする（**図4**）。筆者は筋弛緩薬にはロクロニウムを用いている。ロクロニウム（エスラックス静注）は非脱分極性の末梢性筋弛緩薬であり，作用発現までの時間が短く，呼吸器系への影響も比較的少ない。拮抗薬にはスガマデクス（ブリディオン静注）が挙げられる。犬でのロクロニウムの用量は，0.5 mg/kg，静脈投与後に0.2 mg/kg/hr，静脈持続点滴での使用が推奨されている。

④ドレーピング

○透明フィルムと有窓ドレープ

ドレーピングをしてから透明フィルムを貼る方法と，透明フィルムを貼ってからドレーピングを行う方法があるようだが，筆者は後者の方法を用いている（**図5**）。透明フィルムやドレープの貼りつきのよさ，

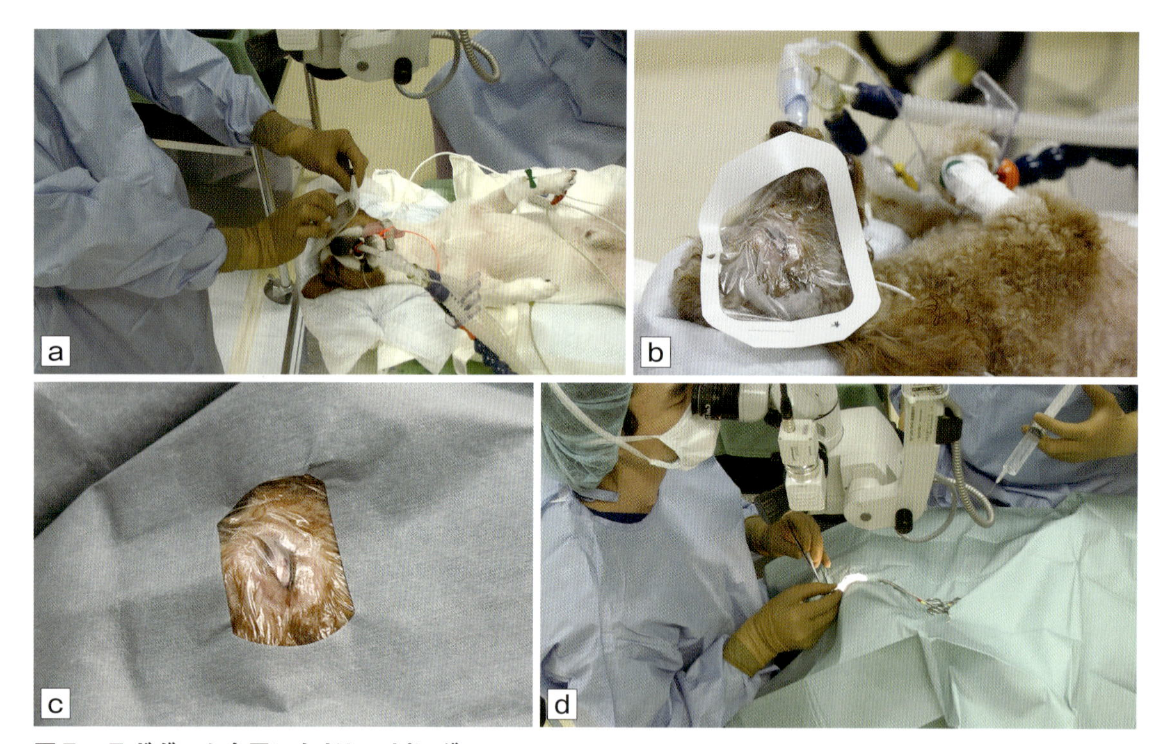

図5　テガダームを用いたドレーピング

筆者は，透明フィルム（デガダーム）を貼ってからドレーピングを行っている。d は手術時の様子。術野の上側が下眼瞼となる

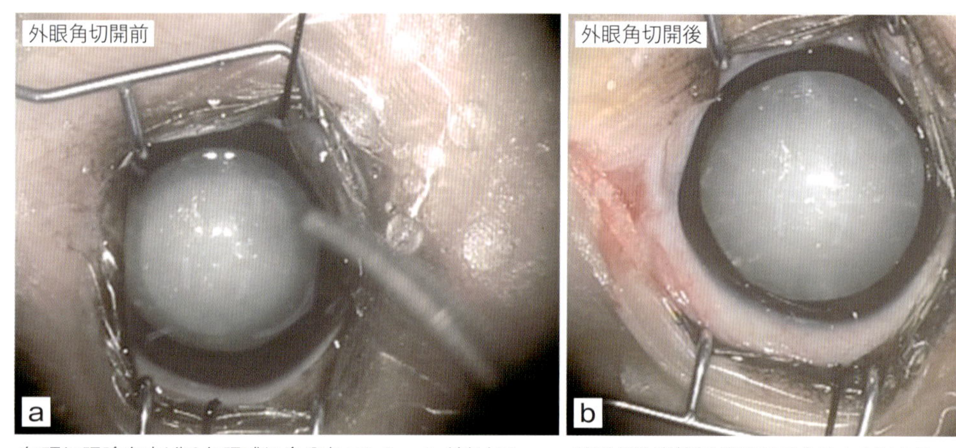

無理に眼瞼を広げると眼球に余分なテンションがかかる　ほぼ 360 度輪部が確認できるようになる

図6　外眼角切開

透明フィルムによる開瞼効果が得られやすいと感じている。

透明フィルムには 10×12 cm と大きめのテガダームを，ドレープには 90×90 cm の大きさで，4 × 6 cm の穴が空いている撥水ドレープを用いている。吸水性のタイプや水受けがついているドレープは，術者や助手の足に水がこぼれにくいというメリットがあるが，ドレープ自体が重くなり，眼瞼を引っ張ってしまうことがある点に注意が必要である。

⑤外眼角切開

柴犬やトイ・プードルなどの眼瞼裂の小さな犬種では，ハンドピースやフックを操作するのに十分なスペースを得ることが難しい。そのため，無理に眼瞼を広げると眼球に余分なテンションをかけてしまい，硝子体圧の上昇や眼球のゆがみなどを生じさせる原因となる。輪部が少なくとも 180 度確認できる程度まで外眼角を切開すると，術中の操作性が格段に上がる（**図6**）。また，眼瞼裂に灌流液が貯留しにくくなるという点でも有効な方法である。灌流液が貯留すると，視野が狭くなるだけでなく，感染のリスクも上がると考えられる。

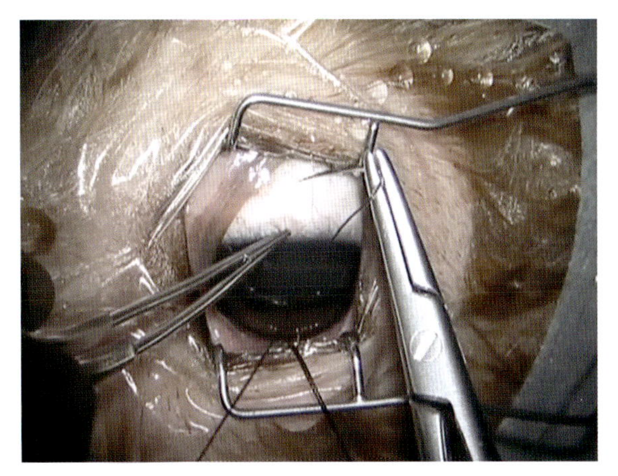

図7　制御糸の設置
上下の直筋を狙って結膜の上から通糸する

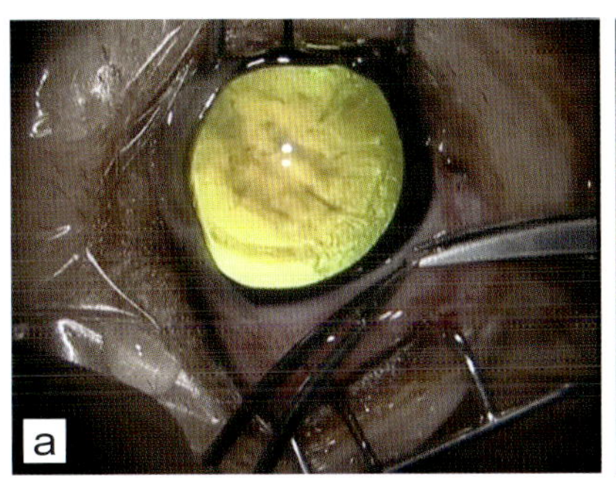

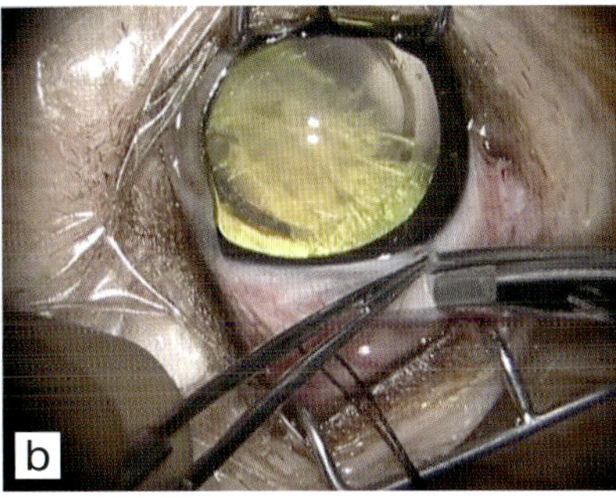

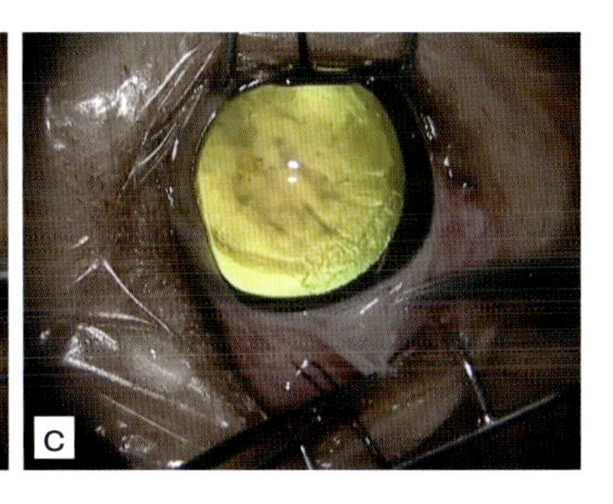

図8　結膜切開
結膜を切開しておくと，手術終了時に角膜の切開創を保護するのに役立つ

⑥制御糸の設置

筋弛緩薬を用いていれば，眼球を真上に向かせることとは比較的容易になっているが，制御糸を用いることで，眼球のゆがみを最小限に抑えながら眼球の向きをわずかに変えたり，瞬膜の突出を抑えたりすることができる。そのため，筋弛緩薬の使用に加えて制御糸をかけておくことのメリットは大きい。眼内の圧力が低下すると通糸しづらくなるため，角膜穿破する前に必ずかけておくとよい。

筆者は5-0シルクを用い，上下の直筋を狙って結膜の上から通糸するようにしている（**図7**）。12時方向は過度なテンションがかからないようにブルドッククランプで糸を把持し，6時方向はモスキート鉗子で把持し，さらにタオル鉗子でドレープに固定している。

⑦眼表面の消毒

0.25％に希釈したポピドンヨードにて角結膜表面を消毒し，生理食塩水にて洗い流す。高濃度のポピドンヨードは角結膜障害を引き起こすため注意が必要である。

⑧結膜切開

角膜切開の場合に結膜の切開は必ずしも必要ではないが，手術終了時に角膜の切開創に被せるように縫合することで，創の保護に役立つ（**図8**）。

⑨角膜（もしくは強膜・強角膜）切開

このステップは，白内障手術の中で実はとても重要な位置を占める。眼内の操作性，術中の前房安定性，術後の乱視や感染性など多くの要素に影響し，手術成績に深くかかわるステップである。

角膜切開と強角膜切開を比較すると，角膜切開の方が視認性がよく，手技が容易で，器具の操作性もよいが，動物の場合は特に自己閉鎖性が低い。ヒトでは，角膜切開の方が術後の眼内炎リスクが高くなるとも，そのような差がないとも報告されている。

強角膜切開では，三面切開が用いられることが多い。三面切開は，強膜半層切開（一面目），強角膜トンネル切開（二面目），前房穿孔（三面目）からなり，一面目はメスやナイフ（ストレート，ガードつきなど），二面目はクレセントナイフ，三面目はスリットナイフが用いられる（**図9**）。角膜切開ではトンネルを長くとる

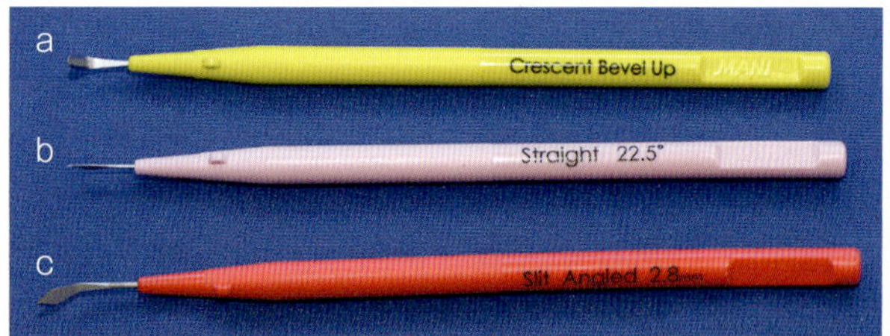

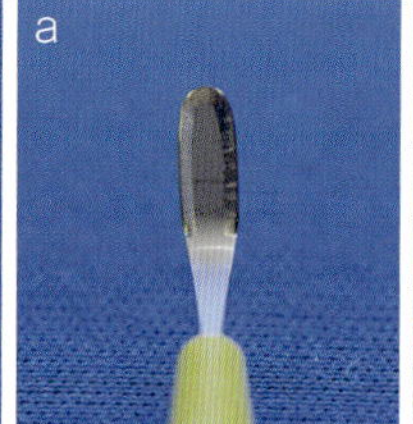

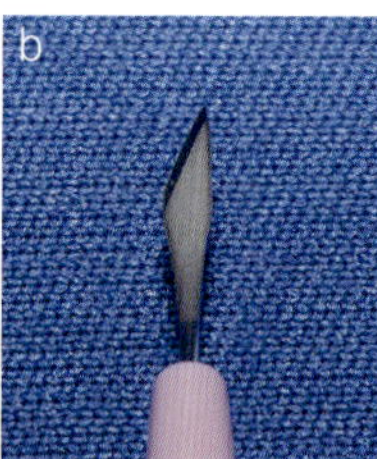

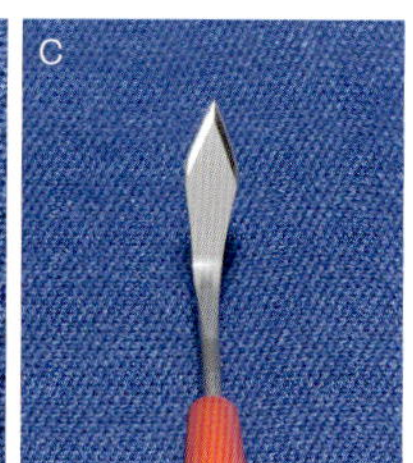

図9　強角膜切開に用いる器具
上から，クレセントナイフ，ストレートナイフ，スリットナイフ

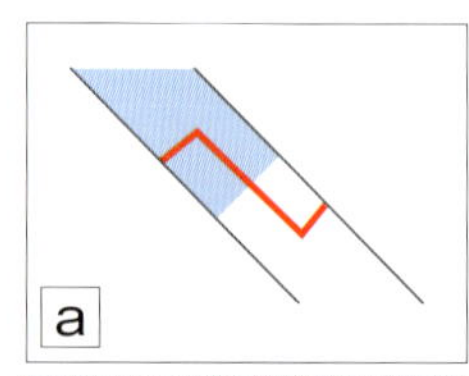

切開面の模式図

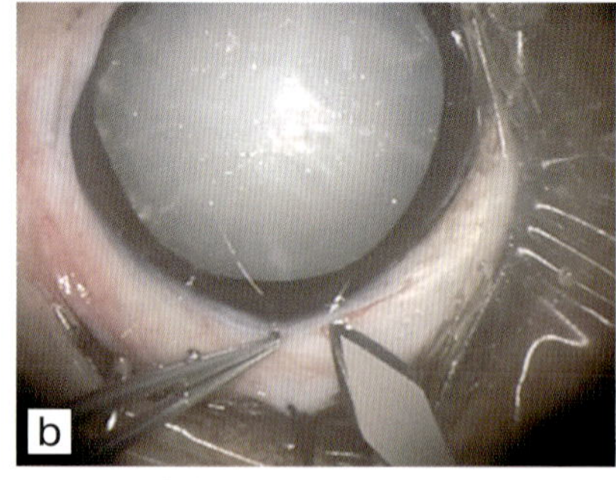

一面目は強膜に垂直になるよう，刃を立てて切開する

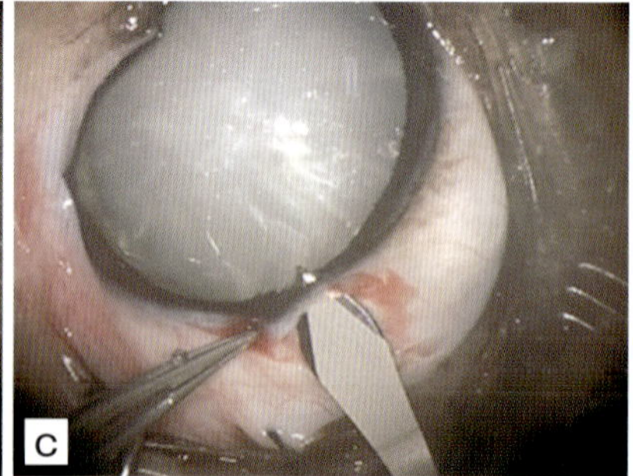

二面目は強角膜と平行に，刃を寝かせて刃先を進める

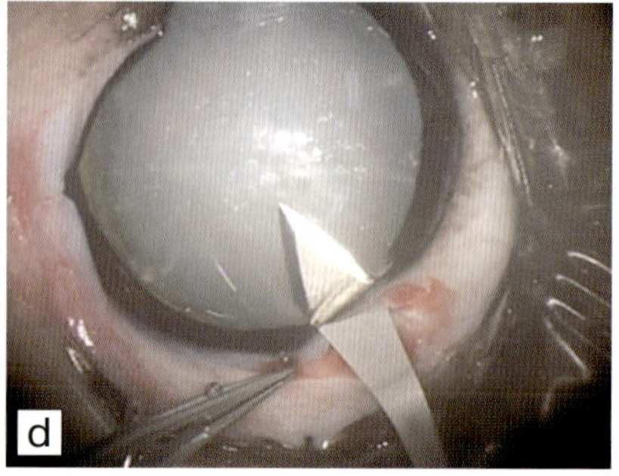

一度刃先を立てて穿破したら，前嚢を傷つけないように再び刃先を寝かせ，角膜を最後まで切開する

図10　強角膜の三面切開様二面切開

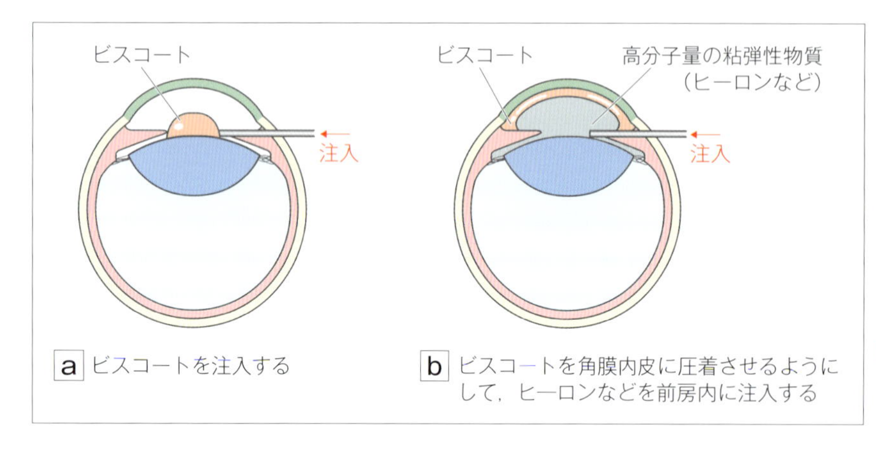

図11　粘弾性物質による前房置換
ソフトシェルテクニックにより角膜内皮の保護を図る

ことが難しく，一面切開が実施されることも少なくない。その他，角膜切開の簡便さと強角膜切開の創傷治癒のよさの両者が得られる，経結膜・強角膜一面切開などの切開法もある。専用のKKMナイフなどのナイフを用いると，安定した切開を行いやすい。筆者は**図10a**の切開ラインをイメージした，強角膜三面切開様二面切開(二面目と三面目が連続)を用いている(**図10**)。

⑩粘弾性物質による前房置換

粘弾性物質は，最近ではOVD(Ophthalmic viscosurgical device)と呼ばれるように，特に白内障手術においては欠かせないデバイスとして，とても重要な存在と位置づけられている。含有物や濃度の違いによって性質の異なるOVDが登場し，空間保持，組織の保護，組織の移動，癒着剥離，操作時の潤滑剤などを目的に使用されている。後述するビスコエクストラクション法は，OVDをまさにデバイスとして用いる

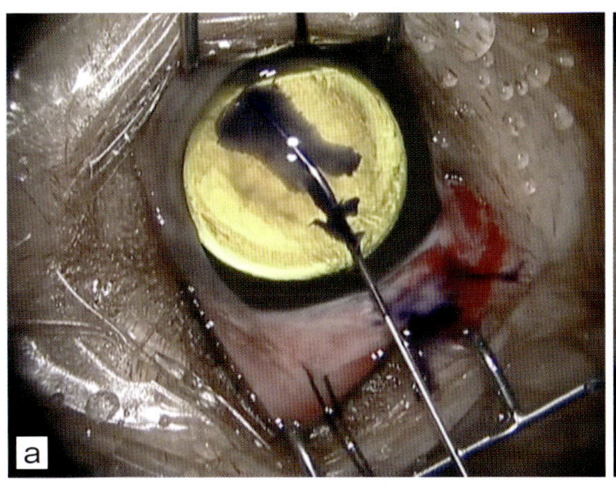
前房内に注入したヒーロンと前嚢の隙間に，0.4%トリパンブルーをわずかに注入している

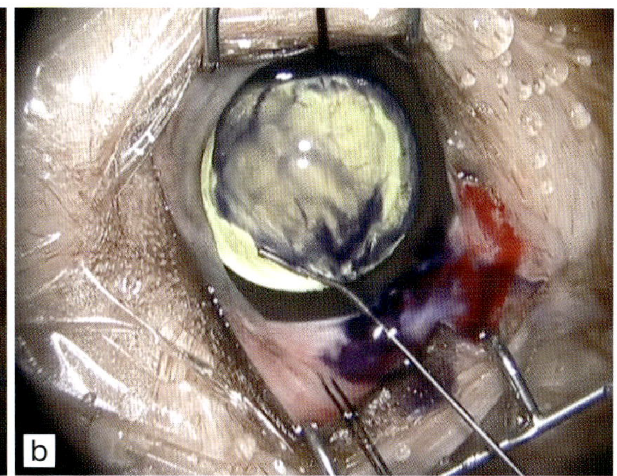
眼科針で前嚢に塗布するように，トリパンブルーを広げている

図 12　前嚢染色による前嚢の可視化

典型的な使用法といえるだろう。

ここでは，切開によって虚脱した眼球を再び膨らませ，術中の眼球虚脱を抑制するために房水をOVDで置換する。筆者が用いているソフトシェルテクニックは，優れた角膜内皮の保護効果を発揮する「分散型粘弾性物質」(ビスコート)を注入し，それを角膜内皮に圧着させるように，空間保持能力の高い「高分子凝集型粘弾性物質」(ヒーロンなど)を前房内に注入するもので，優れた手術操作性と角膜内皮保護効果を得ることができる(**図 11**)。この方法では，２種類のOVDが必要なためコストが高くなるようにも思えるが，一般的な高分子凝集型粘弾性物質は１本あたりの含有量が多くても0.85 mLであり(オペリードは1.1 mLのものもあるが凝集性がやや低い)，ヒトにくらべて犬の眼は大きいため，どちらにしろ１本の粘弾性物質で犬の白内障手術の全行程を終えることは難しい。ソフトシェルテクニックを用いると，前房形成に必要な高分子凝集型粘弾性物質が少なくて済むため，ほとんどの症例で高分子凝集型粘弾性物質は１本で手術を終えることができる。

⑪前嚢染色および前嚢切開

○前嚢染色

犬の白内障手術は，過熟期で実施せざるを得ないことも多い。過熟期の前嚢には多数の皺があり，石灰化して固くなっている部分もある。そのような部位をうまく切開するためには，まず明瞭に可視化することが重要である。前嚢染色には主にトリパンブルーやインドシアニングリーンが用いられる。

筆者は0.4%トリパンブルー(試薬)を眼内灌流液で４倍希釈し，22 μmの滅菌フィルターで濾過滅菌して使用している。これを前房内に注入したヒーロンと前嚢の隙間にわずかに注入し，眼科針で前嚢に塗布するようにして広げ，もう一度ヒーロンを注入して余分なトリパンブルーを押し広げて除去し，前嚢を可視化する(**図 12**)。

○前嚢切開

前嚢切開の方法には連続円形切嚢(Continuous curvilinear capsulorhexis，以下CCC)，ジアテルミーによる切開，剪刀による切開などがあるが，中央部にIOLの光学部よりわずかに小さい正円の連続切開を作製するという理想の前嚢切開を達成するためには，CCCを用いることが望ましい。

CCCは，ヒトにおいては針を曲げて作製したチストトームを用いることも多いが，犬の厚い前嚢では鑷子を用いる方法が現実的である。前嚢切開鑷子には，メインポート(主切開創)から操作するユトラータ鑷子(**図 13**)やクロスアクションの稲村鑷子(**図 14**)，サイドポート(フックなどを挿入するための小さな切開創)から操作が可能な池田鑷子(**図 15**)などがある。池田鑷子はショートハンドルのタイプの方が操作性がよい。極度に厚くなった前嚢は，池田鑷子では把持することすら難しいことがあるため，稲村鑷子や，前嚢切開剪刀(**図 16**)も用意しておくことが好ましい。

筆者は，Vランスを用いて前嚢に横方向の切開を入れ(**図 17a**)，その中心を八重剪刀で中央部に向けて切り上げ(**図 17b**)，左右対称の立ち上がりを作製する方法を用いている。左側の立ち上がりを池田鑷子や稲

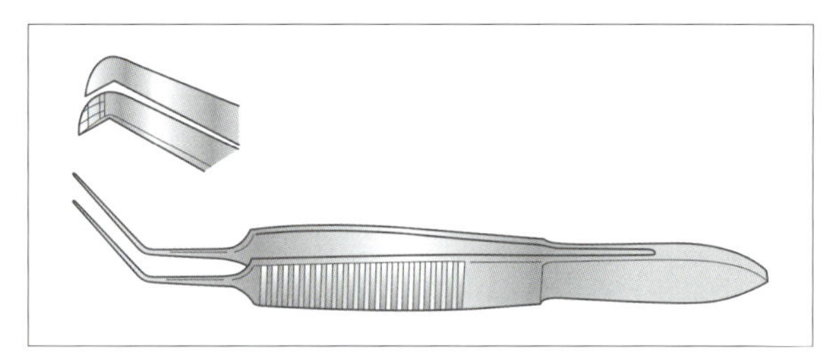

図 13　ユトラータ前嚢切開鑷子

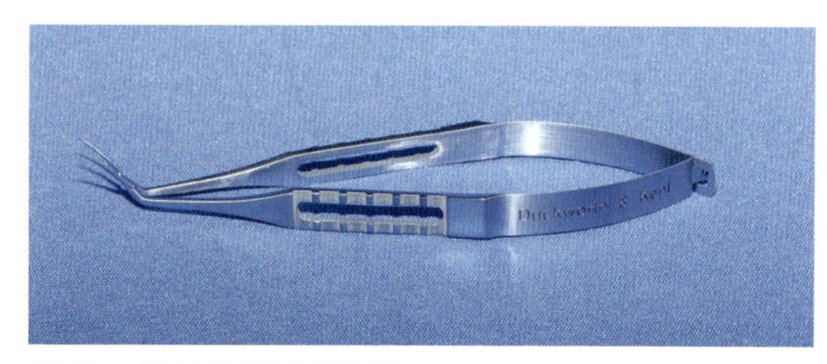

図 14　稲村前嚢切開鑷子

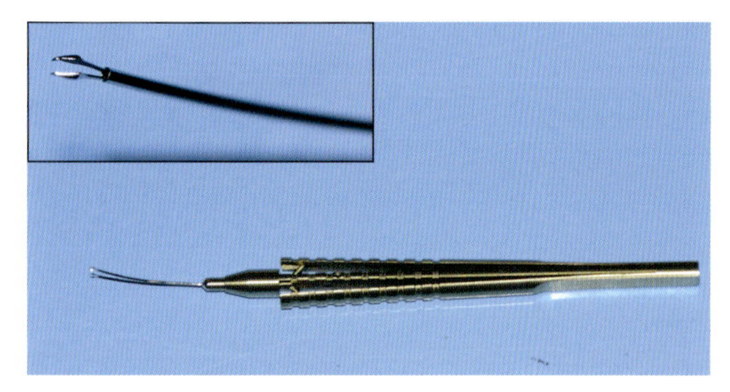

図 15　池田前嚢切開鑷子

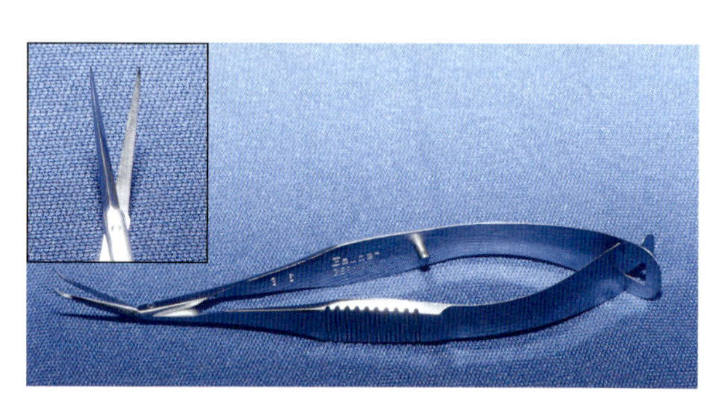

図 16　前嚢切開剪刀

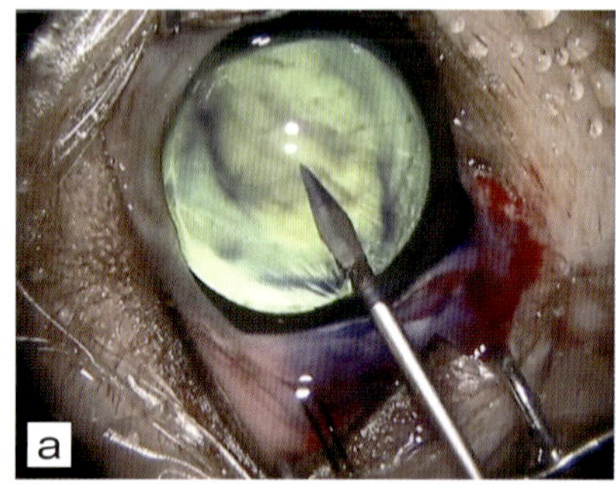

V ランスを用いて前嚢に横方向の切開を入れる

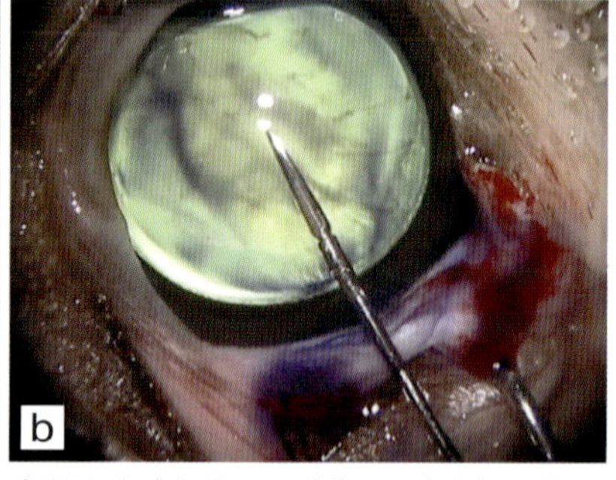

切開した中心を，八重剪刀で中央部に向けて切り上げる

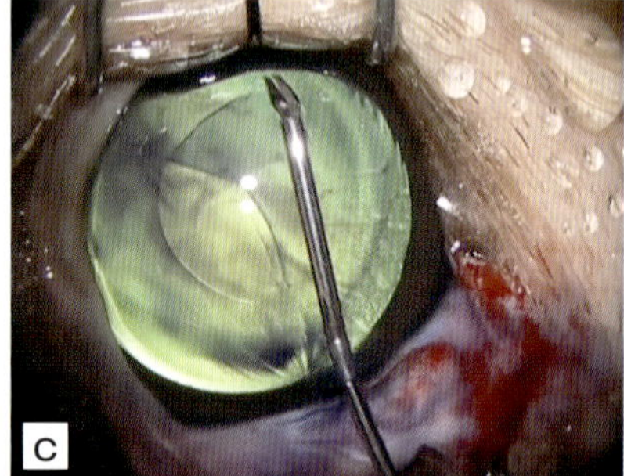

左側の立ち上がりを池田鑷子で時計方向に翻転させる

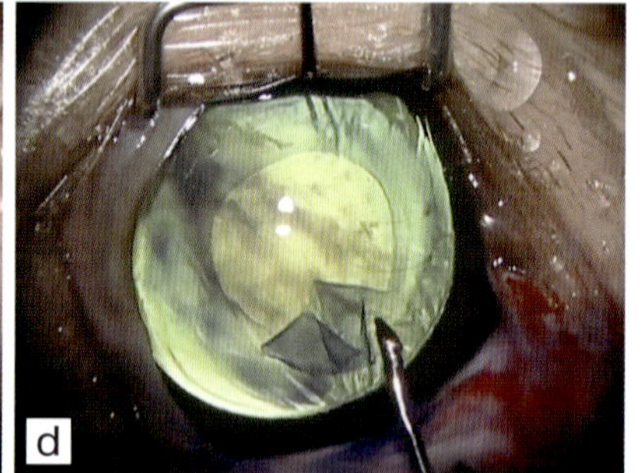

円状に連続切開し終えたところ

図 17　前嚢切開 1

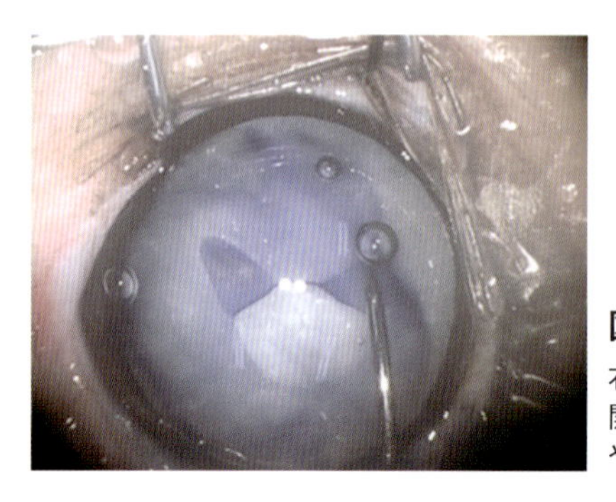

図 18　前嚢切開２

右側の立ち上がりを逆時計方向に向けて切開し，元の切開とつなげると連続切開がしやすくなる

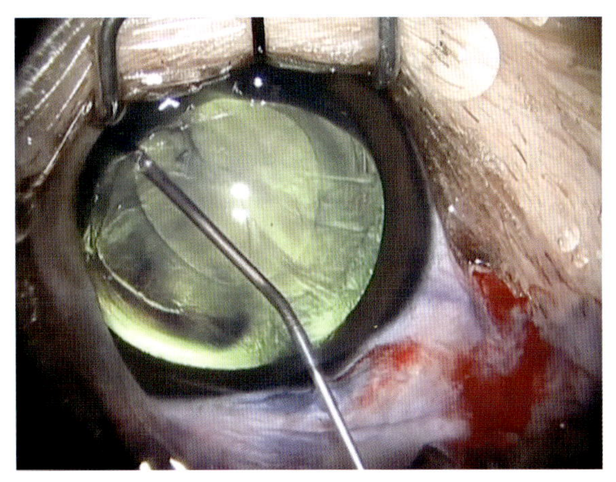

図 19　ハイドロダイセクション：核と皮質の分離
灌流液や粘弾性物質を皮質と核の間に勢いよく注入し，核と皮質を分離して核を回転しやすくする

村鑷子を用いて，時計方向に翻転させながら円状に連続切開する(**図 17c，d**)。右利きの術者の場合，右側の部分はコントロールが難しくなるので，もう一方の立ち上がりを逆時計方向に向けて切開し，元の切開とつなげると比較的容易に連続切開ができる(**図 18**)。非翻転の切開(引っ張って切開する)方法は，切開線が流れやすく，いったん流れ出すと元に戻すのが困難であると感じている。

過熟期の前嚢を CCC で切開するのは困難なことも多く，無理に CCC を試みると切開線が赤道部方向に流れてしまうことが多い。前述した前嚢染色を用いて切開線をしっかり可視化し，切開線が流れ出したら決して無理をせず，粘弾性物質を追加して前嚢を押し下げ，切開線のベクトルを内側に修正する。皺がよっている部分や固くなっている部分は，CCC にこだわらず，剪刀での切開に切り替える。

前嚢切開が極端に小さい場合や，切開線が連続ではなくノッチ(切り欠き)が入っている場合は，ハイドロダイセクションや PEA などの途中で亀裂が生じ，破嚢の原因となる。可能であれば，もう一度 CCC を外側に実施して連続切開を修正しておく方がよい。

⑫ハイドロダイセクション

灌流液や粘弾性物質を，核と皮質の間に勢いよく注入することで核と皮質を分離し(**図 19**)，核を回転しやすくするためのステップを指すが，犬の白内障手術では実施されないことも多い。水晶体が大きいこと，若齢での手術が多く皮質がベトベトしていること，成熟～過熟期での手術が多いこと，などの原因により犬の白内障では完全な分離が難しいことが多いと感じているが，単純に筆者の技術が未熟なだけかもしれない。筆者の経験上，過熟期の白内障などで水晶体嚢が脆弱化している，もしくは破嚢している症例でハイドロダイセクションを無理に実施すると，大きな破嚢を引き起こして核落下につながることもあるため，ある程度の核の吸引を実施して，嚢の状態を確認してから必要に応じて実施するようにしている。

⑬超音波水晶体乳化吸引(PEA)

少ないエネルギーで効率よく安全に核を吸引するために，核処理の手技とそれに必要な器具(分割用チョッパーなど)や，フェイコマシン(白内障手術機器)，灌流液に至るまで，様々な改良が加えられてきた。ここでは主に核処理の手技について述べ，フェイコマシンの原理については省略するが，白内障手術を実施する獣医師は，自身のフェイコマシンの特性とあわせて，フェイコの原理は必ず理解した上で手術に望んでほしい。

核処理の主な方法には，コアキシャル(吸引ラインと灌流ラインが同じ)のハンドピースのみを用いる一手法と，それに加えてもう一方の手で主に分割用のフックを操作する二手法がある。バイマニュアルフェイコ(もしくはバイアクシャルフェイコ)と呼ばれる，灌流ラインと吸引ラインが左右のハンドピースに分かれている方法もあるが，犬の白内障手術では一般的ではない。

一手法では，主に核を扇形に削って皿状にし，最後に反転させて処理する方法が一般的であるが，超音波発振エネルギーが多くなる傾向にある。そのため，二手法を用いて核を分割し，より少ないエネルギーで効率よく核を吸引する方法が開発されてきた。

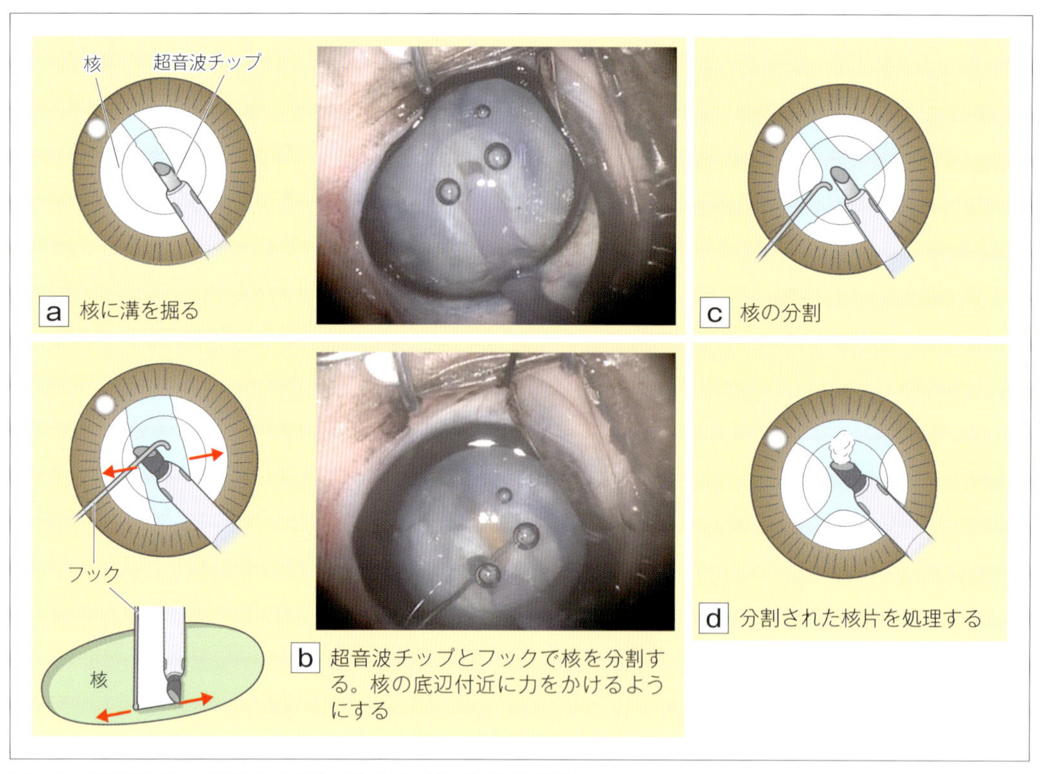

図 20　超音波水晶体乳化吸引：D&C 法による核処理 1

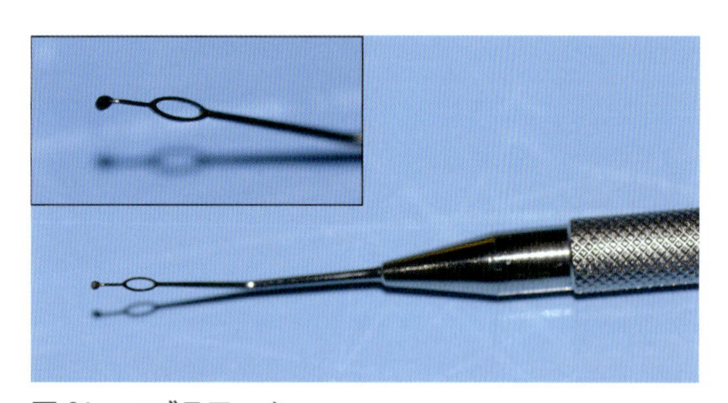

図 21　コブラフック

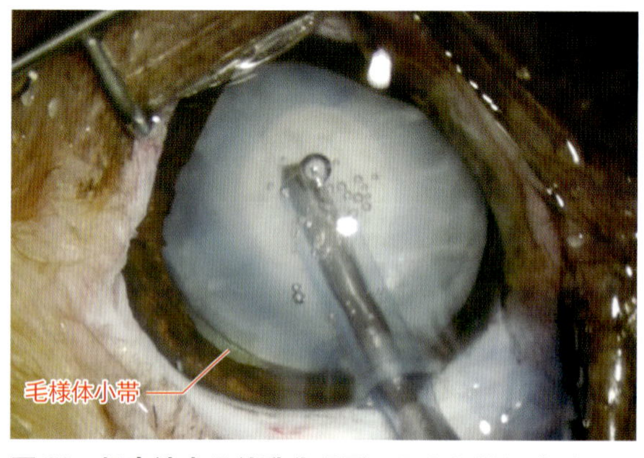

図 22　超音波水晶体乳化吸引：D&C 法による核処理 2

核に十分な溝を掘るため，超音波で開放吸引しているところ。毛様体小帯が観察できるほど核が押されてしまっている

Divede and conquer（D&C）法では，まず核に溝を掘り，超音波チップとフックで核を分割し，小さくなったそれぞれの核片を処理する（**図 20**）。分割の際には核の底辺付近に力をかけないと，きれいに分割できない（**図 20b**）。ある程度広い面積で核を押す必要があり，分割君と呼ばれるフックやコブラフック（**図 21**）などが用いられる。溝掘りの段階で比較的多くのエネルギーが必要になることと，十分な溝を作製するまで開放吸引（核を削るように，チップの先端を開放した状態で超音波を発振する方法）が必要なため，ある程度は核を押すことになり（**図 22**），毛様体小帯への負担もかかりやすい。

Phaco chop 法（**図 23**）では，超音波チップを核に打ち込んでしっかりと保持し，チョッパーと呼ばれるフックをまさに空手チョップのごとく用い，核を分割する。筆者は，60 度のエッジに刃がついている永原フェイコチョッパーを用いている（**図 24**）。その後，分割後の核を中央部に引き寄せて，閉塞吸引（核を吸い込むように，チップ先端に核を吸引した状態で超音波を発振する方法）にて処理する。

筆者は可能な限り Phaco chop 法を用いているが，嚢内にスペースがない場合，Phaco chop 法では完全に分割することが難しく，その後の核処理も容易ではない。そのような場合は，まず 1 本溝を掘って核を 2 分割し，スペースを作製してから分割した核を Phaco chop 法によりさらに 2～4 分割してから処理する，

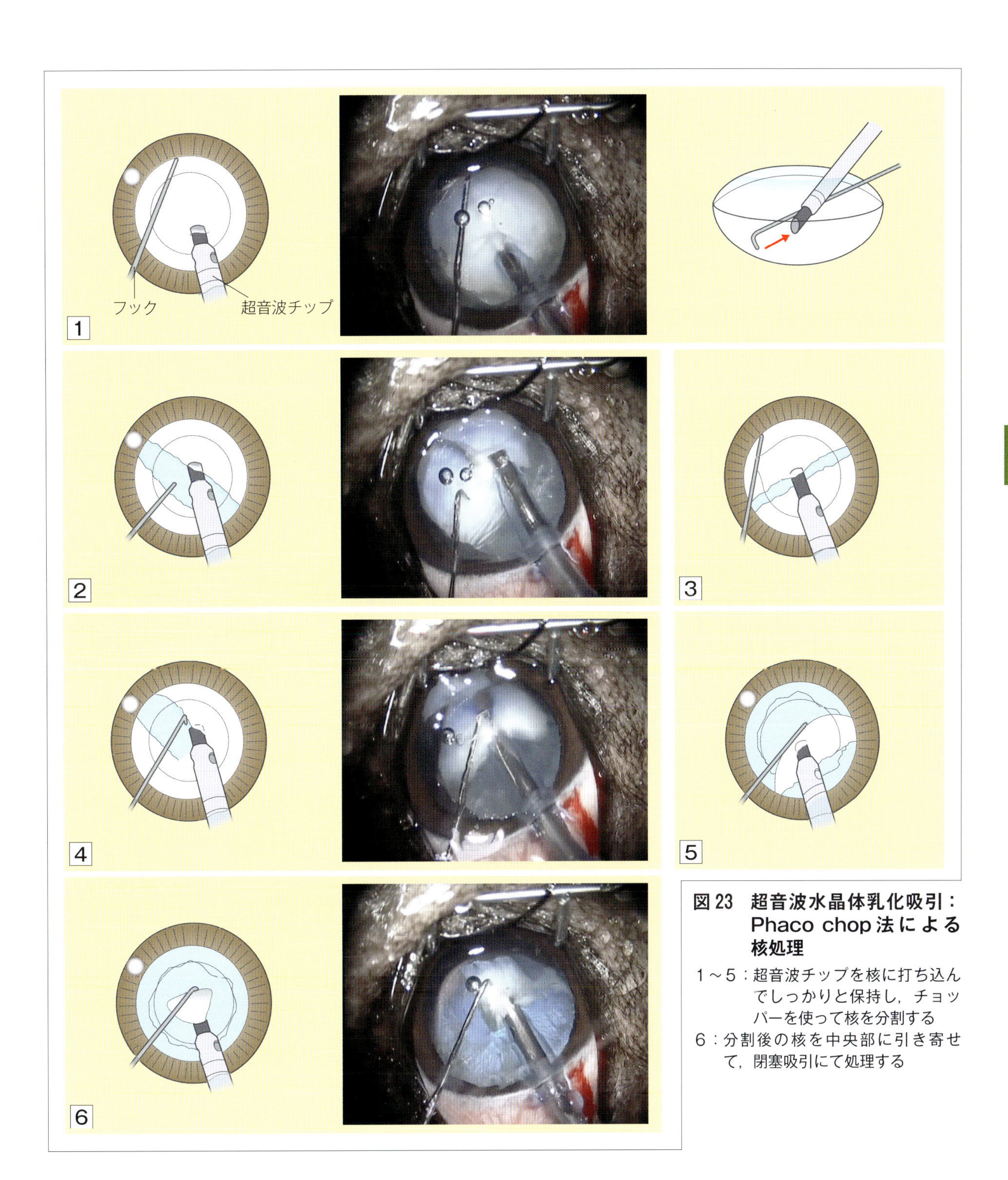

図 23　超音波水晶体乳化吸引：Phaco chop 法による核処理

1～5：超音波チップを核に打ち込んでしっかりと保持し，チョッパーを使って核を分割する

6：分割後の核を中央部に引き寄せて，閉塞吸引にて処理する

ストップアンドチョップ法を用いている。

Phaco chop 法で核をきれいに分割するためには，吸引圧を比較的高めに設定して，まず核の中心付近までしっかりとチップを打ち込み，そのままフットスイッチを吸引ポジションで維持し，しっかりと核を保持することが重要である。次に，チップ先端に向けてチョッパーで核を切り裂くように分割するが，その際，二次元方向のみならず，核の厚みを考慮して三次元方向にもチップとチョッパーのベクトルが向かい合うようなイメージを意識する（**図 23-1**）。犬の水晶体

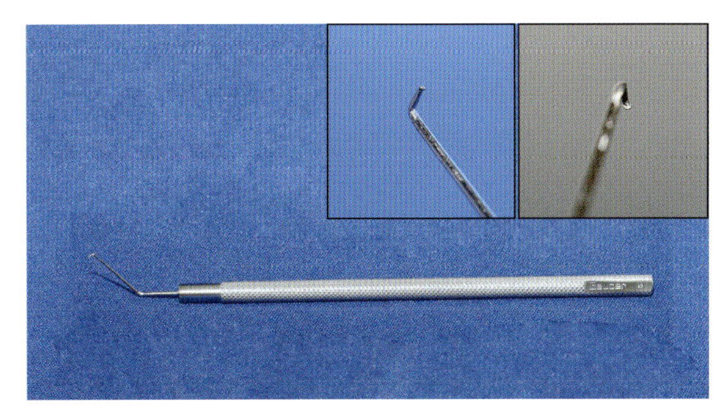

図 24　永原フェイコチョッパー

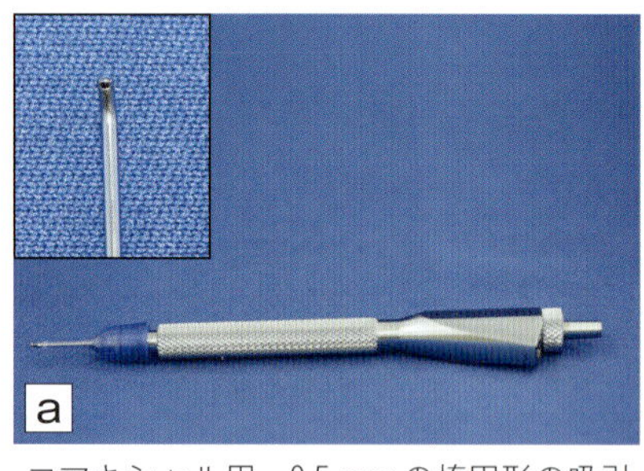

a

コアキシャル用。0.5 mm の楕円形の吸引口をもつ，先端が曲形の I/A チップ

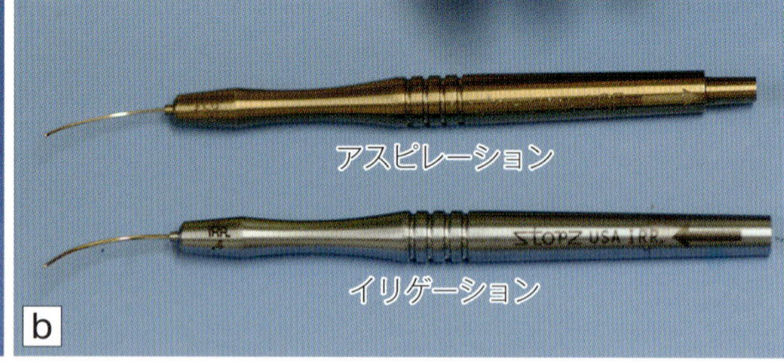

b

バイマニュアル用。皮質吸引を行うアスピレーションと，灌流量を維持し前房の安定を図るイリゲーション

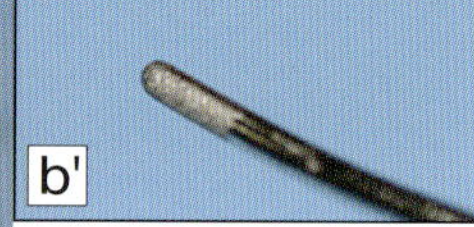

b'

アスピレーションのポリッシュタイプは嚢の研磨も行える

図 25　皮質吸引で用いられるハンドピース

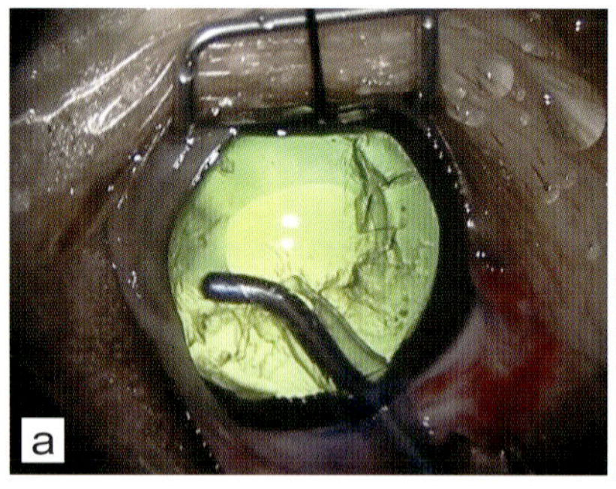

a

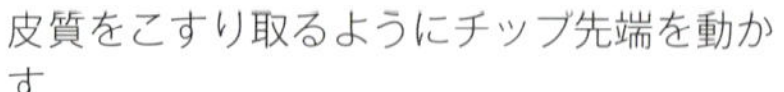

皮質をこすり取るようにチップ先端を動かす

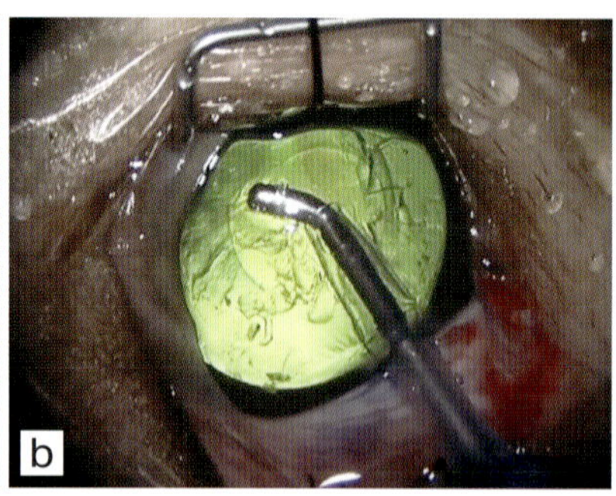

b

剥がれた皮質をチップ先端に閉塞させて中央部に引っ張る

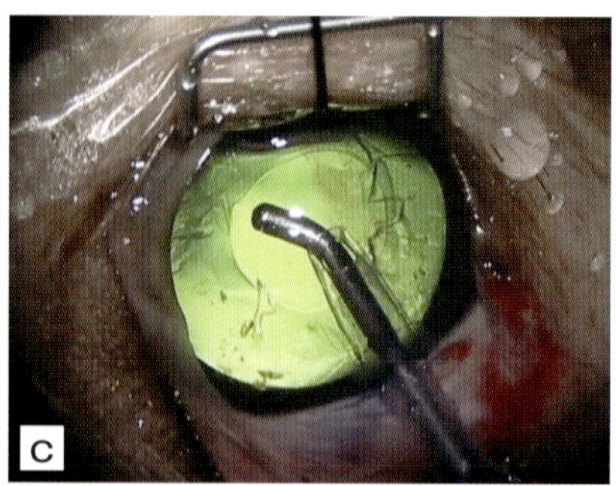

c

吸引口を上方に向けてから吸引圧を上昇させて完全に吸引する

図 26　皮質吸引：コアキシャル法

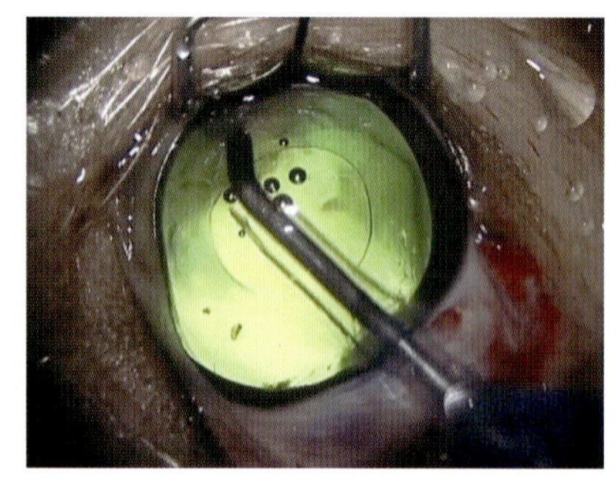

図 27　皮質吸引チップによる嚢研磨

I/A チップの吸引口に水晶体嚢を閉塞させた状態で，ゆっくりと磨くように動かす

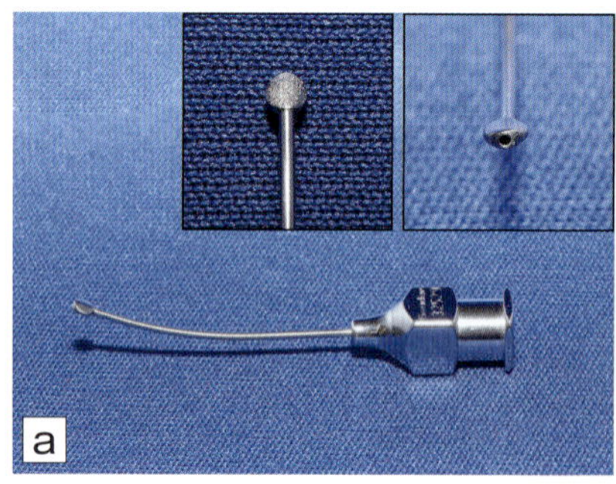

a　b

図 28　邱ポリッシャーを用いた水晶体嚢研磨

核はとても厚くなっていることも多く，チョッパーでは底の方まで分割しきれず，中央部に引き寄せられないこともある。その場合，開放吸引にて完全に分割してから核片を中央部に移動させるか，1つの核片を開放吸引で完全に吸引してしまうことで，残りの核片を処理しやすくなる。いずれにしても，無理に核片を移動させようとすると，毛様体小帯や水晶体嚢に負担がかかり，水晶体脱臼や嚢の亀裂を引き起こす。過度に吸引圧を上げると，サージ(チップ先端の完全閉塞が解除された際に生じる急激な吸引流量の上昇による前房の虚脱)や後嚢の誤吸引も起こりやすくなる。閉塞吸引の際は，吸引圧に頼るのではなく，十分なスペースを作製することや核を完全に分割することにより，最小限の吸引圧と超音波パワーで核を吸引できるように準備することが重要である。

⑭皮質吸引(I/A)

I/A には，1本のハンドピースで実施するコアキシャル法と，灌流ラインと吸引ラインが左右のハンドピースに分かれているバイマニュアル法がある。一般的なヒト用の I/A チップの吸引口は 0.3 mm であり，特に若齢の犬に多いベトベトした皮質を吸引するのに

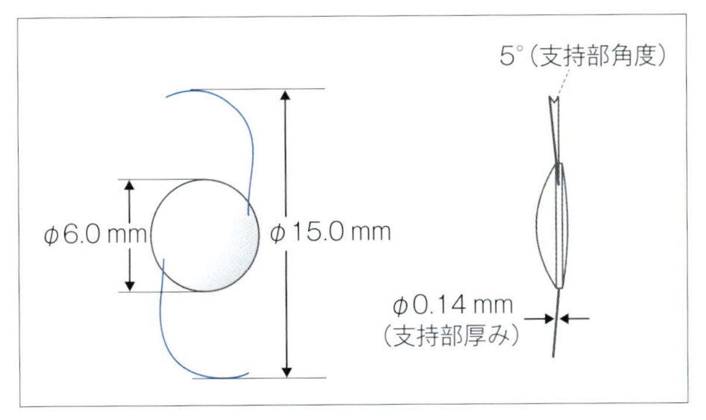

図 29 犬用眼内レンズ：メニわん F(DV15)
全長 15 mm ※ 2019 年終売 資料提供：㈱メニワン

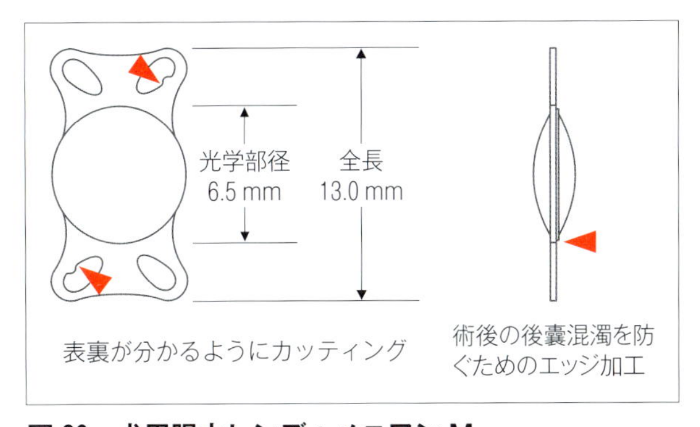

図 30 犬用眼内レンズ：メニワン M
全長 12, 13, 14 mm(図 31 も参照) 資料提供：㈱メニワン

は効率が悪い。そのため，筆者は特注した 0.5 mm の楕円形の吸引口をもつ，先端が曲形の I/A チップ(**図 25a**)を用いたコアキシャル法を用いることが多い。コアキシャル法は効率よく吸引できる反面，メインポート付近は吸引しづらい。バイマニュアル法では，吸引ラインと灌流ライン(**図 25b**)をもち替えることで，360 度の吸引が可能である。また，チップ先端がギザギザしているポリッシュタイプ(**図 25b'**)では，次のステップである水晶体嚢の研磨も効率よく行うことが可能である。

皮質をこすり取るようにチップ先端を動かし(**図 26a**)，ある程度剥がれた皮質をチップ先端に閉塞させて中央部に引っ張り(**図 26b**)，吸引口を上方に向けてから吸引圧を上昇させて完全に吸引する(**図 26c**)。後嚢の誤吸引をしないためには，中央部で吸引口が上方を向いている時以外は，吸引圧を上げすぎないようにすることが重要である。

⑮水晶体嚢研磨

残存した水晶体上皮細胞は，術後の炎症や後発白内障の発生に関与していると考えられるため，可能な限り少なくすることが望ましいと考えられる。嚢研磨では，吸引圧を低い状態で維持しながら，I/A チップの吸引口に水晶体嚢を閉塞させた状態でゆっくりと磨くように動かす(**図 27**)。後嚢だけでなく前嚢の裏側も可能な限り実施する。特に後嚢は薄いため，破嚢しないように，吸引圧が上昇しすぎたりチップを早く動かしすぎないよう十分に注意する。フットペダルやハンドピースの操作に慣れていない術者は，邱(きゅう)ポリッシャーを用いてもよい(**図 28**)。

⑯粘弾性物質による前房再形成

ヒーロンなどの凝集型の粘弾性物質を主に水晶体嚢内に注入し，水晶体嚢および前眼房を再形成する。

⑰創口拡大

挿入する IOL にあわせ，スリットナイフやクレセントナイフを用いて必要な大きさに創口を拡大する。日本アルコン㈱の IOL デリバリーシステム(カートリッジ)(通称モナークカートリッジ)を用いる場合，カートリッジタイプ A の開口部(IOL 挿入部)径は 3.5 mm，タイプ B は 3.2 mm を目安とする。創口拡大用のインプラントナイフを用いると，より正確な切開が可能となる。

⑱眼内レンズ(IOL)セッティング

2019 年現在，国内で発売されている犬用眼内レンズ(IOL)は，メニわん F(全長 15 mm)(**図 29**)と，メニワン M(全長 12，13，14 mm)(**図 30**)があり，㈱メニワンは，前者ではモナークカートリッジタイプ B，後者では A の使用を推奨している。メニワン M は支持部と光学部が同じ素材(親水性アクリル)でできているプレート型のワンピースタイプ，メニわん F は光学部が疎水性軟性アクリル，支持部(ハプティクス)がポリフッ化ビニリデンでできている 3 ピースタイプと呼ばれる IOL である。ワンピースタイプであるメニワン M は，IOL のサイズが適切な場合は嚢内での安定性に優れるが，IOL のサイズが大きすぎる場合は嚢に偏ったテンションがかかり前嚢切開線にゆがみが生じ，レンズサイズが小さすぎる場合は嚢内で動いてしまい IOL の脱出を生じやすいため，適切な IOL のサイズの選択が重要である。メニわん F は支持部のしなりが大きく，小型～大型犬まで適応が可能である。

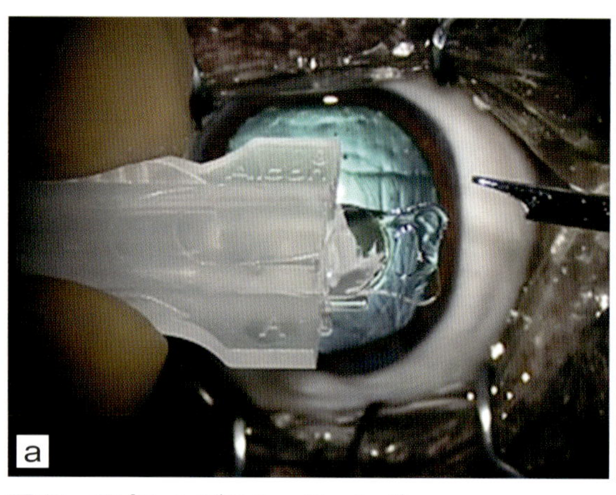
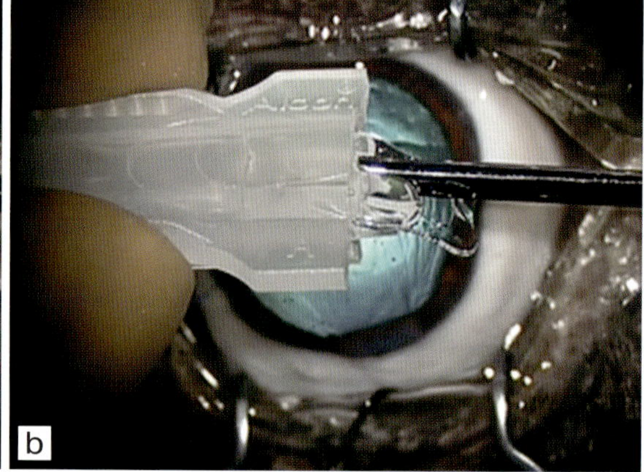

図 31 眼内レンズのセッティング
IOL プッシャーを用いてレンズをセッティングしているところ

嚢のゆがみは生じにくいが，光学部の直径が6 mm とメニワン M(光学部直径 6.5 mm)と比較すると 0.5 mm 小さく，前嚢切開が大きすぎると IOL の脱出を生じやすい。どちらも表裏が対照ではないため，正しい方向にセッティングするよう注意する。同じく㈱メニワンが供給している IOL プッシャーは，先端が IOL の形状にあわせたカットになっており，IOL を傷つけることなくセッティングしやすくなっている(**図 31**)。それでも十分な粘弾性物質を用い，正確に左右対称に折り曲げ，セッティングからあまり時間をおかずに挿入しないと，IOL の破損を引き起こす。IOL や粘弾性物質が冷たいままであると，詰まりやすくなるともいわれている。IOL 挿入中に通常より抵抗を感じたら，無理に押し込むことはせずに，IOL を交換するか再セッティングする。破損した IOL を眼内に挿入してしまった場合，IOL カッターでカットしてから取り出すか，創口を拡大して取り出す必要があり，かえって眼球に負担を与えることになる。

⑲眼内レンズ(IOL)挿入

上記の IOL をモナークカートリッジで挿入する場合，カートリッジ先端から IOL が急激に排出される傾向がある。そのため，カートリッジ先端を嚢内に向けてしっかりと固定してから，可能な限りゆっくり IOL を押し出し，IOL の反転や嚢に破損を起こさないように注意する。IOL の6時方向(およびハプティクス)をしっかりと嚢内に挿入することを心がけ，12 時方向は無理にインジェクターで嚢内に挿入しなくともよい(**図 32**)。プッシュアンドプル，シンスキーフック，レンチフックなどを用い，レンズの 12 時方向(およびハプティクス)を嚢内に挿入する。ハプティクスとは，IOL を固定するために眼内レンズから突起している部分で，IOL 支持部(脚)に相当する。

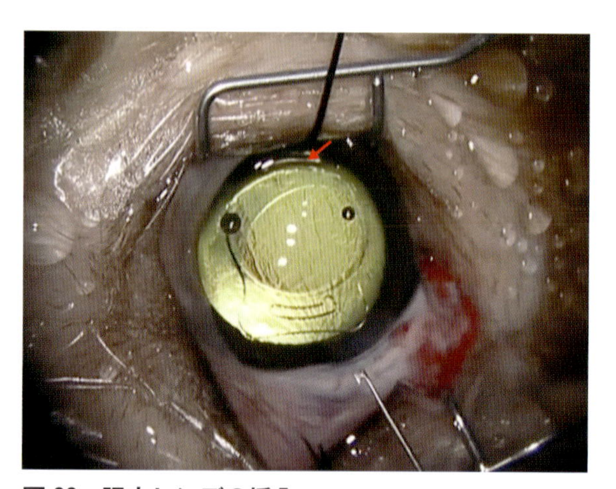

図 32 眼内レンズの挿入
モナークカートリッジを用いて，レンズの６時方向をしっかりと嚢内に挿入することを心がける

後方のハプティクスは，メニわん V(80 V)では IOL を嚢内にたくし込むように挿入するコンプレッション法(**図 33**)，メニわん F ではハプティクス付着部分にフックを引っかけて回転させながら嚢内へ挿入するダイアリング法(**図 34**)を用いると挿入しやすい。

⑳眼内レンズ(IOL)ポジショニング

IOL の光学部が前嚢切開の辺縁から外れず，できるだけ嚢の中心に位置するよう調整する。赤道部破嚢があると，そこからハプティクスが脱出して IOL の変位を引き起こすため，支持部が破嚢した部位に位置しないようにする。

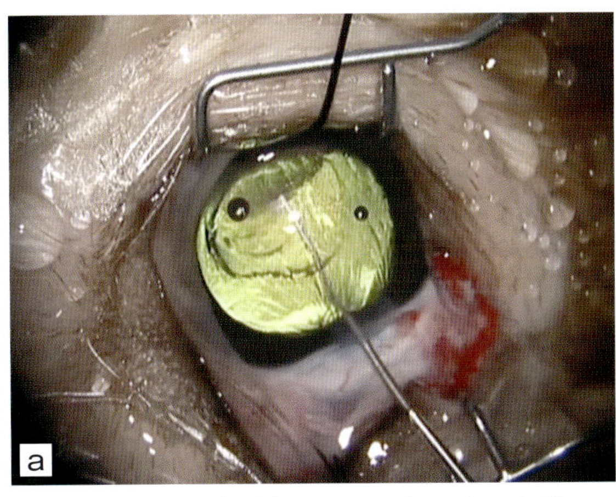

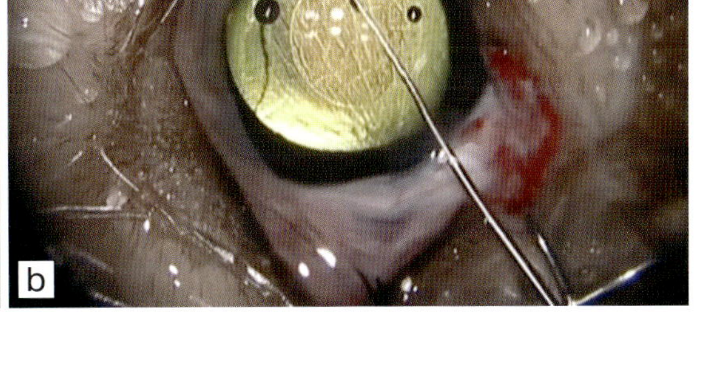

図 33　眼内レンズの挿入：コンプレッション法
メニわん V(80 V)の挿入

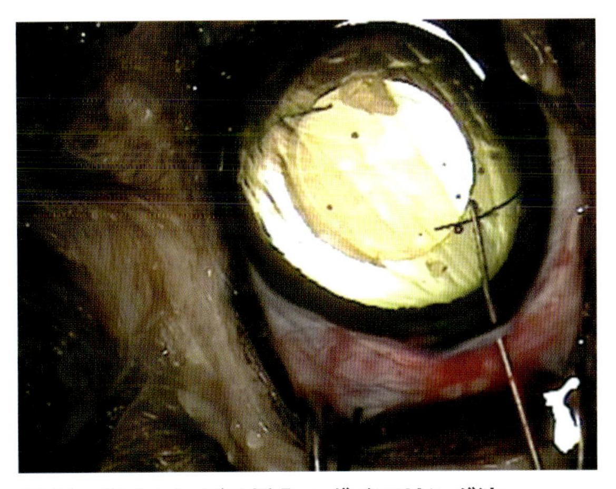

図 34　眼内レンズの挿入：ダイアリング法
メニわん F の挿入。レンズ支持部の付着部分にフックを引っかける

㉑仮縫合

9-0～10-0 のナイロンもしくはコーテッド VICRYL を用い，単純結紮，連続縫合，もしくはシューレース法で縫合する。筆者は，抜糸の必要がなく，かつ強固な縫合を得るため，コーテッド VICRYL を用いたシューレース縫合を用いている。浅い縫合では内方弁がうまくはたらかないため，一面切開では角膜の 90%を目安に，三面切開では一面目切開の底部が切開前の位置に戻るようにする。

㉒前房洗浄

粘弾性物質の残存は術後高眼圧の原因となるため，可能な限り洗浄する。特にヒーロン V を用いた場合は徹底的な洗浄が必要になり，IOL の裏側の洗浄も怠らないようにする。バイマニュアル法による皮質吸引は，コアキシャル法にくらべて灌流量が少なく，吸引流量を下げないと前房が維持できないため，時間をかけてより徹底的に洗浄を実施するよう心がける。

㉓本縫合

前房洗浄していた皮質吸引ハンドピースを抜去する際，素早く創口をシールドしないと前房が虚脱する。ハンドピースの除去と同時に，仮縫合した糸を素早く引っ張って前房を安定させ，本縫合する。

㉔前房形成

創口から灌流液を注入し，前房を形成する。前房深度を見たり，指で眼球に触れたりすることにより，適度な眼圧になるよう調整する。

㉕結膜縫合

創口に覆い被せるように結膜を縫合する。創口からのリークが生じにくく，創口付近の角膜障害も軽減されると感じている。

㉖，㉗外眼角縫合，上下眼瞼縫合

筆者は，外眼角切開部の皮下組織を 9-0VICRYL で，皮膚を 6-0 ナイロンで縫合する。キャバリア・キング・チャールズ・スパニエルなどの眼球が突出傾向の犬種では，6-0 ナイロンにて上下眼瞼縫合を 2～3 糸加えると，術後の角膜潰瘍リスクを軽減できる。

4）破嚢について

術中に起こり得る大きな合併症の 1 つに，破嚢が挙げられる。過熟期や膨化した白内障，後部円錐水晶体

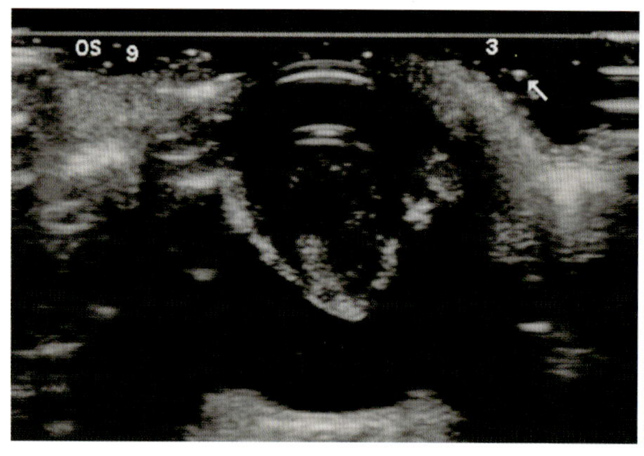

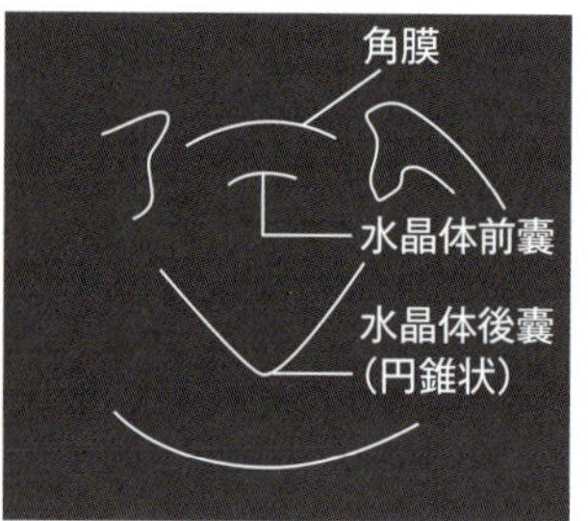

図 35　術前には破嚢の有無を確認する
後部円錐水晶体を伴い，術前から破嚢していた例

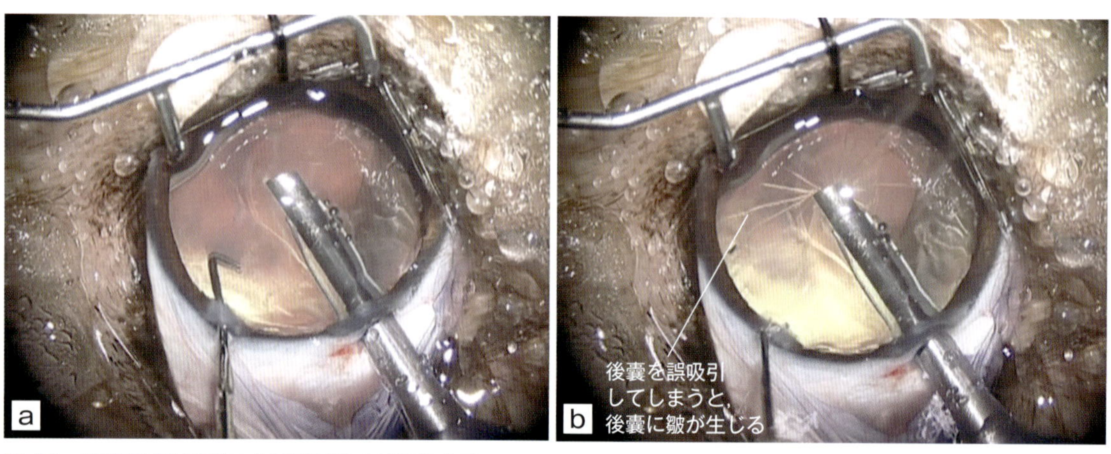

図 36　後嚢の誤吸引による破嚢には注意する

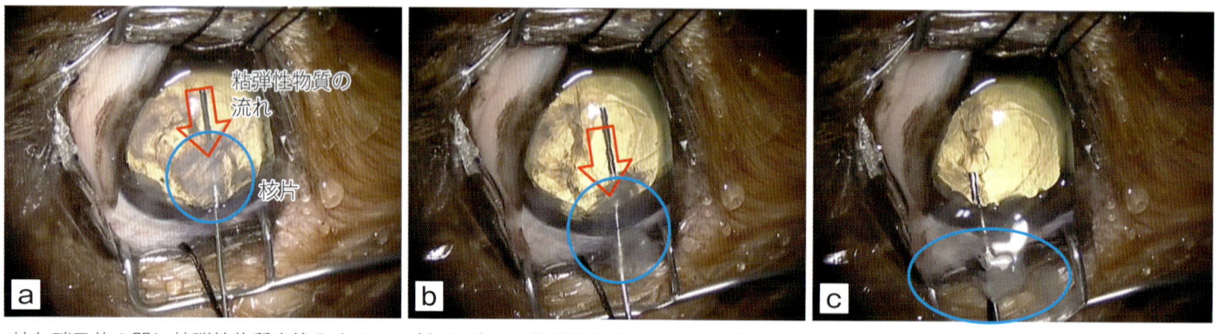

核と硝子体の間に粘弾性物質を注入する　創口に向かう粘弾性物質の流れに核をのせるイメージで，核を"押し出す"ように娩出する

図 37　後嚢破損時の核片の娩出：ビスコエクストラクション法

(**図 35**)や第一次硝子体過形成遺残(Persistent hyperplastic primary vitreous, PHPV)／水晶体血管膜過形成遺残(Persistent hyperplastic tunica vsculosa lentis, PHTVL)を伴う白内障などでは，術前から破嚢を伴っている場合もある。

術中の破嚢は様々なステップで起こり得る。前嚢切開時に切開線が流れる，ハイドロダイセクション時のブロッキングや針先での嚢損傷，超音波チップや核片，皮質吸引(I/A)チップ，IOL による損傷などである。チップで後嚢を吸引しただけでは破嚢まで至ることはほとんどない。誤吸引したことに気づかずに，そのまま超音波発振や吸引圧を上昇させる，チップを動かすなどの動作をしてしまうことで破嚢を引き起こす。後嚢が目視できる状態での操作時は後嚢の状態を常に意識し，もし誤吸引により後嚢に皺が生じた際(**図 36b**)には即座にチップの動きを止めて吸引を解放する。そのように気をつけていさえすれば，後嚢が目視できる状態での破嚢はほとんど起こることはない。むしろ，術前からすでに破嚢していた，もしくは後嚢が目視できないステップ(ハイドロダイセクション，溝掘り，核の回転や移動，核の大部分が残っている状態での無理な閉塞吸引など)で気づかないうちに破嚢している，というケースの方が多い。

破嚢した部分が小さなうちは，ビスコートでタンポナーデしたり破嚢部位付近での操作を避けることで，IOL挿入まで遂行できることもあるが，大きな灌流圧をかけたり核片やチップが破嚢部位に触れたりすると，一気に穴が広がって核落下を引き起こす。無理にPEAに固執することなく，ビスコエクストラクション法などにコンバートする方がよい結果を得られることが多い。

5)ビスコエクストラクション法について

ステップ⑩で紹介した高分子の粘弾性物質を用いて核を押し出すことにより，核を娩出する方法である。人医領域において，後嚢破損時の核片の娩出法として用いられている。

本法では，まず娩出すべき核の大きさに応じて創口を拡大し，次に核を挟んで創口と反対側の，核と硝子体の間に高分子の粘弾性物質を注入することにより，創口に向かう粘弾性物質の流れに核をのせるイメージで，核を“押し出す”ように娩出する(**図37**)。輪匙などを用いた核を“引っ張る”方法では，眼球虚脱や硝子体脱出が起こりやすく，眼内出血や網膜剥離を生じやすいと考えられる。一方，本法では眼球虚脱が起こらず，破嚢部位から硝子体が嵌頓してくるのも抑えることができるため，そのような合併症のリスクは低く抑えられると考えられる。

Point

犬の場合

- 超音波水晶体乳化吸引(PEA)術および眼内レンズ(IOL)挿入術では，約3mmという小さな切開創から核の摘出とIOL挿入までを実施することが可能であり，筆者の手術自体の成功率は95%以上である。
- 白内障手術を受けた眼が再び失明する確率は術後3年で約10～20%であり[1-3]，その原因には緑内障，網膜剥離，眼内炎，角膜内皮障害などが挙げられる。手術をしない場合はそれらの合併症はより高率に発症し，強い眼疼痛を生じる。
- PEAをうまく行うためには，術野の確保や角膜切開などのステップを適切に実施することが重要である。
- PEAでは，一手法，二手法(D&C法，Phaco chop法)などを習得し，必要に応じて使い分けて眼球に負担の少ない手術を心がける。
- 後嚢破嚢時や水晶体亜脱臼時などは無理にPEAを実施せず，状況に応じてビスコエクストラクション法などにコンバートする。

猫の場合

- 基本的には犬と同様の術式を用いるが，犬にくらべて前房が深く，創口から作用点までの距離が長い。そのため特に深さを意識した三次元方向に器具を動かすイメージをもつ必要がある。

■参考文献

1) Klein HE, Krohne SG, Moore GE, et al. Postoperative complications and visual outcomes of phacoemulsification in 103 dogs (179 eyes): 2006–2008. *Vet Ophthalmol* 14: 114–120 (2011).
2) Lim CC, Bakker SC, Waldner CL, et al. Cataracts in 44 dogs (77 eyes): A comparison of outcomes for no treatment, topical medical management, or phacoemulsification with intraocular lens implantation. *Can Vet J* 52: 283–288 (2011).
3) Sigle KJ, Nasisse MP. Long-term complications after phacoemulsification for cataract removal in dogs: 172 cases (1995–2002). *J Am Vet Med Assoc* 228:74–79 (2006).

(小林義崇)

Chapter

5-5 白内障手術の合併症と術後管理

白内障手術は，獣医学領域においても眼科専門病院を中心に，今では珍しくない手術になってきている。手術の手技的な面では，1970年代後半に超音波水晶体乳化吸引術が台頭し，眼内レンズの挿入がルーチン化され，昨今，白内障手術は高い成功率をおさめている。この高い成功率の背景には，手術技術の向上の他にも，「白内障手術の症例選択」「術後管理」の確立が挙げられる。白内障手術の術後合併症にはどのようなものがあるかを理解し(**表1**)，これら合併症を未然に防ぐこと，あるいは適切に対処することが術後管理の確立であり，白内障手術の高い成功率につながると考えられる。本稿では術後合併症の解説として，その機序や対策について述べる。

1)術後炎症による虹彩毛様体炎

術後炎症による眼内炎，特にここでは虹彩毛様体炎について述べるが，これは術後必ず起こる合併症である(**図1**)。虹彩と毛様体はいずれも，ぶどう膜を構成する連続した組織である。虹彩は瞳孔括約筋と散大筋の動きにより眼内に入射する光の量を調節する組織，毛様体は水晶体の焦点力の調整，房水の産生そして血液-房水関門を形成し，房水や硝子体の透明性を維持している組織である。虹彩毛様体炎の半数以上が術前の水晶体起因性(原性)ぶどう膜炎(Lens-induced uveitis，以下LIU)に関連している。

病態は，前房フレア・角膜浮腫・フィブリン析出・縮瞳等が挙げられる。前房フレアは血液-房水関門の破綻，角膜浮腫は一過性の角膜内皮細胞のポンプ機能の低下[12]，フィブリン析出は炎症産物，縮瞳は炎症を起こした虹彩の収縮が原因となっている。ちなみに，術後24時間の前房内蛋白濃度は術前の72倍であり，術後15日まで続くといわれ[4]フィブリン析出の一因になると考えられる。フィブリン析出と縮瞳が悪化すると，虹彩と水晶体が癒着を起こす虹彩後癒着(**図2a**)となり，虹彩後癒着が瞳孔領全面で起きると瞳孔ブロック(房水が後房から前房へ流入できない状態)から膨隆虹彩(**図3**)を続発し，一気に緑内障へと向かう。

虹彩毛様体炎の治療は，ステロイドや非ステロイド系消炎鎮痛薬(NSAIDs)による積極的な治療が必要となる。毛様体炎では毛様体筋の収縮による眼疼痛があるため，適度な散瞳薬点眼による疼痛緩和もよい。この散瞳処置は先に述べた虹彩後癒着発症の予防にもつながるという利点もあるが，眼圧上昇につながることがあるため眼圧のモニターが必要となる。

表1　主な白内障手術の合併症

虹彩毛様体炎	緑内障
角膜浮腫	フィブリン膜
一過性の眼圧上昇	後嚢混濁
角膜潰瘍	眼内レンズ合併症
創口からの房水のリーク	網膜剥離
前房出血	

2)角膜浮腫

角膜浮腫の発症には，角膜内皮細胞の機能が大きく関与している。角膜は主に4層構造であり，表層から角膜上皮層・角膜実質層・デスメ膜・角膜内皮細胞となっている(**図4**)。角膜内皮細胞はポンプ機能をもつ六角形の単一細胞層であり，角膜内への房水の出し入れを担っている(**図5**)。角膜は房水から栄養を供給される際に，角膜内皮細胞を通して房水を取り込み，角膜内の過剰な房水は角膜内皮細胞を通して眼房へ戻される。

眼内手術時の角膜内皮細胞の脱落により一時的に角膜内皮細胞が欠損すると，隣接する角膜内皮細胞が伸長することで欠損領域をカバーし，機能を代償する(**図5b**)。それまでの間，角膜内への房水の侵入はあっても排出ができなくなり，一時的に角膜浮腫を引き起こす(**図6**)。

Gwinらの報告[10]によると，超音波水晶体乳化吸引

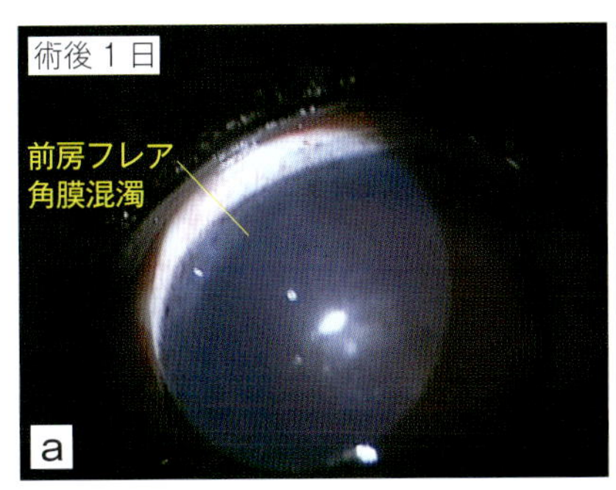

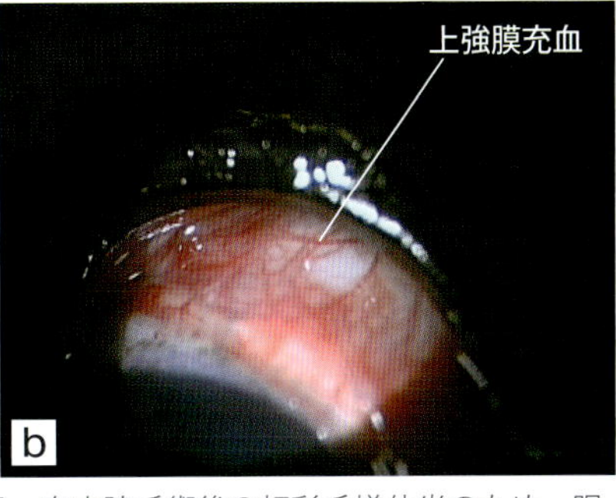

術後１日の前眼部像および上強膜充血の所見。白内障手術後の虹彩毛様体炎のため，眼房内は前房フレアと角膜混濁のため透見しにくい。また上強膜充血が著しい

術後１週間の前眼部像。積極的なステロイド治療により眼内は透見されるようになったが，フィブリンの析出により瞳孔形状が不整となっている

図１　虹彩毛様体炎

パピヨン，11 歳齢，去勢雄，右眼

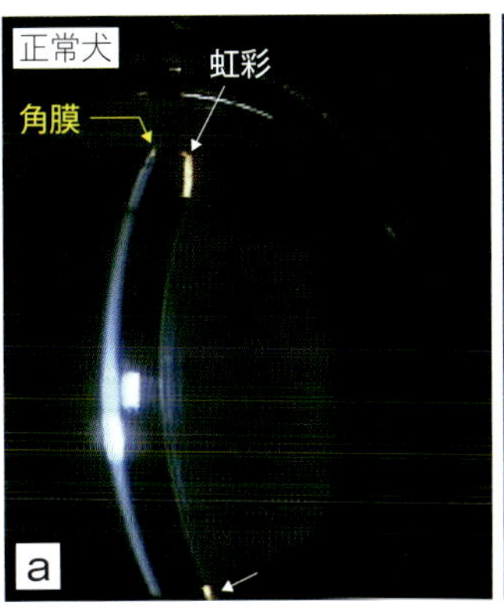

正常犬のスリット像。虹彩と水晶体に連続性がない

ボーダー・コリー，2 歳齢，去勢雄，右眼のスリット像。白内障手術後ではないが，ぶどう膜炎を発症した後に白内障と虹彩後癒着を続発した。虹彩から始まるスリットラインは，虹彩から連続して水晶体に通じている

図２　正常犬および虹彩後癒着のスリット像

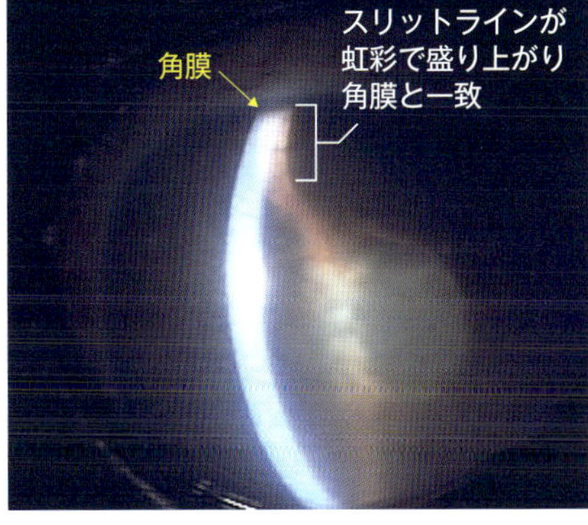

図３　膨隆虹彩

図２b と同一症例

図２b の状態から１週間後のスリット像。虹彩のスリットラインを水晶体から上方へたどると前方へ盛り上がり，虹彩周辺で角膜と一致するのが確認できる。房水が後房から前房へ流入できない，このような状態を瞳孔ブロックともいう

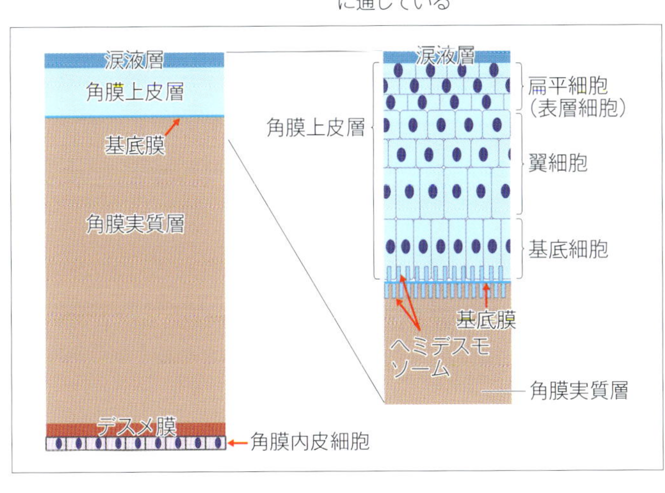

図４　角膜４層構造および角膜上皮と実質の拡大図

角膜は４層構造からなり，表層から角膜上皮層・角膜実質層・デスメ膜・角膜内皮細胞となる。角膜上皮層と角膜実質層の間には基底膜があり，ヘミデスモソームを介して角膜上皮と角膜実質を接着している。角膜内皮細胞は単一の細胞層である

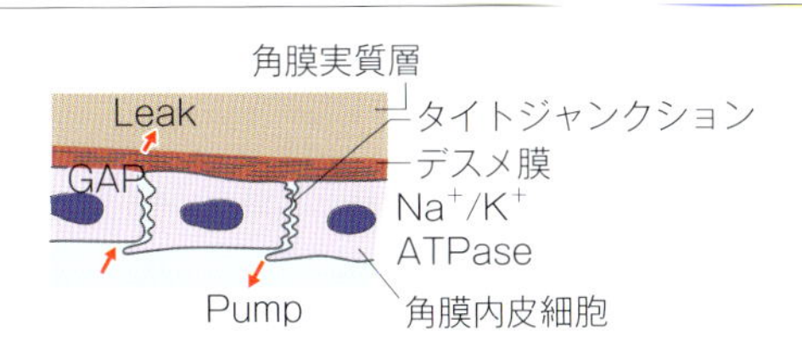

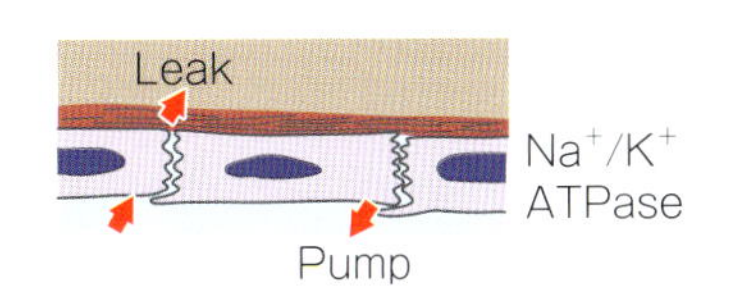

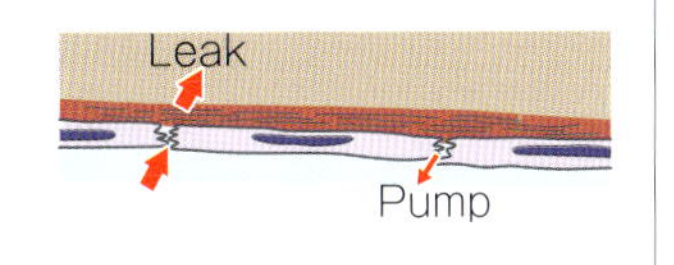

a　2,000〜3,000 個/mm^2

前房から角膜内へ移動する前房水の量（Leak）と角膜から前房内へ移動する水分の量（Pump）に均衡が保たれており，これが角膜内皮細胞の機能である

b　800〜1,500 個/mm^2

内皮細胞数が減り，隣接する細胞が横に大きくなり，機能を代償している。まだ Leak と Pump に均衡が保たれている

c　<500 個/mm^2

Leak が Pump より大きくなっており（矢印の大きさに注目），これは角膜内へ房水が貯留され始めていることを表す。臨床的には角膜浮腫が始まっている病態となる

図５　1 mm^2 あたりの角膜内皮細胞数の違い

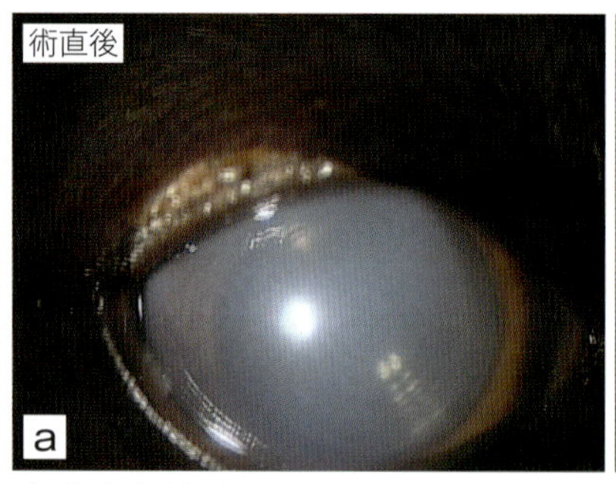

角膜浮腫が全体的に広がっている

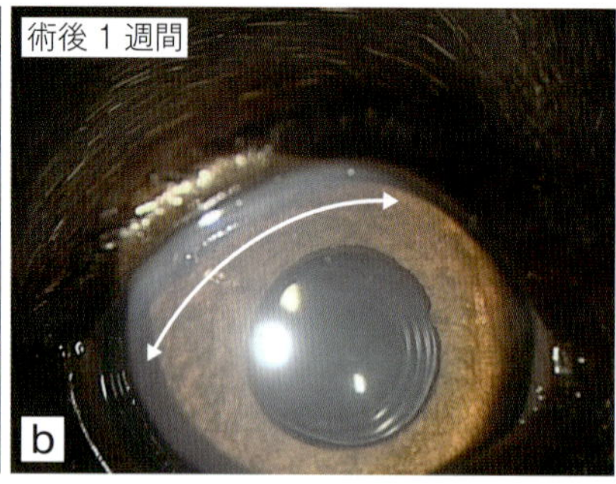

角膜浮腫はサイドポート（矢印）を含む角膜10時～２時方向に見られる

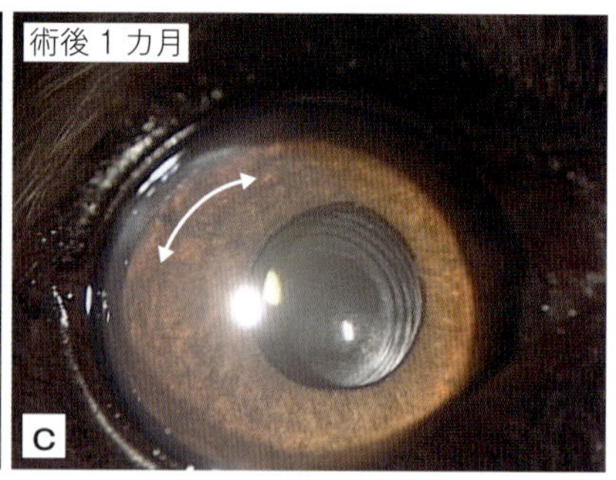

角膜浮腫はｂよりもさらに限局し，10時方向のサイドポート（矢印）付近が白濁して見える

図６　角膜浮腫
パピヨン，５歳齢，去勢雄，右眼

術による角膜内皮細胞の脱落率は角膜中心で22％，角膜周辺で13％とされており，中心部分での脱落の方が多いとされている。教科書的には角膜全体的な角膜浮腫は術後１～２％で発症，角膜局所での発症は10％とされる。角膜局所では角膜周辺での浮腫が多く，器具の出し入れが行われる切開創とその周辺には角膜内皮細胞のダメージにより術後も浮腫が起こりやすい。

その他，角膜浮腫の要因には，高眼圧・過度の眼内手術操作（手術器具や眼内レンズが角膜内皮細胞に接触する）・眼内灌流液の灌流量が多すぎる（>50 mL/min）ことが挙げられる。また，白内障となった水晶体を乳化吸引する際に放出されるエネルギーが高いと，角膜内皮細胞のアポトーシスを誘導するといわれており[16]，角膜浮腫につながると考えられる。角膜内皮細胞は年齢とともにその数が減少するため，高齢犬の白内障手術では角膜浮腫は起こりやすくなる。

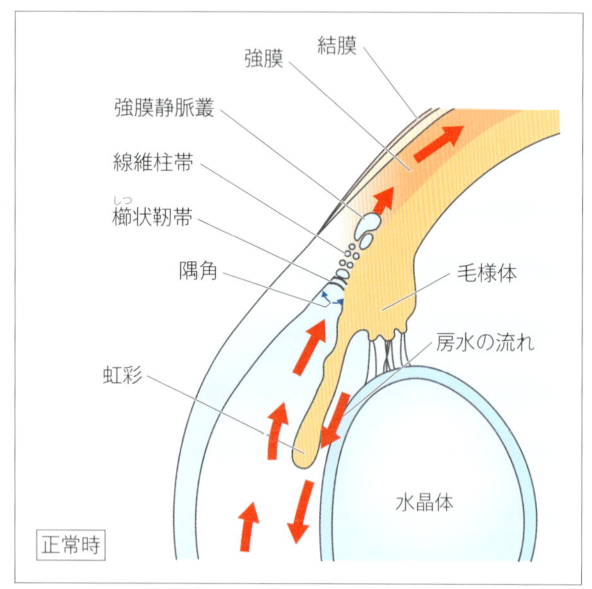

図７　隅角付近の断面図
房水は毛様体で産生され，後房から瞳孔を通り前房へ流れる。水晶体・虹彩・角膜に栄養を供給し，隅角へ流入する。隅角構造の１つである線維柱帯はメッシュワーク構造をもっており，櫛状靭帯を通過した房水はメッシュワーク構造を通過して強膜静脈叢へと流出する。このメッシュワーク構造が腫脹すると，そこを通過する房水の通過障害が起こるが，それにより眼内の房水量が多くなると高眼圧状態を招く

○角膜浮腫への術中対策

角膜浮腫への対策は術中にある。１つ目は眼内灌流液へのグルタミン酸の添加である。通常，グルタミン酸製剤は市販の眼内灌流液にセットとなっている。グルタミン酸には抗酸化作用と角膜内皮保護効果がある。

２つ目の術中対策は粘弾性物質である。粘弾性物質でも角膜内皮を保護することができる。この効果を利用して白内障手術では，粘度や性質の異なる２つの粘弾性物質を使って，角膜内皮を保護し眼房を形成するソフトシェルテクニックを用いる。ただ粘弾性物質の残留は術後の眼圧上昇にもつながるので，１％ヒアルロン酸では20～25秒以上，３％ヒアルロン酸＋４％コンドロイチンでは3.5分以上，眼内灌流をする必要がある[1]。

３つ目の術中対策として，低灌流量で手術を実施するということも大切である。

３）一過性の眼圧上昇

術後72時間以内で25 mmHgを超える眼圧上昇をいい，白内障手術症例の22.9～50％で起こるとされる[2,11]。この眼圧上昇は，角膜内皮細胞のポンプ機能や視神経乳頭へダメージを与え，長引くと緑内障へと進行する。一見，外観は眼圧が高そうに見えないため，術後は必ずこまめに眼圧を測定し眼圧上昇を見落

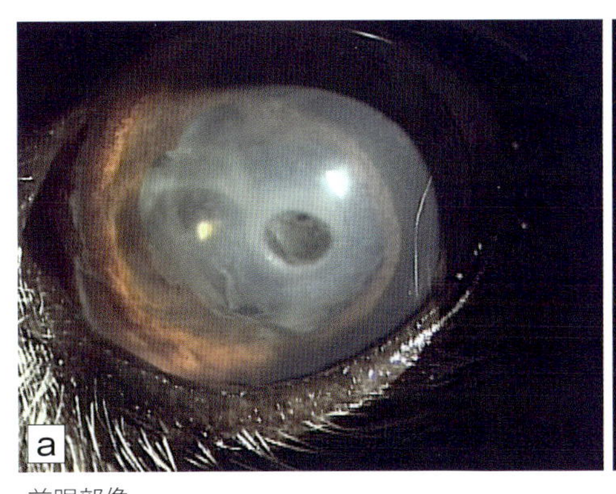

前眼部像

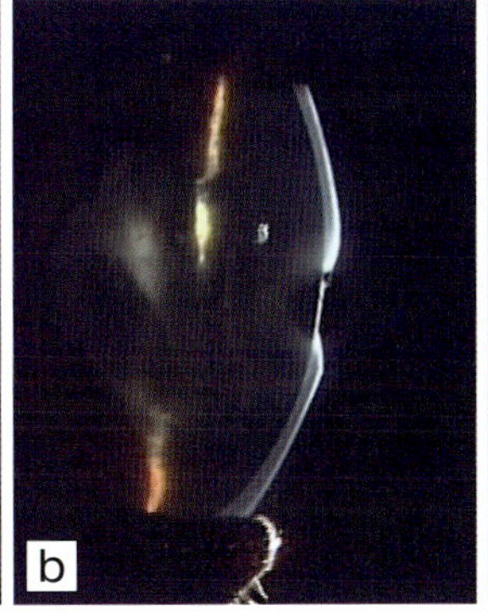

スリット像

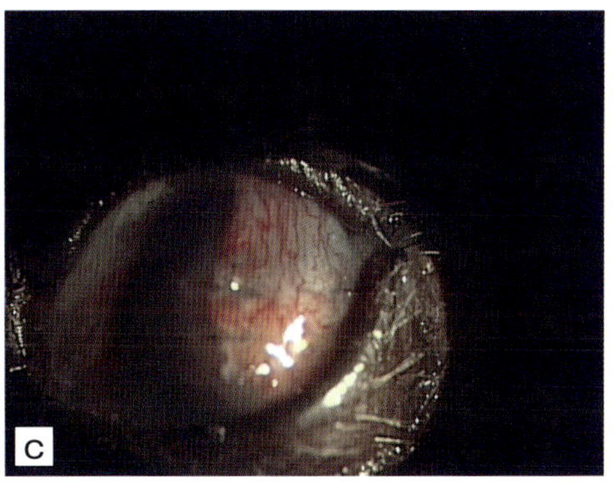

結膜フラップ後の前眼部像

図８　角膜潰瘍

ポメラニアン，13歳齢，去勢雄，左眼
角膜のほぼ中央に角膜潰瘍を続発している。スリット像ではその深さがデスメ膜に達しているのが分かる。元々この部位に角膜変性症があり，シルマー検査値が低い高齢犬であったことも重なり，角膜変性症の部位が脱落し，角膜潰瘍が形成された。自然には埋まらない角膜潰瘍と判断され，結膜フラップ術を実施した

とさないようにする必要がある。

要因として，手術による隅角の変形，線維柱帯（**図７**）の腫脹，白内障手術での残渣・残存粘弾性物質・眼内灌流液組成による隅角の閉塞，術中と術後の内因性プロスタグランジンの放出，術前の散瞳薬点眼による毛様体周辺や線維柱帯構造の圧縮，長時間に及ぶ超音波水晶体乳化吸引操作などが挙げられる。眼房形成が安定された手術では隅角の変形も最小限と思われる。虹彩毛様体炎では，線維柱帯の腫脹が起こるため，隅角を閉塞する。そのため消炎治療は一過性の眼圧上昇の治療にもなる。眼内手術では乳化吸引により破砕した水晶体の残渣や炎症細胞，手術で使用した粘弾性物質はなるべく残らないように，適度な眼内灌流をして手術を終える必要がある。ちなみに粘弾性物質としてよく使用される１～３％ヒアルロン酸Naの犬における眼房内投与では，投与後２時間で眼圧上昇が起こり，12～72時間で低値となり，168時間までに正常に戻るとされている[9]。白内障手術は散瞳した状態でないと安全な手術ができないため，術前からアトロピン点眼等の散瞳薬を投与することが一般的である。しかし，散瞳による虹彩や毛様体付近の圧縮も術後の一過性の眼圧上昇の一要因として挙げられている。

治療は眼圧に応じて，炭酸脱水酵素阻害薬の点眼や内服，β遮断薬の点眼が選択され，眼圧や炎症の程度のモニターが可能であれば，プロスタグランジン関連薬（以下PG）の点眼も慎重投与で可能となる。

○プロスタグランジン関連薬（PG）の使用について

白内障手術後は虹彩毛様体炎が起きているため，そこへPGを点眼すると炎症を助長することがあり，またPGは縮瞳を起こす。そのため虹彩後癒着を続発することがあり，さらに緑内障を続発すると不可逆的な失明となることがある。したがって虹彩毛様体炎の悪化，虹彩後癒着から緑内障を続発する可能性があることを十分に理解してPGを選択する必要がある。

4）角膜潰瘍

角膜潰瘍は，４層構造をもつ角膜の角膜上皮を含む実質へのダメージが起きた状態である（**図８**）。角膜は特に表層部に三叉神経からの知覚神経が終末しているために，角膜潰瘍では眼疼痛を伴う。

要因には，術前から使用している散瞳薬や麻酔薬による涙液減少・手術直前の眼洗浄に用いるヨード剤・術後の自傷・角膜切開による角膜知覚低下からの続発・短頭種の眼球突出や閉瞼障害・過度のステロイド治療・糖尿病などが挙げられる。術後は自傷を防ぐためにサイズの適したエリザベスカラーの装着が必要となる（Chapter5-3の図12を参照）。眼球突出傾向の強い短頭種では，手術の最後に部分的眼瞼縫合を外眼角側に設置し，眼球の露出を軽減することも角膜潰瘍の予防につながる。虹彩毛様体炎にはステロイドの積極的な投与が必要となるが，角膜に対する副作用には十分な注意が必要である。特にシルマー検査値の低い症例・短頭種・糖尿病症例でのステロイドの点眼治療には，角膜染色などを実施して角膜潰瘍の形成には十分配慮する。

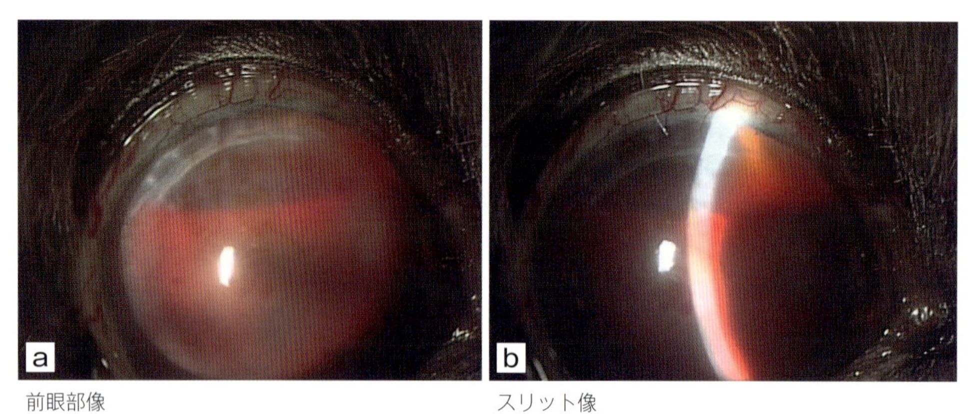

前眼部像　　スリット像

図9　前房出血

トイ・プードル，7歳齢，去勢雄，右眼
他院で手術を受け1年以上経過した症例であったが，突然眼内が赤くなったとのことで来院された。診断の結果，網膜剥離であった。前房内の約7割は内出血で占拠されていた

糖尿病症例では角膜実質膿瘍に気をつける必要がある。角膜実質膿瘍は，糖尿病症例で白内障手術後数週～数カ月で見られることがあり，乾性角結膜炎(Keratoconjunctivitis sicca，KCS)を併発していることもある。糖尿病症例では，涙液層破壊時間(Tear breakup time，以下BUT)が短い・ゴブレット細胞数(結膜の杯細胞)が少ない・角膜の蛋白分解酵素活性の上昇・角膜上皮基底膜の質が落ち接着が悪い，などの角膜障害が起こりやすい要因があり，角膜疾患を続発しやすいとされている[3]。

角膜潰瘍の治療は，原因を検索・特定していくことが大切であるが，内科的治療では功を奏さない場合は，結膜フラップ術(**図8c**)なども併用する必要がある。

5)創口からの房水のリーク

眼内レンズがfoldableレンズ(柔軟性のあるタイプ)ではない時代では，白内障手術の切開創は約6mmであったが，foldableレンズの登場で切開創は約3mmとなった。そのため創口からの房水のリークの発生頻度は<1%と非常に低い。ただし術後に浅前房・前房出血が見られる時は，創口からの房水のリークも疑う必要がある。特に切開部位が角膜の場合は，9-0サイズの糸で縫合した場合，接着に約16日かかるといわれるため，術後2～3週間は慎重な経過観察が必要ということになる。輪部付近の切開では術後7日で切開部位が安定するが，角膜切開では安定するのに60日かかったという猫での報告もある[5]。

房水が創口からリークする要因は，手術での不完全な縫合・眼圧の上昇・鈍的な自己損傷が挙げられる。リークが放置されると，涙液を介して眼表面の細菌が眼内へ侵入する可能性もある。軽度のリークでは数日後には自己的にシーリングされるが，念のためザイデル試験による角膜穿孔がないかのチェック・ケージレスト・適したサイズのエリザベスカラーの装着による自己損傷の予防を行う。また自己的なシーリングが確認されない場合は麻酔下での再縫合を実施する。

6)前房出血

犬での術後の発生頻度は2%とそれほど多くはない。術中の出血が術後まで残ることがある。術中の出血の要因は，強膜切開時の強膜からの出血・眼内操作中の器具や眼内レンズの虹彩・毛様体への接触・急激な眼圧低下などが挙げられる。術後数週間以内に出血してくる場合は，低眼圧・浅前房・急激な眼圧の低下による毛様体からの出血を要因として疑う。術後数カ月して出血している場合は，網膜剥離を疑う(**図9**)。

その他の前房出血の要因として，首輪・タイトなカラー・嘔吐・未検出の腫瘍も挙げられる。もし可能であれば首輪よりも胴輪を着用する方がよく，散歩中に急な勢いでリードを引くことは避ける。前房出血が短期間・少量であれば合併症を引き起こすことは少ないとされているが，出血が多い場合は緑内障の続発，出血の慢性化ではフィブリン膜を形成し，そのフィブリン膜が虹彩を架橋すれば瞳孔の形状を不整化させ，角膜内皮に架橋すれば角膜内皮障害を引き起こす。

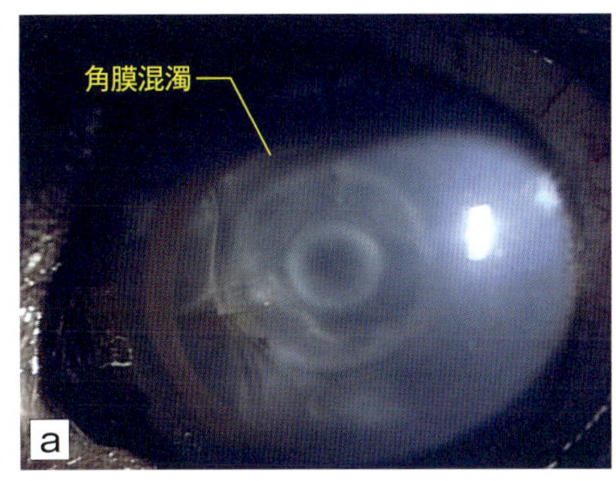

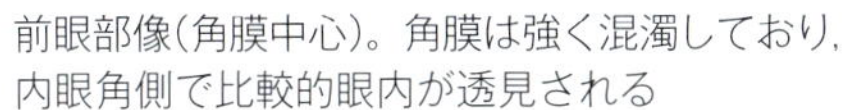

前眼部像(角膜中心)。角膜は強く混濁しており，内眼角側で比較的眼内が透見される

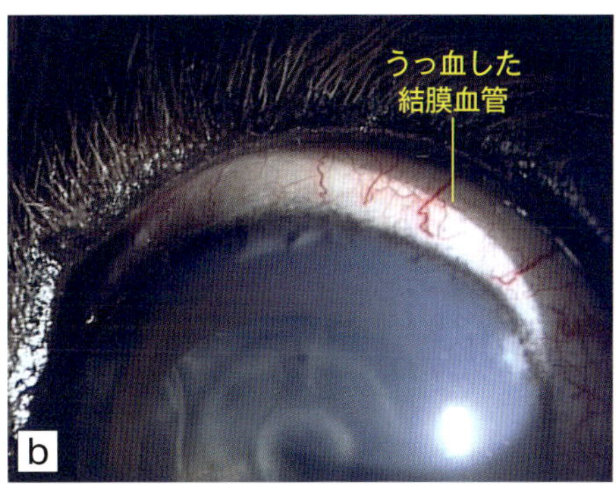

前眼部像(結膜中心)。結膜には眼圧が高くなった影響で，うっ滞した結膜血管が見られる

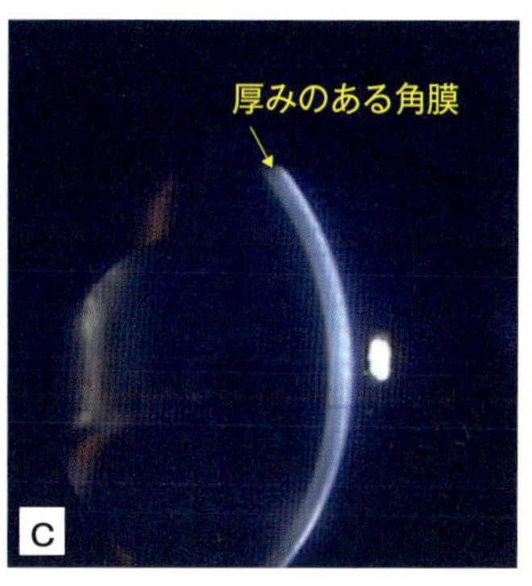

スリット像。角膜は浮腫を呈しているため，スリット像では角膜が厚く観察できる

図 10　緑内障

アメリカン・コッカー・スパニエル，７歳齢，去勢雄，左眼
術後１年以上経過した症例で，突然眼が白濁しているとの主訴で来院され，緑内障と診断された

7)緑内障

発生頻度には様々な報告がある。大規模な調査によると，1964～2003 年の北米での白内障手術後の緑内障出現率は 5.1%であり[8]，2011 年の Klein らの報告[11]では，超音波水晶体乳化吸引術 179 眼の術後緑内障出現率は 6.1%であったとしている。術後の経過が長ければ発症率も高くなるという報告もあるが，教科書的には術後 10～15%の発生頻度となっている(**図 10**)。

要因には，術前のぶどう膜炎・網膜疾患・術中の出血やフィブリン析出による瞳孔ブロック(**図３**を参照)・房水流出路の障害(**図７**を参照)・周辺虹彩前癒着(Peripheral anterior synechia，PAS)と閉塞隅角が挙げられる。また，ボストン・テリアやラブラドール・レトリーバーでは，犬種が緑内障発症の素因となっている。特にラブラドール・レトリーバーでは，年齢と術後の一過性の眼圧上昇は緑内障のリスクファクターとして挙げられている[13]。

治療はできるだけ早く積極的に行う。基本的には炭酸脱水酵素阻害薬の点眼・内服，β 遮断薬の点眼となり，PG は炎症誘発に気をつけながらの慎重投与となる。また，あらゆる内科的治療の反応に乏しく，視覚を脅かす眼圧上昇を解消できない場合は，前房穿刺の実施を検討する。しかしその手技には経験が必要であり，処置自体にリスク(急な眼圧低下による前房出血や低眼圧による粘稠度の高い房水の産生など)もある。前房穿刺を実施する場合は，手技的な問題(ある程度のトレーニングが必要となる)を伴うこと，眼に針を刺入するという治療であるため，眼に炎症を起こし，すでに起きている虹彩毛様体炎の治癒に時間がかかる可能性があるということを十分に理解しておく必要がある。

内科的治療(および前房穿刺)の反応が乏しい場合は，速やかに前房シャント術，経強膜レーザー・内視鏡下レーザー毛様体凝固術などの外科的治療へ移行する。

8)フィブリン膜

術後の虹彩毛様体炎・前房出血・外傷により二次的に発症する。特に術後の虹彩毛様体炎では，フィブリンが多く含まれる二次房水が眼房内へ産生されるためにフィブリン膜が形成される(**図 11**)。このフィブリン膜は，虹彩表面・瞳孔内・水晶体前嚢・眼内レンズ表面・水晶体後嚢に形成される。その多くは吸収されるが，残ったフィブリンは虹彩－角膜内皮間・虹彩－水晶体前嚢間の癒着の足場となり瞳孔形状の不整，術後の後嚢混濁の形成につながるとされる(**図 11b**)。

また術前の LIU 悪化症例や高齢犬の過熟白内障症例では，術中からフィブリンを生じやすいため，予防策として，眼内灌流液に１～２単位 /mL のヘパリンを添加しておくとよい。術後のフィブリン塊の析出に対しては，25 μg/100 μL の濃度の組織プラスミノーゲンアクチベーター(tissue plasminogen activator，tPA)を 0.1～0.2 mL 前房内へ注射することでフィブリンを溶解することが可能である[18]が，析出後７～10 日経過したフィブリンには効果がないとされている。

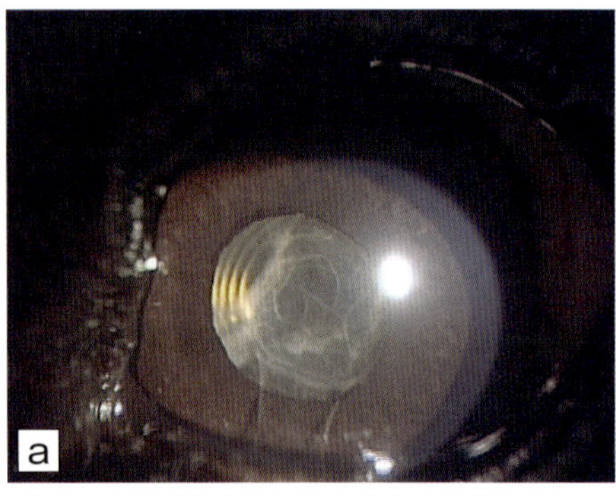

術後の虹彩毛様体炎に対する自宅治療をステロイドを中心に実施していたが，定期検診で発見されたフィブリン膜。自宅での症状は特になかった。フィブリン膜は眼内レンズと6時方向の虹彩前面を覆っている

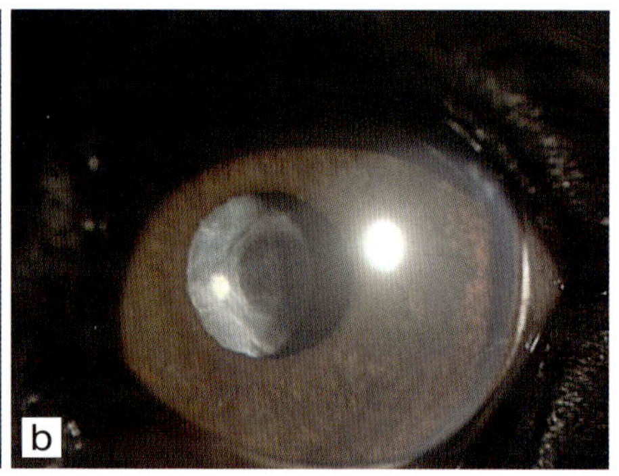

aから約1カ月後には後嚢に混濁が見られるようになり，フィブリン膜が後嚢混濁の足場となったのかもしれない

図11　フィブリン膜の形成と後嚢混濁を生じた症例

パピヨン，5歳齢，去勢雄，左眼

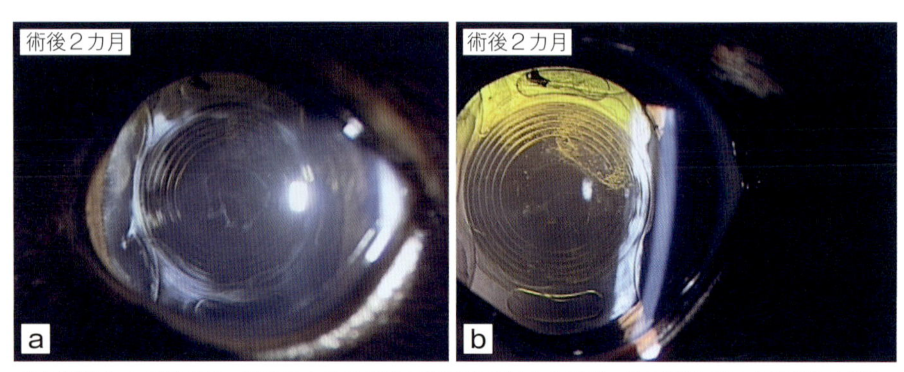

前眼部像および徹照像。術後2カ月の検診で散瞳後の眼内を確認。前眼部像ではある程度白濁している箇所でも，徹照像では網膜のタペタム反射は鮮明に確認できる

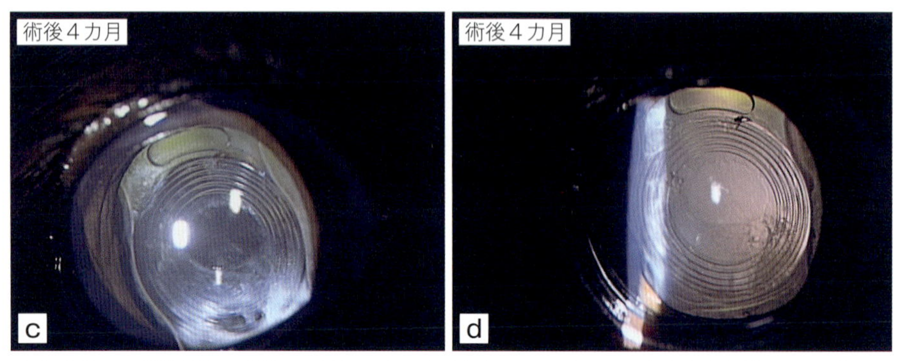

前眼部像および徹照像。術後4カ月となると水晶体の4～6時方向の白濁がより強くなってきている。ただ徹照像では4時方向に光の透過性に若干の低下が見られる程度であり，視覚はしっかりと維持されている

図12　後嚢混濁

パピヨン，5歳齢，左眼

9）後嚢混濁

後嚢混濁（Posterior capsule opacification，PCO）の術後の発生頻度は中長期的にみて90～95％と非常に高い。水晶体前嚢下に存在する水晶体上皮細胞は赤道部まで移動し，水晶体の構成成分である水晶体線維をつくる。白内障手術後に残存した水晶体上皮細胞は，術後4日で上皮間葉転換するといわれる。上皮間葉転換とは，水晶体上皮細胞の筋線維芽様細胞への変形をいい，この変化によりシクロオキシゲナーゼ-2（COX-2）とα平滑筋アクチンを過剰発現するようになる。上皮間葉転換した水晶体上皮細胞は，赤道部において後嚢混濁の基となるElsching's pearls（エルシュニッヒ真珠）と呼ばれる水晶体線維を形成する。

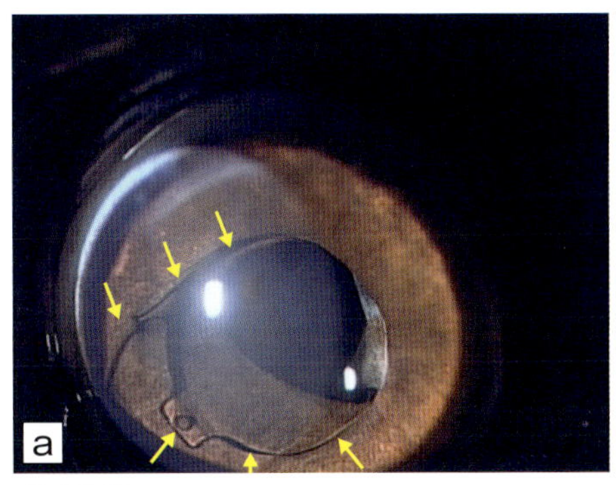

前眼部像

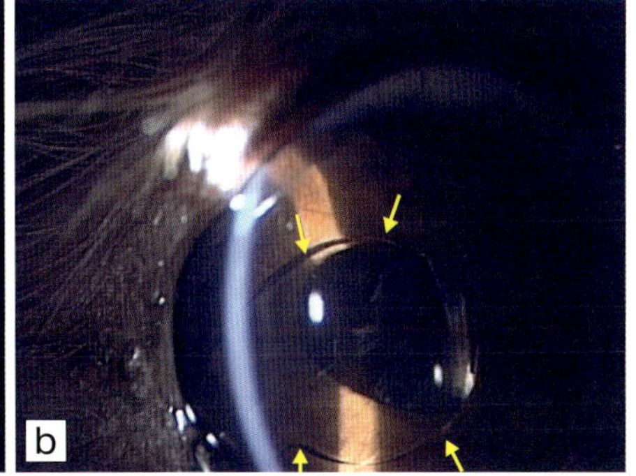

スリット像

図 13　眼内レンズ合併症

眼内レンズの大部分が前房内へ飛び出てしまった症例。前房フレアや高眼圧は見られず眼疼痛はない。ただ網膜剥離があり，視覚はない。他院にて手術を受けたため眼内レンズが飛び出てしまった原因は不明であるが，眼内レンズのサイズは適していると見受けられるため，CCC が大きすぎたことや，膨隆白内障で嚢自体が大きくなっている症例に入れた眼内レンズが飛び出したのかもしれない

後嚢混濁は白内障手術後の瞳孔内における白色混濁として認められる(**図 12**)。後嚢混濁重症例では周りの組織を牽引することがあり，水晶体嚢や毛様体小帯が牽引されれば，水晶体脱臼や網膜剥離を引き起こす。

後嚢混濁の原因には，術中の手技的な要因と眼内レンズの要因がある。術中の手技的な要因としては，不完全なハイドロダイセクション(特に赤道部)・後嚢と眼内レンズの不完全な接着・前嚢の小さい連続円形切嚢(Continuous curvilinear capsulorhexis, CCC)・眼内灌流液・粘弾性物質の組成が挙げられる。ハイドロダイセクションは，灌流液などの水流により水晶体核と皮質を分離する手術手技の 1 つであるが，後嚢混濁を発生させないためには，皮質をなるべく残さずに嚢から分離するのが理想的とされる(これら手技的な内容に関しては Chapter5-4 を参照のこと)。眼内レンズの要因としては，生体適合性・後嚢との最大限接触・構造が挙げられる。よって，後嚢を遊走する細胞・線維を抑制するための眼内レンズデザインの改良がなされ，後嚢混濁の予防になるといわれている。

後嚢混濁は犬で好発するが，ある程度の混濁でも視覚は維持されるため再手術に至ることはほとんどない。ちなみに治療法としては，Nd：YAG レーザーや外科的切除がある。

10)眼内レンズ合併症

白内障手術では，術後早期から視覚を回復させるため，通常は眼内レンズを水晶体嚢内へ挿入する。ただし，嚢内へ入れた眼内レンズが変位や脱臼することがある(**図 13**)。眼内レンズ変位の要因は，糖尿病白内障など膨隆白内障で術前の水晶体嚢自体が大きくなっている時・挿入した眼内レンズが小さかった時・連続円形切嚢が大きすぎる時(眼内レンズが部分的に嚢外へ出る)が挙げられる。手術操作中に後嚢が破嚢してしまった場合・あるいは術前から明らかな破嚢が分かっている場合で破嚢箇所が大きい場合は，眼内レンズ挿入を断念した方がよい。眼内レンズが嚢外へ出て虹彩や毛様体に触れると，慢性化する軽度の炎症が起こる。また，眼内レンズが角膜内皮細胞に触れると角膜内皮障害による角膜混濁を発症する。眼内レンズの変位に伴う合併症に対する内科的コントロールが難しいのであれば，眼内レンズを摘出し，より適した眼内レンズの再挿入や眼内レンズの毛様溝縫着術を行う。

11)網膜剥離

最近は術前の超音波検査による網膜剥離検出率が高くなっているため，術直後の合併症としてはそれほど多くはないが，術後数カ月～数年で発症してくることがある。術後発症率は 5％とされている。網膜剥離は部分的であれば視野欠損にとどまるが，網膜全範囲にわたる網膜剥離となると失明する。

要因には，手術時の白内障の進行ステージ・硝子体変性の合併が挙げられている。白内障進行ステージが過熟白内障であれば，白内障手術で網膜剥離を合併する率が高くなる。硝子体が変性し，索状物が形成されているとそれが網膜を牽引することがある(牽引性網膜剥離)。また犬種も網膜剥離の発症と関連するとい

われており，ビション・フリーゼ，マルチーズ，アメリカン・コッカー・スパニエル，シー・ズー(特に硝子体変性症を併発した症例)などが挙げられる。ビション・フリーゼに関しては，白内障手術後の網膜剥離の好発犬種であるため，白内障手術時に網膜光凝固術(経瞳孔網膜固定術)の併用が勧められる[15]という報告がある一方，本犬種は白内障手術後の網膜剥離のリスクが高いわけではなく，むしろ予防を目的としたレーザーによる網膜光凝固術が網膜剥離のリスクとなっているという報告もある[11]。いずれにせよ，以前より網膜剥離には注意をしなければならないといわれている代表的な犬種ではある。

網膜剥離の治療では，部分的な網膜剥離では剥離が広がらないようにレーザーによる網膜光凝固術が実施される。網膜剥離の範囲が大きい場合は，剥離後早期に気がつけば，硝子体内容を切除し，シリコンオイルやパーフルオロカーボンなどの特殊な素材で置換し，網膜を再接着させる手術を実施することになるが，その手術ができる施設は国内で限られている。

Point

・白内障手術の術後合併症に対する内科的治療は，消炎治療・抗菌薬・眼圧降下薬・tPA・前房穿刺，外科的治療は，角膜縫合・結膜フラップ・内視鏡下レーザー・前房シャント・水晶体摘出・眼内レンズの毛様溝縫着術・レーザー網膜光凝固術がメインとなる。治療を実施した際は，きちんと治療効果が出ているのか？ 悪化はないか？ 合併症を続発していないか？ を定期検診にて確認する。

・筆者の場合，白内障手術における入院期間を３～５日間設けて，術後１カ月は毎週１回，術後２カ月は２週間に１回，その後の術後１年は月に１回の間隔で，定期検診を実施している。

・上記のようなスケジュールでの定期検診が難しい場合は，ホームドクターでの診察を受けて頂くようにする。眼科専門医・クライアントそしてホームドクターがそれぞれ協力しあって，術前から術後管理まで対応していく必要がある。

・術後合併症には様々あり，突然発症することもある。

犬の場合

・術後炎症による虹彩毛様体炎

－術前のLIUが関連している

－血液－房水関門の破綻，一過性の角膜内皮細胞ポンプ機能の低下などが関与

－積極的なステロイド・NSAIDsの投与が必要

－疼痛緩和・虹彩後癒着の予防のために適度な散瞳も大切

－虹彩後癒着・瞳孔ブロック・膨隆虹彩は一気に緑内障となる

・角膜浮腫

－眼内手術では角膜内皮細胞が脱落する

－角膜内皮細胞の脱落の要因には，手術器具の出し入れ・過度の眼内操作(手術器具・眼内レンズ)・50 mL/min以上の眼内灌流量・高齢犬での眼内手術がある

－一時的な角膜浮腫は，角膜内皮細胞の機能が代償されると改善されることが多い

－角膜浮腫の予防は，眼内灌流液へのグルタミン酸の添加・粘弾性物質による角膜保護・低灌流での手術である

・一過性の眼圧上昇

－要因は，手術による隅角の変形，線維柱帯の腫脹，白内障手術での残渣・残存粘弾性物質・眼内灌流液組成による隅角の閉塞，術中と術後の内因性プロスタグランジンの放出，術前の散瞳薬点眼による毛様体周辺や線維柱帯の圧縮，超音波水晶体乳化吸引術の時間

－治療は炭酸脱水酵素阻害薬の内服・点眼，β遮断薬の点眼，PGの点眼(ただし慎重投与のこと)

・角膜潰瘍

ー要因は，術前から使用している散瞳薬や麻酔薬による涙液減少・手術直前の眼洗浄に用いるヨード剤・術後の自傷・角膜切開による角膜知覚低下からの続発・短頭種の眼球突出や閉瞼障害・過度のステロイド治療・糖尿病

ー特に糖尿病症例では角膜実質膿瘍に気をつける

ー治療は内科的治療で功を奏さない場合は，結膜フラップ術なども併用する

・創口からの房水のリーク

ー要因は，手術での不完全な縫合・眼圧の上昇・鈍的な自己損傷

ー浅前房・前房出血が見られる時は，ザイデル試験を行い自己的にシーリングされているかをチェックし，数日経過しても自己的なシーリングが確認されない場合は再縫合を実施する

・前房出血

ー術中からの出血・術後数週間以内の出血・術後数カ月の出血で要因が異なる

ー首輪・タイトなカラー・嘔吐・未検出の腫瘍も前房出血の要因となる

ーリードの代わりに胴輪の着用，また散歩でのリードのコントロールに注意するよう指示をする

ー軽度の出血は問題とならないが，出血が多い場合や慢性化する場合では緑内障や角膜内皮障害を続発することがある

・緑内障

ー要因は，術前のぶどう膜炎・網膜疾患・術中の出血やフィブリン析出による瞳孔ブロック・房水流出路の障害・周辺虹彩前癒着（PAS）と閉塞隅角

ーボストン・テリア，ラブラドール・レトリーバーでは犬種が緑内障発症の素因

ー治療はできるだけ早く積極的に実施

ー炭酸脱水酵素阻害薬・β遮断薬・PG（慎重投与）・前房穿刺（リスクあり）

ー内科的治療の反応が乏しい場合は，前房シャント術・内視鏡下レーザー・経強膜レーザー毛様体凝固術

・フィブリン膜

ー要因は，術後の虹彩毛様体炎・前房出血・術後外傷

ー術前のLIU悪化症例や高齢犬の過熟白内障症例では起こりやすい

ー眼内灌流液に1～2単位/mLのヘパリンを添加することで予防

ー25 μg/100 μLの濃度のtPAを0.1～0.2 mL眼房内へ注射することで，眼内フィブリン塊を溶解（ただし析出後7～10日以内）

・後嚢混濁

ー術中の手技的な要因と眼内レンズの要因がある

ー術中の手技的な要因：不完全なハイドロダイセクション（特に赤道部）・後嚢と眼内レンズの不完全な接着・前嚢の小さい連続円形切嚢（CCC）・眼内灌流液・粘弾性物質の組成

ー眼内レンズの要因：生体適合性・後嚢との最大限接触・構造

ー後嚢混濁は基本的に無治療経過観察

・眼内レンズ合併症

ー要因は，膨隆白内障で嚢自体が大きくなっている時・眼内レンズが小さい時・連続円形切嚢（CCC）が大きすぎる時

ー炎症が起きている場合は消炎治療

ー内科的治療によるコントロールが難しいならば，眼内レンズを摘出し，より適したサイズの眼内レンズの再挿入，あるいは眼内レンズの毛様溝縫着術

・網膜剥離

ー要因は，手術を受ける白内障の進行ステージ・硝子体変性症(特に索状物形成時)・犬種

ー部分的な網膜剥離であれば，レーザー網膜光凝固術による剥離拡大の予防

猫の場合

・外科的侵襲に対する猫のぶどう膜の反応は少ないため術後炎症のコントロールは比較的容易であり，犬よりも術後成績はよいとされる。

・猫の場合，正視を得るための眼内レンズの度数は52-53 Dであり，猫に犬用レンズ(41 D)を挿入しても正視は得られない。

■参考文献

1) Assia EI, Apple DJ, Lim ES, et al. Removal of viscoelastic materials after experimental cataract surgery *in vitro*. *Journal of Cataract and Refractive Surgery* 18: 3-6 (1992).

2) Crasta M, Clode AB, McMullen RJ, et al. Effect of three treatment protocols on acute ocular hypertension after phacoemulsification and aspiration of cataracts in dogs. *Veterinary Ophthalmology* 13: 14-19 (2010).

3) Cullen CL, Ihle SL, Webb AA, et al. Keratoconjunctival effects of diabetes mellitus in dogs. *Veterinary Ophthalmology* 8: 2155-2224 (2005).

4) De Biaggi CP, M Barros PS, Silva VV, et al. Ascorbic acid levels of aqueous humor of dogs after experimental phacoemulsification. *Vet Ophthalmol* 9 (5): 299-302 (2006).

5) Ernest P, Tipperman R, Eagle R, et al. Is there a difference in incision healing based on location? *Journal of Cataract and Refractive Surgery* 24: 482-486 (1998).

6) Gelatt KN, Gelatt JP. Veterinary Ophthalmic Surgery. Saunders (2011).

7) Gelatt KN, Gilger BC, Kern T. Veterinary ophthalmology 5th ed. Blackwell Publishing (2013).

8) Gelatt KN, Mackay EO. Secondary glaucoma in the dog in North America. *Veterinary Ophthalmology* 7(4): 245-259 (2004).

9) Gerding PA, McLaughlin SA, Brightman AH, et al. Effects of intercameral injection of viscoelastic solutions on intraocular pressure in dogs. *American Journal of Veterinary Research* 50: 624-628 (1989).

10) Gwin RM, Warren JK, Samuelson DA, et al. Effects of phacoemulsification and extracapsular lens removal on corneal thickness and endothelial cell density in the dog. *Investigative Ophthalmology and Visual Science* 24: 227-236 (1983).

11) Klein HE, Krohne SG, Moore GE, et al. Postoperative complications and visual outcomes of phacoemulsification in 103dogs (179eyes): 2006-2008. *Veterinary Ophthalmology* 14: 114-120 (2011).

12) Lynch GL, Brinkis JL. The effect of elective phacofragmentation on central corneal thickness in the dog. *Vet Ophthalmol* 9 (5): 303-310 (2006).

13) Moeller E, Blocker T, Esson D, et al. Postoperative glaucoma in the Labrador Retriever: incidence, risk factors, and visual outcome following routine phacoemulsification. *Veterinary Ophthalmology* 14: 385-394 (2011).

14) 永本敏之，黒坂大次郎，常岡 寛，徳田芳浩，宮田和典 編著．白内障手術．銀海舎(2007).

15) Schmidt GM, Vainisi SJ. Retrospective study of prophylactic random transscleral retinopexy in the Bichon Frise with cataract. *Veterinary Ophthalmology* 7: 307-310 (2004).

16) Topaz M, Shuster V, Assia EI, et al. Acoustic cavitation in phacoemulsification and the role of antioxidants. *Ultrasound in Medicine & Biology* 31: 1123-1129 (2005).

17) van Ee R, Nasisse MP, Helman G, et al. Effects of nylon and polyglactin 910 suture material on perilimbal corneal wound healing in the dog. *Veterinary Surgery* 15: 435-440 (1986).

18) Wilkie DA, Gemensky-Metzler AJ. Agents for intraocular surgery. *The Veterinary Clinics of North America. Small Animal Practice* 34: 801-823 (2004).

(藤井裕介)

Chapter 6 ぶどう膜の疾患

Chapter

6-1 ぶどう膜の解剖・機能とぶどう膜炎

ぶどう膜炎は，角膜や結膜といった眼表面の疾患に次いで日常の診療で比較的よく遭遇する眼疾患である。これはぶどう膜炎の一般的な臨床症状である赤目(レッドアイ)や羞明，眼瞼痙攣などの所見にクライアントが気づきやすいことも要因かと思われる。また，虹彩は肉眼的にも観察が容易であり，虹彩の異常が検出しやすいことも要因となっていると考えられる。ぶどう膜は，眼のすべての組織の生理機能の維持に非常に重要な役割を果たしており，眼の各部位の状態変化によって影響を受けやすく，また影響を与えやすい組織である。さらに，ぶどう膜は眼と全身組織との連絡役となっていることも理解しておく必要がある。ぶどう膜の状態変化は，実は全身性疾患の一部の症状として現れている場合も多く，ぶどう膜炎から深刻な全身性疾患が診断されることもある。

本稿では，ぶどう膜の解剖・機能とぶどう膜の疾患で最も多いぶどう膜炎について解説する。その他のぶどう膜の疾患はChapter6-2を参照頂きたい。

1）解剖・機能

眼球の基本構造は外層の線維層(強膜と角膜)，中間層の血管層(ぶどう膜)，内層の神経外胚葉層(網膜と視神経)より構成されている(**図1**)。ぶどう膜は虹彩と毛様体(これらをあわせて前部ぶどう膜)，脈絡膜(後部ぶどう膜)の3つの要素によって構成されている。ほとんどの動物でぶどう膜はメラニン色素を有し，眼球の内部を覆うことで眼球内を暗室のように保っている。

1-1）虹彩

虹彩の重要な機能として，瞳孔サイズを変えることによる眼内への入射光量の調節が挙げられる。これは自律神経に支配されている瞳孔括約筋と瞳孔散大筋の瞳孔運動により制御されている。虹彩は前面から見ると小虹彩輪と大虹彩輪の2つの領域に分けられ，境界部には隆起した虹彩捲縮輪(けんしゅくりん)が存在する。一般に小虹彩輪は比較的暗い色調，大虹彩輪は明るい色調を呈する(**図2**)。虹彩の耳側と鼻側の虹彩根部からは，長後毛様体動脈*1が虹彩実質に入って大虹彩血管輪を形成する。よって，虹彩には非常に豊富な血液供給が行われており，虹彩への外傷や外科的侵襲は非常に重大な眼内出血を招く危険性があることが理解できる。

犬・猫においては，虹彩が様々な色調を呈する場合がある。これは虹彩実質や上皮における色素量によって異なる。また，左右の眼で，または同一眼の部位によって色調が異なる場合は虹彩異色と呼ばれる(**図3**)。マール遺伝子をもつ犬種ではしばしば認められるが，色素欠損に伴い多発性の眼構造の異常(マール眼発育異常；Merle ocular dysgenesis, MOD)や，聴覚障害(聾(ろう))を伴うことがある。また，白色被毛の猫で虹彩異色の個体では，片側または両側の聾を生じる場合がある[2,5,7]。

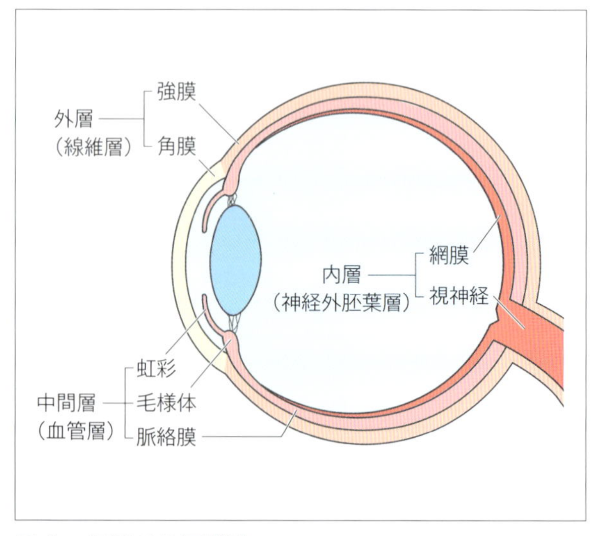

図1　眼球の3層構造
角膜と強膜は線維層，ぶどう膜は血管層，網膜と視神経は神経外胚葉層をそれぞれ構成する

＊1　毛様体動脈は，強膜の篩板(篩状野)に隣接するぶどう膜に入る短後毛様体動脈と，より遠位で強膜に現れる長後毛様体動脈からなる(図2)。

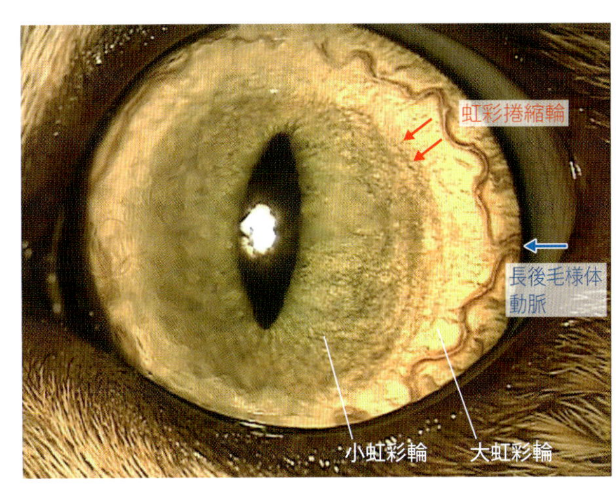

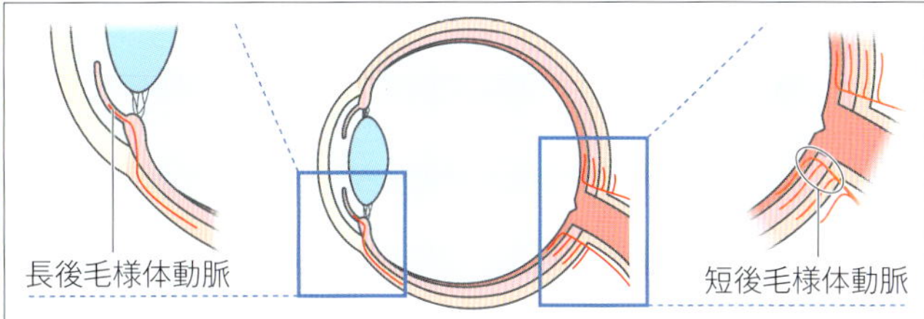

図２　肉眼所見から見た虹彩の構造（猫）

小虹彩輪は周辺の大虹彩輪よりも色調が暗い。これら２つの領域の境界部には，虹彩捲縮輪が存在する。長後毛様体動脈が鼻側，耳側の虹彩根部から流入し，大虹彩血管輪を形成する

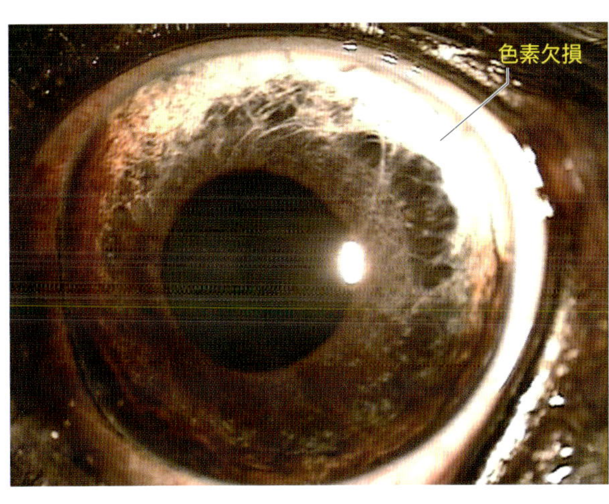

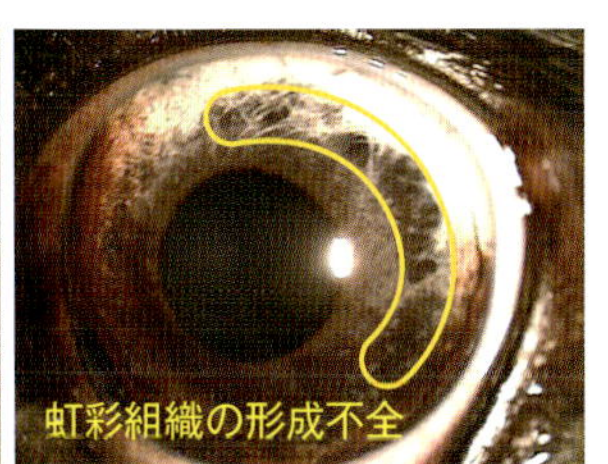

図３　虹彩異色を呈するシー・ズーの前眼部所見

左眼の耳背側を主体に虹彩上皮の色素欠損が認められる。同部位の虹彩捲縮輪では虹彩実質が薄く，虹彩組織の形成不全が疑われた

1-2)毛様体

毛様体は虹彩の後方に位置しており，皺状の毛様体突起が認められる部分は毛様体襞部，さらに後部の平らな部分は毛様体扁平部と呼ばれ，脈絡膜へ連絡する。水晶体を支持している毛様体小帯は毛様体扁平部から始まり，毛様体突起，水晶体へつながっている。毛様体は三角形を呈し，一方は硝子体と，もう一方は強膜と接しており，強膜との接面の角膜側で隅角を形成する（**図４**）。毛様体は外層に無色素上皮，内層に色素上皮といった２層の上皮によって覆われている。毛様体の炎症では，プロスタグランジン等の作用により，毛様体筋の痙攣を生じ，眼疼痛を生じることがある。このような眼疼痛は，毛様体筋を弛緩させるアトロピンなどの薬物（調節麻痺薬）の投薬により改善される。

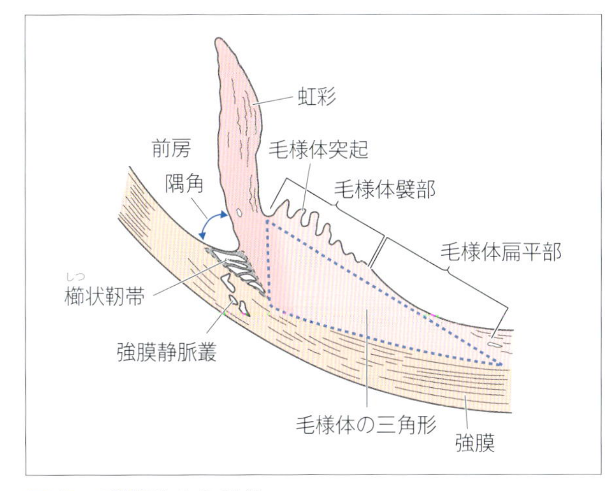

図４　毛様体の各部位

1-3)脈絡膜

脈絡膜はぶどう膜の後方を形成する薄い血管組織である。前方は毛様体に連絡し，後方では網膜と強膜に挟まれている（**図１**）。脈絡膜は非常に血管に富んだ組織であり，網膜外層への栄養供給を行っている。脈絡膜実質は重度に色素沈着していることが多く，網膜の背面に暗い背景を形成している。通常，犬・猫では脈絡膜にタペタム（輝板）が存在する。タペタムは背側部のみに存在し，網膜を透過した光を反射することで，薄暗い環境下での視機能を増強する役割があると考えられている。

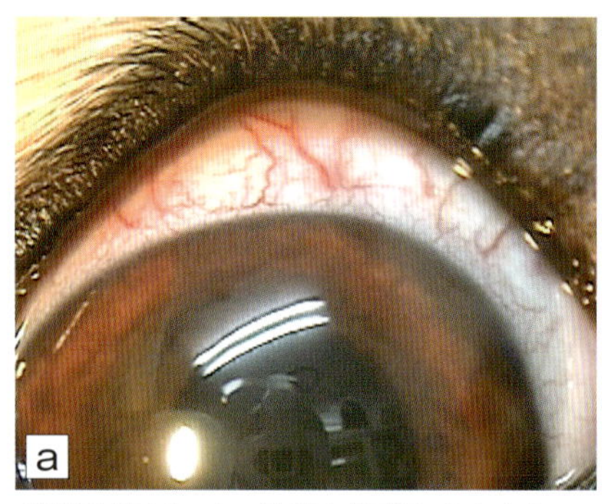

強膜血管（太い），結膜血管（細い）の充血

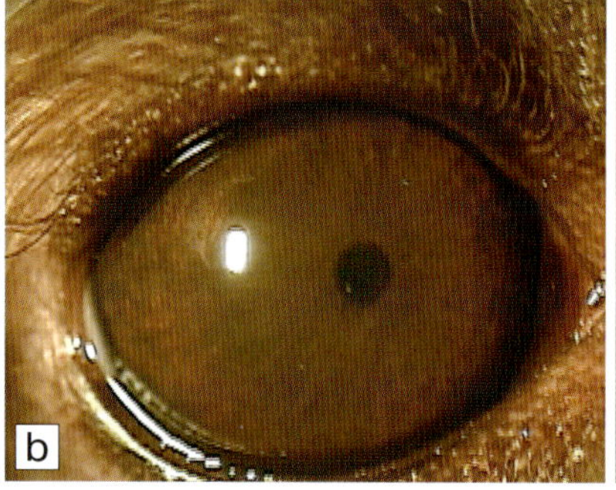

LIU より生じた強い縮瞳

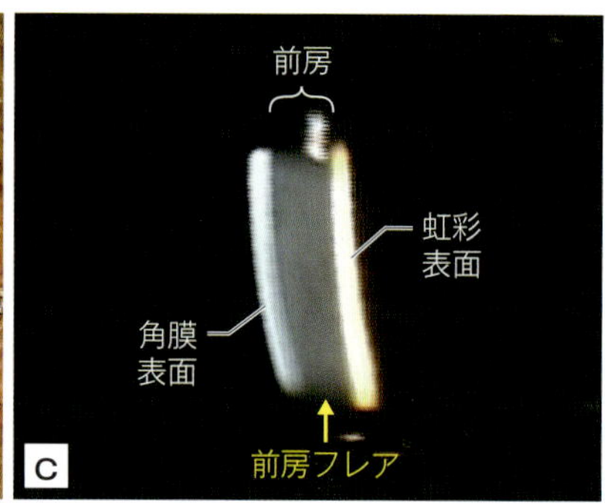

スリットランプ検査で検出された前房フレア

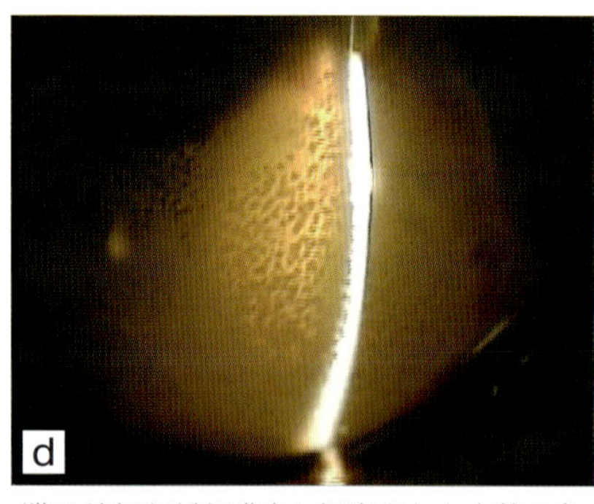

猫の前部ぶどう膜炎に観察された点状の角膜後面沈着物（KPs）

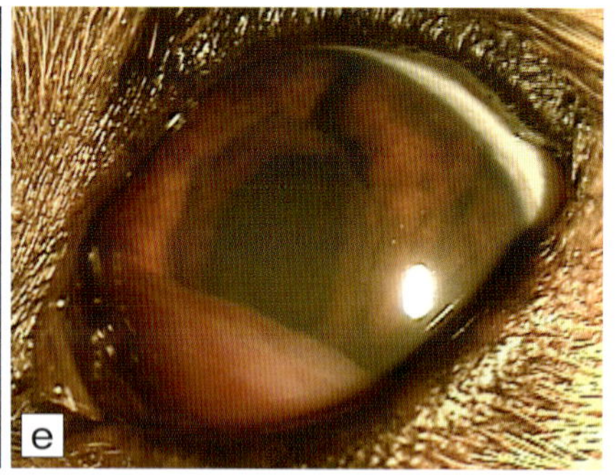

重度な前房蓄膿と虹彩腫脹を伴う前部ぶどう膜炎。後にリンパ腫と診断された

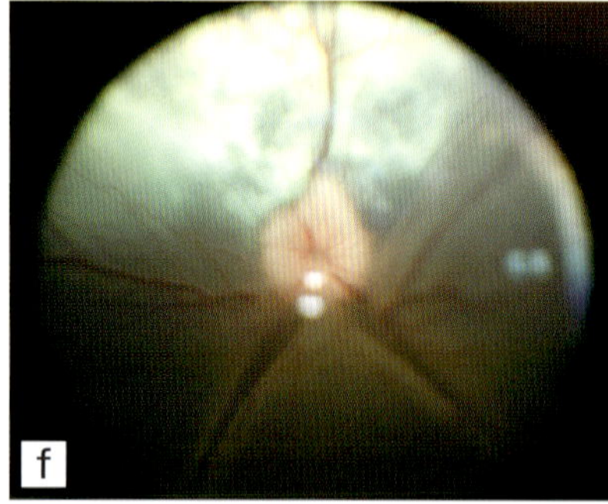

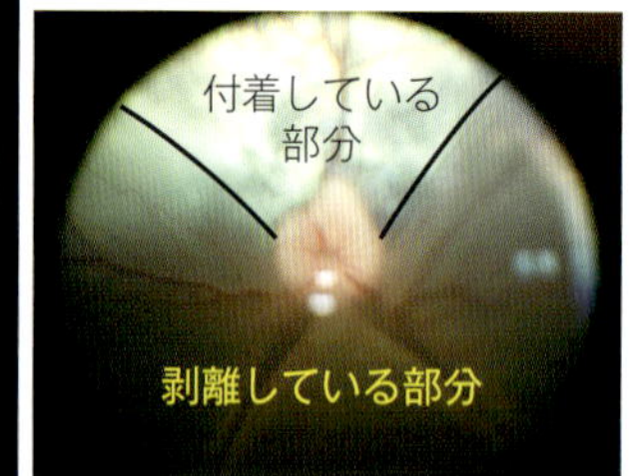

秋田犬のぶどう膜皮膚症候群に認められた胞状の網膜剥離

図5　ぶどう膜炎の臨床所見

1-4）血液ー眼関門

ぶどう膜は血液－眼関門を維持するために重要な役割を担っている。血液－眼関門には，前眼部の血液－房水関門と後眼部の血液－網膜関門がある。ぶどう膜炎では血液－房水関門が破綻し，血液中の蛋白質成分や細胞成分が房水中に漏出し，前房フレア（房水中への蛋白質漏出），前房内の浮遊細胞や角膜後面沈着物（Keratic precipitates，以下 KPs），前房蓄膿などの所見が観察される。

2）ぶどう膜炎の語句の定義

・ぶどう膜炎：ぶどう膜の炎症
・虹彩炎：虹彩の炎症
・毛様体炎：毛様体の炎症
・前部ぶどう膜炎：前部ぶどう膜（虹彩と毛様体）の炎症
　＝虹彩毛様体炎
・後部ぶどう膜炎：後部ぶどう膜（脈絡膜）の炎症
　＝脈絡膜炎
・脈絡（膜）網膜炎：脈絡膜から始まった脈絡膜と網膜の炎症
・網膜脈絡膜炎：網膜から始まった網膜と脈絡膜の炎症
・汎ぶどう膜炎：すべてのぶどう膜の炎症
・眼内炎（全眼球炎）：一般的には硝子体を含む眼内組織すべての炎症（英和・和英眼科辞典：医学書院より）

3）臨床所見

原因にかかわらず，ぶどう膜炎は一般的に同様な臨床所見を呈し，その特徴的な所見により気づかれることが多い。注意深く眼の観察を行い，ぶどう膜炎の所見に精通することで，より正確な診断が可能となるため，臨床所見はよく理解しておく。

3-1）眼球結膜ならびに強膜の重度な充血

いわゆる赤目（レッドアイ）という所見である（**図5a**）。緑内障による強膜のうっ血や，上強膜炎との鑑別が必要である。

3-2）縮瞳および散瞳薬に対する散瞳抵抗性

虹彩浮腫や瞳孔括約筋の攣縮により生じる。特に，白内障に起因する前部ぶどう膜炎（LIU，後述）では強い縮瞳を招く場合があり（**図5b**，**図8**），その際には縮瞳によって白内障の検出が困難となる。

3-3）羞明，眼瞼痙攣，流涙，眼疼痛

特に急性期の症状として発現することが多い。

3-4）前房フレア

前房フレアとは前房内に光を照らした際に光の軌道が連続して観察される現象で，前眼部の血液－房水関門の破綻による房水中への蛋白質の増加を示す。本所見はぶどう膜炎の重要な指標となる（**図5c**）。一般的に前房フレアの程度を表現するにあたって，［1＋］～［4＋］のグレード分けを用いることが多い[3]。

［1＋］ごくわずかに観察される
［2＋］中等度に観察され，虹彩や水晶体の微細構造の観察は可能
［3＋］顕著に観察され，虹彩や水晶体はかすんで見える
［4＋］重度な前房フレアでフィブリン析出を伴う

3-5）前房内の浮遊細胞または角膜後面沈着物，前房蓄膿，前房出血

角膜後面沈着物（KPs）は，角膜内皮への炎症細胞（好中球，リンパ球，マクロファージなど）の沈着により生じる（**図5d**）。さらに重度な場合には，前房内に層状に堆積して前房蓄膿を呈する（**図5e**）。

3-6）虹彩癒着

慢性炎症により生じた虹彩癒着により，瞳孔形状の不整や水晶体前嚢の虹彩色素の沈着を示す。虹彩と角膜の癒着は虹彩前癒着，虹彩と水晶体の癒着は虹彩後癒着と呼ぶ。

3-7）虹彩前面に生じる線維性血管膜

虹彩前面に生じる線維性血管膜（Pre-iridal fibrovascular membranes，PIFMs）は，虹彩表面に形成される線維性の血管膜で，虹彩実質～虹彩表面を覆うように血管新生が膜状に生じる。これは重篤なぶどう膜炎で生じ，血管膜が隅角に及ぶと隅角が閉塞し続発緑内障を引き起こす（Chapter8-1を参照）。

3-8）低眼圧

ぶどう膜炎を生じている眼では，正常眼よりも低眼圧となることが多い。その理由は房水産生の減少と，ぶどう膜強膜流出路（副流出路）からの房水排出増加による（Chapter8-1を参照）。

3-9）硝子体混濁，網膜浮腫，滲出液ならびに網膜剥離

後部ぶどう膜炎が存在する際に認められる所見。特に，網膜剥離では滲出液の網膜下貯留による胞状の網膜剥離を呈する場合がある（**図5f**）。

4）合併症

4-1）虹彩癒着

虹彩後癒着は水晶体と虹彩が癒着した状態であり，瞳孔形状の不整が顕著となる。もし癒着が虹彩全周に及んだ場合には膨隆虹彩（Iris bombe，**図6**）という状態に陥り，房水の後房から瞳孔を通過し前房へと向かう流れが妨害されるために，制御が困難な続発緑内障へ発展する危険がある。

虹彩前癒着は虹彩と角膜または隅角が癒着する状態である。周辺虹彩前癒着（Peripheral anterior synechia，PAS）でも続発緑内障のリスクが増加する（Chapter 8-1を参照）。

4-2）続発白内障

ぶどう膜炎により生じる房水の組成変化によって，水晶体への栄養供給が影響を受け，白内障が形成され

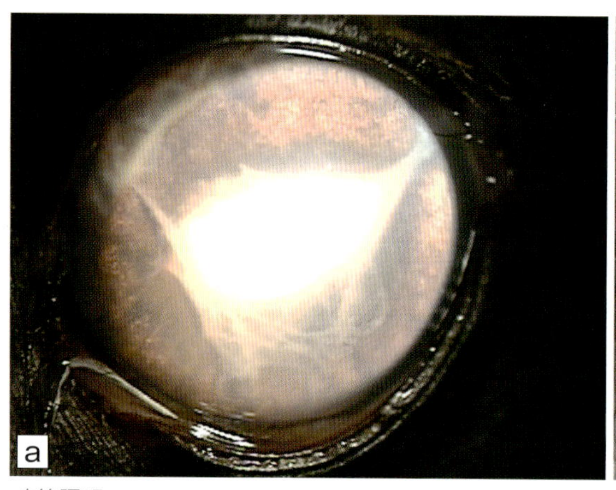

広範照明

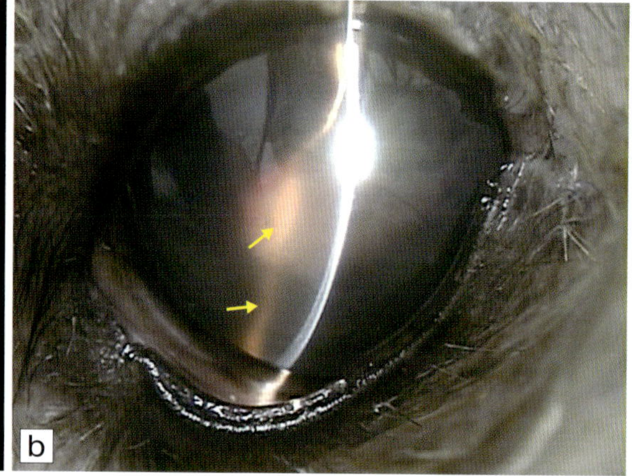

スリットランプ検査像。スリットが虹彩と水晶体で連続している

図6　膨隆虹彩を呈した重度な前部ぶどう膜炎
ヨークシャー・テリア，11歳齢，去勢雄，左眼
眼内手術後に重度なフィブリン析出を伴ったぶどう膜炎を生じ，瞳孔縁全周が水晶体に癒着(虹彩後癒着)することで虹彩が膨隆している

ると考えられている。

4-3)続発緑内障

ぶどう膜炎の際には一般的には眼圧は降下する。もし強いぶどう膜炎が生じている場合に，眼圧が正常範囲内または上昇傾向にある場合には，続発緑内障の可能性を考慮し，対応しなければならない。

4-4)網膜剥離および網膜変性

脈絡膜の炎症に伴い，滲出性網膜剥離(網膜下への滲出液の貯留や出血により生じる)や牽引性網膜剥離(硝子体内に形成された線維により網膜が牽引され生じる)が起こる場合がある。また，網膜に炎症が波及することで網膜変性が生じる場合もある。

5)診断

ぶどう膜炎の診断は先述の特徴的所見に基づくことが多いが，特にぶどう膜炎と同様な赤目(レッドアイ)を呈する結膜炎，角膜炎，強膜炎ならびに緑内障については鑑別が必要である。また，ぶどう膜炎という診断を下した場合には，まずは可能な限り原因の精査に努めるべきである。これは特定の原因に対する原因療法が最も重要な治療となるからである。

ぶどう膜炎では全身性疾患と関連している場合もあるため(**表1**)，原因精査のために，特に病歴などの問診，身体検査はもちろん，場合によっては血液検査や尿検査，画像診断などの追加の精密検査を考慮する必要がある。ぶどう膜炎は片眼性か両眼性か，急性か慢性か，肉芽腫性か非肉芽腫性かなどを鑑別することにより，原因特定に近づくことができる。特に，片眼性のぶどう膜炎の場合では，眼外傷や眼原発の腫瘍性疾患などがより疑われ，両眼性のぶどう膜炎では全身性疾患との関連性がより強く疑われる。

ぶどう膜炎の原因については様々な調査が行われているが，一般的に犬・猫では原因が特定できない，いわゆる特発性ぶどう膜炎が最も多いとされている。一例としてMassaらは，犬の前部ぶどう膜炎では特発性／免疫介在性ぶどう膜炎が全体の58%(うち10%はぶどう膜皮膚症候群またはワクチン反応性)と最も多く，その他，全身感染症によるものが約18%，新生物が約25%であったと報告している[6]。また一方で，猫のぶどう膜炎の原因調査がいくつか行われており，ぶどう膜炎症例の38～70%において全身性疾患を伴うとの報告もある[1,2]。これらのことから，特に犬・猫のぶどう膜炎では原因の特定が困難であることも多いが，全身感染症などの全身性疾患と関連する場合もあり，まずは深刻な全身性疾患を除外することが非常に重要である。このことは，しっかりとクライアントにインフォームド・コンセントする必要がある。

ぶどう膜炎の分類と原因精査を行う場合，筆者は外傷，全身感染症，腫瘍性疾患，免疫介在性疾患，その他の眼疾患による続発，その他の全身性疾患による続発という分類のどの可能性が高いのか，それを確認するために(または除外するために)どのような精密検査が必要なのかを常に同じように考え，以下のような検

表1　犬と猫における主なぶどう膜炎の原因
文献2，7より引用

腫瘍性および腫瘍随伴性	感染性
様々な眼原発および転移性腫瘍（リンパ腫が多い） 組織球増殖性疾患（犬） 肉芽腫性髄膜脳炎（犬） 過粘稠度症候群（犬）	・藻類 ・リケッチア *Ehrlichia canis* or *platys*（犬），*Rickettsia rickettsii*（犬）
代謝性	・原虫
糖尿病（LIU による：犬） 全身性高血圧 高脂血症（犬） 血液凝固不全	*Toxoplasma gondii*，*Leishmania donovani*（犬）など ・酵母ならびに真菌 *Aspergillus* spp.（猫），*Blastomyces* spp.， *Coccidioides immitis*（犬）， *Cryptococcus* spp.，*Histoplasma capsulatum* など
特発性	
免疫介在性	・ウイルス
白内障（LIU） 水晶体の外傷（水晶体破砕性ぶどう膜炎） 免疫介在性血小板減少症 免疫介在性血管炎 ぶどう膜皮膚症候群（犬）	犬アデノウイルス１型・２型（犬），犬ジステンパーウイルス（犬）， 猫コロナウイルス（猫伝染性腹膜炎：猫），猫白血病ウイルス（猫）， 猫免疫不全ウイルス（猫），猫ヘルペスウイルス１型（猫）， 犬ヘルペスウイルス１型（犬），狂犬病ウイルス（犬） ・寄生虫
外傷性	*Dirofilaria immitis* など
反射性	**中毒性**
潰瘍性角膜炎 深層性壊死性または非壊死性強膜炎（犬） 上強膜炎（犬）	薬剤（副交感神経作動薬，プロスタグランジン類など）， 放射線治療

査により原因精査に努めるようにしている。

5-1）身体検査

費用がかかる精密検査を実施する前に，病歴や不妊手術の有無，ワクチン接種歴などの問診や基本的な身体検査を丁寧に行うことは重要である。この場合も特に全身性疾患（感染症や腫瘍性疾患，代謝性疾患など）との関連性がないかに注意して診察する。例えば，ぶどう膜皮膚症候群における皮膚粘膜境界部の脱色素や，リンパ腫における体表リンパ節の腫脹，血液凝固不全などによる皮下出血などが挙げられる。

5-2）血液検査

明らかな原因の特定ができない場合には，CBC や血液化学検査などによる全身性疾患のスクリーニング検査を行う。特に全身感染症の有無に関しては除外を行う必要があるため，白血球数や白血球分類については，より注意して観察を行う。また，出血傾向を疑う場合には血液凝固系検査を実施する。全身感染症との関連性を疑う場合，当院での検査内容としては，猫ではトキソプラズマ症や猫伝染性腹膜炎（FIP），猫免疫不全ウイルス（FIV），猫白血病ウイルス（FeLV），犬ではトキソプラズマ症，ブルセラ症，レプトスピラ症，犬アデノウイルス１型・２型（CAV-1，-2），ジステンパーウイルス（CDV）について検査を考慮する。

5-3）画像診断

ぶどう膜炎の症例では，角膜混濁や白内障を伴う症例も多くあり，このような中間透光体の混濁により眼内が透見できない場合には，眼部超音波検査が非常に有用である。特に網膜剥離や後眼部の腫瘤形成，水晶体破砕性ぶどう膜炎（後述）など，水晶体の状況およびぶどう膜の腫脹について検査を実施する。検査によって原因の特定ができるだけでなく，視覚予後の判定にも役立てることができる。また，全身性疾患の関与を疑う場合にはＸ線検査，CT 検査，MRI 検査なども検討する。

5-4）前房穿刺による房水の採材および組織生検

前房穿刺による細菌培養検査や細胞診および病変部の組織生検は，診断にとって有用な情報を得ることがある。しかし，検査の結果，ぶどう膜炎の状態悪化や重篤な眼内出血を生じる危険性があるために，積極的に実施されることは少ない。

6）治療

6-1）原因療法

ぶどう膜炎の治療は，基本的に原因が特定できた場合には原因療法が最も効果的な治療となる。

6-2）消炎治療

ぶどう膜炎の診断がされたなら，早期から，以降の合併症の発生を防ぐためにも積極的な消炎治療が必要である。ここでは原因療法以外の一般的なぶどう膜炎の治療方法を解説したい。

6-2-1）ステロイド

ステロイドはぶどう膜炎の消炎治療の第一選択薬であり，点眼投与や結膜下注射による局所投与または全身投与により投薬される。点眼投与または結膜下注射で用いる場合には，フルオレセイン検査で角膜潰瘍が存在しないこと，シルマー検査などで涙液量が正常であることを確認すべきである。これはステロイドの局所投与は角膜潰瘍の増悪化を招くこと，また，涙液減少症では角膜潰瘍の形成や局所感染のリスクが増加するためである。さらに全身投与で用いる場合には，少なくとも活発な全身感染症が存在しないことを血液検査等で確認すべきであり，全身感染症が存在する場合にはステロイドの投与は禁忌となる。

ぶどう膜炎の治療には，角膜透過性の良好な点眼液を使用する必要がある。日本では動物用医薬品である0.5％ジフルプレドナート点眼液（ステロップ，１日１～４回）は角膜透過性が良好であり，また，消炎効果も強いことから，犬のぶどう膜炎の消炎治療薬の第一選択薬となっている。同点眼薬は猫では認可されていないが，筆者は適応外使用となる旨をクライアントによく説明した上で，猫のぶどう膜炎の消炎治療にも用いている。また，１％酢酸プレドニゾロン点眼液（海外薬）および0.1％デキサメタゾン点眼液が一般によく使用される。結膜下注射による投与では，トリアムシノロンアセトアニリド（ケナコルト-A，１～２mg/eye）[7]や酢酸ベタメタゾン（国内の販売なし，１～３mg/eye）[4]を用いる場合がある。経口投与や静脈投与などの全身投与で用いる場合は，プレドニゾロンを抗炎症量１～２mg/kg/dayから開始し，効果をみながら漸減する[2]。なお，重度なぶどう膜炎の場合では，コハク酸メチルプレドニゾロン（ソル・メドロールなど，10～15mg/kg，静脈投与）を用いる場合もある。

6-2-2）非ステロイド系消炎鎮痛薬

非ステロイド系消炎鎮痛薬（以下，NSAIDs）はぶどう膜炎で比較的よく用いられ，点眼投与では単独，またはステロイド点眼との併用を行う場合もある。また，筆者は初期診断で全身感染症を除外できない場合にはNSAIDsを全身的に用いることが多い。

点眼投与で用いる場合は，ステロイド点眼と同様にフルオレセイン検査やシルマー検査等で角膜の問題がないことを確認する必要がある。これはNSAIDsが角膜上皮障害性を有するからである。ぶどう膜炎の際に使用する薬剤として，筆者は角膜浸透性の良好なジクロフェナク点眼液（ジクロード点眼液0.1％，１日１～４回）を用いることが多い。

また，犬の場合，全身投与ではカルプロフェン（リマダイル，2.2mg/kg，１日２回または4.4mg/kg，１日１回，皮下投与または経口投与），フィロコキシブ（プレビコックス，５mg/kg，１日１回，経口投与），ロベナコキシブ（オンシオール，２mg/kg，単回，皮下投与または１mg/kg，１日１回，経口投与），メロキシカム（メタカム，0.2mg/kg，単回，皮下投与または0.1～0.2mg/kg，１日１回，経口投与）を用いることができる。猫ではロベナコキシブ（２mg/kg，単回，皮下投与または１mg/kg，１日１回，経口投与）やメロキシカム（0.3mg/kg，単回，皮下投与または0.05～0.1mg/kg，１日１回，経口投与）を用いることがある。

6-3）合併症予防のための治療

虹彩癒着とそれに伴う緑内障を予防するために，１％アトロピン点眼液（日点アトロピン点眼液１％）や0.4％トロピカミド点眼液（ミドリンM点眼液0.4％）といった散瞳薬を用いる。なお，アトロピンに関しては局所投与であっても半減期が非常に長く，健常な犬では数日間，散瞳状態が継続する場合がある。筆者は，ぶどう膜炎が重度な場合は１％アトロピン点眼液（１日１～２回），軽度な場合は0.4％トロピカミド点眼液（１日２～３回）で処方することが多い。また，アトロピン点眼液では，個体差はあるが重度な流涎や嘔吐を呈する場合がある。これは涙管を通って咽喉へ流れ出た点眼液が，非常に苦く感じられるためである。点眼投与後の数分で症状が発現することが多いため，筆者は診察時に一度点眼し，その後しばらく様子をみて，問題がないようであれば処方するようにしている。

ぶどう膜炎に起因する続発緑内障では，抗緑内障薬

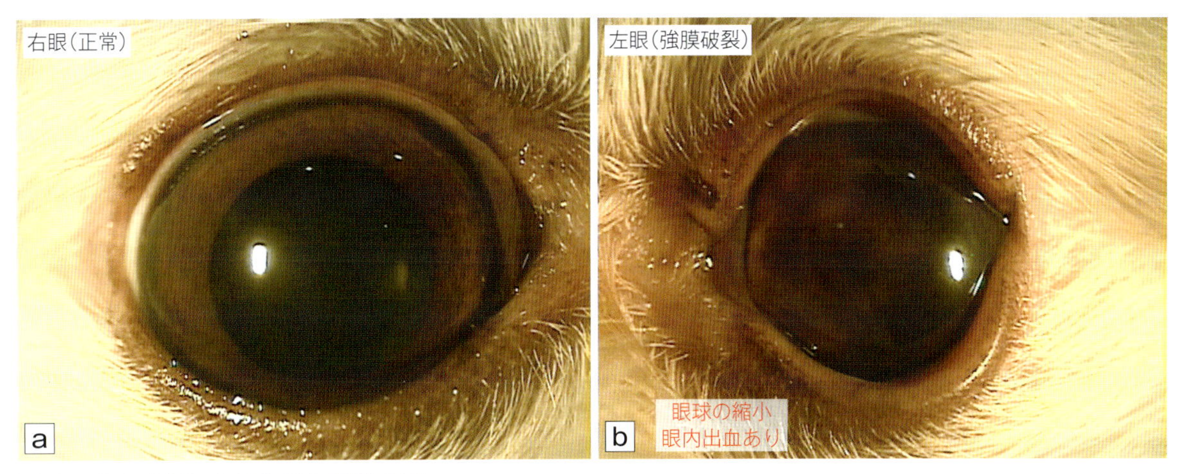

図7　犬の咬傷により生じた強膜破裂

ポメラニアン，5歳齢，去勢雄，左眼
左眼（b）では眼表面上は大きな問題はないように見えるが，右眼（a）にくらべて明らかに眼球が縮小しており，顕著な眼内出血が認められた

として非常に効果的なラタノプロスト点眼液（キサラタン点眼液など）などのプロスタグランジン関連薬（PG）の投与は禁忌である。よって，眼圧管理はPG以外のβ遮断薬（チモプトール点眼液0.5％など）や炭酸脱水酵素阻害薬（トルソプト点眼液1％）などを用いて行う必要がある。また，前眼部のぶどう膜炎の場合は血液－房水関門が破綻しているため，マンニトールの静脈投与は眼圧制御に有効ではない可能性も考えられる。

6-4）鎮痛

毛様体筋の緊張を抑制して調節麻痺による鎮痛作用を得るためにも，1％アトロピン点眼液や0.4％トロピカミド点眼液といった散瞳薬を使用する。また，点眼や全身投与でNSAIDsを用いることで消炎だけではなく鎮痛作用を得ることができる。

7）様々なぶどう膜炎

7-1）外傷性ぶどう膜炎

軽度である場合は一般に治療反応は良好である。しかし，肉眼的観察では角膜障害などがなく，軽度であるように見えても，犬同士の喧嘩などによる鈍性の外傷では眼球後部の強膜破裂が起こっている場合もあり，重度なぶどう膜炎の原因となる（**図7**）。猫の爪による外傷の場合では，外傷が角膜や強膜を貫通して水晶体にまで及び深刻なぶどう膜炎を生じる場合もある。よって，注意深い観察を行うとともに，必要に応じて眼部超音波検査などの追加を考慮する必要がある。また，外傷により角膜上皮びらんや潰瘍を伴う場合では，ステロイド点眼やNSAIDs点眼の使用を控え，全身投与による消炎治療を主体に行う必要がある。

7-2）免疫介在性疾患

免疫介在性ぶどう膜炎は，外来抗原に対する過敏反応や自己抗原に対するいわゆる自己免疫性反応の結果として生じる。現時点では原因が不明であり，特発性ぶどう膜炎と診断されるぶどう膜炎のほとんどは，このカテゴリーに分類されると考えられている。いくつかの特徴的な所見を呈するぶどう膜炎が存在する。

7-2-1）水晶体起因性（原性）ぶどう膜炎

水晶体起因性（原性）ぶどう膜炎（Lens-induced uveitis，以下LIU）は2つの型に分類される。1つは，白内障の進行に伴う水晶体蛋白質の液化融解と水晶体嚢外への漏出によるぶどう膜炎で，水晶体融解性ぶどう膜炎（Phacolytic uveitis）と呼ばれる（**図8**）。もう1つは，水晶体嚢の破嚢により水晶体蛋白質が漏出して生じるぶどう膜炎で，水晶体破砕性ぶどう膜炎（Phacoclastic uveitis）と呼ばれ，特に，急速に白内障が形成される場合（若年白内障や糖尿病白内障）や，猫の爪による外傷で水晶体の損傷を疑う場合には注意が必要である。また，ウサギでは*Encephalitozoon cuniculi*の水晶体内感染による水晶体破砕性ぶどう膜炎の存在が知られている[8]（**図9**）（Chapter12も参照）。

LIUの原因療法として，白内障に対しては超音波水晶体乳化吸引術の実施を検討する。対症療法としては，主にステロイド点眼薬とステロイドまたはNSAIDsの全身投与による積極的な消炎治療を行う。

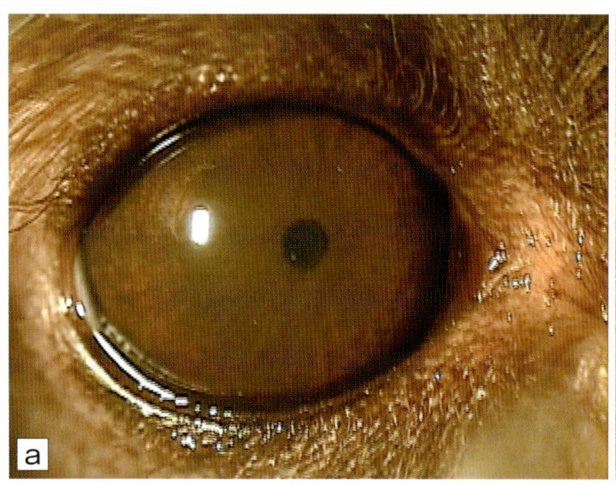

LIU により生じた強い縮瞳

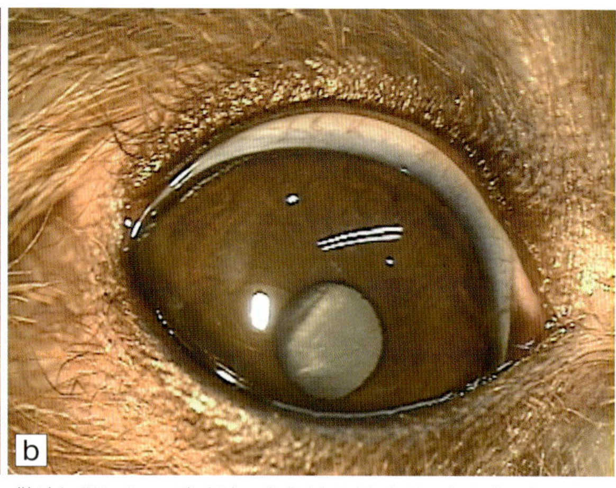

散瞳処置によって白内障の存在が明瞭となり，白内障に起因するぶどう膜炎と診断された

図８　水晶体融解性の LIU
トイ・プードル，３歳齢，雌，右眼

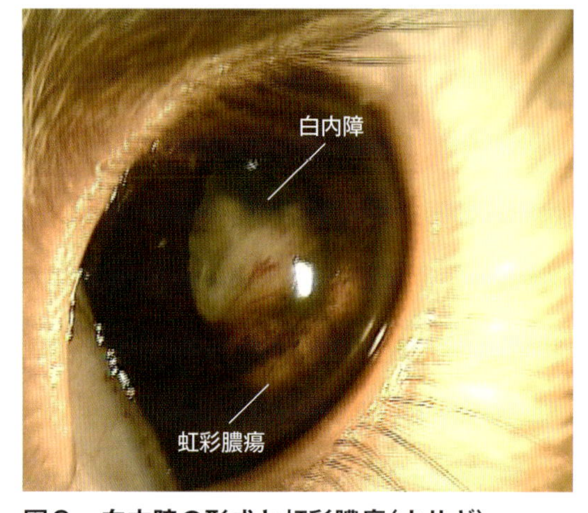

図９　白内障の形成と虹彩膿瘍（ウサギ）
雑種，11 カ月齢，雄
虹彩膿瘍の原因として *Encephalitozoon cuniculi* 感染による水晶体破砕性の LIU が疑われた

7-2-2）ぶどう膜皮膚症候群

フォークト-小柳-原田症候群様疾患とも呼ばれ，特に秋田犬での発生がよく知られている。メラニン細胞に対する自己免疫性疾患で，ぶどう膜炎を生じ，しばしば網膜剥離や続発緑内障に発展して失明する。また，眼症状に次いで，口唇などの皮膚粘膜境界部や鼻鏡および眼瞼，皮膚，被毛の脱色素を生じるようになる（**図 10**）。診断は，ぶどう膜炎と皮膚粘膜境界部を主体とした脱色素という特徴的な臨床所見と，皮膚粘膜境界部の病変部（特に口唇）の生検による免疫学的な病理組織検査を行う。維持治療は積極的な免疫抑制量ステロイドの全身投与を主体に，必要に応じてアザチオプリンなどを併用し，免疫抑制治療および消炎治療を行う。なお，残念ながら疾患の管理は困難であり，再発を繰り返すことが多い。

7-3）全身感染症に伴う感染性ぶどう膜炎

様々な全身感染症によりぶどう膜炎を生じることが知られており，地域性やワクチン接種歴を考慮し，必要に応じて血清学的検査を実施する必要がある。また，菌体外毒素や免疫反応の結果として，ぶどう膜炎が生じる場合もある。子宮蓄膿症によるぶどう膜炎が生じる場合があり，羞明など眼の症状を主訴に来院した症例が子宮蓄膿症であった，ということも特に小動物臨床の現場ではしばしば経験する。その他，前立腺炎や歯肉炎，歯根膿瘍などでも同様なぶどう膜炎が生じ，それぞれの原因疾患に対する治療が必要となる。

海外では真菌や原虫により深刻なぶどう膜炎が生じることが知られており，それらには人獣共通感染症も含まれている（**表１**）。地域性や海外渡航歴，ワクチンの接種状況を勘案して，**表１**に示したような感染症の除外診断のための血清学的検査を行う。

原因治療は，それぞれの感染症に適した抗菌薬の選択をはじめ特異的な治療を実施する必要があるため，他の成書を参考にして頂きたい。

7-4）腫瘍性疾患

犬・猫において，しばしばぶどう膜炎の原因となる転移性腫瘍にリンパ腫が挙げられる（**図５e**）。その他の腫瘍性疾患の眼転移はまれであるが，乳腺癌や血管肉腫，甲状腺癌，膵臓癌，腎臓癌，皮膚の悪性黒色腫，精上皮腫，横紋筋肉腫で報告がある[5]。治療は消炎治療を行うとともに，それぞれの腫瘍に対する適切な治療を選択する。

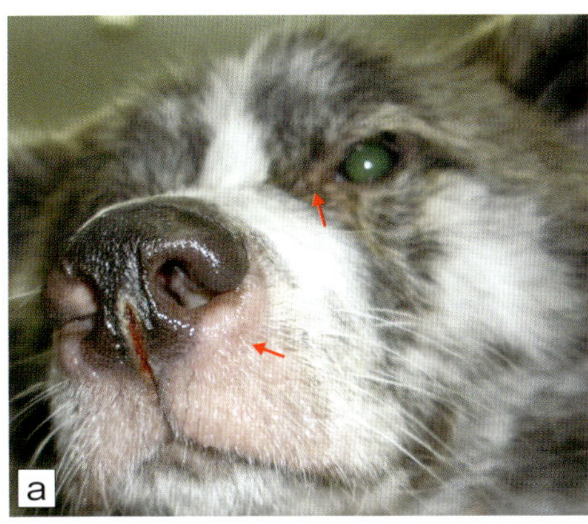

眼瞼皮膚，鼻～口唇部において，脱色素を伴う皮膚炎が見られる

b

右眼の眼底所見。ノンタペタム領域に多数の脱色素病変が見られる

図 10　ぶどう膜皮膚症候群

秋田犬，7カ月齢，雌，両眼
両眼の羞明と流涙を主訴に来院

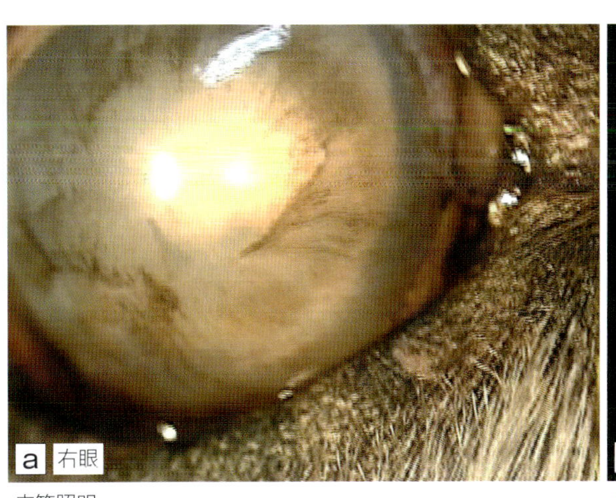

広範照明

b 左眼

スリットランプ像

図 11　ゴールデン・レトリーバーの色素性ぶどう膜炎

13 歳齢，両眼
両眼ともに，白内障を呈する水晶体前嚢に特徴的な虹彩色素の沈着が観察された

7-5) その他の眼疾患に続発するぶどう膜炎

ぶどう膜の解剖学的位置から，眼球のあらゆる疾患で二次的にぶどう膜炎が生じる場合がある。また，角膜炎や強膜炎の際には，知覚神経である三叉神経を介する反射性ぶどう膜炎が生じる。これは臨床的に潰瘍性角膜炎の際に多く認められる。なお，角膜潰瘍が存在する場合にはステロイドや NSAIDs 点眼液の使用を控え，抗炎症薬の全身投与によるぶどう膜炎の管理を行う必要がある。一般に原因となる角膜，強膜疾患の治療により，ぶどう膜炎は比較的良好に改善することが多い。

また，ゴールデン・レトリーバーに多い疾患として色素性ぶどう膜炎がある（**図 11**）。本病は前房内の色素細胞の存在，角膜内皮の色素沈着，虹彩の暗色化と腫脹，水晶体前嚢への放射状の色素沈着を特徴とするぶどう膜炎であり，遷延化により虹彩癒着や緑内障，白内障の形成を招く。原因は特定されていないが，虹彩嚢胞の関与が疑われている。治療は一般的なぶどう膜炎の治療に準じるが，最終的には緑内障に至り失明することも多い。

7-6) その他の全身性疾患に続発するぶどう膜炎

その他，全身性高血圧を生じる疾患に関連して，また過粘稠度症候群や血液凝固不全による眼内出血，高脂血症による前房内への脂質漏出などによるぶどう膜炎がある。

Point

・特に重要であるのは原因の精査である。原因の特定が困難である場合も少なくないが，常に全身性疾患との関連がないか注意をすべきである。
・治療反応が不良である場合には，速やかに眼科専門医への診察依頼を検討すべきである。

犬の場合

・当院の診療で最も多く遭遇するぶどう膜炎は，水晶体起因性(原性)ぶどう膜炎(LIU)である。LIU は，特に若年白内障や糖尿病白内障などの急速に発達する白内障で多く認められる。若年かつ白内障の好発犬種，あるいは糖尿病罹患犬がぶどう膜炎症状で来院した際には，散瞳検査や眼部超音波検査で水晶体の異常がないかを精査し，白内障の有無を確認することが重要である。

猫の場合

・猫のぶどう膜炎では，常に全身感染症の可能性を疑い積極的に血清学的検査を実施すべきである。地域性やワクチン接種歴を考慮し，必要な血清学的検査を吟味して実施する。

■参考文献

1) Chavkin MJ, Lappin MR, Powell CC, et al. Seroepidemiologic and clinical observations of 93 cases of uveitis in cats. *Progress in Vetyerinary and Comparative Ophthalmology* 2: 29-36 (1992).
2) Hendrix DVH. Diseases and surgery of the canine anterior uvea. *In*: Veterinary ophthalmology, 5th ed. Gelatt KN, ed. pp1146-1198, John Wiley&Sons (2013).
3) Hogan MJ, Kimura SJ, Thygeson P. Signs and symptoms of uveitis. *American Journal of Ophthalmology* 47: 155-170 (1959).
4) Holmberg BJ, Maggs DJ. The use of corticosteroids to treat ocular inflammation. *Veterinary Clinics of North America: Small Animal Practice* 34: 693-705 (2004).
5) Martin CL. Anterior Uvea and Anterior Chamber. *In*: Ophthalmic Disease in Veterinary Medicine 3rd impression. pp298-336, Manson Publishing Ltd (2013).
6) Massa KL, Gilger BC, Miller TL, et al. Causes of uveitis in dogs: 102 cases (1989-2000). *Veterinary Ophthalmology* 5: 93-98 (2002).
7) Miller PE. Uvea. *In*: Slatter's Fundamental of Veterinary Ophthalmology 5th ed. pp220-246, Elsevier (2013).
8) Wolfer J, Grahn B, Wilcock B. Phacoclastic uveitis in the rabbit. *Progress in Veterinary and Comparative Ophthalmology* 3: 92-97 (1993).

（久保　明）

Chapter
6-2 ぶどう膜炎以外のぶどう膜の疾患

ぶどう膜の疾患は，ぶどう膜の発達に関連する疾患(瞳孔膜遺残など)ならびに後天性の変性による疾患(虹彩萎縮やぶどう膜嚢胞など)，腫瘍性疾患に分けられる。他の眼疾患と同様に，これらのぶどう膜疾患では犬・猫ともに好発品種，品種特異的な疾患もあることを念頭に入れておかなければならない。また，特にぶどう膜の腫瘍では眼球摘出術を適応すべきかどうかの判断が必要となるが，この際に，類似した所見を呈するぶどう膜嚢胞との鑑別が重要であり，それにより予後も左右される。なお，ぶどう膜の解剖・機能およびぶどう膜炎についてはChapter6-1を参照頂きたい。

1）発達性のぶどう膜疾患

発達性のぶどう膜疾患は不完全な発達(虹彩コロボーマ；欠損など)，発達異常(前眼部異形成など)，そして不完全な胚性組織の退行(瞳孔膜遺残など)に大別される。犬や猫における発達性のぶどう膜疾患は散発性の発生であるが，いくつかの疾患では遺伝性に発生する。

1-1)色素形成の異常

正常な眼の胚形成は，胎生初期における眼の色素層との関連が強いため，いくつかの先天性眼異常は眼の色素の薄弱化やマール遺伝子に関連している。

1-1-1)虹彩異色

左右の眼または同一眼において部位により虹彩色素の濃淡が異なるもの(**図1a, b**)で，しばしば毛色と関連する。色調は局所のメラニン合成酵素の低下が関連していると考えられている。

多くの場合，虹彩異色は臨床的に問題となることはないが，ブルー色調の虹彩はタペタムの欠損や低形成(**図1c, d**)，ノンタペタム領域のメラニン色素の欠損と同時に虹彩形成不全，虹彩コロボーマ，瞳孔変位に関連する場合がある。また，ブルー色調の虹彩と白色被毛を有する猫，ならびにダルメシアン，オーストラリアン・キャトル・ドッグ，イングリッシュ・セター，オーストラリアン・シェパード，ボストン・テリア，オールド・イングリッシュ・シープドッグそしてイングリッシュ・ブルドッグにおいて，先天性の聾(ろう)と虹彩異色との関連が知られている[7]。

1-1-2)マール色による虹彩変化

マール遺伝子を有する犬種(オーストラリアン・シェパード，グレート・デーン，コリー，ダックスフンド)において，虹彩異常を含む多発性眼異常(マール眼発育異常；Merle ocular dysgenesis, MOD)が生じることがある[1,3,4]。マール遺伝子による前眼部の症状として虹彩異色，虹彩低形成，色素性虹彩上皮の突出である黒縁の虹彩，偏心性の瞳孔が挙げられる。

1-1-3)虹彩母斑

虹彩における先天的な巣状の色素斑として観察され，犬・猫ではしばしば認められる(**図2**)。特に腫瘍性疾患との鑑別が重要であるが，虹彩母斑では腫瘍のように虹彩表面から隆起したり，進行性の病変拡大は認められないことから鑑別が可能である。なお，特に猫では，悪性腫瘍である初期のび漫性虹彩悪性黒色腫に形質転換する可能性があるので，注意して経過観察を行う必要がある。

1-2)瞳孔膜遺残

胎生期の水晶体への栄養血管である水晶体血管膜の前方部分を構成する瞳孔膜は，虹彩捲縮輪(けんしゅくりん)の一方からもう一方へ連絡している。犬では通常，胎生後期〜生後6週後程度で退縮する。しかしながら，しばしばこの瞳孔膜構造物が数カ月〜それ以上に遺残する場合がある。一般にはごく軽度な遺残物が一方の虹彩から他方の虹彩へ連絡(虹彩－虹彩型の瞳孔膜遺残)し，しばしば瞳孔をまたいで存在するが，視覚に影響を及ぼすことはまれである。しかし，この瞳孔膜が虹彩から角膜(虹彩－角膜型の瞳孔膜遺残，**図3**)または水晶体

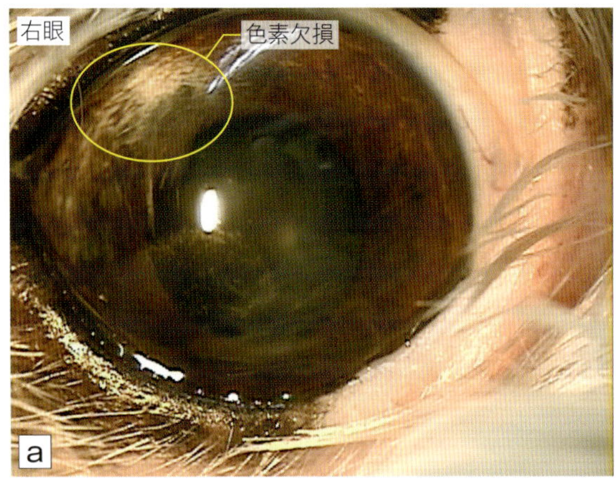

虹彩の一部に色素欠損が認められる

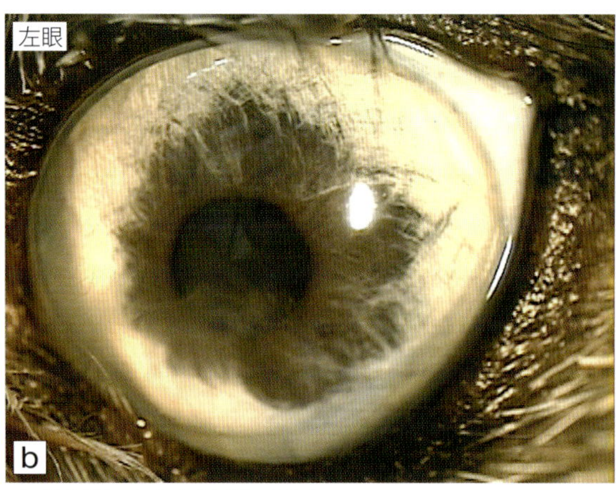

虹彩全域に色素欠損が認められる

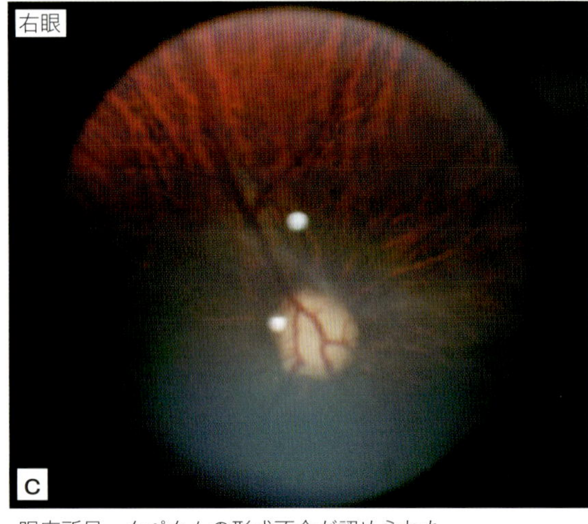

眼底所見。タペタムの形成不全が認められた

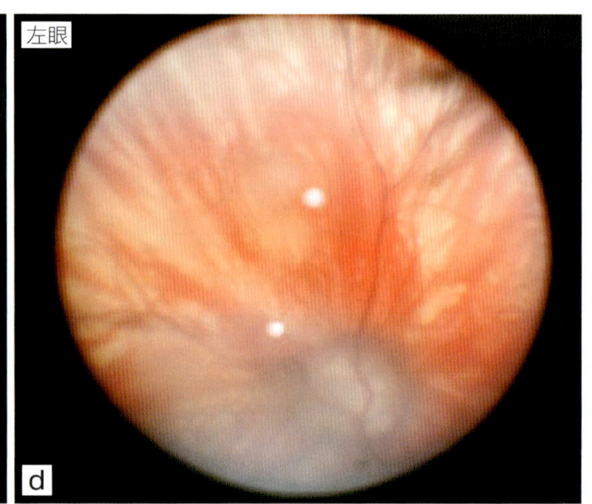

眼底所見。全域におけるメラニン色素の欠損が認められた

図1　シー・ズーの両眼に認められた虹彩異色
10歳齢，雄，両眼

(虹彩－水晶体型の瞳孔膜遺残)に付着し，視軸に混濁を形成する場合には視覚障害を生じる可能性がある。

瞳孔膜遺残はバセンジーなど多くの犬種で常染色体劣性遺伝が知られている他，その他多くの犬種で遺伝的素因の関与が疑われている。類症鑑別として虹彩癒着が挙げられるが，虹彩癒着は通常，瞳孔縁や虹彩根部が角膜や水晶体と癒着した状態であるのに対し，瞳孔膜遺残は瞳孔膜が虹彩捲縮輪から他方の虹彩捲縮輪，角膜，水晶体へ連絡していることから，これらを鑑別することができる。

一般に，瞳孔膜遺残に治療は要しない。予防は適切な繁殖管理であり，発生素因を有する繁殖犬の排除を行うべきである。

1-3)虹彩形成不全，虹彩コロボーマ

虹彩形成不全は，虹彩の部分的または全層の欠損として生じる。虹彩の裂孔や瞳孔形状の異常を起こし，徐々に顕著となる。虹彩コロボーマとは，胎生裂(眼杯裂)の不完全な閉鎖の結果として生じる眼構造の部分的な形成不全(欠損)である。典型的なコロボーマは鼻腹側の虹彩や脈絡膜または視神経乳頭の隣接部位に生じる。

1-4)前眼部形成不全

臨床的には様々な程度の小眼球症，角膜混濁，前房の形成不全，虹彩と毛様体の未分化を主要な変化とするが，それ以外にも硝子体動脈遺残物，水晶体コロボーマ(欠損)または未発達，網膜異形成ならびに網膜裂孔，先天性の聾(ろう)が認められる。ドーベルマンでは常染色体劣性遺伝の遺伝性疾患である[6]。

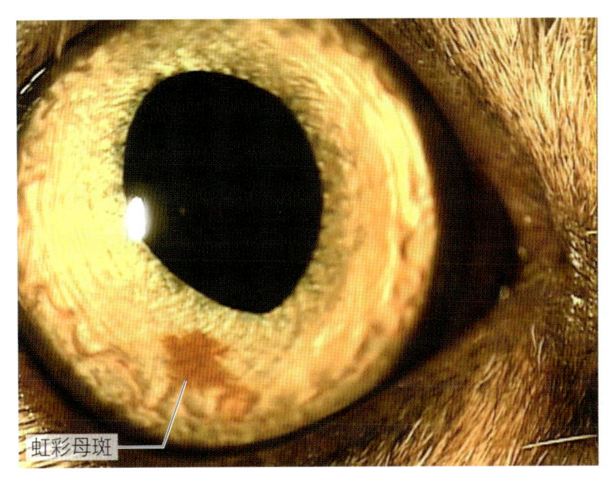

図２　虹彩母斑
猫，７歳齢，去勢雄，右眼
７時方向の虹彩に，巣状の色素斑として虹彩母斑が観察された

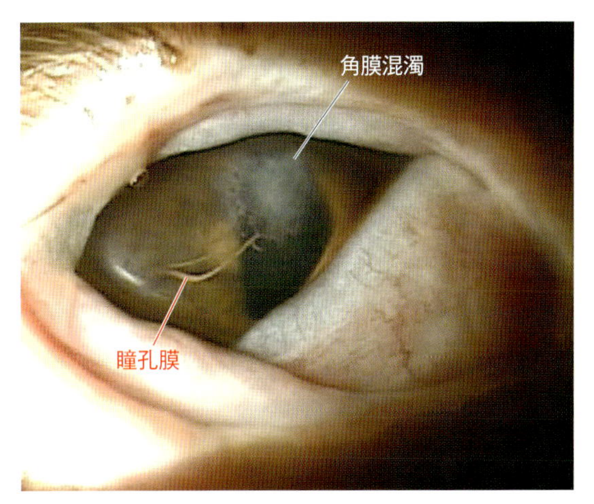

図３　瞳孔膜遺残（虹彩 - 角膜型）
雑種猫，５カ月齢，雄，右眼
瞳孔膜が虹彩から角膜へ連絡し，角膜への付着部には混濁が観察された。本症例では重度な結膜炎，眼瞼炎も認められる

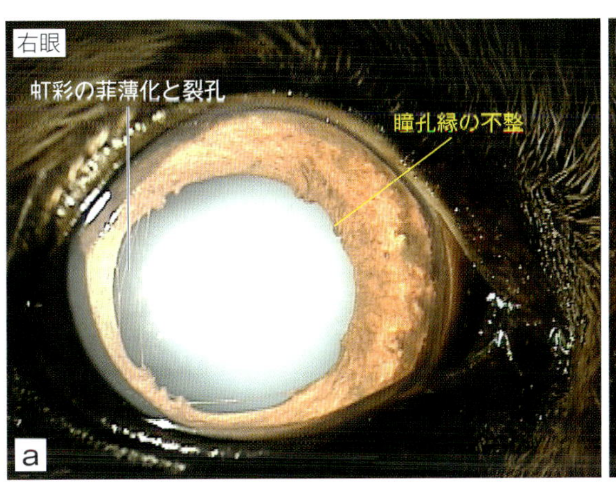

図４　老齢性虹彩萎縮
雑種犬，７歳８カ月齢，去勢雄，両眼
虹彩実質は菲薄化し，瞳孔縁の不整，虹彩裂孔が観察される

２）変性性の虹彩変化

2-1）虹彩萎縮

2-1-1）原発性虹彩萎縮，老齢性虹彩萎縮

成犬および成猫において，特に加齢性にゆっくりと進行する虹彩萎縮が生じる場合がある（**図４**）。虹彩実質は菲薄化して裂孔を形成したり，瞳孔縁の不整を生じる。虹彩実質の菲薄化や裂孔により，しばしば眼底からの反射が虹彩を通して観察される場合もある。多くの場合で明らかな臨床症状との関連性はないが，左右瞳孔の不対称や瞳孔括約筋の萎縮により対光反射の減弱が認められる。

2-1-2）続発性虹彩萎縮

慢性緑内障，慢性再発性ぶどう膜炎，重度な眼外傷により，続発性の虹彩萎縮が生じる場合がある。

2-2）ぶどう膜嚢胞・虹彩嚢胞

ぶどう膜嚢胞は虹彩後面または毛様体の色素上皮から生じる液体を容れた円形～楕円形かつ袋状の構造物である（**図５，６**）。ぶどう膜嚢胞は，特にグレート・デーンやゴールデン・レトリーバーでは遺伝性先天性のぶどう膜異常と考えられているが，しばしば成犬に至るまで認められない。その他，ボストン・テリアや猫においても認められる。ぶどう膜嚢胞は，ぶどう膜炎に続発して生じる場合もある。

ぶどう膜嚢胞は前部ぶどう膜（虹彩と毛様体）に付着して，または前房に遊離，浮遊して存在し，しばしば角膜内皮に接触して破裂し，角膜内皮に色素斑として観察される場合がある。まれではあるが，多発性のぶどう膜嚢胞が虹彩根部を閉塞して続発閉塞隅角緑内障を生じる場合がある。

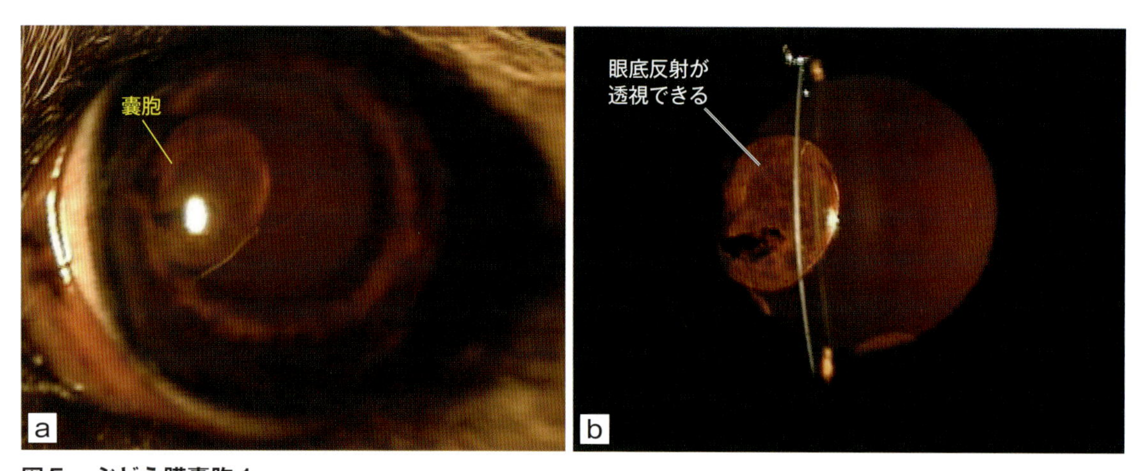

図5　ぶどう膜囊胞1
ゴールデン・レトリーバー，3歳5カ月齢，去勢雄，右眼
囊胞壁は薄く，眼底からの反射光が囊胞を通して容易に透見できるため，囊胞と確認できる

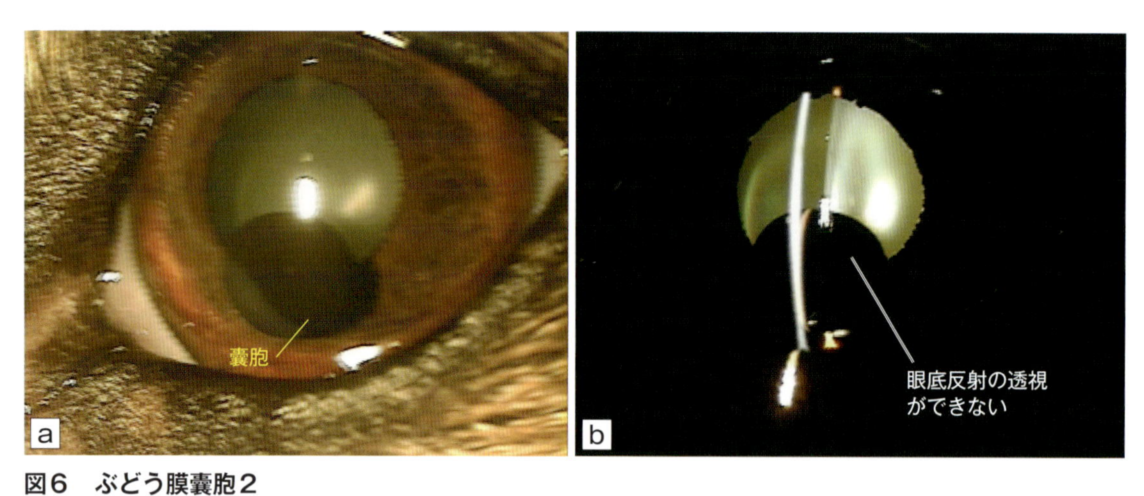

図6　ぶどう膜囊胞2
ウェルシュ・コーギー・ペンブローク，11歳3カ月齢，去勢雄，左眼
囊胞の色素が濃く，眼底からの反射光が囊胞を通して透見できない。このような場合には眼部超音波検査をあわせて実施し，囊胞であることを確認する必要がある

ぶどう膜囊胞は色素を有する腫瘍，虹彩母斑と鑑別する必要があるが，ぶどう膜囊胞では眼底反射による間接照明で透かして観察可能である場合が多く，これによって鑑別が可能である。なお，この所見はメラニン色素が濃い囊胞である場合には検出がやや難しい場合もあるが，その際には眼部超音波検査により虹彩囊胞の袋状構造を確認することが鑑別に有用である(なお，小型の虹彩囊胞では超音波検査でも袋状構造が確認困難な場合もある)。

ぶどう膜囊胞の摘出，除去が必要となるケースはまれであるが，瞳孔中央部の視軸に存在して視覚障害を生じる場合や，多発性のぶどう膜囊胞により続発緑内障を生じる原因となる場合，囊胞が角膜内皮に接触して角膜浮腫を生じる場合は摘出術を検討する。

3)ぶどう膜の腫瘍

3-1)原発性ぶどう膜腫瘍および関連疾患

明らかな外傷歴がない限り，片眼性のぶどう膜炎または前房出血が認められる場合には，眼球内腫瘍を疑う必要がある。眼内の観察が困難な場合には，必ず眼部超音波検査をあわせて実施する必要がある。

3-1-1)毛様体腺腫，毛様体腺癌

犬では毛様体上皮由来の腫瘍がしばしば認められ，後房を形成する虹彩後面から瞳孔へ突出した腫瘤として観察されることが多い。腫瘤は，由来が毛様体上皮の色素上皮細胞の場合はメラニン色素を有し，無色素上皮細胞の場合には色素を欠く(**図7**)。同部位より生じる黒色細胞腫(メラノサイトーマ)や悪性黒色腫(メラノーマ)との類症鑑別が重要である。腫瘍が毛様体から虹彩や隅角に浸潤することで，眼圧上昇を生じる

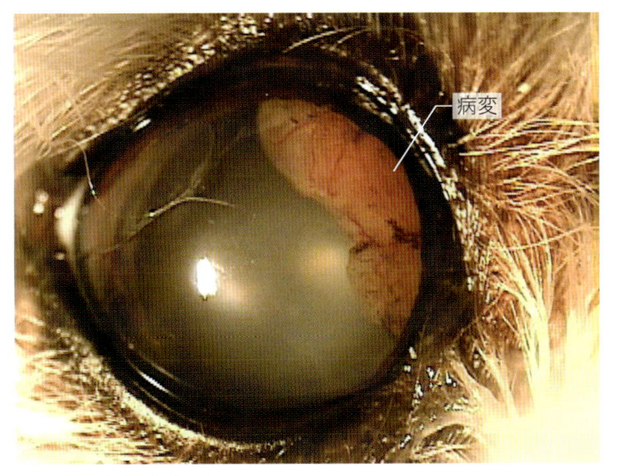

図７　毛様体腺腫

マルチーズ，13 歳２カ月齢，去勢雄，右眼
メラニン色素をもたないぶどう膜嚢胞との鑑別が重要である。
病理組織学的検査の結果，毛様体腺腫と診断された

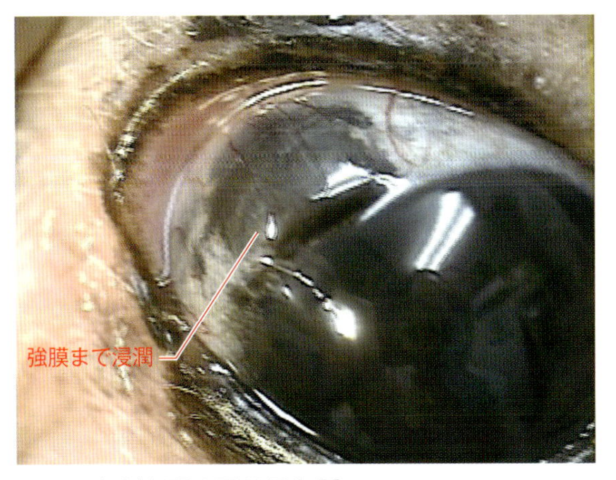

図８　ぶどう膜の悪性黒色腫

マルチーズ，16 歳齢，避妊雌，右眼
強膜への浸潤が認められた

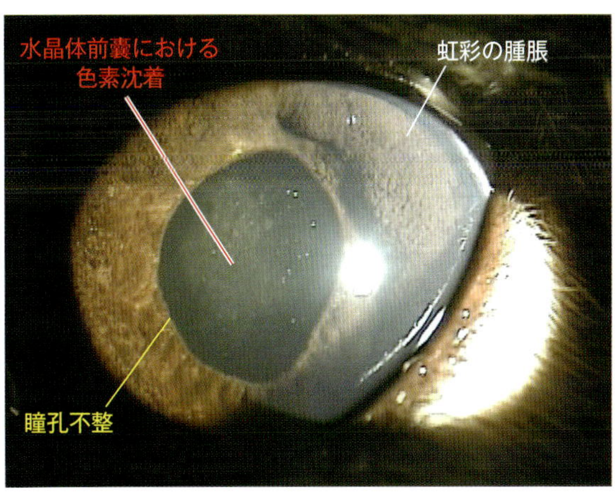

**図９　ぶどう膜の悪性黒色腫
（猫び漫性虹彩悪性黒色腫）**

雑種猫，６歳６カ月齢，雄，左眼
虹彩の顕著な腫脹および瞳孔不整，水晶体前嚢における色素沈着が認められた

場合もある（腫瘍による続発緑内障）。

小型で局所に形成された腫瘤では，腫瘤とその隣接組織の外科的切除またはレーザー凝固術を実施する場合がある。しかし，これらの術式は術後の様々な合併症や再発のリスクがある。合併症のリスクを避けたい場合や腫瘤が大きい場合，腫瘍が眼球内の他の組織に浸潤している場合は，視覚を有する場合でも眼球摘出術を選択し実施する場合が多い。腫瘍が眼球外に浸潤していない場合は，眼球摘出術の実施による生存予後は良好である。

3-1-2) 黒色細胞腫（メラノサイトーマ），
悪性黒色腫（メラノーマ）

これらの腫瘍は犬・猫では一般的である。犬では多くの場合，虹彩のメラノサイト性腫瘍は良性である。しかし虹彩，毛様体，そしてより少ない頻度で脈絡膜には悪性腫瘍が生じる（**図８**）。犬においては，腫瘍が強膜に浸潤する前に眼球摘出術が実施された場合には生存予後は比較的良好である。しかし猫では，眼球内の悪性黒色腫は犬よりも高い転移率と死亡率を示し，より悪性の挙動をとる（**図９**）。

臨床所見は，虹彩色の変化や腫瘤形成，腫瘍の壊死によって生じるぶどう膜炎や眼内炎，角膜混濁，前房出血，続発緑内障などである。

犬では腫瘤が局在し小さい場合には，部分切除（虹彩切除術，虹彩毛様体切除術）またはレーザー凝固術を検討する。しかし，臨床症状が明らかな場合では，すでに部分的な処置を行うには腫瘍が大きすぎることが多い。緑内障やぶどう膜炎，前房出血を伴う場合に

は眼球摘出術が必要となる。

眼球摘出後の生存予後は良好であることが多い。ある研究では犬のぶどう膜の悪性黒色腫（メラノーマ）129例のうち，7例で転移が認められたと報告されている[7]。もし強膜浸潤が認められる場合には，眼窩内の組織すべての除去が実施される場合もある。定期的（1年間は3カ月ごと，それ以降は1年ごと）にリンパ節転移がないかどうかをチェックすることを勧める。補助的に化学療法,放射線療法が実施される場合もある。

3-1-3）ケアーン・テリアの眼黒色症

本疾患はケアーン・テリアにおける原発性の遺伝性（常染色体優性遺伝を疑う）疾患であるが，その他，ボクサーやラブラドール・レトリーバーでの報告もある[2,8,9]。特徴としては虹彩の肥厚と色素沈着，房水中の色素細胞の浮遊，強膜や上強膜における色素沈着および後眼部への浸潤が挙げられる。色素沈着に関連して房水流出路が閉塞し，続発緑内障に発展することがある（色素性緑内障）。

治療は対症療法が主体であり，ぶどう膜炎に対しては消炎治療，眼圧上昇に対しては抗緑内障治療が行われる。一般的には，最終的に眼球摘出術が必要となる。

3-1-4）猫び漫性虹彩悪性黒色腫

猫び漫性虹彩悪性黒色腫(Feline diffuse iris melanoma, FDIM）は，他の前部ぶどう膜腫瘍とは異なり，猫において認められる特徴的な腫瘍である。本腫瘍は緩徐な進行を示し，虹彩の前面の黒色部から生じる。場合によっては隅角に広がり続発緑内障を生じる。しかし，急速な進行を呈して主に肝臓や肺に遠隔転移を起こす場合もある。本腫瘍の転移率は比較的高率である。

本腫瘍を疑う場合には眼球摘出術が必要かどうか，いつ手術を行うかの判断が必要であり，そのためにはより高度な専門知識と経験を要するため，眼科専門医への診察依頼を勧める。なお，罹患猫では遠隔転移を生じている場合でも，一般状態の悪化を伴わずに長期間生存することが多い。瞳孔運動や瞳孔形状のゆがみを伴う虹彩肥厚が観察される場合，毛様体に浸潤する場合，強膜に浸潤する場合，続発緑内障を生じた場合およびぶどう膜炎を生じた場合などでは，眼球摘出術の実施を検討する。

3-1-5）猫原発性眼球肉腫（損傷後肉腫）

猫の眼球における損傷後肉腫（外傷後肉腫ともいう）は重度な眼損傷の後，数年以内に生じることがある。損傷後肉腫を生じた猫の多くで，貫通性外傷による水晶体や他の眼内構造の損傷の既往がある（外傷，手術，硝子体内ゲンタマイシン注入術など）。

臨床症状は慢性進行性であり，治療に反応しないぶどう膜炎，牛眼化を伴った緑内障，以前は眼球癆となっていた眼球の腫大などが挙げられる。眼球摘出を行っても遠隔転移や局所再発することが一般的である。眼球内から視神経を介して眼窩へ浸潤し，しばしば臨床的に腫瘍と認識される以前にすでに腫瘍細胞の眼窩への浸潤が生じている。骨転移を生じる場合もある。

3-2）転移性ぶどう膜腫瘍および関連疾患

3-2-1）リンパ腫

犬では臨床的に，ぶどう膜炎や眼内炎と同様な臨床所見を呈する（Chapter6-1を参照）。膨隆虹彩や前房出血，前房フレア，網膜症や網膜剥離，結膜炎，角膜炎，非炎症性結膜浮腫，血管新生を伴う角膜浮腫，角膜後面沈着物（Keratic precipitates, KPs），角膜実質内出血，縮瞳，低眼圧，毛様充血ならびに続発緑内障が臨床所見として挙げられる。リンパ腫の犬の37％で眼症状を示したとの報告もある[5]。眼症状を呈した犬では，長期間の寛解と化学療法の反応性については不良であることが多い。

原因療法はリンパ腫に対する化学療法である。対症療法としては，ぶどう膜炎に対するステロイド点眼および調節麻痺のためのアトロピン点眼，続発緑内障に対する抗緑内障治療が考慮される。

猫についてもおおむね同様であるが，臨床現場では犬よりも遭遇頻度は少ない。眼リンパ腫は高齢の雄猫でより多く罹患し，罹患猫の50％以上で初発症状は眼症状であったとの報告もある[7]。

3-2-2）その他の転移性ぶどう膜腫瘍および関連疾患

リンパ腫以外でのぶどう膜への転移性腫瘍の発生は多くはないが，犬では乳腺癌，血管肉腫，甲状腺癌，膵臓癌，腎臓癌，皮膚の悪性黒色腫，精上皮腫および横紋筋肉腫が挙げられる。猫では犬よりも多くはないが，同様な状態が髄膜浸潤性疾患，細網内皮症，猫免疫不全ウイルス（FIV）感染症，猫白血病ウイルス（FeLV）感染症で生じる場合がある。

Point

犬の場合

・犬における発達性ぶどう膜疾患では，マール遺伝子などによるぶどう膜の色素欠損に関連して生じる疾患に注意を払う必要がある。よって，虹彩異色やマール色被毛を呈する犬では，アメリカやヨーロッパで行われているアイチェックシステムと同様な，眼科専門医による眼検査を積極的に勧める。

猫の場合

・猫のぶどう膜の腫瘍では，猫び漫性虹彩悪性黒色腫などの猫に特異的な腫瘍がある。また，犬と同じ腫瘍であってもその挙動は犬と異なる場合があるため注意が必要である。

■参考文献

1）Bertram T, Coignoul F, Cheville N. Ocular dysgenesis in Australian Shepherd dogs. *Journal of the American Animal Hospital Association* 20: 177-182 (1984).

2）Covitz D. Pigmentary glaucoma in the cairn terrier. *Transactions of the American College of Veterinary Ophthalmology* 15: 246 (1981).

3）Gelatt KN, McGill LD. Clinical characteristics of microphthalmia with colobomas of the Australian Shepherd dog. *Journal of the American Veterinary Medical Association* 1, 62: 393-396 (1973).

4）Gelatt KN, Powell NG, Huston K. Inheritance of microphthlmia with coloboma in the Australian Shepherd dog. *American Journal of Veterinary Research* 42: 1686-1690 (1981).

5）Krohne SG, Henderson NM, Richardson RC, et al. Prevalence of ocular involvement in dogs with multicentric lymphoma: prospective evaluation of 94 cases. *Veterinary and Comparative Ophthalmology* 4: 127-135 (1994).

6）Lewis DG, Kelly DF, Sansom J. Congenital microphthalmia and other developmental ocular anomalies in the Doberman. *Journal of Small Animal Practice* 27(9). 559-566 (1986).

7）Miller PE. Uvea. *In*: Slatter's Fundamental of Veterinary Ophthalmology 5th ed. pp220-246, Elsevier(2013).

8）Petersen-Jones SM. Abnormal ocular pigment deposition associated with glaucoma in the cairn terrier. *Journal of Small Animal Practice* 32: 19-22 (1991).

9）van de Sandt RR, Boevé MH, Stades FC, et al. Abnormal ocular pigment deposition and glaucoma in the dog. *Veterinary Ophthalomology* 6: 273-278 (2003).

（久保　明）

Chapter 7

眼底と視神経，網膜の疾患

Chapter 7-1 網膜と視神経の解剖・機能と後天性疾患

視神経を含む網膜は，眼内を通過して得られた像を脳に届け，視覚として認識するために重要な役割をもつ組織である。入ってきた光を電気的信号に変換し，いくつかの細胞を経て，その信号を脳まで届けている。電気的信号への変換を行っている"視細胞"の機能低下や数の減少が起これば，網膜電図の反応が低下し，視覚も低下する。視神経炎のような"視神経"の機能低下が起これば網膜電図検査では異常は認められないが，脳への伝達ができなくなるため，やはり視覚は低下する。すなわち網膜や視神経の疾患は視覚低下や失明などを主訴として来院されることが多く，また診断に苦慮することも多々ある。眼底検査などの眼検査や網膜電図検査，頭部 MRI 検査などの特殊検査が必要になることもあり，眼科を得意とされない先生には敬遠されがちな分野になると思われる。しかしながら早期に発見し診断することにより，視覚の回復が可能な症例も少なくはない。視覚低下を呈する場合，網膜や視神経のどこに問題があるのかを(脳である場合もあるが)診断するためには，眼科の知識のみならず神経科の知識も必要となる。

1)解剖・機能

網膜は外側から網膜色素上皮細胞，視細胞(桿体細胞，錐体細胞)，双極細胞，水平細胞，ミュラー細胞，アマクリン細胞，神経節細胞からなり，組織学的には外側から網膜色素上皮細胞層，視細胞層，外境界膜，外顆粒層，外網状層，内顆粒層，内網状層，神経節細胞層，神経線維層，内境界膜に分類される(**図1**)。

視細胞層には視細胞(桿体細胞，錐体細胞)の外節と内節が存在し，光受容体の核は外顆粒層に存在する。視細胞と双極細胞や水平細胞がシナプスを形成しているのが外網状層となる。双極細胞，水平細胞，ミュラー細胞，アマクリン細胞の核が存在するのが内顆粒層，同様にそれらの細胞と神経節細胞がシナプスを形成しているのが内網状層となる。神経節細胞の核が存在するのが神経節細胞層で，その軸索が集まるのが神経線

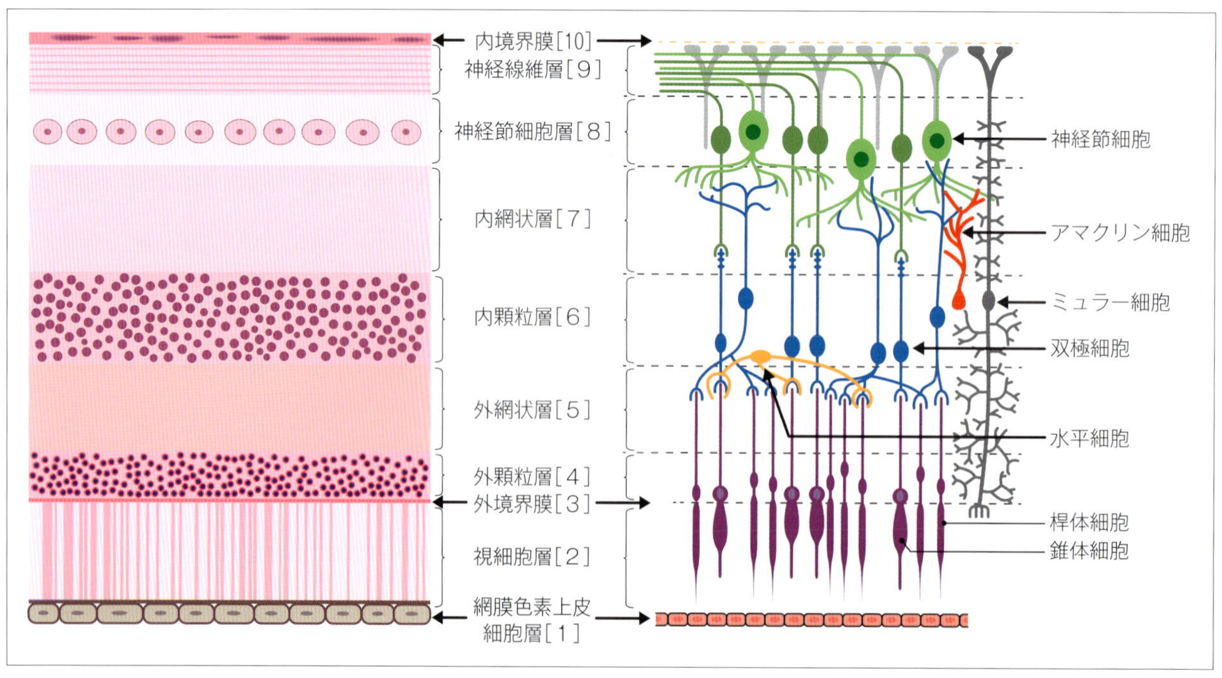

図1　網膜の解剖・組織図
参考文献1より引用・改変

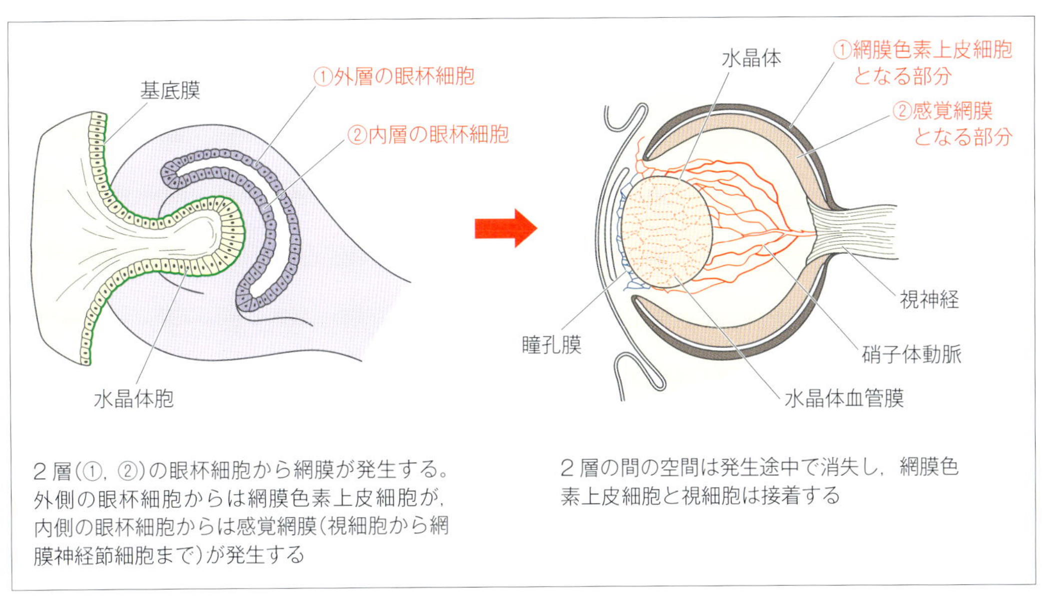

２層（①，②）の眼杯細胞から網膜が発生する。外側の眼杯細胞からは網膜色素上皮細胞が，内側の眼杯細胞からは感覚網膜（視細胞から網膜神経節細胞まで）が発生する

２層の間の空間は発生途中で消失し，網膜色素上皮細胞と視細胞は接着する

図２　網膜の発生

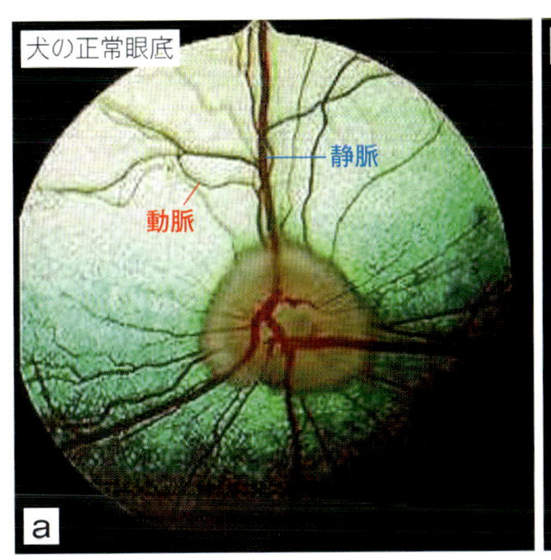

猫の正常眼底
動脈
静脈
b

犬では正常のバリエーションが多く，視神経の形，タペタムの大きさと色調などは犬種，個体でかなり異なる

猫は犬ほどのバリエーションがなく，タペタムは通常，視神経の腹側まで広がる。視神経乳頭は小さく暗い

図３　正常な眼底所見

維層と呼ばれる。最終的に神経節細胞の軸索はそのまま束となって，強膜にあいた孔（篩板）から出て視神経となり，そのまま外側膝状体でシナプスを形成する。

発生学的に網膜は眼杯を形成する２層の細胞から分化しており（**図２**），眼杯の外層からは網膜色素上皮細胞が，内層からは残りの網膜の細胞が分化する。そのため内層の細胞から分化した部分を神経網膜，もしくは感覚網膜と分類する。

このような発生学的構造をもつことから，後述する網膜剥離は網膜色素上皮細胞と視細胞の間で起こりやすい。網膜への栄養供給は，神経節細胞層に存在する網膜血管から行われるのは内側１／３に限られており，残りの２／３は網膜の外側に存在する脈絡膜から行われる。犬・猫の網膜血管は，視神経乳頭を中心に放射線状に走行している。眼底検査で見られる網膜血管は太い方が静脈で，細い方が動脈である（**図３**）。

前述したように，視神経はその細胞核が網膜内層の神経節細胞層に存在し，軸索のみが強膜にあいた孔（篩板）から眼球外に出ていく。視神経は眼球から外側膝状体までが１本の神経線維であり，外側膝状体ではじめてシナプスを形成する。

２）網膜脈絡膜炎

◯原因・診断

網膜は脈絡膜から栄養供給を得ており，また近接しているため脈絡膜の炎症は高い確率で網膜の炎症をも引き起こす。このため網膜脈絡膜炎もしくは脈絡（膜）

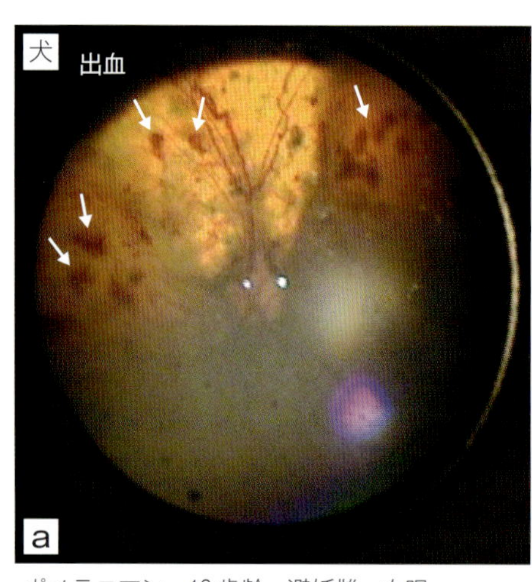

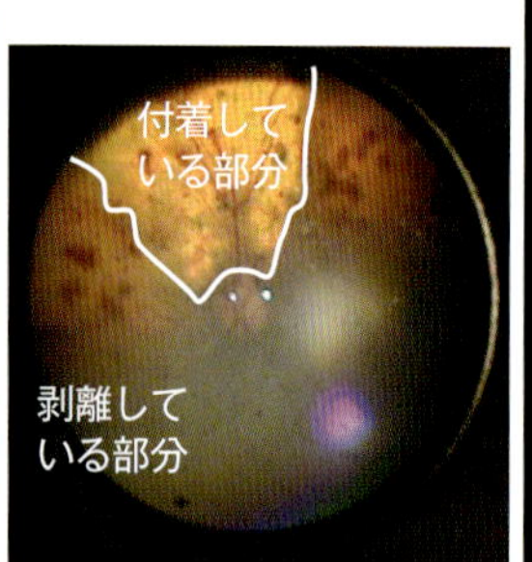

ポメラニアン，12歳齢，避妊雌，右眼
多発性骨髄腫による過粘稠度症候群により発症。点状の網膜出血と腹側の網膜剥離を呈している

猫
b
雑種猫，5歳齢，去勢雄，右眼
クリプトコッカス感染症により網膜浮腫を起こしており，タペタム反射は低下している

図4　網膜脈絡膜炎

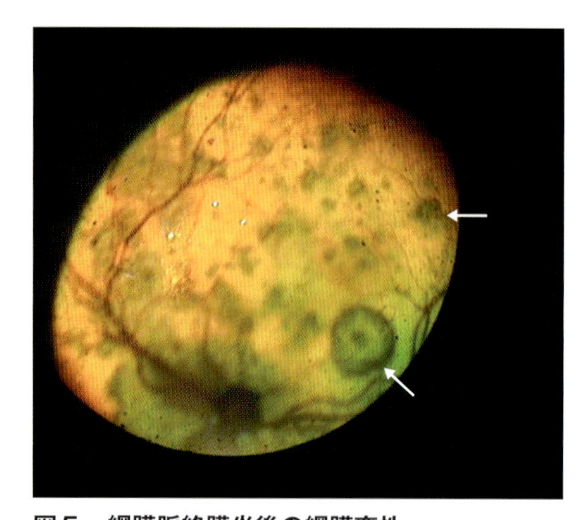

図5　網膜脈絡膜炎後の網膜変性
スコティッシュフォールド，13歳5カ月齢，避妊雌，左眼
多数の巣状のタペタム反射亢進が見られる

網膜炎といわれる。

網膜脈絡膜炎の原因は，感染，炎症，免疫介在性，腫瘍，特発性と様々である。前部ぶどう膜炎と同時に起こることもある。主な症状は視覚低下～失明で，診断は眼底検査にて網膜の浮腫，剥離，出血などの炎症所見を見つけることである（**図4**）。具体的にはタペタム反射の低下や網膜（ないしは硝子体）出血，血管の怒張を見つけることである。眼内出血や硝子体混濁のため眼底検査が実施できない場合は，超音波検査にて網膜の浮腫や剥離，硝子体出血の有無（超音波検査では高エコー性となる）などを調べるとよい。

感染による網膜脈絡膜炎の場合，感染源を特定するために血清学的検査を行うこともあるが，特定できないこともある。網膜という場所柄，培養検査は困難で硝子体液の検査を行うことはまれである。原因として考えられる感染性微生物には，ウイルス（CDV，FeLV，FIV，FIPなど），真菌（クリプトコッカス，日本での発生はまれではあるがブラストマイコーシスやヒストプラズマなど），原虫（トキソプラズマ症など），日本での発生はほとんど認められないがリケッチア（エールリヒア，ロッキーマウンテン紅斑熱など）などがある。

血管系の異常によるものでは高血圧，過粘稠度症候群などがあり，免疫介在性の疾患としてはぶどう膜皮膚症候群（フォークト－小柳－原田症候群様疾患とも呼ばれる）が代表的な疾患である。

○治療

治療には原因となり得る疾患に対する治療（感染抑制や免疫抑制治療など）を行うと同時に，消炎治療が不可欠になる。早期に網膜の炎症を抑え，網膜細胞の減少を防がなければ，視覚低下もしくは失明は永久的なものになり得る。活動期の眼底所見では出血，網膜剥離などからタペタム反射の低下が認められるが，炎症が治まった後では反対にタペタム反射亢進となり，網膜細胞の減少（網膜の菲薄化）が認められ，病変は不可逆的となる（**図5**）。

3）突発性後天性網膜変性症候群

○原因

突発性後天性網膜変性症候群（Sudden acquired retinal degeneration syndrome，以下SARDS）は犬に見られる疾患であり，突然（1日～2週間の間）に両眼が

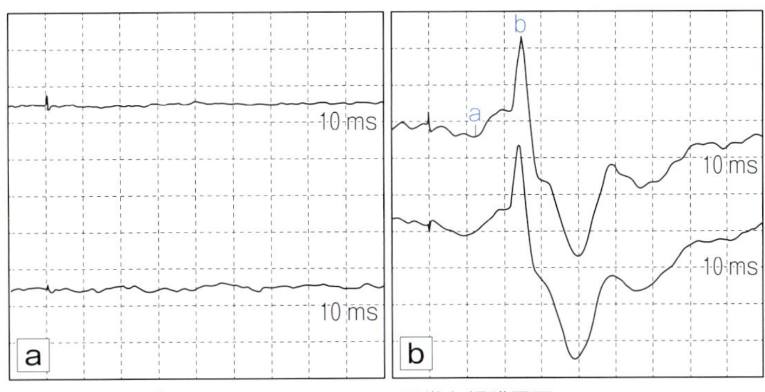

SARDSの網膜電図
正常な反応がなく，波形がフラットとなる

正常な網膜電図
a波，b波が認められる

図6　網膜電図

失明する疾患である。原因については自己免疫性炎症や中毒などが論じられているが，現在のところ判明していないため，近年，疾患名に症候群を冠している。形態学的には視細胞(桿体細胞と錐体細胞の両方)の外節の急速な消失が起こり失明する。

発症初期にはそれ以外の所見が認められず，眼底検査でも失明を説明できる所見が得られないことが多い。瞳孔は散大し，対光反射は低下～消失していることが多い。患者は健康な中年齢で，多飲多尿，体重増加，肝数値の上昇などの副腎皮質機能亢進症を疑わせる所見が得られることがあるが，SARDSと副腎皮質機能亢進症との関連性は証明されていない。好発犬種はないとされているが，日本ではミニチュア・ダックスフンド，ミニチュア・シュナウザーでの発生が多いという報告があり，筆者の個人的見解も同様である。

○診断

眼底検査で特徴的所見が認められないが，網膜電図(Electroretinogram，以下ERG)検査では明順応，暗順応ともに反応が消失するため(**図6a**)，ERG検査にて反応が認められる視神経疾患や，脳疾患による失明と鑑別することができる。病歴，眼底所見，ERG検査の結果からSARDSと診断されることがほとんどである。

○治療

現在のところ治療方法は確立されておらず，治療困難である。視覚の予後は不良である。

4)網膜症

網膜の非炎症性変性性疾患を指し，原因により栄養性，中毒性，高血圧性などに分けられる。

○栄養性による網膜症

栄養性で代表的なものは，猫におけるタウリン欠乏による猫中心性網膜変性症(Feline central retinal degeneration，FCRD)である。猫ではタウリンは必須アミノ酸の一種であり，欠乏すると拡張型心筋症と進行性の網膜変性が認められる。変性は網膜の中心やや外側のタペタムから始まり，小さな円形のタペタム反射亢進がその後，水平方向の帯状となり，そして全体に広がっていく。そのため猫の中心性網膜変性症と呼ばれる。市販のキャットフードを給与されている場合にはタウリン欠乏は起こりにくいが，手作り食やドッグフードを食している場合には，タウリンの投与が必要となる。

他に栄養性の問題になるのはビタミンE欠乏症である。ビタミンEが欠乏すると，タペタム領域において特徴的な所見(多数の点状病変；色素凝集)が認められる。この所見は遺伝性疾患である網膜色素上皮変性症(Retinal pigment epithelial dystrophy，RPED)に類似しており，この2つの疾患には何らかの共通の病因があると示唆されている(Chapter 7-3を参照)。

○中毒による網膜症

中毒による網膜症は，猫でのエンロフロキサシン中毒が報告されている。エンロフロキサシンによる中毒は，急性かつ重篤な網膜変性を起こして失明する。すべての猫にエンロフロキサシンを投与すると網膜変性が起こるのではなく，高齢で腎機能や肝機能が低下している猫に，高用量を静脈投与するなどして血中濃度が高い状態が持続する場合にリスクが高くなるといわれている。猫にエンロフロキサシンを投与する場合には，投与量および投与方法には十分注意する必要がある。

○高血圧による網膜症

高血圧による網膜症は犬・猫ともに認められる(**図**

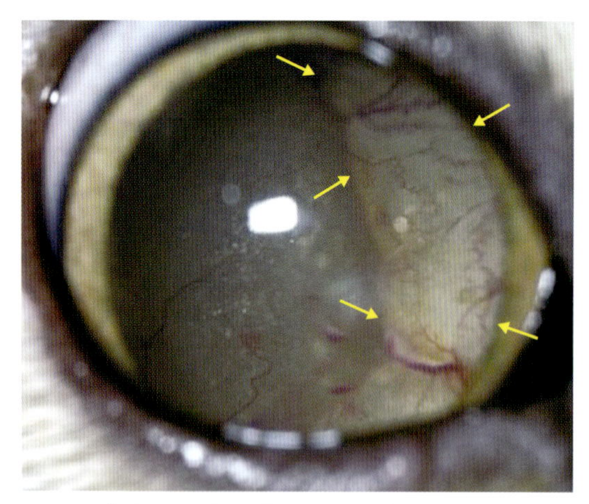

図7　高血圧による猫の網膜剥離
水晶体の後方に剥離した網膜が観察される。通常ではこの位置に網膜が認められることはない

7）。症状が出る血圧は収縮期血圧で 180 mmHg 以上であるとされている。高血圧により，犬では網膜の点状出血が，猫では網膜の浮腫～剥離が認められることが多い。犬では通常，眼底検査で偶発的に見つけられるが，猫では急性の失明を主訴に来院されることが多い。失明の原因は網膜剥離で，眼底出血を伴っている場合もある。診断には血圧測定が必要になるが，視覚異常を主訴に来院される患者の多くは収縮期血圧が 200 mmHg を超えている。

治療には血圧を低下させる降圧剤の投与が行われる。犬では心不全に対する治療が主になるが，猫の場合は腎不全からの高血圧が多く，腎不全に対する治療をうまく行っていく必要がある。猫の高血圧に対しては，筆者は降圧のためカルシウムチャネル拮抗薬であるアムロジピンを処方することが多いが，詳しくは内科の教科書を参照されたい。降圧治療にうまく反応して網膜剥離や出血が改善した場合でも，後遺症としての網膜変性により視覚の低下が残る。

5）網膜剥離

網膜剥離とは，網膜が下部組織である脈絡膜から分離した状態を指すが，実際には網膜色素上皮細胞と視細胞の間で分離している。前述したように網膜色素上皮細胞と，視細胞を含む感覚網膜とは，発生学的に別々の眼杯細胞から発生し，組織接着が弱いためこの部分での剥離が起こりやすい。網膜が剥離すると脈絡膜からの血行が滞り，視細胞の障害や減少が起こり，結果として視覚が低下もしくは消失する。瞳孔は散大し，対光反射は低下～消失する。網膜は組織学的に視神経周辺と周辺網膜（鋸状縁）で接着が強く，これら以外の接着の弱い部分で剥離することが多い。

剥離の原因として裂孔性，滲出性，牽引性が挙げられる（図8）。裂孔性網膜剥離は網膜に裂孔が生じ（図9），液体化した硝子体が網膜下に浸入し剥離が進行する。素因として硝子体の変性（液状化）が挙げられる。犬では最もよく認められる原因である。滲出性網膜剥離は網膜下に漏出液（非炎症性）もしくは浸出液（炎症性）が貯留して起こる（図10）。原因として全身性疾患を含む感染症，炎症性疾患，血液疾患，血管疾患などが挙げられる。猫では高血圧による網膜剥離や感染症による網膜剥離がよく認められる。牽引性網膜剥離は後部ぶどう膜炎による硝子体内での膜状物の形成や，水晶体前方脱臼などによる硝子体の前方移動などにより，網膜が牽引されることによって起こる。

○診断

診断は眼底検査により行われるが，時にはペンライトまたはスリットランプでも水晶体後方に存在する剥離した網膜を見つけることができる（図7）。

眼底検査にて，部分的に剥離した部位はタペタム反射低下として認められる。網膜剥離が重度になると周辺網膜（鋸状縁）と視神経周囲のみで接着し，その他の部分が剥離してアサガオの花のように網膜が前方に張り出している状態で認められる。場合によっては鋸状縁の部分で網膜が大きく裂開し，背側網膜が腹側に下垂した状態で認められることがある（図11）。その場合，タペタム部分には網膜が存在しないために強い反射亢進を示し，視神経から垂れ下がった膜状物（網膜）が観察される（図12）。

出血などにより眼内の混濁のため眼底検査ができない場合は，超音波検査により剥離した網膜を描出することができる。眼球壁の前面に高エコー性をもつ膜状物が観察される。前述したように視神経と鋸状縁で眼球と結合するため，カモメが翼を広げたような形（ガルウイング所見）を示す（図13a）。また背側網膜が下垂した場合，腹側に二重のラインが認められることがある（図13b）。

○治療

治療は原因により異なるが，可能な限り早く剥離した網膜を復位することである。裂孔性の場合は，硝子体手術により剥離した網膜を復位し，再剥離を防止するためにレーザーにて凝固し癒着させる必要がある。

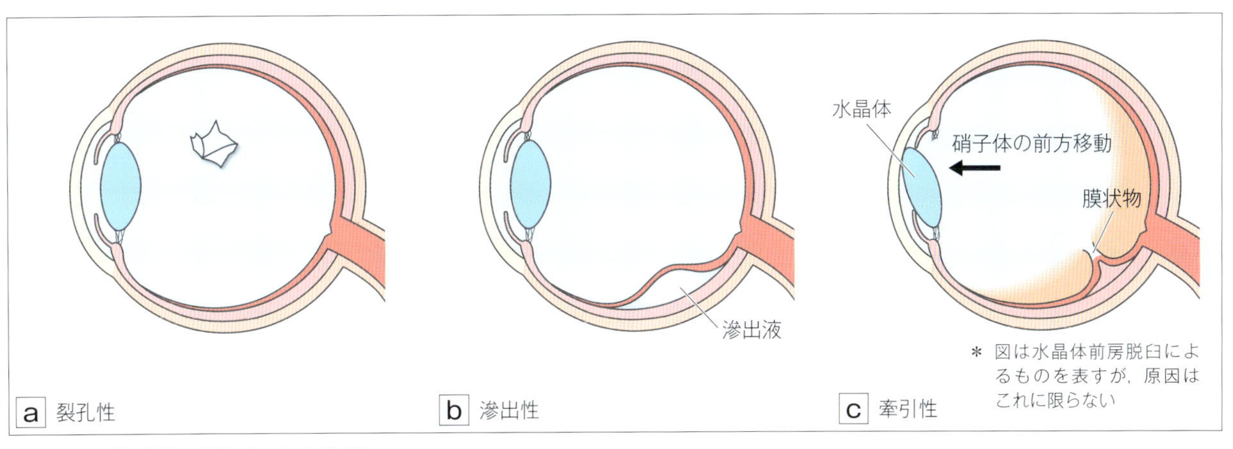

図８　網膜剥離の原因による分類

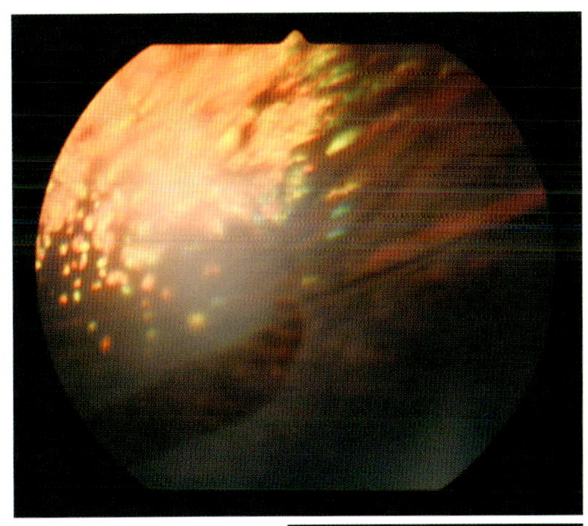

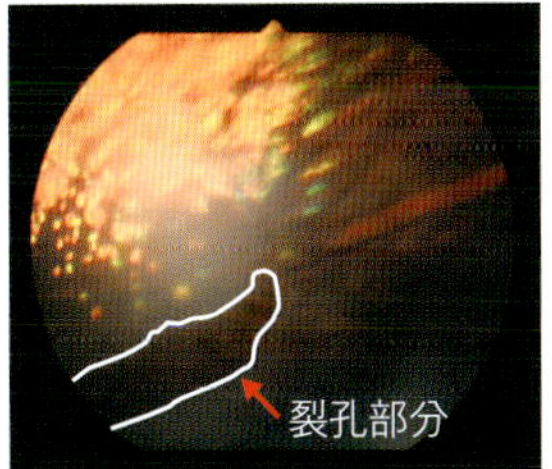

図９　網膜裂孔
トイ・プードル，４歳齢，避妊雌，右眼
網膜に裂け目（裂孔）が見られる。この犬の対側眼はすでに網膜剥離を起こしていた

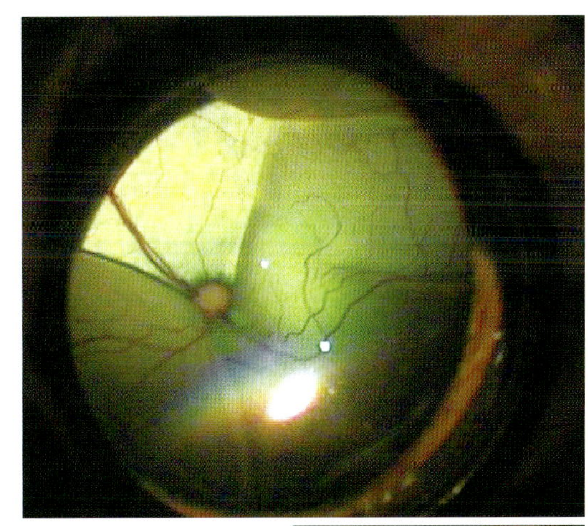

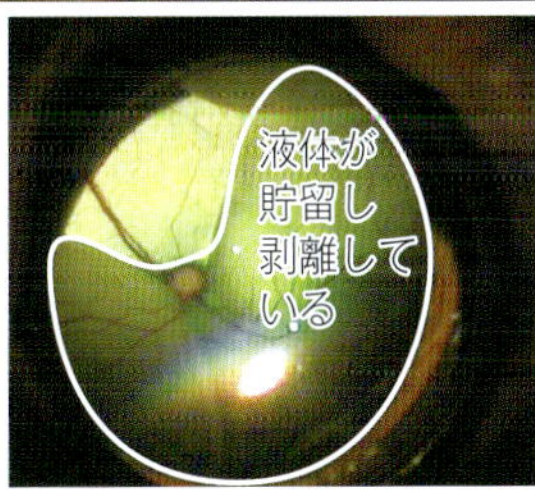

図 10　滲出性網膜剥離
雑種猫，８歳齢，去勢雄，左眼
網膜下に透明な液体の貯留が認められた

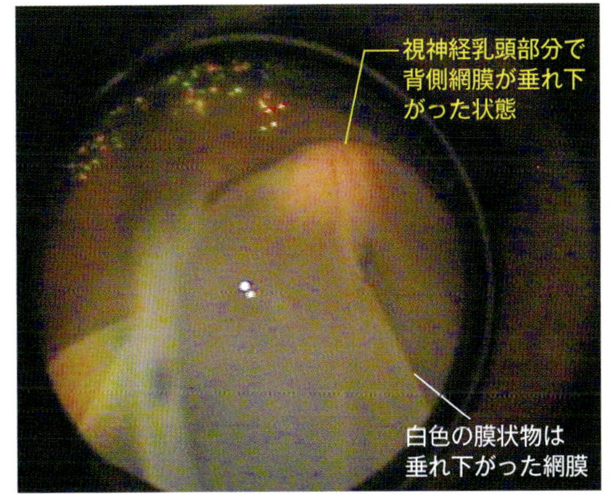

図 11　網膜剥離（鋸状縁にて網膜が裂開）
パピヨン，３歳齢，雌，左眼

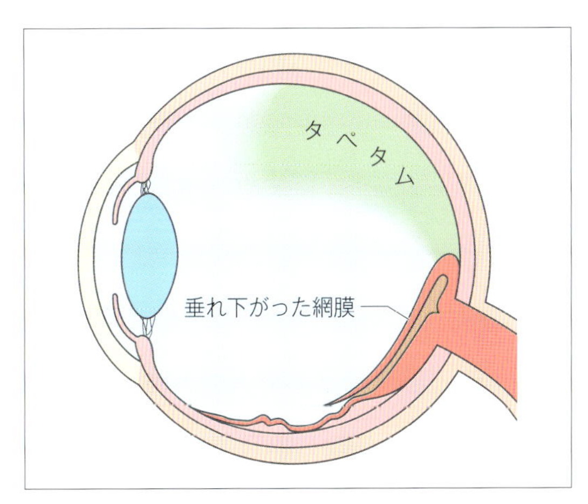

図 12　網膜剥離（裂開）のイメージ

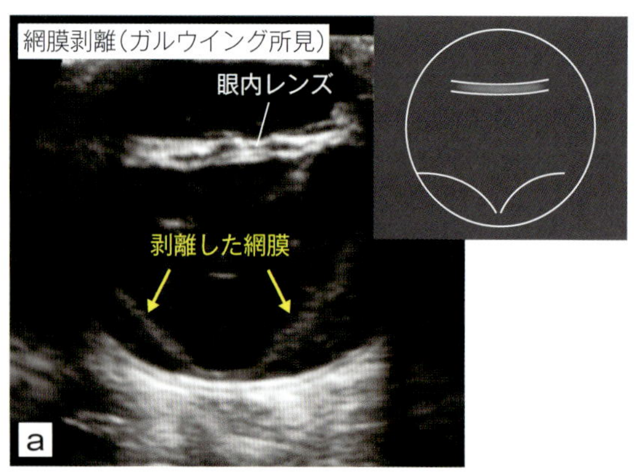

剥離した網膜が眼内に高エコー性の線状物として認められる。網膜は鋸状縁と視神経部分で眼球壁に付着している

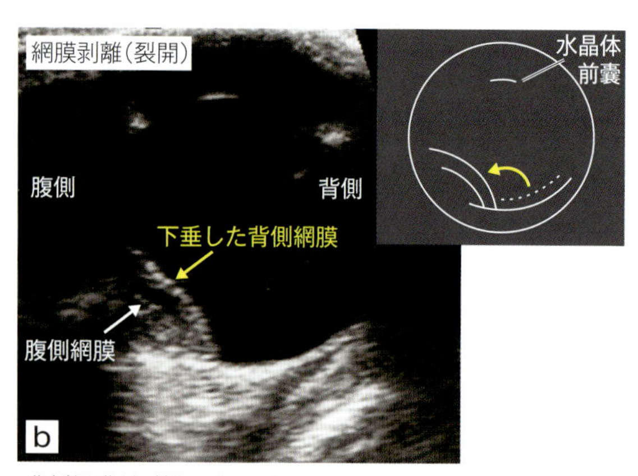

背側網膜が剥離下垂し，腹側網膜に重なるように見える

図 13　網膜剥離の超音波所見
本症例は白内障手術後であり眼内レンズが映っている

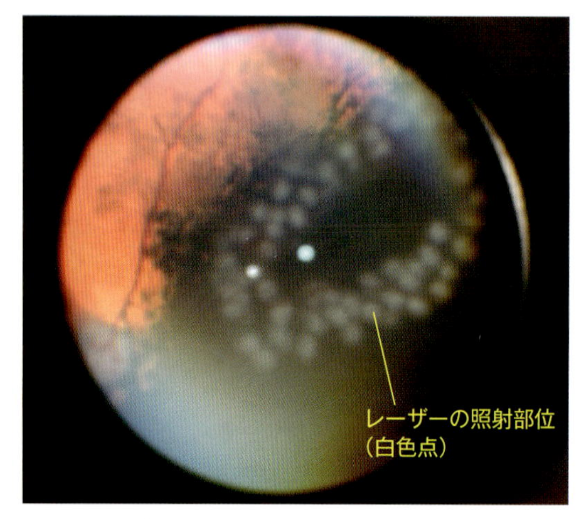

図 14　網膜固定術後の眼底所見
図９と同一症例
網膜裂孔の周囲に半導体レーザーを照射し，網膜固定を行った直後

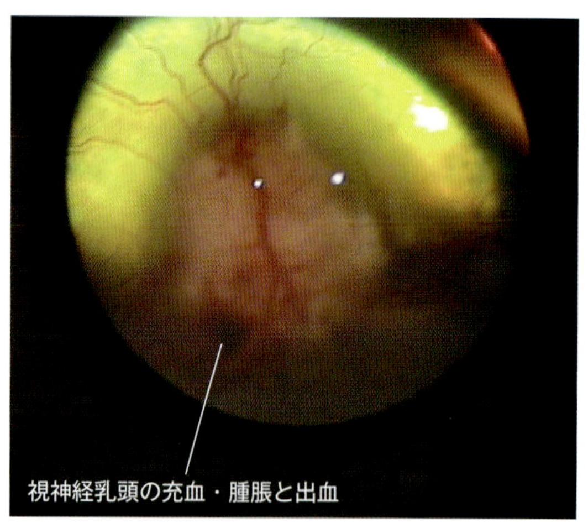

図 15　視神経炎
雑種犬，７歳齢，避妊雌，左眼

現在，限られた施設ではあるが硝子体手術を行える病院も出てきている。剥離が部分的な場合や裂孔のみが認められる場合は，進行を抑える手技として散瞳した瞳孔から半導体レーザーを照射し，裂孔周囲もしくは剥離した網膜周囲を凝固する方法(経瞳孔網膜固定術)がとられる(**図 14**)。滲出性の場合は，原因となる基礎疾患もしくは炎症に対する内科的治療を行い，浸出／漏出した液体を吸収させる。牽引性の場合は，牽引の原因となっている硝子体の膜状物の切除が必要であるが，裂孔性と同様に硝子体手術が必要になる。

牽引性網膜剥離の素因となる硝子体の炎症などがある場合，可能な限り牽引の原因となる膜状物をつくらせないようにしっかりとした消炎治療を行うことが重要である。

治療が功を奏し，早期に剥離した網膜が復位できれば視覚の回復が可能であるが，少なからず網膜変性は起こることが多い。網膜が復位できても，剥離している期間が長ければ視細胞の減少が起こり失明は永久的となる。剥離期間は短ければ短いほどよいが，１週間以上経過した症例では視覚の回復は困難とされている。網膜剥離の予後は視覚喪失だけでなく，ぶどう膜炎や続発緑内障を引き起こすなど，将来にわたって観察治療が必要となる。

6）視神経炎

○原因

視神経乳頭を含む視神経の炎症である。片側性，両側性があるが，通常両側性である。症状は視覚喪失，瞳孔散大(通常，光に反応しない)が認められる。原因として感染症(CDV，クリプトコッカス，FIPなど)，自己免疫性疾患(GMEなど)，外傷，眼窩疾患(眼窩膿瘍や眼窩蜂窩織炎)，腫瘍などが挙げられる。

○診断

眼底検査では視神経乳頭の充血，腫脹が認められ，出血が見られることもある(**図15**)。超音波検査では視神経部の腫脹が描出されることもある。球後性の場合は，眼底検査にて異常が見られない場合もある。ERG検査では正常な波形が認められるため，SARDSとの鑑別が可能である。頭部MRI検査では腫脹した視神経が認められる。脳脊髄液検査では，炎症性細胞の増加や蛋白量の増加など，炎症を示唆する所見が認められることもある(炎症が視神経に限局している場合，脳脊髄液検査が正常の場合もある)。

○治療

治療には，原因疾患の除去と消炎治療が必要となる。特に免疫介在性疾患の場合，免疫抑制量のステロイドまたは免疫抑制薬の投与が必要になる。炎症が繰り返し起こると視神経の萎縮が認められるようになるため，発症後は可能な限り早く消炎を行う必要がある。また炎症の再燃が起こることが多く，視覚の予後は要注意である。

Point

犬の場合

- 失明した症例の場合，網膜，視神経，脳の疾患を総合的に判断する必要があり，眼検査のみならず，網膜電図検査，頭部MRI検査などの特殊検査が必要になる場合もある。
- 網膜疾患や視神経疾患の場合，眼だけの問題でなく，内科疾患のコントロールが必要になることもある。そのため眼科医だけでなく，一般診療に携わる獣医師が協力して治療にあたらなければならない症例もある。
- 先天性疾患や遺伝性疾患，犬種に特異的な疾患も多く，患者情報が重要となることが多い。
- 犬の眼底所見は，個体差が大きく，正常とする範囲が広い。同一個体での左右差や経時的変化が診断の一助となる。

猫の場合

- 犬にくらべて先天性疾患や品種特異的な疾患は少ない。
- 網膜の疾患は，内科疾患が原因のことが多く，身体検査を含む血液検査，血清学的検査が必要になることが多い。また，栄養性や中毒性の疾患が犬より多い。
- 高齢の猫の失明では高血圧による網膜症がよく見られ，慢性腎疾患による腎性高血圧が原因となることが多い。血液検査で異常値が出ていない段階でも高血圧を発症していることもあり，血圧測定が重要となる。

■参考文献

1）Narfström K. Petersen-Jones S. Diseases of the Canine Ocular Fundus. *In* :Veterinary Ophthalmology 4th ed. Blackwell Publishing. pp944-1025(2007).

2）Ofri R. Retina. *In* :Slatter's Fundamentals of Veterinary Ophthalmology 5th ed. Elsevier Saunders. pp299-333(2013).

(小山博美)

Chapter 7-2

遺伝性眼疾患 －網膜と視神経の先天性疾患－

先天性疾患は，生まれながらにその個体に備わっている疾患である。先天性疾患のうち遺伝子や染色体の変異，欠損が原因で生じる疾患を遺伝性疾患という。眼科領域における先天性疾患の多くは遺伝性で，特に網膜と視神経の疾患は好発犬種や特徴的な毛色に発生することが知られている。罹患眼の臨床症状は無症状か失明と両極端である。先天性に失明した眼に対する直接の治療法はないが，遺伝性疾患を集団で考えた場合，罹患犬を繁殖させないことが治療法の１つと考えられる。本稿では，網膜の先天性疾患であるコリー眼異常，マール眼発育異常および網膜異形成と，視神経の先天性疾患である視神経形成不全について解説する。

1）コリー眼異常

コリー眼異常(Collie eye anomaly，以下 CEA)は主に中胚葉分化異常が原因で起こる脈絡膜低形成，コロボーマ(欠損)，網膜剥離および眼球内出血などの症状を呈する遺伝性眼疾患である。本疾患は，コリー種によく見られることからこの名前がつけられた。先天性，非進行性に両眼が罹患し，性別や毛色とは無関係に発症する。

1970 年代，CEA は世界中のラフ・コリー，スムース・コリー，シェットランド・シープドッグの間で高率に見られた。当時のアメリカにおける調査では，コリー種の 75～97％で CEA が認められた。その後，数年の選択的繁殖が実施され，アメリカにおける CEA の発生率は 59％にまで減少したという報告がある。

1-1)臨床症状

通常，両眼に発症するが左右対称の病変ではない。脈絡膜低形成や軽度～中等度のコロボーマによる視覚異常はほとんどないと考えられている。しかし網膜の全剥離が起こった場合，罹患眼は失明する。

1-2)コリー眼異常の病変

CEA の主病変は脈絡膜低形成，コロボーマ，網膜剥離，眼内出血である。眼底検査では，軽度の網膜血管の蛇行が単独で認められることもあるが，血管蛇行，脈絡膜低形成，コロボーマなどの複数病変を同時に認めることも多い。

1-2-1)脈絡膜低形成

脈絡膜低形成は，CEA に最もよく見られる病変で，常染色体劣性遺伝する。

CEA の主病変である脈絡膜低形成は，視神経乳頭外側(耳側)に大小様々な褪色病変として認められる。褪色病変部の脈絡膜は低形成により薄くなり，脈絡膜血管異常と密度の低下を認める(**図１，２**)。

４～５週齢までに認められる軽度の脈絡膜低形成は，３～７カ月齢までに色素沈着が進み，正常に見えるようになる(go normal と呼ばれる)ことがある。

脈絡膜低形成のみの症例は視覚異常を認めないため，伴侶動物として日常生活を送るのに全く問題はないが，遺伝的には好ましくないため，軽度の脈絡膜低形成であっても，繁殖犬にすべきではないと考えられている。CEA の脈絡膜低形成は遺伝子検査が可能である。

1-2-2)コロボーマ(欠損)

コロボーマは中胚葉由来の眼球組織の一部が欠損する先天性，非進行性の杯状～穴状の病変である。小窩，陥凹ともいわれる。CEA のコロボーマは，視神経乳頭の腹鼻側または周辺に認められる。眼底検査では視神経乳頭は形が崩れ，傾いて観察されることが多い(**図２**)。コロボーマが乳頭に隣接，または視神経乳頭の一部や全体を巻き込むような場合には，後部ぶどう腫(眼球壁が先天性に薄いため，眼圧によって部分的に膨隆した状態)として見られることもある。

軽度～中等度のコロボーマによる視覚障害はほとんどないと考えられている。重度のコロボーマが原因で眼球後部に胞状の網膜剥離が起こることがある。今の

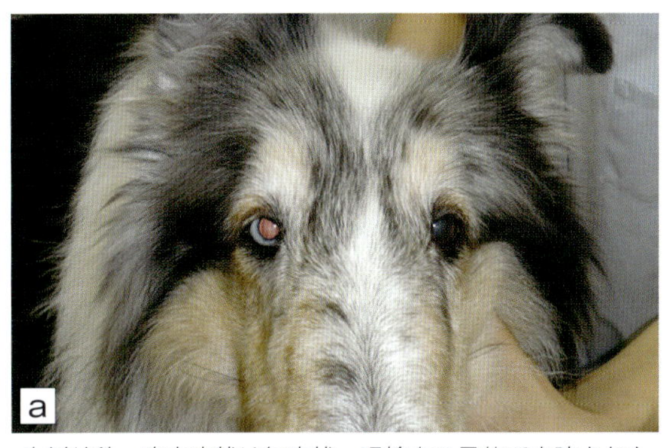

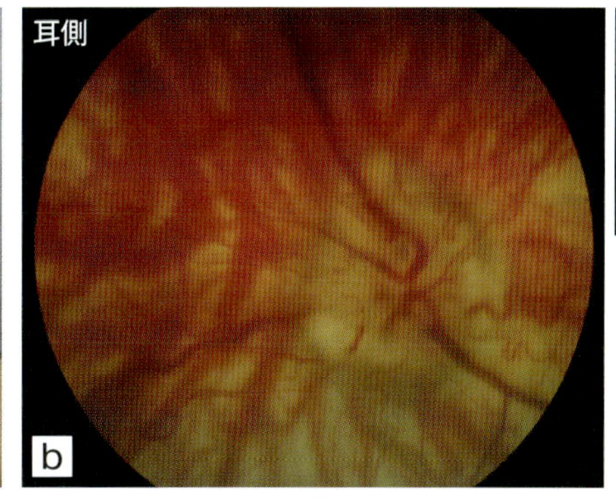

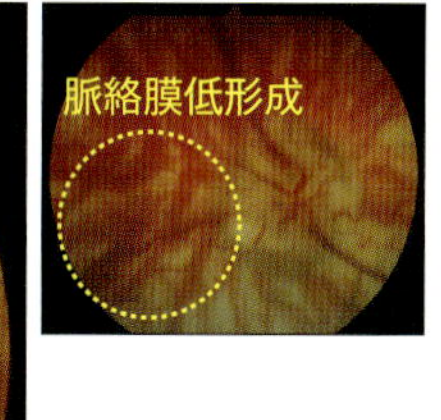

症例外貌。臨床症状は無症状。眼検査の目的で来院された(右眼はアルビノ)。虹彩が青いため眼が赤く見える(眼底部の血管の色)

右眼の眼底所見。アルビノ眼底である。視神経乳頭の耳側領域に，軽度～中等度の脈絡膜低形成を認めた

図１　コリー眼異常１

ラフ・コリー(ブルー・マール)，11歳齢，雄
アルビノ眼底の脈絡膜低形成は，白色の強膜を背にして密度の低下した脈絡膜血管異常(拡張や蛇行など)と網膜血管が重なるため，分かりにくい

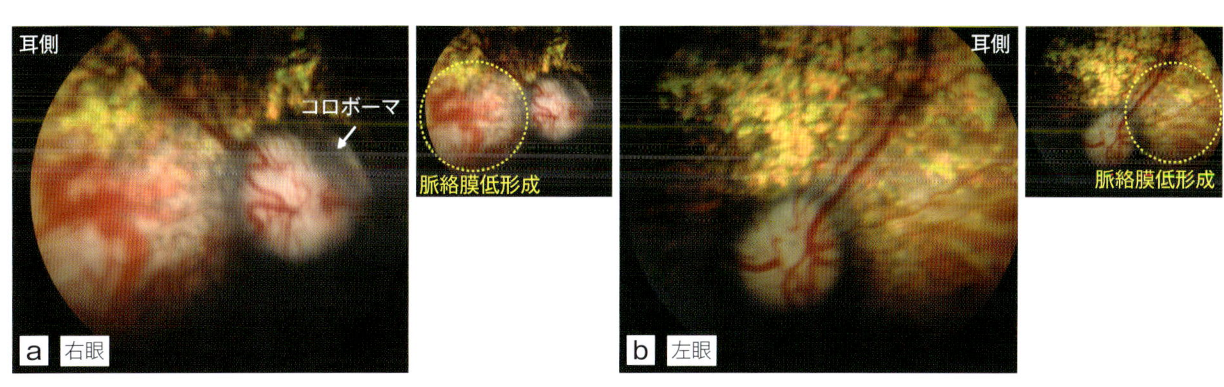

図２　コリー眼異常２

ラフ・コリー(トライカラー)，４カ月齢，雌
臨床症状は無症状。眼検査の目的で来院された。両眼の視神経乳頭の耳側領域に脈絡膜低形成を認め，右眼(a)の視神経乳頭鼻側にコロボーマを認めた

ところ，CEAのコロボーマの遺伝子検査はできない。

1-2-3)網膜剥離／眼内出血

CEAが原因で網膜剥離が起こるのは，罹患犬の４～５％である。網膜剥離はコロボーマに隣接した部位の部分的な胞状の網膜剥離から始まり，最終的には網膜辺縁に裂開や巨大裂孔を伴った網膜全剥離となり，罹患眼は失明する。網膜剥離による眼内出血は，６週齢の子犬で認められることもある。

1-2-4)その他の所見

○血管蛇行

軽度のCEAは，網膜の静脈血管，動脈血管がともに蛇行していることが多い。ただし網膜血管の蛇行はCEAに特異的ではなく，正常眼底でも認められることがある。

○網膜の蠕虫状異形成

蠕虫状(虫が這ったような形の)異形成は，強膜と脈絡膜，網膜の成長速度が異なることによって起こる。コリー種の子犬の眼検査時に認めることがあるが，この網膜異形成は，成長に伴って正常に見えるようになる(go normalと呼ばれる)ことが多い。蠕虫状異形成は，CEAに特異的ではないので，CEAの診断には結びつかない。

1-3)診断

1-3-1)犬種

コリー種(ラフ・コリー，スムース・コリー，シェットランド・シープドッグ，ボーダー・コリー，オーストラリアン・シェパード)によく見られるが，コリー種以外(北海道犬など)でも報告がある(**表１**)。

1-3-2)眼検査

生後５～７週齢の子犬の眼検査で脈絡膜低形成，コロボーマ，網膜剥離を診断する。CEAでは，軽度の脈絡膜低形成もホモ接合で罹患しているため，繁殖犬にすべきではないと考えられている。しかし，軽度の

表１　コリー眼異常が遺伝性と報告されている犬種および脈絡膜低形成の遺伝子検査ができる機関(2016 年現在)

犬種	日本で遺伝子検査ができる機関		
	カホテクノ	ケーナインラボ	Orivet
オーストラリアン・シェパード	○	○	○
ビアデッド・コリー			○
ボーダー・コリー	○	○	○
コリー(ラフ／スムース)	○	○	○
シェットランド・シープドッグ	○	○	○
北海道犬	○	○	

[日本の検査機関]
カホテクノ(http://www.kahotechno.co.jp)
ケーナインラボ(http://www.canine-lab.jp)
Orivet(http://www.orivet.jp)

[海外の検査機関]
OptiGen(http://www.optigen.com)
Genetic Technologies(http://gtglabs.com/)

その他，ボイキン・スパニエル，ランカシャー・ヒーラー，ロングヘアード・ウィペット，ミニチュア・アメリカン・シェパード，ミニチュア・オーストラリアン・シェパード，ノヴァ・スコシア・ダック・トーリング・レトリーバー，シルケン・ウインドハウンドも報告されており，これらは海外の検査機関で検査可能である

脈絡膜低形成は，成長に伴う色素沈着によって生後３～７カ月で見かけ上(表現型上)，正常に認められる。軽度の脈絡膜低形成を正確に診断するためには，CEA の眼検査は生後５～７週齢に実施することが重要である。

1-3-3)遺伝子検査

CEA の病変で遺伝子検査が可能なものは脈絡膜低形成のみである。第 37 染色体上に存在する *NEHJ1* 遺伝子の 7.8 kbp 欠損が，CEA の脈絡膜低形成の原因と考えられている。CEA の脈絡膜低形成はこの突然変異を検査することで判断する。この検査は，アメリカの OptiGen，オーストラリアの Genetic Technologies，日本ではカホテクノ，ケーナインラボ，Orivet で実施可能である(**表１**)。

CEA の診断，解釈とその問題

CEA は，単純常染色体劣性遺伝の遺伝性疾患であり，世界中で広く見られることが以前から知られている。しかし，その疾患のコントロールが難しいのには様々な理由がある。

眼検査の問題点…適切な検査の時期が短い

軽度の脈絡膜低形成(CEA 罹患犬)を正しく評価するためには，生後５～７週齢に眼検査を行う必要がある。適切な検査期間が短すぎることは，大きな問題である。

遺伝子検査の問題点…CEA の症状の中で，遺伝子検査が可能なのは，脈絡膜低形成のみである

CEA は，多数の独立した遺伝子群の相加的効果により支配される多因子遺伝性疾患(ポリジーン)であるという考え方が支持されている。今のところ，単純劣性遺伝子で支配される脈絡膜低形成は遺伝子検査が可能であるが，コロボーマの遺伝形質は不明であり，遺伝子検査はできない。このためコロボーマの診断には眼検査が必要となる。

問題は，多くの人が遺伝子検査だけで CEA を診断できると誤解していることにある。遺伝子検査だけでは十分でないことを理解し，CEA 好発犬種を計画繁殖するには，遺伝子検査と適切な時期での眼検査を併用することが重要となる。

1-4)治療

脈絡膜低形成のみの症例および軽度～中等度のコロボーマは，視覚異常はなく無症状であるため治療の必要はない。重度のコロボーマが原因で後部に部分的な胞状の網膜剥離が起こった場合は，レーザー網膜固定術による治療が適応となる。

CEA 治療の１つは CEA を集団で考えて，罹患動物を繁殖プログラムから淘汰するように助言することである。ちなみに，CEA 以外で遺伝性が示唆される脈絡膜低形成の好発犬種に，カーリーコーテッド・レトリーバー，アイリッシュ・ソフトコーテッド・ウィートン・テリア，ピレネー・シェパードが知られている。

2)マール眼発育異常

マール眼発育異常(Merle ocular dysgenesis，以下 MOD)は，マールまたはダップルなどの毛色(斑模様)の犬種に見られる，不完全常染色体劣性遺伝が示唆される多発性眼異常(Multiple ocular anomalies，MOA)である。主にマールカラーのオーストラリアン・シェパード，コリー，シェットランド・シープドッグ，ハールクインのグレート・デーン，ダップルカラーのダックスフンド等に認める(**表２**，**図３**)。罹患犬は，優性遺伝するマール遺伝子 M をもつ。

2-1)臨床症状

マールまたはダップルなどの毛色をもつ好発犬種

表２　マール眼発育異常の好発犬種

好発犬種	毛色
オーストラリアン・シェパード	マール
コリー(ラフ／スムース)	マール
シェットランド・シープドッグ	マール
グレート・デーン	ハールクイン
ダックスフンド	ダップル
上記以外に多発性眼異常の報告がある犬種	
ビーグル	
キャバリア・キング・チャールズ・スパニエル	
ドーベルマン・ピンシャー	
アイリッシュ・ソフトコーテッド・ウィートン・テリア	
ポーチュギーズ・ウォーター・ドッグ	
セント・バーナード	

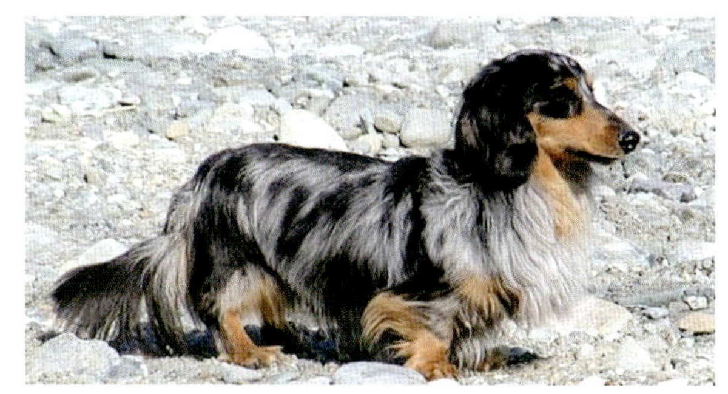

図３　ミニチュア・ダックスフンド(ロングヘアー)のシルバーダップル

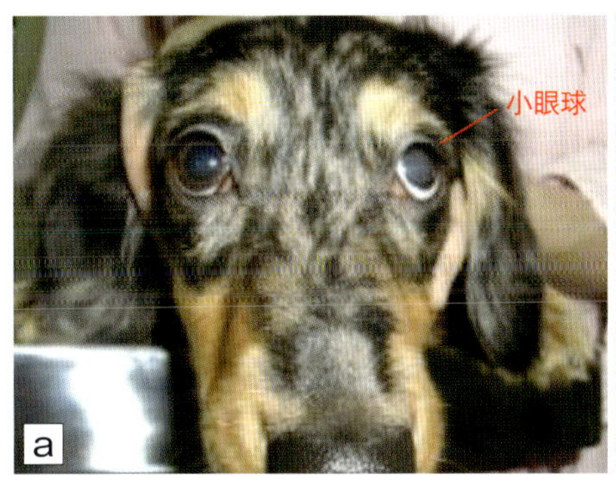

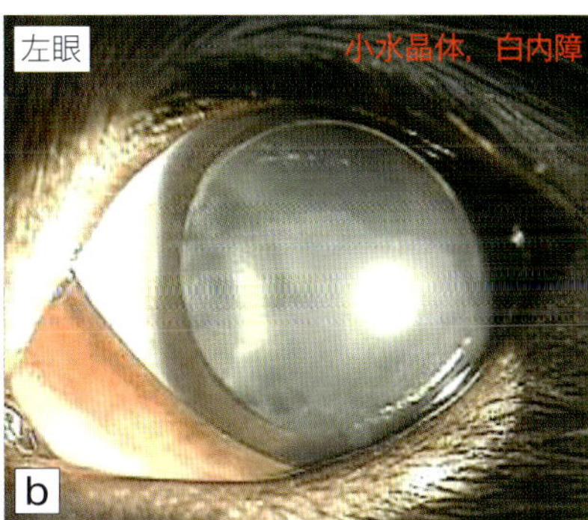

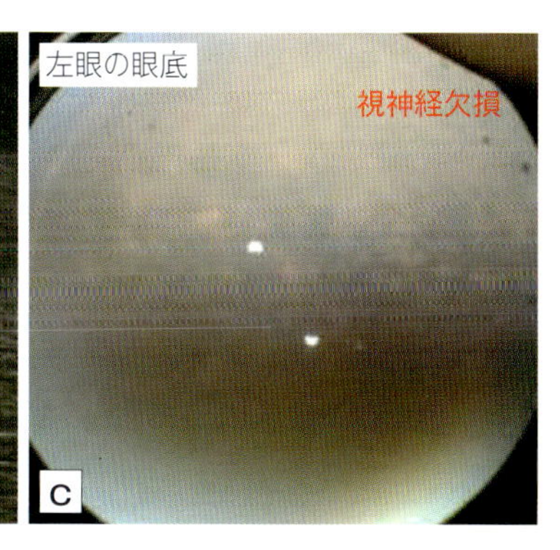

図４　マール眼発育異常
ミニチュア・ダックスフンド(ダップルカラー)，５カ月齢，雄
左眼には視覚はなく，マール眼発育異常の臨床症状である小眼球，小水晶体，白内障，視神経欠損を認めた

(**表２**)の片眼または両眼に見られる。マール遺伝子Mmをもつマール(ダップル)カラーの犬同士が交配して生まれたMMをもつダブルダップルカラーは死産となることが多いが，生まれた場合は，眼異常や聴覚障害が見られる。MODの眼異常は，多発性眼異常である。

2-2)マール眼発育異常の病変

罹患犬には，多発性眼異常と呼ばれる小眼球，異常な形の小角膜，角膜実質への沈着物，瞳孔変形を伴った虹彩異色(両眼，同一眼でも部位によって虹彩色素の濃淡が異なる)や虹彩低形成，偽多瞳孔，隅角異常などの多発性眼異常が見られる。白内障は小眼球とコロボーマをもった犬の60％に起こる。赤道部のぶどう腫，コロボーマ，脈絡膜低形成(脈絡膜血管の減少，強膜の菲薄化)や網膜剥離は，網膜色素上皮細胞の発育異常が原因である(**図４**)。

2-3)診断

臨床症状，特徴的な犬種(**表２**)，毛色(マールまたはダップルカラーなど)および眼検査所見から診断する。マールカラーのコリーやシェットランド・シープドッグに脈絡膜低形成を認めた場合は，遺伝子検査の結果を参考にしてCEAとMODを鑑別する(**表３**)。

2-4)治療

罹患眼に対する治療法はない。マールまたはダップルなどの斑模様の毛色となるマール遺伝子(Mm)をもつ犬同士の繁殖を避けるように助言する。

3)網膜異形成

網膜異形成(Retinal dysplasia)は，神経網膜のうち光受容体細胞を含んだ数層が，胎生期もしくは生後の網膜発育過程で異常な分化をした結果，皺状，あるいは管腔(ロゼット)状となる疾患である。網膜異形成は

表3 マール眼発育異常とコリー眼異常の鑑別

臨床症状	マール眼発育異常(MOD)	コリー眼異常(CEA)
毛色	マールまたはダップル	無関係
小眼球	(＋)	まれ／軽度
脈絡膜低形成	重度の強膜／網膜病変	(＋)局所
視神経乳頭コロボーマ	まれ	(＋)
白内障	(＋)	まれ
虹彩コロボーマ	(＋)	まれ

表4 網膜異形成の原因

○遺伝性；遺伝形質は常染色体劣性が疑われる
網膜異形成の表現型は遺伝的に非常に複雑である 現在，遺伝子検査が可能な網膜異形成は，骨異形性を伴った網膜異形成のみである
○母体の子宮内における異常
・ウイルス感染；猫汎白血球減少症，犬パルボウイルス感染症，ヘルペスウイルス感染症 ・放射線による障害 ・栄養；ビタミンA欠乏，低酸素 ・薬剤毒性；抗有糸分裂薬

分化異常(重症度)の程度によって，軽度の多病巣性網膜異形成，中等度の地図状または巣状の網膜異形成，重度の汎網膜異形成の３つに分類される(後述)。網膜異形成には，遺伝性と母体の子宮内における様々な異常が原因となるものがあるが(**表4**)，ここでは遺伝性が示唆されている網膜異形成を取り上げる(**表5，6**)。

3-1)臨床症状

片眼あるいは両眼に認められる。多病巣性網膜異形成，軽度の地図状網膜異形成は無症状である。重度の地図状網膜異形成～網膜部分剥離を伴う場合，罹患眼は視覚異常を認めることがある。汎網膜異形成は網膜剥離を起こすため，罹患眼は失明している。

両眼の汎網膜異形成に罹患した子犬は，生まれた時から失明している。

3-2)網膜異形成の分類

3-2-1)多病巣性網膜異形成(軽度)

多病巣性の網膜異形成では，光受容体細胞を含んだ神経網膜の数層が皺状，あるいはロゼット状となった病変が少数～多数認められる。皺状病変もしくは１～２細胞層を含むロゼットは，軽度の網膜成長異常であるが，３細胞層を巻き込んだロゼットは，正常網膜機能に影響を及ぼすと考えられる。小さく局所的な皺状病変は，加齢や変性によって平らになり，ほとんど目立たなくなることもある。時間経過に伴って異形成領域のグリア増殖が起こると，病変部は拡大し，目立つようになる。

ロゼットまたは皺状病変はフォールドと呼ばれ，タペタム領域では，タペタム中央部，視神経乳頭の背側，網膜血管の背側に多く認められる。これらの病変は，灰色または緑色の点状～線状(V型またはY型)の反射低下変化(タペタムより暗い)であり，反射亢進

毛色が遺伝形質に関係するマール遺伝子について

マール遺伝子には優性遺伝するマール遺伝子Ｍと非マール遺伝子ｍがある。すべての犬種にマール遺伝子は存在するが，大部分の犬種では非マール遺伝子mmを遺伝する。

優性遺伝するマール遺伝子Ｍをもつ犬種にはコリー，シェットランド・シープドッグ，オーストラリアン・シェパード，ダックスフンドなどがある。これらの犬種ではMmでマール(ダップル)カラー(斑模様)，MMでダブルダップルカラー(白色が多い毛色)となる。MMは半致死遺伝子で死産となることが多い。

同じ斑模様の毛色をコリー系統ではマール，ダックスフンドではダップルと呼ぶ。

メラニン細胞と疾患

マール眼異常を理解するために，メラニン細胞が関係する疾患について概説する。

メラニン細胞は発生の過程で神経堤(冠)細胞から分化する。この神経堤細胞は将来，メラニン細胞，全身の自律神経系の神経細胞，神経膠細胞，腱，平滑筋，骨細胞，軟骨細胞，クロム親和性細胞，ホルモン産生細胞の一部などに分化する。

特に注目したいのは，神経堤細胞が眼では角膜，強膜，ぶどう膜，外眼筋になり，耳では内耳形成にかかわることである。このことからメラニン細胞が少ないということは，その細胞をつくる基となる神経堤細胞の分布異常が示唆される。このため毛色が薄い(＝メラニン細胞が少ない)ということは，神経堤細胞から分化する各器官で異常が起こる可能性を意味する。これが視覚異常，聴覚異常が色素量と関係する理由である。

表５　複数タイプの網膜異形成が見られる犬種[*1]

原因遺伝子が特定されているものを赤丸で示す

<table>
<tr><th rowspan="2">犬種[*1]</th><th colspan="3">網膜異形成のタイプ</th><th rowspan="2">遺伝性と原因遺伝子</th></tr>
<tr><th>多病巣性</th><th>地図状</th><th>汎網膜</th></tr>
<tr><td>ベドリントン・テリア</td><td>○[注]</td><td>○</td><td>○</td><td>常染色体劣性遺伝
注）多病巣性は不明</td></tr>
<tr><td>ベルジアン・シェパード・ドッグ・タービュレン</td><td>○</td><td>○</td><td></td><td>不明</td></tr>
<tr><td>ブリタニー・スパニエル</td><td>○</td><td>○</td><td></td><td>不明</td></tr>
<tr><td>キャバリア・キング・チャールズ・スパニエル</td><td>○</td><td>○</td><td></td><td>不明</td></tr>
<tr><td>ダックスフンド</td><td>○</td><td>○</td><td>○</td><td>不明</td></tr>
<tr><td>イングリッシュ・コッカー・スパニエル</td><td>○</td><td>○</td><td>○</td><td>不明</td></tr>
<tr><td>イングリッシュ・セター</td><td>○</td><td>○</td><td></td><td>不明</td></tr>
<tr><td>イングリッシュ・スプリンガー・スパニエル</td><td>○[注]</td><td>○</td><td>○</td><td>常染色体劣性遺伝
注）多病巣性は推定</td></tr>
<tr><td>ジャイアント・シュナウザー</td><td>○</td><td></td><td>○</td><td>不明</td></tr>
<tr><td>ゴールデン・レトリーバー</td><td>○</td><td>○</td><td>○</td><td>不明</td></tr>
<tr><td>グレート・ピレニーズ</td><td>○[注]</td><td>○</td><td>○</td><td>不明
注）多病巣性は常染色体劣性遺伝（推定）</td></tr>
<tr><td>アイリッシュ・セター</td><td>○</td><td>○</td><td></td><td>不明</td></tr>
<tr><td rowspan="5">ラブラドール・レトリーバー</td><td>○</td><td></td><td></td><td>常染色体劣性遺伝（推定）</td></tr>
<tr><td colspan="3">骨異形成を伴わない</td><td rowspan="2">常染色体劣性遺伝（推定）</td></tr>
<tr><td>○[*2]</td><td>○</td><td>○</td></tr>
<tr><td colspan="3">骨異形成を伴う</td><td rowspan="2">常染色体劣性遺伝：drd1[*2]</td></tr>
<tr><td>○</td><td>○</td><td>○</td></tr>
<tr><td>ミニチュア・シュナウザー</td><td>○</td><td>○</td><td>○</td><td>不明</td></tr>
<tr><td>パグ</td><td>○</td><td>○</td><td></td><td>不明</td></tr>
<tr><td rowspan="3">サモエド</td><td>○</td><td>○</td><td>○</td><td>常染色体劣性遺伝（推定）</td></tr>
<tr><td colspan="3">骨異形成を伴う</td><td rowspan="2">常染色体劣性遺伝：drd2[*2]</td></tr>
<tr><td>○</td><td></td><td>○</td></tr>
<tr><td>ウェルシュ・コーギー・ペンブローク</td><td>○</td><td>○</td><td>○</td><td>不明</td></tr>
<tr><td>ヨークシャー・テリア</td><td></td><td>○</td><td>○</td><td>不明</td></tr>
</table>

＊1　JKC に登録されている上位 100 種に含まれるもののみを掲載（2014 年現在）

＊2　骨異形成を伴う網膜異形成（Oculo skeletal dysplasia，OSD）
ラブラドール・レトリーバーとサモエドには，劣性遺伝する骨異形成を伴う網膜異形成（OSD）が報告されている。
骨異形成は，前肢（橈骨，尺骨），後肢（脛骨）の成長障害と股関節異形成が特徴である。OSD の眼異常は，白内障と汎網膜異形成（網膜剥離）である。
OSD の原因となる遺伝子異常は，ラブラドール・レトリーバーは *drd1*（dwarfism with retinal dysplasia type1），サモエドは *drd2*（dwarfism with retinal dysplasia type2）であることが分かり，これら２犬種の OSD の遺伝子検査が可能となった。
骨異形成を伴わない *drd1* キャリアー（ヘテロ）のラブラドール・レトリーバーにも，約 41％に多病巣性網膜異形成が見られた。
このことは，本来臨床的意義は低いとされる多病巣性網膜異形成が，無害であると断定できない理由となる。

表６　多病巣性の網膜異形成のみが見られる犬種[*1]（原因遺伝子は不明）

フレンチ・ブルドッグ	秋田犬	バセット・ハウンド
ビーグル	ジャーマン・シェパード・ドッグ	ラフ・コリー
ボーダー・コリー	イングリッシュ・コッカー・スパニエル	スキッパーキ
ビション・フリーゼ	ダルメシアン	ベルジアン・シェパード・ドッグ・マリノア
ブルドッグ	ロットワイラー	オールド・イングリッシュ・シープドッグ
ウエスト・ハイランド・ホワイト・テリア	ニューファンドランド	アラスカン・マラミュート
ドーベルマン	オーストラリアン・シェパード	ビアデッド・コリー
グレート・デーン	ブリュッセル・グリフォン	

＊1　JKC に登録されている上位 100 種に含まれるもののうち登録の多い順に掲載（2014 年現在）

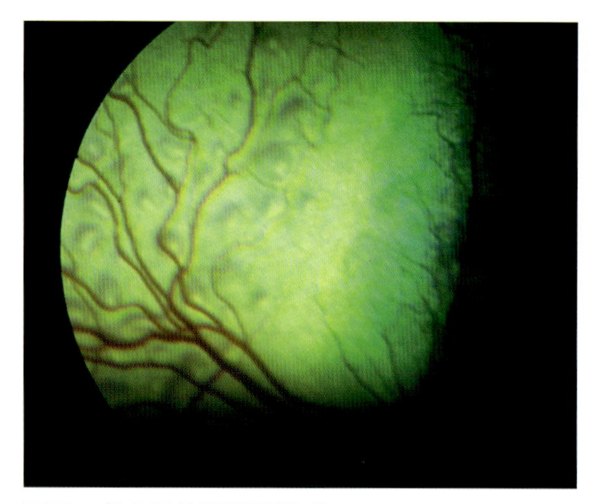

図5　多病巣性網膜異形成

ラブラドール・レトリーバー，1歳齢，雄
臨床症状は無症状。眼検査の目的で来院された。眼底検査ではタペタム領域において，中心部に反射亢進部を認める多数の暗色が見られた

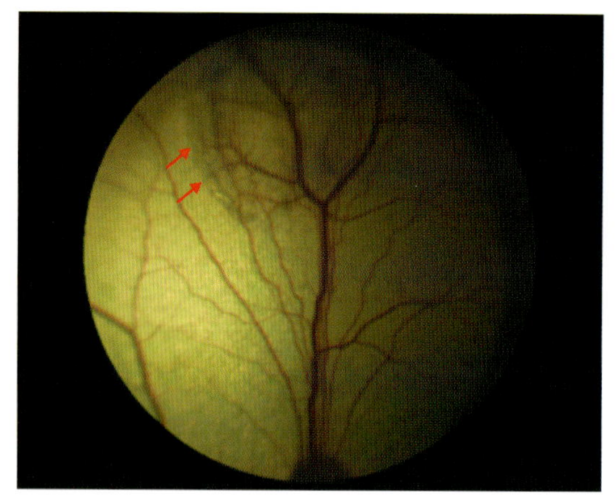

図6　地図状網膜異形成

ゴールデン・レトリーバー，11カ月齢，雄
臨床症状は無症状。眼検査の目的で来院された。眼底検査ではタペタム領域に暗色病変と線状の反射亢進域からなる，不整形～馬蹄形の病変が見られた

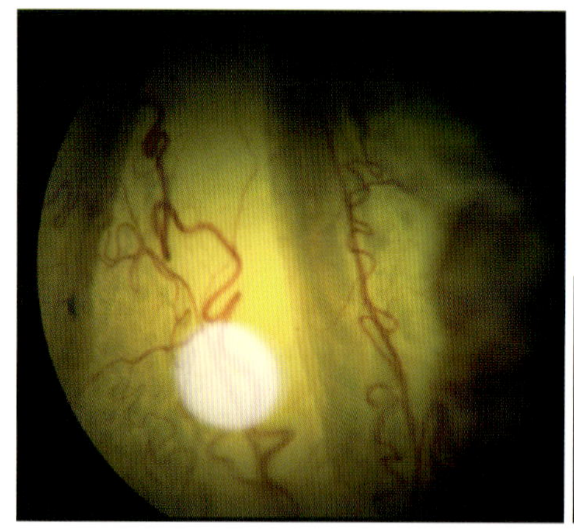

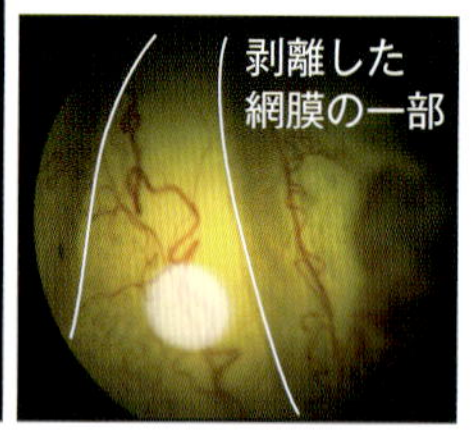

図7　汎網膜異形成

柴犬，1歳齢，雌
右眼の視覚異常の精査を目的に来院された。右眼は，視覚検査は陰性，眼底検査で網膜の全剥離を認めた

性の境界に囲まれている（**図5**）。ノンタペタム領域の皺状病変は，灰色～白色の線状病変として観察される。

臨床上，多病巣性の網膜異形成が原因で網膜剥離または視覚異常が発症したという報告はない。

3-2-2）地図状または巣状網膜異形成（中等度）

地図状または巣状の網膜異形成では，光受容体細胞を含んだ神経網膜の数層が皺状，あるいはロゼット状の病変を形成し，広範囲かつ重度に認められる。病変の一部には，網膜の菲薄化または隆起，神経網膜の部分的な変性が認められる。本疾患は，線状の反射亢進領域を含む不整形～馬蹄形の病変であり，灰色の領域で分画されて観察される（**図6**）。病変はタペタムの中央領域に認められることが多い。加齢により異形成領域の網膜色素上皮細胞が増生すると，線状の反射亢進部分に色素沈着が見られる。地図状網膜異形成において病変の中心領域が軽度に隆起して見られる場合，神経網膜の軽度剥離を意味する。

3-2-3）汎網膜異形成（重度）

汎網膜異形成では，神経網膜の異常がさらに広範囲かつ重度に起こるため，網膜色素上皮との接着不良が全域に起こり，網膜が全剥離する。網膜剥離には，硝子体異形性（液化）が関連していることが知られており，視神経乳頭を中心に漏斗状に剥離することが特徴である。また，汎網膜異形成が多発性眼異常の一症状として起こる場合，小眼球症と眼振を伴うことが多い。両眼の汎網膜異形成に罹患した子犬は，生まれた時から失明している（**図7**）。

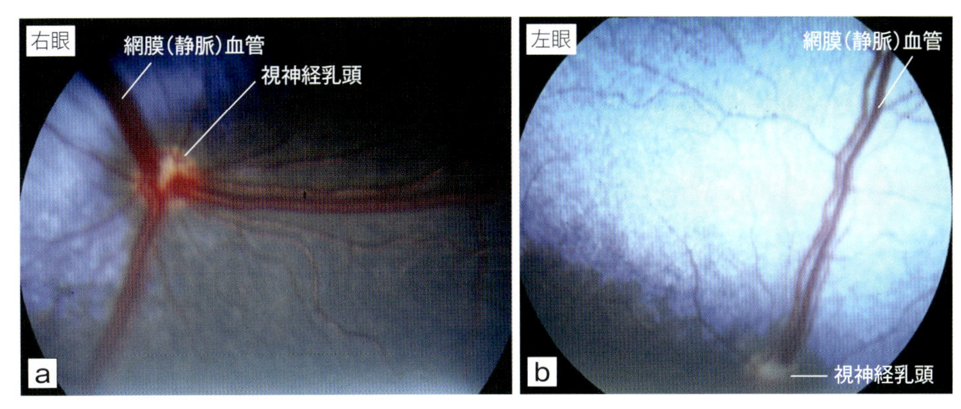

図８　視神経形成不全１

トイ・プードル，２カ月齢，雌
おもちゃで遊べない，壁にぶつかるなどの行動が続くことから，視覚異常の精査を目的に来院された。両眼とも視覚検査，対光反射に異常が見られた。眼底検査では，視神経乳頭は小さく円形である。網膜(静脈)血管は正常に近いので，小さい視神経乳頭と比較すると目立つ

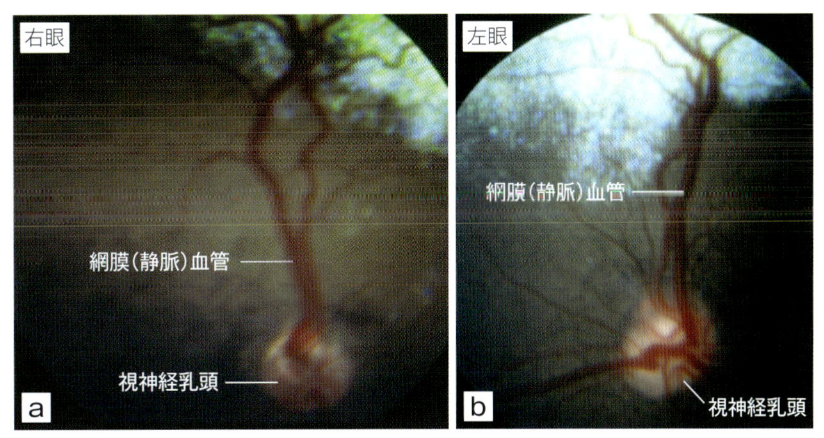

図９　視神経形成不全２

ノーフォーク・テリア，４カ月齢，雌
目の前のおやつを見つけられない，呼んでも違う方向を向いているなどの行動から，視覚異常の精査を目的に来院された。両眼とも視覚検査，対光反射に異常が見られた。眼底検査では，正常よりも小さい視神経乳頭が認められた

3-3)診断

3-3-1)犬種

好発犬種には，複数タイプの網膜異形成が見られる犬種(**表５**)と，多病巣性網膜異形成のみが見られる犬種(**表６**)が報告されている。

3-3-2)眼検査

眼底検査で多病巣性網膜異形成，地図状または巣状網膜異形成，汎網膜異形成を診断する。地図状または巣状網膜異形成と，部分的な後炎症性の網膜脈絡膜炎の瘢痕病変を鑑別する。

3-3-3)遺伝子検査

網膜異形成の表現型は遺伝的に非常に複雑であるため，現在，遺伝子検査が可能な網膜異形成は，ラブラドール・レトリーバーとサモエドの骨異形性を伴う網膜異形成のみである。この検査は，海外の検査機関で検査可能である(**表５**)。

3-4)治療

多病巣性網膜異形成と網膜剥離を伴わない地図状網膜異形成は，視覚異常はなく無症状であるため，治療の必要はない。重度の地図状網膜異形成により部分的網膜剥離が起こった場合は，網膜固定術による外科的治療が有効である。汎網膜異形成および地図状網膜異形成は，犬のブリーダーに対して繁殖を避けるように，また，多病巣性網膜異形成に関しては，同系交配は避けるように助言する。

４)視神経形成不全

視神経形成不全(Optic nerve hypoplasia，以下ONH)は，正常な視神経乳頭と比較すると明らかに小さい視神経乳頭を認める，視覚異常を伴う疾患である(**図８，９**)。ONHは非進行性で，片眼または両眼に認

められる。

通常，胎生期の視神経における軸索数は成犬よりも多く，視神経の成長過程で，過剰な軸索が萎縮することによって正常な状態になる。ONHは，胎生期の異常によって，正常に起こる成長過程の萎縮が止まらず，過剰に進行した結果，網膜神経節細胞の形成不全または先天性萎縮が起こり，視神経の軸索数が減少したものと考えられている。

ONHは多発性眼異常の一症状として起こることがあり，ダックスフンド，プードル，シー・ズーなどでは遺伝すると考えられているが，原因遺伝子は不明である（**表7**）。

猫のONHは母体の子宮内または新生子期における汎白血球減少症によって起こることがある。この場合，神経異常を伴っていることがある。

4-1）臨床症状

軽度～中等度のONHは，日常行動に異常を認めないことから診断が難しい。

片眼のみが罹患している場合も，日常行動に異常を認めない。非罹患眼が失明した時に偶発的に見つかることが多い。両眼に重篤なONHが発症した場合は，生後5～8週齢で視覚異常が疑われるような行動が目立つようになる。

表7　視神経形成不全の好発犬種

原因遺伝子および遺伝性は不明

ボルゾイ	ミニチュア・ピンシャー
ブルマスティフ	ノーフォーク・テリア
ダックスフンド	プードル
ジャーマン・ピンシャー	シー・ズー
ジャーマン・シェパード・ドッグ	

4-2）眼底検査所見

非常に小さく円形の視神経乳頭を認める（**図8，9**）。網膜血管は正常に近いので，小さい視神経乳頭と比較すると太く見える。

4-3）診断

視覚異常という臨床症状と好発犬種（**表7**），眼底検査所見による小さく円形の視神経乳頭から診断する。

4-4）治療

治療の方法はない。遺伝する可能性があるため，クライアントやブリーダーには，好発犬種（**表7**）を繁殖する際に罹患犬同士の交配を避けるように助言する。

小乳頭

小乳頭（Micropapilla）は，非進行性で，片眼または両眼に発症する。小乳頭の視神経乳頭は，視神経形成不全（ONH）と同様に小さく認められるが，視覚は正常である。小乳頭はONHとは異なり，視覚異常のような臨床症状を伴わないため，正常犬の眼検査をした際に，偶発的に認めることが多い。

小乳頭の好発犬種（遺伝性は不明）

ベルジアン・シェパード・ドッグ・タービュレン
ボルゾイ
ブルマスティフ
ダックスフンド
ジャーマン・シェパード・ドッグ
グレート・ピレニーズ
ミニチュア・ピンシャー
ノーフォーク・テリア
オールド・イングリッシュ・シープドッグ
パピヨン
プードル
パグ
シー・ズー

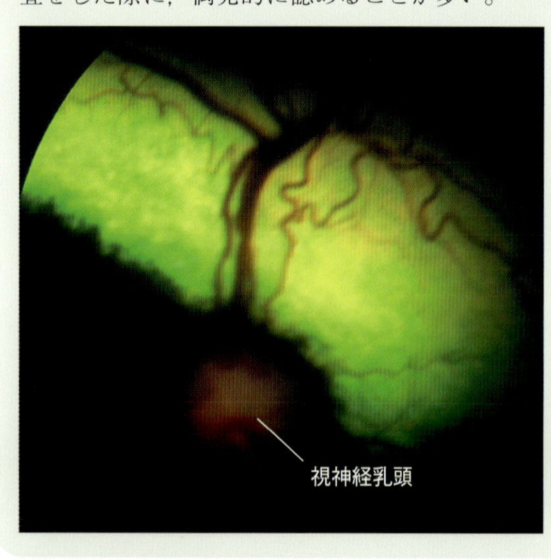

小乳頭

ラブラドール・レトリーバー，6カ月齢，雌

臨床症状は無症状。眼検査の目的で来院された。視覚検査に異常はなく，正常な対光反射を示す。眼底検査では正常犬と比較して小さい視神経乳頭を認めた

Point

犬の場合

- 先天性の網膜と視神経の疾患の多くは遺伝性疾患である。
- 遺伝性の網膜と視神経の疾患は，好発犬種，毛色，眼検査，遺伝子検査などから総合的に診断することが重要である。
- 理論的には，繁殖制限することで遺伝性眼疾患の罹患犬を増やさないことは可能である。

■参考文献

1）ACVO. Ocular disorders presumed to be inherited in purebred dogs 6th edtion 2013. Genetics Committee of the American College of Veterinary Ophthalmologists (ACVO). (2013).

2）Dubielzig RR, Ketring KL, McLellan GJ, Albert DM. Veterinary Ocular Pathology, A comparative review. pp353-358, Elsevier (2010).

3）Gelatt KN. Veterinary Ophthalmology 4th ed, pp946-984, Blackwell Publishing (2007).

4）Gelatt KN, Gilger BC, Kern TJ. Veterinary Ophthalmology 5th ed. volume1, pp524-532, Blackwell Publishing (2013).

5）Gelatt KN, Gilger BC, Kern TJ. Veterinary Ophthalmology 5th ed. volume2, pp1311-1344 Blackwell Publishing (2013).

6）Kerry Smith. Clinical examination and diseases of the fundus in dogs. *In Practice* 36: 315-333 (2014).

7）Martin CL. Ophthalmic Disease in Veterinary Medicine. pp401-436, Manson Publishing (2005).

8）Maggs DJ, Miller PE, Ofri R. Slatter's Fundamentals of Veterinary Ophthalmology 4th ed. volume2, pp301-309, Saunders (2008).

9）Maggs DJ, Miller PE, Ofri R. Slatter's Fundamentals of Veterinary Ophthalmology 5th ed. pp62-63, 299-333, Saunders (2013).

10）OptiGen. Genetic Tests by Disease (2014).

（小林由佳子）

Chapter 7-3 遺伝性眼疾患 ―遺伝性網膜変性症―

遺伝性網膜変性症は，一般に進行性網膜萎縮症(PRA)として広く知られる遺伝性の眼疾患である。遺伝性網膜変性症の種類や原因遺伝子は多様であるが，進行性に見えにくくなり，最終的には失明する治療法のない疾患であることは共通している。治療法がないため，罹患犬を増やさないことが遺伝性網膜変性症をコントロールするための1つの方法と考えられる。理論的には，遺伝子検査により罹患犬と判定された犬を同系交配しなければこの疾患をコントロールできるように思われるが，実際の診療では，人気犬種の遺伝性網膜変性症に遭遇する機会は多い。

1)遺伝性網膜変性症

犬の遺伝性網膜変性症(Inherited retinal dysplasia/degeneration/dystrophyまたはProgressive retinal atrophy，PRA)は，進行性に見えにくくなり，最終的に失明する遺伝性の網膜疾患である。進行性網膜萎縮症(PRA)，遺伝性網膜症(Inherited retinopathy)など様々な呼び名がある。

個々の疾患名は，網膜の光受容体である視細胞の桿体(Rod)または錐体(Cone)のどちらの細胞が最初に罹患するか，また罹患細胞の異常(Dysplasia；異形成，Degeneration；変性，Dystrophy；形成異常)により異なる。

網膜の変性は，視細胞の桿体(Rod)または錐体(Cone)のどちらか一方，あるいはその両方の異常から始まり，最終的に網膜全層に変性が及び，失明する。疾患名は，最初の罹患細胞を前に呼ぶのが通例であり，異常が桿体で始まり錐体に続く場合は，桿体－錐体～(Rod-Cone～)と呼ぶ。桿体は暗所で機能し，錐体は明所で機能する。そのため，桿体－錐体(Rod-Cone)異常の場合，臨床症状は夜盲から始まる。

視細胞が完全に成長する前に異常が始まる場合を異形成(Dysplasia)，視細胞が完全に成長した後，代謝異常が原因で異常が始まる場合を変性(Degeneration)と呼ぶ。また，視細胞が完全に成長した後の異常のうち，その時点では原因が不明で，さらなる研究が進み特定の疾患名がつけられるまでの遺伝性網膜疾患が，一般的に形成異常(Dystrophy)と呼ばれている。

罹患年齢が若齢の場合は早発性(EARLY-ONSET)，中年齢以降に症状を認める場合は遅発性(LATE-ONSET)と呼ばれる。一般に異形成(Dysplasia)は早発性，変性(Degeneration)は遅発性である。

1-1)臨床症状

1-1-1)進行性視覚喪失

初期の視覚異常は，クライアントに気づかれないことが多い。階段の上り下りを躊躇する，散歩に行きたがらない，おとなしい等の臨床症状は，加齢によると思われることが多い。外出先や引越し，部屋の模様替え後など，慣れない環境下で物にぶつかる犬を見て，初めてクライアントが視覚異常に気がつくこともある。

臨床現場で多く認められる遺伝性網膜変性症は，桿体から始まる異常が多いため，夜盲が初期症状として現れることが多く，やがて動体視力の低下が目立つようになる。夜盲は，数カ月～数年かけて昼盲，全盲へと進行し，最終的には失明する。犬の遺伝性網膜変性症において，進行性に見えにくくなり最終的には失明する，という臨床症状は共通している。

1-1-2)眼が光る

症状が進むと対光反射が鈍くなり，散瞳気味となる。そこにタペタム領域の反射亢進が加わると，眼の輝きが増し，光るように見える。

1-1-3)続発白内障

網膜変性症の進行に続発し，白内障が発症する。網膜変性症に続発する白内障は，白内障手術をしても視覚回復は望めない。

1-2)診断

1-2-1)犬種

通常は純血犬種に見られる。近年，純血犬種同士の

疾患名	視　覚	威嚇瞬目反応	眩目反射	比色対光反射		網膜電図検査
				赤色光	青色光	
突発性後天性網膜変性症候群(SARDS)	−	−	+	−	+	−
遺伝性網膜変性症(PRA)	−+ または −	−+ または −	+	−+	+	+ または −+
視神経炎または髄膜炎，下垂体腫瘍または視交叉腫瘍	− または −+	− または −+	−	−	−	+

［凡例］

+ ・・・・正常
− ・・・・消失
−+ ・・・・低下

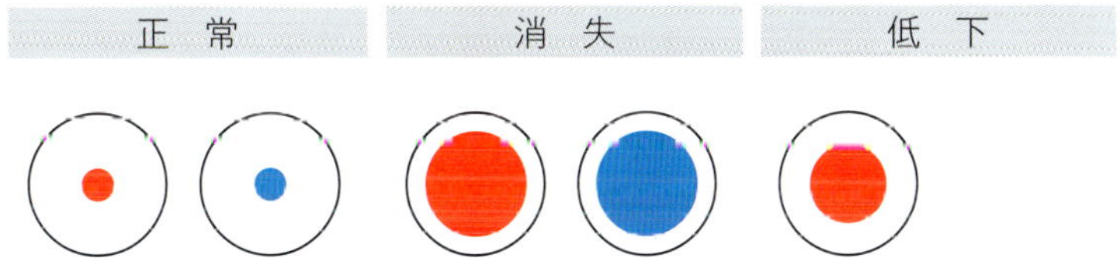

正　常　　消　失　　低　下

図1　主な視覚異常における比色対光反射を用いた対光反射の評価表
視覚異常を認めた犬の対光反射を赤色光，青色光で検査した際の評価
アイリスベットの取扱説明書より引用・改変

交配で生まれる雑種犬にも認められる。

1-2-2)年齢

臨床症状の発症は6週齢(早発性)〜7歳齢以上(遅発性)までと幅広い。犬種や網膜変性症の種類によって，また同一犬種内でも様々である。さらに，環境要因が発症時期に影響する可能性もある。

1-2-3)眼検査

○対光反射

対光反射は白色光で実施するが，視覚異常を評価する際は白色光とは別に，赤色光と青色光を用いた比色対光反射(Chromatic pupillary light reflex，以下cPLR)を実施するとよい。犬の網膜上の神経節細胞がもつ感光色素“メラノプシン”は，強い青色光を感受し，瞳孔の対光反射を起こす。LED赤色光とLED青色光を刺激光として用い，各刺激光の瞳孔縮瞳反応を調べることによって，メラノプシン含有神経節細胞と視細胞の機能評価を行い，網膜の機能を判定するのがcPLRである。

遺伝性網膜変性症では，LED赤色光を用いた対光反射で若干は縮瞳するが，瞳孔径は4mm以下を示さない。一方，視神経細胞のメラノプシンは比較的，病態の末期にまで残っているため，LED青色光を用いた対光反射で縮瞳する。鑑別疾患である突発性後天性網膜変性症候群(Sudden acquired retinal degeneration syndrome，以下SARDS)では，赤色光を用いた対光反射に反応せず，青色光を用いた対光反射で縮瞳する。視神経疾患の場合，赤色光にも青色光にも反応しない(**図1**)。

○眼底検査所見

病変は両眼にほぼ対称に認められる。

タペタム領域において，視神経乳頭を中心とした扇形の反射亢進病変が見られる(**図2**)。タペタム領域の反射亢進は，網膜の菲薄化が原因と考えられている。菲薄化によるタペタムの反射亢進病変は，検査する角度によっては反射が低下したようにも観察される(**図3**)。

反射亢進と同時に，網膜血管は減数し，狭細化する。網膜血管の狭細化は網膜の菲薄化により，脈絡膜血管と網膜血管が位置的に近づくことにより，網膜中の酸素分圧が上昇し，網膜血管の収縮が刺激されることが原因で起こる。そのため，網膜血管の変化は動脈血管から始まる(**図4**)。

症状が進むと視神経乳頭は萎縮により白色〜灰色化(**図5**)，乳頭陥凹が認められる。ノンタペタム領域に，色素集塊増加や脱色素病変(**図5b，図6**)が見ら

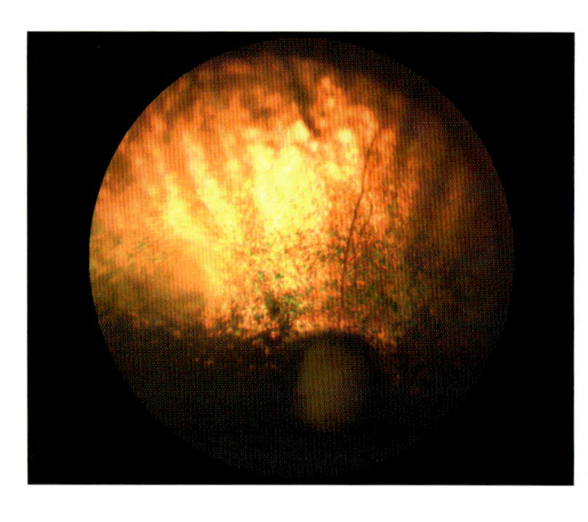

図２　遺伝性網膜変性症１

ミニチュア・ダックスフンド，３歳齢，避妊雌
タペタム領域においては視神経乳頭を中心とした扇形の反射亢進病変が全域で見られる

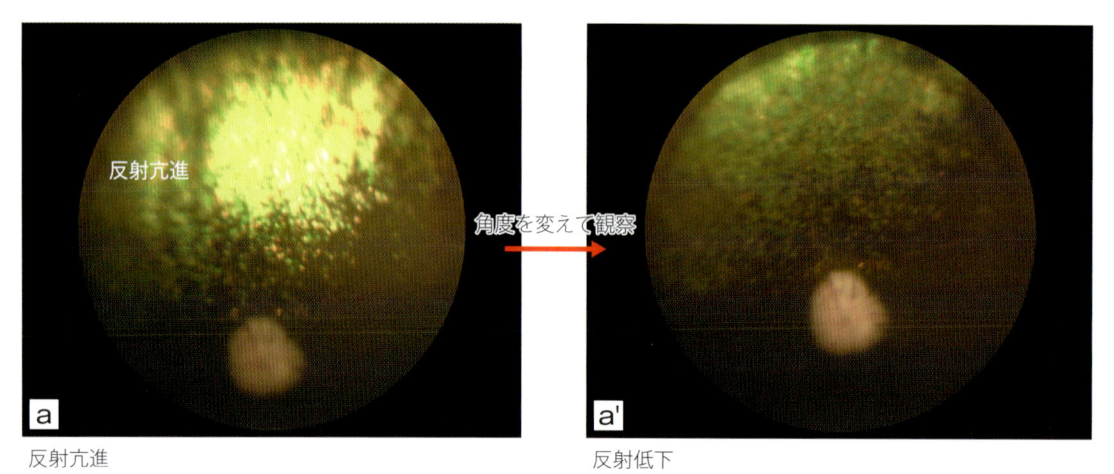

反射亢進　　反射低下

図３　遺伝性網膜変性症２

ミニチュア・ダックスフンド，10 歳齢，去勢雄
網膜の菲薄化によるタペタムの反射亢進領域(a)は，角度を変えて見ると反射低下(a')として観察されることもある

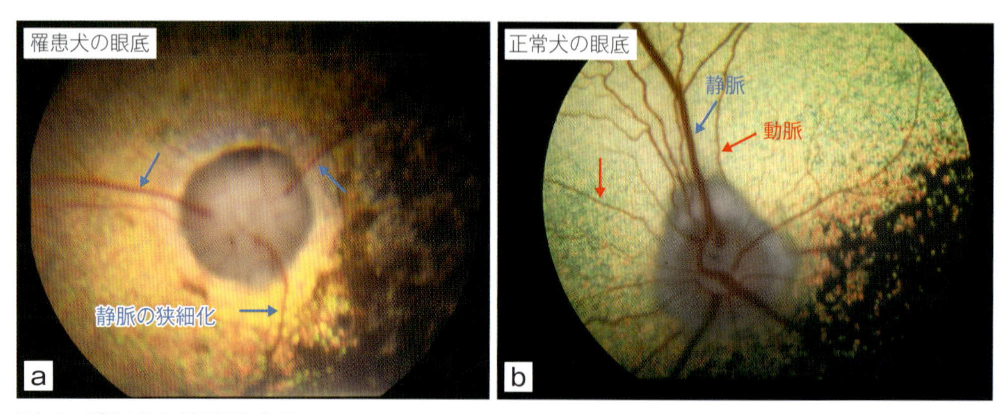

図４　遺伝性網膜変性症３

網膜血管の萎縮は動脈から先行して起こる。罹患犬(a)の網膜の血管は正常犬(b)と比較すると減数し，網膜の静脈は狭細化している。また，a では b のような動脈は認められない

れることもある。

○網膜電図

桿体機能と錐体機能の軽微な初期異常を，電気生理学的に別々に調べる目的

網膜電図(Electroretinogram，以下 ERG)における振幅と潜伏時間の異常は，臨床症状の発症や検眼鏡で眼底の異常所見が観察されるよりも，かなり早期に認められるため，遺伝性網膜変性症の早期診断に有用である。特にアラスカン・マラミュート，ジャーマン・ショートヘアード・ポインターの昼盲は，眼底に異常所見が見られる前に ERG の変化で診断ができる。この検査には全身麻酔と，桿体と錐体を別々に評価するための熟練した技術が必要である。

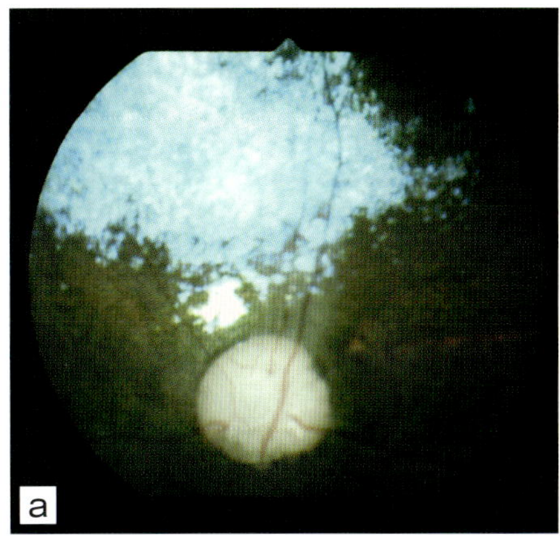

視神経乳頭は萎縮により白色～灰色化となる　ノンタペタム領域に脱色素病変が見られる

図５　遺伝性網膜変性症４

チワワ，３歳齢，去勢雄

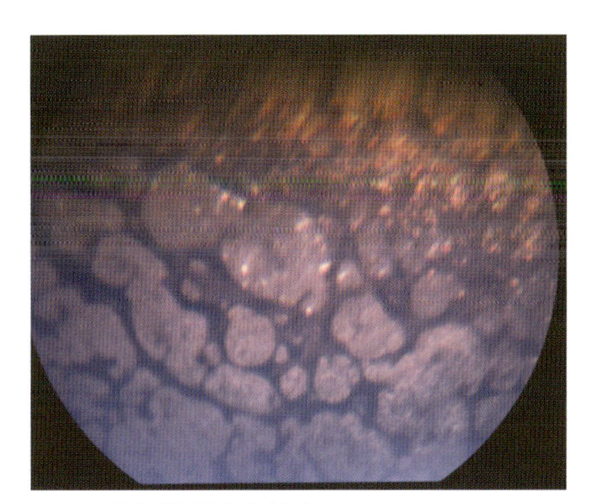

図６　遺伝性網膜変性症５

ノンタペタム領域に脱色素病変が見られる

<u>網膜の機能を評価する目的</u>

遺伝性網膜変性症に続発する白内障は，視覚回復が望めず白内障手術の対象眼とはならない。そのため網膜機能が正常で手術適応となる白内障，突然失明する疾患であるSARDSや球後視神経炎との鑑別にはERG検査が必須である。この検査は桿体と錐体を分別せず評価するため，前述のERGほどの熟練した技術を必要としない。

1-2-4)遺伝子検査

遺伝性網膜変性症のうち，これまでに複数の犬種で原因遺伝子が明らかとなり，遺伝子検査が可能となった。また，検査可能な犬種や原因遺伝子の種類は年々増えている。現在の遺伝子検査は，過去に実施されていた遺伝子の連鎖や標識部位を認識するものとは異なり，突然変異を直接検出するため，検査結果の精度は高い。研究が進むことで，以前は単一遺伝子疾患と考えられていた疾患が多因子遺伝性疾患であることや，疾患の原因と考えられていた遺伝子変異に誤りがあったことなど，新しい情報が日々更新されている。

1-3)治療

現在，遺伝性網膜変性症の進行を抑制または停止させる実用的な治療方法はない。

実際には抗酸化作用を有する様々なサプリメント(アスタキサンチンやルテイン等)を処方することが多い。遺伝子検査が可能な犬種であれば，罹患犬の同系交配を避けることで罹患犬が増えることを制御する。

研究レベルでは，*RPE65*遺伝子欠損が原因で先天性夜盲症状を呈するブリアードの網膜変性症(Retinal dystrophy)の治療法として，*RPE65*遺伝子欠損のブリアードに対して*RPE65*遺伝子を組み込んだアデノウイルスを網膜下に接種する遺伝子治療が実施され，視機能やERGの回復が認められている。

2)日本の人気犬種に見られる遺伝性網膜変性症

犬の遺伝性網膜変性症は，進行性に見えにくくなり最終的には失明するという臨床症状は共通であるが，遺伝性網膜変性症の種類や原因遺伝子は多岐にわたり，非常に複雑である。そこで本稿では，我々が遭遇する機会の多い，日本の人気犬種(ジャパンケネルクラブ，以下JKCの登録頭数の多い犬種)における遺伝性網膜変性症の一部について解説する(**表１**)。**表２**には他の遺伝性眼疾患を含めた日本の検査機関ごとの情報をまとめる。

表1　日本の人気犬種の遺伝性網膜変性症（PRA）

犬種	網膜変性症の型	原因遺伝子	眼底所見での異常	発症年齢	ERG 変化
プードル（ドワーフ，トイ，ミニチュア，ミディアム，スタンダード）	進行性桿体 - 錐体変性 PRCD	*PRCD*	3～5歳齢	3～5歳齢	6～9カ月齢
チワワ	錐体変性 Cone degeneration＊1	不明			
ミニチュア・ダックスフンド（ロング，スムース，ワイアー・ヘアード）	錐体 - 桿体形成異常1型 Cord1（crd4）	*RPGRIP1* （多因子の1つ）	6～12カ月齢	6カ月齢	6週齢
ミニチュア・ダックスフンド（スムース，ワイアー・ヘアード） スタンダード・ダックスフンド（ワイアー・ヘアード）	錐体 - 桿体形成異常 Crd	*NPHP4*	3歳齢		5週齢
ポメラニアン	PRA	不明			
ヨークシャー・テリア	進行性桿体 - 錐体変性 PRCD	*PRCD*			
シー・ズー	PRA	不明			
マルチーズ	PRA	常染色体劣性遺伝 （示唆）			
ミニチュア・シュナウザー	進行性網膜萎縮症 TypeA PRA	*phosducin* （現在は否定的）	1～2歳齢	6～12カ月齢	6～8週齢
	PRA（Retinal-atrophy low amplitude Electro-retinogram）	不明			
ゴールデン・レトリーバー	進行性桿体 - 錐体変性 PRCD	*PRCD*			
	PRA（GR-PRA1，GR-PRA2）	記載なし			
	中心性進行性網膜症＊2 CPRA	不明			
パピヨン	PRA（Pap-PRA1）	記載なし			
	PRA	不明			
ラブラドール・レトリーバー	進行性桿体 - 錐体変性 PRCD	*PRCD*	4～6歳齢	3～5歳齢	15カ月齢（DC ERGでは3～4カ月）
	中心性進行性網膜症＊2 CPRA	不明			
	昼盲／全色盲 Day blindness/achromatopsia	記載なし			
ミニチュア・ピンシャー	PRA	常染色体劣性遺伝 （示唆）			
ペキニーズ	PRA	不明			
ビーグル	PRA	不明			
ボーダー・コリー	X染色体連鎖性進行性網膜萎縮症 X-linked PRA（示唆）	不明			
	中心性進行性網膜症＊2 CPRA	不明			
シェットランド・シープドッグ	PRA	不明			
イタリアン・グレーハウンド	PRA（IG-PRA）	記載なし			
アメリカン・コッカー・スパニエル	進行性桿体 - 錐体変性 PRCD	*PRCD*	3～5歳齢	3～5歳齢	9カ月齢
バーニーズ・マウンテン・ドッグ	PRA	不明			
ブルドッグ（アメリカン，ブリティッシュ，フレンチ）	錐体 - 桿体形成異常1型 canine multifocal retinopathy type1	*BEST1*			
シベリアン・ハスキー	錐体変性 cone degeneration	*CNGB3*			
	X染色体連鎖性進行性網膜萎縮症 X-linked PRA	*RPGR*	1歳半～2歳齢	2～4歳齢	1歳齢
ウエスト・ハイランド・ホワイト・テリア	PRA	不明			
グレート・ピレニーズ	錐体 - 桿体形成異常1型 canine multifocal retinopathy type1	*BEST1*			
ノーフォーク・テリア	PRA	常染色体劣性遺伝 （示唆）			
秋田犬	PRA	不明	1歳半～2歳齢	1～3歳齢	1歳半～2歳齢
ジャーマン・シェパード	PRA	不明			

＊1　チワワにおいては昼盲のようなcone degenerationと同様の症状が報告されている
＊2　中心性進行性網膜萎縮症（Central progressive retinal atrophy, CPRA）または網膜色素上皮変性症（Retinal pigment epithelial dystrophy, RPED）

表2　遺伝子検査が可能な日本の検査機関，遺伝性眼疾患，対象犬種（2016年現在）

検査機関	検体	疾患名		犬種
ケーナインラボ	全血（EDTA）	遺伝性網膜変性症（PRA）	PRCD	アメリカン・コッカー・スパニエル，オーストラリアン・シェパード，イングリッシュ・コッカー・スパニエル，ゴールデン・レトリーバー，ラブラドール・レトリーバー，トイ・プードル，ミニチュア・プードル
			Cord1	ミニチュア・ダックスフンド
		コリー眼異常（CEA）		オーストラリアン・シェパード，ボーダー・コリー，コリー（ラフ，スムース），北海道犬，シェットランド・シープドッグ
カホテクノ	全血（EDTA，ヘパリン）	遺伝性網膜変性症（PRA）	PRCD	アメリカン・コッカー・スパニエル，オーストラリアン・シェパード，イングリッシュ・コッカースパニエル，ゴールデン・レトリーバー，ラブラドール・レトリーバー，トイ・プードル，ミニチュア・プードル，ウェルシュ・コーギー・カーディガン，ヨークシャー・テリア
			Cord1	ミニチュア・ロング・ヘアード・ダックスフンド
		コリー眼異常（CEA）		オーストラリアン・シェパード，ボーダー・コリー，コリー（ラフ，スムース），北海道犬，シェットランド・シープドッグ
Orivet	口腔粘膜（キット）	遺伝性網膜変性症（PRA）	PRCD	アメリカン・コッカー・スパニエル，アメリカン・エスキモー・ドッグ，オーストラリアン・キャトル・ドッグ，オーストラリアン・ラブラドゥードル，オーストラリアン・シェパード，チェサピーク・ベイ・レトリーバー，チャイニーズ・クレステッド・ドッグ，コッカプー，クーリー，イングリッシュ・コッカー・スパニエル，フィニッシュ・ラップフンド，ゴールデンドゥードル，ゴールデン・レトリーバー，ラブラドゥードル，ラブラドール・レトリーバー，ノヴァ・スコシア・ダック・トーリング・レトリーバー，トイ・プードル，ミニチュア・プードル，ポーチュギーズ・ウォーター・ドッグ，スパニッシュ・ウォーター・ドッグ，スウェーディッシュ・ラップフンド，ヨークシャー・テリア
			Cord1（crd4）	カーリーコーテッド・レトリーバー，カニンヘン・ダックスフンド，ミニチュア・ダックスフンド（ロング，スムース，ワイアー・ヘアード），イングリッシュ・スプリンガー・スパニエル
			rcd1	アイリッシュ・セター，アイリッシュ・レッド・アンド・ホワイト・セター，スルーギ
			rcd2	コリー（ラフ・スムース）
			rcd3	チャイニーズ・クレステッド・ドッグ，ウェルシュ・コーギー・カーディガン
			rcd4	ゴードン・セター，アイリッシュ・セター，スタンダード・プードル
			進行性網膜萎縮症 Dominant PRA	ブル・マスティフ，ブルテリア，オールド・イングリッシュ・マスティフ
			汎進行性網膜萎縮症 Generalized PRA-PRA2	ゴールデン・ドゥードル，ゴールデン・レトリーバー
			進行性網膜萎縮症 TypeA PRA	ミニチュア・シュナウザー
			先天性停在性夜盲症 Congenital stationary night blindness	ブリアード
			錐体変性症 Cone degeneration	アラスカン・マラミュート，オーストラリアン・シェパード，ジャーマン・ショートヘアード・ポインター
			早発性網膜変性症 Erd PRA	ノルウェジアン・エルクハウンド
			犬多発性網膜症 Canine multifocal retinopathy	アメリカン・ブルドッグ，オーストラリアン・シェパード，ブリティッシュ・ブルドッグ，ブル・マスティフ，コトン・ド・テュレアール，フレンチ・ブルドッグ，グレート・ピレニーズ，オールドイングリッシュ・マスティフ，サウス・アフリカン・ボーボル
		コリー眼異常（CEA）		オーストラリアン・シェパード，ビアデッド・コリー，ボーダー・コリー，コリー（ラフ，スムース），ノヴァ・スコシア・ダック・トーリング・レトリーバー，シェットランド・シープドッグ，ウィペット
		マール眼発育異常（MOD）		オーストラリアン・シェパード，ボーダー・コリー，コリー（ラフ，スムース），クーリー，イングリッシュ・コッカー・スパニエル，グレート・デーン，シェットランド・シープドッグ，チワワ，ウェルシュ・コーギー・カーディガン
		原発開放隅角緑内障		ビーグル
		遺伝性白内障		オーストラリアン・シェパード，ボストンテリア，フレンチ・ブルドッグ，スタッフォードシャー・ブル・テリア
		原発性水晶体脱臼		オーストラリアン・キャトル・ドッグ，オーストラリアン・ケルピー，ボーダー・コリー，ブル・テリア（ミニチュア），チャイニーズ・クレステッド・ドッグ，クーリー，フォックス・テリア（トイ），ジャーマン・ハンティングテリア（ヤークト・テリア），ジャックラッセル・テリア，レークランド・テリア，パーソン・ラッセル・テリア，シーリハム・テリア，テンターフィールド・テリア，チベタン・テリア，ヴォルピーノ・イタリアーノ，ウェルシュ・テリア，ヨークシャー・テリア
		カーリーコート・ドライアイ		キャバリア・キング・チャールズ・スパニエル

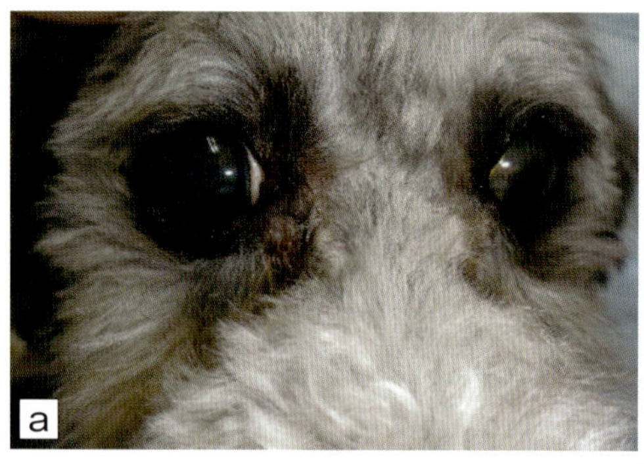

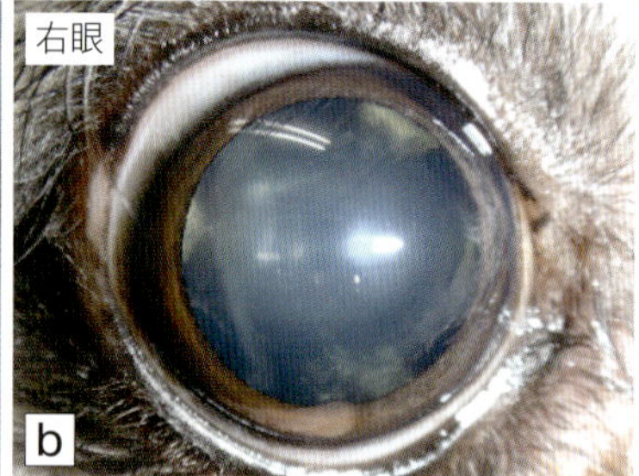

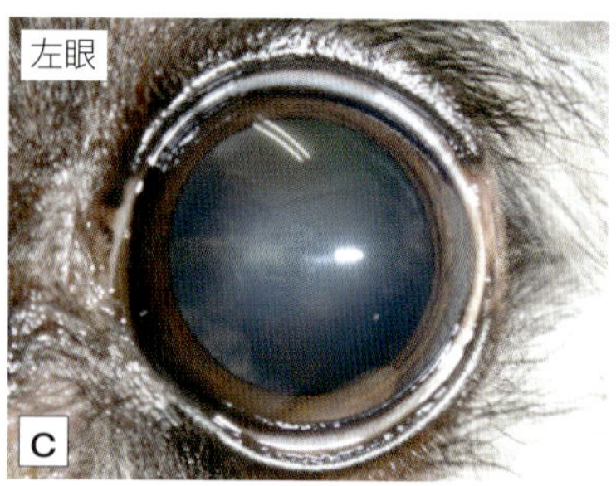

症状が進むと対光反射が鈍くなり，散瞳気味となる

図7　遺伝性網膜変性症1

トイ・プードル，7歳齢，去勢雄
以前から気になっていた視覚異常の精査を目的に来院された
視覚試験は明所・暗所で，威嚇瞬目反応，綿球落下テスト，障害物試験を実施した

	右眼	左眼
○視覚試験(明所)	判別不能	判別不能
○視覚試験(暗所)	陰性	陰性
○ PLR	陽性(反射低下)	陽性(反射低下)
○眼圧	17 mmHg	14 mmHg

○遺伝子検査…PRCD アフェクテッド
（変異型／変異型の遺伝子をもつ）

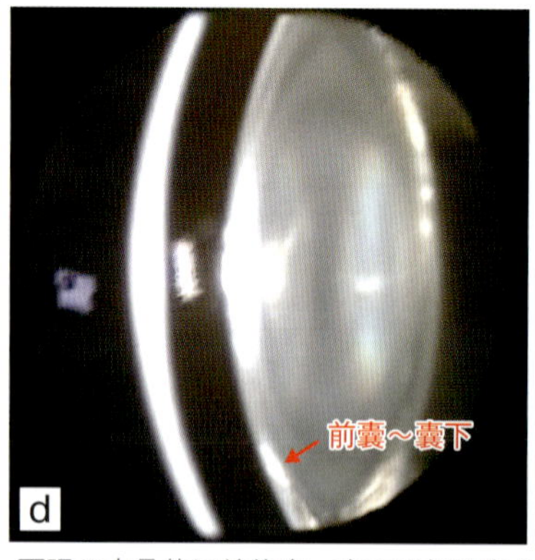

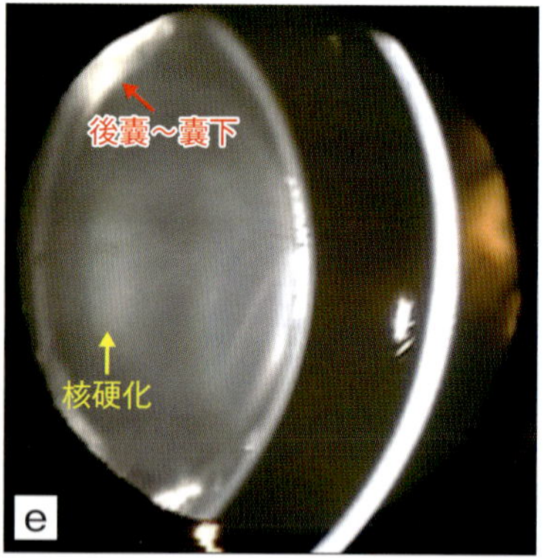

両眼の水晶体に前後嚢～嚢下の初発白内障と核硬化を認めた

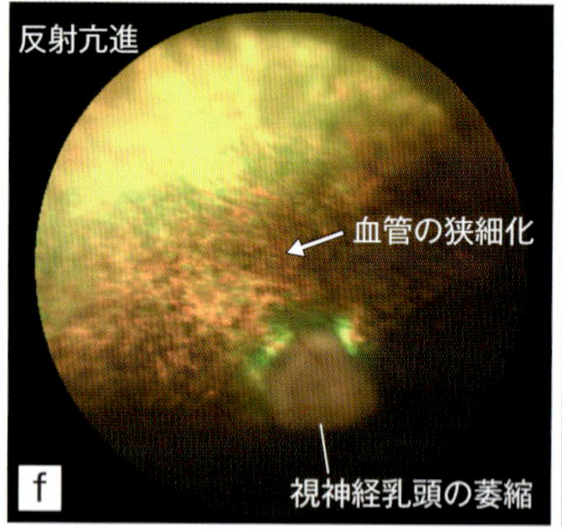

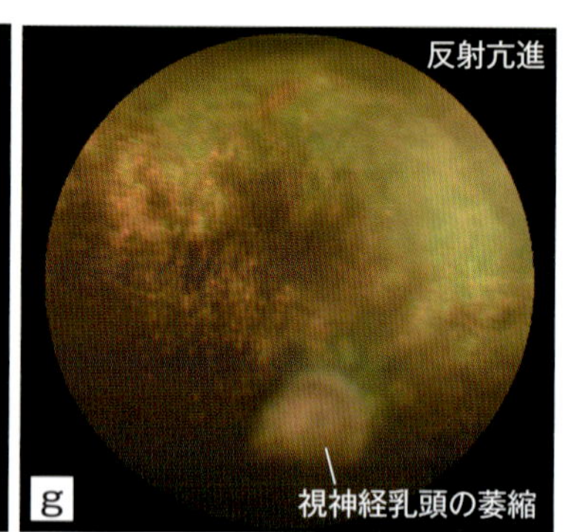

眼底検査では，両眼にタペタム領域の反射亢進，網膜血管の狭細化，視神経乳頭の萎縮が観察された

2-1)進行性桿体－錐体変性症

進行性桿体－錐体変性(Progressive rod-cone degeneration，以下 PRCD)型の遺伝性網膜変性症は，常染色体劣性遺伝の網膜変性症であり，遅発性(LATE-ONSET)に発症する。網膜の光受容体細胞の異常は，視細胞桿体外節の光受容円盤で起こるサイクリックヌクレオチドの代謝異常にかかわる再生異常から始まる。錐体は桿体より遅れて変性するため，初期の臨床症状は夜盲である。本疾患は他の全身性疾患や局所性疾患(聾(ろう)など)とは関係していない。

PRCD 型の遺伝性網膜変性症は，*PRCD* 遺伝子の変異が原因である。本疾患の臨床症状として視覚異常を認めるのは3歳齢以降であるため，遺伝子検査を発症前診断や繁殖指導に利用することができる。現在，国内の検査機関で遺伝子検査または遺伝子検査の申し込みが可能である犬種は**表2**を参照のこと。

2-1-1)プードル(トイ，ミニチュア，スタンダード)

プードルに見られる PRCD 型の遺伝性網膜変性症は遅発性(LATE-ONSET)に発症し，初期の臨床症状は夜盲である。眼底所見で異常が認められるのは3～5歳齢であり，タペタム領域の中央部あるいは辺縁部の反射亢進～色調変化から始まる。ERG 検査では，6～9カ月齢前後で異常が観察される。視覚異常は3～5歳齢で見られるようになる(**表1，図7**)。

2-1-2)ラブラドール・レトリーバー

ラブラドール・レトリーバーで最もよく見られる PRCD 型の遺伝性網膜変性症は遅発性(LATE-ON-SET)に発症し，初期の臨床症状は夜盲である。眼底所見で異常が認められるのは，4～6歳齢であり，初期変化はタペタム領域の中央部～辺縁部の反射亢進，

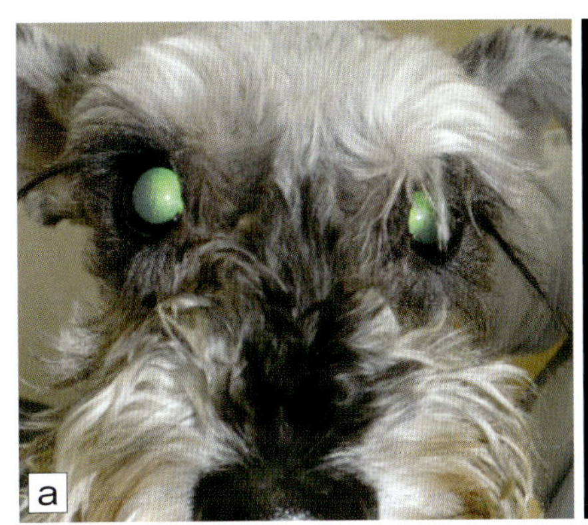

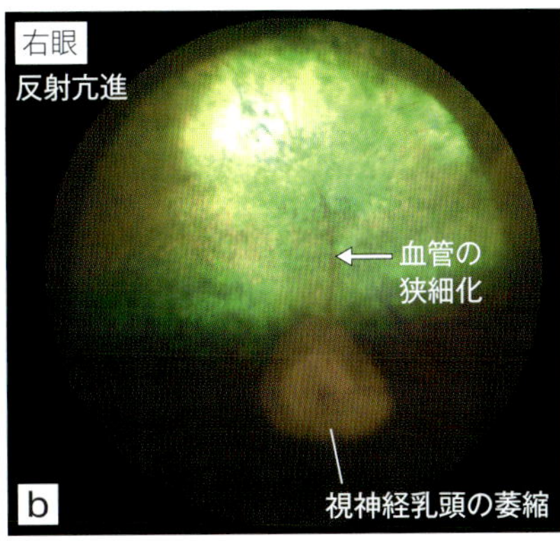

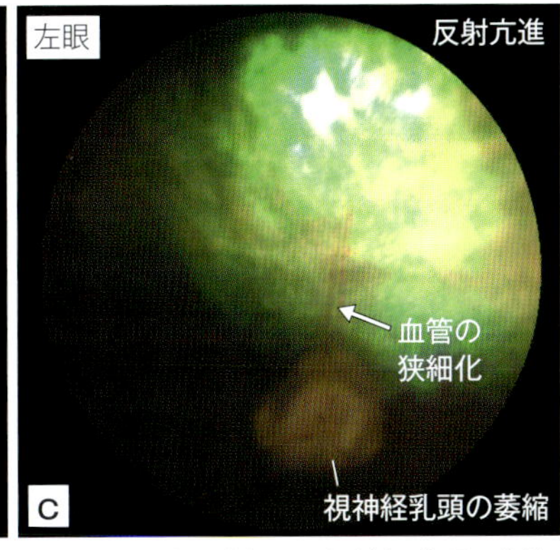

眼底検査では，両眼にタペタム領域の反射亢進，網膜血管の狭細化，視神経乳頭の萎縮が観察された

図8　遺伝性網膜変性症2
ミニチュア・シュナウザー，3歳齢，避妊雌
以前から気になっていた視覚異常の精査を目的に来院された
視覚試験は明所・暗所で，威嚇瞬目反応，綿球落下テスト，障害物試験を実施した

	右眼	左眼
○視覚試験(明所)	陰性	陰性
○視覚試験(暗所)	陰性	陰性
○ PLR	陽性(反射低下)	陽性(反射低下)
○眼圧	8 mmHg	9 mmHg

あるいは視神経乳頭の左右の水平方向に反射亢進を伴った色調変化領域として始まる。ERG検査では，15カ月齢前後から異常が観察されるという報告がある。通常，視覚異常が認められるのは3～5歳齢である。その他2歳齢前後で視覚異常を認める型の網膜変性症も報告されている(**表1**)。

2-1-3)アメリカン・コッカー・スパニエル

アメリカン・コッカー・スパニエルに見られるPRCD型の遺伝性網膜変性症は遅発性(LATE-ONSET)に発症し，初期の臨床症状は夜盲である。眼底所見で異常が認められるのは，3～5歳齢であり，初期変化はタペタムの中央部～辺縁部の反射亢進から始まる。ERG検査では，9カ月齢前後で異常が観察される。視覚異常は3～5歳齢で見られるようになる(**表1**)。

2-2)光受容体異形成

2-2-1)ミニチュア・シュナウザー

ミニチュア・シュナウザーの光受容体異形成(Photoreceptor dysplasia)は，光受容体細胞である桿体と錐体が完全に成長する前に変性が始まる桿体－錐体異形成(Rod-cone dysplasia)であり，早発性(EARLY-ONSET)に発症する。初期の臨床症状は夜盲であり，徐々に昼盲へと進行する。眼底所見で異常が認められるのは，1～2歳齢前後である。形態学的に異常な視細胞は，4週齢ころから認められ，19週齢までに桿体密度は50%まで減少する。ERG検査では，6週齢から異常が見られるという報告がある。臨床症状の発現は6カ月～12カ齢で始まる(**表1，図8**)。

ミニチュア・シュナウザーの桿体 錐体異形成の原因遺伝子は，以前報告されていた *phosducin* 遺伝子が2013年に不確定であることが分かり，現在，遺伝子検査にはTypeA PRAの変異が用いられている。海外の検査機関の他，日本ではOrivetで遺伝子検査が可能である(**表2**)。

その他，ミニチュア・シュナウザーにおいては，同様の症状で原因遺伝子不明の別の網膜変性症が知られており，TypeA PRA遺伝子検査が正常でも，他の網膜変性症に罹患する可能性がある。

2-3)錐体－桿体形成異常1型

2-3-1)ミニチュア・ダックスフンド
(ロング，スムース，ワイアー・ヘアード)

ミニチュア・ダックスフンドの錐体－桿体形成異常1型(Cone-rod dystrophy1，以下Cord1)の遺伝性網膜変性症は，錐体－桿体形成異常であり，早発性(EARLY-ONSET)に発症する。錐体と桿体は完全に成長した後，ほぼ同時期に障害される。眼底所見で異常が認められるのは，6カ月齢前後である。タペタム領域は反射亢進や血管の狭細化を認める以前に，顆粒状に観察される。続いて，ノンタペタム領域の脱色素，視神経乳頭の萎縮が認められる(**図9**)。ERG検査では，6週齢で錐体系の反応に異常を認めるという報告がある(**表1**)。

ミニチュア・ダックスフンドのCord1型の原因遺伝子は，*RPGRIP1*(*retinitis pigmentosa GTPase regulator-interacting protein1*)遺伝子の変異と報告され

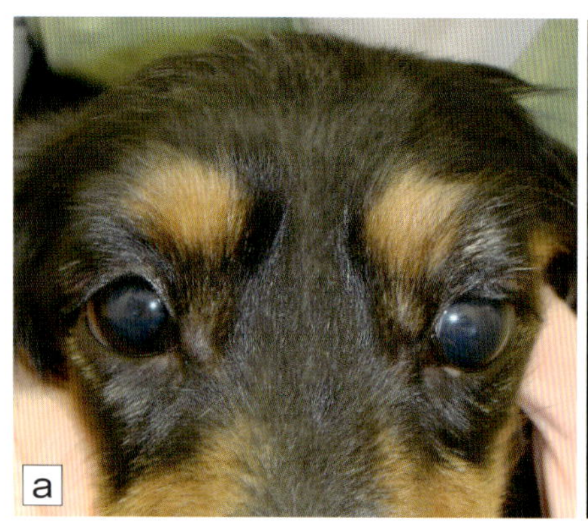

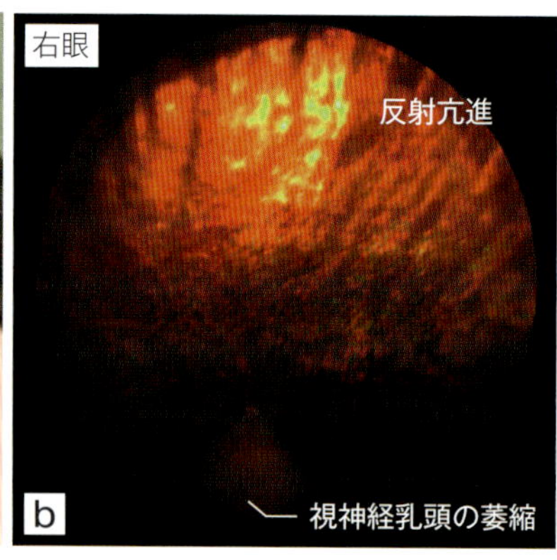

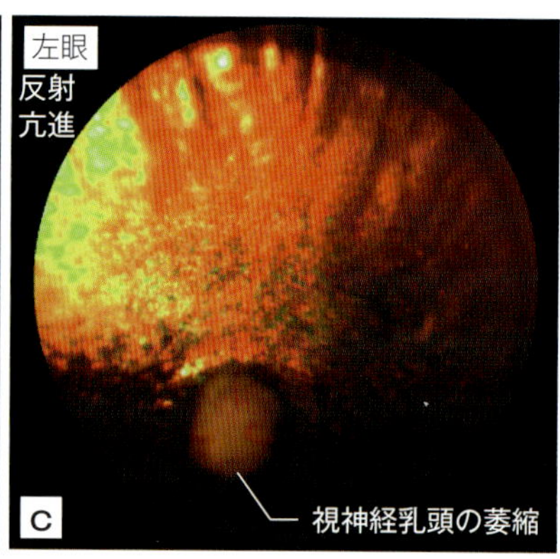

眼底検査では，両眼に視神経乳頭を中心とした扇形のタペタム領域の反射亢進，網膜血管の狭細化，視神経乳頭の萎縮が観察された。ノンタペタム領域には脱色素化や色素集塊を認めた

図9　遺伝性網膜変性症３

ミニチュア・ダックスフンド（ロングヘアー），３歳齢，避妊雌
以前から気になっていた視覚異常の精査を目的に来院された
視覚試験は明所・暗所で，威嚇瞬目反応，綿球落下テスト，障害物試験を実施した

	右眼	左眼
○視覚試験（明所）	陰性	陰性
○視覚試験（暗所）	陰性	陰性
○ PLR	陽性（反射低下）	陽性（反射低下）
○眼圧	14 mmHg	15 mmHg

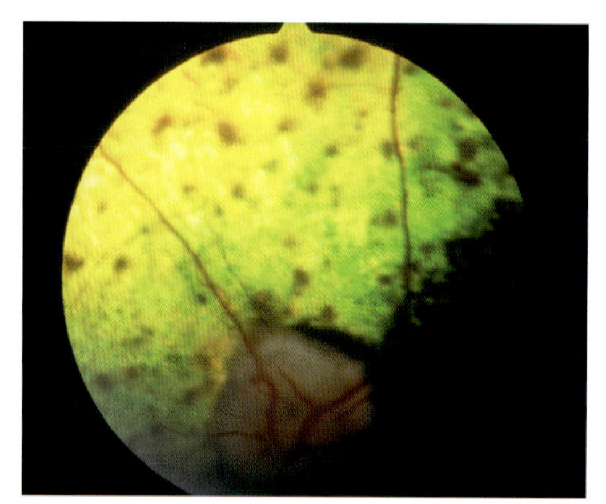

図 10　網膜色素上皮変性症

スムース・コリー，４歳齢，左眼
タペタム領域に多数の茶色の色素集塊が見られる。色素集塊周囲のタペタムは軽度の反射亢進を呈し，網膜血管は狭細化している
写真提供：P. G. C Bedford 先生のご厚意による

ているが，現在では *RPGRIP1* が原因の単一遺伝子ではなく，疾患を支配する複数の遺伝子の１つであると考えられている。遺伝子検査は，日本，海外の検査機関で可能である（**表１，２**）。

2-4）錐体－桿体形成異常

2-4-1）ミニチュア・ダックスフンド（スムース，ワイアー・ヘアード），スタンダード・ダックスフンド（ワイアー・ヘアード）

ミニチュア・ダックスフンドの錐体－桿体形成異常（Cone-rod dystrophy，Crd）は，錐体－桿体形成異常型の遺伝性網膜変性症であり，早発性（EARLY-ONSET）に発症する。５週齢でほぼ同時期に錐体－桿体両方の光受容体細胞が障害される。眼底所見で異常が認められるのは３歳齢前後であり，特徴的なノンタペタム領域への脱色素斑を認める。ERG 検査では，５週齢で錐体系の反応に異常を認めるという報告がある（**表１**）。

ミニチュア・ダックスフンドの錐体－桿体形成異常の原因遺伝子は，*NPHP4* 遺伝子の変異と報告されている。*NPHP4* 遺伝子の変異は，ヒトでは腎疾患と関連するが，犬では関連しない。2016 年現在，公には日本での遺伝子検査は可能ではないが，海外の検査機関で可能である。

2-5)網膜色素上皮変性症

網膜色素上皮変性症(Retinal pigment epithelial dystrophy, RPED)は，網膜色素上皮ジストロフィーまたは中心性進行性網膜萎縮症(Central progressive retinal atrophy, CPRA)とも呼ばれる。本疾患は，網膜にある光受容体細胞(桿体および錐体)の外節の代謝に関与する網膜色素上皮細胞の適切な食作用が障害された結果，網膜色素上皮細胞由来のリポフスチン色素が集塊をつくり，神経感覚網膜中に迷入して両眼に網膜変性症が起こる遺伝性疾患である。

好発犬種として，ラブラドール・レトリーバー，ゴールデン・レトリーバー，ボーダー・コリー，コリー，シェットランド・シープドッグ，イングリッシュ・コッカー・スパニエルなどが挙げられる。ビタミンE欠乏症と関係があり，かつてはアメリカやヨーロッパで認められた。しかし遺伝形質が常染色体優性であることから疾患の淘汰が容易に進み，現在ではまれにしか認められない疾患となっている。

臨床症状は進行性の視覚異常で，近くの静止物の視覚異常から始まるが，遠くの動くものは認識しやすいようである。進行によって失明することはまれである。

診断は，臨床症状と眼底所見から診断する。眼底検査ではタペタム領域に多数の茶色の色素集塊が見られる(**図10**)。進行すると色素集塊周囲のタペタムには軽度の反射亢進が見られ，網膜血管も狭細化し，最終的には網膜全域に変性が進行する。

治療は，高用量のビタミンE(600～900 IU，1日2回)の経口投与により進行を遅延させる。クライアントに対しては，発症犬を繁殖させないよう指導する。

Point

犬の場合

- 遺伝性網膜変性症は，進行性に見えにくくなり最終的には失明する遺伝性疾患である。
- 遺伝性網膜変性症の進行を抑制または停止させる実用的な治療法はなく，計画繁殖により，罹患犬を増やさないことが重要となる。
- 検査可能な遺伝性網膜変性症の原因遺伝子は年々増加しているが，本疾患の種類や原因遺伝子は多岐にわたり，非常に複雑である。遺伝子検査を実施する際は，眼検査の補助的な手段として用いる必要がある。

■参考文献

1) Acland GM, Aguirre GD, Ray J, et al. *Gene therapy restores vision in a canine model of childhood blindness. Nature Genetics* 28: 92-95 (2001).
2) ACVO. Ocular disorders presumed to be inherited in purebred dogs 6th edtion 2013. Genetics Committee of the American College of Veterinary Ophthalmologists (ACVO), (2013).
3) Barbara Zangerla, Orly Goldsteinb, Alisdair, et al. Identical mutation in a novel retinal gene causes progressive rod-cone degeneration in dogs and retinitis pigmentosa in humans. *Genomics* 88, 551-563 (2006).
4) Dubielzig RR, Ketring KL, McLellan GJ, Albert DM. Veterinary Ocular Pathology, A comparative review. pp353-358, Elsevier (2010).
5) Gelatt KN. Veterinary Ophthalmology 4th ed, pp946-984, Blackwell Publishing (2007).
6) Gelatt KN, Gilger BC, Kern TJ. Veterinary Ophthalmology 5th ed. volume1, pp524-532, Blackwell Publishing (2013).
7) Gelatt KN, Gilger BC, Kern TJ. Veterinary Ophthalmology 5th ed. volume2, pp1311-1344 Blackwell Publishing (2013).
8) Kerry Smith. Clinical examination and diseases of the fundus in dogs. *In Practice* 36: 315-333 (2014).
9) Martin CL. Ophthalmic Disease in Veterinary Medicine. pp401-436, Manson Publishing (2005).
10) Maggs DJ, Miller PE, Ofri R. Slatter's Fundamentals of Veterinary Ophthalmology 4th ed. volume2, pp301-309, Saunders (2008).
11) Maggs DJ, Miller PE, Ofri R. Slatter's Fundamentals of Veterinary Ophthalmology 5th ed. pp62-63, 299-333, Saunders (2013).
12) Miyadera K, Kato K, Boursnell M, et al. Genome-wide association study in RPGRIP1(-/-) dogs identifies a modifier locus that determines the onset of retinal degeneration. *Mamm Genome* 23(1-2): 212-223 (2012).
13) Narfström K, Vaegan, Martin Katz, et al. Assessment of Structure and Function Over a 3-year Period after Gene Transfer in RPE65-/- dogs. *Documenta Ophthalmologica* 111: 39-48 (2005).
14) OptiGen. Genetic Tests by Disease (2014).

(小林由佳子)

Chapter 7-4 遺伝性眼疾患における遺伝子検査 ー遺伝性網膜変性症を中心にー

本稿では，遺伝性疾患の診断方法の１つである遺伝子検査について解説する。遺伝性疾患とは染色体や遺伝子の変異によって起こる疾患であり，変異をもつ染色体や遺伝子が親から子に伝わる場合と，突然変異により遺伝子に変異が生じる場合がある。

遺伝子検査は，遺伝性疾患に特異的な遺伝子変異の有無を，DNA 解析によって調べる検査である。単一の遺伝子の変異によって疾患が生じる単一遺伝子疾患が，遺伝子検査の結果を最も臨床応用しやすい。しかし実際は，臨床症状の発現には複数の遺伝子や遺伝子型が関与することが多い。

これまでに犬の眼疾患には遺伝性疾患が多数あることが知られている。犬の遺伝性眼疾患の多くは治療ができないため，遺伝子検査の結果を基にした計画繁殖は，疾患の発生をコントロールする目的で有用である。

1）遺伝性眼疾患に見られる主な遺伝機序

1-1）常染色体劣性遺伝

常染色体劣性遺伝（Autosomal recessive，AR）は，常染色体上に存在する一対の遺伝子の“両方”に変異がなければ発症しない。一方の遺伝子のみに変異がある場合は，症状の発現しないキャリアーとなる。現在報告されている犬の遺伝性網膜変性症（Inherited Retinal Dysplasia / Degeneration / Dystrophy または Progressive Retinal Atrophy，PRA）は，一部を除きすべて常染色体劣性遺伝する。

1-2）常染色体優性遺伝

常染色体優性遺伝（Autosomal dominant，AD）は，常染色体上に存在する一対の遺伝子の“一方”に変異があると発症する。罹患犬の子が同疾患を発症する可能性は，雌雄を問わず 50％である。オールド・イングリッシュ・マスティフ，ブル・マスティフには，*T4R* 遺伝子が変異する常染色体優性遺伝の遺伝性網膜変性症が知られている。

1-3）X 染色体連鎖性劣性遺伝

X 染色体連鎖性劣性遺伝（X-linked recessive，XR）は，X 染色体上に存在する遺伝子の異常によって起こるが，X 染色体上に正常遺伝子が１つでもあれば発症しない。雌は２つの X 染色体の両方の遺伝子に異常がなければ発症しないのに対し，雄は X 染色体が１本しかないため，X 染色体上の遺伝子に異常があれば必ず発症する。雄に多く発症するため，疾患発症数には大きな雌雄差がある。サモエド，シベリアン・ハスキーには，*RPGR* 遺伝子が変異する X 染色体連鎖性劣性遺伝の遺伝性網膜変性症が知られている。

1-4）多因子遺伝性疾患

多因子遺伝性疾患は，複数の遺伝子と環境要因が関係して発症する遺伝性疾患である。眼瞼内反／外反および眼瞼の長さなどがこれに相当し，発現に複数の遺伝子と環境要因が関与していることが知られている。

1-5）複数の遺伝子型が同一犬種で同様の臨床症状を発現する

ミニチュア・ダックスフンド，ミニチュア・シュナウザー，ゴールデン・レトリーバー，パピヨンなどの遺伝性網膜変性症では，同じような臨床症状を発現する複数の遺伝子型が存在することが知られている。

2）遺伝子検査の目的

2-1）確定診断

犬種，性別，年齢，臨床症状および眼検査の結果より遺伝性眼疾患が疑われる場合に，遺伝子検査を実施することで確定診断の一助とすることができる。ただし，遺伝子検査の結果のみで確定診断が下せるわけではない。

表1　日本の検査機関（2019年現在）

検査機関	URL	検査場所	OFA への登録
カホテクノ	http://www.kahotechno.co.jp	日本	不明
ケーナインラボ	http://www.canine-lab.jp	日本	不明
Orivet	http://www.orivet.jp	海外へ依頼	可能（個人で実施）
Veqta	http://www.veqta.jp	日本	不明

表2　海外で遺伝子検査が可能な遺伝性眼疾患（遺伝性網膜変性症以外）
対象犬種は各機関にお問い合わせ頂きたい

疾患名
コリー眼異常（Collie eye anomaly，CEA）
骨異形成を伴う網膜異形成（Retinal dysplasia/Oculo skeletal dysplasias-*drd1*；RD/OSD）
骨異形成を伴う網膜異形成（Retinal dysplasia/Oculo skeletal dysplasias-*drd2*；RD/OSD）
原発開放隅角緑内障（Primary open angle glaucoma）
遺伝性白内障（Hereditary cataracts－HSF4-1）
遺伝性白内障（Hereditary cataracts－HSF4-2）
原発性水晶体脱臼（Primary lens luxation，PLL）

2-2）遅発性疾患の発症前診断

進行性桿体－錐体変性型（Progressive rod-cone degeneration，PRCD）の遺伝性網膜変性症は遅発性疾患であり，プードル（トイ，ミニチュア，スタンダード），ラブラドール・レトリーバー，アメリカン・コッカー・スパニエルなどでの発症は3～5歳齢以降であることが知られている。遺伝子検査により，遅発性遺伝性網膜変性症の早期診断が可能となり，発症前に進行性視覚喪失に対するサポートや繁殖指導の実施，早期に抗酸化剤などのサプリメント投与を開始することが可能となる。

2-3）疾患遺伝子の発生頻度調査

同一家系の集団を検査対象として全頭スクリーニング検査をすることで，集団中の疾患遺伝子の浸透度を知ることができる。本検査の調査結果は計画繁殖に有用である。

3）遺伝子検査の実際

3-1）遺伝子検査が可能な遺伝性眼疾患と検査機関

2016年現在，遺伝性眼疾患の遺伝子検査を行っている日本および海外の検査機関を**表1～3**に示す（Chapter7-3，表2も参照）。遺伝子検査が可能な犬種や原因遺伝子の種類は日々更新されているため，詳細は**表1**および**表3**に挙げた検査機関のURLを参考にされたい。

3-2）方法

遺伝子検査には有核細胞が必要であり，血液または口腔粘膜をDNA検体として使用するのが一般的である。検体は，検査を行う検査機関の指示に従い採取し，郵送する。検体採取時は，他の動物やヒトからのDNAによって汚染されないようにゴム手袋を使用する。

現在は口腔粘膜から検体を採取する方法が一般的である。この方法は比較的簡単なため，海外の検査機関および日本の検査機関（Orivet）では，獣医師以外からの検体も受け付けている。しかし，検査会社によっては検体として血液が必要となるものもあるため，詳細は個々の情報を確認する必要がある。

検査結果はノーマル（正常型／正常型の遺伝子をもつ），アフェクテッド（変異型／変異型の遺伝子をもつ），キャリアー（正常型／変異型の遺伝子をもつ）などで判定され，後日，郵送またはメールで送られてくる。

4）実際の遺伝子検査の問題点

4-1）多因子遺伝性疾患の可能性がある場合

近年研究が進み，従来は単一遺伝子疾患と考えられていた疾患の中にも，複数の遺伝子が関与する多因子

表３　海外の検査機関(2016年現在)

検査機関	URL
Alfort School of Veterinary Medicine(FRA)	https://www.vet-alfort.fr/web/en/
Animal Genetics, Inc.(USA/UK)	http://www.animalgenetics.us
Animal Health Trust(UK)	http://www.aht.org.uk
Antagene(FRA)	http://www.antagene.com/en
Auburn University(USA)	http://www.vetmed.auburn.edu
Canine Genetic Disease Network(USA)	http://www.caninegeneticdiseases.net
DNA Diagnostics Center(USA)	http://www.vetdnacenter.com
Genetic Technologies(AUS)	http://animalnetwork.com.au/
Genomia(CZE)	http://www.genomia.cz/en/
Genoscoper(FIN)	http://www.genoscoper.com/en/
GenSol Diagnostics(USA)	http://www.gensoldx.com
HealthGene(CAN)	http://www.healthgene.com
Michigan State University(USA)	https://msu.edu/
North Carolina State Veterinary Hospital(USA)	http://www.ncstatevets.org/genetics/
OptiGen, LLC(USA)	http://www.optigen.com
Orivet Genetic Pet Care(AUS)	http://orivet.com.au
Orthopedic Foundation for Animals(USA)	http://ofa.org/
Paw Prints Genetics(USA)	https://www.pawprintgenetics.com
PennGen Laboratories(Pennsylvania University, USA)	http://research.vet.upenn.edu/Default.aspx?alias=research.vet.upenn.edu/PennGen
projectDOG(USA)	https://projectdog.org
University of California, Davis - Veterinary Genetics Laboratory(USA)	https://www.vgl.ucdavis.edu/services/dog.php
University of Kentucky - Animal Genetic Testing and Research Lab(USA)	http://getgluck.ca.uky.edu/
VetGen(USA)	http://www.vetgen.com
VetNostic(USA)	http://www.vetnostic.com

遺伝性疾患があることが分かってきた。これらの多因子遺伝性疾患は，疾患関与遺伝子の一部を検査することが可能であるが，１つの遺伝子検査では疾患の確定診断には至らない。

4-2)同一犬種において，同じ臨床症状を発症させる複数の遺伝子型の遺伝性網膜変性症がある場合

複数の遺伝子型の遺伝性網膜変性症が発症する犬種の場合，いくつかの遺伝子検査を実施してその結果が正常であっても，遺伝子型が不明の疾患をまだ否定できていないことを認識しておく必要がある。複数の遺伝子型の遺伝性網膜変性症が知られている犬種のクライアントやブリーダーには，現在実施可能な遺伝子検査のみでは遺伝性網膜変性症を完全に診断することができないことを伝える必要がある。

4-3)検査機関の選択

日本で独自の遺伝子検査が可能，または遺伝子検査の申し込みができる(海外の検査機関に送る)犬種や疾患の数は増えている(**表１**)。しかし，犬種や疾患によってはダックスフンドの*NPHP4*のように，海外の検査機関でしか検査ができない疾患もある。希望する犬種の遺伝子検査が海外の検査機関のみしかできない場合や，ライセンスをもつ遺伝子検査開発機関での遺伝子検査を希望する場合，またはアメリカで遺伝性疾患に関する登録を実施しているOFA(Orthopedic Foundation for Animals)データベースへの登録可能な検査機関での遺伝子検査を希望する場合は，個人でウェブサイトから海外の検査機関へ申し込むこととなる(**表３**)。

多くの遺伝子検査を開発し,ライセンスをもつOptiGenは，2006年５月～2015年２月まで，日本を含めた環太平洋地域における遺伝子検査をオーストラリアにあるGenetic Technologiesへ移行しており，日本からの検体の受付が不可能であったが，現在はOptiGenにおける日本からの遺伝子検査検体の直接受付が再開されている。日本においても日々開発が進んでいる新しい遺伝子検査の実施が可能となっている。

5）眼疾患を中心とした繁殖指導

遺伝性疾患は治療ができない疾患が多い。そのため，繁殖犬の遺伝子検査を実施し，計画繁殖を進めることで罹患犬の発生を予防することができる。しかし，遺伝する可能性がある眼疾患の中で遺伝子検査が可能な疾患はごく一部であることを，クライアントやブリーダーが知る機会は少ない。

アメリカでは，獣医眼科専門医による眼検査（アイチェックシステム；OFA の Companion Animal Eye Registry（CAER），http://www.offa.org/eye_overview.html）が 1966 年から実施されており，遺伝子検査は眼検査の補助的手段であるという認識が当然とされている。純血犬種の遺伝性眼疾患のコントロールには，遺伝子検査を実施する前に，他の眼疾患に関する眼検査を実施し，遺伝性眼疾患について正しい解釈を認識してもらうことが重要となる。

実際の繁殖指導は，眼検査の結果に基づいて実施する。現在，筆者は日本盲導犬協会所属犬の眼検査を実施し，盲導犬の繁殖指導を行っている。対象犬種はラブラドール・レトリーバー，ゴールデン・レトリーバーである。多項目ある眼疾患の中で遺伝子検査を実施しているのは，遺伝性網膜変性症（PRCD 型）である。PRCD 型の遺伝性網膜変性症は臨床症状の発現前に交配適期となるため，早期診断が計画繁殖に有用となる。繁殖犬は PRCD 型の遺伝性網膜変性症の遺伝子検査と，交配ごとの眼検査を実施している。

PRCD 型に関しては，ノーマルの犬が繁殖犬として適する。しかし，白内障や網膜異形成などを含む，繁殖犬としては適さないその他の眼疾患まで含めると，多項目の眼疾患のすべてにおいて正常な繁殖犬は少ない。そこで現在は血統図を作成し，遺伝子頻度（疾患の発症率）によって繁殖指導を変えるように心がけている。一般に集団の中で発症率の高い遺伝子疾患の場合は，キャリアー犬を含めて急激に淘汰させると，よい形質をも失われ，新しい遺伝子疾患が発生する可能性が高くなる。そのため，血統図で確認してキャリアー犬を繁殖犬とすることもある。

多因子が関与していると考えられる遺伝性網膜変性症

ミニチュア・ダックスフンドの錐体－桿体形成異常 1 型（Cone-rod dystrophy1，Cord1）の遺伝性網膜変性症は従来，*RPGRIP1* 遺伝子の変異のみと考えられていた。しかし *RPGRIP1* 遺伝子の変異のみでは，罹患犬種の網膜変性を十分に説明できず，別の遺伝子が *RPGRIP1* 突然変異作用の調節因子として機能し，*RPGRIP1* の突然変異が他の遺伝子座の作用を調節する可能性が示唆された[12]。

このことから Cord1 型の遺伝性網膜変性症は，単純な遺伝子異常ではないことが分かり，*RPGRIP1* 変異の有無を示す Cord1 の遺伝子の検査結果のみでは，ミニチュア・ダックスフンドの遺伝性網膜変性症の 1 つである Cord1 の診断ができないことが示された。

同一犬種で見られる複数の遺伝子型の遺伝性網膜変性症

①ミニチュア・ダックスフンド
（スムース，ワイアー・ヘアード）
錐体－桿体形成異常 1 型（Cone-rod dystrophy1，Cord1）以外にも，錐体－桿体形成異常（Cone-rod dystrophy，Crd）を発症させる *NPHP4* 遺伝子が知られている。

②ミニチュア・シュナウザー
遺伝子型が確定している TypeA PRA と，遺伝子型不明の PRA（Photoreceptor dysplasia），PRA（Retinal atrophy）が報告されている。

③ゴールデン・レトリーバー
PRCD 型[3]，GR-PRA1 および GR-PRA2 型の少なくとも 3 つの型の遺伝性網膜変性症が存在することが報告されている。

④パピヨン
Pap-PRA1 型，遺伝子型不明の遺伝性網膜変性症などが知られている。

Point

犬の場合

・近年，多くの犬種で様々な遺伝性眼疾患の遺伝子検査が可能となっているが，遺伝子検査が可能な疾患はごく一部であり，多因子遺伝性疾患や複数の遺伝子型が存在する疾患では判断がさらに難しくなる。そのため，遺伝子検査はあくまでも眼検査の補助的手段であることを忘れてはならない。

・遺伝性眼疾患の罹患犬を減らすためには，アメリカやヨーロッパで行われているアイチェックシステムと同様な，眼科専門医による眼検査の制度化と，クライアントやブリーダーに対する計画繁殖の重要性の周知が必要と考える。

■参考文献

1）Acland GM, Aguirre GD, Ray J, et al. *Gene therapy restores vision in a canine model of childhood blindness. Nature Genetics* 28: 92-95 (2001).

2）ACVO. Ocular disorders presumed to be inherited in purebred dogs 6th edtion 2013. Genetics Committee of the American College of Veterinary Ophthalmologists (ACVO). (2013).

3）Barbara Zangerla, Orly Goldsteinb, Alisdair, et al. Identical mutation in a novel retinal gene causes progressive rod-cone degeneration in dogs and retinitis pigmentosa in humans. *Genomics* 88, 551-563 (2006).

4）Dubielzig RR, Ketring KL, McLellan GJ, Albert DM. Veterinary Ocular Pathology, A comparative review. pp353-358, Elsevier (2010).

5）Gelatt KN. Veterinary Ophthalmology 4th ed, pp946-984, Blackwell Publishing (2007).

6）Gelatt KN, Gilger BC, Kern TJ. Veterinary Ophthalmology 5th ed. volume1, pp524-532, Blackwell Publishing (2013).

7）Gelatt KN, Gilger BC, Kern TJ. Veterinary Ophthalmology 5th ed. volume2, pp1311-1344 Blackwell Publishing (2013).

8）Kerry Smith. Clinical examination and diseases of the fundus in dogs. *In Practice* 36: 315-333 (2014).

9）Martin CL. Ophthalmic Disease in Veterinary Medicine. pp401-436, Manson Publishing (2005).

10）Maggs DJ, Miller PE, Ofri R. Slatter's Fundamentals of Veterinary Ophthalmology 4th ed. volume2, pp301-309, Saunders (2008).

11）Maggs DJ, Miller PE, Ofri R. Slatter's Fundamentals of Veterinary Ophthalmology 5th ed. pp62-63, 299-333, Saunders (2013).

12）Miyadera K, Kato K, Boursnell M, et al. Genome-wide association study in RPGRIP1(-/-) dogs identifies a modifier locus that determines the onset of retinal degeneration. *Mamm Genome* 23(1-2): 212-223 (2012).

13）Narfström K, Vaegan, Martin Katz, et al. Assessment of Structure and Function Over a 3-year Period after Gene Transfer in RPE65-/- dogs. *Documenta Ophthalmologica* 111: 39-48 (2005).

14）OptiGen. Genetic Tests by Disease (2014).

（小林由佳子）

Chapter 8 眼圧と緑内障

Chapter

8-1 緑内障の総論ならびに初期治療

緑内障はとても厄介な病気である。なぜなら診断には眼圧の上昇を確認する必要があるが，初期の緑内障では一度眼圧を確認しただけでは眼圧の上昇をとらえられないことも多く，臨床症状そしてその原因は多様であり，正しく診断がついても最終的には失明に至る，一連の難治性疾患だからである。

一方，緑内障と診断した場合，クライアントはヒトの緑内障として多い正常眼圧緑内障と誤解してしまい，長期的な管理がうまくいくと理解してしまうことも多々ある。もちろん我々獣医師は，その期待に応える必要があるが，実際は犬の原発緑内障でうまく管理できても，一年間視覚が維持できれば上等である。日常診療において，緑内障との戦いに連敗続きで，いつか一矢報いたいと痛恨の念を抱いているのは，筆者だけではないはずである。

本稿では犬と猫の緑内障について，獣医学領域での緑内障の分類，検査，薬剤の分類，初期治療について解説する。

1）緑内障とは

獣医領域において，緑内障というと，一般的に高眼圧による緑内障を指す。一方，人医領域のそれは，40歳以上で５人に１人ともいわれる圧倒的な患者数から，正常眼圧緑内障を指す。同じ緑内障でもヒトと犬とでは，緑内障の細分が異なるため，ヒトの定義をそのまま当てはめることはできず，分けて考える必要がある。

したがって獣医領域における緑内障は，症状として高眼圧を示し，その結果，健常な視機能の維持が不可能な状態を指すと定義される[13]。

2）緑内障に関連する眼の解剖・機能

眼球内は房水，水晶体，硝子体で満たされており，眼圧の変動因子として可変的な房水の存在が大きく寄与している。この房水は，毛様体の血管から濾過され，毛様体無色素上皮において能動輸送により産生される。能動輸送では，高浸透圧状態にして水を呼び込むべく炭酸脱水酵素等が関与する。この産生は交感神経の影響を受ける。房水産生促進には交感神経のα_1受容体，β受容体が関与し，その産生抑制にはα_2受容体が関与する。この事実は，抗緑内障点眼薬を理解する上で重要となる。

房水産生に自律神経系の支配があるということは，犬と猫の眼圧にも日内変動があるということであり，その差は4 mmHg程度である[13]。犬では午前中に眼圧のピークがある[13,14]。一方，猫では夜間に眼圧のピークがある[9]。

前述の通り，生理的な状態で産生される房水を一次房水といい，炎症や房水の流出などにより血管透過性が亢進して産生される，蛋白成分を多量に含む房水を二次房水や血漿様房水という。毛様体で産生された房水は，水晶体と虹彩の裏側（後房）を通り，瞳孔を抜けて，角膜と虹彩の前面（前房）に流れる。前房内に流れ出た房水は，虹彩面では温められて上昇流，角膜面では冷やされて下降流となる。これを温流や対交流と呼ぶ（**図１**）。

房水の眼球内からの排出は，隅角／虹彩角膜角（ICA）を経て全身循環に排出される。隅角は櫛（しつ）状靭帯とその奥にある線維柱帯により支持される虹彩根部との隙間である。超音波や組織学的所見では，隅角の矢状断面から観察することより，強膜毛様体溝ともいわれる。房水はこの隙間を通って，強膜静脈叢を経て全身循環に排出される。この排出経路は主流出路（線維柱帯流出路）といわれる。なお，ヒトに存在するシュレム管は，犬や猫には存在しない。一方，ぶどう膜を経て強膜に流出する経路も存在し，副流出路（ぶどう膜強膜流出路）と呼ばれる（**図２**）。この経路は，動物種によって排出量が異なり，主流出路に対してヒトでは10～15％，犬では15％，猫では３％，ウサギでは

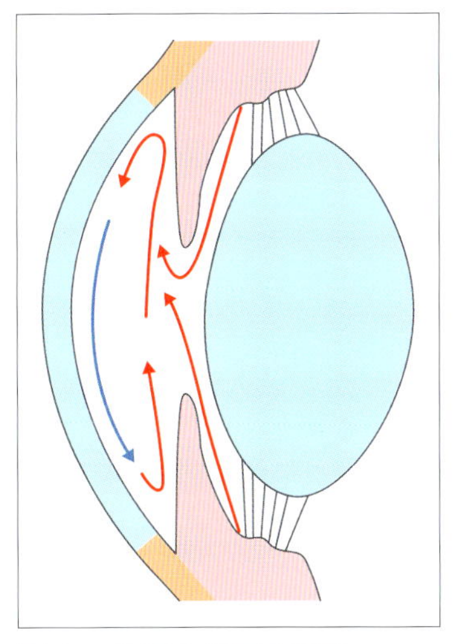

図１　前房内の房水循環

虹彩面では温められて上昇流，角膜面では冷やされて下降流となる

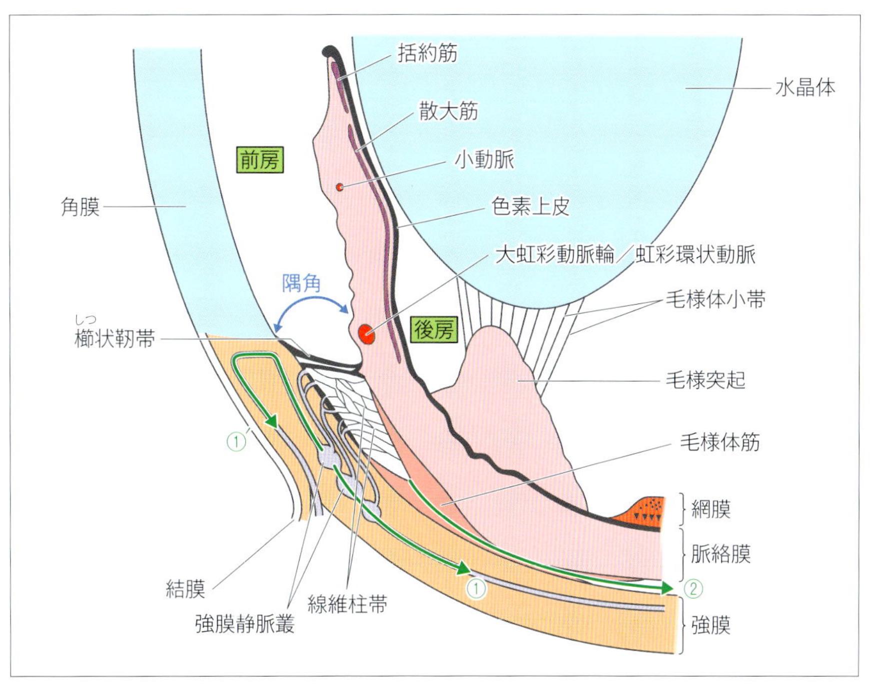

図２　房水の眼球内からの流出（排出）経路

①，①′：主流出路（線維柱帯流出路）　②：副流出路（ぶどう膜強膜流出路）
虹彩と角膜で形成される部位（アングル）を隅角と称する

13～25％の排出率である。

前述の通り，眼圧に直接影響する要因は房水である。眼球からの排出に異常を来し，この房水の循環が滞ることで，眼球内に房水が蓄積し眼圧の上昇が生じる。その他の眼圧の変動要因として，血圧，呼吸，体位，角膜の厚さなどが知られている。犬は頚動脈圧迫では眼内の動脈圧と強膜静脈叢の圧較差が生じ眼圧が上昇することから[23]，眼圧測定時の保定や，緑内障犬の首輪の装着には注意を要する。

3）犬の原発緑内障

犬の原発緑内障には，房水の主要な流出路である隅角が開放している原発開放隅角緑内障（Primary open angle glaucoma，POAG）と，隅角の形成不全により生じる狭隅角や閉塞隅角による原発閉塞隅角緑内障（Primary angle closure glaucoma，PACG）がある。

3-1）原発開放隅角緑内障

原発開放隅角緑内障はビーグルやプードルなどに見られる。隅角は開放しているが，房水流出路である隅角を構成する線維柱帯へのムコ多糖類の沈着や，毛様体筋の細胞外マトリックスに含まれるコラーゲン（Ⅰ，Ⅲ，Ⅳ型）の比率の変化などにより，房水の排出が加齢とともに悪化すると考えられている。そのため，眼圧は初期には正常範囲内であるが，２～５年をかけて徐々に眼圧が高くなる。

3-2）原発閉塞隅角緑内障

原発閉塞隅角緑内障は，柴犬，アメリカン・コッカー・スパニエル，ゴールデン・レトリーバーなどに見られる。隅角の発生異常（櫛状靭帯の異形成）により，房水の流出が阻害されて緑内障を発症する。原発開放隅角緑内障と異なり，発作性の高眼圧を突然示すことが多い。その理由として，隅角の発生異常による房水の排出障害に加えて，後房内の眼圧が高まり虹彩根部が前房内に突出し，房水の流出を阻害するのが原因であり，さらに慢性化することで周辺虹彩前癒着（Peripheral anterior synechia，PAS）を生じるためとされている。

原発閉塞隅角緑内障は急性緑内障として，突然の眼圧上昇を来し，緊急疾患として来院することが多い。急性緑内障は眼疼痛が激しく，元気がなくなり，眼部を触られるのも嫌がるようになる。ヒトの話題になるが，筆者の勤務する大学の学生が急性緑内障で入院した。当事者の話では眼圧が下がるまでずっと頭痛が続き，嘔吐を繰り返し本当に辛かったとのことである。このことから，おそらく動物でも，急性緑内障による発作は耐えがたい苦痛を伴っているものと推察される。

3-2-1)高眼圧の影響

高眼圧による視覚への影響として，視神経乳頭の陥凹が失明と関連している。また，高眼圧の状況下では，網膜神経節細胞にダメージを生じ，細胞内にあるグルタミン酸が硝子体内に放出される。グルタミン酸は網膜に対して毒性をもっており，網膜に対するダメージをさらに助長する。

犬の原発閉塞隅角緑内障では，緑内障発症後24時間で網膜神経節細胞層にアポトーシスが認められ，5日後には網膜神経節細胞層，内顆粒層および外顆粒層のそれぞれの細胞数の減少が認められている[24]ことからも，視細胞(外顆粒層に含まれる)へのダメージは，急速に生じることが分かる。

3-3)犬の原発緑内障の疫学的調査

アニコム家庭どうぶつ白書2013によると，犬の眼疾患中における緑内障(原発，続発を分類しない)の罹患率は4.8%である[3]。これによると緑内障の発症は11歳齢にピークがあり，高齢の発症では雌に多い傾向が見られる。北米における病院来院総数における緑内障の来院率は0.89%[11]，スイスでの調査では0.63%であり[25]，眼疾患に占める割合は7.2%であると報告されている。日本ではKatoら(2006)の1,244頭の犬の調査報告によると，10.2%が緑内障と診断され，うち79.6%が原発性，20.4%が続発性であったと報告している[18]。アニコム家庭どうぶつ白書2013と比較して罹患率が高いのは，おそらく調査年代が異なることと，母集団に柴犬が多く含まれることによると考えられる。本報告によると，日本で原発緑内障と診断された犬種は，柴犬(33%)，シー・ズー(16.5%)，雑種(7.9%)，アメリカン・コッカー・スパニエル(6.3%)，ビーグル(3.9%)，ゴールデン・レトリーバー(3.9%)，トイ・プードル(3.9%)，ミニチュア・ダックスフンド(2.4%)などであり，柴犬の発症がきわだって多いことが分かる[18]。

Stromら(2011)によると，原発緑内障の平均発症年齢は7.3歳齢で，雄と雌の発症比は1：1.4である。また39.8%が両眼緑内障を発症し，対側眼の発症までの平均期間は1.6年(抗緑内障点眼薬あり)と報告されている[25]。前述のKatoらの報告では，柴犬の平均発症年齢は8.4±3.1歳齢と中年齢以上で発症が見られ，性別による差は認められなかった。さらに，調査対象1,244頭のうち柴犬103頭の隅角を評価したところ，開放は19.4%しかなく，やや狭窄が37.8%，狭窄が29.1%，閉塞が11.7%となっていた[18]。日本において柴犬が好発犬種に挙げられる背景には，隅角の異常な形成による原発閉塞隅角緑内障がその原因にあると示唆されている。

原発閉塞隅角緑内障では，散瞳させることにより眼圧が急激に上昇する。1%トロピカミド点眼で35%，1%アトロピン点眼で50%もの眼圧の上昇が認められる[13]。一方，原発開放隅角緑内障では散瞳による眼圧の影響はないとされている。

4)犬の続発緑内障

様々な発症原因によることから，続発緑内障は緑内障のうち20.4%という報告[18]もあれば，63.8%という報告[26]もあり，緑内障に占めるその割合は一定しない。

一方，その原因はいずれの報告でもほぼ一致している。続発緑内障の原因は，白内障，水晶体脱臼(前方脱臼で73%，亜脱臼で43%，後方脱臼で38%)[13]，白内障の手術後，特発性ぶどう膜炎，前房出血，眼球内腫瘍，外傷，虹彩黒色症(メラノーシス)，網膜剥離である[12,18,26]。

続発緑内障の好発犬種はシー・ズー，アメリカン・コッカー・スパニエル，ゴールデン・レトリーバー，ボストン・テリア，プードル，ジャック・ラッセル・テリア，ダックスフンド，ラブラドール・レトリーバーなどである[12,18,26]。発症の平均年齢は7.7±3.6歳齢であり，両眼に緑内障を発症したものは20.7%，片眼を発症してから対側眼の発症までの平均期間は0.9±1.2年であった[26]。

4-1)血管新生緑内障

続発緑内障の発症原因に関する最近の話題として，血管新生緑内障(Neovascular glaucoma，以下NVG)がある。NVGは糖尿病網膜症，頚動脈の閉塞などにより酸素欠乏状態に陥ることで，眼球内に血管新生が膜状に生じ，隅角を閉塞することで緑内障を発症する。この血管膜は獣医領域では犬や猫において報告されている虹彩前面に生じる線維性血管膜(Pre-iridal fibrovascular membranes，以下PIFMs)と，Canine ocular gliovascular syndrome(以下COGS)の2つの存在が知られている(**図3**)。

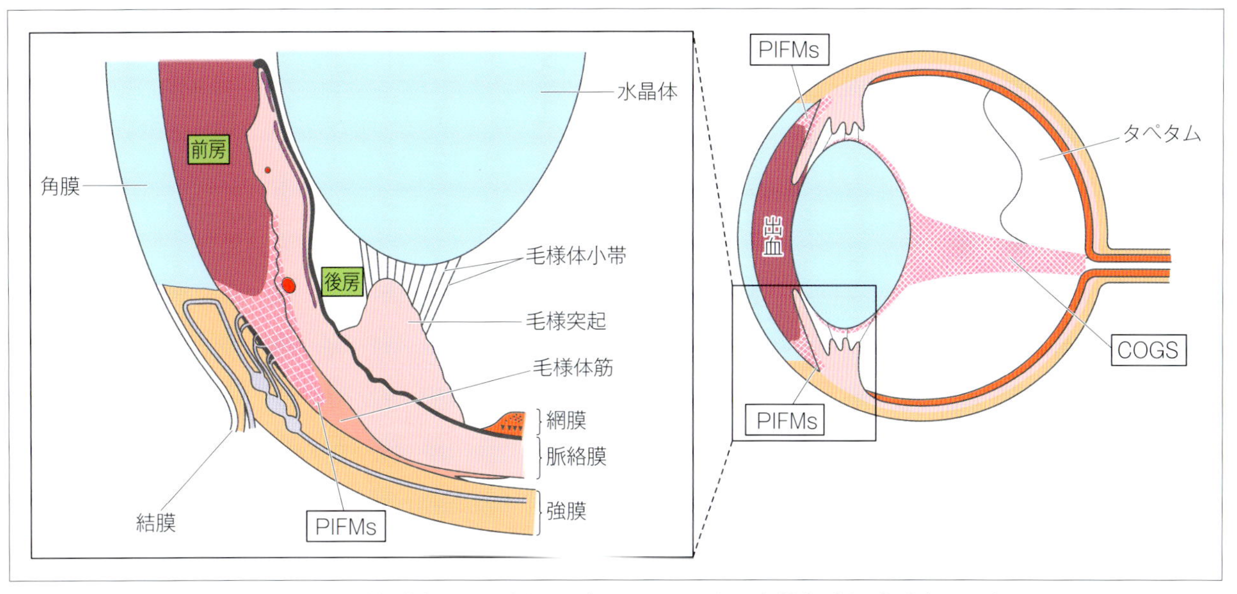

図3　虹彩前面に生じる線維性血管膜(PIFMs)および COGS による血管新生緑内障(NVG)

眼に炎症が生じると，隅角に PIFMs が形成される。また，網膜のグリア細胞が新生血管を伴い硝子体内に向けて増殖し，血管新生を伴う緑内障を発症すると考えられている。この一連の症候群を COGS と呼んでいる

○虹彩前面に生じる線維性血管膜(PIFMs)

PIFMs は虹彩前面に形成される線維性血管膜である。これはコラーゲンとムチンより構成される線維性の血管膜が虹彩実質から虹彩表面を覆い，さらに隅角を閉塞することで続発緑内障を引き起こす。リンパ球形質細胞性の虹彩炎を伴い，その形成にはシクロオキシゲナーゼ-2(COX-2)と血管内皮成長因子(VEGF)の関与が示唆されている[28]。

病理組織学的に PIFMs が認められた眼の臨床症状として多いものは，前部および後部ぶどう膜炎，眼内出血，周辺虹彩前癒着(PAS，**図4**)，COGS(後述)などである。また犬と猫の虹彩毛様体腫瘍のうち 51.3% に PIFMs が認められており[10]，さらには白内障手術後に緑内障を発症した犬の 86%に認められていることから[22]，続発緑内障の発症に大きく関与している病態であると見なされている。ヒトの増殖硝子体網膜症に病態が類似している。

○ Canine ocular gliovascular syndrome(COGS)

近年，獣医領域では COGS(犬の眼における gliovascular syndrome)という病態が提唱されている[2]。これは，眼におけるグリア細胞が関連した，炎症から緑内障に至る症候群である。眼のグリア細胞として，網膜に存在するミュラー細胞，網膜血管周囲に存在する星状膠細胞，内網状層に存在する小膠細胞，視神経に存在する稀突起膠細胞などが知られている。

前房出血，前部ぶどう膜炎，網膜剥離などの臨床症状を伴う犬の眼球を病理組織学的に検索すると，これらの眼球後部に，血管新生を伴うグリア細胞由来の紡錘形の細胞からなるシート状の増殖が認められる。

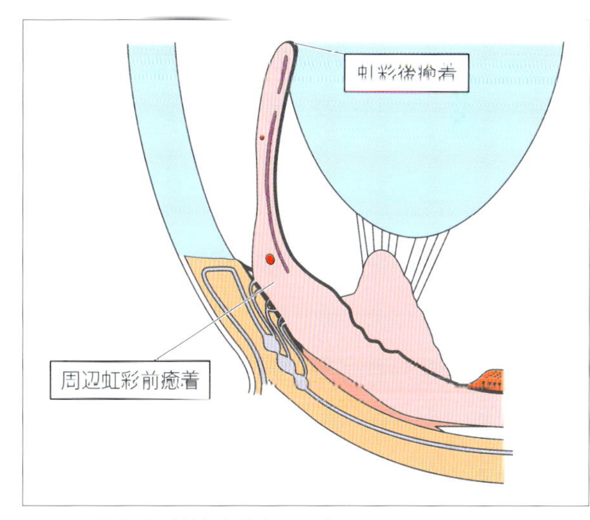

図4　周辺虹彩前癒着(PAS)

眼に炎症が生じると，隅角には PIFMs が形成され，また，網膜のグリア細胞が新生血管を伴い硝子体内に向けて増殖し，血管新生を伴う緑内障を発症すると考えられている。この一連の症候群を COGS と呼んでいる。COGS は特に中高齢のゴールデン・レトリーバーで他犬種よりも 9.3 倍多く観察されている[2]。

前述の PIFMs も COGS も，眼内出血やぶどう膜炎などの同様の臨床症状により形成される血管膜で，続発緑内障の発症と強い因果関係があると考えられており，今後，治療につながるさらなる究明が期待されている。

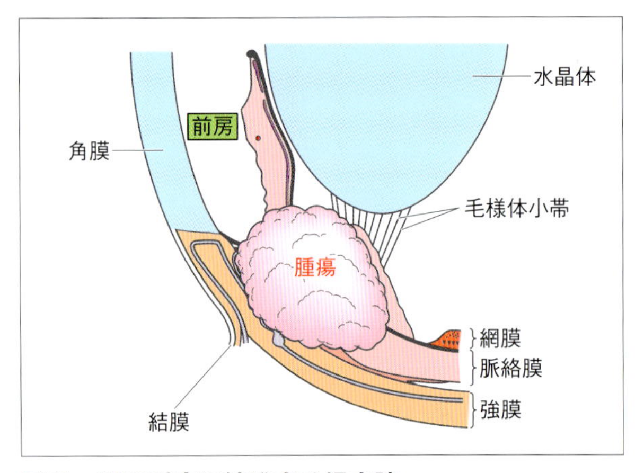

図5　眼の腫瘍に続発する緑内障
腫瘍が隅角や水晶体などを圧迫する

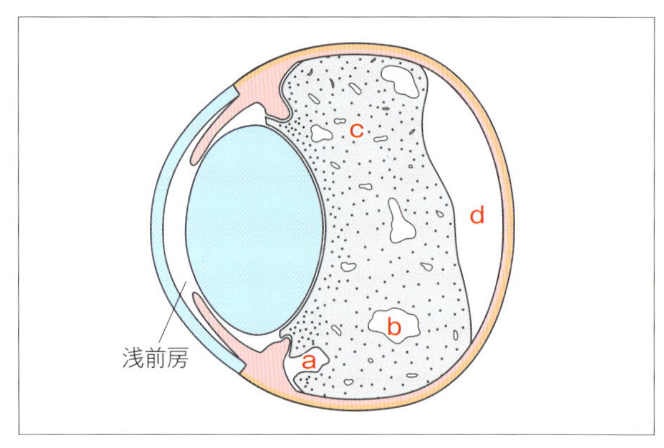

図6　毛様体－硝子体－水晶体ブロックによる FAHMS
房水が硝子体内(a～d)に蓄積する
a：前方の周辺部の硝子体　b：硝子体の中央部
c：硝子体の全体にび漫性　d：硝子体の後部と網膜の間

5）猫の原発緑内障

猫の原発緑内障は犬ほど多くはなく，一説によると猫の緑内障のうちのわずか5.4%との報告がある[6]。原発開放隅角緑内障がシャムとビルマなどの品種で報告されている[13]。

6）猫の続発緑内障

猫の緑内障はほとんどが続発性である。ある報告によると，猫の緑内障のうち続発緑内障は実に87.1%を占める[6]。

猫の続発緑内障では高眼圧の他に，眼検査における異常所見として，威嚇瞬目反応の消失，対光反射の消失，牛眼，白内障，角膜浮腫，深い前房（深前房），時に浅い前房（浅前房），結膜充血，角膜血管新生，虹彩ルベオーシス（虹彩への血管新生），水晶体（亜）脱臼，角膜後面沈着物（Keratic precipitates，KPs），前房フレアなどがある[6]。

続発緑内障の原因は多岐にわたるが，外傷，深い角膜潰瘍，猫伝染性腹膜炎（FIP），猫白血病ウイルス（FeLV），猫免疫不全ウイルス（FIV），猫ヘルペスウイルス1型（FHV-1），トキソプラズマ，クリプトコッカス，*Bartonella henselae*，眼の原発性および続発性腫瘍，水晶体起因性（原性）ぶどう膜炎（Lens-induced uveitis，LIU），眼ハエウジ症，全身性高血圧，血液凝固不全などである。これらのうち，猫の全身性感染に伴う眼の疾患として最も多いものはぶどう膜炎であり，中でも重度な合併症は，膨隆虹彩となる虹彩後癒着や，虹彩根部周辺部の血管結合組織増殖（PIFMs）による続発緑内障である。

猫の続発緑内障は病理組織学的に，リンパ球形質細胞性のぶどう膜炎を伴っていることから，慢性のぶどう膜炎が緑内障発症に複雑に関与しているものと思われる。猫の全身性疾患を伴うぶどう膜炎の50～98%に続発緑内障を発症する一方，全身性疾患を伴わない猫のぶどう膜炎では28%で続発緑内障を発症する[16]。さらに，猫のぶどう膜炎は治療に対する反応が乏しい。猫のぶどう膜炎において，治療により反応が見られたのはわずか33%であるともいわれている[16]。このことから，全身性疾患を伴うぶどう膜炎を認めた場合は，予後の見通しに関して，クライアントに説明を十分に行う必要がある。

猫の続発緑内障の原因を犬と比較すると，眼の腫瘍に続発する緑内障の原因は悪性黒色腫，リンパ腫，外傷後の眼球肉腫が多い（**図5**）。眼内出血は高血圧と関連していることが多い。水晶体関連性の疾患は，犬にくらべて白内障や脱臼症例は少なく，外傷性の septic implantation syndrome が多い。

○ FAHMS（猫の悪性緑内障）

その他，猫に特徴的な続発性の緑内障として，猫の房水 misdirection 症候群（Feline aqueous humor misdirection syndrome，以下 FAHMS）という悪性の緑内障がある[7]。この疾患は毛様体と硝子体と水晶体の部分で房水の流出ブロックが起こり，misdirection の名の通り房水の流れる方向が変わってしまい，硝子体内に流れ込むことで高眼圧に陥ってしまう（**図6**）。硝子体側から圧力がかかるために，前房が浅くなるのが，他の緑内障と異なる所見である。FAHMS の平均発症年齢は11.7歳齢，雌猫に多い傾向がある。

表１　発症部位別の緑内障分類

部位	状態	原因
毛様体－硝子体－水晶体	浅前房	この部位で房水の流出ブロックが生じ，後方から虹彩が押され，隅角が閉塞する。FAHMS（猫の悪性緑内障）
瞳孔	虹彩後癒着 瞳孔内への硝子体脱出 瞳孔内への水晶体の脱臼	膨隆虹彩 無水晶体眼など 水晶体脱臼，膨隆白内障
線維柱帯	原発開放隅角緑内障（POAG）	房水流出路（主流出路）である隅角を構成する線維柱帯へのムコ多糖類の沈着や，毛様体筋の細胞外マトリックスに含まれるコラーゲン（Ⅰ，Ⅲ，Ⅳ型）の比率の変化
	二次的な閉塞	虹彩前面に生じる線維性血管膜（PIFMs） 硝子体の逸脱 二次房水／血漿様房水 腫瘍細胞 赤血球 メラニン色素
	原発閉塞隅角緑内障（PACG）	隅角の閉塞・櫛状靭帯の異形成
	続発緑内障	周辺虹彩前癒着（PAS） 毛様体の肥厚（炎症，腫瘍など） 腫瘍
強膜静脈叢	病理組織学的に診断	粘液硝子体変性 房水流出路（主流出路）である強膜静脈叢の異形成

表２　犬の原発閉塞隅角緑内障のステージ

ステージ	臨床的事項（病歴・症状など）	眼圧（来院時）	隅角	治療
潜伏期	犬種で判断する。原発閉塞隅角緑内障発症眼の対側眼。臨床症状は特にない	正常範囲内	狭隅角	定期的な眼圧測定，予防的治療
間欠期（亜急性）	一過性の角膜混濁，散瞳	正常範囲内	狭隅角～閉塞隅角	定期的な眼圧測定，予防的治療
急性うっ血期	緑内障発作，眼疼痛，上強膜のうっ血，散瞳，視神経乳頭の陥凹	著しい高眼圧	閉塞隅角	積極的な初期治療
後うっ血期	明らかな緑内障と診断されている	正常範囲内	閉塞隅角	維持治療
慢性期	明らかな緑内障と診断されている。眼球拡張による牛眼，視神経乳頭陥凹，網膜変性，不可逆的な失明	高眼圧	閉塞隅角	最終的な治療

7）臨床症状と分類

7-1）臨床症状

緑内障の臨床症状は，充血，羞明，散瞳，角膜浮腫，デスメ膜の線状痕（ハーブ線），深い前房深度，浅い前房深度（FAHMS），水晶体脱臼，視神経乳頭陥凹，牛眼（若い動物でより顕著），失明などである。

隅角が閉塞することにより生じる緑内障は，眼圧が急激に上昇する急性緑内障となることが多い。

7-2）分類

緑内障は房水の動態を阻害する原因から，原発性と続発性に分けられる。原発性はさらに隅角が開放しているか否かにより，開放性と閉塞性に分類される。これらの発症原因を**表１**に示す。

また臨床ステージから，急性と慢性に分類することもある。急性緑内障は急激な眼圧上昇があり，発症から間もない緑内障である。隅角が閉塞することで生じることが多い。慢性緑内障は，徐々に眼圧が上昇した緑内障を指す。開放隅角の場合や猫の緑内障では，徐々に眼圧が高くなることが多いようである。しかし，残念なことに多くの動物では来院時にすでに失明していることも多いことから，実際の診療では高眼圧で視覚がまだある状態を急性期，すでに牛眼となり視覚がない場合を慢性期と分けることが多い。

犬の原発閉塞隅角緑内障では，さらに細かく，潜伏期，間欠期，急性うっ血期，後うっ血期，慢性期の５つに分類される（**表２**）。

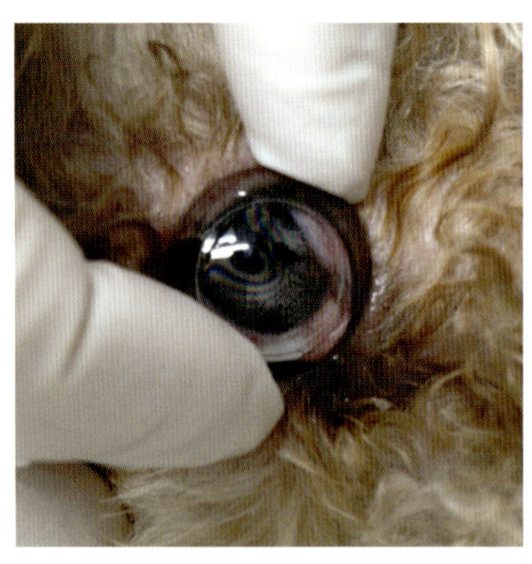
図７　隅角鏡(ケッペ型)による隅角検査

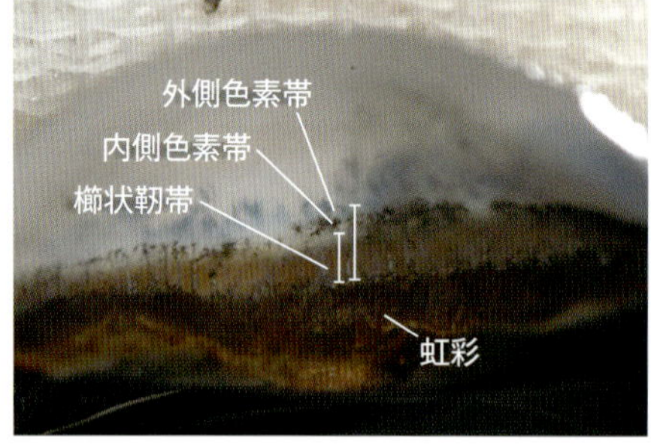

図８　犬の隅角(健常犬)
グレード：W3，GD3と評価される(図12を参照)

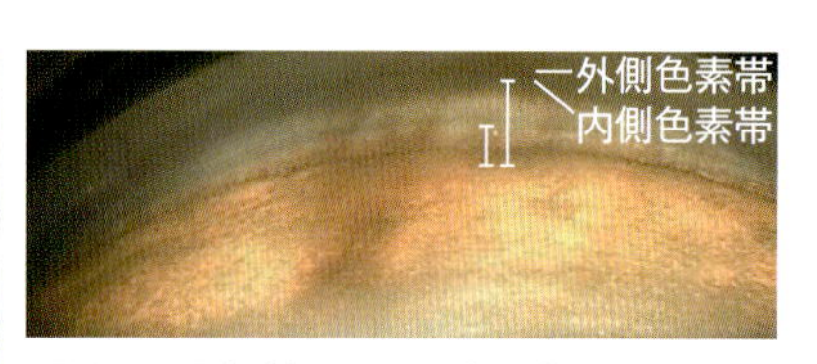

図９　隅角鏡で見た狭隅角
グレード：W1，GD3の狭隅角と評価される(図12を参照)
写真提供：久保 明先生(どうぶつ眼科VECS, Veterinary Eye Care Service)

〇潜伏期

前述の緑内障好発犬種における，発症前の期間。緑内障発症眼の対側眼。眼圧は正常。

〇間欠期

間欠性の高眼圧があり，散瞳や角膜混濁が見られるが，眼圧測定で高眼圧はとらえられないことが多く，緑内障の診断に苦慮し，もどかしい思いをすることが多いのはこのステージである。時に散瞳により眼圧上昇をとらえることが可能な場合がある。

〇急性うっ血期

急性の高眼圧緑内障として多くの動物が来院するステージである。緑内障発作ともいわれる。眼圧が上昇しており，上強膜のうっ血，散瞳，眼疼痛を伴う。視神経乳頭の陥凹を伴い，来院時，多くの動物が失明している。

〇後うっ血期

急性うっ血期を経た後のステージ。緑内障の臨床症状があるものの，治療により眼圧が正常範囲内にある状態。

〇慢性期

視神経乳頭陥凹や牛眼となり，不可逆性の失明に陥った状態。

8）診断

8-1）眼圧測定

眼圧を測定し，高眼圧であることを確認する。正常眼圧の上限は，犬では25 mmHg未満，猫では27 mmHg未満とされている[21]。

眼圧の計測には，様々な器機が販売されているが，現在のところ最もよく使われているのは，Tono-Pen VetとTonoVetである。連続的な眼圧のモニタリングは，同じ器機(型番も)で眼圧を測定する必要がある。TonoVetは点眼麻酔をしなくとも眼圧測定が可能であり，臨床の現場では一手間省けるため，利便性が高い。TonoVetはTono-Pen Vetと比較して，高眼圧側でより高い数値を示す傾向がある[19]。

保定によっても眼圧は変わるため，頚動脈を圧迫せず，眼瞼を無理に開かずに，動物が落ち着いた状態で測定する必要がある。体位によっても眼圧は変動するため，モニタリングは必ず同じ体位で眼圧を測定する。また，日内変動もあるため，測定時間を考慮する必要がある。

筆者は，眼圧を３回以上測定し，その値のばらつきが３mmHg以内であることを，眼圧測定結果を採用する条件としている。

原発閉塞隅角緑内障では，早期に病気を診断すべく(急性うっ血期になる前)，眼圧の日内変動や，暗室内における散瞳または散瞳薬を使った散瞳による眼圧の上昇(５mmHg以上)，そして視神経乳頭の陥凹などを調べることで，総合的に診断を下すように努める。

8-2）隅角の評価

隅角検査(虹彩角膜角検査)は，緑内障を分類するだけでなく，健常な対側眼の緑内障発症予防のためにも重要である。その評価には隅角鏡や内視鏡，超音波生体顕微鏡を用いたものがある。一般的には，隅角鏡を用いた検査が主流である。

8-2-1）隅角鏡による検査

隅角鏡を準備する。レンズ式のものやミラー式のものがあるが，筆者が使っているものはケッペ型のレンズ式隅角鏡である(**図７**)。

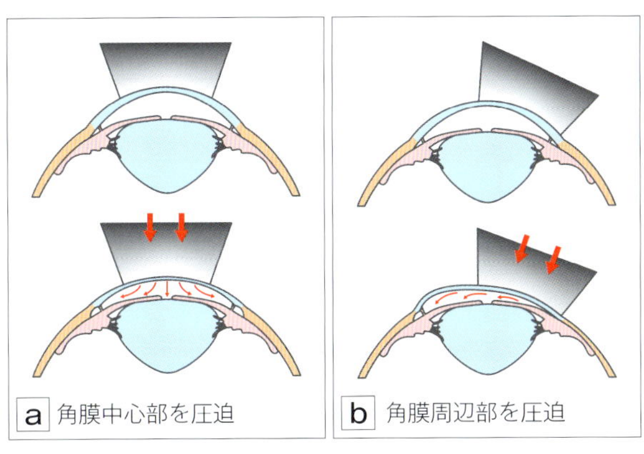

図 10　圧迫隅角検査

狭隅角の場合，周辺虹彩前癒着とを鑑別する。隅角鏡で角膜を圧迫し房水を移動させ，隅角を評価する

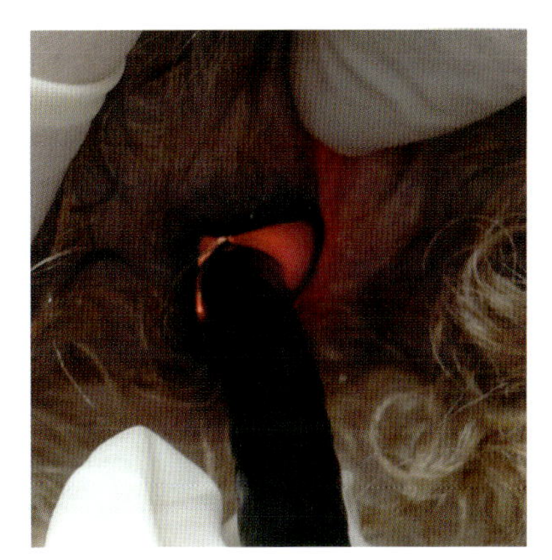

図 11　消化管用の内視鏡による隅角検査

○検査方法

①おとなしく検査に協力的な動物では，局所麻酔で検査可能。検査に非協力的な場合は，鎮静処置を施す。

②点眼麻酔を点眼する（点眼による散瞳処置は施さない）。

③スコピゾル眼科用液を隅角鏡に塗布する。

④空気が混入しないように隅角鏡を角膜上に乗せる。

⑤スリットランプなどの光源を使って，虹彩をかすめるように斜めから観察する（**図８**）。

⑥隅角を 360° 観察する。

- 隅角鏡を角膜に強引に押しつけないで観察をする。
- 隅角が狭い場合（**図９**）は，圧迫隅角検査を行う（**図 10**）。隅角鏡を角膜中心部（**図 10a**）や周辺部に軽く押しつけて（**図 10 b**），その圧力で虹彩を水晶体方向に押しつけることで，狭くなった隅角が開くか否かを観察する。

8-2-2）内視鏡による検査

内視鏡を用いて，隅角を撮影する方法も報告されている[1,15]（**図 11**）。この方法では通常の内視鏡を用い，隅角鏡を介さずに，直接角膜にスコピゾル眼科用液を塗布して隅角を観察し，付属の撮影装置で記録を行う。一般的な内視鏡でも，評価に耐え得る隅角写真の撮影が可能である。網膜に直接光を当てないように注意する。正確さには欠けるものの隅角鏡を用いるより観察が容易である。ただし，隅角が狭く見える傾向があるため，その評価には慎重を期す必要がある。

8-2-3）評価方法

隅角の評価方法は，隅角の開放具合と，櫛状靭帯の異形成具合を 360° にわたって評価する。評価方法は統一されたものであることが望ましい。アメリカの獣医眼科専門医集団（ACVO）で用いられているシェーマを参考までに引用する（**図 12**）。

9）初期治療と抗緑内障薬

緑内障の治療は，まず点眼薬で眼圧を下げるところから開始される。そのため，抗緑内障点眼薬にはどのような種類があるかを把握しておくことで，より効果的な治療に役立つ。以下に代表的な薬剤について解説する。

緑内障の薬物療法に用いられる抗緑内障薬の種類は大きく分けると７種類ある。そのうち点眼薬としてはそれぞれ作用機序の異なる６種類の薬剤がある（**表３，図 13**）。近年はこれら抗緑内障薬の合剤もあるが，本稿では合剤については割愛する。

緑内障の初期治療において，このような多種類の薬剤をどのように使い分けるかは頭を悩ます点であり，未だ経験則から処方されているのが現状である。筆者の周囲の多くの獣医師は，犬の原発緑内障の治療にまずはプロスタグランジン系のラタノプロストを第一選択薬にしている者が多い。

一方，猫の緑内障は内科的にコントロールするのが難しい印象がある。平均 7.3 カ月の臨床観察期間，眼圧を不快感がない程度（30 mmHg 以下）に維持することが，58.5％で可能であったとの報告がある[6]。しかし，猫における緑内障の平均発症年齢が 9.2 歳齢[6]であることに鑑みると，猫の余命において長期間，良好に眼圧がコントロールされているとは決して言い難いのではないだろうか。

猫にも，犬と同様の抗緑内障薬が投与される。しかし，プロスタグランジン関連薬（以下 PG）は，犬で見られるほど眼圧を下げる劇的な効果はない。副作用と

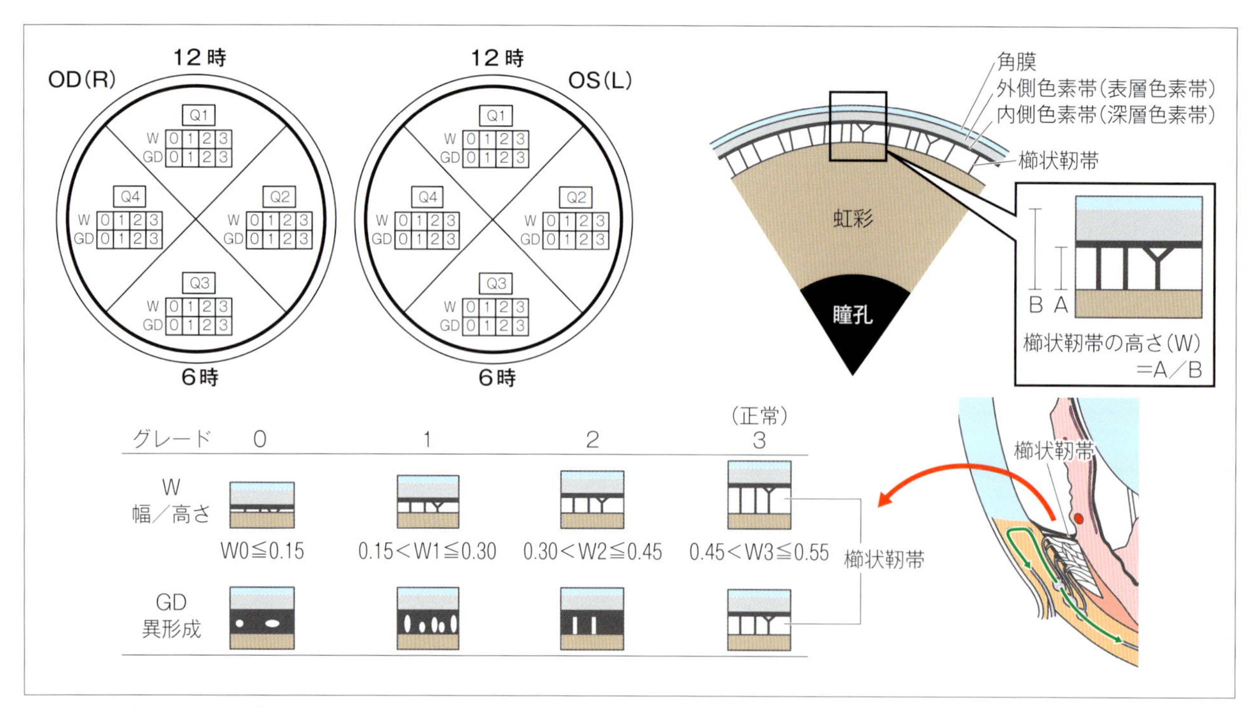

図12　隅角の評価方法

ACVOで用いられているシェーマ。眼を4分割し，それぞれの部位(Q1～4)を評価する
W：隅角の幅(櫛状靭帯の高さ)…適切と思われるボックスにチェックを入れる
GD：隅角(櫛状靭帯)の異形成…適切と思われるボックスにチェックを入れる
いずれも3が正常な状態
隅角の幅／高さの評価は，虹彩を起点として毛様体裂間の距離(A)と，外側の色素帯までの距離(B)の比により，W0≦0.15，0.15<W1≦0.30，0.30<W2≦0.45，0.45<W3≦0.55と判定される

表3　抗緑内障薬(点眼薬)の一覧

分類		一般名
プロスタグランジン関連薬(PG)		ラタノプロスト，トラボプロスト，タフルプロスト，ビマトプロスト，イソプロピルウノプロストン
炭酸脱水酵素阻害薬(CAI)		ドルゾラミド，ブリンゾラミド
交感神経遮断薬	非選択的 β 遮断薬 選択的 β_1 遮断薬 選択的 α_1 遮断薬 α_1，β 遮断薬	マレイン酸チモロール，カルテオロール ベタキソロール ブナゾシン ニプラジロール，レボブノロール
交感神経作動薬	非選択的作動薬 α_2 作動薬	ジピベフリン ブリモニジン
副交感神経作動薬		ピロカルピン，臭化ジスチグミン
Rhoキナーゼ阻害薬		リパスジル

して，ドルゾラミドの点眼では食欲不振と眼の刺激，ジクロルフェナミド内服では食欲不振，嘔吐，元気消失が見られたとの報告がある[6]。筆者も経験上，猫では炭酸脱水酵素阻害薬(以下CAI)が点眼でも内服でも副作用が多く出る傾向があるように思える。

9-1) プロスタグランジン関連薬(PG)

ここではプロスタグランジン $F_{2\alpha}$ などの誘導体でプロスタノイド受容体に作用する薬剤を，プロスタグランジン関連薬(PG)とする。

・作用機序：ぶどう膜強膜流出路(副流出路)からの房水排出促進(犬では縮瞳による主流出路からの排出促進もあると考えられている)
・点眼回数：1日1～数回
・禁忌：ぶどう膜炎，水晶体前方脱臼

●ラタノプロスト

ベトラタン，キサラタン点眼液0.005%など

●トラボプロスト

トラバタンズ点眼液0.004%

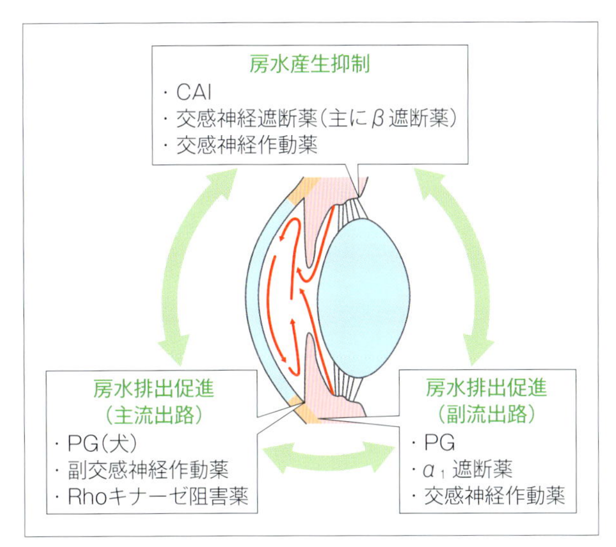

図 13　様々な種類の抗緑内障点眼薬の主な作用部位

作用機序の異なる薬剤をバランスよく組みあわせることが推奨される

●タフルプロスト

タプロス点眼液 0.0015%

●ビマトプロスト

ルミガン点眼液 0.03%

…PG は原発緑内障には効果的であるが，続発緑内障ではその効果はあまり期待できない。

…猫では十分な眼圧降下作用が期待できない。

●イソプロピルウノプロストン

レスキュラ点眼液など

…犬において他のプロスト系の PG とくらべて，それらに匹敵するほどの眼圧降下作用はない。猫においてもその作用は限定的である。

●オミデネパグ

エイベリス点眼液 0.002%

…犬における効果は不明である。

…ヒトで他の抗緑内障薬との併用は禁忌から注意とある。

9-2）炭酸脱水酵素阻害薬（CAI）

・作用機序：毛様体での酵素反応を抑制して房水産生を抑制する

・点眼回数：1日2～3回

・禁忌：重度の腎疾患（腎臓排泄型のため）

●ドルゾラミド

トルソプト点眼液 0.5%・1%

●ブリンゾラミド

エイゾプト懸濁性点眼液 1%

…筆者は CAI 点眼薬を猫の緑内障に処方する第一選択薬としている（ただし，腎不全がない場合）。

…β 遮断薬との併用で房水産生抑制の相加効果が期待できる。

9-3）交感神経を抑制する薬（遮断薬）

・作用機序：房水産生抑制作用。α_1 遮断薬はぶどう膜強膜流出路（副流出路）からの房水排出促進作用あり

・点眼回数：1日2～3回

・禁忌：心不全，洞性徐脈，房室ブロック

●非選択的 β 遮断薬

マレイン酸チモロール（チモプトール点眼液 0.25%・0.5%），カルテオロールなど

…心疾患がある動物では使用禁忌である。

…喘息のある猫では使用禁忌である。

…猫では縮瞳作用があるため，ぶどう膜炎や瞳孔ブロックがある場合には使用すべきでない。

●選択的 β_1 遮断薬

ベタキソロール（ベトプティック点眼液 0.5%）

…筆者は β 遮断薬を，猫の緑内障治療に処方する第二選択薬としている（猫におけるそもそもの効果が弱いため，また猫はぶどう膜炎に続発した緑内障が多いため，第一選択薬にできない）。

●選択的 α_1 遮断薬

ブナゾシン（デタントール 0.01%点眼液）

● α_1 と β 遮断薬

ニプラジロール（ハイパジールコーワ点眼液 0.25%），レボブノロールなど

…猫での効果は不明である。

9-4）交感神経を刺激する薬（作動薬）

・作用機序：房水産生抑制作用。ぶどう膜強膜流出路（副流出路）からの房水排出促進作用

●非選択的作動薬

ジピベフリン（ピバレフリン点眼液 0.04%・0.1%）

…点眼回数：1日1～2回

…散瞳作用があるため原発閉塞隅角緑内障には使用禁忌。β 遮断薬との併用，糖尿病，甲状腺機能亢進症，高血圧，心不全のある動物には慎重に投与。

…コリンエステラーゼ阻害薬とは併用しない。

…ぶどう膜炎を悪化させる可能性があるため，猫には処方しないこと。

● α_2 作動薬

ブリモニジン（アイファガン点眼液 0.1%）

…点眼回数：1日3回

…副作用として徐脈を引き起こす。
…猫では高率に嘔吐が認められる。
…他の抗緑内障薬にくらべて神経保護作用が期待されている。

9-5）副交感神経を刺激する薬（作動薬）

・作用機序：線維柱帯流出路（主流出路）からの房水排出促進作用
・禁忌：ぶどう膜炎，水晶体前方脱臼

●ピロカルピン

サンピロ点眼液 0.5％・1％・2％・3％・4％など
…縮瞳，毛様体筋の収縮により線維柱帯を広げて房水排出を促進する。
…点眼回数：1日3～5回
…点眼後の眼瞼痙攣が著しい。
…ぶどう膜炎，瞳孔ブロックがある場合は使用すべきでない。
…猫のFAHMSでは使用禁忌である。

●臭化ジスチグミン

ウブレチド点眼液 0.5％・1％
…抗コリンエステラーゼ作用により縮瞳させ，房水の排出を促進する。
…点眼回数：1日1～2回
…ぶどう膜炎，瞳孔ブロックがある場合は使用すべきでない。
…猫のFAHMSでは使用禁忌である。

9-6）Rhoキナーゼ阻害薬

・ROCK（ロック）阻害薬とも呼ばれる。2015年に世界に先駆けて日本で人医薬として認可された抗緑内障点眼薬である。
・ヒトでは緑内障治療の第三選択薬としてその効果が期待されている。しかし，臨床応用のための犬や猫での効果は報告されておらず，今後の検討課題である。
・作用機序：Rhoキナーゼは低分子GTPアーゼである，セリン・スレオニンリン酸化酵素であり，主に平滑筋の収縮機構に関与している。眼では毛様体や線維柱帯にRhoキナーゼが発現しているといわれており，Rhoキナーゼ阻害薬にてこれを阻害することにより，毛様体筋などが弛緩し，線維柱帯流出路（主流出路）からの房水の排出が促進されると考えられている。
・犬での副作用：製品の10倍量にあたる，4％を1日4回で13週間反復投与したところ，水晶体線維の変性が生じたと添付文書に記載されている。

●リパスジル（グラナテック点眼液 0.4％）

9-7）浸透圧利尿薬

・作用機序：硝子体容積の減少
・禁忌：急性頭蓋内血腫

●マンニトール

…0.5～2.0 g/kgを30分かけて静脈投与する。
…原発緑内障で効果が期待できる。
…投与後の眼圧のリバウンドによる再上昇に注意する。

9-8）視神経保護薬

ヒトでは視神経の血流量を維持することや，フリーラジカルを除去することで，神経を保護する治療法がある。ヒトの開放隅角緑内障の治療ではカルシウムチャネル拮抗薬を投与することで，視神経の血流を改善させ，視神経を保護する[4]。また，近年はブリモニジンに実験動物のみならず，ヒトの臨床データにて神経保護作用があると報告されている[17]。

一方，犬・猫では臨床応用可能な，明らかな神経保護作用が証明されていない。筆者はむしろ，眼圧を下げることに専念するのが，最も効果的な神経保護と考える。犬では原発閉塞隅角緑内障による高眼圧のダメージを受けてから，わずか5日程度で視細胞が不可逆的な変化を受けていることからも[24]，緑内障を発症してからの投与では劇的な効果は期待できないであろう。獣医領域における，これら神経保護作用のある薬剤の使用意義は，今後の研究課題であるといえる。

10）緑内障の緊急治療

急性緑内障（急性うっ血期）は，原発閉塞隅角緑内障に特徴的な緊急疾患である。その臨床症状は，眼疼痛，沈うつ，元気消失，散瞳，上強膜のうっ血，角膜混濁などである。まずは眼圧を測定し，犬においては25 mmHg以上であることを確認する。神経眼科学的検査や眼底検査による視神経乳頭の陥凹を確認する。視覚が回復しそうな場合の治療法を以下に示す。

10-1）犬の原発閉塞隅角緑内障の緊急治療

第一選択薬は，ラタノプロストである。
・1～2滴点眼し，30分～1時間ごとに眼圧を測定する。

・眼圧抑制効果は30分ほど待てば現れる。

―2時間経過しても眼圧抑制効果が見られない場合―

①犬の原発閉塞隅角緑内障の第二選択薬は，マンニトールである。

・20%マンニトール注射液1～1.5 g/kgを20分以上かけて静脈内に投与する。

・マンニトール投与後，2～3時間は眼圧のリバウンドによる再上昇を抑えるため飲水制限をする。

※グリセリンの経口投与では効果が期待できない。

②CAI(ドルゾラミドやブリンゾラミド)を2～3回点眼する。

※CAIとしてメタゾラミドを経口投与することもあるが，CAI点眼薬と併用しても相加効果は期待できない。

―マンニトール+CAI点眼でも眼圧が下がらない場合―

2%ピロカルピンを10分ごとに3回(30分間)点眼(その後，6時間ごとに点眼)する。

それでも眼圧が25 mmHg未満に下がらない場合は，鎮静／麻酔下にて，29 G針を用いて前房穿刺をすることもある。しかし，前房穿刺により前房内には急激かつ激しい炎症が生じるため，二次房水や白血球，PIFMsなどによる隅角閉塞の続発症が懸念される。そのため，無菌的に慎重に処置を施し，消炎治療にも努める必要がある。

10-2)水晶体脱臼に続発した緑内障の緊急治療

水晶体脱臼の好発犬種は，テリア系の犬種，ならびにボーダー・コリーである。眼圧測定で高眼圧を確認するとともに，スリット検査で水晶体の脱臼(多くの場合は前方脱臼)していることを確認する。

①水晶体が前房内に脱臼している場合，散瞳薬で散瞳を促す。

②ステロイドの点眼を6～8時間ごとに行う。

③眼疼痛が激しい場合は，非ステロイド系消炎鎮痛薬(NSAIDs)の内服を併用する。

④鎮静／麻酔下にて水晶体前方脱臼眼の角膜に綿棒でそっと圧力を加える。硝子体内に水晶体が脱落せず，眼疼痛が激しい場合は，水晶体摘出が可能な施設を紹介する。

10-3)ぶどう膜炎に続発した緑内障の緊急治療

①ぶどう膜炎の原因となっている疾患を究明し，根本的な治療を行う。

②デキサメタゾンを0.1 mg/kgの用量で静脈投与する。

※メチルプレドニゾロンコハク酸エステルナトリウム(ソル・メドロール)を5～15 mg/kgで静脈投与することもある。

③ステロイド点眼(ジフルプレドナートや0.1%デキサメタゾン)を2～4時間ごとに投与する。

④CAIを8時間ごとに点眼する。

⑤犬においてさらに眼圧を低くしたい時は，β遮断薬(0.5%マレイン酸チモロール)を8～12時間ごとに点眼する。

⑥一般的に炎症のある眼では，ラタノプロストなどのPGや，ピロカルピンは使用しない。また浸透圧利尿薬は効果が期待できない。

10-3-1)猫のぶどう膜炎に続発した緑内障に対するステロイドの使用について

猫のぶどう膜炎に続発した緑内障の治療において，ステロイド使用の可否について述べておきたい。猫では組織学的にリンパ球形質細胞性のぶどう膜炎を発症する。この場合，効果的な抗炎症のためには，その治療効果が3割程度[16]しか得られないとはいえ，ステロイドの使用が考慮される。

しかし，悩ましいことに猫ではステロイド点眼により，約6割で可逆性の眼圧の上昇が起きることが知られている[5,29]。ぶどう膜炎を治療しなければ，続発緑内障となるが，ステロイドを用いて治療しても眼圧が上昇するリスクがあり，ステロイドの使用は諸刃の剣である。

いずれにしても炎症が強い場合はステロイドを使わざるを得ないが，使用する場合は2週間以上継続的に使用しない。点眼による局所投与は避けて全身投与にするなど，眼圧上昇と角膜潰瘍(角膜感染を助長するなど)の存在に注意をしながら，慎重に使用すべきであると考える。ちなみに日本で動物用医薬品として認可されているステロイド点眼薬(ステロップ)は，猫への使用は認可されていない。

10-4)FAHMS(猫の悪性緑内障)の緊急治療

①FAHMSと診断したら，アトロピンによる散瞳処置を1日2～3回施す。

②CAIを1日3回点眼する。
③これらの投薬にもかかわらず，眼圧がコントロールできず眼疼痛が激しい場合，眼球摘出を考慮する。

11)原発緑内障における対側眼の予防

犬の原発緑内障における対側眼の予防とは，多くの場合，原発閉塞隅角緑内障の潜伏期，もしくは間欠期の治療を意味する。原発閉塞隅角緑内障を発症した動物のまだ正常な対側眼が無処置だった場合，平均11.6カ月(中央値8カ月)で緑内障が発症したが，予防的にベタキソロールを1日2回点眼したところ，対側眼の発症まで平均32.6カ月(中央値30.7カ月)であったとの報告がある[20]。他にも予防的に様々な抗緑内障薬を使用したところ，対側眼の発症まで平均1.6年(約19カ月)との報告もある[25]。すなわち原発閉塞隅角緑内障発症の犬において，まだ発症していない対側眼への予防的な抗緑内障薬(β遮断薬やCAI)の点眼は，その発症までの期間を延期する有用な治療といえる。また，犬の原発開放隅角緑内障においても予防の可能性が示唆されている[30]。

○予防的治療としてのPGの効果

ところで予防的な治療としてラタノプロストなどのPGを使用すると，その効果はいかなるものかという疑問が生じる。他の抗緑内障薬とくらべて，犬の原発閉塞隅角緑内障の予防効果に差はないようである[8]。犬では，瞳孔括約筋に対する特異的な反応から強い縮瞳作用がある。縮瞳することで，浅前房化と隅角が狭くなるとの報告があり[27]，隅角の流出抵抗が増すことから，予防的な長期使用には限界があるのではないかと考えられている。犬の原発閉塞隅角緑内障におけるPGの予防的な使用については，今後の臨床的検討課題である。

Point

・緑内障の診断には眼圧測定が欠かせない。
・隅角の評価は健常な対側眼の予後を評価する上で重要である。
・緑内障には原発性と続発性があり，治療効果が出やすいのは原発性である。
・原発閉塞隅角緑内障は潜伏期，間欠期，急性うっ血期，後うっ血期，慢性期に分類される。
・緑内障の治療薬は，大きく分類すると7種類ある。
　－プロスタグランジン関連薬(PG)，炭酸脱水酵素阻害薬(CAI)，交感神経遮断薬，交感神経作動薬，副交感神経作動薬，Rhoキナーゼ阻害薬，浸透圧利尿薬である
　－CAIの点眼と内服を組みあわせても，相加効果は期待できない
　－グリセリンの内服では眼圧の抑制効果は期待できない
・緑内障を発症すると，最終的には失明してしまう。
・原発閉塞隅角緑内障では健常な対側眼も潜伏期にあると見なし，予防的な抗緑内障点眼薬の投与が推奨される。
・続発緑内障では原因疾患を究明するための努力を怠らない。

犬の場合

・原発緑内障ではPGが第一選択薬である。

猫の場合

・続発緑内障が多い。
・FAHMSという治療効果が期待できない悪性緑内障がある。
・猫ではPGが犬のように強い眼圧抑制効果を発揮しない。
・健常な猫ではCAIを第一選択薬に用いるのが副作用の観点から無難である。

■参考文献

1）Abd-Elhamid MA. Ali KM, et al. Endoscopic evaluation for the anterior and posterior segment of the eye: A new and useful technique for diagnosis of glaucoma in dogs. *Life Science Journal* 11 (11): 233-237 (2014).

2）Treadwell A, Naranjo C, Blocker T, et al. Clinical and histological characteristics of canine ocular gliovascular syndrome. *Vet Ophthalmol* 1 (2014).

3）アニコム家庭どうぶつ白書 2013．アニコム ホールディングス(2013)．

4）新家 眞 他．眼圧非依存障害因子への挑戦―ネズミ・サル・そしてヒトへ―．日本眼科学会雑誌，115巻3号．pp213-237(2011)．

5）Bhattacherjee P, Paterson CA, Spellman JM, et al. Pharmacological validation of a feline model of steroid-induced ocular hypertension. *Arch Ophthalmol* 117 (3): 361-364 (1999).

6）Blocker T, Van Der Woerdt A. The feline glaucomas: 82 cases (1995-1999). *Vet Ophthalmol* 4 (2): 81-85 (2001).

7）Czederpiltz JM, La Croix NC, van der Woerdt A, et al. Putative aqueous humor misdirection syndrome as a cause of glaucoma in cats: 32 cases (1997-2003). *J Am Vet Med Assoc* 227 (9). 1434-1441 (2005).

8）Dees DD, Fritz KJ, Maclaren NE, et al. Efficacy of prophylactic antiglaucoma and anti-inflammatory medications in canine primary angle-closure glaucoma: a multicenter retrospective study (2004-2012). *Vet Ophthalmol* 17 (3): 195-200 (2014).

9）Del Sole MJ, Sande PH, Bernades JM, Aba MA, Rosenstein RE. Circadian rhythm of intraocular pressure in cats. *Vet Ophthalmol* 10 (3): 155-161 (2007).

10）Dubielzig RR, Steinberg H, Garvin H, et al. Iridociliary epithelial tumors in 100 dogs and 17 cats: a morphological study. *Vet Ophthalmol* 1 (4): 223-231 (1998).

11）Gelatt KN, MacKay EO. Prevalence of the breedrelated glaucomas in pure-bred dogs in North America. *Vet Ophthalmol* 7 (2): 97-111 (2004).

12）Gelatt KN, Mackay EO. Secondary glaucoma in the dog in NorthAmerica. *Veterinary Ophthalmology* 7: 245-259 (2004).

13）Gelatt KN. Chapter 16, *In*: Veterinary Ophthalmology 4th. pp753-811. Balckwell Publishing (2007).

14）Giannetto C, Piccione G, Giudice E. Daytime profile of the intraocular pressure and tear production in normal dog. *Vet Ophthalmol* 12 (5): 302-305 (2009).

15）Guyomard JL, Rosolen SG, Paques M, et al. A low-cost and simple imaging technique of the anterior and posterior segments: eye fundus, ciliary bodies, iridocorneal angle. *Invest Ophthalmol Vis Sci* 49 (11): 5168-5174 (2008).

16）Jean Stiles, Wendy M. Townsend. Chapter 24, *In*: Feline Ophthalmology. p1124. Blackwell publishing (2007).

17）金子恵美，和田智之，南川洋子，井上　優．ブリモニジン酒石酸塩点眼液(アイファガン®点眼液0.1%)の薬理学的特性および臨床効果．日薬理誌．140，177-182(2012)．

18）Kato K, Sasaki N, Matsunaga S, et al. Incidence of canine glaucoma with goniodysplasia in Japan: a retrospective study. *J Vet Med Sci* 68 (8): 853-858 (2006).

19）Lena von Spiessen, Julia Karck, Karl Rohn, et al. Clinical comparison of the TonoVet "rebound tonometer and the Tono-Pen Vet" applanation tonometer in dogs and cats with ocular disease: glaucoma or corneal pathology. *Vet Ophthalmol* 18 (1), 20-27 (2015).

20）Miller PE, Schmidt GM, Vainisi SJ, et al. The efficacy of topical prophylactic antiglaucoma therapy in primary closed angle glaucoma in dogs: a multicenter clinical trial. *J Am Anim Hosp Assoc* 36 (5): 431-438 (2000).

21）Miller PE. The Glaucoma. *In*: Slatter's Fundamentals of Veterinary Ophthalmology 5th ed. pp247-271. Elsevier (2013).

22）Moore DL, McLellan GJ, Dubielzig RR. A study of the morphology of canine eyes enucleated or eviscerated due to complications following phacoemulsification. *Vet Ophthalmol* 6 (3): 219-226 (2003).

23）Pauli AM, Bentley E, Diehl KA, Miller PE. Effects of the application of neck pressure by a collar or harness on intraocular pressure in dogs. *J Am Anim Hosp Assoc* 42 (3): 207-211 (2006).

24）Scott EM, Boursiquot N, Beltran WA, Dubielzig RR. Early histopathologic changes in the retina and optic nerve in canine primary angle-closure glaucoma. *Vet Ophthalmol* 16 Suppl 1: 79-86 (2013).

25）Strom AR, Hässig M, Iburg TM, Spiess BM. Epidemiology of canine glaucoma presented to University of Zurich from 1995 to 2009. Part 1: Congenital and primary glaucoma (4 and 123 cases). *Vet Ophthalmol* 14 (2): 121-126 (2011).

26）Strom AR, Hässig M, Iburg TM, Spiess BM. Epidemiology of canine glaucoma presented to University of Zurich from 1995 to 2009. Part 2: secondary glaucoma (217cases). *Vet Ophthalmol* 14 (2): 127-132 (2011).

27）Tsai S, Almazan A, Lee SS, et al. The effect of topical latanoprost on anterior segment anatomic relationships in normal dogs. *Vet Ophthalmol* 16 (5): 370-376 (2013).

28）Zarfoss MK, Breaux CB, Whiteley HE, et al. Canine pre-iridal fibrovascular membranes: morphologic and immunohistochemical investigations. *Vet Ophthalmol* 13 (1): 4-13 (2010).

29）Zhan GL, Miranda OC, Bito LZ. Steroid glaucoma: corticosteroid-induced ocular hypertension in cats. *Exp Eye Res* 54 (2): 211-218 (1992).

30）Slater MR, Erb HN. Effects of risk factors and prophylactic treatment on primary glaucoma in the dog. *J Am Vet Med Assoc* 1; 188(9): 1028-1030 (1986).

（余戸拓也）

Chapter
8-2 視覚がある緑内障眼に対する治療

特に犬の緑内障は，「あっという間に視覚を喪失する疾患で，治療してもどうせ大してもたないよ」という獣医師も少なくはなく，実際に数年前まではそうであった。しかし，診断法の確立と正確な分類，点眼薬の開発や進化，そして何より手術デバイスが進化したことで，適切な治療により視覚を維持できる期間は年々長くなっている。犬の緑内障の発症は中年齢が多いが，適切な治療をすることで，高齢になるまで十分に視覚を維持することが可能な時代になってきている。ただしそれには，クライアント，ホームドクター，眼科専門医がそれぞれの重要な役割を理解し，それを遂行できるかどうかが大きなカギとなる。本稿では，緑内障眼の視覚維持のために重要な事項について解説する。

1）臨床症状

急性うっ血期を過ぎた後うっ血期の緑内障では，眼圧が正常値にコントロールされている限り，急性うっ血期に認められるような激しい眼疼痛（**図1**）はほとんど認められない。上強膜血管の怒張や角膜浮腫も消失し，一見すると正常眼に戻ったかのように見える場合もある（**図2**）。しかし，いったん緑内障を発症した眼

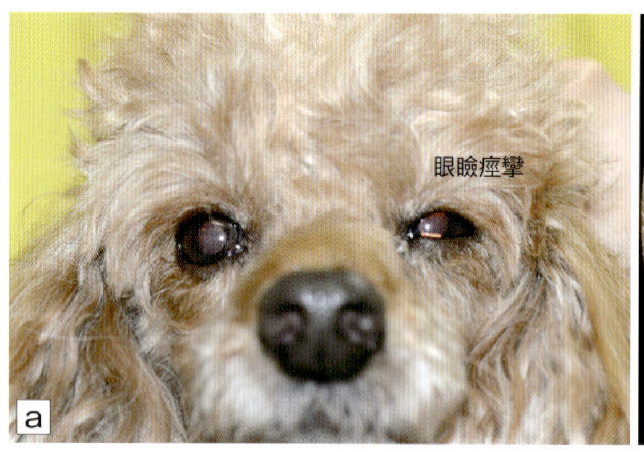

激しい眼疼痛を示している

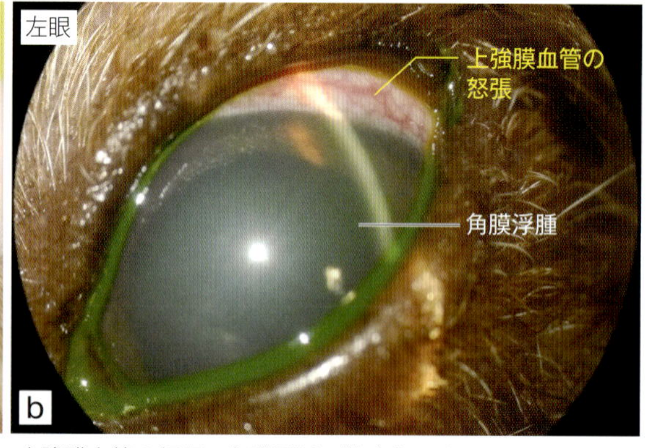

上強膜血管の怒張，角膜浮腫，散瞳を認める

図1　緑内障（急性うっ血期）
トイ・プードル，9歳齢，避妊雌，左眼

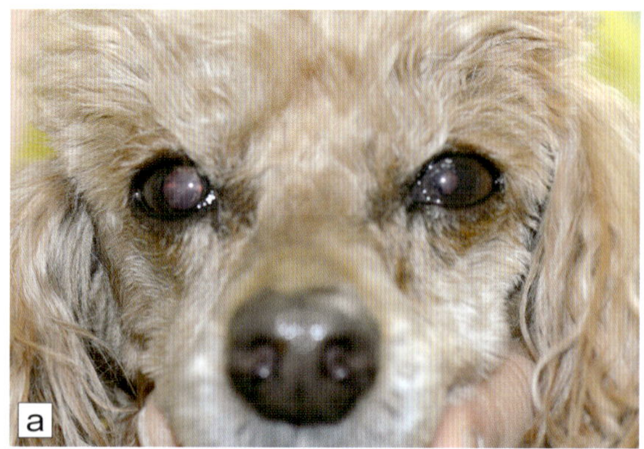

急性うっ血期を過ぎた緑内障では，眼圧が正常値にコントロールされている限り，急性うっ血期に認められるような激しい眼疼痛はほとんど認められない

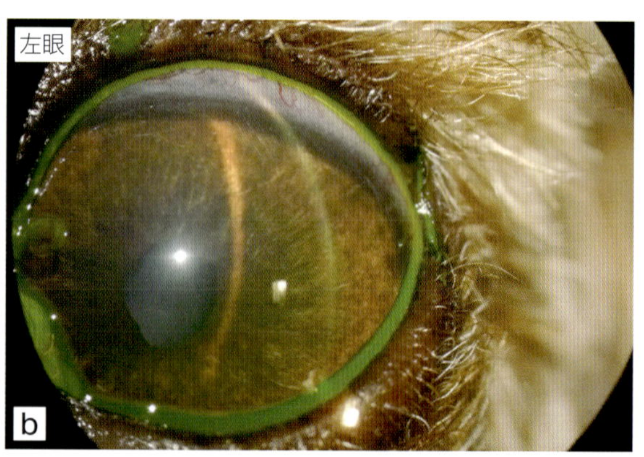

上強膜血管の怒張や角膜浮腫も消失し，一見すると正常眼に戻ったかのように見える

図2　緑内障（後うっ血期；急性うっ血期経過後）
図1と同一症例

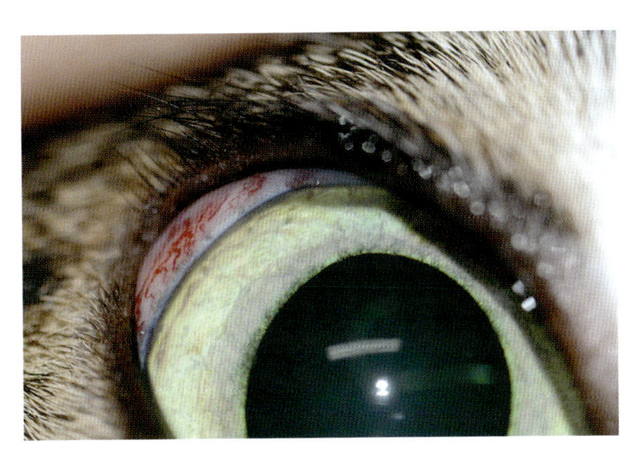

図3　上強膜血管の怒張
雑種猫，9歳齢，去勢雄，右眼

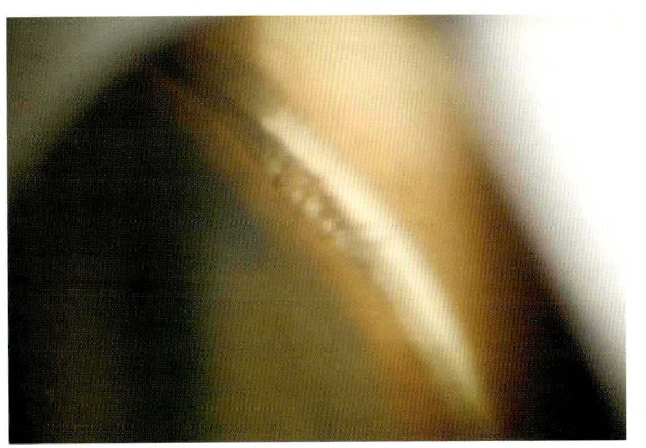

図4　隅角の閉塞～狭隅角
チワワ，4歳齢，去勢雄
隅角の幅（櫛状靭帯の高さ），W：グレード0～1，
隅角（櫛状靭帯）の異形成 GD：グレード3と評価される。
評価法は Chapter 8-1，図 12 を参照のこと

では視神経障害や隅角の狭窄が生じており，通常それらは不可逆的で進行性であることも多いため，症状がなくても積極的な緑内障治療を継続する必要がある。

2）検査および診断

眼圧測定だけでなく，スリットランプ検査や眼底検査，隅角検査などを実施する。検査で注意すべき点は，眼瞼痙攣（**図1a**）や上強膜血管の怒張（**図1b**，**図3**），角膜浮腫（**図1b**）の有無や，視覚低下，隅角の閉塞（**図4**），視神経乳頭の萎縮，網膜変性，眼球拡張の進行（牛眼，**図5**）などであり，それらが認められる場合は，眼圧が正常値であっても緑内障のコントロールは十分ではないと考える。内科的治療であれば点眼の種類や回数を増やし，必要に応じて視覚維持を目的とした外科的治療の実施を考慮する必要がある。

2-1）眼圧測定

緑内障眼では眼圧の変動が大きくなる。正常眼であっても2～4 mmHg 程度の日内変動があるが，緑内障眼では6～10 mmHg もしくはそれ以上の日内変動になる[24]。また犬では早朝に眼圧上昇のピークがあるとされている[24]。そのため，来院時に 20 mmHg 程度であったとしても，眼をしょぼしょぼしていることが多いとの稟告がある場合には，時間帯によってその時点では眼圧が 30 mmHg 以上になっている可能性が考えられる。そのような症例では，眼圧がコントロールできているように見えても比較的早期に眼底病変が進行し，視覚喪失に至ることが多い。

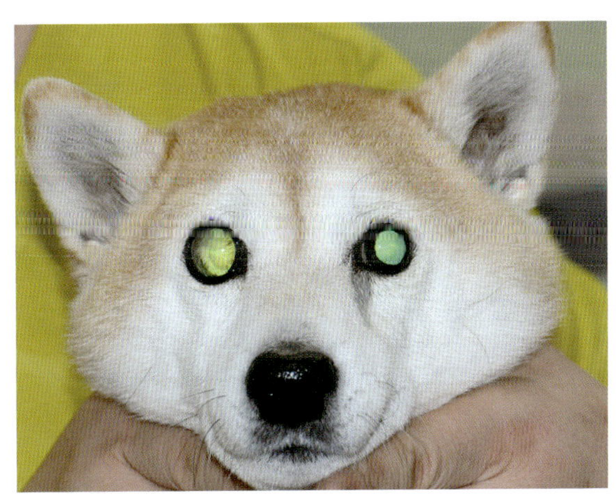

図5　眼球拡張の進行（牛眼）
柴犬，7歳齢，雌，右眼

2-2）視覚検査

ヒトの緑内障における早期発見や進行度の評価には，主に視野検査が用いられているが，動物における視野検査は現実的ではない。動物においては，威嚇瞬目反応や障害物試験，綿球落下テスト，視覚性踏み直り反応などの検査を用いて視覚があるか否かを評価するといった，大雑把な評価しかできていないのが現状である。またそれらの検査では，しっかりと対側眼を覆い隠さないと「視覚あり」と判断され，明瞭な刺激を与えないと「視覚なし」と誤って評価されるため，その正確な評価には思った以上にコツが必要である。

近年，光干渉断層計（Optical coherence tomography，OCT）が動物にも応用されるようになっており，神経節細胞層の厚みを測定することで，緑内障による視神経障害を客観的に評価できるようになってきた[9,20]。動物における緑内障の早期発見や進行度の客観的な評価法として今後期待できる検査法であるが，

撮影装置が高額なことと検査が容易ではないことから，残念ながらホームドクターに普及するような検査法ではない。

2-3）眼底の評価

緑内障は視神経が障害されることで視覚が低下する病態であるため，視神経乳頭や網膜の変性所見を評価することは，緑内障の進行を把握する上で最も重要な検査である。しかし緑内障治療で主に用いられるプロスタグランジン関連薬（以下 PG）は犬では強い縮瞳を引き起こすため（**図6**），同薬を用いている場合にはその効果が減弱する時間帯でないと眼底の評価は難しい。

視神経乳頭に認められる変化としては，初期には生理的陥凹の拡大，乳頭の出血や浮腫（**図7a**）などが認められ，緑内障の進行に伴い乳頭の陥凹や辺縁部の黒色化などが認められる（**図7b**）。網膜血管の狭細化や，タペタム反射亢進も認められるが，進行性網膜萎縮症（Progressive retinal atrophy，PRA）の場合とは異なり，視神経乳頭から放射状に網膜変性所見が認められることがあるのが特徴である。

2-4）再診の間隔

再診の間隔をどの程度にするのかという点に関しては，症状が消失しているとしても，可能な限り頻繁に診察するにこしたことはない。急性期を過ぎた緑内障では，再診時にほとんど問題のなかった症例が次の日に急性の眼圧上昇を呈することもある。様々な条件が許すのであれば，毎日，場合によっては１日に２～３回眼圧を測定し続けることも，決して過剰とはいえない。二次診療施設の場合，現実的には１～２カ月おきの再診を促すことが多いが，その間もホームドクターにて週に１～２回の眼圧測定をしてもらうように指示している。

3）視覚がある場合の治療選択

急性うっ血期に的確な治療がなされ，視野狭窄が生じるものの（動物では評価が難しいが）視覚が残存している場合は，その視覚を可能な限り維持することが治療目標となる。しかし，緑内障は最終的には失明に至る難治性疾患であり，発症後は適切な治療を継続しても１年間視覚が維持できればよい方である。急性うっ血期を乗り越えて眼圧が低下したからといって決して

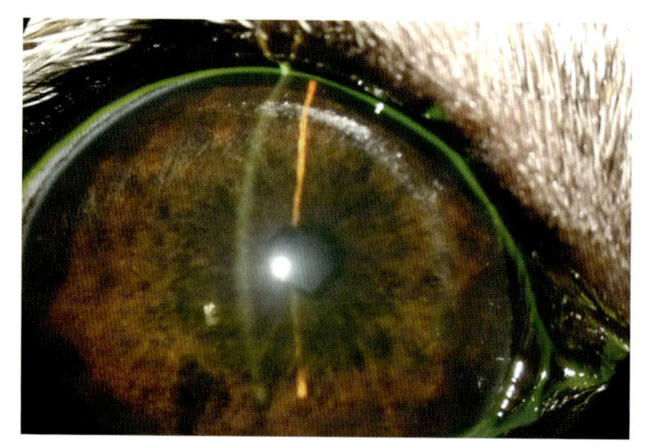

図6　強い縮瞳
緑内障治療で主に用いられるプロスタグランジン関連薬は，犬では強い縮瞳を引き起こす

治癒したわけではないため，治療を絶対に中止することなく，そしてできれば１回たりとも点眼が抜けることのない厳密なコントロール治療を徹底する必要がある。

一般的には，長期的な視覚維持を求める場合には何らかの外科的治療が必要となる。しかし，緑内障は手術を実施しても完治しないことや，全身麻酔のリスク，経済的な問題，入院によるストレス，クライアントの信念などの理由により，外科的治療が実施されないこともある。その場合には，クライアントにとって無理のない治療計画を相談の上で決定する必要がある。また緑内障には様々な原因と病態があるため，内科的に治療するとしても外科的に治療するとしても，その病態に応じた治療が必要となり，決して画一化された治療法で対処することはできない。

緑内障が原発性なのか続発性なのか，続発性だとしたら何が原因なのか，また緑内障のどのステージにあるのか，ということをスリットランプ検査，眼圧測定，眼底検査などを正確に実施して把握する。その上で，予後の判定，手術適応の可否，治療薬や術式の選択などを行う必要がある。

4）視覚がある場合の内科療法

繰り返すが緑内障は，特に原発性の場合，治癒する疾患ではない。そればかりか進行性の疾患であり，いったん眼圧がコントロールされていたとしてもいずれはまた上昇するため，視覚が残存している限りは治療薬や回数を減らすことは基本的には推奨されない。犬で最も多い原発性の閉塞隅角緑内障において，現在の第一選択薬であるラタノプロスト点眼を用いて治療

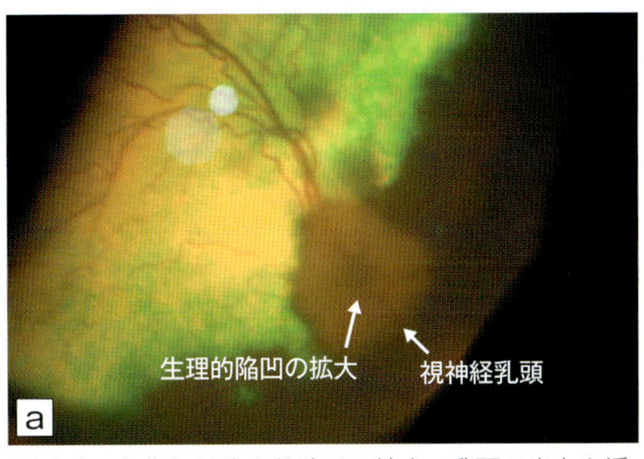

緑内障の初期には生理的陥凹の拡大，乳頭の出血や浮腫などが認められる

緑内障の進行に伴い乳頭の陥凹や辺縁部の黒色化などが認められる

図7　視神経乳頭に認められる変化

した場合でも，早ければ数日～数週間以内，遅くとも数カ月以内には眼圧の再上昇が生じる。

続発緑内障においては，一過性のぶどう膜炎や水晶体脱臼に続発した場合など，原因疾患が完全にコントロールできれば緑内障治療の必要がなくなる場合もある。

○眼圧はどこまで低下させるべきか

ヒトにおいて，特に日本人には，眼圧が正常なのにもかかわらず視野障害が進行する正常眼圧緑内障が多く認められる。これには視神経乳頭が高眼圧に対して通常より弱いことや，視神経乳頭の循環障害などが関連していると考えられている。経験的ではあるが，動物においても眼圧が正常値にもかかわらず視覚障害が進行する犬種や，逆にある程度高値でも長期的に視覚が維持できる犬種があると感じている。そのため，少なくとも21 mmHg以下を目標眼圧として治療するが，それでも視神経障害が進行していく場合は，眼圧降下薬の回数や種類を増やす，もしくは外科的治療によりさらに眼圧を降下させたり，視神経保護治療を強化するなどのより積極的な緑内障治療をすべきである。

PGを用いると眼圧が急激に低下して10 mmHg以下になることも多く，眼圧が低すぎることを心配する獣医師も多いが，明らかなぶどう膜炎を伴っていない限りは特に問題とはならないためそのまま継続する。

4-1) 原発緑内障の場合

眼圧のコントロールが難しい症例ほど，最大限の眼圧降下作用を得るために作用の異なる眼圧降下薬を組みあわせて使用する。犬の原発緑内障では，PGを第一選択とし，炭酸脱水酵素阻害薬，β遮断薬を加える[18]。さらに視神経保護作用を考慮して，筆者の場合はブリモニジン点眼や，カルシウムチャネル拮抗薬，各種サプリメント（メニわんEyeシリーズやメニわんカシスG）などを使用することもあるが，現時点で犬や猫においては明確なエビデンスはまだない。また猫の原発緑内障では，現時点ではどの緑内障治療薬も効果に乏しいため，犬ほどの顕著な眼圧降下作用は示さないものの，筆者はPGを使用することが多い。

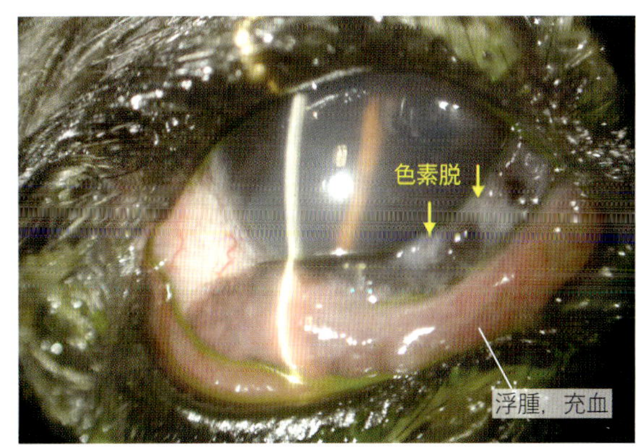

図8　角結膜上皮障害

抗緑内障点眼薬の長期使用により，角結膜（特に瞬膜）に重度の浮腫と充血，色素脱が認められた症例

特に長期で多数の点眼薬を使用する場合，それぞれの薬剤成分や含有する防腐剤による角結膜上皮障害（**図8**）や眼瞼皮膚炎などを生じることが多い。眼瞼皮膚炎はエイゾプト点眼を使用した場合に多く認められると感じている。定期的な眼表面のチェックと，必要に応じて薬剤の変更や休薬をするが，その際には眼圧の変化に十分注意し，検診間隔を短くとる必要がある。

近年は多くの合剤（ザラカム，デュオトラバ，タプコム，コソプト，アゾルガ）（**表1**）が市販されるようになっており，複数の点眼薬を使用している場合には配合薬の使用により点眼の本数を減らすことができ

表1　抗緑内障点眼薬の合剤

製品名	成分
ザラカム	ラタノプロスト ＋ チモロール
デュオトラバ	トラボプロスト ＋ チモロール
タプコム	タフルプロスト ＋ チモロール
コソプト	ドルゾラミド ＋ チモロール
アゾルガ	ブリンゾラミド ＋ チモロール

表2　点眼薬中の防腐剤とその濃度

点眼薬	防腐剤	濃度
キサラタン	ベンザルコニウム塩化物	0.02%
ザラカム		0.02%
チモプトール		0.005%
トルソプト		0.005%
コソプト		0.0075%
トラバタンズ	SofZia	
デュオトラバ		

る。クライアントの負担や点眼の副作用を軽減する目的で有用であると考えられるが，費用はかえって高くなる場合があることや，犬や猫において単剤使用の場合と同等の効果が得られるというエビデンスはまだないことに注意する必要がある。

4-1-1)プロスタグランジン関連薬(PG)について

犬の原発緑内障の維持治療においても，緊急治療の場合と同様に，第一選択薬はPGである(Chapter8-1を参照)。ラタノプロストは，ヒトにおいては1日2回点眼は1日1回点眼よりも効果が減弱し，それには受容体の1つであるFPレセプターの感度低下やダウンレギュレーションが関与していると報告されている[14]。犬では，1日2回が推奨されている[7]。頻回投与はヒトと同様にかえって眼圧を上昇させるかもしれない[27]ともいわれているが，現実的には1日5～6回使用しないと眼圧がコントロールできない症例もある。ステロイド点眼の併用はラタノプロストの眼圧降下作用を減弱させる[23]ため，筆者は可能な限り控えるようにしている。

ほとんどの症例で顕著な眼圧降下作用を示すが，ノンレスポンダーと呼ばれる治療効果に乏しい(15%以上の眼圧降下が認められない)症例が，犬では約10～15%存在するといわれている[18]。私見ではあるが，ラタノプロストでは眼圧がコントロールできなくなってきた場合，トラボプロストやタフルプロストに変更すると再度コントロールができるようになる症例が多いと感じている。

ヒトで認められる虹彩色素沈着，多毛症，睫毛の色素沈着は，動物では発現しないようである。ただし，トラバタンズ以外の点眼薬にはベンザルコニウム塩化物が添加されており(**表2**)，長期使用にあたっては前述した角結膜上皮障害(**図8**)や過敏症が生じることがある(ジェネリックのラタノプラストにはベンザルコニウム塩化物が添加されていない製品もある)。トラバタンズにはSofZiaと呼ばれるイオン緩衝系防腐剤が使用されており，角膜上皮障害が少ない[1]。また防腐剤を含まないユニットドーズタイプの，タプロス・ミニ(**図9**)なども有用である。

4-1-2)原発閉塞隅角緑内障における対側眼の予防

犬の原発閉塞隅角緑内障においては必ず対側眼の予防治療を開始する(Chapter8-1も参照)。筆者の場合，通常は0.5%マレイン酸チモロール点眼もしくはニプラジロール点眼を1日2～3回で使用している。ニプラジロール(ハイパジールコーワ点眼液0.25%)はβ遮断作用による房水産生抑制に加え，α_1遮断作用によるぶどう膜強膜流出路(副流出路)からの房水排出量の増加作用ももつ。正常犬において1日2回使用でチモロールと同等の眼圧降下効果を示したと報告されている[17]。また，視神経保護効果もあるといわれている。チモロールにくらべると少ないものの，血圧・心拍数減少作用ももつ。そのため筆者は，小型犬や心疾患・呼吸器疾患をもつ症例には炭酸脱水酵素阻害薬(トルソプトやエイゾプト，1日2～3回)を使用している。

また予防治療においては，定期的に眼圧測定を実施してその眼の正常眼圧を把握しておき，上昇傾向がないかどうか注意する。眼圧が正常範囲内であっても，もともとの眼圧より5mmHg以上上昇している場合，間欠期に入っている可能性が高いと考えられるため，より積極的な治療を考慮する。

4-2)続発緑内障の場合

ぶどう膜炎や水晶体前方脱臼，腫瘍に続発する緑内障では，基礎疾患の治療がメインとなり，基本的にはPGは使用しない。炭酸脱水酵素阻害薬を第一選択とし，必要に応じて水晶体前方脱臼以外ではβ遮断薬を加える。どうしても眼圧がコントロールできない場合にPGを加えるが，ぶどう膜炎の悪化に十分注意す

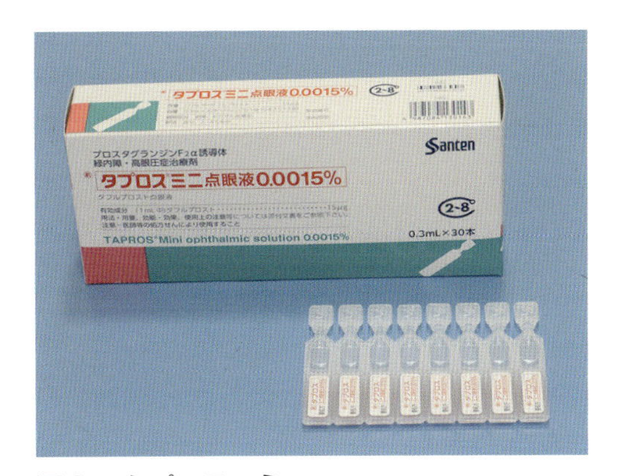

図9　タプロス・ミニ
防腐剤を含まないユニットドーズタイプ

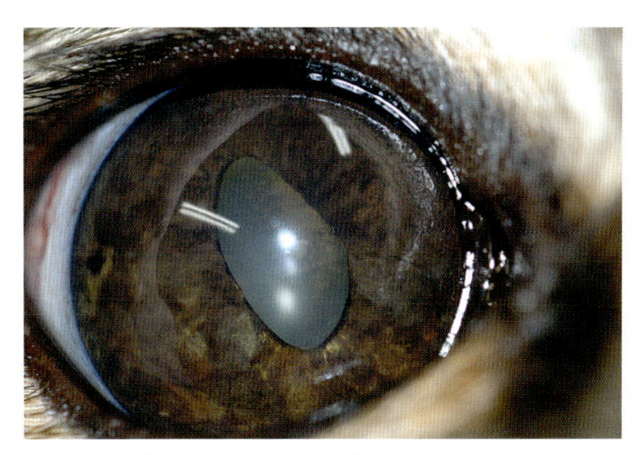

図 10　腫瘍による続発緑内障
12 時～3時方向の虹彩裏面の腫瘍により，瞳孔が変形している

る。

上述したように，基礎疾患が十分にコントロールできれば，原発緑内障とは異なり緑内障治療薬を減らしたり，休薬できる可能性がある。

4-3) 視神経の保護について

視覚がある緑内障の治療において，視神経を保護して視覚を維持することも重要である。緑内障治療といえば眼圧の高低ばかりを考えがちであるが，眼圧をコントロールすること自体が最終目標ではない。極端な表現をすると，視神経を強力に保護する有効な治療法がありさえすれば，眼圧が多少高くても視覚は維持することができ，緑内障治療に成功しているといえる。

視神経保護効果をもつ可能性がある薬剤としては，ニプラジロール，チモロール，ブリモニジン，ブリンゾラミド，ラタノプロストなどの点眼薬の他，ミノサイクリン，メチルプレドニゾロン，リドカイン，メマンチン，アムロジピンなど多くのものがある[2,5,13,17,28]。カシスアントシアニンもヒトの正常眼圧緑内障において，視神経乳頭および乳頭周囲網膜の血液量を有意に増加する作用が報告されている[22]。残念ながら現時点で，犬や猫の緑内障において臨床的に視神経保護効果が明確に示された治療薬はまだないが，筆者は視覚のある犬の緑内障においてはアムロジピン 0.1 mg/kg，1日1回を投与することが多い。また現在はカシスアントシアニンを含有する動物用サプリメント「メニわんカシスG」(前述)が発売されており，今後の臨床研究が期待される。

5) 視覚がある場合の外科療法

視覚維持のための緑内障手術に関しては，専門医間においてもその方法や適応時期については様々な意見がある。ただし，内科的治療で眼圧を維持できるのは数週間～数カ月のみであるのに対し，早期に適切な緑内障手術を実施した場合は3年以上，眼圧維持が可能な症例もある。そのため，視覚が残存している緑内障の急性うっ血期では，できるだけ早期に視覚維持のための外科的治療を実施すべきであるというのが一般的な意見である。

臨床の現場においては，視覚の維持期間以外にも，クライアントの理解度と希望，経済的・時間的問題，動物の性格，獣医師の手術の習熟度などの問題も関与するため，十分なインフォームド・コンセントに基づいた治療法の選択が必要であり，決して無理に手術をすべきではない。しかし内科的治療のみでは眼圧が低下しない場合には，緊急的に実施しないと手遅れになるという点は強調しておく必要がある。

内科的治療と同様に，外科的治療に関しても，房水産生抑制を目的とした手術と，房水排出促進を目的とした手術に分類される。通常はどちらか1つの手術が選択されるが，同時手術に関する報告もある[3,25]。続発緑内障の場合は原因疾患の除去が基本であり，水晶体脱臼による続発緑内障では水晶体摘出術を実施する。ぶどう膜炎により虹彩後癒着と膨隆虹彩や周辺虹彩前癒着(Peripheral anterior synechia，PAS)が生じた場合は，ぶどう膜炎に対する内科的治療を徹底することと，周辺虹彩切除術により新たな房水の流れを作製する必要がある。腫瘍による続発緑内障(**図 10**)では基本的に眼球摘出術が勧められる。

表３　視覚維持のための外科的治療

房水産生抑制	毛様体破壊	凍結手術	
		経強膜／内視鏡下レーザー毛様体凝固術	
房水排出促進	濾過手術	虹彩はめ込み術（嵌頓術）	
		毛様体解離術	
	虹彩におけるバイパス	周辺虹彩切除術	
	隅角（虹彩角膜角）におけるバイパス	強角膜管錐術	線維柱帯切除術（トラベクレクトミー）や，前房内へアルコンエクスプレスを穿刺留置する方法がある
		チューブシャントインプラント手術（前房シャント／隅角インプラント術）	インプラントには，アーメド（Ahmed），バルベルト（Baerveldt），モルテノ（Molteno）がある

表４　視覚維持のための外科的治療に関する報告

それぞれ報告者等および術式と術後の視覚，眼圧の経過についてまとめた。近年は内視鏡下のレーザー毛様体凝固術の報告が増えており，成績も上がってきている。比較的成績のよいAhmedチューブシャントインプラントは日本でも入手が可能となった

報告	術式	視覚が維持されている割合	眼圧が維持されている割合
Bentleyら 1999	Ahmedインプラント ＋経強膜毛様体破壊	１年後 11/19（眼）	１年後 14/19（眼）
Sapienzaら 2005	Ahmedインプラント ＋経強膜毛様体破壊	６カ月後：20/41（眼） １年後：12/29（眼）	39/51（眼） （観察期間２～83カ月）
Westermeyerら 2011	Ahmedインプラント	１年後 ８/９（眼）	眼圧上昇までの期間（中央値） 再手術なし：396日 再手術あり：722日
文献６より	経強膜毛様体破壊 （レーザー）	10/19（眼） （観察期間６カ月以上）	69/106（眼） （観察期間６カ月以上）
Hardmanら 2001	経強膜毛様体破壊 （レーザー）	７/14（眼） （観察期間８～21カ月）	22/24（眼） （観察期間８～21カ月）
Brasら 2005	内視鏡下毛様体破壊 （レーザー）	８/10（眼） （観察期間１週間～７カ月）	９/10（眼） （観察期間１週間～７カ月）
Gentら 2013	内視鏡下毛様体破壊 （レーザー）	視覚喪失までの期間（中央値） 原発：372日 続発：813日 水晶体脱臼：1377日	
Lutzら 2013	内視鏡下毛様体破壊 （レーザー）	６カ月後／１年後／４年後 原発：67/82（眼）／56/78（眼）／２/５（眼） 続発：125/147（眼）／101/136（眼）／16/29（眼）	６カ月後／１年後／４年後 原発：71/86（眼）／68/86（眼）／６/８（眼） 続発：143/164（眼）／122/150（眼）／21/31（眼）

手術の方法および各手術に関する報告と治療成績を**表３，４**にまとめる。いずれの手術を実施するとしても，術前に考慮すべき点として以下の３点が挙げられる。①網膜神経節細胞の生理的機能が正常に維持される程度（約25～33 mmHg以下）まで十分に眼圧を降下させる，②前眼部の炎症を抑制する，③浸透圧利尿により硝子体を脱水して収縮させておく[25]。これらが不十分であると，手術時に毛様体出血や浮腫，硝子体脱出，虹彩の前方変位などが生じるリスクがある。

5-1）房水産生を抑制する手術

房水の産生にかかわる毛様体突起を破壊することにより眼圧を降下させる手術であり，凍結手術およびレーザー毛様体凝固術が含まれる（**表３**）。凍結手術はレーザーにくらべて組織侵襲度が高いため，現在ではほとんど用いられていない。レーザー毛様体凝固術には半導体レーザーが多く用いられており，経強膜もしくは内視鏡下で実施される。術後は多かれ少なかれ必ず眼内に炎症が生じ，一過性の高眼圧を生じることが多い。その高眼圧をコントロールできないと，せっか

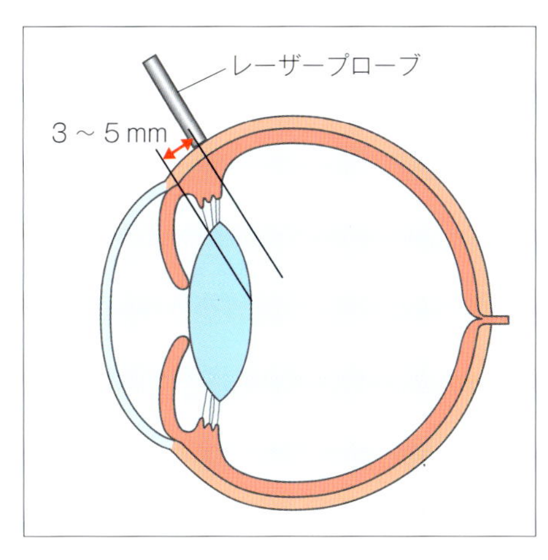

図 11　経強膜レーザー毛様体凝固術
角膜輪部から約 3～5 mm 離れた位置の強膜において，盲目的にではあるが毛様体突起に当たるような向きでレーザーを照射する

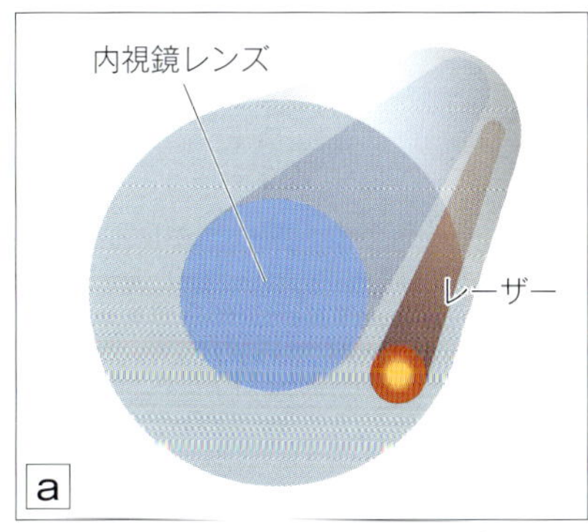

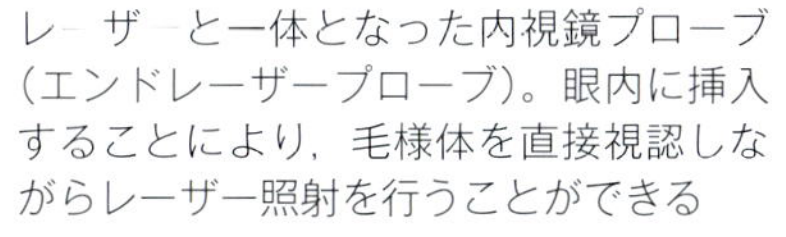
レーザーと一体となった内視鏡プローブ（エンドレーザープローブ）。眼内に挿入することにより，毛様体を直接視認しながらレーザー照射を行うことができる

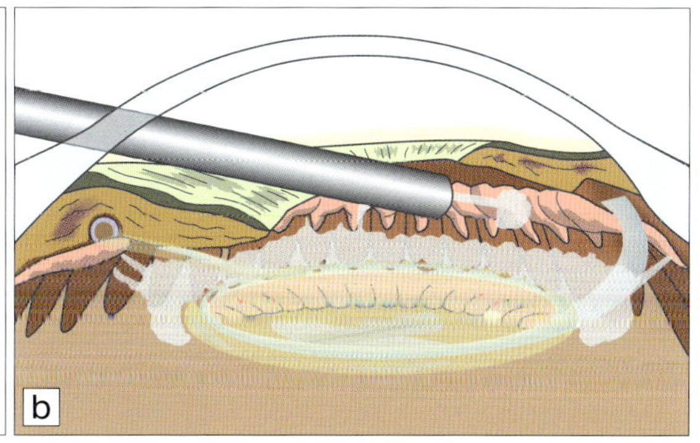

獣医領域では角膜輪部の切開からのアプローチが好まれているようである。水晶体より前方，もしくは水晶体嚢内から毛様体にレーザーを直接照射する。白内障手術後に角膜輪部の切開からアプローチする方法と，毛様体扁平部よりアプローチする方法がある

図 12　内視鏡下レーザー毛様体凝固術（角膜輪部の切開からのアプローチ）

く手術を実施しても視覚を喪失してしまうリスクもあるため，眼圧降下薬（可能な限り PG は避ける）や消炎薬（点眼および全身投与）を用いて十分にコントロールする。また，重度のぶどう膜炎や網膜剥離，白内障，眼球癆などの合併症が生じて視覚を喪失してしまうリスクもある。

5-1-1）経強膜レーザー毛様体凝固術

角膜輪部から約 3～5 mm 離れた位置の強膜において，盲目的にではあるが毛様体突起に当たるような向きでレーザーを照射する（**図 11**）。眼球が拡張している場合は 0.5～1 mm さらに後方になる[6]。しかし，症例によって毛様体突起の位置にばらつきがあるため，より正確性を高めるため目視にて位置を確認しながら照射する術者もいる。実際その方が手術成績はよいようであるが，いわゆる職人技が要求される方法である。

半導体レーザーの設定に関しては 1,000 mW のパワーで 5,000 ms の照射時間，もしくは 1,500 mW のパワーで 1,500 ms の照射時間が一般的で，ポップ音などを参考にしながら適宜調整されている。血管（長後毛様体動脈）が存在する 3 時および 9 時方向は避け，20～30 スポット照射されることが多いが，術者により様々な設定がある。2001 年の Hardman らによる報告では，観察期間中（8～21 カ月）の視覚維持率が約 50％，眼圧維持率は約 90％であったと報告されている[10]（**表 4**）。虹彩色素が薄く，レーザーの吸収率が悪いと考えられる犬での成功率にはばらつきがあるが，ブルーアイの犬では虹彩の実質や筋肉組織の色素はまばらであるものの，毛様体上皮の色素に関しては通常の犬と差がないと報告されており，色素の量以外の要素が成功率に大きな差を生じているものと考えられる[6]。

5-1-2）内視鏡下レーザー毛様体凝固術

レーザーと一体となった内視鏡プローブ（**図 12a**）を眼内に挿入することにより，毛様体を直接視認しながらレーザー照射を行うことができる方法である。白内障手術後に角膜輪部の切開からアプローチする方法と，毛様体扁平部よりアプローチする方法があるが，獣医領域では角膜輪部の切開からのアプローチが好ま

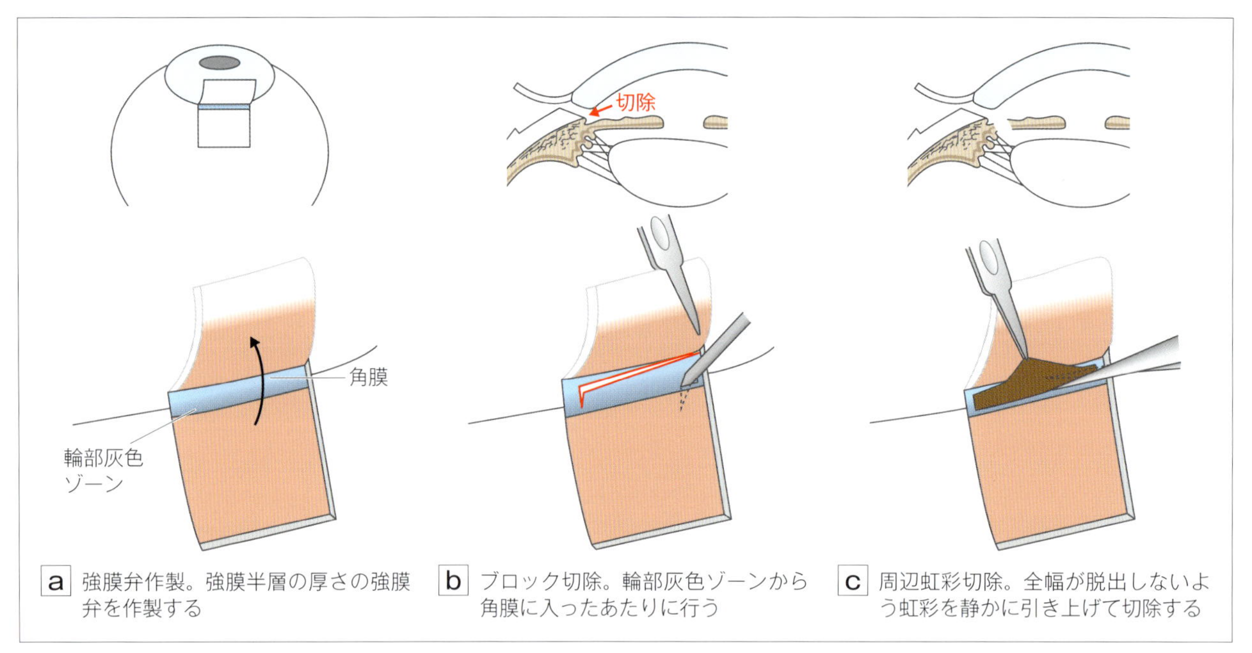

図 13 線維柱帯切除術(トラベクレクトミー)
文献 19 より引用・改変

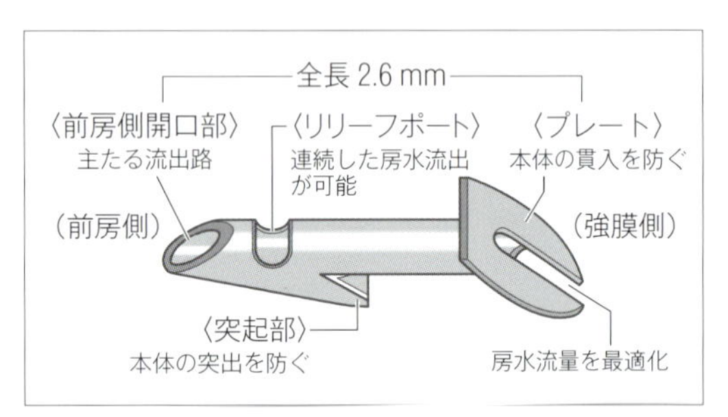

図 14 アルコン エクスプレス 緑内障フィルトレーションデバイス
全長 2.6 mm で前房側開口部とリリーフポートを有するデバイスである(日本アルコン)

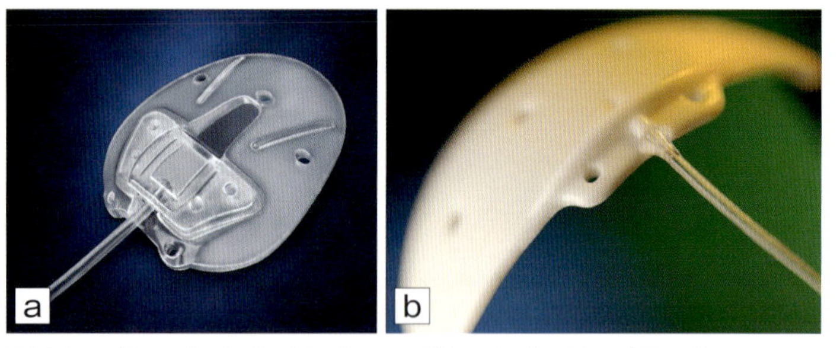

図 15 プレートタイプのチューブシャントインプラント
アーメド緑内障バルブ(NEW World Medical)
バルベルト緑内障インプラント(エイエムオー・ジャパン)

れているようである(**図 12b**)。実際に毛様体が凝固されている様子を観察しながら照射エネルギーを調節することができるため，盲目的にレーザー照射する経強膜法にくらべて照射量を最小限にとどめることができる。また周囲組織への侵襲も少ない。

現時点で論文化された報告はないが，学会報告は近年増加してきている(**表４**)。Brasらによる緑内障の犬の９眼と猫の１眼における報告[4]に始まり，Gentらが犬の原発および続発緑内障の 95 眼での成績を報告をしている[8]。Lutzらは，眼内レンズを挿入した眼もしくは無水晶体眼における続発緑内障の犬の 10 眼における報告に続いて，症例数と観察期間を増した犬の原発・続発緑内障の 309 眼での報告をしており[15,16]，いずれも比較的良好な成績(術後１年での視覚維持率は約 70〜80%)が報告されている。

5-2)房水排出を促進する手術

主に房水を結膜下組織に排出するような新たな流出路を作製することによって眼圧を降下させる手術であり(**表３**)，虹彩はめ込み術(嵌頓術)，毛様体解離術，周辺虹彩切除術，強角膜管錐術や，それらを組み合わせた方法がある。近年では，様々な改良されたインプラント(Glaucoma drainage devices，GDDs とも呼ばれる)を併用することにより，より長期に及ぶ安定的な排出路の確保が可能になってきている。人医領域においては，強膜弁作製＋ブロック切除＋周辺虹彩切除からなる線維柱帯切除術(トラベクレクトミー，**図 13**)が最も一般的であるが，近年ではアルコン エクスプレス(**図 14**)と呼ばれる新しい濾過装置を用い，強膜弁作製＋前房内へアルコン エクスプレスを穿刺留置する術式が線維柱帯切除術に代わる手術として注目

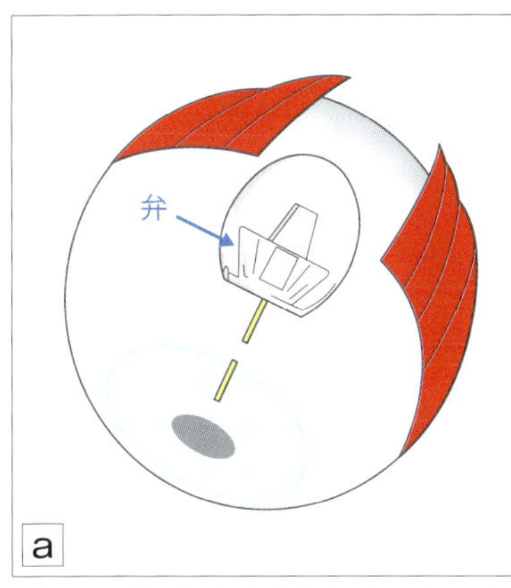

プレート部分に弁を備えたインプラント

前房に刺入したチューブからの圧力が約8mmHg以上になると弁が解放し，房水が強膜側へ排出される。そのため，術後過度に低眼圧になることがない

図16　アーメド緑内障バルブを用いたチューブシャントインプラント手術

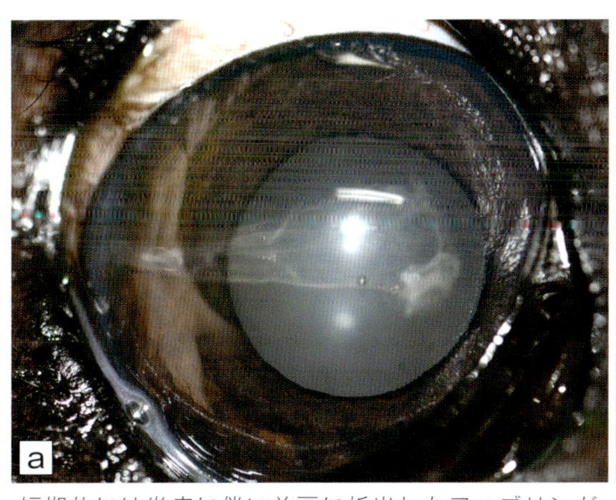

短期的には炎症に伴い前房に析出したフィブリンがチューブを閉塞する

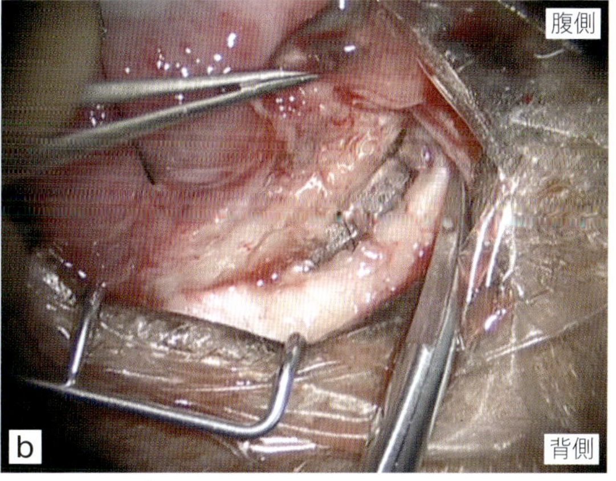

長期的にはプレート周囲に線維性被膜が形成され，房水の吸収を阻害する

図17　アーメド設置後の眼圧再上昇の要因

写真提供(a)：埼玉動物医療センター，(b)：DVMsどうぶつ医療センター横浜

されている[21]。獣医領域におけるアルコン エクスプレスを用いた手術の論文としての報告はまだないが，日本でもデバイスの購入は可能であり，短期的な成績は悪くないようである。犬の場合，長期的には強膜弁の癒着などが生じて眼圧がコントロールできなくなるようだが，比較的容易にシャントを作製できるという点では有用な術式である。

プレートタイプのチューブシャントインプラントには，アーメド(Ahmed，**図15a**)，バルベルト(Baerveldt，**図15b**)，モルテノ(Molteno)などがあり，日本でも入手可能になってきている[11,12]。

5-2-1)アーメド緑内障バルブ

プレート部分に弁を備えたインプラントであり(**図15a，図16**)，前房に刺入したチューブからの圧力が約8mmHg以上になると弁が解放し，房水が強膜側へ排出される。そのため，術後過度に低眼圧になることがない。

近年の犬の緑内障におけるチューブシャントインプラント手術に関する報告はアーメドタイプを用いたものがほとんどであり[3,25,26]，特に2011年のWestermeyerらの報告[26]では術後1年での視覚維持率が8/9眼と良好な成績が得られている(**表4**)。筆者の経験においては，特に柴犬での成績はかなり良好で術後2年以上視覚を維持できる症例も珍しくないが，アメリカン・コッカー・スパニエルやキャバリア・キング・チャールズ・スパニエルではインプラントによる感染や，そのずれが生じやすく，眼圧の再上昇が起こりやすい。これには眼瞼の緊張性などが影響している可能性があると感じている。

眼圧の再上昇の要因として，短期的には炎症に伴い前房に析出したフィブリンがチューブを閉塞すること(**図17a**)，長期的にはプレート周囲に線維性被膜が形

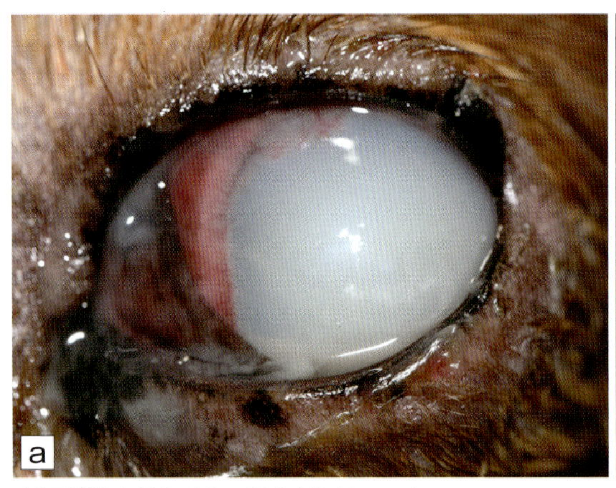

前房蓄膿を伴う重度の炎症が生じている

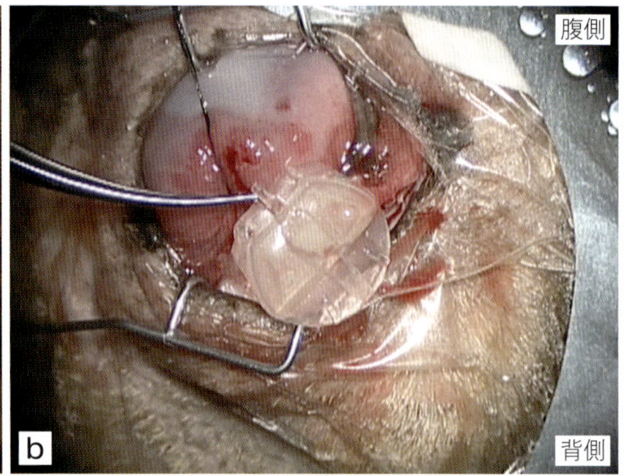

インプラントには膿性の分泌物が付着している

図 18 感染症によるインプラントを含む全眼球炎
写真提供：DVMs どうぶつ医療センター横浜

成されること(**図 17b**)が挙げられる。前者のチューブ内フィブリンは組織プラスミノーゲンアクチベーター(tissue plasminogen activator, tPA)の前房内投与で溶解することが可能である[6](Chapter5-5 を参照)。後者のプレート周囲の被膜の予防としては，手術時にマイトマイシン C やフルオロウラシルでプレート周囲を処理することが推奨されている[25]。しかし，処理をしても被膜が形成されないわけではなく，感染症や癒合不全を引き起こす可能性も考えられるため，今後の研究が待たれる点である。

現時点では被膜によりインプラントが機能しなくなった場合は，新たな部位に新たなインプラントを再挿入することが勧められる。プレートは上下左右の直筋間の強膜に縫着するため，1 眼に対して多くても 4 カ所までしかインプラントを設置できないが，現実的には 2 ～ 3 回手術をする間には視覚を喪失してしまっていることが多い。その他の術後合併症としては，感染症によるインプラントを含む全眼球炎(**図 18**)や，外傷や不十分な縫合などによるインプラントのずれなどが生じ得る[6]。

Point

犬の場合

- 緑内障は適切な診断と治療が実施できれば，特に柴犬においては数年にわたり視覚を維持することが可能である。
- 少しでも長期に視覚を維持するためには，クライアントやホームドクターが正確な知識をもって早期に緑内障を診断し，眼科専門医と連携をとって治療にあたることが重要である。
- 抗緑内障点眼薬の長期使用に伴う角結膜／眼瞼の障害に留意し，種類，回数，防腐剤への曝露を可能な限り少なくする。
- 長期的に視覚を維持するためには，早い段階でレーザー毛様体凝固術やチューブシャント手術を実施することが重要である。

猫の場合

- 猫の緑内障は感染症や腫瘍と関連していることも多く，基礎疾患を見落とさないよう精査する。
- 犬にくらべ，点眼薬では十分な眼圧降下が得られないことが多いが，高眼圧が持続しても比較的長期間，視覚が残存している。

■参考文献

1）Ammar DA, Noecker RJ, Kahook MY. Effects of benzalkonium chloride-preserved, polyquad-preserved, and sofZia-preserved topical glaucoma medications on human ocular epithelial cells. *Adv Ther* 27: 837-845 (2010).

2）Barnes GE, Li B, Dean T, Chandler ML. Increased optic nerve head blood flow after 1 week of twice daily topical brinzolamide treatment in Dutch-belted rabbits. *Surv Ophthalmol* 44 Suppl 2: S131-140 (2000).

3）Bentley E, Miller PE, Murphy CJ, Schoster J V. Combined cycloablation and gonioimplantation for treatment of glaucoma in dogs: 18cases (1992-1998). *J Am Vet Med Assoc* 215: 1469-1472 (1999).

4）Bras I, Robbin T, Wyman M, Rogers A. Diode endoscopic cyclophotocoagulation in canine and feline glaucoma. *Vet Ophthalmol* 8: 449 (2005).

5）Chen YI, Lee YJ, Wilkie DA, Lin CT. Evaluation of potential topical and systemic neuroprotective agents for ocular hypertension-induced retinal ischemia-reperfusion injury. *Vet Ophthalmol* 17: 432-442 (2013).

6）Gelatt KN, Gelatt JP. Veterinary Ophthalmic Surgery 1st ed. Saunders Ltd. (2011).

7）Gelatt KN, MacKay EO. Effect of different dose schedules of latanoprost on intraocular pressure and pupil size in the glaucomatous Beagle. *Vet Ophthalmol* 4: 283-288 (2001).

8）Gent G, Gould D, Guerriero C, Lowe R. Survival outcomes following endoscopic cyclophotocoagulation in 95 canine eyes in a UK clinic between 2008-2013. *Vet Ophthalmol* 17: E16 (2014).

9）Grozdanic SD, Matic M, Betts DM, Sakaguchi DS, et al. Recovery of canine retina and optic nerve function after acute elevation of intraocular pressure: implications for canine glaucoma treatment. *Vet Ophthalmol* 10 Suppl 1: 101-107 (2007).

10）Hardman C, Stanley RG. Diode laser transscleral cyclophotocoagulation for the treatment of primary glaucoma in 18 dogs: a retrospective study. *Vet Ophthalmol* 4: 209-215 (2001).

11）井上立州，鈴木康之．チューブシャント手術：基本術式と術中トラブル対処．あたらしい眼科．*J eye* 29：1471-1474(2012).

12）石田恭子．チューブシャント手術：手術成績と術後管理．あたらしい眼科．*J eye* 29：1475-1482(2012).

13）金井一享．内科的治療法の総論．*Arch* 2：32-52(2014).

14）Lindén C, Alm A. Latanoprost twice daily is less effective than once daily: indication of receptor subsensitivity?. *Curr Eye Res* 17: 567-572 (1998).

15）Lutz EA, Sapienza JS. Diode endoscopic cyclophotocoagulation in pseudophakic and aphakic dogs with secondary glaucoma. *Vet Ophthalmol* 11: 423 (2008).

16）Lutz EA, Webb TE, Bras ID, Sapienza JS, et al. Diode endoscopic cyclophotocoagulation in dogs with primary and secondary glaucoma: 309 cases (2004-2013). *Vet Ophthalmol* 16: E40 (2013).

17）Maehara S, Ono K, Ito N, Tsuzuki K, et al. Effects of topical nipradilol and timolol maleate on intraocular pressure, facility of outflow, arterial blood pressure and pulse rate in dogs. *Vet Ophthalmol* 7: 147-150 (2004).

18）Maggs DJ, Miller PE, Ofri R, Slatter DH. Slatter's fundamentals of veterinary ophthalmology 5th ed, Elsevier Health Sciences (2012).

19）丸山勝彦．濾過手術：基本術式と術中トラブル対処．あたらしい眼科．*J eye* 29：1455-1459(2012).

20）McLellan GJ, Rasmussen CA. Optical coherence tomography for the evaluation of retinal and optic nerve morphology in animal subjects: practical considerations. *Vet Ophthalmol* 15 Suppl 2: 13-28 (2012).

21）新田耕治．濾過手術術後管理および新しい緑内障フィルトレーションデバイス EX-PRESS™．あたらしい眼科．*J eye* 29：1461-1469(2012).

22）Ohguro I, Ohguro H, Nakazawa M. Effects of Anthocyanins in Black Currant on Retinal Blood Flow Circulation of Patients with Normal Tension Glaucoma. A Pilot Study. *Hirosaki Med J* 59: 23-32 (2007).

23）Pirie CG, Maranda LS, Pizzirani S. Effect of topical 0.03% flurbiprofen and 0.005% latanoprost, alone and in combination, on normal canine eyes. *Vet Ophthalmol* 14: 71-79 (2011).

24）Plummer CE, Regnier A, Gelatt KN. The Canine Glaucomas. *In*: Veterinary Ophthalmology 5th ed, Gelatt KN, Gilger BC, Kern TJ, eds. pp1050-1145, Blackwell Publishing Ltd (2013).

25）Sapienza JS, van der Woerdt A. Combined transscleral diode laser cyclophotocoagulation and Ahmed gonioimplantation in dogs with primary glaucoma: 51 cases (1996-2004). *Vet Ophthalmol* 8: 121-127 (2005).

26）Westermeyer HD, Hendrix DV, Ward DA. Long-term evaluation of the use of Ahmed gonioimplants in dogs with primary glaucoma: nine cases (2000-2008). *J Am Vet Med Assoc* 238: 610-617 (2011).

27）Willis AM. Ocular hypotensive drugs. *Vet Clin North Am Small Anim Pract* 34: 755-756 (2004).

28）Yoles E, Wheeler LA, Schwartz M. Alpha2-Adrenoreceptor agonists are neuroprotective in a rat model of optic nerve degeneration. *Invest Ophthalmol Vis Sci* 40: 65-73 (1999).

（小林義崇）

Chapter

8-3 視覚喪失に至った緑内障眼に対する治療

眼科領域において，緑内障は特に管理が困難な疾患である。原因が原発緑内障であっても，他の眼疾患に関連して生じる続発緑内障であっても，ほとんどの場合で最終的には視覚喪失(失明)に至る。緑内障治療における最も重要な治療目的は「視覚維持」であり，その治療方法についてはChapter8-1，8-2を参照頂きたい。

一方，緑内障において視覚喪失に至った場合の治療の目的は「緑内障による眼疼痛や不快感などの抑制」ならびに「緑内障治療の終了」が挙げられる。本稿では緑内障の治療を行う上で重要な，視覚喪失を判断するための診断ツールや視覚喪失に至った場合の治療の考え方，また，治療を行う上で重要なクライアント教育やインフォームド・コンセントを含めて解説する。

1)視覚喪失を判断するための診断ツール

緑内障は重度の視覚障害または視覚喪失を招く疾患であり，視覚予後により治療方針は大きく異なる。そのためには視覚予後，つまり視覚回復の見込みがあるのか，視覚喪失の状態であり回復不可能であるのかを見極める必要がある。以下にその判断を行うための参考となる考え方や診断ツールを挙げる。

1-1)緑内障の経過による視覚予後の判断

1-1-1)慢性経過した緑内障

慢性に経過した緑内障の場合は視覚喪失に至っていることが多い。緑内障は十分な管理が行われていない場合には早期に視覚喪失に至る疾患であるため，症状発現から数カ月経過した症例はもちろんであるが，1～2週間しか経過していない症例もすでに慢性経過と判断される。慢性経過した緑内障眼の多くは眼球が拡張し，いわゆる牛眼を呈する。また，慢性緑内障ではその他にもいくつかの特徴的な臨床所見(デスメ膜線状痕，水晶体脱臼，網膜剥離など)が認められる。さらに深刻な眼内組織の損傷が生じた場合には房水の産生が起こらなくなり，眼球癆に至る場合がある(**図1**)。

1-1-2)急性経過の緑内障

一般に眼圧上昇後，数時間～数日後は視覚回復の可能性があるが，顕著な高眼圧が24～72時間持続した場合には視覚回復は非常に困難と考えられている[5]。よって，まずは症状が発現したと考えられる時点がいつであるのかをクライアントからよく聴取し，その時点からの経過時間を考慮することが重要である。急性経過の場合には，来院時や治療を行う過程で以下に述べる眼検査を繰り返し実施して視覚予後の判定を行い，以降の治療方針を考えることが重要である。

1-2)視覚予後を判定するための眼検査

1-2-1)視覚検査

威嚇瞬目反応，綿球落下テスト，障害物試験などが挙げられる。これらは一般に視覚の有無を簡易に判定する検査方法で，これらの反応が陽性である場合には視覚は維持されていると判断されるが，陰性の場合には以下に述べるより詳細な検査を行い判断する必要がある。

1-2-2)眩目反射

顕著な高眼圧を呈する場合には，視覚検査の結果が不明瞭または陰性である場合がある。このような場合に，視覚の有無を判定する方法として眩目反射は非常に有用な診断ツールである。眩目反射とは非常に強い光源を眼に照射した際に起こる閉瞼反応や顔を背ける反応であるが，本反射が陰性の場合には視覚予後は非常に不良であるという目安[4]となる。なお，光源として適切な機器を使用しないと十分な判断が困難であるため，筆者はハンディータイプの双眼スリットランプ(ポータブルスリットランプ コーワ SL-15)の最大光量や，アイリスベット(メラン 100)の白色光を用いて判断を行っている(**図2**)。

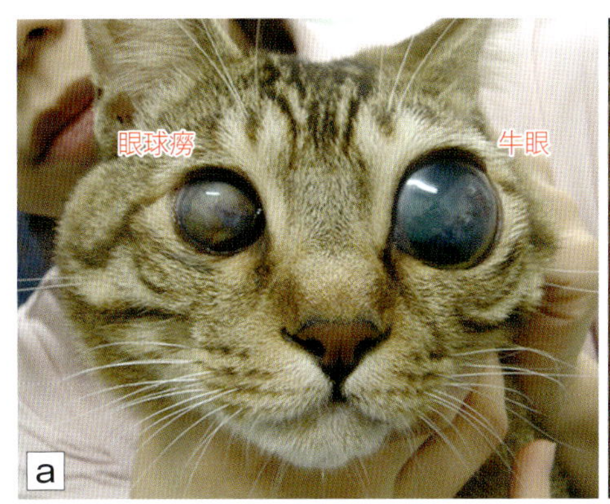

猫の慢性緑内障の症例。右眼は正常眼よりも萎縮(眼球癆)，左眼は眼球が拡張(牛眼)している

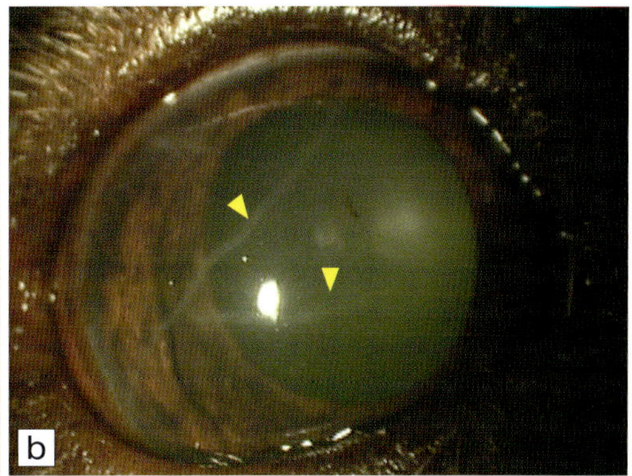

慢性緑内障の犬において認められたデスメ膜線状痕

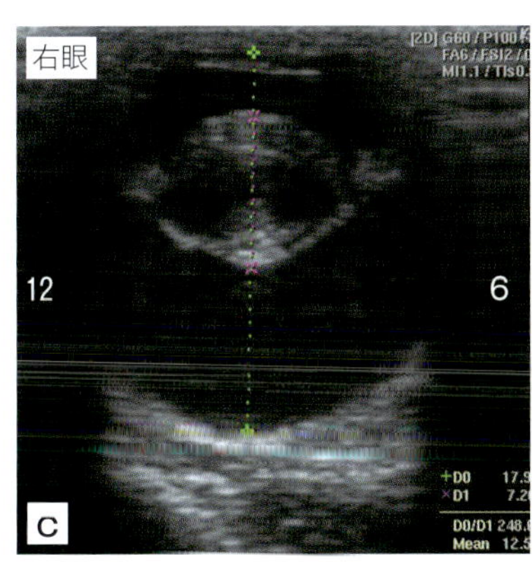

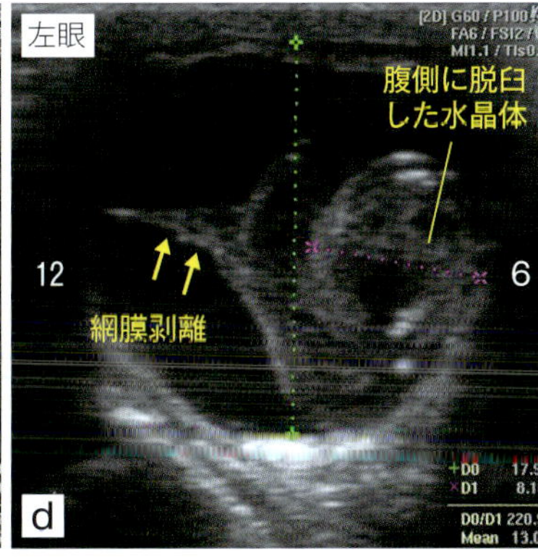

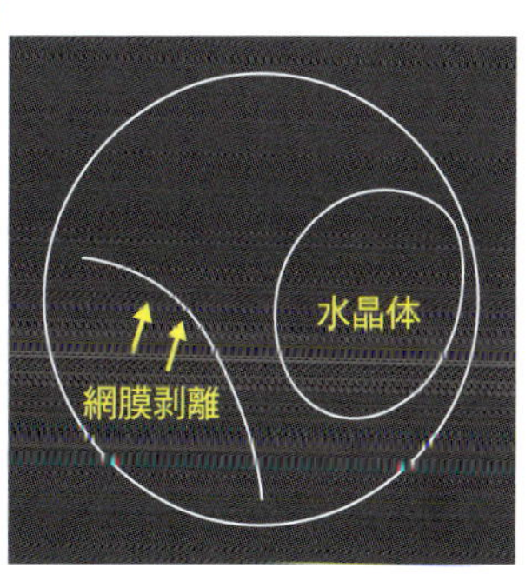

左眼の慢性緑内障と診断された犬の超音波検査所見。左眼では慢性緑内障に伴い牛眼と水晶体後方脱臼，網膜剥離が認められた

図１　緑内障慢性期に認められる特徴的所見

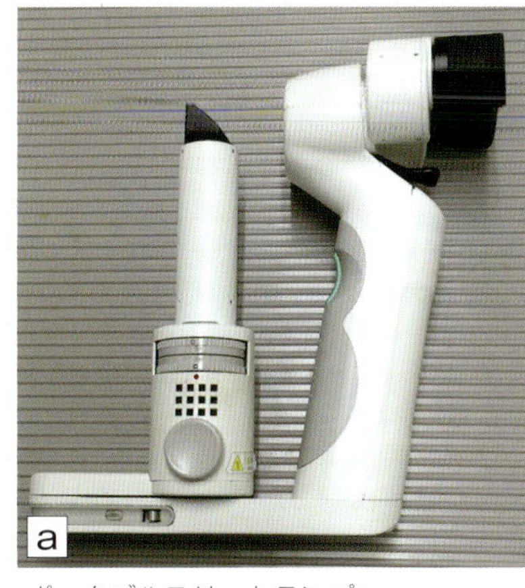

ポータブルスリットランプ
コーワ SL-15

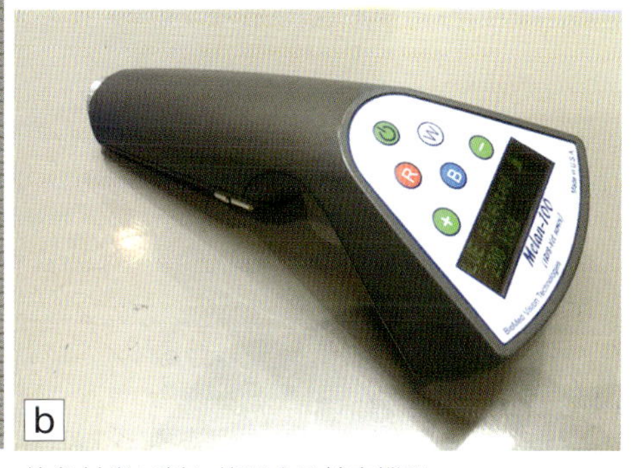

比色対光反射に使用する検査機器，
アイリスペット(メラン 100)

図２　当院において眩目反射を判定する際に使用している機器

1-2-3)対光反射

多くの緑内障症例では，高眼圧により散瞳傾向を呈するとともに瞳孔運動が不良となる。また，抗緑内障薬であるプロスタグランジン関連薬(PG)の点眼投与が行われている場合の強い縮瞳や，他の原因によって生じた虹彩癒着が存在する場合には，対光反射(Pupillary light reflex，以下 PLR)の判定が非常に困難となる。このような場合には対側眼の共感性(間接性)PLR を確認することが，罹患眼の視覚有無を判断する際の参考となる。なお，PLR が陽性であることは視覚があることを保証するものではなく，あくまで目安であることに留意する必要がある。

1-2-4)眼圧測定

一般に眼圧は高ければ高いほど，また高眼圧が持続した時間が長ければ長いほど視覚予後は悪くなる。

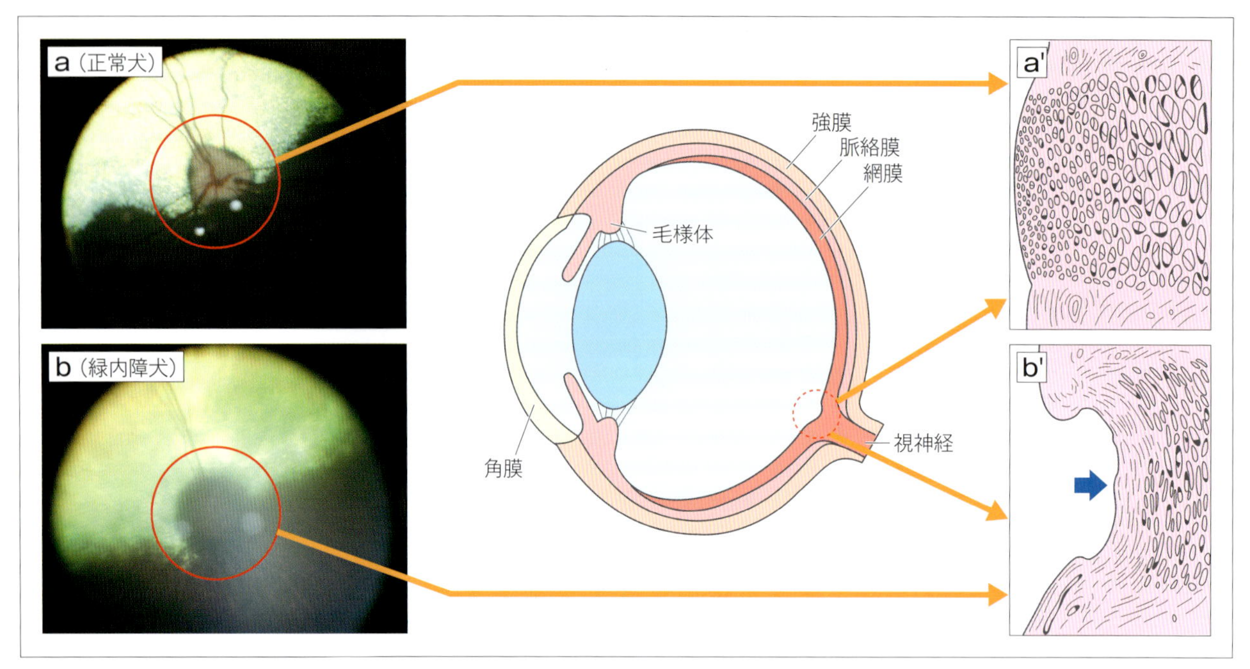

図3 正常犬ならびに緑内障犬で観察される視神経乳頭

a：正常な視神経乳頭を呈する犬の眼底像。a'：正常な視神経乳頭部の篩板
b：緑内障により視神経乳頭の陥凹（カッピング）を呈する犬の眼底像。b'：慢性緑内障によって陥凹した篩板
イラストは参考文献5，8より引用・改変

1-2-5)眼底検査

緑内障眼ではいくつかの特徴的な眼底病変が観察されるが，特に顕著な高眼圧の持続の結果，神経節細胞の軸索壊死に伴う視神経乳頭組織の減少，ならびに篩板の後方への物理的圧迫により生じる視神経乳頭の陥凹（カッピング，**図3b**）は視覚予後を判断する上で非常に重要な特徴的所見である[8]。視神経乳頭の陥凹は視神経の不可逆的な損傷を示す所見であることから，すでに視覚を喪失している場合に本所見が観察された場合は，視覚回復の可能性は乏しいと判断される。

1-2-6)眼部超音波検査

重度なび漫性角膜浮腫や白内障など中間透光体の混濁が存在し，眼内の詳細な検査が実施できない場合に有用な検査法である。対側眼の眼軸長との比較により緑内障眼の牛眼化やその他，水晶体脱臼や網膜剥離，眼内腫瘤などの眼内病変も検出が可能である（**図1c，d**）。

2)一次診療施設における インフォームド・コンセント

もし全身状態に大きな問題がなく，全身麻酔の実施が可能である場合，視覚喪失に至った緑内障眼に対しては外科的治療の実施が最善の方法である。これは高眼圧によって強い眼疼痛が継続する場合や，緑内障の原因が眼球内腫瘍である場合はもちろんであるが，すでに慢性経過した症例で明らかな眼疼痛が認められない症例や，視覚は喪失しているが抗緑内障薬の投与により眼圧が正常範囲内で制御されている症例についても同様である。その理由として，以下の治療目的をクライアントに説明することで理解を得られることが多い。

2-1)視覚喪失に至った緑内障眼に対する治療の目的

2-1-1)緑内障により生じる眼疼痛や不快感の緩和

緑内障急性期には非常に強い眼疼痛が生じる場合が多く，視覚喪失に至った後も高眼圧が継続することで眼疼痛も継続する。また，急性期から慢性期に至ったとしても不快感は持続するため，これを抑制する必要がある。なお，臨床的に緑内障慢性期には，眼瞼痙攣や流涙などの明らかな眼疼痛の症状が観察されず，元気・食欲は正常であり，クライアントは緑内障治療がうまくいっていると誤解してしまう場合も多い。しかし，自宅での様子をよく聞いてみると，慢性の不快感の症状（例えば，寝ている時間が多くなった，夜中にふと起きることが多くなった，眼を痒そうに擦っているなど）が聴取されることが多い。また，術後の元気・食欲の回復によって，術前に継続していた不快感の存在にはじめて気づかれる場合も多い。

表1　視覚喪失に至った緑内障眼に対する各手術の比較

術式	眼球摘出術	強膜内シリコン義眼挿入術	硝子体内ゲンタマイシン注入術
外観	無眼球	良好	眼球癆に至ることが多い
費用	中間	高い	安い
麻酔	1時間未満の全身麻酔	1時間未満の全身麻酔	数分間の全身麻酔 または鎮静下でも可
入院	1泊2日	1泊2日	基本的に日帰り
病理組織検査	可能	眼球内容物に限る	不可
利点	術後に眼疾患が発生しない 摘出眼の病理組織検査が可能	外観が比較的維持できる 病理組織検査が可能(ただし眼球内容物に限られる)	短時間での実施が可能
欠点	外観が不良	眼表面の疾患の発生，術後の涙液減少が生じる場合がある	眼圧降下は不確実 病理組織検査は不可

2-1-2)緑内障により生じる角膜障害の抑制

緑内障慢性期に牛眼によって眼表面の露出の増加や閉瞼不全が生じ，乾燥性の角膜上皮障害と炎症性変化(露出性角膜炎)が認められる場合がある。さらに抗緑内障点眼薬の多くは角膜上皮障害性を有するため，緑内障治療の継続によって角膜のコンディション悪化を招く場合もある。

これらの要因による慢性の角膜上皮障害が不快感の原因となるとともに，細菌感染が加わることで，さらに深刻な潰瘍性角膜炎や角膜穿孔に至る場合がある。このような問題が生じることのないように，早めに外科的治療を行うことが望ましい。

2-1-3)緑内障治療の終了

特に犬・猫における緑内障では，点眼薬を主体とする内科的治療や有視覚眼に対する外科的治療によっても永続的な眼圧管理は不可能であり，いずれ眼圧は上昇し管理不能となる。視覚喪失に至った緑内障眼においてもそれは同じである。よって，視覚喪失に至った緑内障眼については今後の心配や問題を解消できるように，緑内障治療を終了するための外科手術が勧められる。また，緑内障治療で主体となる抗緑内障薬は概して非常に高価である。視覚喪失後から眼圧管理ができなくなるまでの期間に高価な抗緑内障薬を眼疼痛や不快感の抑制のために使用するよりも，早期に緑内障治療を終了することができれば，治療に要する経済的，時間的な負担を軽減することができる。特に原発緑内障の症例では両眼に緑内障が発生するため，視覚を喪失した眼の治療に労力を注ぐのではなく，対側眼が視覚を有しているのであれば，有視覚眼の視覚維持と緑内障管理がより重要である。この点をクライアントによく説明することにより，クライアントが緑内障眼に対する外科的治療を受け入れやすくなると考える。

3)視覚喪失に至った緑内障眼に対する外科的治療

外科的治療として眼球摘出術，強膜内シリコン義眼挿入術，硝子体内ゲンタマイシン注入術(薬理学的毛様体破壊)が挙げられる。**表1**にそれぞれの長所，短所を示す。

3-1)眼球摘出術

本手術の最大の利点は，術後に眼疾患が発生しないことである。また，摘出した眼球の病理組織検査を行い，眼球内腫瘍の除外診断，緑内障の原因の推定を行うことができることも利点として挙げられる。一方，最大の欠点は外観上の問題である(**図4a**)。

手術は一般外科の知識，技術と手術器具により実施可能であり，特殊な器具・器材を要さないため，一次診療施設においても実施可能である。一般的に行われる術式には経眼瞼法と経結膜法の2つのアプローチ法がある。経眼瞼法(**図5**)は最初に眼瞼縫合を行うことで，眼表面や眼内に細菌感染や腫瘍が疑われる症例では周囲組織への汚染を最小限に抑えることが可能である。また，涙腺や瞬膜もひとまとめに摘出することが可能であり，取り残しのリスクが少ないと考えられる。さらに術中の眼球後部の視認性が良好であることも利点である。

一方，経結膜法(**図6**)では外眼筋の切除が容易であることが利点として挙げられるが，術野に眼表面が露出していることから細菌感染や腫瘍による汚染が周囲組織に拡散する可能性があることが欠点である。また，結膜や涙腺，瞬膜といった分泌組織の取り残しが

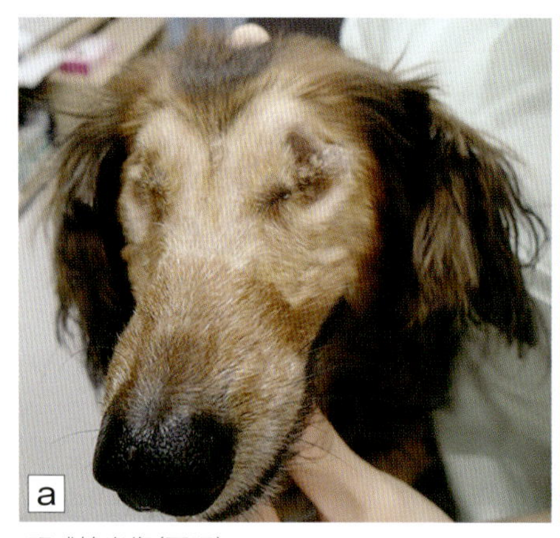

眼球摘出術(両眼)

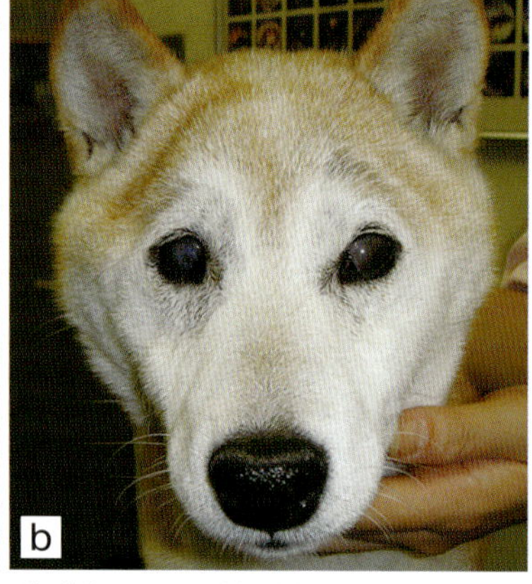

強膜内シリコン義眼挿入術(両眼)

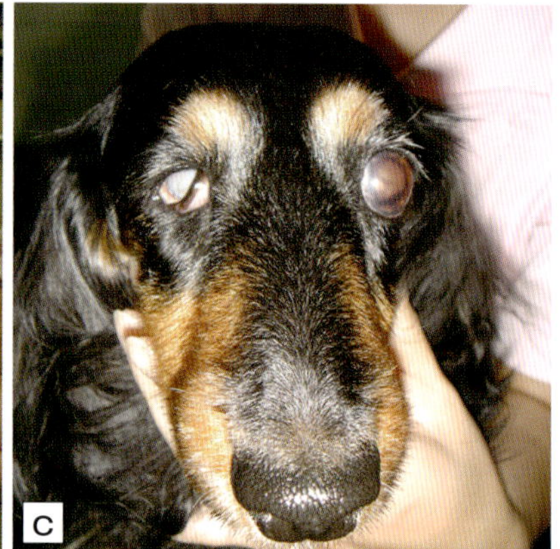

硝子体内ゲンタマイシン注入術(右眼)

図４　視覚喪失に至った緑内障眼に対する各手術の術後の外観

起こる可能性があり，このために経眼瞼法にくらべて術後の眼窩シスト形成が生じやすい。よって，筆者は眼球摘出術の術式として施術後の問題がより少ない経眼瞼法を第一選択としており，あらゆる症例に対応できるようにまずは経眼瞼法をマスターすることをお勧めする。以下に眼球摘出術の大まかな手順を記載する。

1．術前のチェック

特に眼球摘出術は比較的出血を生じることが多い手術であるため，一般的な術前の検査項目に加えて血液凝固系検査(血小板，ACT，PT，APTT など)を実施する。

2．術前管理，処置

鎮痛ならびに術後の消炎治療を目的として非ステロイド系消炎鎮痛薬(以下 NSAIDs)の全身投与を行う。当院では，犬ではカルプロフェン(リマダイル注射液，4.4 mg/kg，１日１回または2.2 mg/kg，１日２回，皮下投与)，ロベナコキシブ(オンシオール注射液，２mg/kg，単回，皮下投与)，メロキシカム(メタカム注射液，0.2 mg/kg，単回，皮下投与)を用いている。猫ではロベナコキシブ(２mg/kg，単回，皮下投与)，メロキシカム(0.3 mg/kg，単回，皮下投与)を用いている。

3．麻酔と術中管理

当院における麻酔プロトコルは，プロポフォール(動物用プロポフォール注１％「マイラン」，６mg/kg，静脈投与)またはアルファキサロン(アルファキサン，２～３mg/kg，静脈投与)にて麻酔導入後，酸素-イソフルランまたは酸素-セボフルランによる吸入麻酔により麻酔維持を行っている。また，眼手術では眼(球)心臓反射による徐脈や呼吸抑制が生じる場合があり，必要に応じてアトロピンなどの抗ムスカリン薬の投与を行う。

4．術野の準備

術眼が上になるように仰臥位に保定，ポジショニングを行う。術眼の眼瞼周囲の被毛をバリカンで毛刈りし，眼表面はヨウ素・ポリビニルアルコール希釈液(PA・ヨード，５～８倍希釈)で消毒，滅菌生理食塩水でよく洗浄する作業を３回繰り返す。眼瞼は眼表面に薬液が入らないように注意しながら，ヨードチンキ希釈液(５～10 倍希釈)の塗布とエタノール綿花による清拭を３回繰り返し行う。その後に有窓布でドレーピングを行う。

5．手術(後述)

6．術後管理

術後速やかにエリザベスカラーを装着する。なお，エリザベスカラーは眼を擦ることがないように硬い材質で，鼻先が出ないくらいの丈が長い物を選択する。術直後の最も多い問題は，手術直後数時間までに生じる出血であるが，通常は術創部を冷やしたり，圧迫止血を行うことで落ち着くことが多い。また，術後の興奮が認められる場合には，必要に応じて鎮静薬の投薬を考慮する。術後の投薬は抗菌薬，NSAIDs(当院では犬の場合はカルプロフェン；リマダイル錠，4.4 mg/kg，１日１回または2.2 mg/kg，１日２回を２週間，猫の場合はメロキシカム；メタカム 0.05％経口混濁液猫を 0.05 mg/kg，１日１回)の経口投与を処方する。

当院では入院中に問題がない限り術翌日の退院としている。退院後の注意点として，エリザベスカラーを外さないこと，散歩やシャンプーは獣医師の許可なく

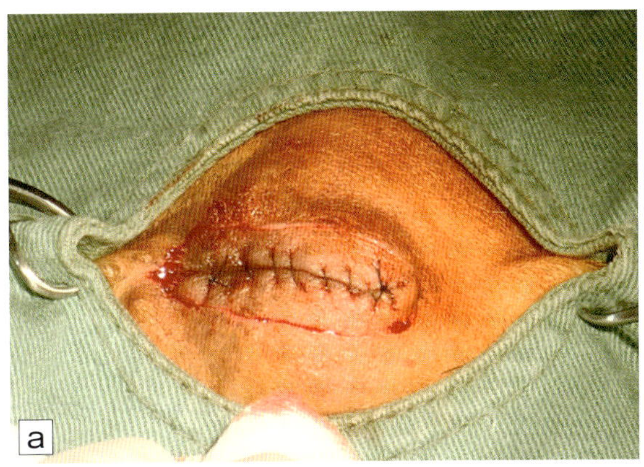

眼瞼縫合ならびに切皮

b

皮下組織から眼球結膜までを分離する

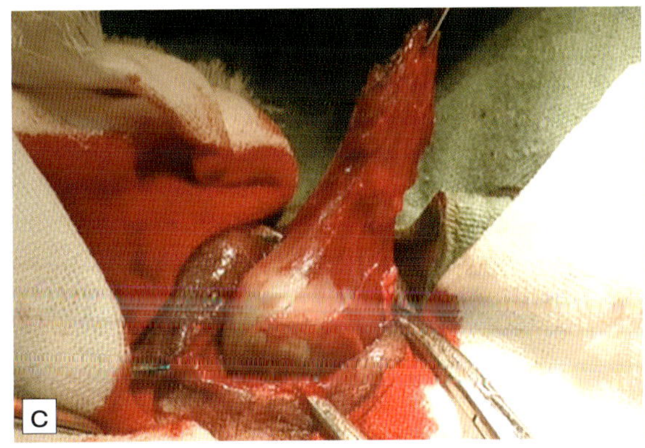

外眼筋の分離，切除を進めると眼球の付着は徐々にルーズとなる

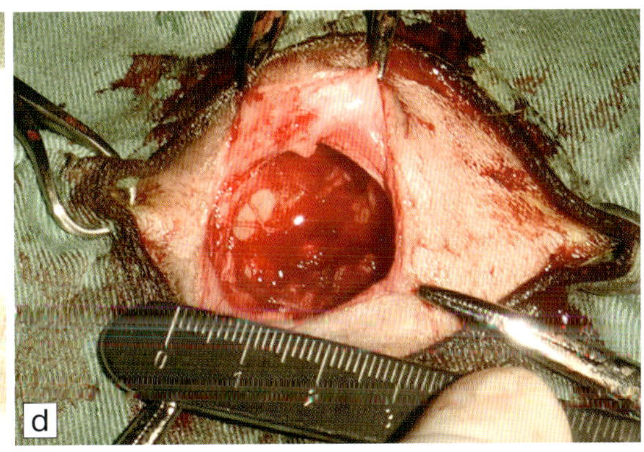

眼球摘出後の状態。出血部位がないか十分に確認する

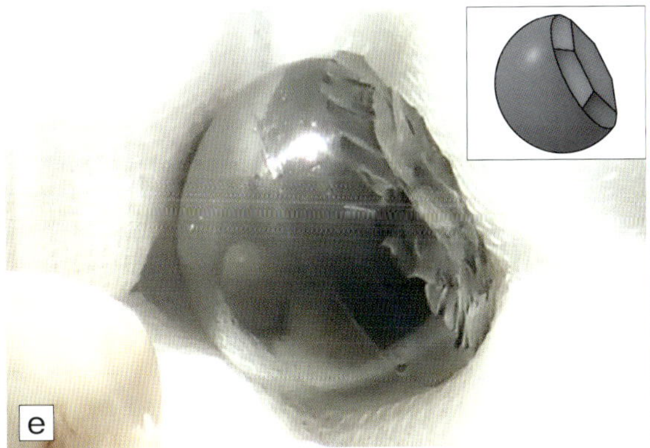

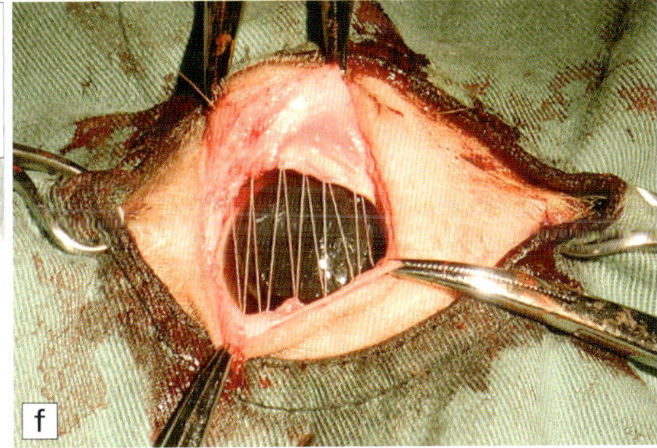

術後の皮膚陥没への対策として，眼窩にシリコン義眼を移植する場合は眼窩の大きさを計測し，適切な大きさのものを選択（通常は 18～22 mm）する。眼窩内でのシリコン義眼の回転や変位がないように写真（e）のように加工して用いる

図5　眼球摘出術（経眼瞼法）

行わないことをクライアントにしっかりとインフォームする。また，術後に鼻涙管を通して出血や血様の漿液分泌が生じることがあり（**図7**），通常は数日で治癒することもクライアントに話しておく。術後検診は術後の状態を勘案し決定するが，大きな問題がなければ 14 日後に再診予定とし，その際に眼瞼皮膚の抜糸または抜鈎を行う。

3-1-1）経眼瞼法

①眼瞼縫合と皮膚切開（図5a）

眼瞼を単純連続縫合で完全に縫合し閉瞼する。成書では 3-0，4-0 の縫合糸を用いると記載されている[2]が，筆者は 5-0，6-0 ナイロン糸を用いている。

②皮下組織から眼球結膜までの分離（図5b）

切皮後は皮下組織，眼瞼結膜まで切開を深く分離し，眼瞼結膜の直前から眼球に沿って結膜分離を進め，結膜円蓋部，眼球結膜まで切り進める。

③外眼筋の分離，切除（図5c）

それぞれの外眼筋の分離，切除により眼球の付着は徐々にルーズとなり，眼球後部の露出が可能となる。ここで眼球後部の確認をする際にあまり無理に眼球を牽引しないように気をつける。特に猫では視神経の長さが犬よりも短く，あまり眼球を強く牽引すると対側

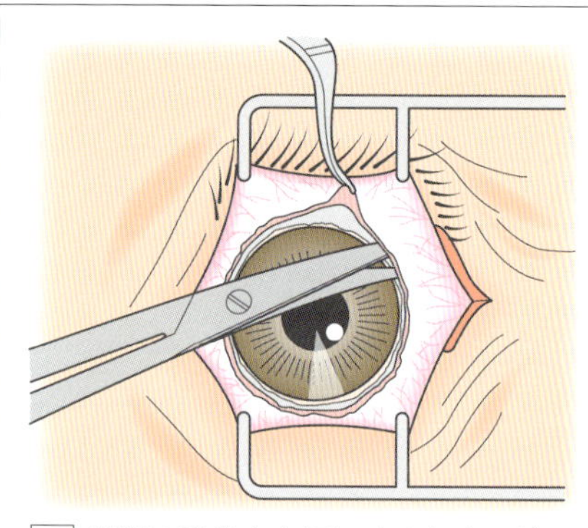
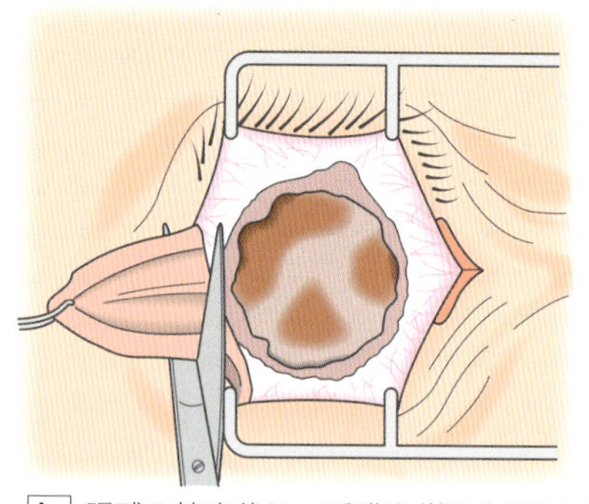
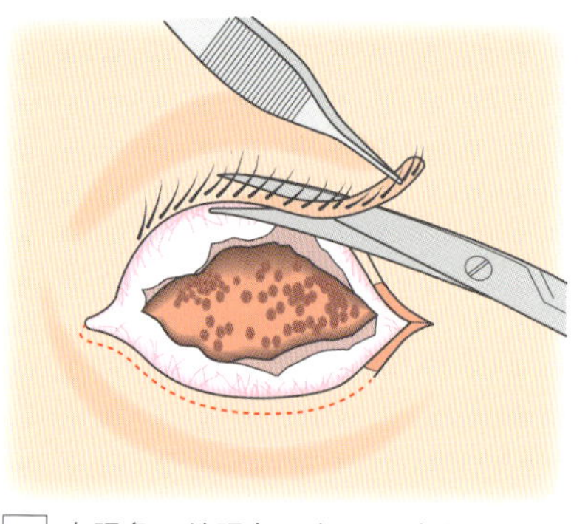

a 結膜の露出を良好にするために外眼角切開を行う。開瞼器を装着し，角膜輪部から 3～5 mm 結膜側を角膜輪部に沿って 360° 切開する

b 眼球の摘出後に，瞬膜を鉗子や鑷子で牽引してその基部を鉗子で鉗圧した上で，剪刀により切除する

c 内眼角，外眼角，上下眼瞼を眼瞼縁から 4～6 mm 離れた部位で外科剪刀などにより切除する

図6　眼球摘出術（経結膜法）

参考文献6より引用・改変

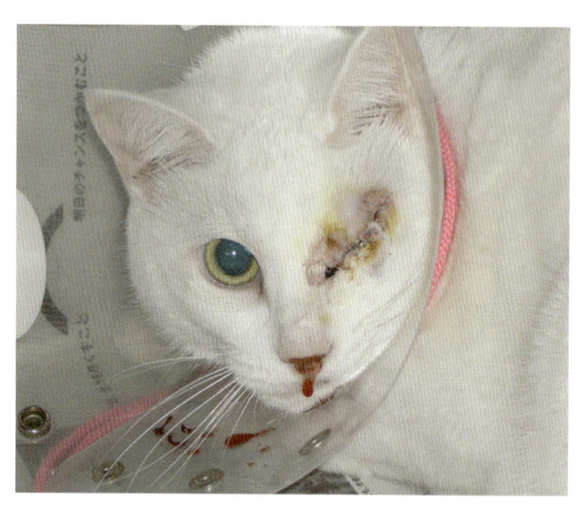

図7　眼球摘出術の術後に認められた鼻出血

眼の視神経にダメージを与えて視覚障害を起こすことがあるので，細心の注意を払う必要がある（Chapter 13 を参照）。

④眼球の摘出

モスキート鉗子やケリー鉗子で，眼球の後極部よりもやや体側で鉗圧する。眼球と鉗子の間でメッツェンバウム剪刀により切除し，眼球を摘出する。この際に眼球自体を損傷し，眼内の感染や腫瘍を拡散しないように慎重に行う。あまり視認性がよくない場合には眼球後引筋の分離，切除をもう少し丁寧に行って，眼球の後極部の視認性を改善してから実施した方が安全である。

⑤出血への対応（図5d）

眼球摘出後，特に視神経周囲の血管，短後毛様体動静脈，眼球後引筋からの出血がないかをよく確認し，鉗圧している止血鉗子をゆっくりと離す。なお，体格が大きい犬種や術後の興奮が予想される場合には，縫合を行い十分な止血対策を行った方がよい。

⑥眼窩の死腔対策と術後の皮膚陥没への対策（図5e, f）

眼球摘出後の眼窩の死腔を少なくする，また，術後の皮膚陥没を最小限に抑えるために眼窩にシリコン義眼を移植したり，非吸収糸を網目状にかける場合がある。

⑦縫合

縫合は皮膚縫合を含めて３～４層を行う。筆者は眼窩縁の骨膜，眼輪筋などの筋層，皮下組織を吸収糸（筆者は 6-0VICRYL を使用し，単純連続縫合を行うが，成書では 3-0～4-0 の吸収糸と記載されている[2]），皮膚をナイロン糸（筆者は 5-0 または 6-0 ナイロン糸で単純結節縫合を行うが，成書では 3-0～4-0 の非吸収糸と記載されている[2]）で縫合またはステープラーで閉創する。

3-1-2) 経結膜法

①外眼角切開と眼球結膜切開（図6a）

結膜の露出を良好にするために外眼角切開を行う。開瞼器を装着し，角膜輪部から３～５mm 結膜側を角膜輪部に沿ってスティーブンテノトミー剪刀などにより 360° 切開する。

②外眼筋の露出と切除

メッツェンバウム剪刀などにより眼球後方に強膜の露出を進め，結合組織ならびに外眼筋の分離，切除を行う。外眼筋の分離，切除は経眼瞼法と同様に行う。

③眼球の摘出～出血への対応

経眼瞼法と同様に行う。

④瞬膜と眼瞼の切除（図6b，c）

眼球の摘出後に瞬膜を鉗子や鑷子で牽引し，その基部を鉗子で鉗圧した上で剪刀により切除する。また，内眼角，外眼角，上下眼瞼を眼瞼縁から４～６mm 離れた部位で外科剪刀などにより切除する。

⑤閉創

経眼瞼法と同様に行う。

3-2) 強膜内シリコン義眼挿入術

本手術は眼球の外層を形成する線維層である角膜，強膜を残したまま眼球内容物を除去し，その代わりにシリコン義眼を眼内へ移植する方法で，成功率は 85～95％とされている[8]。利点は動物側にとっては緑内障の問題（特に眼疼痛や不快感，牛眼化による露出性角膜炎）が解消されること，クライアント側にとっては受け入れやすい外観が維持できることである（**図4b**）。一方，欠点としては角膜，強膜が残るので，外傷などにより眼表面の損傷が生じた場合は治療が必要となること，また，術後に涙液減少を生じて乾性角結膜炎（Keratoconjunctivitis sicca，以下 KCS）を生じる場合があることが挙げられる[3]。特に KCS に関しては少なくとも術後数カ月間は涙液量の検査を行う必要がある。

術後の問題点として手術直後の眼疼痛，潰瘍性角膜炎，感染，眼球内腫瘍が存在した場合には腫瘍の再発および前述の KCS が挙げられる。眼球内腫瘍に関しては術前に除外すべきであるが，術中所見などから少しでも疑われる場合には，摘出した眼球内容物の病理組織検査を勧める。本手術の実施にはある程度の眼科専門の知識，技術と特殊器具が必要となるため，二次診療施設で実施されることが多い。

1．術前管理と処置，麻酔と術中管理

施術にあたっては基本的に眼表面の構造が正常であることが前提であり，角膜潰瘍や穿孔など複雑な問題が存在する場合には施術を断念するか，二次診療施設に相談することをお勧めする。また，本手術は眼科手術の中では眼球摘出術と同様に術中の出血が多い手術である。よって，術前検査に血液凝固系検査をあわせて実施することを勧める。移植するシリコン義眼の直径は角膜の横径 ± 1 mm とされているが，緑内障により眼球が拡張し，いわゆる牛眼を呈している場合には対側の健康な眼球の角膜横径を計測する[2]。なお，全身麻酔下では眼球が下転し，計測が困難となる場合が多いため，できるだけ麻酔前の検査時にあらかじめ計測しておくとよい。

本手術は術中～術後の眼疼痛が比較的強い場合があるため，ペインコントロールに配慮する。当院ではカルプロフェン（4.4 mg/kg，皮下投与）ならびにブトルファノール（ベトルファール，負荷用量として 0.2 mg/kg，静脈投与，術中は 0.2 mg/kg/hr，術後は 24 μg/kg/hr，持続定量点滴）を使用している。その他の管理については眼球摘出術と同様である。

2．術野の準備

術前の毛刈り，消毒は眼球摘出術と同様に行う。なお，ドレーピングは最初にテガダーム HP トランスペアレントドレッシングを貼りつけ，その上を有窓布で覆う。

3．手術（図８）

①結膜切開，強膜の露出，強膜切開

開瞼器を装着後，必要に応じて外眼角切開を行って眼球を十分に露出し，術野を確保する。角膜輪部より５～７mm ほど離れた位置から約 150～180° の結膜切開を行い，テノトミー剪刀またはスプリング剪刀を用いて輪部基底の結膜と強膜を剥離する。この際，強膜側にテノン膜ができるだけ残らないよう（結膜にテノン膜をできるだけ付着させた状態）にする。その後，角膜輪部より４～５mm 離れた位置で 150～180° の強膜切開を 15° の眼科用メスなどを用いて行う。

②眼球内容物の分離，除去

強膜切開部より輪匙やスパーテル，斜視鈎などによって眼球内容物（ぶどう膜，網膜，水晶体，硝子体）を分離，除去する。強膜切開から眼球内容物を除去する作業では出血が多く生じるため，サクションにより吸引を行いながら実施すると行いやすい。眼球内容物

8

3 視覚喪失に至った緑内障眼に対する治療

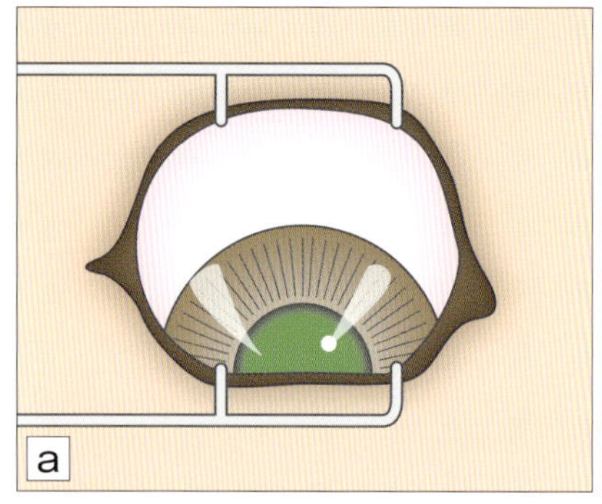

開瞼器をかけた後，必要に応じて外眼角切開を行って眼球を十分に露出させる

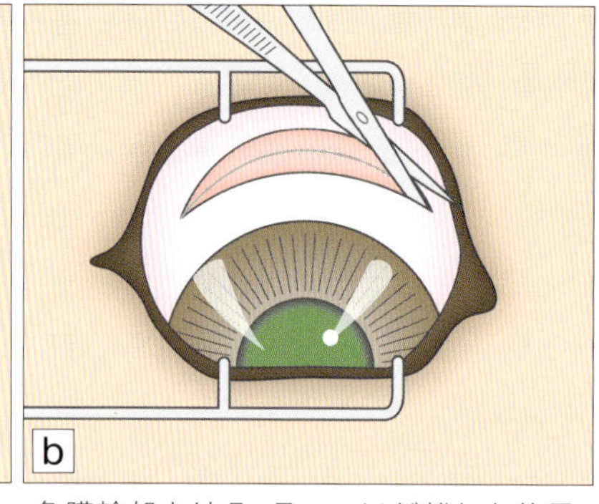

角膜輪部より5～7 mmほど離れた位置から約150～180°の結膜切開を行い，輪部基底の結膜にテノン膜をできるだけ付着させた状態で剥離する

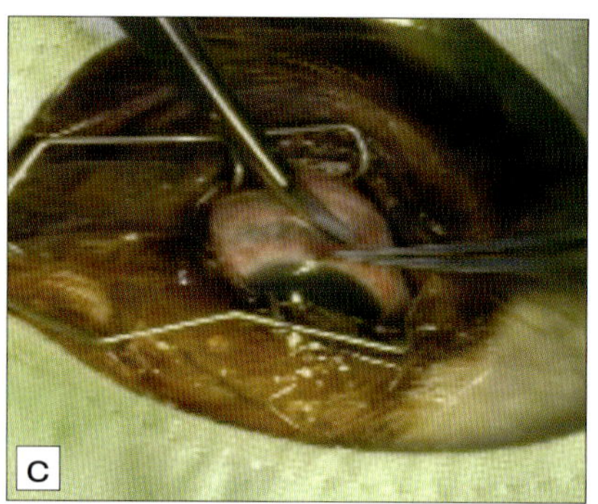

角膜輪部より4～5 mm離れた位置で150～180°の強膜切開をメスなどを用いて行う

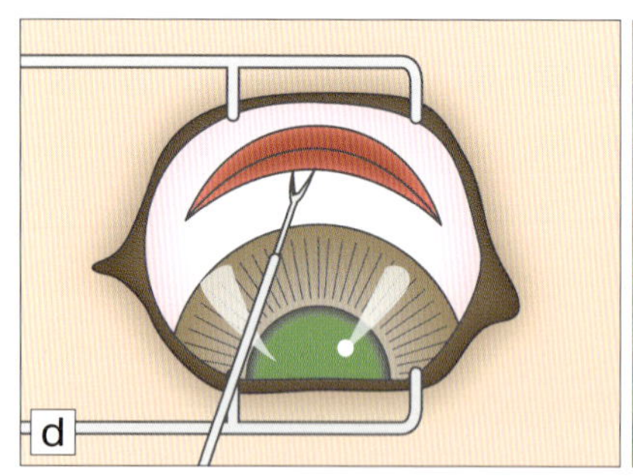

強膜切開部より輪匙やスパーテル，斜視鈎などを用いて眼球内容物(ぶどう膜，網膜，水晶体，硝子体)を分離する

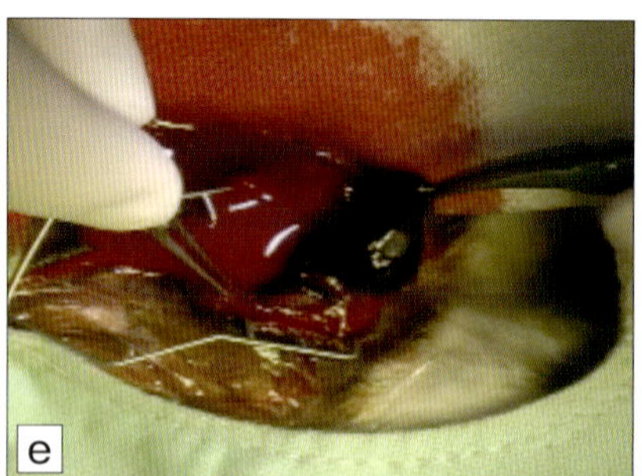

眼球内容物を除去する

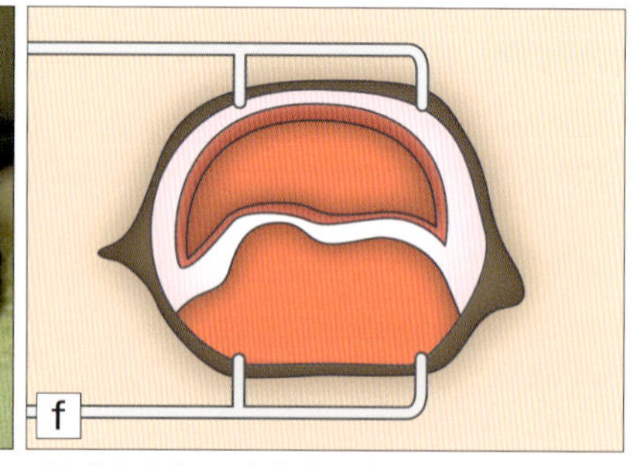

眼球内容物の除去後は生理食塩水またはリンゲル液で眼球内を軽く洗浄し，血餅や残余組織がないかを確認する

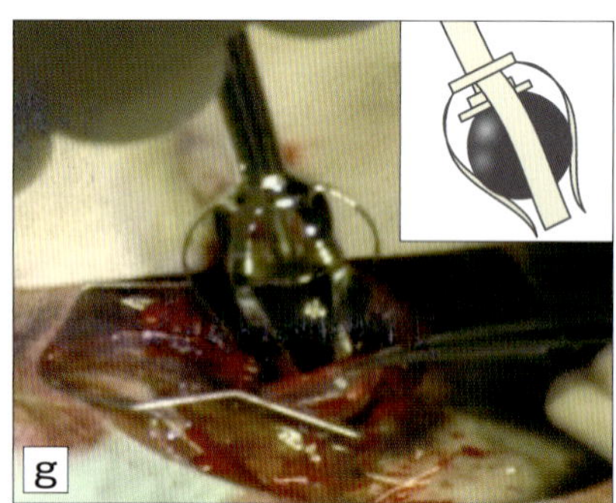

滅菌されたシリコン義眼をカーター義眼挿入器を用いて眼内へ挿入する

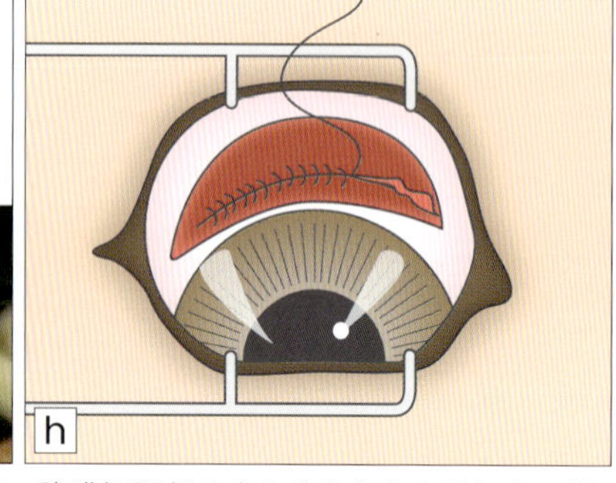

強膜切開部分を5-0や6-0の吸収糸で単純結節縫合または単純連続縫合を行う

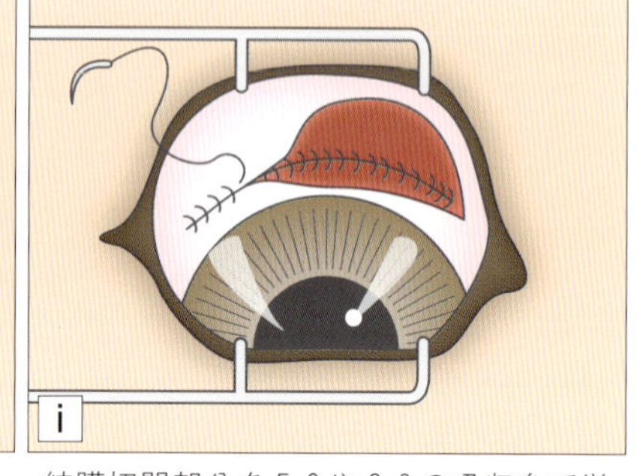

結膜切開部分を5-0や6-0の吸収糸で単純連続縫合を行う

図8　強膜内シリコン義眼挿入術

a～iに主な手順を示す。結膜を縫合した後，外眼角切開を作製した場合には眼瞼皮膚の縫合を行う。最後に術後の眼表面保護のために外側1/3～1/2の範囲で5-0や6-0ナイロン糸を用いて部分的眼瞼縫合を行う
イラストは参考文献10より引用・改変

の除去後は生理食塩水またはリンゲル液で眼球内を軽く洗浄し，血餅や残余組織がないかを確認する。なお，あまり洗浄を多くすると角膜内皮に障害が生じるので必要最小限とする。

③シリコン義眼の移植

滅菌されたシリコン義眼(メニわん シリコンボール)をカーター義眼挿入器を用いて眼内へ挿入する。この際に強膜切開の長さが不足している状態で無理に挿入すると強膜が裂けてしまうので，少しでも違和感を感じたら安全のために強膜切開を拡大して，改めてシリコン義眼の挿入を行う。

④縫合

強膜切開は5-0や6-0の吸収糸で単純結節縫合または単純連続縫合を行う。さらに結膜切開を5-0や6-0の吸収糸で単純連続縫合を行う。筆者は強膜縫合，結膜縫合ともに6-0VICRYLを用いることが多い。外眼

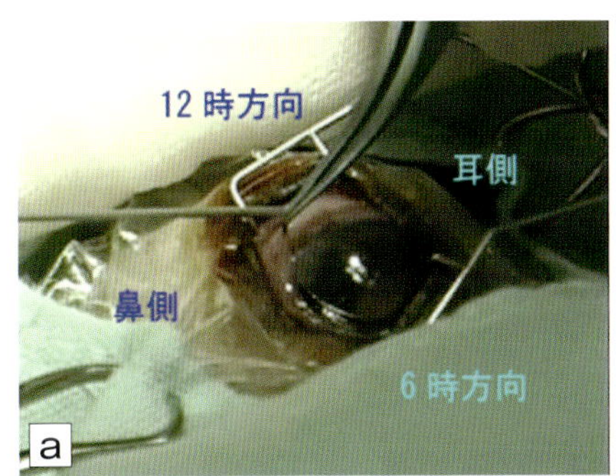

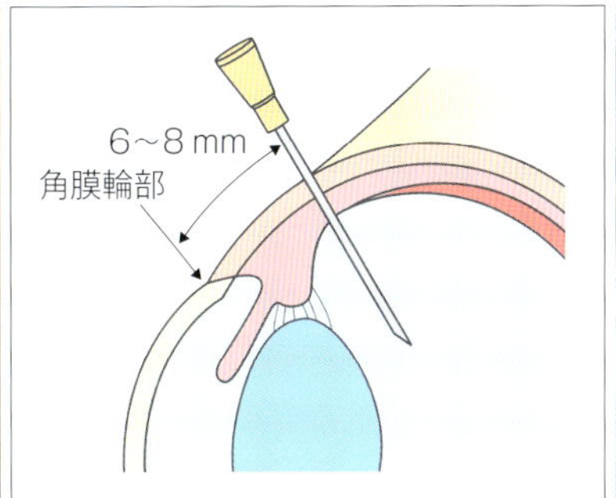

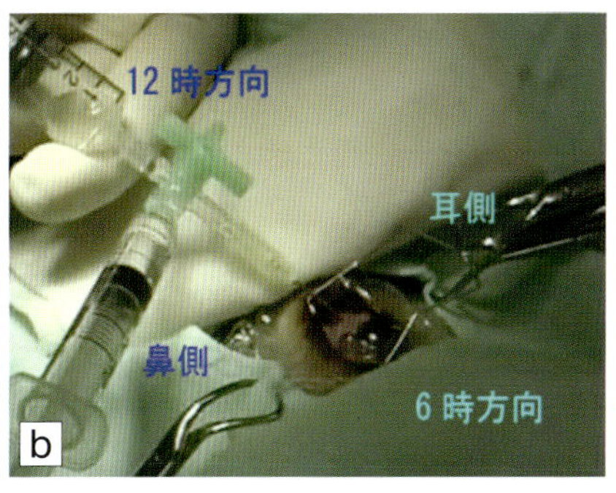

開瞼器を装着し，鑷子で背側結膜を把持する。角膜輪部より6~8 mm後方を眼球内への注射針の刺入点とする。筆者はこの時，眼球に対して水平方向へ3~4 mmほど結膜下に注射針を刺入し，その後は強膜に対して垂直に注射針を立てて眼内へ刺入する

注射針を眼内へ10~15 mm刺入し，そこで硝子体を吸引する。硝子体吸引後は用意した薬液を眼内に注入して注射針を抜く。刺入点からの薬液漏出を抑えるために，ガーゼなどでしばらく圧迫する

図9　硝子体内ゲンタマイシン注入術

角切開を作製した場合には眼瞼皮膚の縫合を行う。最後に術後の眼表面保護のために外側1/3～1/2の範囲で5-0や6-0ナイロン糸を用いて部分的眼瞼縫合を行う。

4．術後管理

当院では術後の鎮痛のために，ブトルファノールの持続定量点滴(24 μg/kg/hr)を翌日まで継続する。入院中に問題がなければ，退院は翌日としている。術後は抗菌薬点眼を1日4回投薬し，3週間程度は継続する。外眼角切開に対する皮膚縫合，部分的眼瞼縫合は術後14日目以降に抜糸する。それまでのエリザベスカラーの装着，点眼薬以外の術後の投薬，管理方法は眼球摘出術と同様である。

3-3)硝子体内ゲンタマイシン注入術（薬理学的毛様体破壊）

硝子体内にゲンタマイシンを注入することによる毛様体の薬理学的破壊は，視覚喪失に至った緑内障眼に対する救護的処置である[1,5,11]。ゲンタマイシンは毛様体上皮や網膜への細胞毒性を有し，その結果として房水の産生を顕著に減少させる効果がある[8]。本処置では0.5~0.6 mLの硝子体を吸引し，ゲンタマイシン25 mgならびにリン酸デキサメタゾン1 mgを硝子体内に注入する方法がVainisiらが報告したオリジナルの方法[11]であるが，前房内と硝子体内への注射についての報告[7]もある。当院ではより確実な眼圧降下が得られるように硫酸ゲンタマイシン40 mg(全身投与の日用量を超える場合は減量)にリン酸デキサメタゾン1 mgを混合し，硝子体内に注入している。

本処置の利点としては作業が簡便で特殊な手術器具や薬剤を必要としないこと，短時間の全身麻酔や鎮静処置で作業が実施でき，動物の負担が少ないことが挙げられる。一方，他の方法(眼球摘出術，強膜内シリコン義眼挿入術)では施術後に眼圧上昇が起こることがないのに対して，本処置では術後に眼圧が降下しない場合があり(慢性緑内障における本処置の成功率は65~86.4%)，確実性に欠ける点が最大の短所である[1,8]。よって，術前検査で全身麻酔に関してのリスクが高い，または非常に高齢な動物で全身麻酔の維持時間を短縮したい場合には本施術を考慮するが，麻酔リスクがない場合には確実に緑内障の問題を解消できる眼球摘出術または強膜内シリコン義眼挿入術を行うことをお勧めする。

また，施術に用いるゲンタマイシンは腎臓への副作用を有する。Rankinらの報告では硝子体内に注入したゲンタマイシンの血中への移行は非常に少ないと報告されているものの，同報告の考察にもあるように，やはり腎機能低下を示す症例に関しては施術のリスクを十分に考慮する必要があると考える[9]。本処置の施術後に眼内出血や眼球萎縮(眼球癆)など外観上の問題を呈することも多く(**図4c**)，本処置の10%の症例で眼球癆に至るといわれる[8]。猫における本処置は，水晶体損傷による肉腫形成の可能性が強く疑われているため当院では実施していない。以下に当院での流れを記載する(**図9**)。

1．術前の状態確認

本処置を選択する場合の多くは，全身麻酔にリスクを伴っている症例が多い。よって，そのリスクから予想されるトラブルに対しての対応ができるように万全の準備をしておく必要がある。

2．麻酔

施術は鎮静薬の投与による鎮静処置下でも可能ではあるが，硝子体吸引時やゲンタマイシン注入時に眼疼痛のために体動が生じる場合があるため，当院では全身麻酔下で施術している。全身麻酔の方法は眼球摘出術と同様であるが，施術時間は可能な限り短縮するように心掛けている。

3．術野の準備

毛刈りは，睫毛および眼瞼縫合を行うのに必要最小限の範囲の被毛に対して行う。術野の消毒は強膜内シリコン義眼挿入術と同様に実施し，ドレーピングには有窓布を用いる。

4．施術

開瞼器を装着し，鑷子で背側結膜を把持する。角膜輪部より6～8 mm 後方を眼球内への注射針の刺入点とする(**図9a**)。当院では眼内に刺し入れる前に，薬液注入後の漏出を予防するため眼球に対して水平方向へ3～4 mm ほど結膜下に注射針を刺入し，その後は強膜に対して垂直に注射針を立てて眼内へ刺入する。注射針は眼内へ10～15 mm 刺入し，そこで硝子体を吸引する(**図9b**)。吸引する硝子体は，最低でも注入する薬液量分は必要である。硝子体が十分に吸引できない場合には針先をいくつかの方向へ振ったり，針を途中まで戻して刺し直したり，場合によっては別の部位から刺し直すと吸引されることがある。

硝子体吸引後は用意した薬液(硫酸ゲンタマイシン＋リン酸デキサメタゾン)を眼内に注入して注射針を抜く。刺入点からの薬液の漏出を抑えるために，ガーゼやマイクロスポンジでしばらく圧迫する。本処置を適用する症例では慢性経過により牛眼を呈している場合が多いため，眼球の露出を抑えるために外側1/3～1/2の部分的眼瞼縫合を行う。

5．術後管理

麻酔と覚醒に問題がない場合には，当院では基本的に当日の退院としている。術直後よりエリザベスカラーを装着する。術後の投薬は抗菌薬点眼(1日4回)のみとし，2週間ほどで終了とする。

術後の検診は術後1～2週間後に行い，眼圧の降下が認められた場合には部分的眼瞼縫合の抜糸を行う。眼圧が降下した症例に関しては以降に眼圧上昇が生じることはないが，眼球癆を生じ，その結果として眼瞼内反が生じることがあるため，クライアントには注意して観察するように伝えている。また，眼圧降下が得られるまでに術後1カ月程度かかる症例もあることから，施術の効果判定は，術後の1カ月間はみるようにしている。眼圧降下が得られなかった症例に関しては本処置を再度実施するという選択もあるが，2回目以降はさらに成功率が下がるため[11]，眼球摘出術または強膜内シリコン義眼挿入術の実施も検討する必要がある。

Point

- 緑内障治療は患者やクライアントにとって精神的・経済的・時間的負担が大きく，緑内障の最終ステージである視覚喪失に至るまでにクライアントが治療について精神的に困憊し，かつ視覚喪失の状態に大きな不安を抱える場面を多く経験する。筆者は緑内障を診断した際に「緑内障は治癒することがなく，以降に視覚喪失に至る」ことを最初にクライアントにインフォームするようにしている。
- 緑内障は動物の眼疾患の中でも特に，クライアントへのインフォームド・コンセントとクライアントの協力，そして視覚喪失に至った際の精神的支えが重要な疾患と考えられる。
- 犬と猫の緑内障は決して治癒することはなく，点眼薬や手術による眼圧制御はいずれ困難となり視覚喪失に至る。しかし，それ以降も眼疼痛や不快感が継続する場合や，露出性角膜炎などにより深刻な角膜上皮障害に発展する場合もあるため，視覚喪失に至った緑内障眼に対しては最終的に「緑内障による眼疼痛や不快感の抑制」ならびに「緑内障治療の終了」のために外科手術を行う必要がある。
- 眼球内腫瘍が緑内障の原因である場合や，著しい細菌感染を伴う場合には，眼球摘出術を行う必要がある。

犬の場合

- 犬では視覚喪失に至った緑内障眼に対する外科手術・処置として，眼球摘出術，強膜内シリコン義眼挿入術，硝子体内ゲンタマイシン注入術が挙げられる。

猫の場合

- 猫における硝子体内ゲンタマイシン注入術は，損傷後肉腫形成に関与する可能性があるため実施は禁忌である。

■参考文献

1）Bingaman DP, Lindley DM, Glickman NW, et al. Intraocular gentamicin and glaucoma: a retrospective study of 60 dog and cat eyes (1985-1993). *Veterinary and Comparative Ophthalmology* 4: 113-119 (1994).

2）Gelatt KN, Whitley KD. Surgery of the orbit. *In:* Veterinary Ophthalmic Surgery. Gelatt KN, Gelatt JP eds. pp51-88 (2011).

3）Lin CT, Hu CK, Liu CH, et al. Surgical outcome and ocular complications of evisceration and intraocular prosthesis implantation in dogs with end stage glaucoma: a review of 20 cases. *The journal of Veterinary Medical Science* 69: 847-850 (2007).

4）Maggs DJ. Diagnostic techniques. *In*: Slatter's Fundamentals of Veterinary Ophthalmology 5th ed. pp79-109 (2013).

5）Miller PE. The Glaucomas. *In*: Slatter's Fundamentals of Veterinary Ophthalmology 5th ed. pp247-271 (2013).

6）Miller PE. Orbit. *In*: Slatter's Fundamentals of Veterinary Ophthalmology 5th ed. pp387-390 (2013).

7）Moller I, Cook CS, Peiffer RL, et al. Indications for and complications of pharmacological ablation of the ciliary body for the treatment of chronic glaucoma in the dog. *Journal of the American Animal Hospital Association* 22: 319-326 (1986).

8）Pulmmer CE, Regnier A, Gelatt KN. The Canine Glaucomas. *In*: Veterinary Ophthalmology 5th ed. pp1050-1145 (2013).

9）Rankin AJ, Lanuza R, KuKanich B, Crumley WC, et al. Measurement of plasma gentamicin concentrations postchemical ciliary body ablation in dogs with chronic glaucoma. *Vet Ophthalmol* doi: 10.1111/vop.12258. Epub 17 (2015).

10）利田堯史．強膜内シリコン義眼挿入術．*In*：緑内障の外科治療(3)．*SURGEON* 13，3，p21(2009)．

11）Vainisi SJ, Schmidt GM, West CS, et al. Intraocular gentamicin for the control of endophthalmitis and glaucoma in animals. *Transactions of the American College of Veterinary Ophthalmology* 14: 134 (1983).

（久保　明）

Chapter 9

腫瘍

Chapter 9-1 犬と猫の眼の腫瘍 ー臨床的診断から治療までー

眼球および眼付属器，眼窩に発生する腫瘍は，発生部位の構造破壊や機能障害により失明を引き起こすこともあり，また悪性腫瘍であれば遠隔転移のリスクもあるなど，見過ごすことのできない疾患である。これらの腫瘍は，発生部位や動物種により挙動や予後が大きく異なってくる。本稿では日常の臨床現場で遭遇する可能性の高い腫瘍を中心に，発生部位別にその特徴と診断，治療法を述べる。

1）犬の眼瞼の腫瘍

1-1）腫瘍の特徴

犬の眼球および眼付属器に発生する腫瘍の中で，最も発生頻度が多いのは眼瞼腫瘍である。その多くが良性で73.3～87.8％を占めると報告されている（**表1**）[26,28,48]。上皮系腫瘍と間葉系腫瘍の割合はおよそ5：1で，上皮系腫瘍が大多数を占めている。発生部位は，上眼瞼が下眼瞼に比較してわずかに多い。発症年齢は10歳齢以上が多く，性差は認められない。ある報告では，ボクサー，コリー，ワイマラナー，コッカー・スパニエル，スプリンガー・スパニエルが好発犬種として挙げられている[28]。また別の報告では，ビーグル，シベリアン・ハスキー，イングリッシュ・セターが雑種犬より発生率が高いことが示されている[48]。

表1　犬の眼瞼の腫瘍の病理学的分類とその発生頻度[26,28,48]

腫瘍の種類	N＝202（％）※1	N＝200（％）※2
皮脂腺腫	28.7	60.0
扁平上皮乳頭腫	17.3	10.6
皮脂腺癌	15.3	2.0
黒色細胞腫（メラノサイトーマ）	12.9	17.6
悪性黒色腫（メラノーマ）	7.9	2.8
組織球腫	3.5	1.6
肥満細胞腫	2.5	1.0
基底細胞癌	2.5	1.2
扁平上皮癌	2.0	1.0
線維腫	2.1	—
線維乳頭腫	1.0	—
脂肪腫	1.0	—
その他	3.0	1.0
不明	0.5	1.2
良性	73.3	87.8
悪性	26.7	8.2

※1　文献28の報告
※2　文献48の報告

眼瞼における腫瘍は眼瞼結膜の腫瘍と区別する必要がある。眼瞼腫瘍は局所浸潤が弱いことが多く，小さな切除範囲での完治が期待できる。また，眼瞼腫瘍に起因する明確な遠隔転移は報告されていない。それに対して，結膜腫瘍は局所浸潤が強い傾向にあり，切除後の再発や遠隔転移を起こすこともある。

1-1-1）マイボーム腺由来の腫瘍

眼瞼の腫瘍で最も多いのはマイボーム腺由来の腫瘍であり，病理組織学的（以下，病理学的）に腺腫，上皮腫（**図1**），腺癌に分類される。マイボーム腺の腫瘍は黄褐色，ピンク色，灰色，黒色など様々な色を呈し，マイボーム腺開口部から突出する。眼瞼を反転させると眼瞼結膜越しに腫瘍が確認できる（**図1b**）。時には眼瞼結膜を貫通して突出することもある。腫瘍の表面は平滑であったり不規則であったりと様々な形態をとり，大きくなると潰瘍や出血を伴うことがある。腫瘍の局所刺激により，眼瞼痙攣，流涙，結膜充血，角膜血管新生や色素沈着を引き起こす。

1-1-2）メラノサイト性腫瘍

メラノサイト性腫瘍は眼瞼腫瘍の中で2番目に多く，悪性黒色腫（メラノーマ）より良性の黒色細胞腫（メラノサイトーマ）の発生が多い。これは犬の粘膜皮膚移行部のメラノサイト性腫瘍に悪性が多いこととは対照的で，有毛部位の黒色細胞腫と似ている。過去の報告では，犬の眼瞼黒色細胞腫の診断時平均年齢は9.1歳齢，眼瞼悪性黒色腫は13.9歳齢と述べられている[48]。眼瞼メラノサイト性腫瘍は異なる2つのタイプ

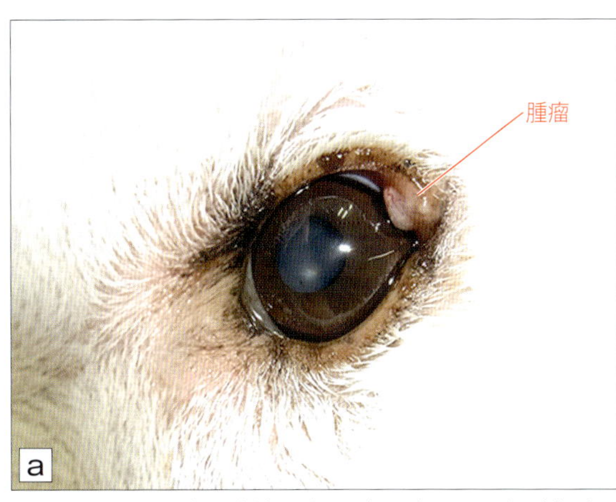

上眼瞼外側の眼瞼結膜側にピンク色で表面平滑な腫瘤が認められる。腫瘤は角膜に接するように存在している

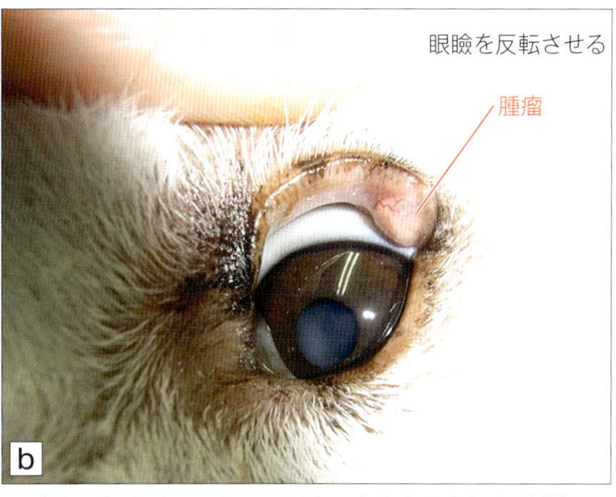

眼瞼を反転させることで，腫瘤の大きさや奥行きが詳細に確認できる

図１　マイボーム腺上皮腫

雑種犬，13 歳齢，雄，左眼
腫瘍の切除範囲が眼瞼長の１／３以下であり，Ｖ字全層切除術で腫瘤の摘出を行った

がある。１つめは眼瞼の皮膚から発生するタイプで，色素沈着を伴った単一もしくは複数の腫瘍である。２つめは色素をもった眼瞼縁から発生するタイプで，両方向に腫瘍が広がっていく傾向があり，前者より局所浸潤性が高い。病理学的に悪性黒色腫でも遠隔転移を起こす可能性は低いため，小さく臨床症状を示さない腫瘍であれば経過観察でもよいかもしれない。しかし，大きくなってくると眼瞼痙攣，流涙，結膜充血，角膜血管新生や色素沈着などの臨床症状を引き起こし，また，腫瘍自体の潰瘍や出血も起こるので切除が望まれる。

1-1-3)乳頭腫

乳頭腫は眼瞼腫瘍の中で３番目に多く，全体の10～20％を占める。若齢での発生の場合にはウイルスが原因となっていることもある。乳頭腫は時間の経過とともに退縮するが，腫瘍が角膜に接触するなどの刺激が起こっている際には切除を検討する。

1-1-4)その他の眼瞼の腫瘍

その他の眼瞼腫瘍として，肥満細胞腫，組織球腫，扁平上皮癌，線維腫，線維肉腫，脂肪腫などがある。組織球腫は主に若い犬で発生し急速増大することも多いが，数週間で自発的に退縮することもある。扁平上皮癌は犬での発生はまれではあるが，表層を増殖したり潰瘍病変を形成したりする。線維腫，線維肉腫も発生はまれであるものの，徐々に皮下領域で拡大し，局所浸潤性は強い。

1-2)診断および治療

眼瞼腫瘍の診断は外貌観察と病理組織診断で行う。その際，眼瞼を反転させて眼瞼結膜側から腫瘍の広がりを確認することを忘れてはならない。腫瘍の一部を採取して病理組織検査(以下，病理検査)を行うことが可能であれば，治療法や切除範囲を選択する上で役に立つ。

眼瞼腫瘍の治療法は外科的切除，凍結手術，もしくはその両方の組み合わせが選択される。一般的には，眼瞼腫瘍が小さい早期の段階で外科的切除を行うことが推奨される。外科的切除は，発生部位や腫瘍の大きさにより術式が選択される。上眼瞼もしくは下眼瞼に腫瘍が存在し，腫瘍の切除範囲が眼瞼長の１／３以下である場合(**図１**)には，Ｖ字全層切除術やホームベース型の四面全層切除術で対応が可能である[1]。本術式のメリットは，複雑な眼瞼形成術が不要であり，術後合併症のリスクもほとんどなく容易に行うことができる点である。上眼瞼もしくは下眼瞼に腫瘍が存在し，切除範囲が眼瞼長の１／３を超える場合には，腫瘍切除後にＨ形成術や半円皮膚移植などの眼瞼形成術を行う必要がある[1](**図２**)。眼瞼形成術で形成された眼瞼は皮膚であり，本来の眼瞼機能を有していないことに注意が必要である。形成した眼瞼の被毛が角膜に接触する他，上眼瞼の形成では瞬目不全が，下眼瞼の形成では涙液の保持や涙液の下涙点への移動に障害を及ぼすおそれがある。様々な眼瞼形成術の中からどの術式を選択するかは，眼瞼周囲の皮膚の余り具合や，眼瞼形成に用いる皮膚の被毛の向きなども考慮し

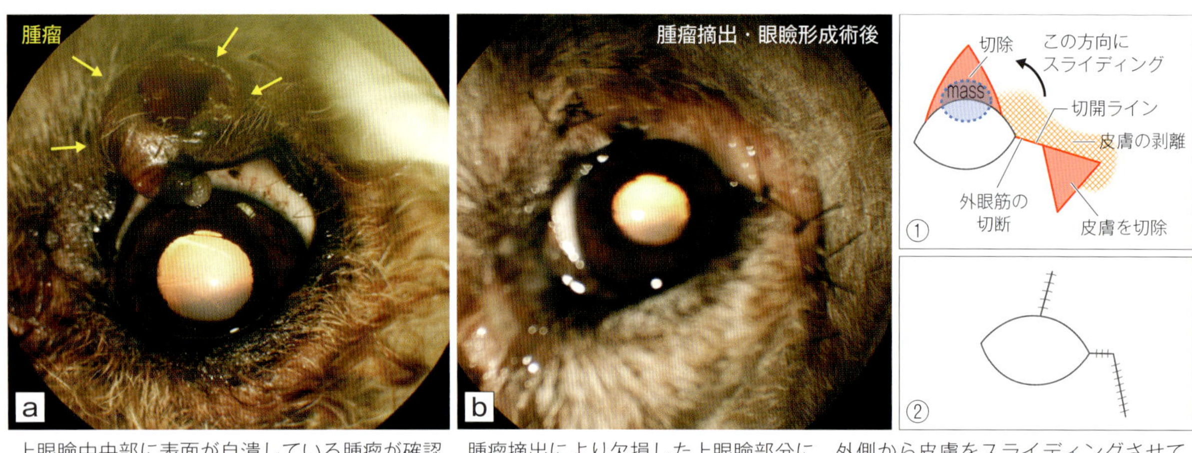

上眼瞼中央部に表面が自潰している腫瘤が確認される

腫瘤摘出により欠損した上眼瞼部分に，外側から皮膚をスライディングさせて眼瞼形成を行った

図2　マイボーム腺腫

スタンダード・プードル，12歳齢，雌，左眼
腫瘍の切除範囲が眼瞼長の1／3を超えていたため(a)，切除後に眼瞼形成術を行った(b)

て慎重に行う。内眼角に存在する眼瞼腫瘍を切除する際は，涙点や涙管など重要な構造物が存在し手術難易度が高いため，眼科専門医への紹介をお勧めする。

術後はV字全層切除術や四面全層切除術であれば抗菌薬の局所投与で十分であるが，眼瞼形成術を行った場合には抗菌薬の全身投与を行う必要がある。また，すべての症例に対してエリザベスカラーを装着する。切除した腫瘍は病理検査に供し，術後の治療方針を決定する。

2）猫の眼瞼の腫瘍

2-1）腫瘍の特徴

猫の眼瞼における腫瘍は犬にくらべて発生頻度は低いものの，そのほとんどが悪性腫瘍である（**表2**）[26,36]。猫の眼瞼腫瘍の発生率は加齢とともに増加するが，性別や品種による差は報告されていない。猫の眼瞼腫瘍に関する報告は少なく，そのほとんどが1例報告である。眼瞼腫瘍の猫43頭の回顧的研究では，扁平上皮癌が12頭，肥満細胞腫が11頭，血管肉腫が6頭，腺癌が4頭，末梢神経鞘腫が3頭，リンパ腫が3頭，アポクリン汗嚢腫が3頭，血管腫が1頭と悪性腫瘍の発生割合が高くなっている[40]。この報告では，肥満細胞腫は他の眼瞼腫瘍より発症年齢は低く，扁平上皮癌は他の眼瞼腫瘍より発症年齢が高いと述べられている。また，扁平上皮癌と血管肉腫は眼瞼皮膚の無色素領域での発生が多い。肥満細胞腫，血管肉腫，アポクリン汗嚢腫，血管腫では外科的切除後の再発は認められていないものの，リンパ腫，腺癌，扁平上皮癌，末梢神経鞘腫は外科的切除後の再発および斃死や安楽死が多い。その中でも，扁平上皮癌は肥満細胞腫よりも再発率が有意に高い。

2-1-1）扁平上皮癌

猫の眼瞼扁平上皮癌は眼瞼上もしくは眼瞼縁に隣接する領域に発生し，わずかに腫脹する病変を形成したり潰瘍病変を形成したりする。上眼瞼より下眼瞼での発生頻度が高い。また，白猫では日光の影響により眼瞼の扁平上皮癌を発生するリスクが高いと考えられている。発症平均年齢は12.4±3.3歳齢で，平均生存期間は7.4±2.5カ月である[40]。遠隔転移は病態の末期まで発生しないものの，領域リンパ節を巻き込みながらの局所浸潤が強く起こる。

2-1-2）肥満細胞腫

猫の皮膚に発生する肥満細胞腫は，皮膚の腫瘍の中でも2～4番目に多く，2～21％を占める[9,34,37,50]。皮膚肥満細胞腫の発生部位，品種，性別による偏りはなく，眼瞼皮膚にも発生する[56]。眼瞼の肥満細胞腫は皮膚（上皮および真皮）もしくは皮下に発生し，腫脹や潰瘍が認められる。発症年齢中央値は8.6歳齢で性差は認められない[38]。また別の報告では，発症年齢の平均が6.5歳齢であると述べられている[40]。眼瞼肥満細胞腫に外科的切除を行った猫33症例の回顧的研究では，追跡期間中に1症例で局所再発が認められたものの全症例で遠隔転移の所見はなく，生存期間の中央値は945日であると報告されている[38]。また，全症例が病理学的にlow-gradeに分類されており，約半数の症

表2　眼瞼腫瘍の猫 85 頭[26,36]

腫瘍の種類	症例数*
扁平上皮癌	56
線維肉腫	4
不明	4
腺癌	3
腺腫	3
肥満細胞腫	3
基底細胞癌	2
癌(詳細不明)	2
線維腫	2
血管肉腫	2
悪性黒色腫(メラノーマ)	2
血管腫	1
神経線維腫	1
毛包上皮腫	1

＊２種類の腫瘍が診断された猫１頭を含む

例は不完全切除であったと述べられている[38]。

2-2) 診断および治療

基本的には犬に準ずるが，猫の眼瞼腫瘍は悪性である可能性が高いことに留意する必要がある。腫瘍の種類により再発の可能性が異なってくることが報告されているので，腫瘍切除前に病理検査を実施してから切除範囲を決定する必要があるかもしれない。

切除した腫瘍は病理検査を行い，悪性度やマージンの評価により再手術や術後の化学療法，放射線治療を検討する。

3) 犬の瞬膜の腫瘍

3-1) 腫瘍の特徴

犬の瞬膜(第三眼瞼)の腫瘍の発生頻度は多くはないが，腺癌[54](**図３**)，扁平上皮癌[31]，肥満細胞腫[19]，血管腫[43]，血管肉腫[33](**図４**)，リンパ腫[23]などが報告されている。

瞬膜の腺癌は，瞬膜の角膜側に限局性で硬く平滑，ピンク色の腫瘤を形成し，浸潤性に増殖していく。瞬膜腺の脱出(チェリーアイ)と類似した外貌を呈することがあるため注意が必要である。一般的に瞬膜腺の脱出は若齢で発生するが，瞬膜の腺癌は高齢での発生が多い。犬の瞬膜腺癌７頭の報告では，発症年齢は10～16 歳齢と高齢であった。また，局所切除を行った４頭中３頭で再発が認められていることから，瞬膜全体の切除を推奨している[54]。

3-2) 診断および治療

瞬膜の腫瘍の診断は，腫瘤の確認と病理検査で行う。瞬膜が腫脹すると瞬膜の突出が認められる。点眼麻酔下で瞬膜を牽引して腫瘤の発生部位と広がりを確認する。その後，病理検査に供するためのサンプルを採取する。肉芽腫性炎などの炎症性疾患でも瞬膜腺癌と似たような外貌を呈するため(**図５**)，必ず病理検査は行う。サンプル採取において，筆者は点眼麻酔を施した後，腫瘤の形態により生検トレパンによる切除とマイクロ剪刀による切除を使い分けている。病理検査で悪性腫瘍と診断されたら，腫瘍の局所切除もしくは

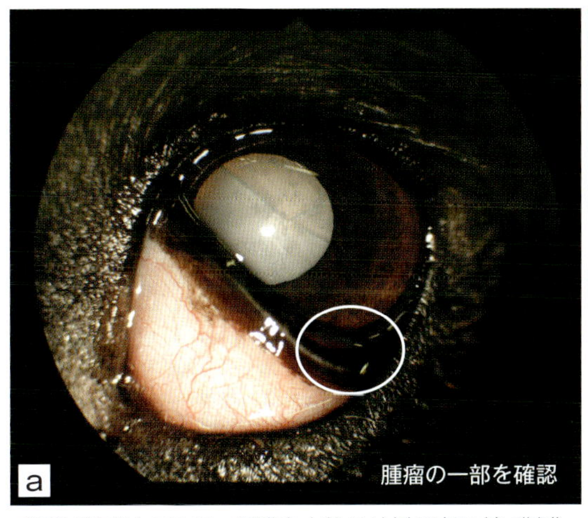

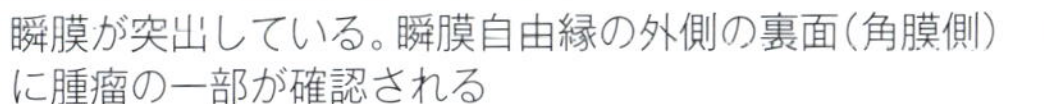
瞬膜が突出している。瞬膜自由縁の外側の裏面(角膜側)に腫瘤の一部が確認される

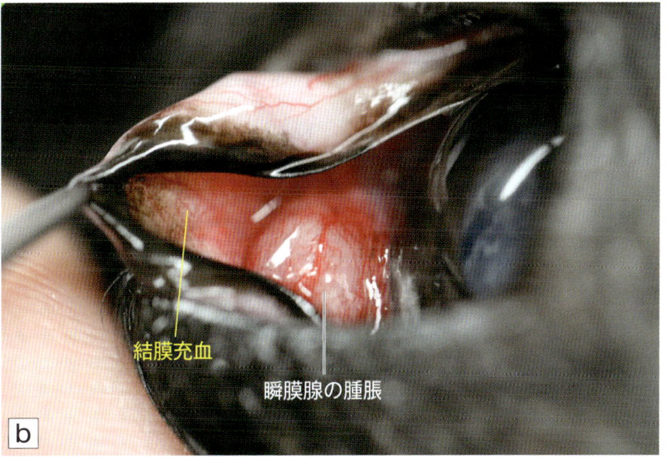

瞬膜の角膜側。瞬膜腺の腫脹と結膜の充血が認められる

図３　瞬膜腺癌

ミニチュア・ダックスフンド，11 歳齢，雄，左眼
生検トレパンにて切除し病理検査を行った結果，瞬膜腺癌と診断されたため，瞬膜の全摘出を行った

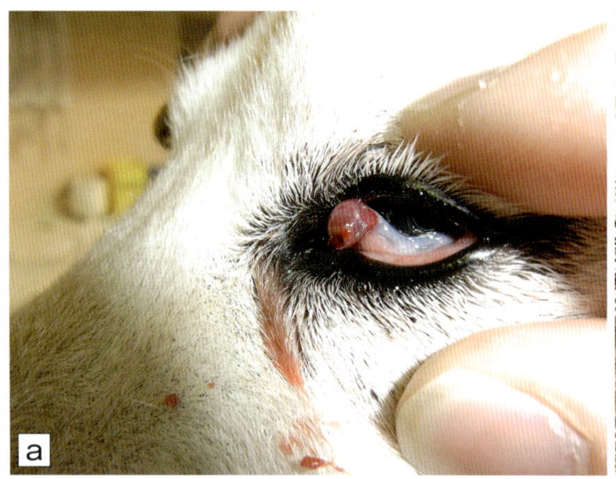

瞬膜自由縁の内側に赤色で表面平滑な腫瘤が確認される

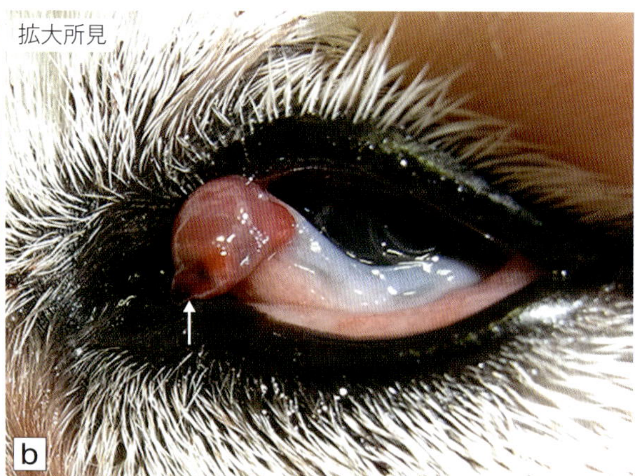

腫瘤は有茎状で，一部に自潰が認められる（矢印）

図4 血管肉腫

雑種犬，13 歳齢，雄，左眼
点眼麻酔下で腫瘤の切除生検を行い，血管肉腫と診断された

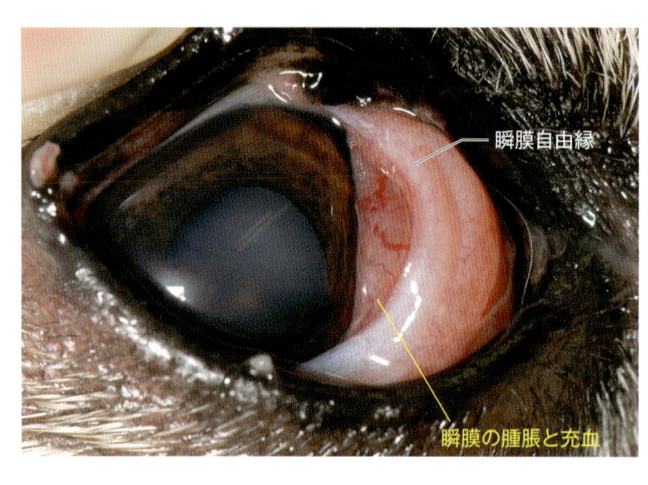

図5 結節性肉芽腫性炎

ウェルシュ・コーギー，12 歳齢，避妊雌，右眼
瞬膜が腫脹と充血を伴いながら突出している。生検トレパンにて切除し病理検査を行った結果，結節性肉芽腫性炎と診断された

瞬膜全体の切除を行う。腫瘍の局所切除では再発が認められる可能性が高いため，瞬膜全体の切除が推奨される。瞬膜全体を切除すると術後に涙液量の減少が認められるので，定期的にシルマー検査を行い涙液量の評価を行う。

4）猫の瞬膜の腫瘍

4-1）腫瘍の特徴

猫の瞬膜の腫瘍は発生頻度が低い。過去には，肥満細胞腫[30]，血管肉腫[39]，線維肉腫[10]，腺癌[27]，メラノサイト性腫瘍[49]，リンパ腫[58] が報告されている。

4-2）診断および治療

猫の瞬膜の腫瘍の診断および治療は，犬のそれに準ずる。

5）犬の結膜の腫瘍

5-1）腫瘍の特徴，診断および治療

犬の結膜腫瘍は臨床的にまれである。メラノサイト性腫瘍，肥満細胞腫，扁平上皮癌，血管腫，血管肉腫，リンパ腫などが報告されている。病理学的には乳頭腫も多い。

5-1-1）メラノサイト性腫瘍

犬の結膜メラノサイト性腫瘍は瞬膜で確認されることが多い。診断時の平均年齢は 11 歳齢で，ワイマラナーが他の犬種に比較して罹患しやすい傾向にある[17]。腫瘍は悪性傾向があり，局所再発や遠隔転移も認められる。ある報告では，犬 12 頭中 2 頭（17%）で遠隔転移が認められ，さらに 2 頭も遠隔転移の疑いがあったと述べている。また，犬の結膜悪性黒色腫の外科的切除後に，約半数の症例で局所再発が認められている[11]。犬の結膜メラノサイト性腫瘍で推奨される治

療法は，凍結手術後の広範囲外科的切除である。腫瘍細胞の上皮内の病巣は，腫瘍の肉眼マージンを1mm以上超えて存在しているので，病理学的なマージンの確保が困難であり，局所再発の可能性が高くなる。腫瘍が瞬膜の結膜から発生していたら，瞬膜全体の切除が必要となる。再発症例や大きな結膜悪性黒色腫の症例では，眼球摘出や内容物除去を検討する。

5-1-2)肥満細胞腫

結膜肥満細胞腫は眼球結膜，眼瞼結膜，瞬膜から発生する。断続的な結膜の浮腫や発赤が認められる。腫瘍に対する細胞診検査で診断は可能である。結膜肥満細胞腫は局所再発や遠隔転移の可能性が低いので，腫瘍の局所切除で良好な予後が期待できる[4,16]。

5-1-3)扁平上皮癌

扁平上皮癌は輪部周囲の結膜にまれに認められる。腫瘍は白色～ピンク色を呈し，乳頭腫のように腫脹する[20]。

5-1-4)血管腫，血管肉腫

血管腫や血管肉腫は色素を伴わず，瞬膜の縁や外側眼球結膜にできる傾向がある。血管肉腫は中～高齢での発生が多く，結膜から角膜に浸潤し，角膜浮腫や血管新生を引き起こす[2]。また，外で活発に活動する犬に発生が多く，紫外線に曝露されることがリスク要因の1つであると報告されている[45]。血管肉腫の治療には，局所切除に追加して補助的に凍結手術や炭酸ガスレーザー照射が行われるものの再発率が高く，病理学的に完全切除ができていても局所再発が起こる[45]。

5-1-5)リンパ腫

結膜のリンパ腫は腫瘍細胞浸潤により結膜が肥厚する。結膜の細胞診検査で診断できることもある。結膜リンパ腫は全身のリンパ腫に関連することが多いが，結膜に限局したT細胞性節外型リンパ腫も報告されている[35,52]。結膜リンパ腫の犬5頭の報告では，全頭がT細胞性で，4頭が腫瘍は結膜に限局しており，3頭が全身状態の悪化で6カ月以内に安楽死となっているが，2頭は長期生存している[35]。

5-1-6)乳頭腫

乳頭腫は眼瞼結膜および眼球結膜，瞬膜に発生する。境界が明瞭な乳頭状もしくは無茎状の腫瘤を形成する。若齢の犬では自然に消失することもあるが，腫瘍が眼に刺激を与えている場合には切除が必要になる。

6)猫の結膜の腫瘍

6-1)腫瘍の特徴，診断および治療

猫の結膜腫瘍は，メラノサイト性腫瘍やリンパ腫が報告されている。

6-1-1)メラノサイト性腫瘍

猫の結膜メラノサイト性腫瘍はまれである。結膜悪性黒色腫の猫3頭の報告では，全頭で眼球摘出術を行っているものの，術後3年以内に全身に転移して死亡している[42]。別の報告では結膜メラノサイト性腫瘍の猫21頭中，眼球結膜由来が13頭，瞬膜由来が4頭，眼瞼結膜由来が3頭，部位の特定が困難であったのが1頭と述べられている。また，16頭は黒色色素をもっていたのに対して，5頭は無色素であった。追跡調査が可能であった13頭中4頭が局所再発し，3頭に遠隔転移が認められた。8頭が調査期間中に死亡し，平均生存期間は11カ月であった[49]。

6-1-2)リンパ腫

結膜のリンパ腫は報告が少ない。B細胞性のリンパ腫の報告が多く，また，ホジキン様リンパ腫も報告されている[22,35,47]。眼球摘出術や，放射線治療，化学療法で長期生存している症例もある[22,35]。

7)犬の角膜の腫瘍

7-1)腫瘍の特徴，診断および治療

角膜の腫瘍は扁平上皮癌，輪部メラノサイト性腫瘍が挙げられる。

7-1-1)扁平上皮癌

角膜原発の扁平上皮癌はまれな腫瘍で，ピンク色～白色の多分葉性を呈する。診断時の平均年齢は9.6歳齢である[14]。色素性角膜炎，乾性角結膜炎，眼瞼内反症，睫毛重生などの慢性角膜炎を呈した短頭種での発生が多い[5,14,51,53]。慢性角膜炎に対して使用する免疫抑制薬が角膜扁平上皮癌と関与している可能性も報告されている[14]。治療は表層角膜切除が適応されるが，不完全切除では局所再発率が高くなる。また，腫瘍が進行した症例では眼球摘出術が適応となる。

7-1-2)輪部メラノサイト性腫瘍

輪部メラノサイト性腫瘍は良性腫瘍であることが多い。通常は表面が平滑で黒色色素を有した腫瘤を形成する。好発犬種として，ゴールデン・レトリーバーとラブラドール・レトリーバーが挙げられ，診断時の年

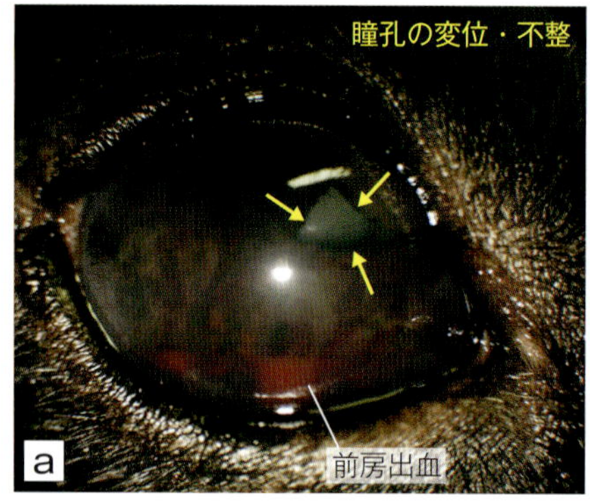

虹彩が膨隆し，瞳孔の著しい変位と不整が認められる。また，前房内に出血も確認される

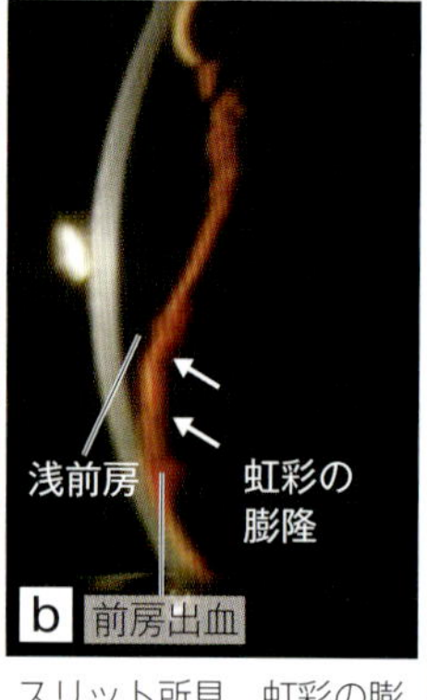

スリット所見。虹彩の膨隆による浅前房と前房出血が確認される。光が透過していないため，嚢胞構造物は否定される

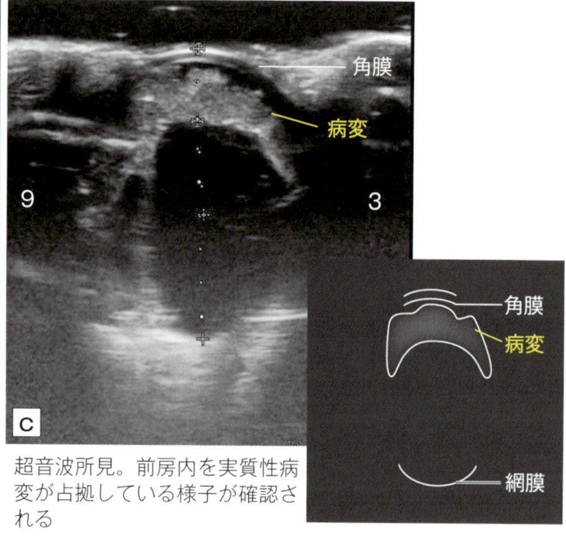

超音波所見。前房内を実質性病変が占拠している様子が確認される

眼球摘出から 11 カ月後

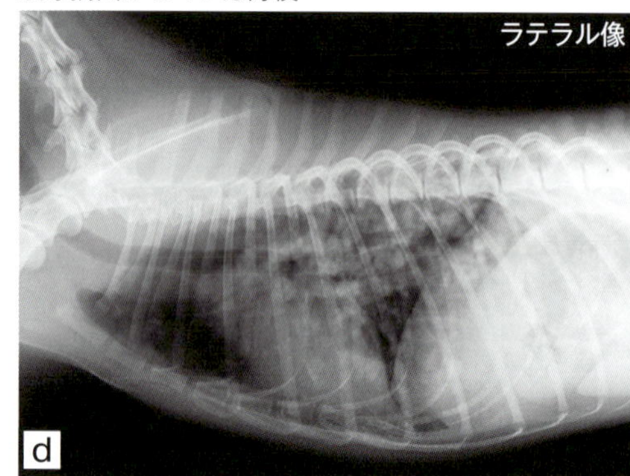

眼球摘出から 11 カ月後の胸部 X 線ラテラル・腹背像ともに，肺野全体に遠隔転移を疑う粟粒状陰影が認められた

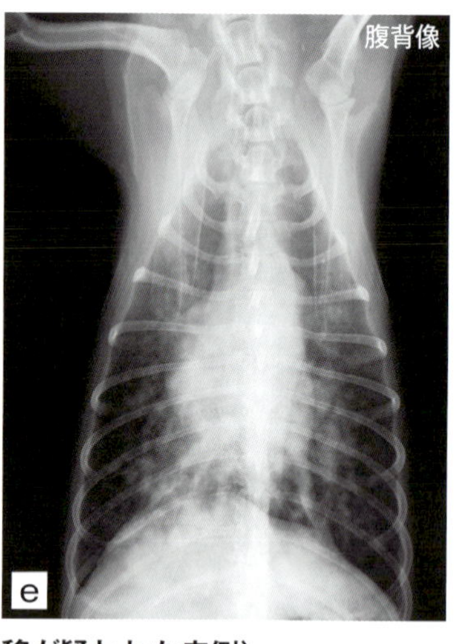

図6　ぶどう膜の悪性黒色腫（眼球摘出後に転移が疑われた症例）
甲斐犬，9歳齢，雄，右眼
眼内出血（a，b）を主訴に来院。眼球摘出術を行い，ぶどう膜悪性黒色腫と診断された。摘出から 11 カ月後の X 線検査で肺に転移が疑われた

齢は３～４歳齢と７～10 歳齢にピークを示す二峰性である[13]。若齢では腫瘍の増大速度は速く，浸潤性が高い傾向であるのに対して，高齢では身体検査で偶然発見されたり，ほとんど増大しないことが多い。輪部メラノサイト性腫瘍はぶどう膜由来のメラノサイト性腫瘍と鑑別する必要がある。一般眼検査の他に，隅角検査や眼部超音波検査を行い鑑別していく。腫瘍が表層に限局していれば，表層切除を行う。腫瘍が深部まで浸潤している場合には全層切除を行い，保存角膜[41]，瞬膜軟骨[7]，合成インプラント[57]，豚小腸粘膜[32]などで欠損部を補填する。

8）猫の角膜の腫瘍

8-1）腫瘍の特徴，診断および治療

猫の角膜の腫瘍はまれである。角膜扁平上皮癌と血管腫が併発した症例の報告では，眼球摘出術後８カ月の段階で遠隔転移もなく生存している[44]。

輪部メラノサイト性腫瘍は角膜に影響を与える原発腫瘍の中では最も多く，複数報告されている[44,52]。腫瘍は強膜表層から徐々に角膜に浸潤していく。輪部メラノサイト性腫瘍の切除後に，欠損した強膜を自家瞬膜軟骨や生合成素材を用いて補填した症例が報告されている[25,46]。輪部メラノサイト性腫瘍に対して表層切除と凍結手術を行った 32 カ月後に，脾臓，肝臓，肺，心臓，骨，骨格筋，骨髄，リンパ節，副腎，両眼に転移が認められた症例も報告されている[6]。

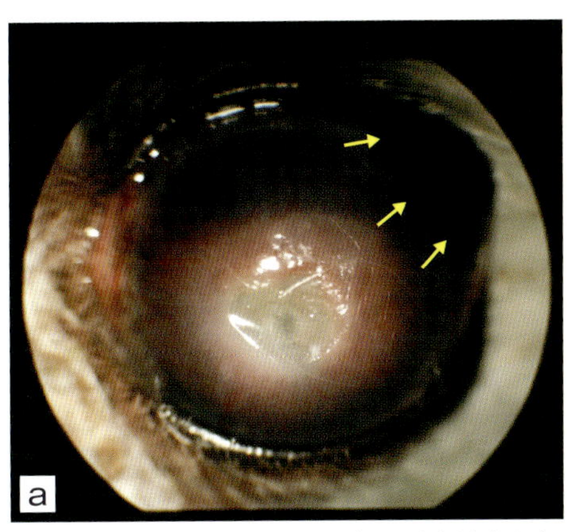

1時～3時方向の結膜下に黒色の腫瘤が確認される。角膜が混濁しているため，眼球内の観察は行えなかった

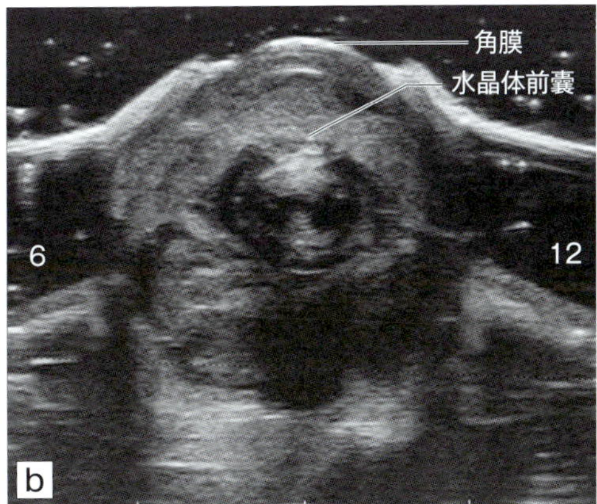

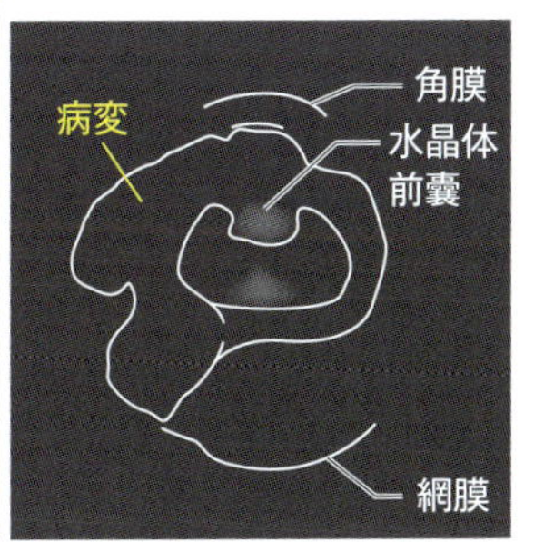

超音波所見。前房内は腫瘤性病変に占拠されており，また，連続する病変が水晶体後面および硝子体腔内まで伸びている

図7　ぶどう膜の悪性黒色腫

マルチーズ，14歳齢，雄，左眼
角膜潰瘍が治らないとの主訴で来院。眼球摘出術を行い，ぶどう膜悪性黒色腫と診断された

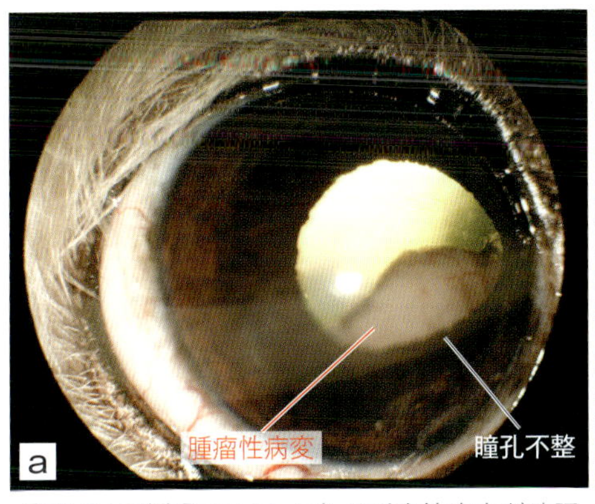

腹側の虹彩裏面にピンク色の腫瘤性病変が確認される。内側の虹彩が引きつれ，瞳孔が不整を呈している

拡大所見

b

腫瘤の表面はクレーター状を呈し，表面に血管が確認される

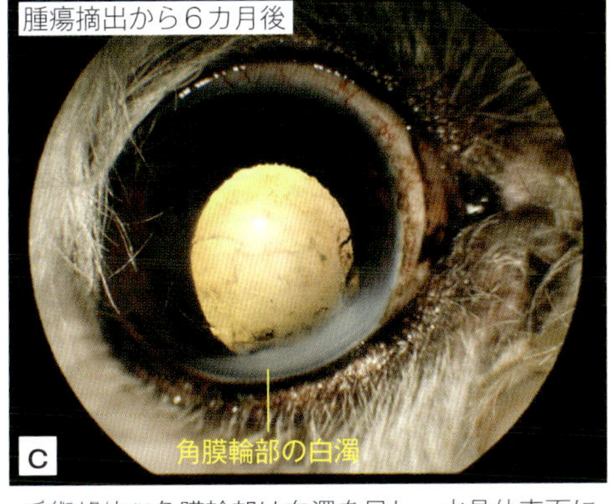

手術部位の角膜輪部は白濁を呈し，水晶体表面に色素沈着が確認される。視覚は維持されている

図8　毛様体腺癌

ビション・フリーゼ，9歳齢，雌，右眼
視覚は残存していたため腫瘤の部分切除を実施。毛様体腺癌と診断された

9）犬のぶどう膜の腫瘍

9-1）腫瘍の特徴

犬のぶどう膜原発腫瘍は，メラノサイト性腫瘍（**図6，7**），虹彩毛様体上皮性腫瘍（**図8，9**），リンパ腫などが発生する。また，まれではあるものの，転移病変や周囲からの浸潤による二次性の腫瘍も発生する。

9-1-1）メラノサイト性腫瘍

犬のぶどう膜メラノサイト性腫瘍は，眼球内に発生する最も多い原発性の腫瘍であり，発生部位により前部ぶどう膜（虹彩および毛様体）由来と後部ぶどう膜（脈絡膜）由来に大別される。後部ぶどう膜メラノサイ

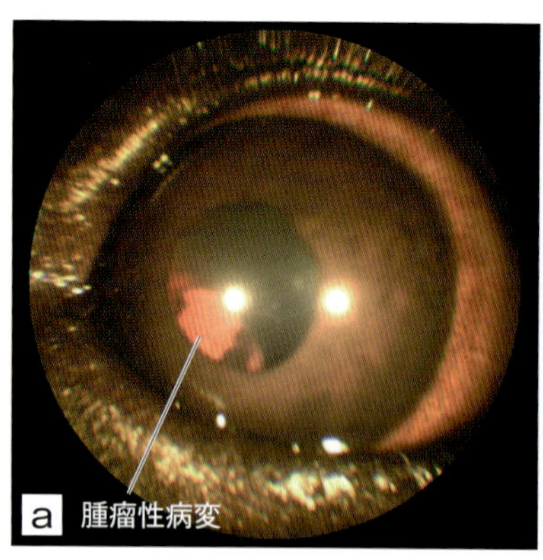

虹彩の裏面に赤色の腫瘤性病変が確認される

拡大所見(散瞳)

b

散瞳下での腫瘤の拡大像。腫瘤は多乳頭状で表面が不整を呈している

図9　毛様体腺腫

フレンチ・ブルドッグ，7歳齢，避妊雌，左眼
視覚は残存しているものの，クライアントの希望で眼球摘出術を実施。毛様体腺腫と診断された

ト性腫瘍の発生率は約5％であり，大多数が前部ぶどう膜メラノサイト性腫瘍である[18]。ぶどう膜メラノサイト性腫瘍のうち悪性は23～27％であり，遠隔転移率は約5％程度である[18,55]。黒色細胞腫の発症平均年齢は9.7歳齢，悪性黒色腫は10.3歳齢と差は認められず，性差も認められていない。

虹彩原発の前部ぶどう膜メラノサイト性腫瘍では，限局した腫瘤を形成することが多いが，虹彩にび漫性に浸潤しながら広がることもある。腫瘍が大きくなると，瞳孔を越えて腫瘍が隆起しながら虹彩を置換するため，瞳孔形態の異常が起こる。さらに腫瘍が増大すると，脈絡膜や強膜，隅角，角膜まで浸潤し，眼内構造物の破壊を引き起こす。よく認められる臨床症状は虹彩の肥厚，異常な瞳孔形態，失明や眼疼痛である。前部ぶどう膜メラノサイト性腫瘍に続発する疾患としては，角膜炎，前部ぶどう膜炎，前房出血，続発緑内障，網膜剥離が一般的である。

9-1-2)虹彩毛様体上皮性腫瘍

虹彩毛様体上皮性腫瘍は犬の眼球内に発生する原発腫瘍の中で2番目に多く，虹彩もしくは毛様体の上皮細胞由来である。中年齢以上での発生が多く，平均年齢は9歳齢であると報告されている[15]。腫瘍の増殖の仕方により，形態は表面が乳頭状もしくは平滑なタイプに分類される。虹彩毛様体上皮性腫瘍の犬100頭の報告では，57頭の乳頭状タイプのうち29頭が非浸潤性，20頭がぶどう膜へ浸潤，8頭が強膜に浸潤しており，43頭の平滑なタイプのうち14頭が非浸潤性，16頭がぶどう膜へ浸潤，13頭が強膜に浸潤していたと述べられている[15]。腫瘍に色素沈着が伴っていることもある。腺腫と腺癌の発生率はほぼ同等である。毛様体腺癌(**図8**)の遠隔転移の報告も存在するが，一般的には多くない。腫瘍が瞳孔縁を越えていたり，虹彩にまで浸潤していると臨床上はメラノサイト性腫瘍と区別することが難しい時もあるが，腺腫(**図9**)は毛様体に限局していることが多い。それに対して腺癌は虹彩や毛様体を越えて浸潤することもあり，遠隔転移を起こす可能性もある。

9-2)診断

ぶどう膜の腫瘍が疑われる犬に対して，詳細な全身状態の評価は必須である。身体検査，血液検査，尿検査，胸部および腹部X線検査，腹部超音波検査を実施し，眼球以外の臓器の腫瘍疾患の有無および遠隔転移の評価を行う。眼球の領域リンパ節として内側咽頭後リンパ節が挙げられるため，超音波検査などで評価を行う必要がある(**図10**)。

ぶどう膜の腫瘍の診断にはスリットランプ検査，隅角検査，眼底検査，眼部超音波検査を行っていくが，確定診断には病理検査が必要である。角膜混濁や前房出血がなければ，スリットランプ検査で虹彩の腫瘍は観察可能であるが，眼球後部への浸潤程度を確認するためには超音波検査が必要である。隅角検査では，線維柱帯への腫瘍の浸潤を評価する。中間透光体の混濁がなければ眼底観察によって後部ぶどう膜の腫瘍が確認できる。

毛様体部分はスリットランプ検査での観察が困難なため，超音波検査を実施する。角膜混濁や前房出血などで眼球内の観察が困難な場合には，超音波検査が有

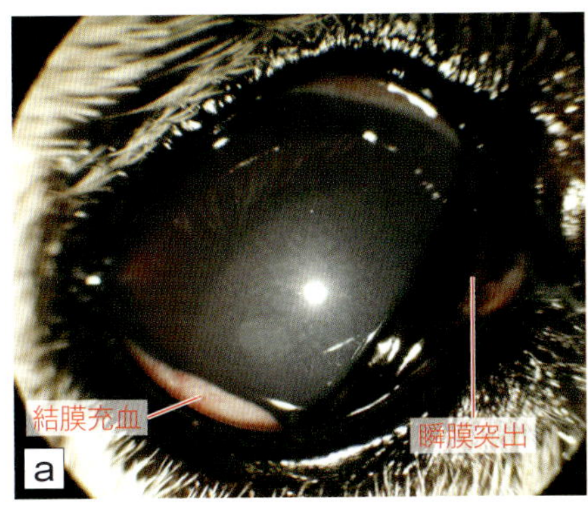

結膜充血と瞬膜突出，角膜浮腫が認められた

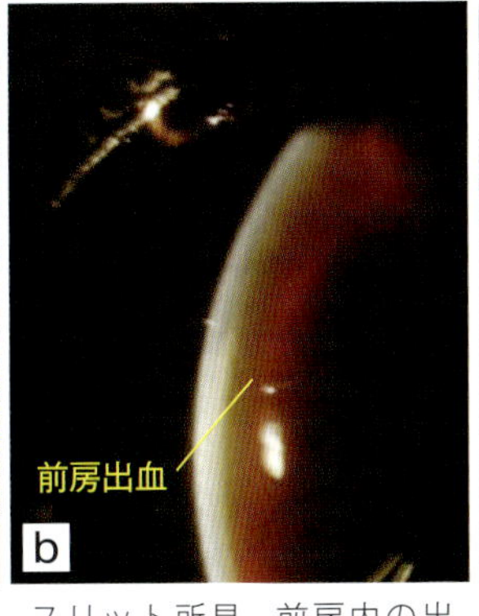

スリット所見。前房内の出血が確認され，眼球内の観察は行えなかった

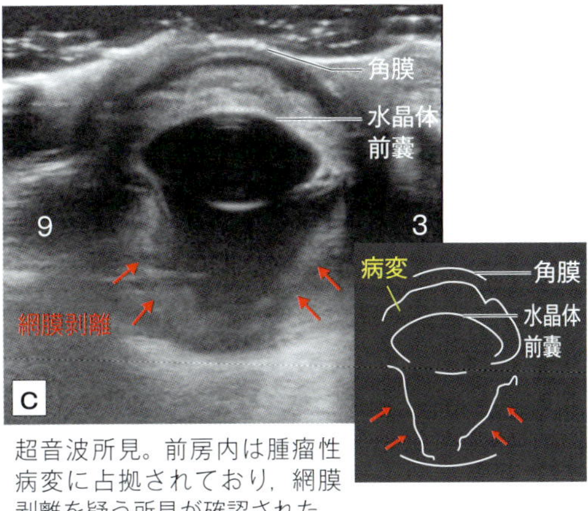

超音波所見。前房内は腫瘤性病変に占拠されており，網膜剥離を疑う所見が確認された

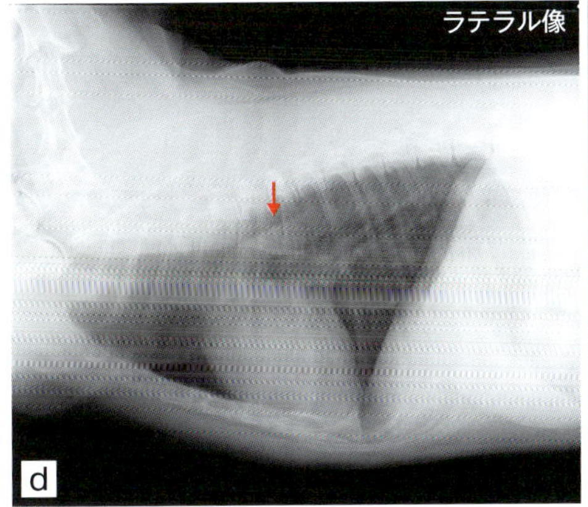

胸部X線にて，肺野に複数の遠隔転移を疑う所見が確認された

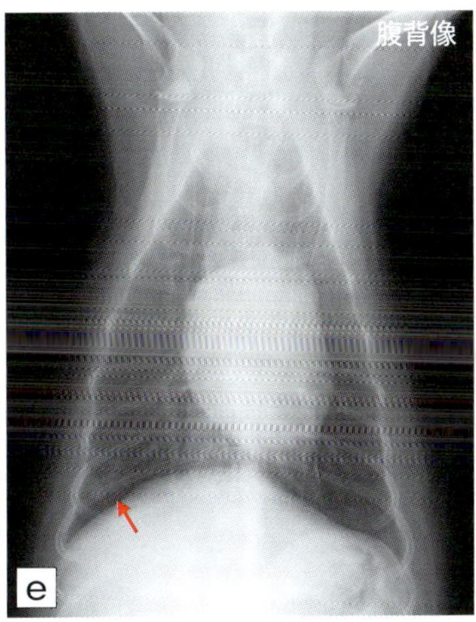

左後葉に遠隔転移を疑う所見が確認された

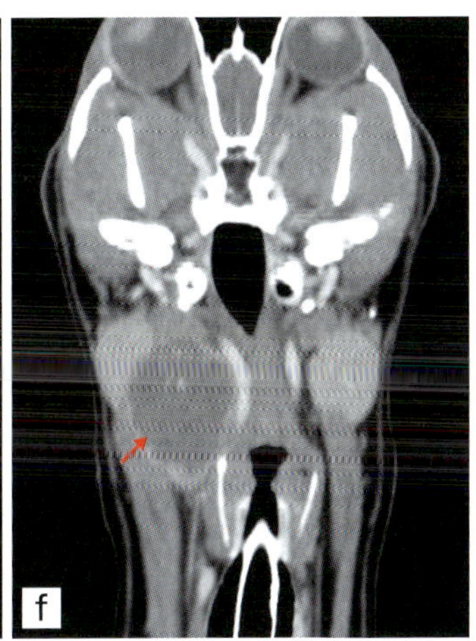

頭頚部CT像では，右内側咽頭後リンパ節が腫大していることが確認できる

図10　血管肉腫

雑種犬，14歳齢，雌，右眼
慢性的な結膜充血と眼疼痛を主訴に来院。この他，胸部CT検査でも多数の遠隔転移を疑う結節性病変が確認された。遠隔転移を疑う所見があったものの，疼痛緩和のために眼球摘出術を行い，血管肉腫と診断された

用である。眼内の超音波検査は，全身麻酔を施さずに点眼麻酔のみで実施可能である。眼疼痛により開瞼が困難な場合には，耳介眼瞼神経ブロックを施す。検査眼に0.4%オキシブプロカイン塩酸塩(ベノキシール点眼液0.4%)などを点眼して眼表面に麻酔を施した後，7.5 MHz以上のプローブに無菌性超音波ゼリーをのせて，そっと角膜表面に接触させて画像を描出する[29]。しかし，筆者は本方法で超音波検査を行った後に角膜潰瘍を発症した症例を経験したことがあるため，現在ではスタンドオフ(プローブの非接触走査)を応用して超音波検査を実施している(**図11**)。滅菌されたフィルムドレッシング剤の上に超音波ゼリーをのせ，超音波プローブに貼りつける。その後，医療用テープで周囲を巻きつけることで，超音波プローブと角膜の間に超音波ゼリーの層ができる。このため，角膜がプローブの接触で変形することなく，前眼部領域も鮮明な画像を描出することができる。この方法で超音波検査を実施した後に角膜潰瘍を起こした症例とは遭遇していない。

前部ぶどう膜腫瘍に対する細胞診検査はほとんど行われていない。虹彩および毛様体は血流が豊富な組織であるため，細胞診検査を行うと眼内出血が起こり，より深刻な合併症を引き起こす。前房穿刺による房水の細胞診検査も一般的には行われていない。前房穿刺による低眼圧のために眼内出血を起こすリスクが高くなるため，実施にはクライアントへの十分な説明が必要である。

前部ぶどう膜メラノサイト性腫瘍と鑑別が必要な疾患に，ぶどう膜嚢胞(虹彩嚢胞)が挙げられる。ぶどう膜嚢胞はメラニン色素を伴う腫瘤として観察されるが，内部には液体が貯留している。そのため，スリットランプ検査では腫瘤内部が透過して観察され，超音

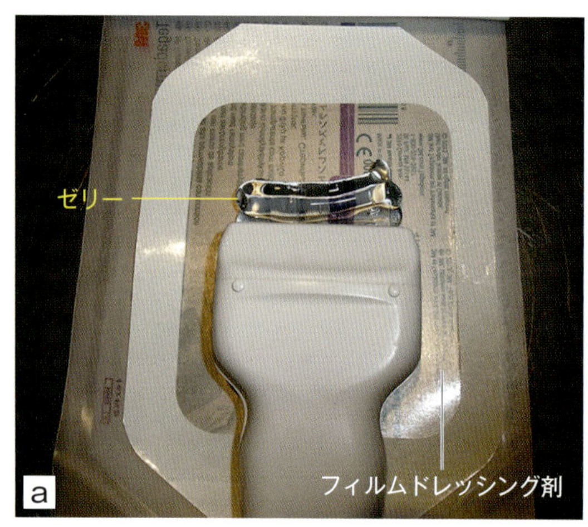

滅菌されたフィルムドレッシング剤の上に超音波ゼリーを多めにのせ，超音波ゼリーと接するように超音波プローブに貼りつける

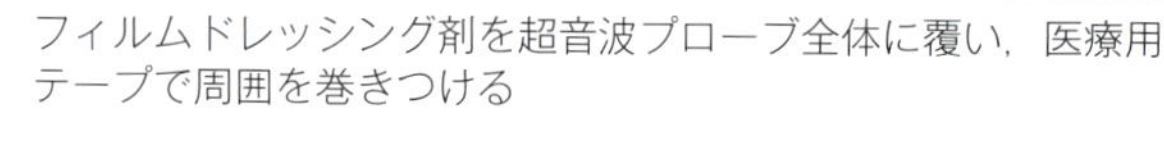

フィルムドレッシング剤を超音波プローブ全体に覆い，医療用テープで周囲を巻きつける

図 11　眼部超音波検査

角膜と超音波プローブの間に超音波ゼリーの層をつくる

波検査では内部に無エコーの液体が観察される。

また，眼球内腫瘍と鑑別が必要な疾患として，肉芽腫性眼内炎が挙げられる（**図 12**）。**図 12** の症例は肉芽腫性腫瘤病変が眼球内に観察されるとともに，腫瘤が小さいにもかかわらず角膜およびぶどう膜にも炎症が波及しており，眼疼痛が重度であった。

9-3）治療

治療プランとしては「腫瘍の局所切除」「眼球摘出術」が考えられる。治療法を決定する際には，視覚の有無，眼疼痛の有無，腫瘍のタイプと進行度，年齢や全身状態，遠隔転移の有無を考慮する必要がある。腫瘍の局所切除を行う場合には，切除可能な部位に切除可能な大きさで限局している場合に限る。一般的に局所切除で対応可能な腫瘍の場合には，視覚は維持され，眼疼痛はない。腫瘍の局所切除は顕微鏡下での手術となり，高度な技術が要求されるため，眼科専門病院に紹介することをお勧めする。

9-3-1）眼球摘出術の適応判断

眼球摘出術の適応判断は注意が必要である。クライアントは外貌の変化を伴う眼球摘出に対して難色を示すことが多い。ぶどう膜の腫瘍は遠隔転移を起こす可能性は低いため，眼疼痛もなく視覚が維持されている眼球の摘出を行うべきか否かの判断は，慎重に行う必要がある。筆者は臨床検査にてぶどう膜腫瘍が疑われる症例に対し眼球摘出術を実施する判断基準として，「すでに視覚が喪失している」「視覚は維持されているものの，コントロール困難な眼疼痛が存在している」場合には眼球摘出術を提示している。また，すでに遠隔転移があっても腫瘍に伴う眼疼痛がある場合には，眼球摘出術を提示している。

ぶどう膜の腫瘍に対して，腫瘍の局所切除で対応するのが望ましい。しかし，診断時にすでに局所切除で対応できない腫瘍の大きさで来院することも珍しくない。視覚が残存しているものの局所切除が行えない症例に対して，どの段階で眼球摘出手術を行うかの判断には，いくつかの考え方があると思われる。遠隔転移の可能性は低いもののゼロではないので，早急に眼球摘出手術を行うという判断もできる。また，遠隔転移の可能性が低いため，視覚が残存している間は経過観察を行うという選択肢もあると思われる。ただし，経過観察を行う際には，腫瘍の進行とともに前房出血，ぶどう膜炎，続発緑内障，網膜剥離などの合併症が起こる可能性がある旨を十分にクライアントに伝えておく必要がある。

10）猫のぶどう膜の腫瘍

10-1）腫瘍の特徴

猫のぶどう膜腫瘍は原発性もしくは二次性に発症する。原発性悪性腫瘍は局所浸潤が強く，遠隔転移の可能性も高い。前部ぶどう膜に由来する腫瘍の発生率が高く，10 歳齢以上での発生が多い。品種差や性差は認められていない。猫のぶどう膜腫瘍としては，原発性ではび漫性虹彩悪性黒色腫（**図 13**），猫眼球肉腫，まれではあるが毛様体腫瘍，二次性ではリンパ腫が挙

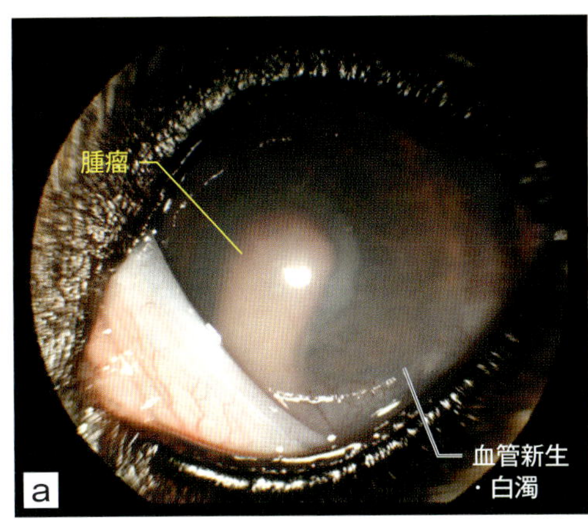

眼球内の腹側方向から虹彩および水晶体を覆うように，ピンク色の表面平滑な腫瘤が確認される。また，外側から腹側にかけて角膜輪部からの血管新生と白濁が認められる

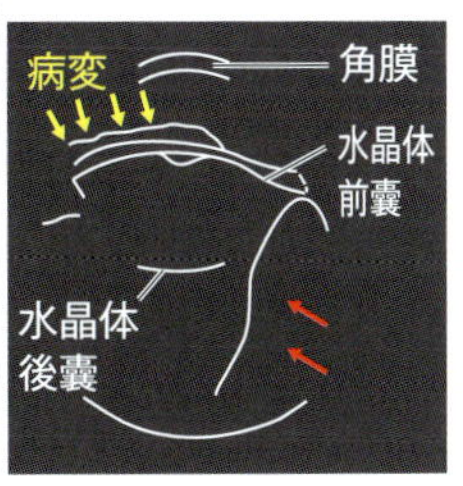

超音波所見。隅角から虹彩および水晶体に伸びる実質性の病変が確認できる。また，眼球背側の網膜剥離を疑う所見が認められる

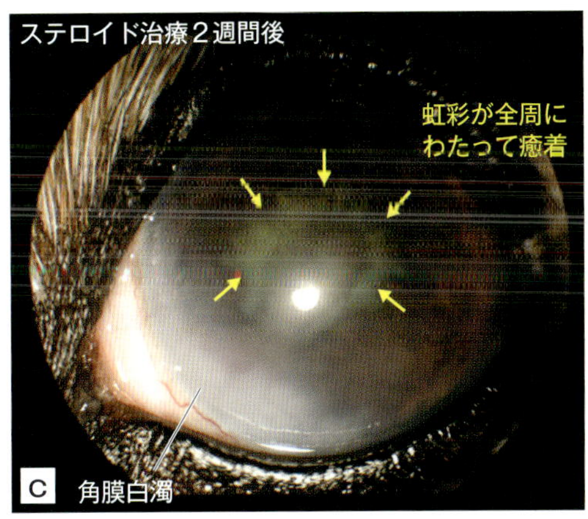

腫瘤の縮小は認められるものの，水晶体前面に存在している。また，瞳孔縁が不整を呈し，虹彩が水晶体と癒着している。内側から腹側にかけての角膜の白濁が認められる

cと同日の超音波所見。隅角部を腫瘤性病変が占拠している様子が観察される。また，網膜が完全に剥離している

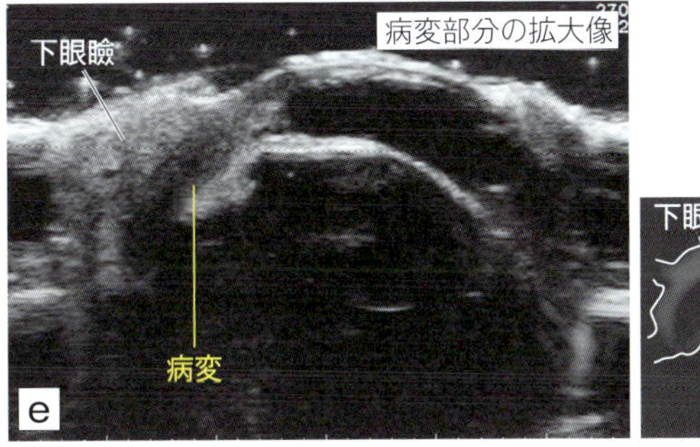

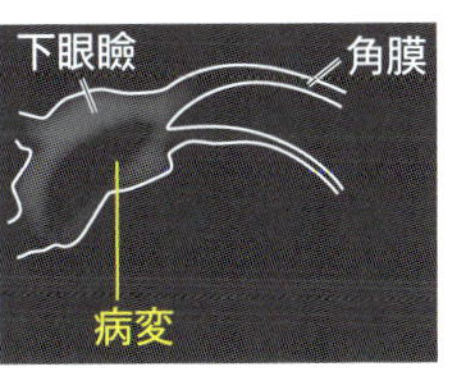

dの拡大所見。腫瘤は強膜と毛様体の間に存在していることが確認される

図 12　壊死性化膿性肉芽腫性眼内炎

ミニチュア・ダックスフンド，11 歳齢，避妊雌，左眼
難治性のぶどう膜炎を主訴に来院。ステロイド治療２週間後の検査では，すでに視覚が失われていた。炎症および疼痛のコントロールが困難であるため眼球摘出術を実施し，壊死性化膿性肉芽腫性眼内炎と診断された

げられる。

10-1-1）猫び漫性虹彩悪性黒色腫

猫び漫性虹彩悪性黒色腫（Feline diffuse iris melanoma，FDIM）は，猫のぶどう膜原発腫瘍としては最も多い。発症平均年齢は 9.4 歳齢で，好発品種や性差は認められない。虹彩表面に色素沈着が認められ，数年かけて虹彩表面の色素沈着領域が増殖および拡大し，また色も濃くなる。進行に伴い腫瘍が虹彩実質まで浸潤すると，虹彩が厚くなり瞳孔の変形や虹彩の運動を妨げる。腫瘍が隅角（虹彩角膜角）へ浸潤すると，房水の排出が不十分となり続発緑内障を引き起こす。

腫瘍が虹彩や隅角に限局している間に眼球摘出を行

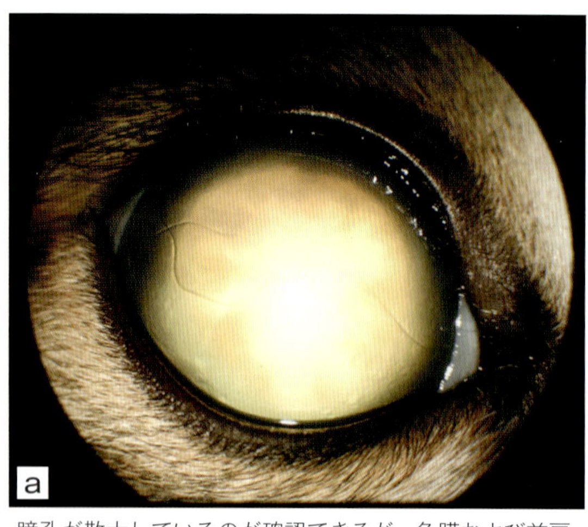

瞳孔が散大しているのが確認できるが，角膜および前房内が混濁し詳細な眼球内の観察は困難である

外背側の結膜下に黒色の色素沈着が確認される

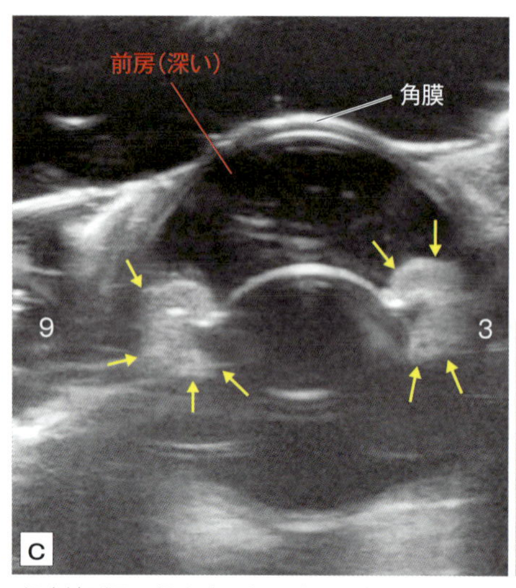

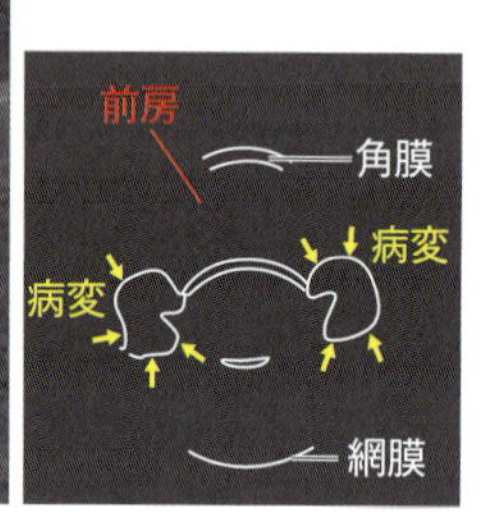

超音波所見。緑内障のため前房深度が深く，虹彩および毛様体の腫脹が確認される

図 13　び漫性虹彩悪性黒色腫

雑種猫，6歳齢，去勢雄，右眼
緑内障を主訴に来院。すでに視覚は喪失し，緑内障を呈していたため眼球摘出術を行い，び漫性虹彩悪性黒色腫と診断された

えば，生存期間はび漫性虹彩悪性黒色腫に罹患していない猫とほとんど変わらない[24]。しかし，腫瘍が毛様体や強膜にまで浸潤してから眼球摘出を行った症例では，眼球摘出後１～３年後に肺や肝臓などの腹腔内臓器に遠隔転移を引き起こす確率が高くなる。

10-1-2）猫原発性眼球肉腫（損傷後肉腫）

猫の眼球肉腫は原発性として２番目に多い眼球内腫瘍であり，悪性度の高い腫瘍である。眼内への傷害後に起こる肉腫であり，受傷後平均５年で腫瘍が確認される[26]。傷害の原因としては，水晶体の外傷，慢性ぶどう膜炎，眼内手術，緑内障眼への硝子体内ゲンタマイシン注入術などが挙げられる。臨床症状は慢性ぶどう膜炎，緑内障，眼内出血などが認められる。腫瘍は軟骨や骨を形成しながら視神経にまで浸潤し，領域リンパ節や遠隔転移を引き起こす。早期の眼球摘出術が推奨されるが，眼球摘出術後数カ月以内に腫瘍が原因で死亡することが多い。

10-1-3）リンパ腫

猫の二次性のぶどう膜腫瘍として多いのはリンパ腫であり，前部ぶどう膜炎や眼内の腫瘤形成を引き起こす。ぶどう膜に形成される腫瘤は白色～ピンク色を呈することが多い。前部ぶどう膜炎の症状の他，眼圧上昇や角膜炎が認められることもある。

10-2）診断および治療

犬と同様にぶどう膜の腫瘍が疑われる猫に対して，詳細な全身状態の評価は必須である。身体検査，血液検査，尿検査，胸部および腹部Ｘ線検査，腹部超音波検査を実施し，眼球以外の臓器の腫瘍疾患の有無および遠隔転移の評価を行う。ぶどう膜腫瘍の診断には細胞診検査や病理検査が必要であるが，眼球内の組織であるぶどう膜に対する細胞診検査は，一般的には行われない。虹彩および毛様体は血流が豊富な組織であるため，細胞診検査を行うと眼内出血を起こし，より深刻な合併症を引き起こす。前房穿刺による房水の細胞診検査も一般的には行われていない。前房穿刺による低眼圧のために眼内出血を起こすリスクが高くなるため，実施にはクライアントへの十分な説明が必要である。

猫のぶどう膜腫瘍の診断には，スリットランプ検査，隅角検査，眼底検査，眼部超音波検査が行われる。び漫性虹彩悪性黒色腫では，スリットランプ検査にて虹彩表面の色素沈着や虹彩の肥厚が観察される。隅角検査では，線維柱帯の評価を行う。腫瘍細胞が隅角まで浸潤すると，線維柱帯にも色素沈着が認められる。眼底検査では，虹彩－毛様体の腫瘍が後部ぶどう膜へ浸潤しているかを評価する。腫瘍が視神経乳頭の周囲まで浸潤している場合には，手術の術式を変更する必要が生じるかもしれない。

角膜混濁や前房出血が起こっている際には，超音波検査で眼球内の評価を行う。び漫性虹彩悪性黒色腫では肥厚した虹彩が確認される。また，毛様体の腫瘍が水晶体の裏面に浸潤している様子が観察されることもある。ぶどう膜の腫瘍では，治療前に確定診断を得ることが困難であることがほとんどであるため，典型的な臨床所見に基づく暫定診断により治療方法を検討する。

10-2-1)び漫性虹彩悪性黒色腫の鑑別診断と治療

猫のび漫性虹彩悪性黒色腫の鑑別診断として，非腫瘍性のしみや斑，色素沈着を伴う虹彩嚢胞，炎症による虹彩の変色が挙げられる。一般的に非腫瘍性のしみや斑では虹彩の腫脹は伴わないので，スリットランプ検査や超音波検査は有用である。

猫のび漫性虹彩悪性黒色腫の治療には，眼球摘出術が用いられる。腫瘍が虹彩にび漫性および多巣性に存在するため，腫瘍の局所切除は困難である。眼球摘出術後の予後は眼球摘出時の腫瘍の広がりと関係がある。すなわち，腫瘍が虹彩実質と線維柱帯にのみ確認されている状態で眼球摘出術が行えれば，長期の術後生存期間が得られるが，腫瘍が毛様体や強膜まで浸潤してから眼球摘出術を行っても，術後に遠隔転移が認められる割合が高くなる。埋想的には腫瘍が虹彩に限局しているうちに眼球摘出術を行うことであるが，現実的には腫瘍が虹彩に限局している間に，び漫性虹彩悪性黒色腫と暫定診断することは困難である。本腫瘍の初期段階の症状は虹彩の色素沈着のみであるため，眼検査で非腫瘍性のしみと鑑別するのは不可能である。腫瘍が虹彩実質まで浸潤すると虹彩が肥厚してくるものの，この段階では眼疼痛もなく視覚も維持されているため，眼球摘出術の適応とするかの判断は困難をきわめる。腫瘍が線維柱帯まで浸潤すると，隅角検査で色素沈着が確認される。現実的には，この段階で眼球摘出術を検討することになると思われる。線維柱帯への腫瘍浸潤が進むと続発緑内障を発症するとともに，視覚を喪失する。この段階まで進行した場合には眼球摘出術の適応となる。また，視覚は残存していても難治性のぶどう膜炎が存在する場合には，眼球摘出術の適応となる。

10-2-2)その他のぶどう膜の腫瘍

原発性の猫の眼球肉腫は，過去の眼球内への傷害歴が暫定診断のために必要となる。この腫瘍は悪性度が高いため，早期の眼球摘出術が必要となる。

二次性の腫瘍であるリンパ腫では，全身精査により病気の進行度を確認するとともに，抗がん薬治療を検討する。

11)犬の眼窩の腫瘍

11-1)腫瘍の特徴

犬の眼窩の腫瘍には，眼窩組織から発生する原発性の腫瘍と，周囲組織からの浸潤や遠隔転移による二次性の腫瘍がある。眼窩の腫瘍は一般的に高齢犬に認められ，間葉系腫瘍(骨肉腫，線維肉腫，骨軟骨肉腫)，上皮系腫瘍(腺癌，**図 14**)，混合型腫瘍(末梢神経鞘腫，髄膜腫(**図 15**)，肥満細胞腫)が報告されている[2,3,8,21]。眼窩に発生する腫瘍の大部分が原発性であり，その多くが悪性腫瘍である[3,21]。眼窩内の腫瘍発生部位により眼球突出もしくは眼球陥入(陥凹)が起こり，腫瘍による眼球の圧迫も認められる。また，眼窩内を腫瘍が占拠することにより瞬膜が突出し，眼球変位も認められる。視神経もしくはその周囲から発生している腫瘍の場合には，早期に失明してしまうこともある。眼窩腫瘍の犬 13 頭のうち安楽死処置が行われなかった犬 7 頭の平均生存期間は 13 カ月であったと報告されている[3]。別の報告では，診断後 6 カ月以内に死亡もしくは安楽死となった眼窩腫瘍の犬 18 頭の

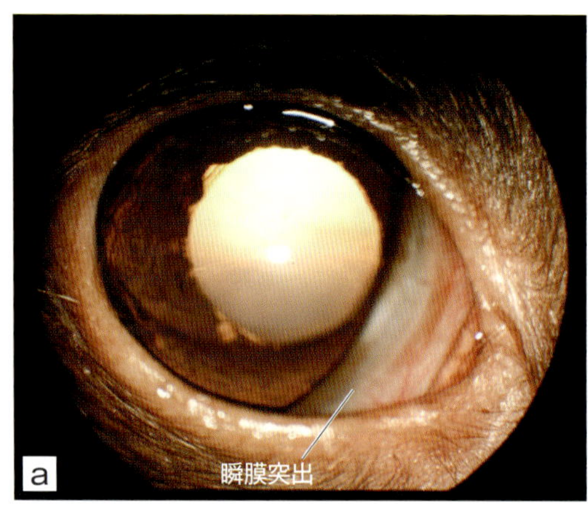

瞬膜の突出が認められる

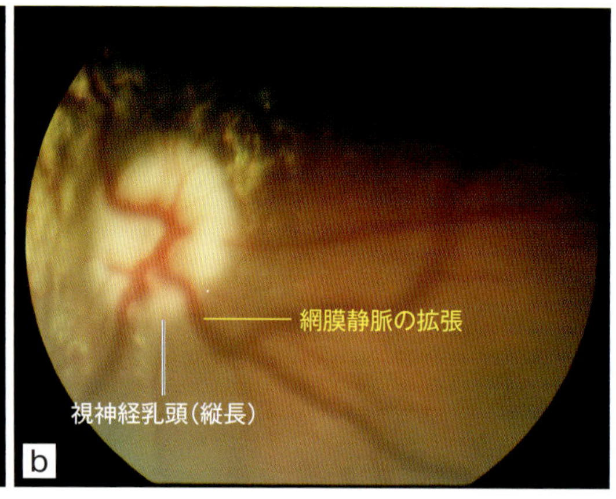

眼底検査では視神経乳頭が縦長に変形し，網膜静脈の拡張が認められる

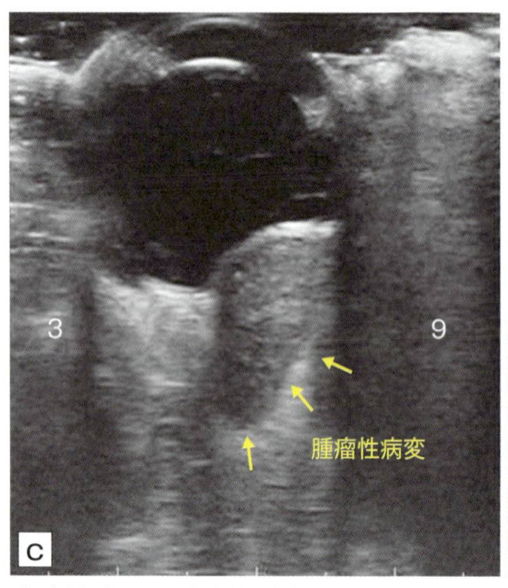

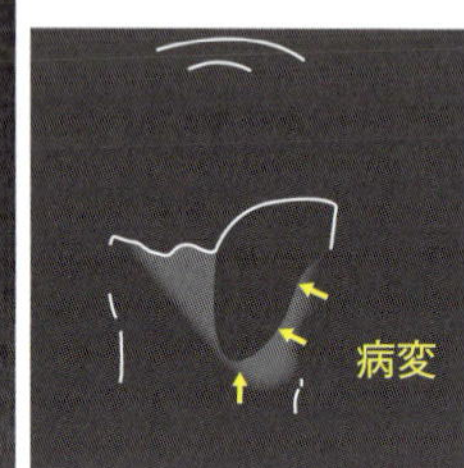

超音波所見。眼球後方内側から眼球を圧迫する腫瘤性病変が確認される

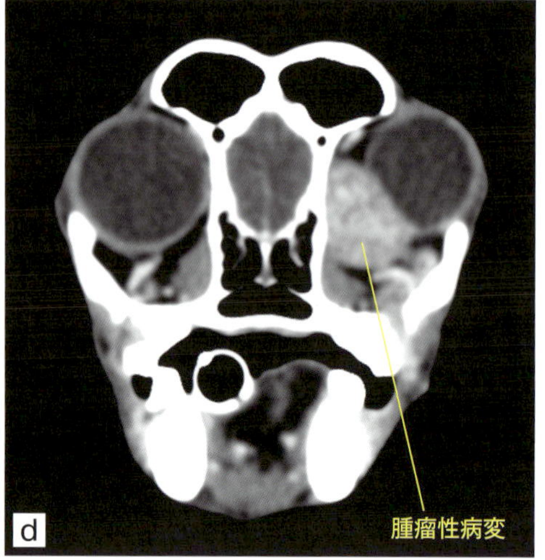

CT 検査では眼球後方内側に腫瘤性病変が確認される

図 14　瞬膜腺癌

ミニチュア・ダックスフンド，10 歳齢，去勢雄，右眼
右眼の眼球および瞬膜の突出を主訴に来院。腫瘤は眼球と接しており剥離が困難であることが予想されたため，眼球摘出術および眼窩切開術にて腫瘤を摘出し，瞬膜腺癌と診断された

うち 14 頭(78%)は無治療であったのに対し，診断後 6 カ月以上生存している眼窩腫瘍の犬 14 頭のうち 12 頭(86%)は積極的な治療が行われていた[21]。

11-2)診断および治療

眼窩腫瘍が疑われる症例に対しては，詳細な全身状態の評価は必須である。身体検査，血液検査，尿検査，胸部および腹部 X 線検査，腹部超音波検査を実施し，眼窩以外の臓器の腫瘍疾患の有無，領域リンパ節を含む全身のリンパ節の腫脹および遠隔転移の評価を行う。

眼窩腫瘍の臨床診断には特徴的な外貌の変化に加えて，眼部超音波検査，MRI 検査，CT 検査を行い病変の広がりを確認する。超音波検査は点眼麻酔で行うことができるという利点はあるが，腫瘍の全体像を確認することは困難であることが多い。MRI 検査や CT 検査は全身麻酔が必要であるが，超音波検査よりも病変の広がりを詳細に確認することができる。確定診断には細胞診検査，もしくは病理検査が必要である。眼窩の腫瘍に対しては，超音波ガイド下での FNA が実施可能である。

眼窩腫瘍の症例では，診断時にはすでに腫瘍が広範囲に浸潤していることが多く，根治的な手術を行えないことが多い。遠隔転移所見がなく視覚が維持されている症例では，眼窩切開術などの眼球を温存した手術方法を検討する。しかしながら，進行した眼窩腫瘍では眼球摘出術と眼窩切開術の併用が必要となることもある。腫瘍の種類によっては，術後に外部放射線照射や化学療法を行う。

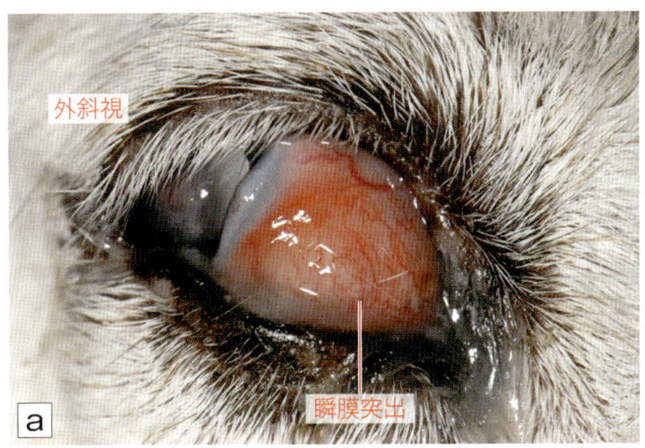

外斜視と重度の瞬膜突出が確認される

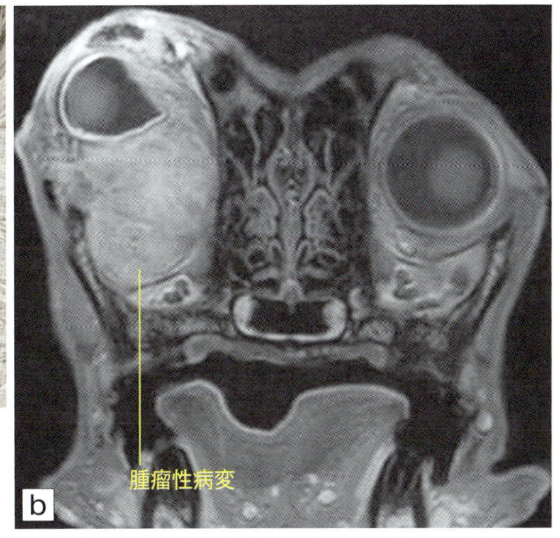

MRI 検査では右眼窩内全体を占拠する腫瘤性病変が確認される

図 15　犬眼窩髄膜腫
ビーグル，14 歳齢，雄，右眼
右眼の眼球および瞬膜の突出を主訴に来院。眼球摘出術を実施し，髄膜腫と診断された

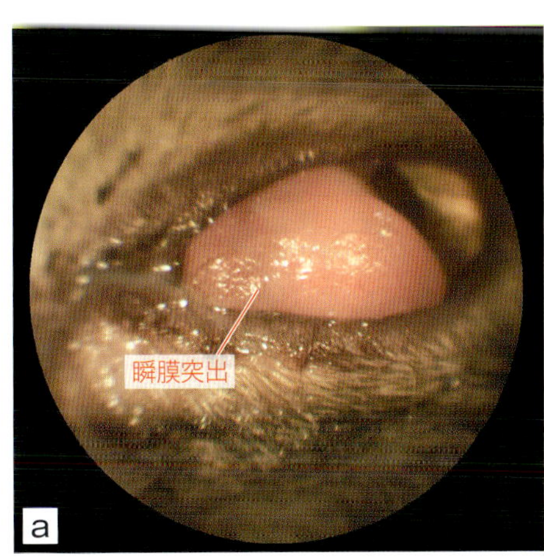

突出した瞬膜が眼球全体を覆っている

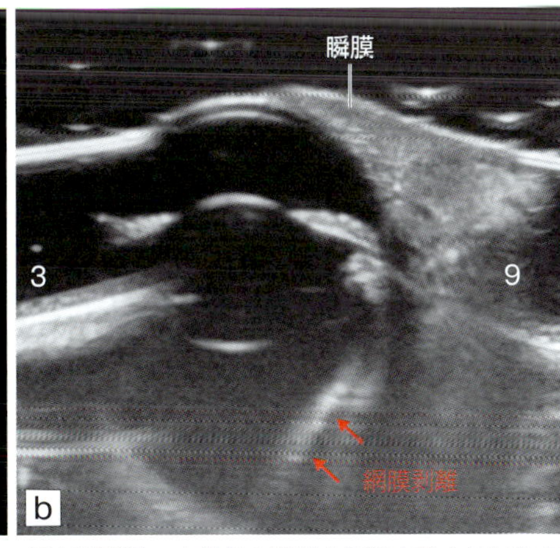

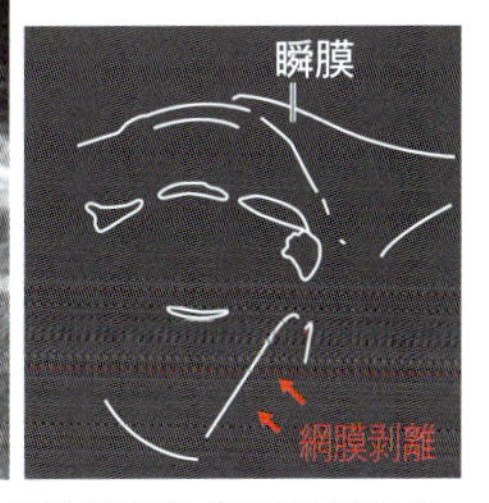

超音波所見。内側から眼球を圧迫するように存在する腫瘤性病変が確認され，網膜剥離も認められる

図 16　鼻腔内腫瘍
雑種猫，6 歳齢，去勢雄，左眼
鼻出血と瞬膜突出を主訴に来院。本症例は鼻腔内腫瘍と診断された

12)猫の眼窩の腫瘍

12-1)腫瘍の特徴

猫の眼窩腫瘍は犬より発生頻度は高く，遭遇する機会も多い。リンパ腫，非上皮系悪性腫瘍，上皮系悪性腫瘍が認められる[2](**図 16**)。眼窩原発の腫瘍より鼻腔内や口腔内からの二次的な腫瘍の浸潤が多く，眼窩腫瘍のほとんどが悪性である[3]。眼窩腫瘍により眼球突出や眼球変位，瞬膜突出などの臨床症状が認められる。安楽死が選択されることが多いため診断後の生存期間は 1 カ月にも満たず，安楽死症例を除いても診断後の平均生存期間は 1 カ月である[3]。

12-2)診断および治療

眼窩腫瘍が疑われる症例に対しては，詳細な全身状態の評価は必須である。身体検査，血液検査，尿検査，胸部および腹部 X 線検査，腹部超音波検査を実施し，眼窩以外の臓器の腫瘍疾患の有無，領域リンパ節を含む全身のリンパ節の腫脹および遠隔転移の評価を行う。特に，鼻腔内や口腔内から浸潤してきた二次的な眼窩の腫瘍が多いことに留意する必要がある。

眼窩腫瘍の臨床診断には特徴的な外貌の変化に加えて，眼部超音波検査，MRI 検査，CT 検査を行い病変の広がりを確認する。MRI 検査や CT 検査では，眼窩の評価を行うと同時に鼻腔内や口腔内の評価も行う。確定診断には細胞診検査，もしくは病理検査が必要である。眼窩の腫瘍に対しては，超音波ガイド下でのFNAが実施可能である。

猫の眼窩腫瘍に対しては眼窩切開術や眼球摘出術などの外科治療が困難な症例が多い。早期の原発性眼窩腫瘍に対しては外科治療を行う。リンパ腫という診断が得られれば抗がん薬治療や放射線治療を行う。他部位から浸潤してきた眼窩腫瘍に対しては，放射線治療を検討する。

Point

・眼球および眼付属器の腫瘍は，発生部位や動物種（犬・猫）によって挙動や予後が大きく異なる。

犬の場合

・眼瞼の腫瘍

ー眼球および眼付属器の腫瘍の中で最も発生が多い

ー良性腫瘍の発生率は73.3～87.8%であり，中でも皮脂腺（マイボーム腺）由来が最も多い

ー良性腫瘍でも眼に不快感や角膜障害が認められる場合には切除手術が必要となる

ー腫瘍は，V字全層切除術で対処可能なサイズのうちに手術することが望まれる

・瞬膜腫瘍

ー発生頻度は多くないものの，腺癌や肥満細胞腫などの悪性腫瘍の割合が多く，瞬膜の全切除が必要になる

・角膜輪部メラノサイト性腫瘍

ー良性であることが多く，眼球温存できる可能性が高い

・ぶどう膜原発腫瘍

ーメラノサイト性腫瘍，虹彩毛様体上皮性腫瘍，リンパ腫などが発生する

ーメラノサイト性腫瘍の大多数が前部ぶどう膜由来であり，悪性は23～27%，遠隔転移率は約5%程度である

ー虹彩原発の前部ぶどう膜メラノサイト性腫瘍では，虹彩の肥厚や瞳孔の形態異常，失明や眼疼痛が認められる。続発疾患として角膜炎，前部ぶどう膜炎，前房出血，続発緑内障，網膜剥離が一般的である

ー前部ぶどう膜メラノサイト性腫瘍が局所切除で対応できない大きさの場合には，眼球摘出術が選択される。しかし，視覚のある眼に対して眼球摘出術を実施するか否かの判断は慎重に行う

ー虹彩毛様体上皮性腫瘍は乳頭状や平滑な形態をとり，腺腫と腺癌の発生率はほぼ同等である。毛様体腺癌の遠隔転移は多くない

ー虹彩毛様体上皮性腫瘍は，腫瘍の大きさによって局所切除での対応は困難になる

・眼窩の腫瘍

ー間葉系腫瘍，上皮系腫瘍，混合型腫瘍があり，大部分が原発性で，その多くが悪性腫瘍である

ー眼球突出，瞬膜突出，眼球変位などが認められる

ー診断には，超音波・MRI・CT検査とともに，超音波ガイド下でのFNAが必要である

ー診断時に広範囲に浸潤していることも多く，根治的な手術が行えないことが多い

猫の場合

・**眼瞼の腫瘍**

－発生頻度は低いものの，そのほとんどが悪性腫瘍である

－切除手術が必要であるが，悪性である可能性が高いことを考慮して手術計画を立てる必要がある

・**ぶどう膜の腫瘍**

－び漫性虹彩悪性黒色腫，眼球肉腫，リンパ腫などがある

－び漫性虹彩悪性黒色腫は虹彩表面に色素沈着が認められ，数年かけて虹彩の色素沈着領域が増殖および拡大し，色も濃くなる。虹彩実質まで浸潤すると虹彩の肥厚や瞳孔の変形が認められ，隅角へ浸潤すると続発緑内障を引き起こす

－び漫性の腫瘍であるため局所切除は困難であり，眼球摘出が適応となる。しかし，虹彩の色素沈着のみの段階では臨床的にび漫性虹彩悪性黒色腫と診断することは困難であり，眼球摘出手術の時期は慎重に判断する必要がある

－眼球肉腫は眼内への傷害後に起こる肉腫で，受傷後平均５年で腫瘍が確認されるとの報告があり[26]，慢性ぶどう膜炎，緑内障，眼内出血を伴うことが多い

－眼球内腫瘍の進行は早く，眼球摘出を行っても早期に死亡することが多い

・**眼窩の腫瘍**

－鼻腔内や口腔内からの二次的な腫瘍の浸潤が多いため，眼窩切開術や眼球摘出術による病変の切除は困難な症例が多く，またほとんどが悪性腫瘍である

－眼球突出や眼球変位，瞬膜突出などの症状が認められる

■参考文献

1）Aquino SM. Management of eyelid neoplasms in the dog and cat. *Clin Tech Small Anim Pract* 22(2): 46-54 (2007).

2）Armour MD, Broome M, Dell'Anna G, Blades NJ, et al. A review of orbital and intracranial magnetic resonance imaging in 79 canine and 13 feline patients (2004-2010). *Vet Ophthalmol* 14(4): 215-226 (2011).

3）Attali-Soussay K, Jegou JP, Clerc B. Retrobulbar tumors in dogs and cats: 25 cases. *Vet Ophthalmol* 4(1): 19-27 (2001).

4）Barsotti G , Marchetti V, Abramo F. Primary conjunctival mast cell tumor in a Labrador Retriever. *Vet Ophthalmol* 10(1): 60-64 (2007).

5）Bernays ME, Flemming D, Peiffer RL Jr. Primary corneal papilloma and squamous cell carcinoma associated with pigmentary keratitis in four dogs. *J Am Vet Med Assoc* 15; 214(2): 215-217, 204 (1999).

6）Betton A, Healy LN, English RV, Bunch SE. Atypical limbal melanoma in a cat. *J Vet Intern Med* 13(4): 379-381 (1999).

7）Blogg J, Dutton A, Stanley R. Use of third eyelid grafts to repair full thickness defects in the cornea and sclera. *J Am Anim Hosp Assoc* 25: 505-510 (1989).

8）Boroffka SA, Verbruggen AM, Grinwis GC, Voorhout G, et al. Assessment of ultrasonography and computed tomography for the evaluation of unilateral orbital disease in dogs. *J Am Vet Med Assoc* 230(5): 671-680 (2007).

9）Buerger RG, Scott DW. Cutaneous mast cell neoplasia in cats:14 cases (1975-1985). *J Am Vet Med Assoc* 190(11): 1440-1444 (1987).

10）Buyukmihci N. Fibrosarcoma of the nictitating membrane in a cat. *J Am Vet Med Assoc* 167(10): 934-935 (1975).

11）Collins BK, Collier LL, Miller MA, et al. Biologic behavior and histologic characteristics of canine conjunctival melanoma. *Prog Vet Comp Ophthalmol* 3(4): 135-140 (1993).

12）Day MJ, Lucke VM. Melanocytic neoplasia in the cat. *J Small Anim Pract* 36(5): 207-213 (1995).

13）Donaldson D, Sansom J, Scase T, Adams V, et al. Canine limbal melanoma: 30 cases (1992-2004) . Part 1. Signalment, clinical and histological features and pedigree analysis. *Vet Ophthalmol* 9(2): 115-119 (2006).

14）Dreyfus J, Schobert CS, Dubielzig RR. Superficial corneal squamous cell carcinoma occurring in dogs with chronic keratitis. *Vet Ophthalmol* 14(3): 161-168 (2011).

15）Dubielzig RR, Steinberg H, Garvin H, Deehr AJ, et al. Iridociliary epithelial tumors in 100 dogs and 17 cats: a morphological study. *Vet Ophthalmol* 1(4): 223-231 (1998).

16）Fife M, Blocker T, Fife T, Dubielzig RR, et al. Canine conjunctival mast cell tumors: a retrospective study. *Vet Ophthalmol* 14(3): 153-160 (2011).

17）Finn M, Krohne S, Stiles J. Ocular melanocytic neoplasia. *Compend Contin Educ Vet* 30(1): 19-25; quiz 26 (2008).

18）Giuliano EA, Chappell R, Fischer B, Dubielzig RR. A matched observational study of canine survival with primary intraocular melanocytic neoplasia. *Vet Ophthalmol* 2(3): 185-190 (1999).

19) Hallström M. Mastocytoma in the third eyelid of a dog. *J Small Anim Pract* 11(7): 469-472 (1970).

20) Hargis AM, Lee AC, Thomassen RW. Tumor and tumor-like lesions of perilimbal conjunctiva in laboratory dogs. *J Am Vet Med Assoc* 173(9): 1185-1190 (1978).

21) Hendrix DV, Gelatt KN. Diagnosis, treatment and outcome of orbital neoplasia in dogs: a retrospective study of 44 cases. *J Small Anim Pract* 41(3): 105-108 (2000).

22) Holt E, Goldschmidt MH, Skorupski K. Extranodal conjunctival Hodgkin's-like lymphoma in a cat. *Vet Ophthalmol* 9(3): 141-144 (2006).

23) Hong IH, Bae SH, Lee SG, Park JK, et al. Mucosa-associated lymphoid tissue lymphoma of the third eyelid conjunctiva in a dog. *Vet Ophthalmol* 14(1): 61-65 (2011).

24) Kalishman JB, Chappell R, Flood LA, Dubielzig RR. A matched observational study of survival in cats with enucleation due to diffuse iris melanoma. *Vet Ophthalmol* 1(1): 25-29 (1998).

25) Kanai K, Kanemaki N, Matsuo S, Ichikawa Y, et al. Excision of a feline limbal melanoma and use of nictitans cartilage to repair the resulting corneoscleral defect. *Vet Ophthalmol* 9(4): 255-258 (2006).

26) Kirk N. Gelatt et al eds. Veterinary Ophthalmology 5th. Wiley-Blackwell (2013).

27) Komaromy AM, Ramsey DT, Render JA, Clark P. Primary adenocarcinoma of the gland of the nictitating membrane in a cat. *J Am Anim Hosp Assoc* 33(4): 333-336 (1997).

28) Krehbiel JD, Langham RF. Eyelid neoplasms of dogs. *Am J Vet Res* 36(1): 115-119 (1975).

29) Labruyere JJ, Hartley C, Holloway A. Contrast-enhanced ultrasonography in the differentiation of retinal detachment and vitreous membrane in dogs and cats. *J Small Anim Pract* 52(10): 522-530 (2011).

30) Larocca RD. Eosinophilic conjunctivitis, herpes virus and mast cell tumor of the third eyelid in a cat. *Vet Ophthalmol* 3(4): 221-225 (2000).

31) Lavach JD, Snyder SP. Squamous cell carcinoma of the third eyelid in a dog. *J Am Vet Med Assoc* 184(8): 975-976 (1984).

32) Lewin GA. Repair of a full thickness corneoscleral defect in a German shepherd dog using porcine small intestinal submucosa. *J Small Anim Pract* 40(7): 340-342 (1999).

33) Liapis IK, Genovese L. Hemangiosarcoma of the third eyelid in a dog. *Vet Ophthalmol* 7(4): 279-282 (2004).

34) Macy DW, Reynolds HA. The incidence, characteristics and clinical management of skin tumors of cats. *J Am Anim Hosp Assoc* 17: 1026-1034 (1981).

35) McCowan C, Malcolm J, Hurn S, O'Reilly A, et al. Conjunctival lymphoma: immunophenotype and outcome in five dogs and three cats. *Vet Ophthalmol* 17(5): 351-357 (2014).

36) McLaughlin SA, Whitley RD, Gilger BC, et al. Eyelid neoplasms in cats: A re-view of demographic data (1979 to 1989) . *J Am Anim Hosp Assoc* 29: 63-67 (1993).

37) Miller MA, Nelson SL, Turk JR, Pace LW, et al. Cutaneous neoplasia in 340 cats. *Vet Pathol* 28(5): 389-395 (1991).

38) Montgomery KW, van der Woerdt A, Aquino SM, Sapienza JS, et al. Periocular cutaneous mast cell tumors in cats: evaluation of surgical excision (33 cases). *Vet Ophthalmol* 13(1): 26-30 (2010).

39) Multari D, Vascellari M, Mutinelli F. Hemangiosarcoma of the third eyelid in a cat. *Vet Ophthalmol* 5(4): 273-276 (2002).

40) Newkirk KM, Rohrbach BW. A retrospective study of eyelid tumors from 43cats. *Vet Pathol* 46(5): 916-927 (2009).

41) Norman JC, Urbanz JL, Calvarese ST. Penetrating keratoscleroplasty and bimodal grafting for treatment of limbal melanocytoma in a dog. *Vet Ophthalmol* 11(5): 340-345 (2008).

42) Patnaik AK, Mooney S. Feline melanoma: a comparative study of ocular, oral, and dermal neoplasms. *Vet Pathol* 25(2): 105-112 (1988).

43) Peiffer RL Jr, Duncan J, Terrell T. Hemangioma of the nictitating membrane in a dog. *J Am Vet Med Assoc* 172(7): 832-833 (1978).

44) Perlmann E, da Silva EG, Guedes PM, Barros PS. Coexisting squamous cell carcinoma and hemangioma on the ocular surface of a cat. *Vet Ophthalmol* 13(1): 63-66 (2010).

45) Pirie CG, Knollinger AM, Thomas CB, Dubielzig RR, et al. Canine conjunctival hemangioma and hemangiosarcoma: a retrospective evaluation of 108 cases (1989-2004). *Vet Ophthalmol* 9(4): 215-216 (2006).

46) Plummer CE, Kallberg ME, Ollivier FJ, Gelatt KN, et al. Use of a biosynthetic material to repair the surgical defect following excision of an epibulbar melanoma in a cat. *Vet Ophthalmol* 11(4): 250-254 (2008).

47) Radi ZA, Miller DL, Hines ME 2nd. B-cell conjunctival lymphoma in a cat. *Vet Ophthalmol* 7(6): 413-415 (2004).

48) Roberts SM, Severin GA, Lavach JD. Prevalence and treatment of palpebral neoplasms in the dog: 200 cases (1975-1983). *J Am Vet Med Assoc* 189(10): 1355-1359 (1986).

49) Schobert CS, Labelle P, Dubielzig RR. Feline conjunctival melanoma: histopathological characteristics and clinical outcomes. *Vet Ophthalmol* 13(1): 43-46 (2010).

50) Scott DW. Feline dermatology 1900-1978: a monograph. *J Am Anim Hosp Assoc* 16: 419-425 (1980).

51) Takiyama N, Terasaki E, Uechi M. Corneal squamous cell carcinoma in two dogs. *Vet Ophthalmol* 13(4): 266-269 (2010).

52) Vascellari M, Multari D, Mutinelli F. Unicentric extranodal lymphoma of the upper eyelid conjunctiva in a dog. *Vet Ophthalmol* 8(1): 67-70 (2005).

53) Ward DA, Latimer KS, Askren RM. Squamous cell carcinoma of the corneoscleral limbus in a dog. *J Am Vet Med Assoc* 15; 200(10): 1503-1506 (1992).

54) Wilcock B, Peiffer R Jr. Adenocarcinoma of the gland of the third eyelid in seven dogs. *J Am Vet Med Assoc* 15; 193(12): 1549-1550 (1988).

55) Wilcock BP, Peiffer RL Jr. Morphology and behavior of primary ocular melanomas in 91 dogs. *Vet Pathol* 23(4): 418-424 (1986).

56) Wilcock BP, Yager JA, Zink MC. The morphology and behavior of feline cutaneous mastocytomas. *Vet Pathol* 23(3): 320–324 (1986).

57) Wilkie DA, Wolf ED. Treatment of epibulbar melanocytoma in a dog, using full-thickness eyewall resection and synthetic graft. *J Am Vet Med Assoc* 15; 198(6): 1019–1022 (1991).

58) Willis AM. Feline leukemia virus and feline immunodeficiency virus. *Vet Clin North Am Small Anim Pract* 30(5): 971–986 (2000).

（寺門邦彦）

Chapter
9-2 検体の取り扱いおよび病理組織診断

犬や猫の眼部の腫瘍の発生率は，犬の眼瞼マイボーム腺腫を除くと非常に低いため，遭遇する機会が乏しく，経験できない腫瘍が多い。そこで本稿は，広く浅く知識を得てもらうことを目的に，代表的な眼部の腫瘍ならびに予後に関し，最新の知見を混ぜて解説する。さらに，病理医により診断が異なることが多い腫瘍に関しては，その理由を述べたい。また，眼部は脆弱なため挫滅により病理診断が困難になることが多いため，正確な病理診断を得るための症例情報の提供方法と眼球の固定方法もあわせて提示する。

1）病理組織検査に検体を供するにあたって

眼球の腫瘍に限らず，正確な病理組織検査(以下，病理検査)のためには，臨床家からの正確な検体情報の提供と適切な検体の処理が不可欠である。特に，眼球は組織が脆弱なため破壊されやすく，その取り扱いや固定および送付には注意が必要である。

1-1)検体情報の提供

病変部の肉眼情報の提供は，病理組織診断(以下，病理診断)の精度を向上させるだけでなく，断端部の評価を適切に行うためには必須である。特に腫瘍性病変は，正確な病変の位置を図や写真にて示す必要がある。後述するが，眼球は未固定では分割しないことが望ましいので，肉眼所見，超音波検査やCT検査による眼球内の病変の情報を提供することにより病理診断の精度は向上する(**図1**)。加えて，切除断端部の評価が臨床動態(再発)に直結するため，断端部の位置を図や写真にて示すことが望ましい。

1-2)検体の取り扱い

未固定の眼球をナイフで分割することは，組織が破壊され，正確な切り出しを困難にするため避けるべきである。眼球周囲の筋肉などの軟部組織は，腫瘍浸潤が疑われる領域以外は取り除くことが望ましい。ただし，過度な組織の除去は，正確な腫瘍断端部の評価を難しくするため避ける必要がある。小さな腫瘍性病変は，内視鏡サンプルの提出の際に用いる濾紙付のカセットを使用することにより，検体の方向性を明確にすることができる(濾紙は検体を吸着するため組織標本の断端面の方向を正しく作製できる)。病理用カセットは薬液処理がしやすいように設計されており，あらかじめ濾紙をセットして使用する。また，切除断端部は，明確に図示あるいは組織標識インク(ティッシュマーキングダイ)でマーキングすることにより正確な評価が可能となる。

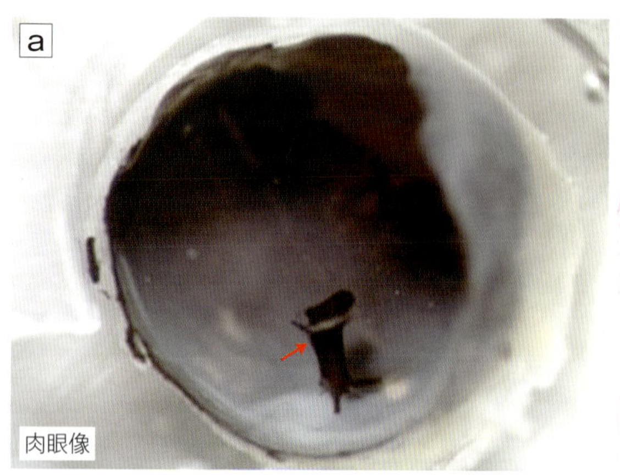

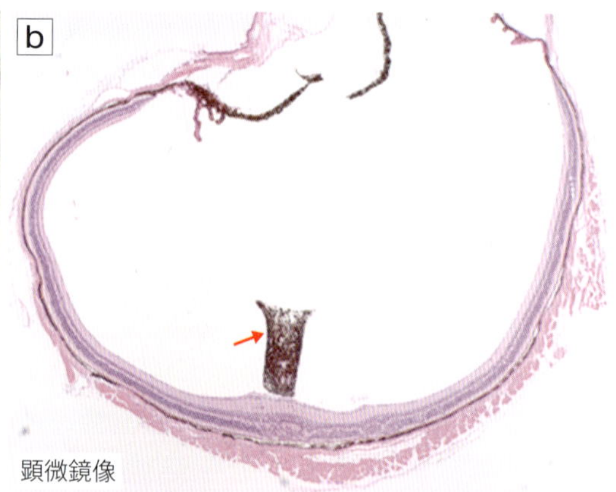

図1　眼球内の局在性病変：硝子体動脈遺残
本病変は，視神経乳頭部から硝子体内に黒色突起物として認められる。超音波検査などによる眼球内病変の情報を病理に提供することにより，正確な病変位置を把握することができ，正確な病理診断が可能となる

リン酸１水素２ナトリウム　Na_2HPO_4	6.5 g
リン酸２水素ナトリウム　$NaH_2PO_4 \cdot 2H_2O$	4 g
蒸留水	900 mL
ホルマリン原液(Formaldehyde37%含有)	100 mL

表１　10%リン酸緩衝ホルマリン固定液の処方
リン酸を蒸留水に溶解した後，ホルマリンを加える。常温で，長期間保存可能(各社から10%中性緩衝ホルマリンとして購入することも可能)

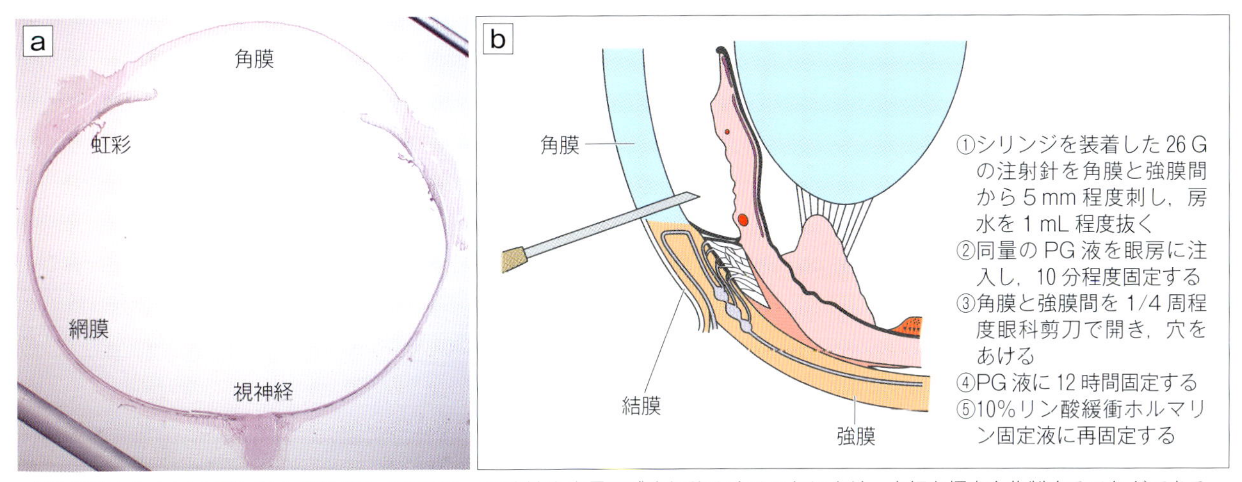

４%パラホルムアルデヒド＋２%グルタルアルデヒド混合液(PG液)により固定することで，網膜の人工的な剥離が防止される

固定液を少量眼球内に注入することにより，良好な標本を作製することができる

図２　良好な固定方法による犬の眼球(水晶体は除去)

1-3)検体の固定方法および送付方法

検体は摘出後，できるだけ速やかに固定液に浸漬させることが重要である。固定液の液量は標本サイズの10倍量が望ましい。使用する固定瓶の口径は，必ず検体より大きなサイズを用いる。

通常の病理検査のための固定液は，10%中性緩衝ホルマリン液(10%中性ホルマリン液)を用いる(**表１**)。また，ホルマリンよりも精製度が高い４%パラホルムアルデヒド液(４%-パラホルムアルデヒド・りん酸緩衝液)を用いることにより，免疫染色や電子顕微鏡による精度の高い検索が可能となる。腫瘍性ではない網膜病変の検索には，網膜の人工的な剥離を防止するために，４%パラホルムアルデヒド＋２%グルタルアルデヒド混合液(PG液)やDavidson液を用いることがある。この際，眼球内に少量の固定液を注射することにより，固定がより迅速になる(**図２**)。

検体を検査機関に送付する際には，固定瓶の中に空気ができるだけ入っていない状態であることが望ましい。その理由は，送付時に送付箱が横になっても，検体が固定液に漬かっていない状態にならないようにするためである。

２)犬・猫の眼に好発する代表的腫瘍

2-1)眼瞼

犬の眼瞼腫瘍は大部分が良性であり，最も発生頻度が高い腫瘍は，眼瞼縁に発生するマイボーム腺腫／マイボーム腺上皮腫である。メラノサイト性腫瘍も時折発生し，大部分が良性の黒色細胞腫(メラノサイトーマ)であり，悪性黒色腫(メラノーマ，悪性メラノーマ)は非常に少ない。一方，猫では扁平上皮癌，肥満細胞腫，血管肉腫の発生率が高い[8]。

2-1-1)マイボーム腺腫／マイボーム腺上皮腫

眼瞼縁の特殊な皮脂腺であるマイボーム腺(瞼板腺)に由来する腫瘍で，皮膚の脂腺腺腫よりも小型の基底細胞に富むことが特徴であり脂腺上皮腫に類似している。脂腺腺腫に近い形態をマイボーム腺腫(**図３**)，脂腺上皮腫に近い形態をマイボーム腺上皮腫(**図４**)と診断しており，基本的に良性のみで悪性の例はほとんどない。

マイボーム腺上皮腫ではメラニン色素の沈着が目立つことから，臨床的にはメラノサイト性腫瘍が鑑別診断に挙げられる(**図４a**)。この腫瘍や腫瘍の前段階のマイボーム腺過形成は，頻繁に炎症を伴い脂肪肉芽腫を腫瘍周囲に形成する。また，腫瘍の表層の扁平上皮が反応性に乳頭状過形成となることも多い。

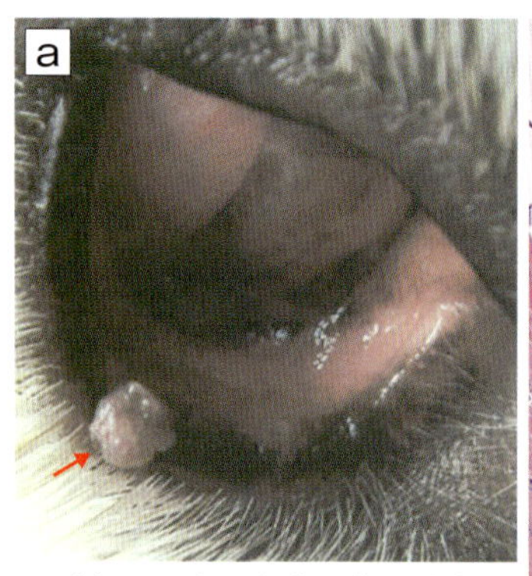

眼瞼縁に発生した乳頭状に増殖する腫瘍(矢印)

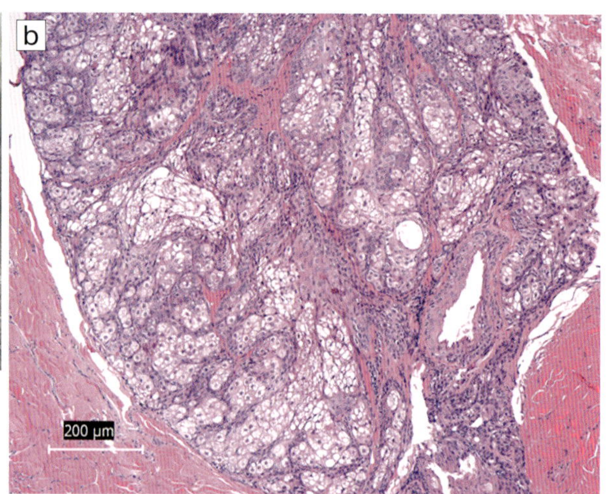

脂腺細胞に類似した細胞質内に多数の脂肪空胞を容れた腫瘍細胞が，胞巣状に増殖している

図3 犬のマイボーム腺腫

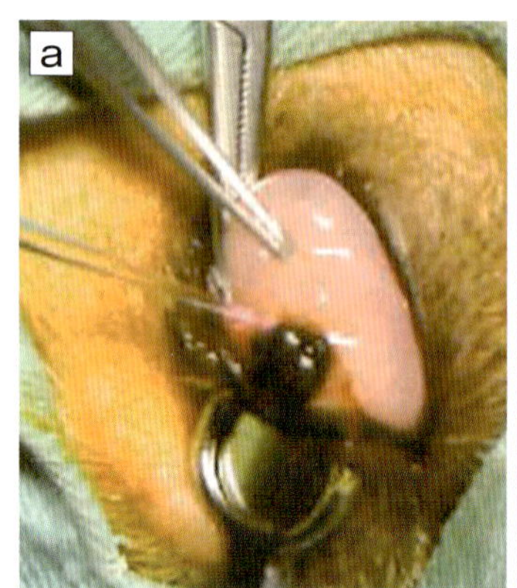

眼瞼縁に発生した黒色腫瘍。肉眼的にはメラノサイト性腫瘍との鑑別が必要である

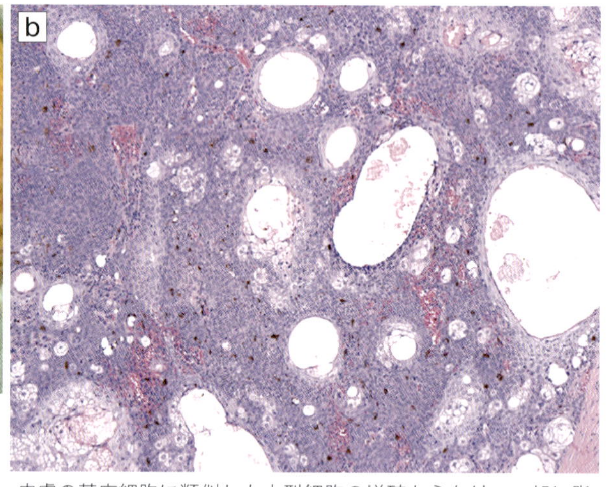

皮膚の基底細胞に類似した小型細胞の増殖からなり，一部に脂腺細胞に類似した脂肪空胞を多数容れた細胞をまじえる。肉眼的な黒色を反映して，細胞内にはメラニン顆粒の沈着を認める

図4 犬のマイボーム腺上皮腫

2-1-2)メラノサイト性腫瘍

メラノサイト性腫瘍は，良性の黒色細胞腫と悪性の悪性黒色腫に分類される。犬の有毛部の眼瞼(結膜側ではない)に多く発生するのは良性の黒色細胞腫であり(**図5**)，悪性黒色腫はまれに発生するにすぎない。一方，眼瞼結膜側すなわち結膜粘膜由来のメラノサイト性腫瘍は悪性のものが多く，発生部位による注意が必要である。

良性悪性の鑑別は，細胞異型，浸潤性が決め手となる。メラニン沈着が多い腫瘍は黒色細胞腫が多く，悪性化すると細胞形態も多様性に富み，メラニン色素の沈着の程度も様々となる。メラニン沈着が多い腫瘍では，良性悪性の鑑別に必要な核形態がメラニン顆粒により不明瞭となる。その際は，メラニン色素を脱色して核形態を見る必要がある(**図6**)。また，無色素性となった場合は，メラノサイトマーカーの免疫染色(犬，猫ともに交差性を示すMelan-A(MART-1)，PNL2，Microphthalmia-associated transcription factorおよびS-100)や電子顕微鏡などを使用して確定診断する必要がある(**図7**)。

2-1-3)扁平上皮癌

眼瞼皮膚側の扁平上皮癌は，猫の皮膚無色素部に発生する。耳介などに多発性に形成されることから，紫外線により誘発される腫瘍と考えられている。組織形態は，皮膚の扁平上皮癌と同様である。

眼瞼の結膜側では，猫だけでなく犬でも発生し，その組織形態は皮膚と同様である(**図8**)。

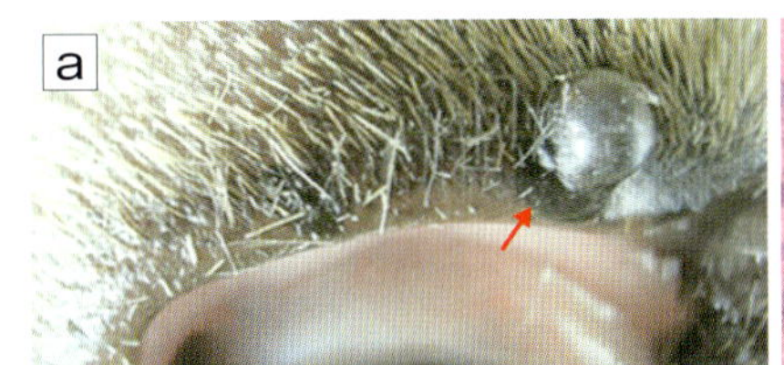

眼瞼有毛部に発生した良性の黒色細胞腫

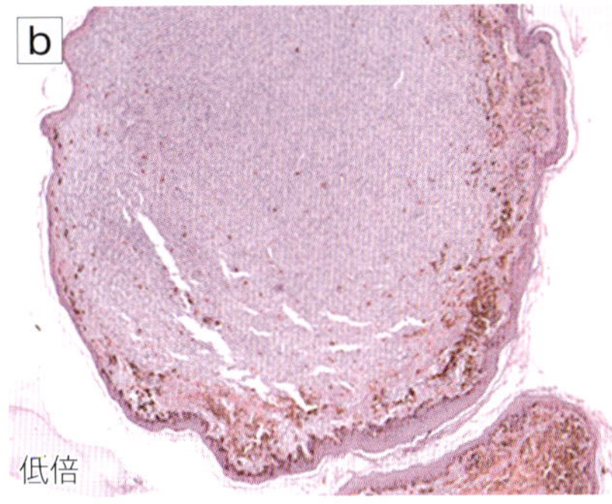

表層はメラニン沈着により黒色であるが，内部はメラニン沈着に乏しい細胞で構成される

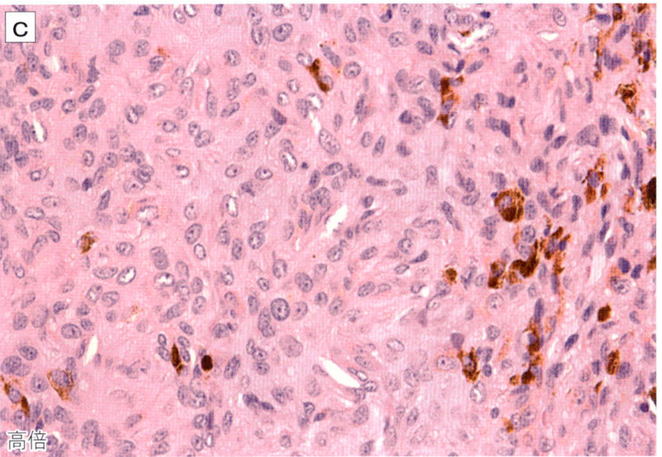

核の大小不同はあるが，異型性はなく分裂像にも乏しいことから良性と判断される

図5　犬の眼瞼有毛部の黒色細胞腫

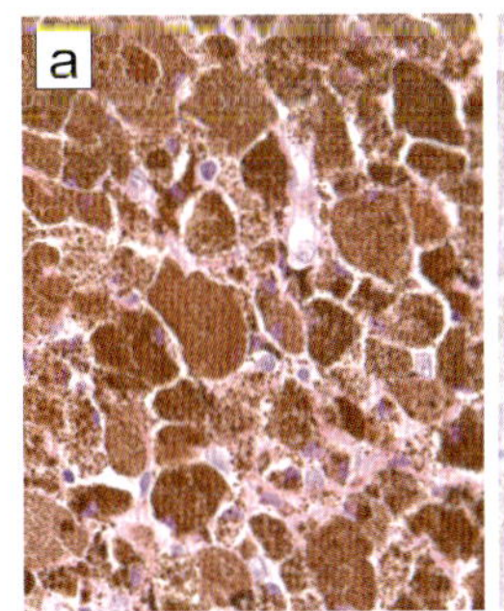

メラニン色素の沈着が高度な細胞では核形態が不明確となる

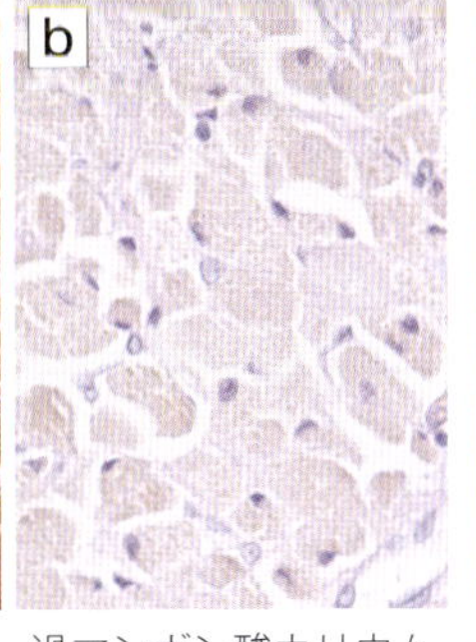

過マンガン酸カリウムによりメラニン色素を脱色することで，核形態を明確にすることができる

図6　メラニン色素の脱色による核形態の明瞭化

良性／悪性の鑑別の精度が向上する

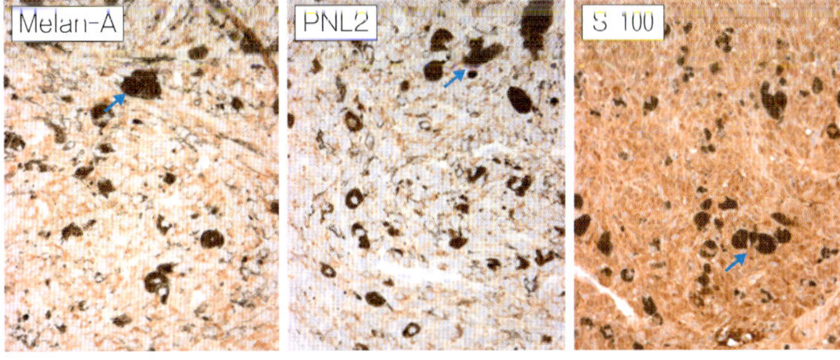

図7　メラノサイトマーカーの免疫染色

無色素性悪性黒色腫では，メラニン顆粒の明瞭な沈着を欠くことから，HE染色のみでは確定診断が困難である。犬・猫ともに交差性を示すMelan-A(MART-1)，PNL2，Microphthalmia-associated transcription factorおよびS-100などのメラノサイトマーカーを用いることにより確定診断が容易となる。矢印は黒色のメラニン顆粒を有する有色素性メラノサイト，その周囲の淡い褐色に染色されている細胞が各種抗体で陽性となった無色素性メラノサイトである

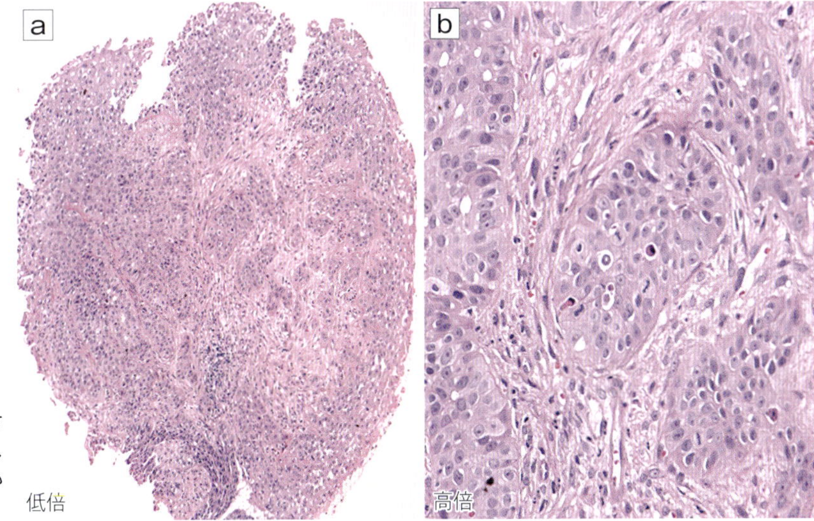

図8　猫の眼瞼部の扁平上皮癌

結膜上皮から連続性に不規則な細胞索が下方に伸張しており，一部は孤在性に浸潤している。細胞索は異型核をもつ扁平上皮からなり，核分裂像も多い

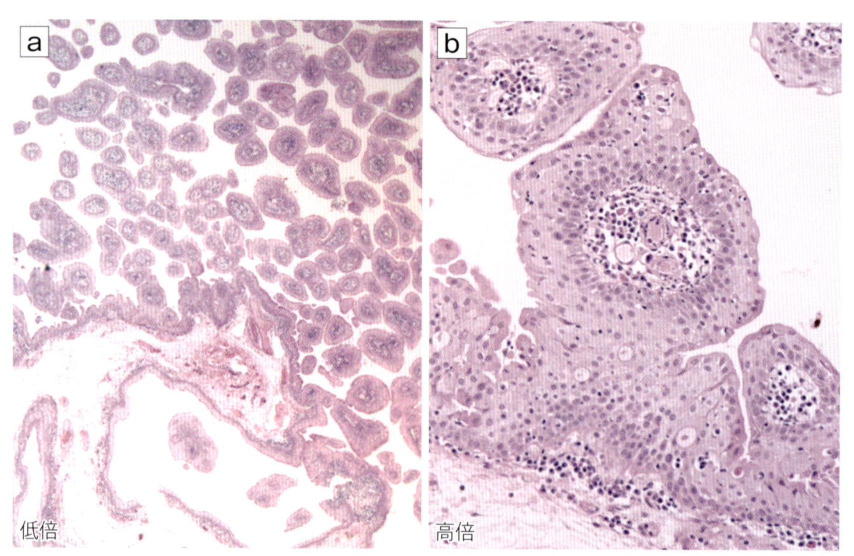

図９　犬の眼球結膜の扁平上皮乳頭腫

眼球結膜から連続して上皮が乳頭状に増殖している。ウイルス感染を示唆する封入体やコイロサイトの形成はない。ウイルス性ではない乳頭腫と判断される

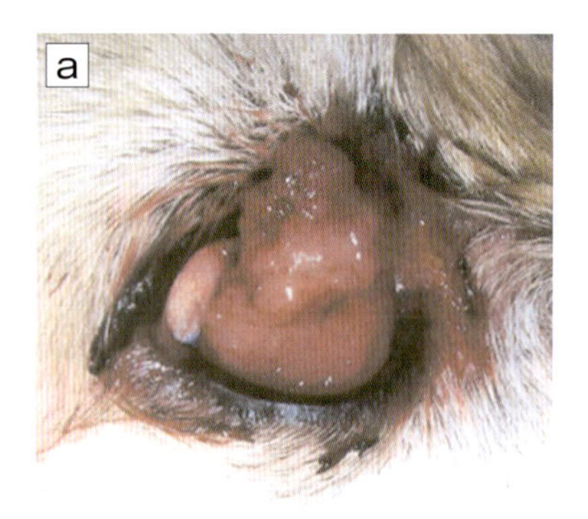

約２年の経過で腫大した腫瘍

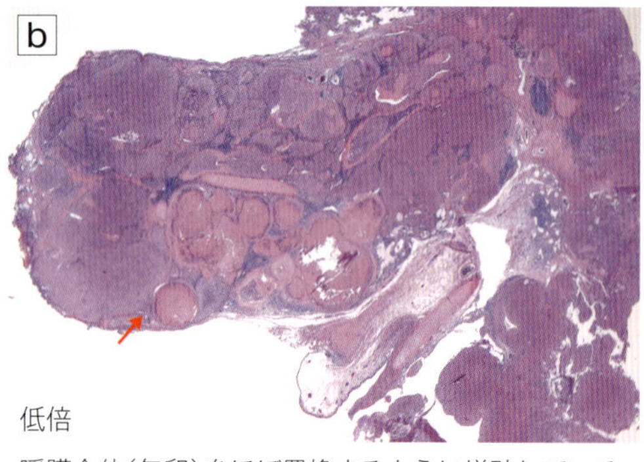

瞬膜全体（矢印）をほぼ置換するように増殖している

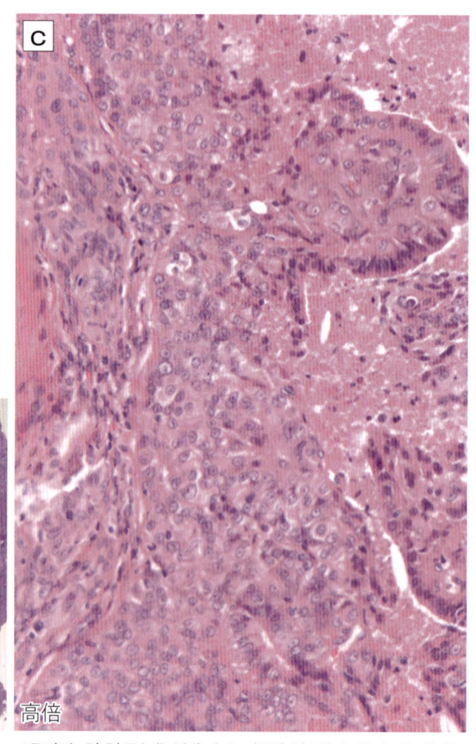

明確な腺腔形成が少ない細胞胞巣からなる分化度の低い腺癌である

図 10　犬の瞬膜腺腺癌／第三眼瞼腺腺癌

2-2）結膜および瞬膜（第三眼瞼）

結膜に発生する腫瘍として犬では，乳頭腫，メラノサイト性腫瘍，脈管性腫瘍が多く発生し，猫では扁平上皮癌，メラノサイト性腫瘍，脈管性腫瘍が多い。瞬膜では，メラノサイト性腫瘍，瞬膜腺由来の腺癌が発生する。

2-2-1）乳頭腫

犬に発生することが多く，結膜上皮が乳頭状に増殖した場合，乳頭腫ウイルスによるウイルス性乳頭腫，ウイルス感染ではない扁平上皮乳頭腫（**図９**），腫瘍性ではない反応性の乳頭状過形成（反応性乳頭腫）に分類される。良性ないし非腫瘍性の病変であり，悪性化することはない。ウイルス性乳頭腫は，結膜だけでなく口腔粘膜や皮膚に多発性に形成されることがある。乳頭状過形成は，眼瞼のマイボーム腺腫に併発することが非常に多い。

2-2-2）メラノサイト性腫瘍

結膜のメラノサイト性腫瘍は，犬・猫ともに悪性腫瘍が多く，予後が悪い。犬では瞬膜での発生が多く，猫では眼球結膜で多いと報告されている[10]。病理組織

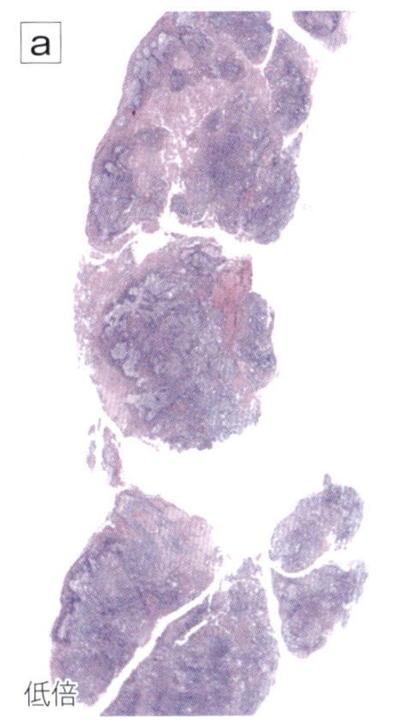

角膜上皮から連続して上皮索を伸張させ増殖している

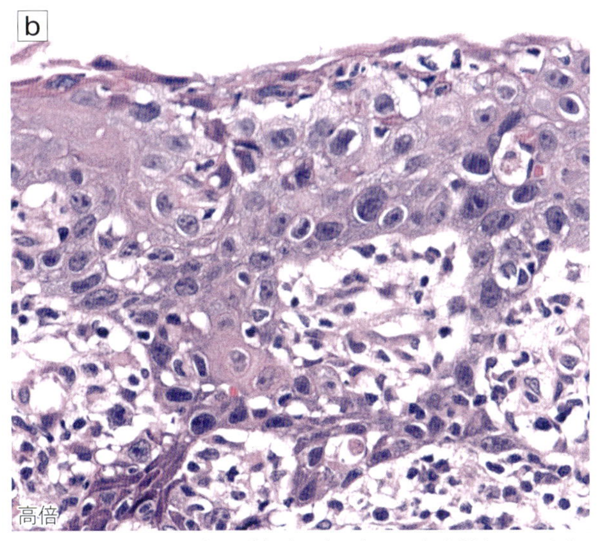

核の大小不同および異型性が明瞭である。上皮間あるいは上皮下の結合組織中には多数の炎症細胞が浸潤している

図 11　犬の角膜の扁平上皮癌

角膜が原発で約 1 年の経過で腫大した腫瘍

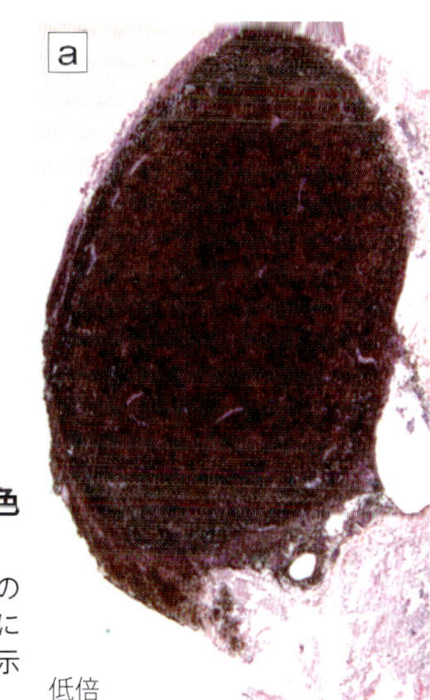

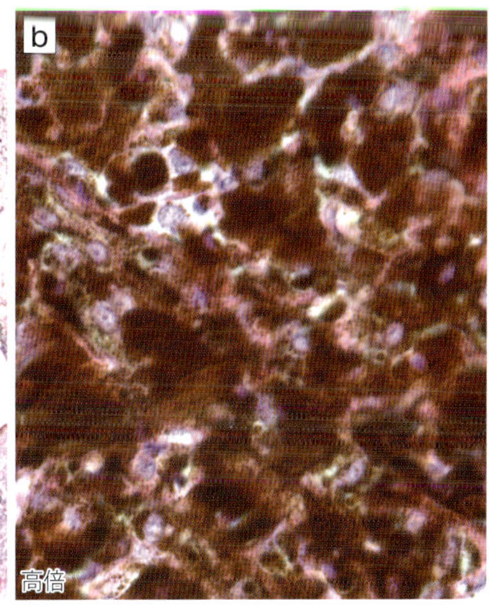

図 12　犬の強膜背側に形成された輪部黒色細胞腫(輪部メラノサイトーマ)

高度のメラニン沈着を特徴とする腫瘍で，異型性のない大型メラノサイトの増殖からなる。どの細胞にも均一なメラニン色素の沈着を認め，良性腫瘍が示唆される病変である

(以下，病理)学的な診断に関しては，眼瞼のメラノサイト性腫瘍と同様である。

2-2-3)瞬膜腺腺癌／第三眼瞼腺腺癌

猫より犬での発生が多い。浸潤性が強く局所再発するが，転移はまれとされている。腺上皮の増殖による腺癌が多いが(**図 10**)，犬では腺上皮に加えて筋上皮の増殖をまじえ，乳腺腫瘍の複合癌や複合腺腫に類似した腫瘍も発生する。

2-3)角膜および強膜

発生する腫瘍は少なく，角膜の扁平上皮癌，強膜の輪部黒色細胞腫が代表である。

2-3-1)扁平上皮癌

犬・猫ともに発生するが，犬では慢性角膜炎や乾性角結膜炎を伴う症例が多い。短頭種，特にパグに多いと報告されている[2]。病理学的には高分化型や上皮内癌が多い(**図 11**)。

2-3-2)輪部黒色細胞腫(輪部メラノサイトーマ)

犬・猫ともに発生する腫瘍で，犬ではジャーマン・シェパード・ドッグ，ゴールデン・レトリーバーやラブラドール・レトリーバーに好発する。発生ピークは 3 ～ 4 歳齢と 7 ～10 歳齢の二峰性であり，強膜背側での発生が多い。メラニン沈着が高度な良性腫瘍が大部分であるが(**図 12**)，悪性腫瘍も発生する[1]。猫では良性が多いが，猫び漫性虹彩悪性黒色腫や結膜悪性黒

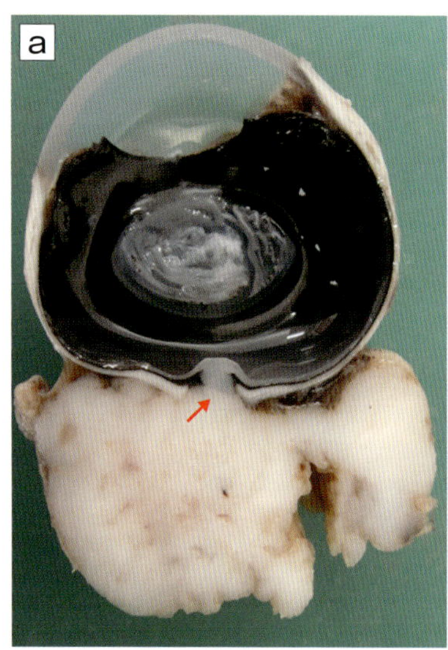

眼球後方の視神経（矢印）を取り囲むように形成される腫瘍で，眼窩の脂肪組織内に浸潤増殖する

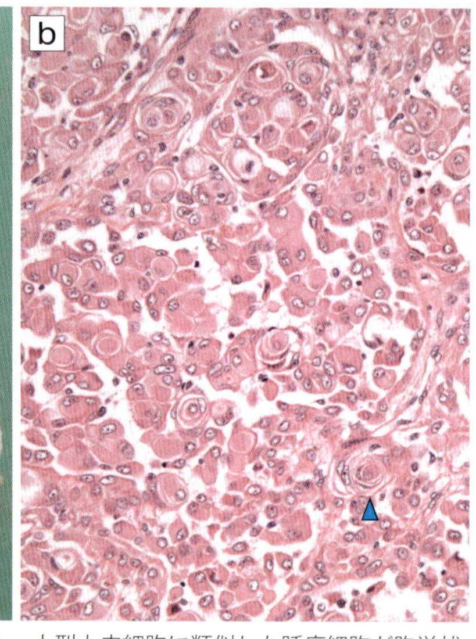

大型上皮細胞に類似した腫瘍細胞が胞巣状に増殖しており，渦巻き構造（矢頭）を認めることから，髄膜皮性髄膜腫と診断できる

図 13　犬眼窩髄膜腫

色腫が強膜に浸潤し，輪部黒色細胞腫と誤診されることがあり，慎重な鑑別が必要である。

病理学的には，ほとんどの腫瘍が異型性のない，メラニン沈着が高度な細胞の増殖からなる。

2-4）眼窩

発生する腫瘍は少ないが，犬に発生する犬眼窩髄膜腫が原発腫瘍としては特異的であり，それ以外には軟部組織由来の肉腫，リンパ腫，鼻腔からの転移性腫瘍が発生する。

2-4-1）犬眼窩髄膜腫

眼球後方の視神経を取り囲むように形成される腫瘍で，眼窩の脂肪組織内に浸潤し増殖するが，視神経内へ浸潤する例は少ない。深部への浸潤に伴い，切除不完全になりやすく，再発する症例が多い。病理学的には，大型上皮細胞に類似した髄膜皮性髄膜腫が最も多く，癌腫との鑑別が必要となる（**図 13**）。

2-5）眼球内腫瘍

眼球内腫瘍は，犬・猫ともに虹彩，毛様体および脈絡膜をあわせたぶどう膜に発生するものが多い。メラノサイト性腫瘍の発生率が最も高く，虹彩毛様体上皮性腫瘍，リンパ腫，猫原発性眼球肉腫（損傷後肉腫），青眼の犬の虹彩紡錘形細胞腫瘍などが報告されている。

2-5-1）メラノサイト性腫瘍

メラノサイト性腫瘍は，良性の黒色細胞腫と悪性の悪性黒色腫に分類される。犬では良性の黒色細胞腫が多く，悪性黒色腫は少ないと報告されている。一方，猫では悪性黒色腫の発生が非常に多い。

○犬のメラノサイト性腫瘍

犬のメラノサイト性腫瘍の多くは，虹彩および毛様体いわゆる前部ぶどう膜から発生する。良性が80％，悪性が20％と報告されている[5,11]。ほとんどの症例において，眼球摘出により再発転移を示さず，悪性腫瘍の4～8％程度に再発および転移が報告されている程度であり，良性や悪性の診断の違いが治療や予後の問題になることは少ない[5,11]。筆者らが蒐集した100例のメラノサイト性腫瘍の中で，再発転移を認めた腫瘍は4例のみであったことも，臨床的に悪性の動態を示す腫瘍が非常に少ないことを明確に示していた。

病理学的に悪性と良性との鑑別は，細胞の多型性，核異型，核分裂像の数，メラニンの沈着量などを基準としている。中でも核分裂像が高倍10視野中4個以上を悪性とする指標が最も有効であると報告されている。筆者らが蒐集した100例のメラノサイト性腫瘍を核分裂像のみで良性悪性を鑑別すると悪性19％，良性81％となり，既報通りの比となる（**図 14，15**）。しかし，核分裂像以外の指標を参考に良性と悪性を鑑別すると，鑑別が困難な場合が多い。その理由は，膨張性に増殖し，細胞形態でも良性と判断できる細胞異型が乏しく核分裂像も少ない腫瘍であっても，悪性腫瘍の一般的な指標である浸潤を示す領域が強膜に頻繁に認められることや，核分裂像は少ないが細胞異型が明瞭な腫瘍が多いためである（**図 16**）。そのため，診断

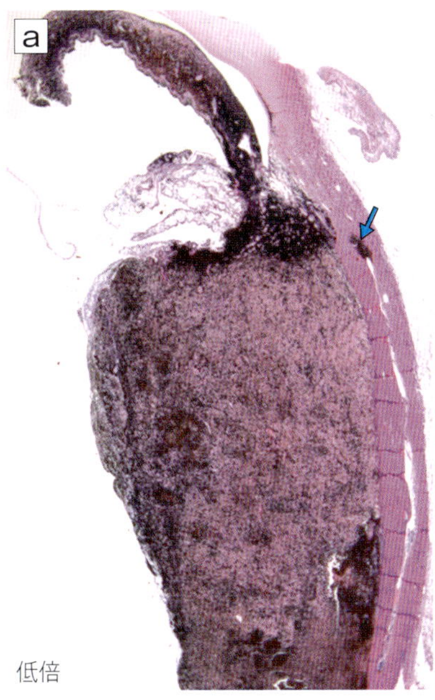

低倍

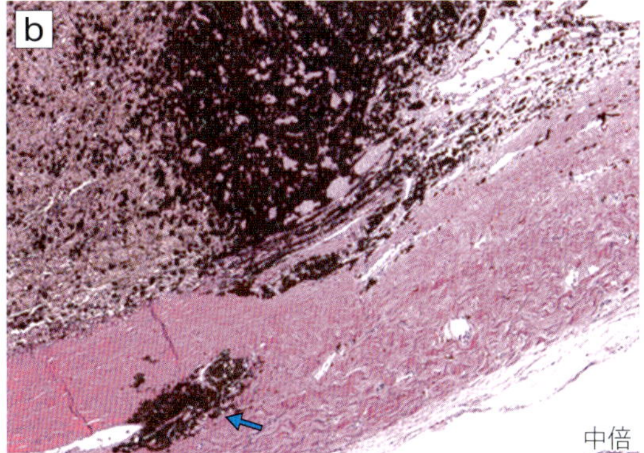

中倍

脈絡膜を中心に毛様体，虹彩に形成された腫瘍で，強膜に浸潤している（矢印）

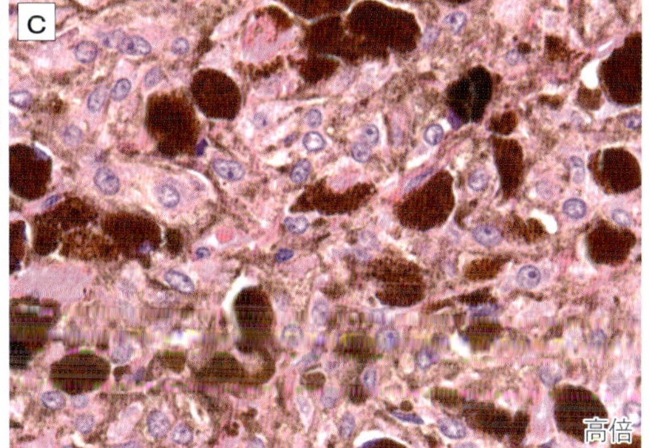

高倍

細胞は上皮様で，核の異型性に乏しい

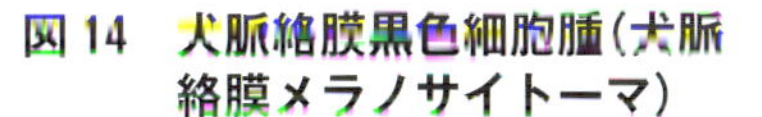

図 14　犬脈絡膜黒色細胞腫（犬脈絡膜メラノサイトーマ）

核分裂像は高倍 10 視野中 1 個と非常に少なく，WHO の診断基準に従うと良性の黒色細胞腫と判断される

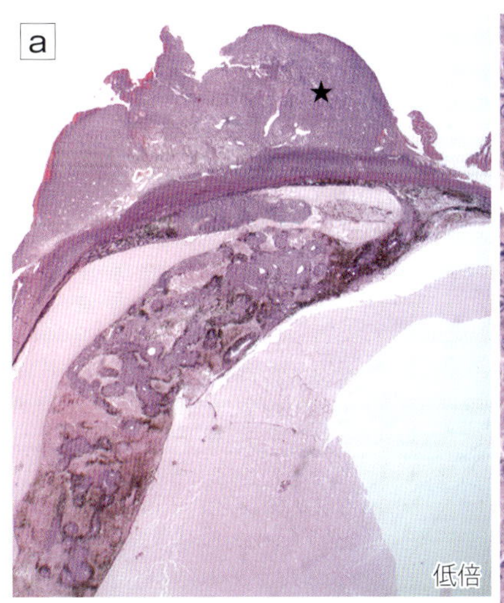

低倍

虹彩の肥厚を認めてから約２年の経過で，結膜（★）に浸潤する腫瘍が形成された

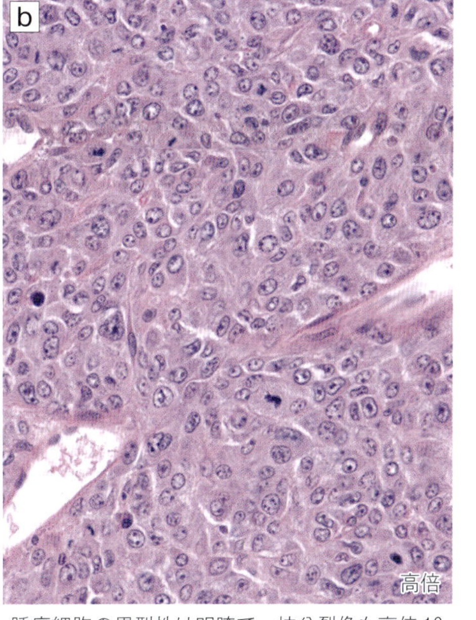

高倍

腫瘍細胞の異型性は明瞭で，核分裂像も高倍 10 視野中 50 個と非常に多く，悪性の悪性黒色腫と判断される

図 15　犬の眼球の悪性黒色腫

機関により悪性腫瘍の比率が非常に多くなることが考えられる。

○猫のメラノサイト性腫瘍

猫の眼球内のメラノサイト性腫瘍の大部分は，虹彩が原発の悪性腫瘍である猫び漫性虹彩悪性黒色腫（猫び漫性虹彩メラノーマ；Feline diffuse iris melanoma, FDIM）である。本腫瘍は約９歳齢で発症し，片側性の虹彩への巣状のメラニン沈着から始まり，初期は虹

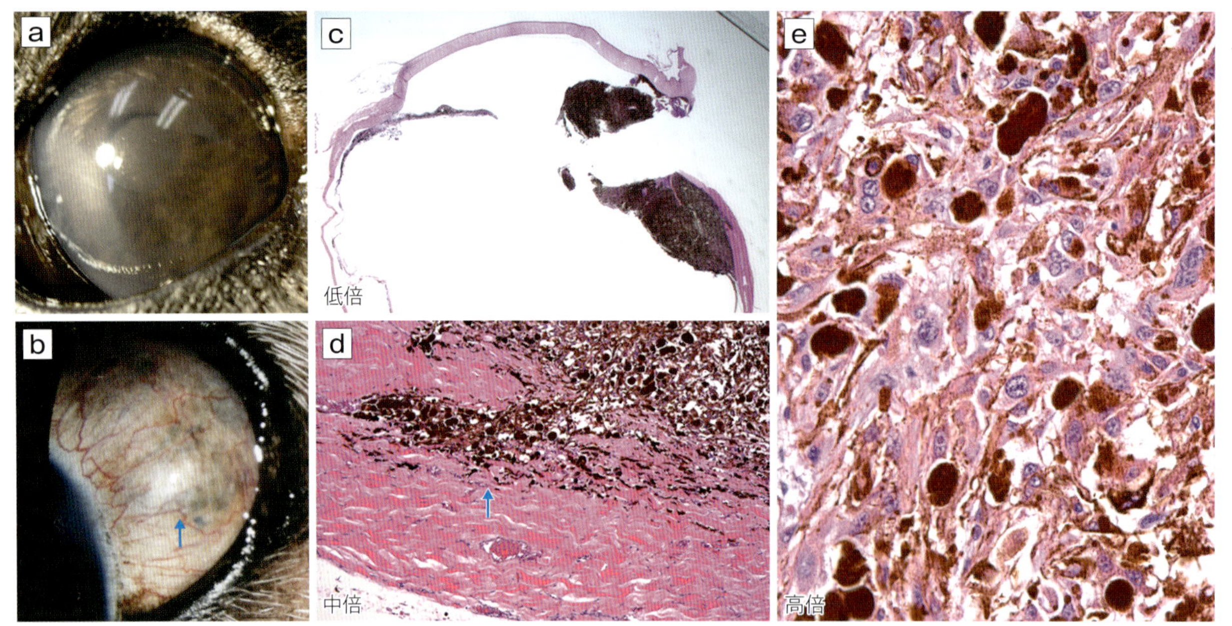

毛様体，虹彩に形成された腫瘍で，強膜に浸潤している　　細胞は紡錘形から多型で，核に異型性を認める

図 16　犬前部ぶどう膜黒色細胞腫（犬前部ぶどう膜メラノサイトーマ）

核分裂像は高倍 10 視野中２個と非常に少なく，WHO の診断基準に従うと良性の黒色細胞腫と判断される。細胞異型や強膜への浸潤性を重視すると悪性と診断されることがある

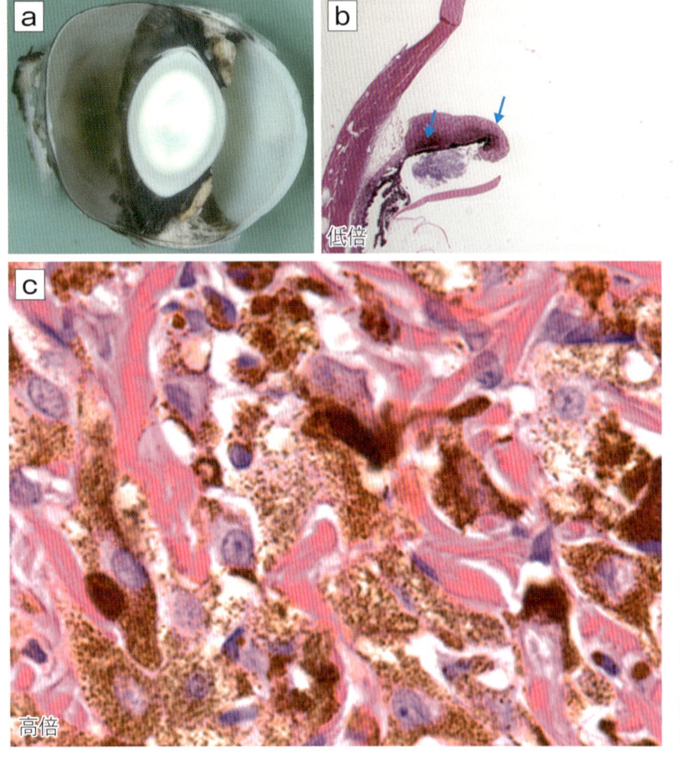

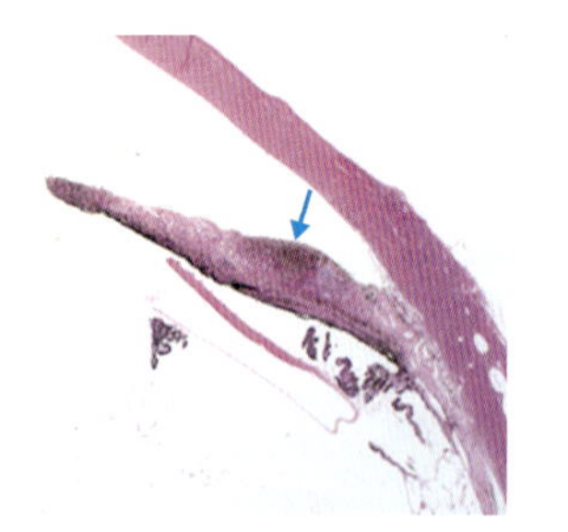

図 17　猫び漫性虹彩悪性黒色腫（猫び漫性虹彩メラノーマ）（初期）

初期の病変で虹彩にメラニン沈着が多巣状性に認められる（b：矢印）。細胞異型の軽度な円形～紡錘形の腫瘍細胞の増殖からなる。いずれの細胞も多量のメラニン顆粒を容れている（c）

彩表層に限局している。病変は，虹彩の巣状病変から虹彩全域に及び，さらに毛様体から強膜へと広がる（**図 17～19**）。腫瘍が隅角に及んだ場合には隅角が閉塞され，二次性の緑内障となる。病変の進行は症例により様々で，非常に緩徐に進行する場合と悪性転化し急速に進行する場合がある。この腫瘍の悪性度は非常に高く，20～63％の症例で遠隔転移があり腫瘍死したとの報告がある[9]。また，腫瘍の深達度と予後には明瞭な相関があり，虹彩までは予後良好，毛様体まで浸潤すると生存期間は平均５年，強膜まで浸潤すると生存期間は 1.5 年となる[6]。また，緑内障併発の有無で５年生存率が異なり，緑内障を併発した症例では

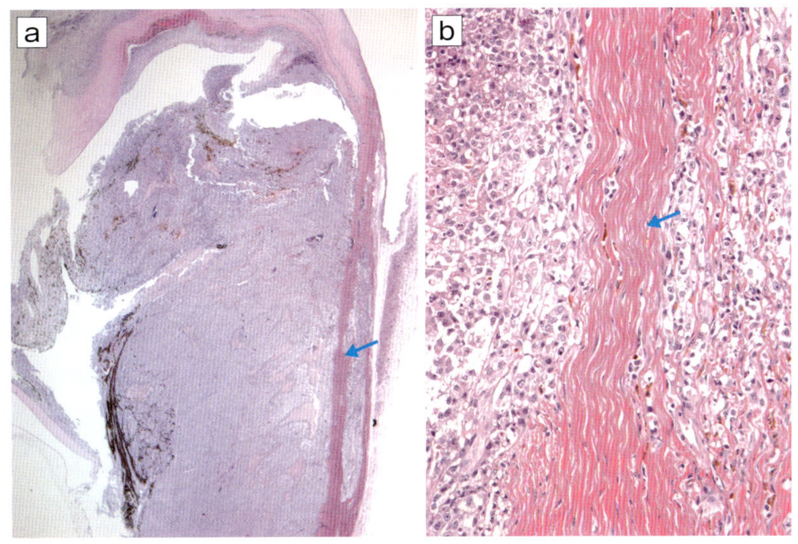

図 18　猫び漫性虹彩悪性黒色腫（猫び漫性虹彩メラノーマ）（後期）

腫瘍は虹彩，毛様体，脈絡膜から強膜（矢印）へと広がっている。腫瘍浸潤は隅角に及んでおり，隅角を閉塞し，二次性の緑内障を発症している。腫瘍細胞は多型であり，核異型も明瞭である。メラニン沈着の乏しい細胞が多い

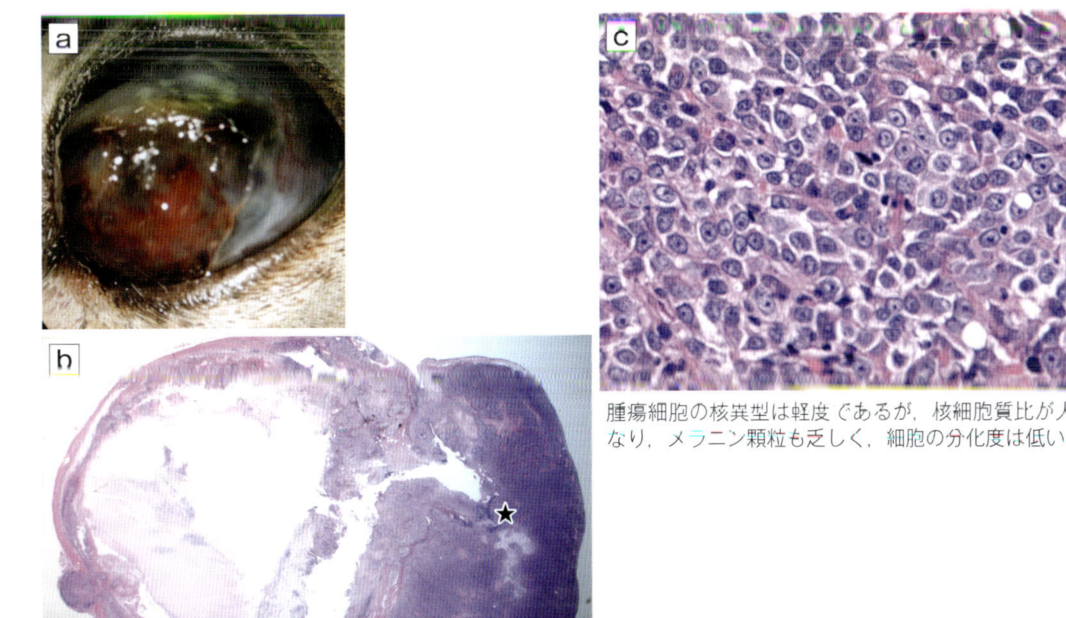

眼球全体に腫瘍細胞が浸潤し，視神経（矢印），角膜（★），強膜を越えて周囲に及んでいる

腫瘍細胞の核異型は軽度であるが，核細胞質比が大きくなり，メラニン顆粒も乏しく，細胞の分化度は低い

図 19　猫び漫性虹彩悪性黒色腫（猫び漫性虹彩メラノーマ）（末期）

21%，併発していない症例では 73%となる[6]。

腫瘍細胞の形態は非常に多様であり，円形細胞が最も一般的であるが，多型性，異型性の非常に強い細胞も頻繁に観察される。しかし，細胞形態と臨床的な悪性度には明確な相関はない。筆者らが蒐集した転移を認めた７症例においても異型性に乏しい症例が３症例含まれており，既報と同様の結果であった。

2-5-2）虹彩毛様体上皮性腫瘍

犬ではメラノサイト性腫瘍に次ぐ発生率であるが，猫ではまれである。腺腫，腺癌が発生し，いずれも後房に突出する腫瘤を形成し，緩徐な増殖を示すため，転移はまれである。時に，眼球全体を置換し眼窩にまで及ぶ悪性度の高い腫瘍が形成され，転移も認める。この腫瘍は，毛様体と虹彩の色素上皮あるいは無色素

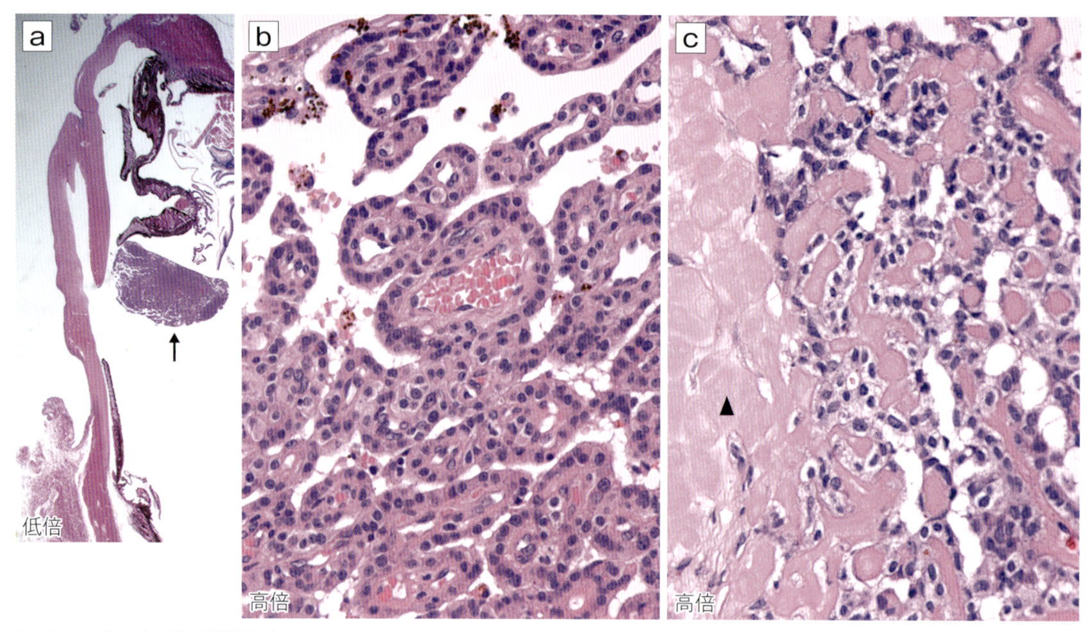

図 20 犬の虹彩毛様体腺腫

後房に突出するように形成された腫瘍(a：矢印)で，大部分がメラニン色素をもたない腫瘍細胞の索状，乳頭状増殖からなるが，時折メラニン顆粒をもつ細胞をまじえている。好酸性の豊富な細胞外基質(c：矢頭)も見られることもこの腫瘍の特徴である

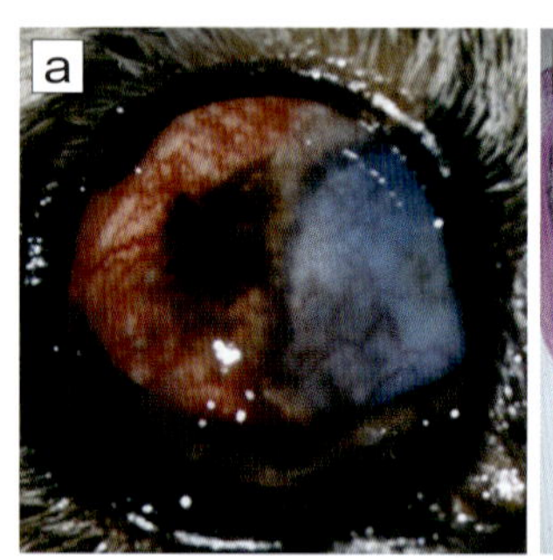

水晶体脱臼から約５年の経過で形成された腫瘍

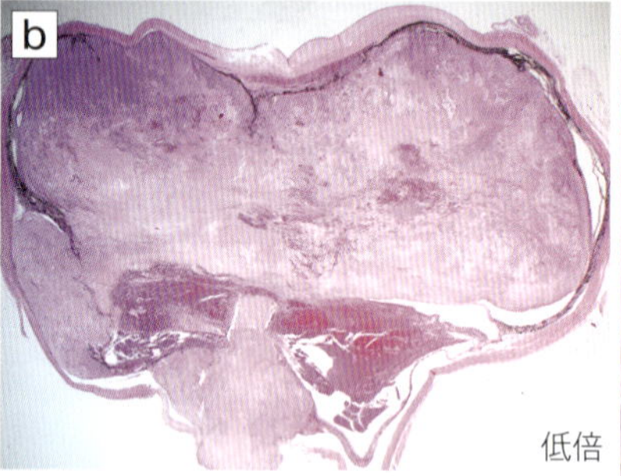

ほぼ眼球全体が腫瘍組織により置換されている

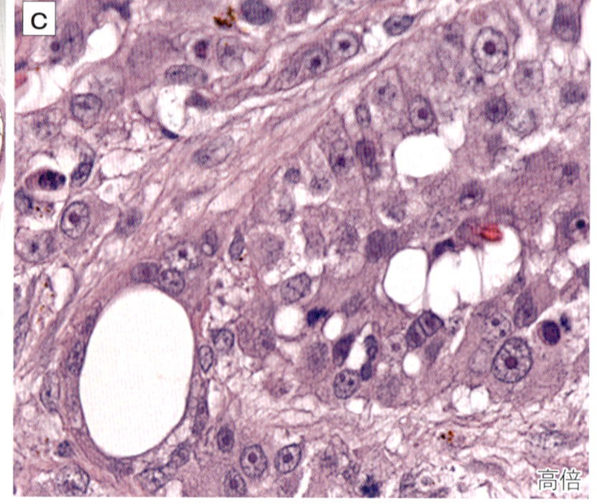

図 21 犬の虹彩毛様体腺癌

大小不同で異型性の強い上皮細胞の索状，充実性の増殖からなり，核分裂像も多い。メラニン色素の沈着はわずかである

上皮に由来するため，メラニン色素が沈着する黒色腫瘍を形成することがあり，メラノサイト性腫瘍との鑑別が必要となる。腺腫(**図 20**)と腺癌(**図 21**)との鑑別は，強膜浸潤の有無が重要であり，腺癌では細胞異型も伴うことが多い(**図 21**)。犬の腺腫では，PAS 反応陽性の大量の基底膜物質を伴って，上皮が索状，乳頭状に増殖する(**図 20**)。猫では基底膜成分に乏しく，充実性に増殖する。

2-5-3)猫原発性眼球肉腫(損傷後肉腫)

猫にのみ発生する腫瘍で，眼球内腫瘍ではトップ３に入る発生率である。典型的な発症原因は眼球内疾患，特に外傷であり，それ以外にぶどう膜炎，手術，硝子体内ゲンタマイシン注入術などが報告されている[12]。外傷から腫瘍発生(眼球摘出)までの期間は平均７年と非常に長いことが特徴であるが，時に非常に短期間に発生することもある[3,4]。眼球外(視神経，脳)に浸潤するとともに遠隔転移がしばしば認められる。

この腫瘍は必ず水晶体の破裂を伴っており，水晶体上皮が上皮間葉転換することにより，線維芽細胞様となることが起源と考えられている[12]。そのため，線維肉腫様の形態を示す腫瘍が頻繁に発生し，時に円形細胞肉腫，軟骨肉腫，骨肉腫の形態を示すなど非常に多

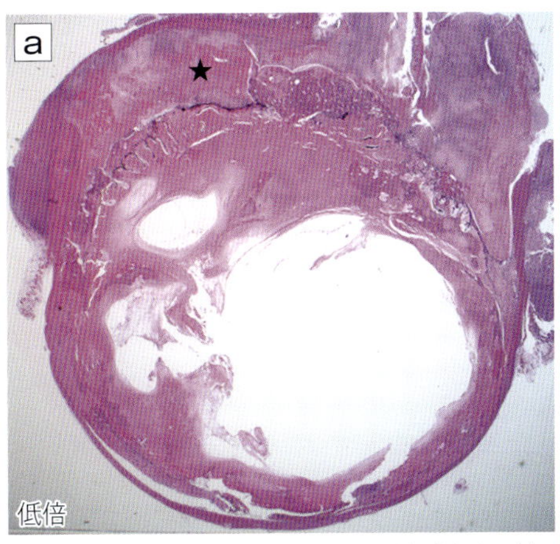

眼球内はすべて腫瘍に置換され，結膜および角膜(★)への浸潤が高度である

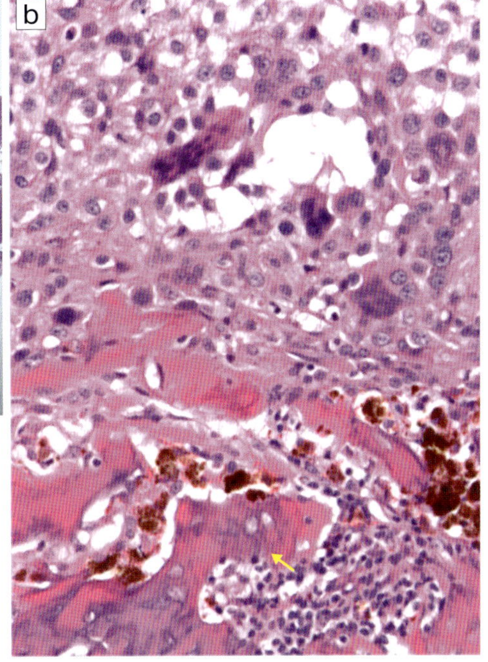

円形～多形な腫瘍細胞の充実性増殖が主体で，頻繁に骨形成(矢印)を伴っている

図 22　猫原発性眼球肉腫(損傷後肉腫)

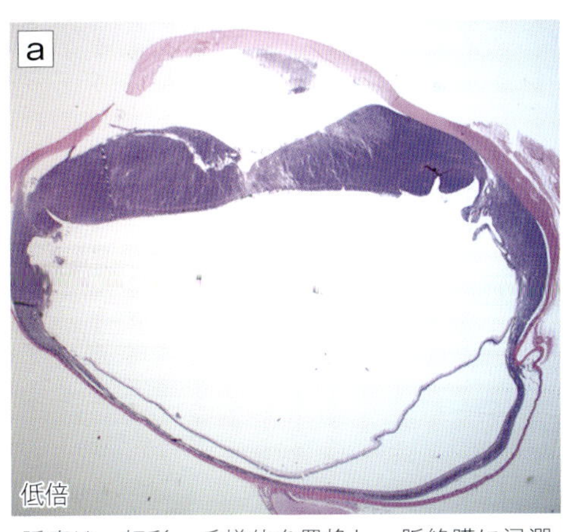

腫瘍は，虹彩，毛様体を置換し，脈絡膜に浸潤している。低倍で均質な染色性を示す

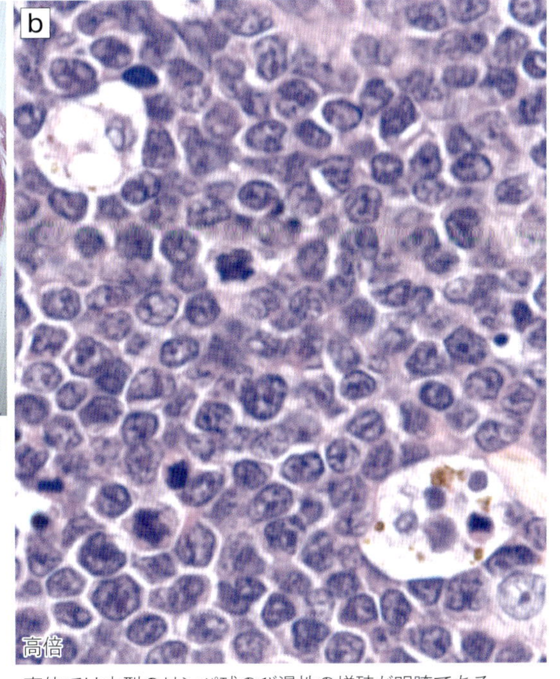

高倍では中型のリンパ球のび漫性の増殖が明瞭である

図 23　猫のリンパ腫

この症例は胸腺，リンパ節，肝臓，脾臓などにもリンパ腫があり，全身性リンパ腫の一部として眼球内に腫瘍を認めた

様な形態を示すことが特徴である(**図 22**)。

2-5-4)リンパ腫

犬・猫ともに発生率はトップ３に入る腫瘍であり，原発巣ではなく全身転移の一病変として発生することが多い。全身のリンパ節の腫脹がない眼球原発の症例も報告されている。犬では両側性に発症することが多いが，猫では片側性のこともある。腫瘍は前部ぶどう膜を置換するように認めることが多い(**図 23**)。

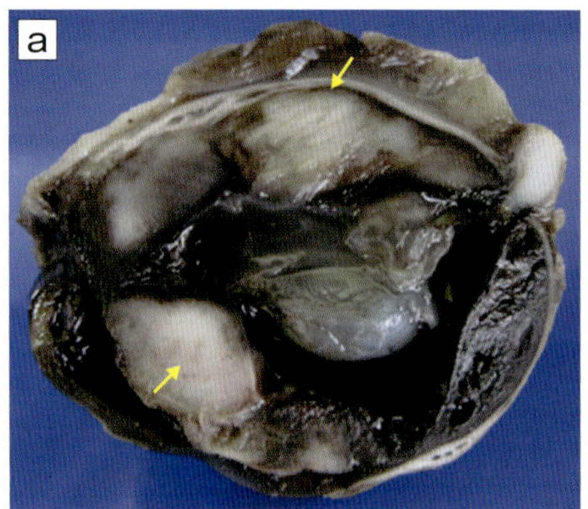

虹彩，毛様体を中心に腫瘍が形成されている（矢印）

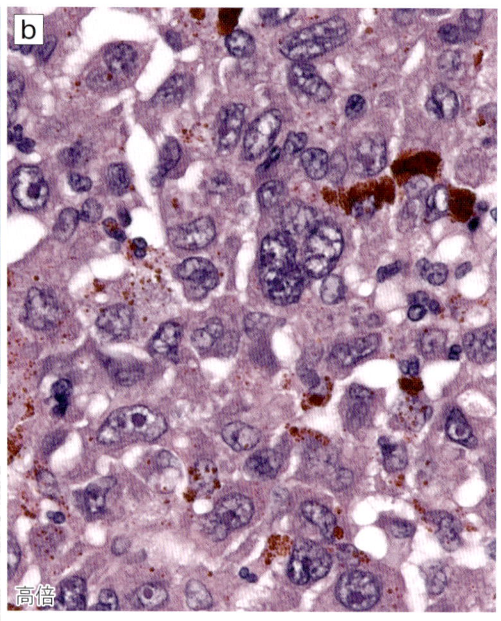

リンパ腫よりも細胞質が豊富な円形細胞の増殖からなる。腫瘍細胞がメラニン顆粒を貪食していることから，メラニン沈着を頻繁に認め，メラノサイト性腫瘍との鑑別が必要である

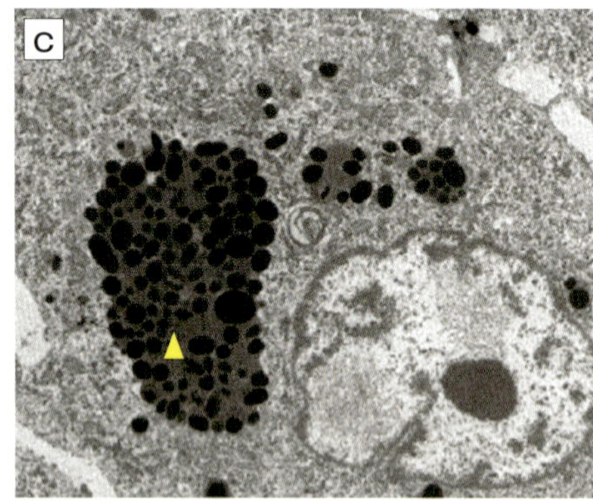

電子顕微鏡で腫瘍細胞内にメラニン顆粒を取り込むライソゾームの存在（矢頭）を認めたこと，免疫染色により組織球由来と確定した

図 24　犬の組織球肉腫

2-5-5）組織球肉腫

犬で発生するが，発生率は低い。発生する品種に偏りがあり，ゴールデン・レトリーバーやラブラドール・レトリーバーなどのレトリーバーおよびロットワイラーに好発する[7]。眼球原発ではなく全身病変の一部として認めることが多く，眼病変発見時には全身に至っていることから，予後は非常に悪い。腫瘍はリンパ腫と同様に前部ぶどう膜にび漫性に浸潤する（**図 24**）。腫瘍細胞がしばしばメラニン顆粒を貪食することから，メラノサイト性腫瘍との鑑別が必要となる。

Point

犬の場合

- 眼球は脆弱な組織であるため未固定の状態ではナイフで分割せず，速やかに固定する。
- 病理診断の精度を向上するためには，肉眼，超音波所見や MRI，CT 検査による眼球内病変の情報提供が必要である。
- 眼瞼腫瘍の大部分は，良性のマイボーム腺腫であり，転移する悪性腫瘍はほとんど発生しない。
- 結膜のメラノサイト性腫瘍は，悪性腫瘍が多く，予後が悪い。
- 瞬膜には腺癌が多く発生し，完全切除が困難であり局所再発するが，転移はまれである。
- 眼球輪部のメラノサイト性腫瘍は，悪性度が低く，再発転移する症例は非常に少ない。
- 眼球内で発生率の高い腫瘍はメラノサイト性腫瘍であり，悪性度は低く，眼球摘出により再発・転移を示さないことが多い。悪性腫瘍の４～８％程度に再発および転移が報告されている程度であり，良性や悪性の診断の違いが治療や予後の問題になることは少ない。
- 眼球内のメラノサイト性腫瘍の良性悪性の鑑別は困難であるが，核分裂像が高倍 10 視野４個以上を悪性とする指標が最も有効である。
- 虹彩毛様体上皮性腫瘍は，メラノサイト性腫瘍に次ぐ発生率であり，メラニン沈着が目立つ腫瘍では，メラノサイト性腫瘍との鑑別が必要となる。
- 眼球内のリンパ腫は，トップ３に入る発生率で，全身転移の一病変として両側性に発生することが多い。
- 組織球肉腫は，発生する品種に偏りがあり，レトリーバー種およびロットワイラーに好発する。眼球原発ではなく全身病変の一部として認めることが多く，眼球症状発見時には全身に至っていることから，予後は非常に悪い。

猫の場合

- 眼球は脆弱な組織であるため未固定の状態ではナイフで分割せず，速やかに固定する。
- 病理診断の精度を向上するためには，肉眼，超音波所見や MRI，CT 検査による眼球内病変の情報提供が必要である。
- 眼瞼皮膚には扁平上皮癌が発生し，紫外線により誘発される腫瘍と考えられている。
- 結膜のメラノサイト性腫瘍は，悪性腫瘍が多く，予後が悪い。
- 眼球内で発生率の高い腫瘍はメラノサイト性腫瘍の猫び漫性虹彩悪性黒色腫（猫び漫性虹彩メラノーマ）である。この腫瘍の悪性度は高く，虹彩までの浸潤にとどまると予後は良好であるが，強膜浸潤を認めると予後が非常に悪い。
- 眼球内のリンパ腫は，トップ３に入る発生率で，全身転移の一病変として発生することが多い。両側性に発症することが多いが，片側性のこともある。
- 猫原発性眼球肉腫（損傷後肉腫）は，猫にのみ発生する腫瘍で，眼球内腫瘍ではトップ３に入る発生率である。外傷から腫瘍発生までの期間は平均７年と非常に長いことが特徴である[3,4]。

Messege

Question：臨床医から病理医へ

・診断名に疑問がある場合は，どうすればよいですか？

→病理診断医に直接問い合わせてください。それでも疑問が解決しない場合は，標本の返却を求めて，セカンドオピニオンを別の病理診断医に求めてください。

・問い合わせる場合はどのような点を質問したらよいですか？

→病理診断の根拠や疑問を抱いた理由は，必ず質問してください。

→診断困難な症例であった場合には，多くの病理医は「確定診断が困難である」と伝えるはずですので，その際には別の病理診断医にコンサルテーションが可能かを問い合わせてください。

・特殊な染色に対応してもらえますか？

→診断機関により異なりますが，特殊染色(PAS 反応，メラニン色素の脱色など)は多くの機関で対応可能です。高価な抗体を使用する免疫染色は，使用する抗体によっては対応できない場合があります。

Request：病理医から臨床医へ

・臨床医からの詳細な情報は，病理診断(診断名だけでなく，切除断端の判断)の精度を明確に上げますので，面倒でも症例の肉眼写真などの情報を提供してください。同じ費用を払っているのに，損をすることになります。

・症例を集積し，腫瘍の悪性度や予後を明確にすることは重要な課題です。剖検を含む解析は，臨床の協力なしにはできません。獣医療の発展のためにも，正確な情報提供や協力をお願いします。

・病理診断医は万能ではありませんので，すべての症例で確定診断を下すことは不可能です。これを克服すべく，病理医は，診断困難な症例に関しては頻繁に討議し，確定診断すべく努力しています。

■参考文献

1）Donaldson D, Sansom J, Scase T, Adams V, et al. Canine limbal melanoma: 30 cases (1992-2004). Part 1. Signalment, clinical and histological features and pedigree analysis. *Vet Ophthalmol* Mar-Apr; 9(2): 115-119 (2006).

2）Dreyfus J, Schobert CS, Dubielzig RR. Superficial corneal squamous cell carcinoma occurring in dogs with chronic keratitis. *Vet Ophthalmol* May; 14(3): 161-168 (2011).

3）Dubielzig RR, Everitt J, Shadduck JA, Albert DM. Clinical and morphologic features of post-traumatic ocular sarcomas in cats. *Vet Pathol* 27: 62-65 (1990).

4）Dubielzig RR, Ketring KL, McLellan GJ, Albert DM. 5.Non-surgical Trauma. *In*: Veterinary Ocular Pathology: A Comparative Review. Saunders., pp97-103 (2010).

5）Giuliano EA, Chappell R, Fischer B, Dubielzig RR. A matched observational study of canine survival with primary intraocular melanocytic neoplasia. *Vet Ophthalmol* 2(3): 185-190 (1999).

6）Kalishman JB, Chappell R, Flood LA, Dubielzig RR. A matched observational study of survival in cats with enucleation due to diffuse iris melanoma. *Vet Ophthalmol* 1(1): 25-29 (1998).

7）Naranjo C, Dubielzig RR, Friedrichs KR. Canine ocular histiocytic sarcoma. *Vet Ophthalmol* May-Jun; 10(3): 179-185 (2007).

8）Newkirk KM, Rohrbach BW. A retrospective study of eyelid tumors from 43 cats. *Vet Pathol* Sep; 46(5): 916-927 (2009).

9）Patnaik AK, Mooney S. Feline melanoma: a comparative study of ocular, oral, and dermal neoplasms. *Vet Pathol* Mar; 25(2): 105-112 (1988).

10）Schobert CS, Labelle P, Dubielzig RR. Feline conjunctival melanoma: histopathological characteristics and clinical outcomes. *Vet Ophthalmol* Jan; 13(1): 43-46 (2010).

11）Wilcock BP, Peiffer RL Jr. Morphology and behavior of primary ocular melanomas in 91 dogs. *Vet Pathol* Jul; 23(4): 418-424 (1986).

12）Zeiss CJ, Johnson EM, Dubielzig RR. Feline intraocular tumors may arise from transformation of lens epithelium. *Vet Pathol* Jul; 40(4): 355-362 (2003).

（尾崎清和）

Chapter 10

眼科領域における神経学の知識

神経学的検査と眼徴候の出る神経疾患

Chapter 10 神経学的検査と眼徴候の出る神経疾患

眼は重要な感覚器官であるとともに，それに接続する視神経(第２脳神経，CN Ⅱ)は，むしろ中枢神経の一部として考えられる。また眼輪筋を支配し，眼球運動を司る動眼神経(第３脳神経，CN Ⅲ)，滑車神経(第４脳神経，CN Ⅳ)および外転神経(第６脳神経，CN Ⅵ)，眼球の位置決めを行う前庭神経(内耳神経；第８脳神経，CN Ⅷ)，上眼瞼の挙上や瞳孔収縮を担う動眼神経副交感線維，逆に開眼や瞳孔散瞳を担う交感神経，そして眼瞼裂の開閉と涙液分泌を担う顔面神経(第７脳神経，CN Ⅶ)と角膜および眼瞼周囲の知覚を担う三叉神経(第５脳神経，CN Ⅴ)と，眼には実に第２～第８脳神経と交感神経が分布している。また，これらの脳神経反射の中枢成分は前脳(大脳と間脳)，脳幹(中脳，橋，延髄)そして小脳と幅広く往来している。かくして多くの頭蓋内病変および脳神経病変による徴候が眼に表出されることになる。

本章では，まず眼徴候を伴う動物で行うべき神経学的検査の項目について解説し，その後，眼徴候を伴う代表的な神経疾患について概説する。

1)神経学的検査

眼のみの徴候であれ，他の神経徴候を伴っているのであれ，神経学的検査は眼徴候を有する動物においては必須の検査である。神経学的検査は個体情報および病歴の聴取，観察，姿勢反応，脊髄反射，脳神経検査および知覚(痛覚)の検査と，それらの所見に基づく局在診断からなるが(**表１**)，ここで神経学的検査のすべてを解説するのは本書の範疇を大きく超えるために割愛する(完全な神経学的検査については神経病学の成書を参照のこと[3,6,11])。しかしながら，眼徴候および同時に認められる他の神経徴候を明らかにするために重要な(必須の)いくつかの神経学的検査法とその解釈については眼科医にとっても習得しておく必要があり，ここで解説する。

1-1)個体情報と病歴の聴取

神経疾患において(おそらく眼疾患でも)動物種および品種，発症年齢，発症形態(急性発症か緩徐な発症か)および進行過程(急性，亜急性，慢性進行性，定常性，改善傾向など)は，疾患分類を鑑別するのにきわめて重要な情報源である。これらの情報から病態がDAMNIT-V(VITAMIN-D)分類，すなわち変性性(D)，奇形性(A)，代謝性(M)，腫瘍性(N)，炎症性／感染性(I)，特発性(I)，外傷性(T)および血管性(V)のいずれに該当するかを推察する。

病歴において，てんかん発作の有無は重要である。てんかん発作は前脳(大脳および間脳)から生じる病態であり，たとえMRIなどで明らかな病変が認められなくとも，疾患が前脳を巻き込んでいることを示唆する。後述するが，水頭症や特発性脳炎，犬ジステンパーウイルス(以下CDV)，中枢神経型の猫伝染性腹膜炎(以下FIP)などは，視覚障害とともにてんかん発作がしばしば併発する。

1-2)観察

観察はHands-off検査とも呼ばれ，神経学的検査においてきわめて重要な位置を占める。観察項目には意識状態，知性と行動，姿勢，歩様および不随意運動がある。

1-2-1)意識状態

意識状態の変化，すなわち傾眠(沈うつ)，昏迷，昏睡は前脳および脳幹病変を示唆する。

1-2-2)知性と行動

知性と行動の変化は前脳障害によって生じる。

1-2-3)姿勢

姿勢の異常には様々なものがあるが，代表的な姿勢異常として捻転斜頚，頭位回旋，ナックリング姿勢，開脚姿勢などがある。捻転斜頚は主として前庭系の異常を示唆し，同時に頭位変換性の斜視や眼振が認められる。頭位回旋は前脳障害の際に認められることが多く，同時に眼球の強制偏位が観察されることがある。ナックリング姿勢や開脚姿勢は固有位置感覚(プロプリオセプション)の異常を示唆している。

1-2-4)歩様

歩様の異常には，跛行，運動失調，測定障害，および麻痺／不全麻痺，あるいは旋回などといったものがある。跛行は主として整形外科的疾患に伴うものであり，運動失調(測定障害を含む)および麻痺／不全麻痺が神経疾患によるものである。麻痺／不全麻痺は，脳幹の重大な病変でも起こり得るが，その多くは脊髄病変に由来するため，眼疾患との関連性は低いかもしれない。運動失調には脳の様々な領域が関連し，眼徴候を伴う動物においても観察されることがしばしばある。

1-2-5)不随意運動

動物で認められる不随意運動は，主にミオクローヌスと振戦である。ミオクローヌスは様々な病態で発生するが，以前チックと誤って呼ばれていたものの多くはCDV感染の後遺症としてよく知られている(ジステンパー性ミオクローヌスという)。振戦もまた髄膜炎や小脳疾患(企図振戦)の際に認められ，脳炎や小脳疾患の際に視覚障害や眼振などといった眼徴候を伴うことがある。

1-3)姿勢反応

姿勢反応の検査において，特に重要なものとしてはナックリング法あるいはペーパー・スライド法による意識的(全般的)固有位置感覚(Conscious/General proprioception，CP/GP)の検査，跳び直り反応および踏み直り反応がある。姿勢反応の検査はいずれも，その反応経路に大脳(前脳)が含まれており，一般に姿勢異常や麻痺／不全麻痺が認められない動物における姿勢反応の異常は，対側前脳病変を示唆する。すなわち皮質盲(大脳障害による視覚障害)が認められる眼と同側の姿勢反応の異常が検出される(病変は対側)。また，踏み直り反応は触覚性踏み直りと視覚性踏み直りの2通りの検査手技があり，前者は目隠しをして，後者は目隠しなしで行うことで，動物の視覚系に異常があるのか，感覚系に異常があるのか，あるいは運動系に異常があるのかを推察することができる。

1-4)脳神経検査

眼徴候を伴う動物において，脳神経検査はきわめて重要となる。脳神経(Cranial nerves，以下CN)は第1脳神経(CN Ⅰ)である嗅神経から始まり，第12脳神経(CN Ⅻ)である舌下神経までであるが，一般的に神経学的検査では脳神経の順には行わない。たいていは，その重要度と検査の簡便さから**表1**に挙げた神経学的検査表の順に従って進めていく。

1-4-1)顔面の対称性

ここでは表情筋(顔面)と咀嚼筋(頭部の輪郭)の対称性を観察する。前者は顔面神経(CN Ⅶ)，後者は三叉神経(CN Ⅴ)によって支配されている。顔面神経障害では眼瞼裂の縮小や口唇の下垂(慢性期には拘縮)が認められ，三叉神経障害では側頭筋および咬筋の萎縮が認められるが，これらの筋が萎縮することで眼球陥入(陥凹)が観察されることがある。

一方，ここで(あるいは最初の観察の項目で)ホルネル症候群が明らかになることがある。ホルネル症候群については後述するが，眼瞼裂の縮小，瞬膜(第三眼瞼)の突出，縮瞳および眼球陥入が認められるが，交感神経の障害であり，顔面神経や三叉神経の異常ではないことに注意する。

1-4-2)眼瞼反射

眼瞼反射の求心成分(入力)は眼瞼周囲を触られたことを知覚する三叉神経(CN Ⅴ)であり，遠心成分(出力)は瞬き運動をする顔面神経(CN Ⅶ)である。

1-4-3)角膜反射

角膜反射は角膜に触刺激を与えることで誘発される眼球の引っ込みと瞬きである。角膜の知覚(入力)もまた三叉神経(CN Ⅴ)であり，眼球の引っ込み(出力)には眼球後引筋を支配する外転神経(CN Ⅵ)，瞬き(出力)には顔面神経(CN Ⅶ)が用いられる。

1-4-4)威嚇瞬目反応

威嚇瞬目反応は，前述した眼瞼反射，角膜反射といった「反射」と異なり，大脳皮質を必要とする「反応」である。威嚇瞬目反応の経路を**図1**に示す。叩く振りをした手の映像は網膜から視神経(CN Ⅱ)，視交叉，視索へと進み，視床の尾側にある外側膝状体へ入り，そこから視放線を経て大脳皮質視覚野(後頭葉)へと進み，ここで視覚認知が起こる。そしてこのままでは眼が危ないということで，視覚野から運動野(前頭葉)へと情報が伝達され，運動野から橋核，小脳，顔面神経核へと下降し，顔面神経(CN Ⅶ)を介して瞬きが行われる。この経路のいずれの部位に異常があっても威嚇瞬目反応は低下ないし消失するが，障害部位が視神経なら同側，視交叉なら両側，視索以降橋核までなら対側，小脳以降顔面神経なら再び同側の反応異常が現れる。釈迦に説法であるが，外側網膜からの情報

表 1　神経学的検査表

神経学的検査表　neurological examination

検査日時＿＿＿＿＿＿＿＿　＿＿：＿＿

名前＿＿＿＿＿＿＿＿
体重＿＿＿＿kg
動物種・品種＿＿＿＿＿＿＿＿
発症時期＿＿＿＿＿＿＿＿急・徐々
性別＿＿＿＿＿＿＿＿
進行の程度＿＿＿＿＿＿＿＿
生年月日＿＿＿＿＿＿＿＿
てんかん発作：［有・無］＿＿＿＿＿＿＿＿
現在の治療　current treatment＿＿＿＿＿＿＿＿
既往歴　history：［初発・再発］／過去の治療［有・無］＿＿＿＿＿＿＿＿

観察　observation

意識状態　mental status：正常 normal／傾眠　somnolent／昏迷　stuporous／昏睡　comatose＿＿＿＿
知性・行動 intellectual behavior：正常 normal／異常＿＿＿＿
姿勢 posture：正常 normal／捻転斜頚 head tilt／横臥・腹臥・座位／頭位回旋 turning＿＿＿＿
歩様 gait：自力起立／自力歩行／運動失調 ataxia／
不全麻痺 paresis／麻痺 plegia［単 mono／片 hemi／対 para／四肢 tetra］／
旋回 circling／測定障害 dysmetric／その他の異常＿＿＿＿
不随意運動の有無：振戦 tremor／ミオクローヌス myoclonus／その他＿＿＿＿

触診　palpation

筋肉：萎縮 atrophy／緊張 tone［正常 normal・亢進・低下］＿＿＿＿
骨・関節：＿＿＿＿

姿勢反応 postural reactions		LF	RF	LR	RR
固有位置感覚 proprioception	ナックリング knuckling				
	ペーパースライド paper slide test				
踏み直り反応 placing	触覚性 tactile				
	視覚性 visual				
跳び直り反応 hopping					
立ち直り反応 righting					
手押し車反応 wheelbarrowing				(shaded)	(shaded)
姿勢性伸筋突伸反応 extensor postural thrust		(shaded)	(shaded)		

脊髄反射 spinal reflexes		LF	RF	LR	RR
膝蓋腱（四頭筋）反射 patella	大腿神経：L4, L5, L6	(shaded)	(shaded)		
前脛骨筋反射 cranial tibialis	坐骨神経の腓骨神経：L6, L7	(shaded)	(shaded)		
腓腹筋反射 gastrocnemius	坐骨神経の脛骨神経：L7, S1	(shaded)	(shaded)		
橈側手根伸筋反射 extensor carpi radialis	橈骨神経：C7, C8, T1			(shaded)	(shaded)
二頭筋反射 biceps	筋皮神経：C6, C7, C8			(shaded)	(shaded)
三頭筋反射 triceps	橈骨神経：C7, C8, T1			(shaded)	(shaded)
引っこめ反射 withdrawal	C6-T2／L6-S1				
交叉伸展反射 flexor／crossed extensor					
会陰反射 perineal	陰部神経：S1, S2	(shaded)	(shaded)		
皮筋反射 panniculus reflex		L		R	

NE = not evaluated 評価せず，0 = absent 消失，1 = depressed 低下，2 = normal 正常，3 = hyper 亢進，4 = hyper with clonus クローヌスを伴う亢進

脳神経 cranial nerves		L	R	※［］内は脳神経
顔面の対称性 facial symmetry	表情筋			顔面 facial［7］
	側頭筋，咬筋			三叉 trigeminal［5］
眼瞼反射 palpebral				三叉［5］眼枝 ophthalmic → 顔面［7］
角膜反射 corneal				三叉［5］眼枝 ophthalmic → 外転［6］
威嚇瞬目反応 menace				視 optic［2］→ 顔面［7］　（小脳）
瞳孔の対称性 pupil size	S　M　L			動眼 oculomotor［3］
斜視 strabismus	正常位			動眼［3］／滑車 trochlear［4］／外転 abducent［6］
	頭位変換（誘発）			前庭 vestibular［8］
眼振 nystagmus	正常位			前庭［8］　（小脳）
	頭位変換（誘発）			前庭［8］
生理的眼振 phys.nystagmus				動眼［3］／滑車［4］／外転［6］／前庭［8］
対光反射 pupillary light	左刺激			視［2］→ 動眼［3］
	右刺激			視［2］→ 動眼［3］
顔面知覚 facial sensation	（鼻），上顎			三叉［5］上顎枝 → 顔面［7］
	下顎			三叉［5］下顎枝 → 顔面［7］
開口時の筋緊張				三叉［5］
舌の動き・位置・対称性 tongue				舌下 hypoglossal［12］
飲み込み swallowing				舌咽 glossopharyngeal［9］／迷走 vagus［10］
僧帽筋・鎖骨頭筋・胸骨頭筋の対称性				副 accessory［11］
綿球落下テスト				視 optic［2］
嗅覚 olfaction				嗅 olfactory［1］

知覚 sensation	LF	RF	LR	RR
表在痛覚 superficial pain				
深部痛覚 deep pain				
知覚過敏 hyperesthesia	有・無			

排尿機能 urinary function

随意排尿［有・無］＿＿＿＿＿＿＿＿＿＿＿＿

膀胱［膨満・圧迫排尿容易］＿＿＿＿＿＿＿＿＿

鑑別診断リスト differential diagnosis

コメント comments

病変の位置決め lesion localization とその理由

1. 末梢神経＿＿＿＿＿＿＿＿＿＿＿＿＿＿＿＿
2. 脊髄：C1-C5，C6-T2，T3-L3，L4-S3
3. 脳：　前脳（大脳・間脳）／脳幹（中脳・橋・延髄）／小脳／前庭（中枢・末梢）
4. 全身性神経筋疾患
5. 正常

推奨される検査 recommended test

検査者名：＿＿＿＿＿＿＿＿＿＿＿＿＿＿＿＿

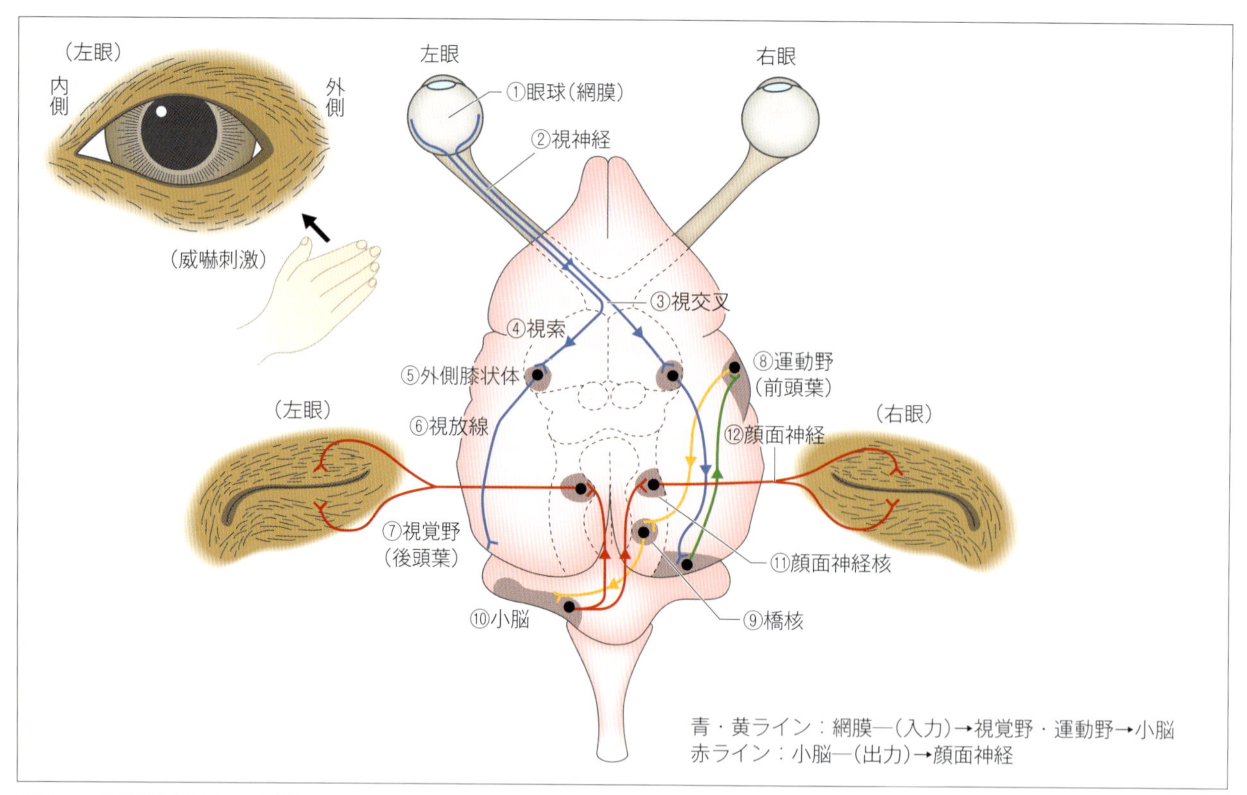

図1　威嚇瞬目反応の経路

威嚇刺激の際は，風を起こしたり，睫毛に触れてしまわないように注意する。文献4より引用・改変

は同側へ，内側網膜からは視交叉を介して対側へ投射されるため，威嚇刺激をする際にはやや斜め外側から行うことで，対側大脳半球の異常が検出しやすくなる。また威嚇刺激の際，風を起こしたり，睫毛に触れてしまうと角膜反射や眼瞼反射が生じてしまうために注意する必要がある。

1-4-5）瞳孔の対称性と対光反射

まずは通常の室内光下で左右の瞳孔のサイズおよび対称性を観察評価した後，対光反射（Pupillary light reflex，以下PLR）検査を行い，各々の眼における直接性および共感性（間接性）PLRを評価する。**図2**にPLRの経路を示す。視索までの経路は上述した威嚇瞬目反応と同様であるが，そこからPLRの経路は前丘の手前に存在する視蓋前核，中脳被蓋に存在する動眼神経副交感神経核（Edinger-Westphal Nucleus，以下EW核）へと投射され，動眼神経となって頭蓋外へ出て毛様体神経節にシナプスし，瞳孔を収縮させる。PLRの経路は，上述した視覚経路よりも複雑であり，視交叉で交差した後，視蓋前核からEW核の間でも交差，また両側の視蓋前核およびEW核間の連絡もあるといわれている。したがって，視交叉までの病変とEW核以降の病変であれば，比較的容易に側方性を知り得ることができるが（**図3**），脳内病変での

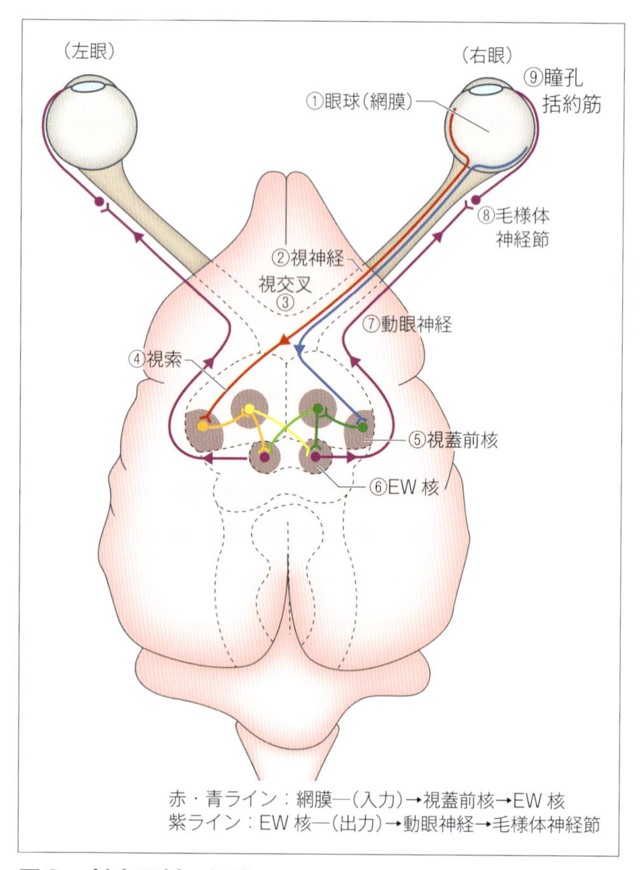

図2　対光反射の経路

文献4より引用・改変

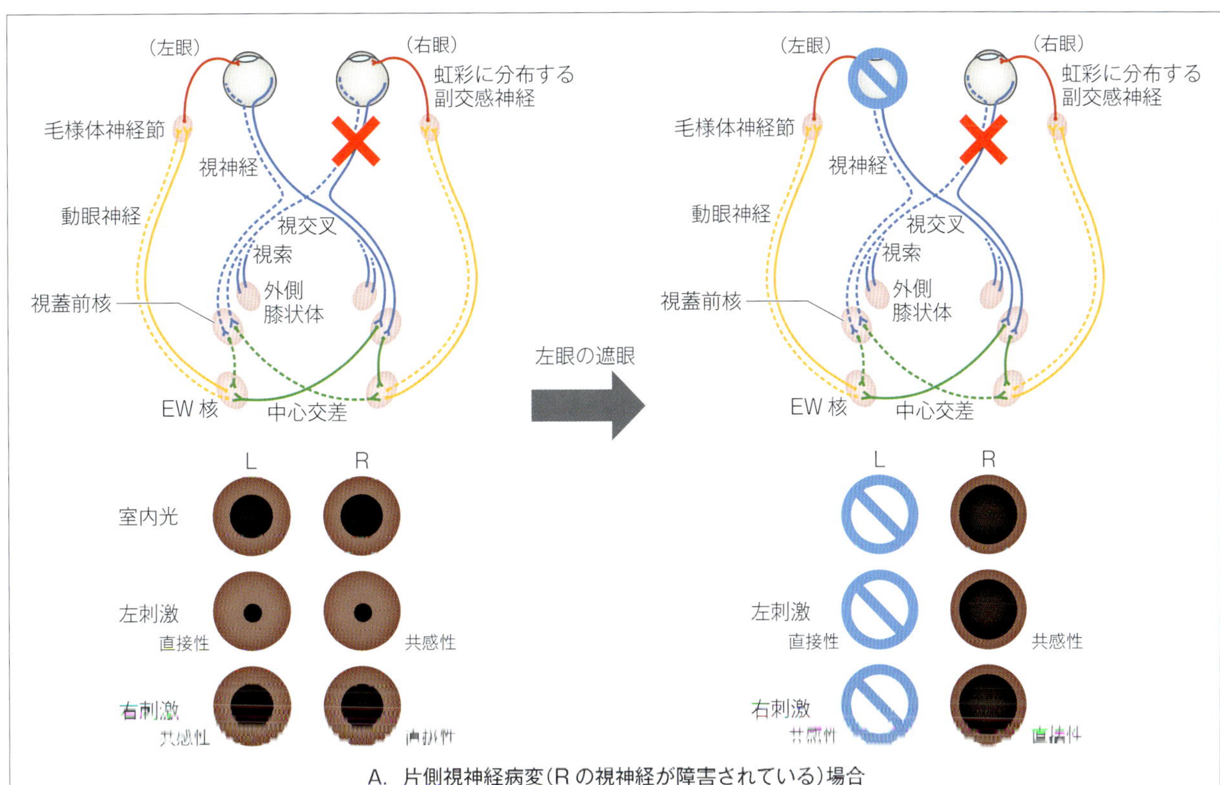

A. 片側視神経病変（R の視神経が障害されている）場合

注：患側の威嚇瞬目反応は消失している（失明している）

室内光（無刺激）では健側（L）からの入光により患側（R）も正常サイズの瞳孔径であり，健側（L）に光刺激を入れると L（直接性PLR），R（共感性PLR）とも縮瞳する。患側（R）に光刺激を入れても，それに対する PLR はなく，健側（L）からの室内光の入光により，正常サイズの瞳孔径を示す ➡ 次に，健側（L）を遮眼すると，健側からの入光がなくなり，患側（R）からのみの入光となるが，視神経が障害されているため障害部位以降には入光しなくなり散瞳する

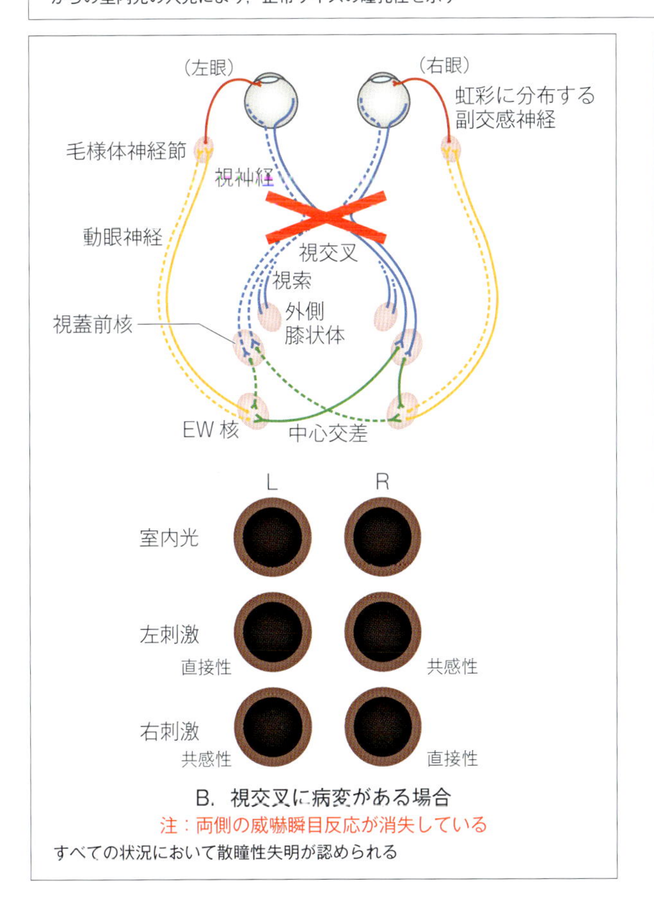

B. 視交叉に病変がある場合

注：両側の威嚇瞬目反応が消失している

すべての状況において散瞳性失明が認められる

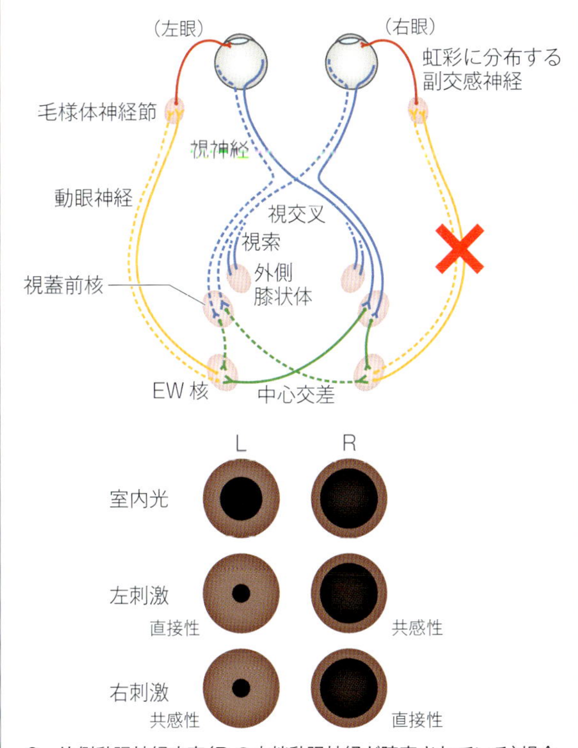

C. 片側動眼神経病変（R の末梢動眼神経が障害されている）場合

注１：両側とも威嚇瞬目反応は正常（見えている）

注２：患側には外斜視が認められていることもある

視覚（威嚇瞬目反応）は正常であるが，患側（R）には散瞳が認められる。この散瞳は左刺激（患側としては共感性）であろうが，右刺激（患側としては直接性）であろうが反応しない。一方で右刺激の際，健側（L）は縮瞳する（患側の共感性は正常にある）ことに注意

なお，動眼神経障害の場合，外斜視や上眼瞼の下垂も同時に認められていることがある。また患者は患側に入光があると眩目反応を示す

図３　病変部位による対光反射の結果

左刺激の際の L には直接性 PLR の結果，R には共感性（間接性）PLR の結果を図示する（右刺激はその逆となる）

瞳孔の状態	病態	予後
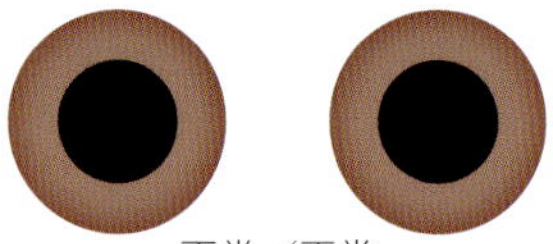 正常／正常	—	良好
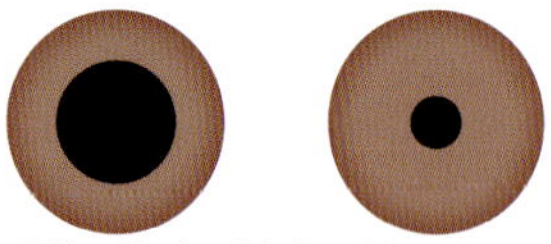 正常～散瞳／縮瞳～ピンホール	片側の動眼神経核圧迫 ＝片側のテント切痕ヘルニア	要注意
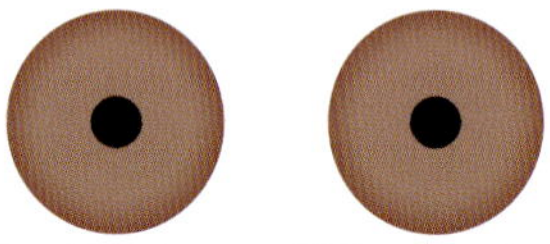 縮瞳～ピンホール／縮瞳～ピンホール	両側中脳圧迫・前脳の重大病変 ＝両側テント切痕ヘルニア(早期)	要注意
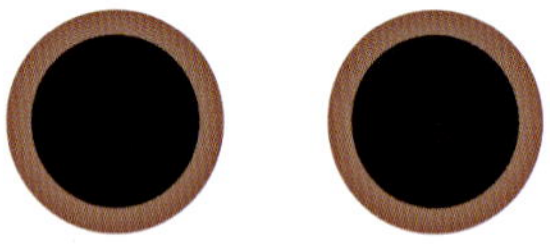 散瞳／散瞳	両側動眼神経核の圧迫・麻痺 ＝両側テント切痕ヘルニアの完成・大孔ヘルニアへ	不良

図4　エマージェンシーの際における瞳孔の変化
この瞳孔変化はあくまで重大な病態に陥っている時の場合であり，通常の通院患者で認められるものではない

考察は困難なものとなる。

一方，頭部外傷や大きな占拠性病変(脳腫瘍など)により頭蓋内圧が重度に亢進し，テント切痕ヘルニア(大脳が小脳テントを越えて後頭蓋窩へヘルニアする状態)の場合にも瞳孔に異常が現れる(このような場合，動物は通常，昏迷～昏睡といった重度の意識レベルの低下が認められ，起立不能状態にある)(**図4**)。まず片側の縮瞳(時にピンホール)が認められた場合には，同側のEW核が強く圧迫を受けている，すなわち片側大脳半球が小脳テントを越え，中脳への強い圧迫を生じていることを示唆する。その後には両側の縮瞳ないしピンホールが認められ，これは両側の中脳が強く圧迫されている，すなわちテント切痕ヘルニアがほぼ完成したことを示す。さらに時間が経過すると，今度は両側とも散瞳するが，これは動眼神経が麻痺したこと，すなわちテント切痕ヘルニアが完成し，脳幹死に近い状態を示しており，さらに重大な(致死的な)大孔ヘルニア(小脳ヘルニア)が生じてしまった可能性を示唆する所見である。ゆえに，神経学的なエマージェンシーでは，いかに片側の縮瞳を見逃さずに，即時的な減圧処置(マンニトールなどの浸透圧利尿薬の投与あるいは外科的処置)が行えるかどうかが鍵となる。

1-4-6)斜視

斜視の観察は，動物の頭位を正常位にして，真正面から観察して評価する。眼球の位置は前庭系(内耳神経；CN Ⅷ)からの入力情報に応じて，動眼(CN Ⅲ)，滑車(CN Ⅳ)および外転神経(CN Ⅵ)が各々支配する外眼筋を調整して決定されている。外眼筋と神経支配は，内側直筋-CN Ⅲ，外側直筋-CN Ⅵ，背側直筋-CN Ⅲ，腹側直筋-CN Ⅲ，背側斜筋-CN Ⅳおよび腹側斜筋-CN Ⅲであり(**図5**)，正常ではこれらが協調して眼球位置が中央にくるようになっている。

斜視をより簡単に理解するためには，内側直筋(CN Ⅲ)とその拮抗筋である外側直筋(CN Ⅵ)，および眼球をまさに滑車のように吊り上げている背側斜筋(CN Ⅳ)を覚えておけばよい。CN Ⅲが麻痺すると，眼球を内側に引っ張る内側直筋が脱力し，眼球は外側直筋の緊張度に引っ張られるために外斜視(外側斜視)となる(**図5B**)。逆にCN Ⅵが麻痺すれば，眼球は内側へ引っ張られ内斜視(内側斜視)となるだろう(**図5C**)。またCN Ⅳが麻痺したならば，眼球は外側へ軸転し，回転斜視(外旋斜視)を引き起こす(**図5D**。ただし臨床的に滑車神経麻痺による回転斜視に遭遇することは，きわめてまれである)。

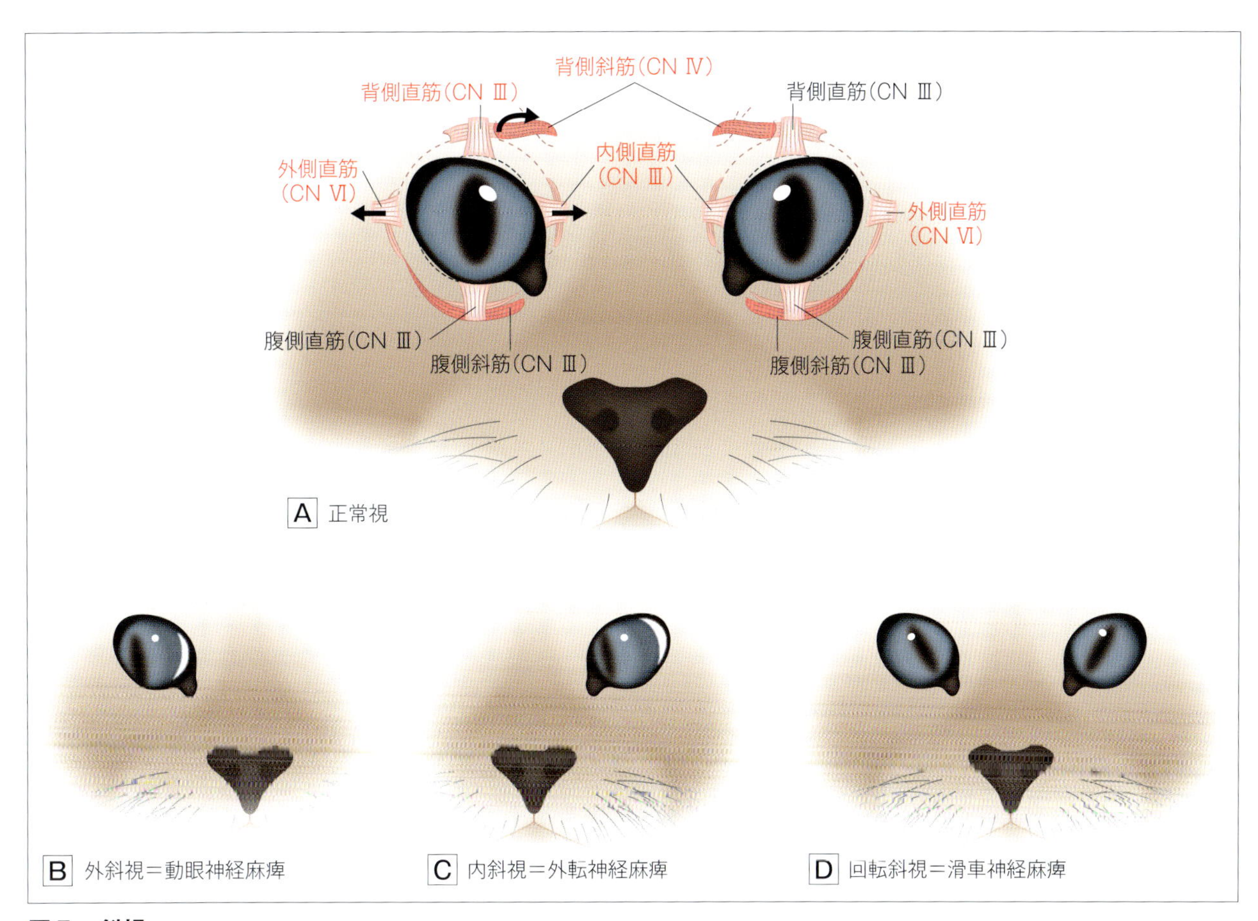

図5 斜視

赤字は斜視に関連する神経と外眼筋
文献5より引用・改変

正常位での斜視の有無を観察した後，今度は頭位をまっすぐに保持したまま，頭部を上方へ挙上していき，頭位変換性（姿勢性）の斜視が生じないかどうかを検査する。上述のとおり，眼球位置決定の入力は前庭系であり，前庭障害のある動物では頭部を挙上した際，前庭障害側の眼球は頭位変化についていくことができずに，（外）腹側斜視を呈する。

1-4-7）眼振

ここでいう眼振は，病的眼振（自発性眼振，静止時眼振ともいう）である。斜視と同様に，頭部を正常位に保定し，真正面から観察する。眼振はまず急速相（キュッと動く）と緩徐相（ゆっくり流れる）のある律動性眼振と眼振速度に差のない振子眼振に分けられる。

律動性眼振は前庭障害に起因するもので，その方向から水平眼振（左右方向），回転性眼振（軸転），垂直眼振（背腹方向）に分けられる。眼振の方向（名称）は急速相の向く方向を記載することになるので，例えば急速相が右であれば右水平眼振と呼ぶ。しかしながら，前庭障害の罹患側は緩徐相側にあるので，右水平眼振であれば左前庭障害（通常，左捻転斜頚を伴っている）となる。また水平眼振，回転眼振は末梢性前庭障害でも中枢性前庭障害でも認められるが，垂直眼振は中枢性前庭障害に特異的であり，頭蓋内病変（脳幹あるいは小脳）を示唆する。水平眼振や回転眼振だった場合には，末梢性と中枢性を鑑別する必要があるが，この場合は頭位を変えて（最も分かりやすいのは動物を仰向けにして），眼振方向に変化がないかどうかを観察する。頭位変換することで眼振方向が変化する；例えば正常位で右眼振だったものが，仰向けにすることで左眼振になったり，垂直眼振になったりするようであれば中枢性前庭障害である（末梢性の場合はどの方向に頭位を変えても眼振方向は変化しない）。

一方，振子眼振は通常，小脳障害で生じるものである。眼球振盪というよりは，小脳徴候の際に認められる全身や頭部の企図振戦（動作開始時に振戦や動揺が見られる）と同様，眼球の振戦と理解するのが妥当である。また両側性の失明を生じている場合にも，小刻みな振子眼振が認められる場合もある。

またシャム猫，およびシャム猫が絡んだ交雑種（ヒマラヤンを含む）においては内斜視（**図6**）や細かい急

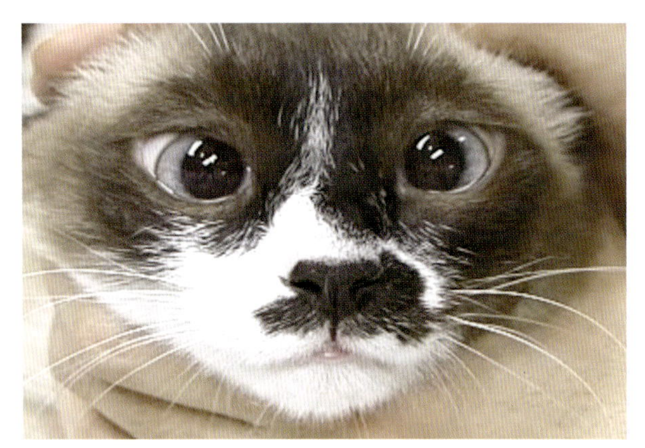

図6 シャム系雑種猫に認められた両側内斜視

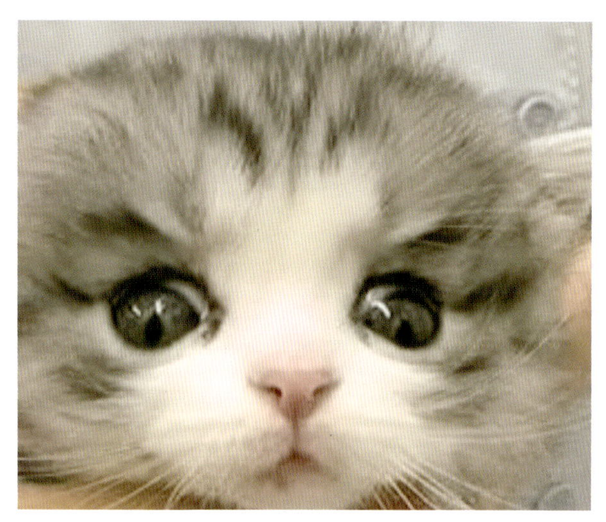

図7 先天性水頭症の猫で認められた頭蓋冠の拡大と両側の外腹側斜視

速の振子眼振が認められる(シャム猫症候群とも呼ばれている)[2,5]。これはこの種の猫における視覚経路の遺伝的な先天異常(アルビノ毛色遺伝子の変異に関連している)によるものであり，外側網膜(通常，同側性に投射し，交差しない)が視交叉で交差してしまうことで，外側膝状体において同側から投射された外側網膜からの情報とオーバーラップしてしまい，結果的に視覚野での視野異常を生じ，両眼視がうまくできなくなるようである。そのためシャム猫では，それを補正するために内斜視や振子眼振が生じるものと説明されている。しかしながら，シャム猫で認められる内斜視や振子眼振は，それ以外に影響を及ぼすことがなく，その猫にとってはそれが正常な状態であり，疾病とは考えない。

類似した先天異常に伴う眼振(振子であったり，律動性であったりする)がベルジアン・シープドッグで知られており，これらの犬では視交叉の欠損，すなわち視神経が交差することなく，すべて同側に投射されるものである[2,5]。筆者もMRIにて視交叉欠損を示し，異常な眼振を認めたチワワとトイ・プードルの交雑種を経験している。

1-4-8)生理的眼振

生理的眼振は動物の頭部を左右に回旋させた際に，頭部の動きに対し，少し遅れて眼球が追いつく様子であり，急速相は回旋方向へ，緩徐相は逆方向に認められる。これもまた頭部の位置変化を前庭神経(CN Ⅷ)が検知し，動眼(CN Ⅲ)，滑車(CN Ⅳ)，外転神経(CN Ⅵ)に情報を伝え眼球位置を調節することによる。

1-4-9)顔面知覚

顔面の感覚は三叉神経(CN Ⅴ)が担っている。すでに述べた眼瞼反射や角膜反射もCN Ⅴによるものである。ここでは上唇(上顎)と下唇(下顎)の知覚について，それぞれを指や鉗子でつまみ，忌避反応を示すかどうかを観察する。顔面知覚の最終的な認知は大脳皮質体性感覚野(頭頂葉)であるため，片側の大脳病変がある場合，その対側の顔面知覚はやや低下する。

1-4-10)その他の脳神経検査

上述した脳神経検査の他，開口時の緊張度(三叉神経：CN Ⅴ)，舌の動きや位置，運動性(舌下神経；CN Ⅻ)，嚥下／催吐反射(舌咽神経CN Ⅸと迷走神経CN Ⅹ)，僧帽筋や鎖骨頭筋などの萎縮の有無(副神経CN Ⅺ)あるいは嗅覚に関する検査(嗅神経；CN Ⅰ)などがあるが，これらの検査は特別な主訴がない限りは省略されることが多い。

1-4-11)視覚評価のための補助的な神経学的検査

通常は行わないが，威嚇瞬目反応や視覚性踏み直り反応などの検査で視覚障害の有無がはっきりとしない場合には，綿球落下テスト(コットンボールテスト)や障害物試験(障害路歩行)を行う場合がある。綿球落下テストは落下しても音のしない綿球を動物の視界で落下させ，その様子を動物が追うかどうか，あるいは猫では少し離れた位置で動かす猫じゃらしなどに反応を示すかどうかを観察する。障害物試験は診察室に複数個の障害物を無作為に床に置き，動物がそれを避けて歩けるかどうかを観察する(難しい迷路をつくる必要はない)。

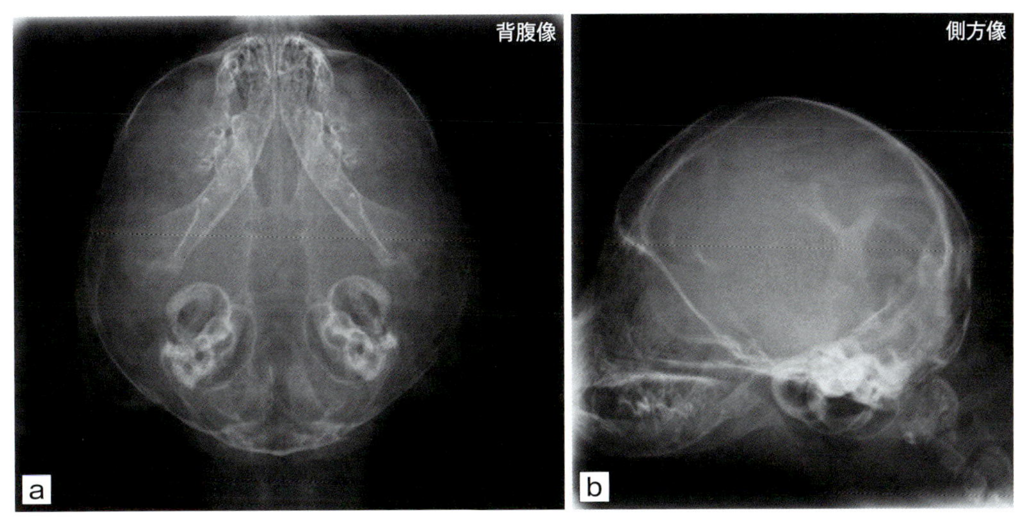

図８　先天性水頭症の猫の頭部Ｘ線写真
図７の症例

2）水頭症

水頭症は，何らかの原因で脳室内に脳脊髄液（Cerebrospinal fluid，以下 CSF）が過剰に貯留することで頭蓋内圧が亢進し，種々の大脳徴候を示す疾患である。水頭症には様々な分類法があり，先天性／後天性（炎症や腫瘍の結果，CSF 流が障害される），交通性（脳室系とくも膜下腔の交通があるかどうか）／非交通性（閉塞性），内水頭症（脳室内での CSF 貯留）／外水頭症（くも膜下腔での CSF 貯留），症候性／無症候性（臨床徴候の有無）および代償性（認知障害などにより脳実質が萎縮した結果，脳室が拡大するもの）に分けられる。このうち犬・猫で認められる（治療が必要な）ものは先天性あるいは後天性で，交通性あるいは非交通性の症候性内水頭症である。

2-1）シグナルメントと臨床徴候

周知のとおり，先天性水頭症はチワワなどの小型短頭種やトイ種，あるいは流行犬種に好発する。一方，猫の真の先天性水頭症は比較的まれであり，多くは中枢神経型の FIP 感染に続発した閉塞性水頭症である。また，犬と猫の後天性水頭症の原因で最も多いのは脳腫瘍であり，発症は中齢以降となる。

典型的な先天性水頭症では外観上，頭囲（頭蓋冠）拡大，泉門の開存，両側性外斜視（**図７**），発育不良などが観察される。両側性の外斜視については，以前は頭蓋内圧亢進のために動眼神経が圧迫されるためといわれていたが，最近では頭蓋が発育する段階で，頭蓋冠が大きく吻側へせり出してくることによる物理的な眼球偏位であるという説が主流である。

上述の通り水頭症の臨床徴候は，頭蓋内圧亢進による大脳徴候であり，てんかん発作，旋回，意識レベルの低下（傾眠程度），異常行動，認知障害，視覚障害，運動失調，姿勢反応の低下～消失などである。水頭症で認められる視覚障害は皮質盲，すなわち脳室拡大および頭蓋内圧亢進のために，視放線や視覚野（後頭葉）に圧迫や浮腫が生じて起こる視覚障害である。そのため威嚇瞬目反応は消失しているものの，眼瞼反射や PLR には明らかな異常が認められない。

2-2）診断

診断は上述したシグナルメント，外観および臨床徴候と神経学的検査所見から本症を疑い，その後は画像診断で臨床診断する。一般の動物病院で可能な画像診断としては，頭部の単純Ｘ線検査と，泉門の開存がある場合に限定されるが超音波検査が適している。頭部単純Ｘ線では明らかな頭蓋冠の拡大，泉門の開存，およびすりガラス様の頭蓋内陰影が典型である（**図８**）。

○超音波検査：脳室－大脳比（VB ratio）

超音波検査は開存した泉門や頭蓋骨欠損部を音響窓として，8～13 MHz のプローブを用いて頭蓋内を走査する。視床間橋の見える（第三脳室が上下に分かれて見えるところ）横断面において，大脳の高さとその断面における側脳室の最も広がっている部位での高さを測定し，脳室－大脳比（Ventricular-Brain ratio，以下 VB ratio）＝（側脳室の高さ／大脳の高さ）×100 を求める（**図９**）。VB ratio は脳室拡大の指標であり，

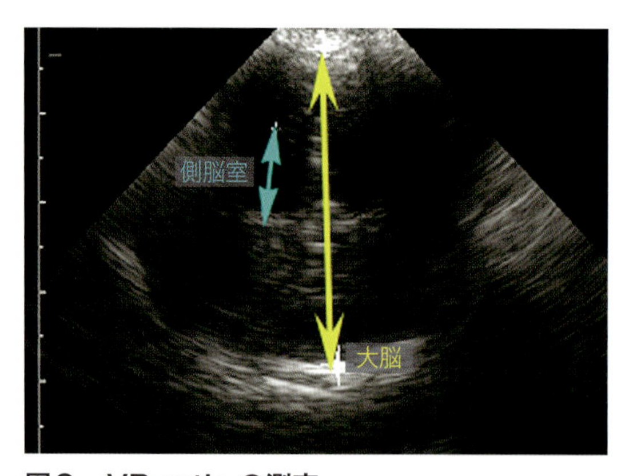

図9 VB ratioの測定
この写真では側脳室の高さ(1cm)と大脳の高さ(3.4cm)から，VB ratioは29%となり，重度の脳室拡大と判定される

VB ratioが14%以下であれば正常，15～24%を中等度拡大，25%以上を重度拡大とする。注意しなくてはならないのが，VB ratioは単純に脳室の大きさを示す値であって，水頭症の重症度を表しているものではない。例えばチワワは正常(臨床徴候が何もない場合)でもVB ratioが25%を超えていることは珍しくない。

○超音波検査：頭蓋内動脈の血管抵抗指数(RI)

VB ratioに加えて，ドプラ機能を有する超音波装置であれば，頭蓋内動脈の血管抵抗指数(Resistance Index，以下RI)を測定することも可能である。頭蓋内動脈のRIは頭蓋内圧と正の相関があり，間接的な頭蓋内圧の指標になる。一般的に用いられる頭蓋内動脈は脳底動脈であり，動物の頚部を90°程度に屈曲し，環椎後頭関節(大孔)を音響窓にして延髄～頚髄の矢状断像を描出する。カラードプラをかけると延髄底に併走して脳底動脈が確認できるので，脳底動脈の流速測定を行う；RI＝(収縮期最大速度－拡張期最低速度)／収縮期最大速度。こうして求められたRIの正常範囲は0.5～0.65(無麻酔)であり，一般に0.75を超えるようであれば頭蓋内圧が亢進していることが予測される。ただしRIは全身血圧の影響を強く受けるため，RI測定時には血圧に問題がないことを証明しておく必要がある。

○ MRI検査

しかしながら，単純X線や頭蓋内超音波検査では，脳炎などの他の病態を除外できないため，水頭症を確定することができない。このため水頭症の確定診断あるいは治療選択を考慮する場合にはMRIを撮像する(CTではやはり脳炎などを除外するのは困難であり，MRIが推奨される)。MRIでは脳室辺縁の鈍化を伴う脳室拡大の他，脳溝の不明瞭(くも膜下腔の狭小化)，灰白質と白質とのコントラスト低下，脳室周囲の間質性脳浮腫(経脳室吸収像)といった頭蓋内圧亢進所見が認められ(**図10**)，また拡大している脳室部位から脳室系の閉塞部位を推定することができる。さらに後天性水頭症の原因疾患となる脳腫瘍(脈絡叢腫瘍や上衣腫などの脳室内腫瘍やグリオーマや髄膜腫による脳室系の圧迫性閉塞など)，FIPによる脳室上衣炎やその他の髄膜脳脊髄炎などを鑑別することが可能である。

○ CSF検査

CSF検査はMRI検査とあわせて行われる場合がある。髄膜炎や脳炎が疑われる場合には必須となるが，例えば先天性水頭症や脳腫瘍などにより頭蓋内圧が亢進している場合には，大槽穿刺によるCSF採取は脳ヘルニアを生じさせるリスクがあるため避けるべきである。一方で，泉門開存や頭蓋骨欠損部がある水頭症では，それらの部位から側脳室へ穿刺してCSF採取および簡単な脳室ドレナージを行うことが可能である。

2-3)治療および予後

水頭症の治療は内科的治療と外科的治療に分かれるが，基本的には外科的治療が第一選択になる。内科的治療でQOLを維持できるのは，水頭症自体が軽度な症例である。内科的治療は50%グリセリン(局方グリセリンを水で希釈したもの：1～2mL/kg，1日2回)やイソソルビド(イソバイド：1～2mL/kg，1日2回)といった経口脳圧降下薬をベースに，症状がやや強い場合にはプレドニゾロンを抗炎症量(0.25～0.5mg/kg，1日1～2回)で用いる(症状の改善が見られたら漸減して維持するか，休薬して経口脳圧降下薬のみで維持する)。この他，あまり用いられることはないが，アセタゾラミドやフロセミド，オメプラゾールなどが使用されることもある。

外科的治療は脳室腹腔シャント術(Ventriculoperitoneal shunt，以下V-Pシャント術)が一般的に行われる。種々の検査で中等度～重度の水頭症が証明され，かつ臨床徴候が顕著な症例や内科的治療ではQOLを維持できない症例が外科適応となるが，V-Pシャント術の適応症例やシャントシステムの選択についてはより専門的な知識を必要とするので，神経科医あるいは神経外科医に相談することが望ましい。

外科適応症例を適切に見分ける1つの簡便な方法

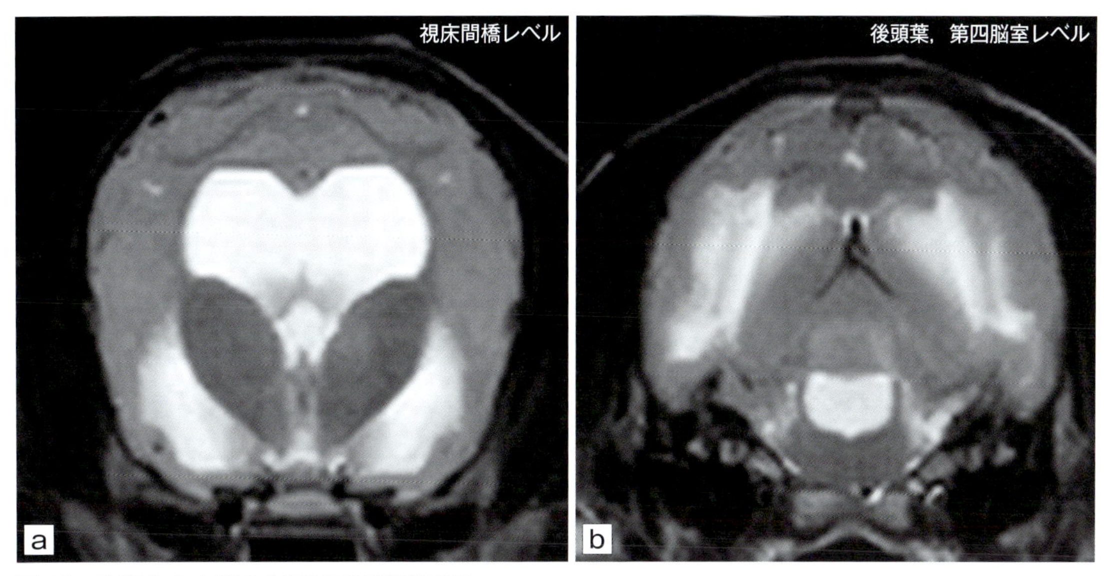

図 10　水頭症の症例の MRI（T2 強調画像）

ボーダー・コリー，3 カ月齢，雄
各脳室系の拡大，くも膜下腔の狭小化（脳溝の不明瞭化），灰白質 - 白質コントラストの低下および b では側脳室後角周囲白質における高信号（経脳室吸収像）が認められ，水頭症による頭蓋内圧亢進が示唆される。この症例の VB ratio は 26%であった

は，臨床徴候がある場合に，マンニトール 1.0～2.0 g/kg を 15～20 分ほどかけて点滴静注し，30 分後，1 時間後に臨床徴候に明らかな改善が認められるかどうかを観察することである。もしこの試験で，明らかな臨床徴候の改善（例えば投与前は失明していたが投与後には視力が回復したり，起立できなかったものが起立できたり）が認められるようであれば，単純に頭蓋内圧を下げることで回復が認められることを示唆しているため，V-P シャント術のよい適応になるだろうと予想される。逆に，マンニトールを投与しても明らかな臨床徴候の改善がないようであれば，V-P シャント術を行っても回復する見込みは低い。

水頭症の予後は重症度により様々である。軽症例であれば内科的治療のみで生涯的な QOL を維持できるものから，V-P シャント術にて見事に回復するもの，V-P シャント術を行っても改善しない症例まである。また，V-P シャント術では合併症（シャントチューブの閉塞，脱落，感染など）が起きる頻度が高く，複数回の再手術が必要になる場合もある。

3）肉芽腫性髄膜脳脊髄炎

眼徴候を示す代表的な神経疾患の 1 つが肉芽腫性髄膜脳脊髄炎（Granulomatous meningoencephalomyelitis, 以下 GME）である。GME の原因は不明のままだが，いくつかの研究や治療への反応性から免疫介在性疾患であることが強く疑われている。GME はその臨床徴候や病変分布から眼型（ocular type），巣状型（focal type），および播種型／多病巣型（disseminated/multi-focal type）に分類されるが，単一のタイプのみの場合から複数のタイプが併存しているもの，あるいは病態の進行に伴い併発していくものまで様々である。病理学的には主に白質領域におけるリンパ球やマクロファージの囲管性細胞浸潤と，その集簇からなる肉芽腫形成である。これが視覚経路に特異的に発生しているものが眼型，肉芽腫が肉眼的な大きさになり，腫瘤を形成するようなものを巣状型，明らかな腫瘤を形成せず白質領域に広くび漫性に肉芽腫性炎を引き起こしているものが播種型である。

3-1）シグナルメントと臨床徴候

若齢～中齢の小型犬種，特に日本ではミニチュア・ダックスフンド，トイ・プードル，チワワに多く発生している。

眼型 GME は臨床徴候が特異的であり，クライアントも早期に気がつくことが多い。眼型 GME は急性の散瞳性失明として発症する。両側ほぼ一様に散瞳していることが多いが，まれに（おそらく病初期には）片側性のこともある。PLR も消失し，威嚇瞬目反応も認められない。眼型 GME では突発性後天性網膜変性症候群（Sudden acquired retinal degeneration syndrome, 以下 SARDS）や進行性網膜萎縮症（Progressive retinal

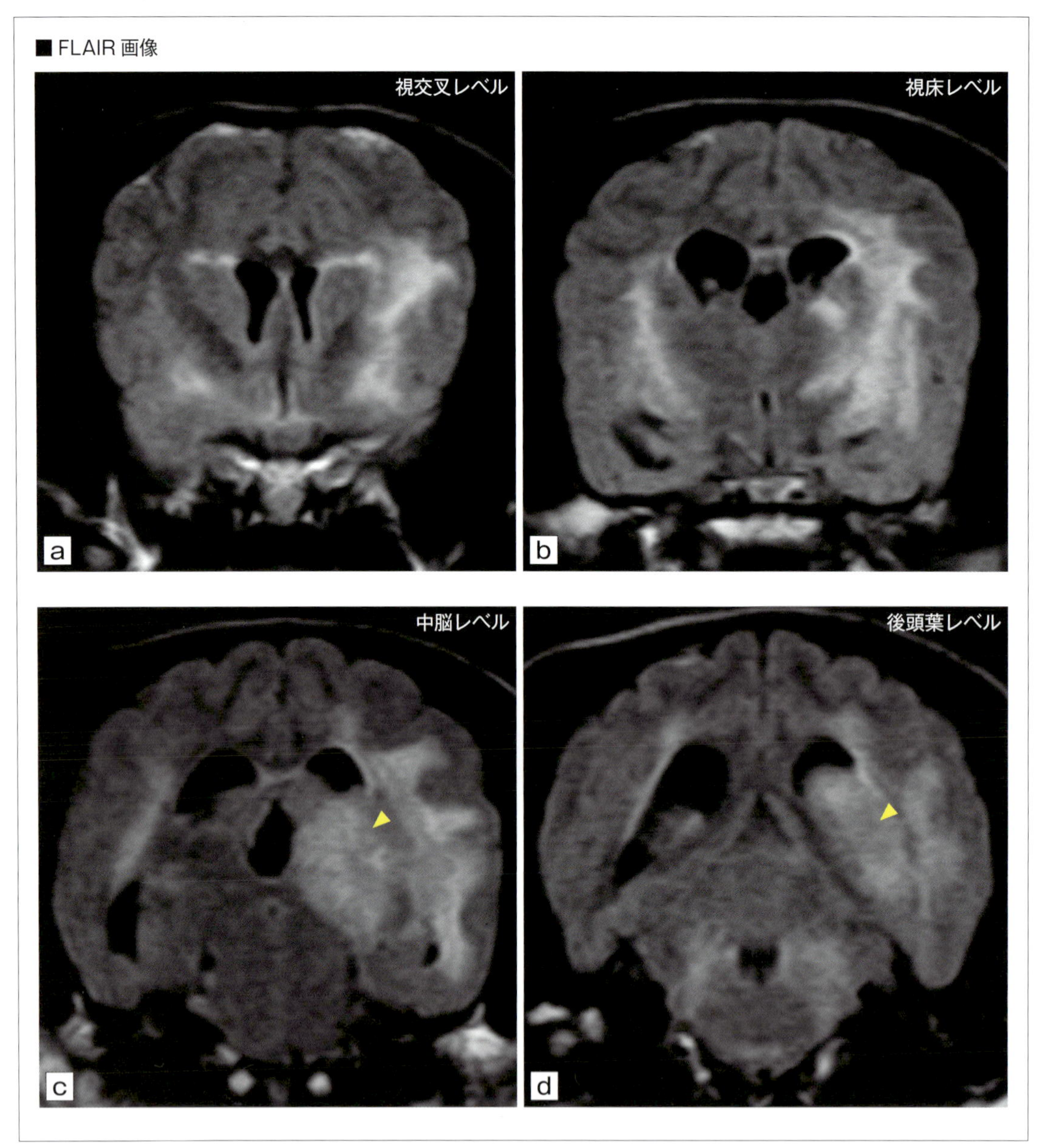

図 11　急性の散瞳性失明を主訴として来院した GME の症例の MRI

ミニチュア・ダックスフンド，5 歳齢，雄

左の外側膝状体が腫大している。これらの所見は眼型および巣状型（外側膝状体）の所見である。a～d では左右の大脳白質に広範かつび漫性に高信号が認められ，播種型の所見も呈する

atrophy，以下 PRA）との鑑別が重要になる（また好発犬種も重複する）。眼科医は眼底検査や網膜電図（ERG）検査より SARDS や PRA が除外できれば，GME の可能性が高いことを認識すべきであろう。

巣状型は肉芽腫の発生部位により臨床徴候は異なる。前脳に病変があればてんかん発作，運動失調，視覚障害などがよく認められ，脳幹や小脳の病変では中枢性前庭障害や測定過大などの小脳徴候として現れる。播種型では病変も広範囲にわたり，上述したような様々な臨床徴候が併存する。時折，上位頚髄（C1-C5）に肉芽腫を形成することもあり（時に脊髄型 GME と呼ばれる），肉芽腫の大きさや炎症範囲にもよるが，頚部痛～四肢の上位運動ニューロン性の不全麻痺といった脊髄徴候が認められることもある。

3-2）診断

診断はシグナルメントと臨床徴候および神経学的所見から疑い，MRI および CSF 検査で臨床診断を行う（確定診断は病理組織検査による）。

MRI において，眼型 GME は特徴的な画像所見を呈する。すなわち，視神経，視交叉，時にはさらに延長して視索，外側膝状体と視覚経路に特異的な炎症性病変を認め，造影剤で増強されることが多く，時に視交叉や外側膝状体が腫瘤化する（巣状型の特徴を示す）

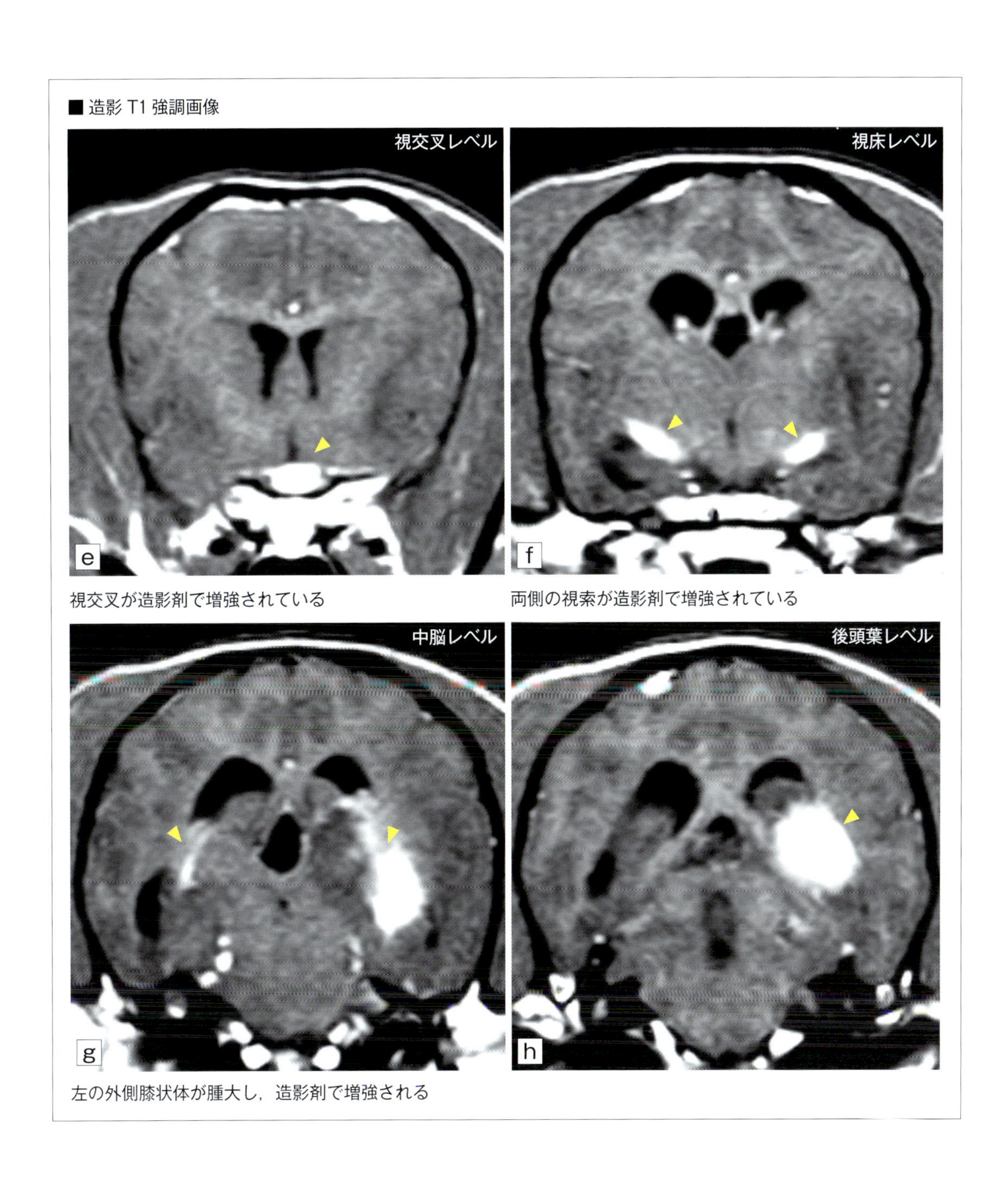

視交叉が造影剤で増強されている

両側の視索が造影剤で増強されている

左の外側膝状体が腫大し，造影剤で増強される

(**図 11**)。巣状型では造影剤でほぼ一様に増強される小型〜中型の mass 病変が脳実質内(主として皮髄境界部や白質領域に，脊髄では前述のように上位頚髄の背索領域)に認められ，播種型では前脳白質，脳幹，小脳などにび漫性あるいは散在性の T2 強調高信号の炎症像を示す。

MRI と同時に行われることの多い CSF 検査では，単核球系(リンパ球およびマクロファージ)の細胞数増多，蛋白濃度の上昇が認められることが多い。しかしながら，事前にステロイドが処方されていたりする場合には異常がマスクされて診断の手がかりが得られないこともあり，注意が必要である。

3-3)治療および予後

GME の治療は(今のところ)免疫抑制療法が主流であり，免疫抑制量のプレドニゾロン(2〜4 mg/kg，1日1〜2回，経口投与)を中心に，シクロスポリン，プロカルバジン，シトシンアラビノシド，レフルノミドなどが用いられている[1,9]。筆者は主にプレドニゾロンとシトシンアラビノシドの併用による治療プロトコールで治療している。しかしながら，どの免疫抑制薬が最も有効であるのかについては大規模な盲検が行われていないため不明である。また眼型あるいは巣状型の場合には，放射線治療も有効であることが示されている。

予後は治療法や病型によってまちまちである。古い

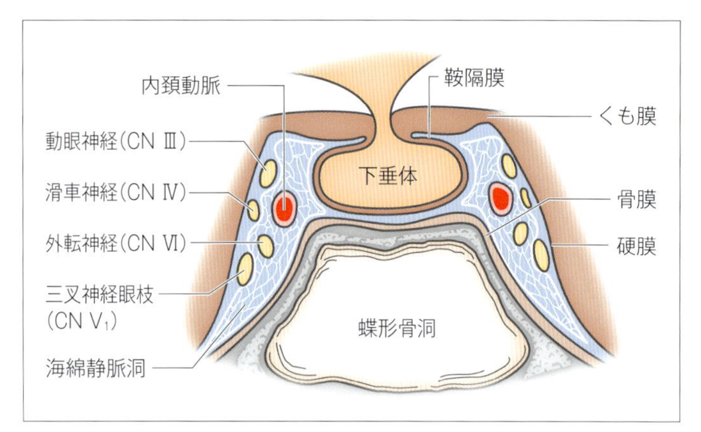

図12　海綿静脈洞の解剖模式図(横断面)
海綿静脈洞は下垂体の両脇を囲うように走行し，その外側には動眼神経(CN Ⅲ)，滑車神経(CN Ⅳ)，外転神経(CN Ⅵ)および三叉神経眼枝(CN V_1)が併走する
文献10より引用・改変

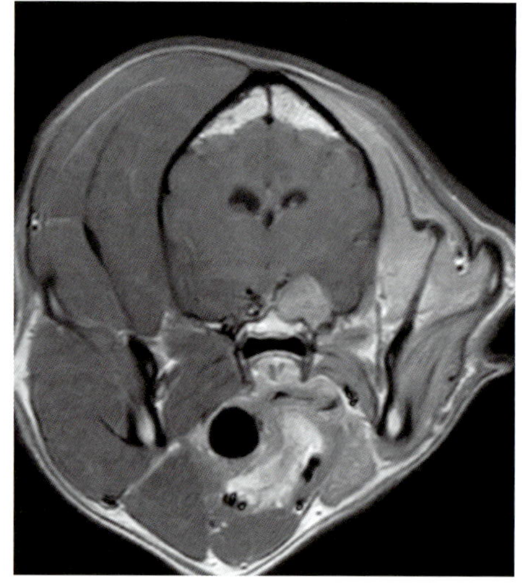

図13　海綿静脈洞症候群を引き起こした三叉神経鞘腫を疑うMRI(造影T1強調画像)
この症例では左側頭筋および咬筋の萎縮，左上眼瞼下垂，左散瞳，左外斜視，左眼瞼反射および角膜反射の消失が認められた

データであるが，GMEと確定診断された42例の報告では，巣状型の生存期間の中央値が114日であったのに対し，播種型では8日であった[7]。筆者の経験では，眼型のものを早期発見し早期治療できた場合は比較的予後はよく(1年以上生存)，一方で播種型のものは予後が著しく悪い(6カ月前後のものが多い)；ただし，我々の症例で病理組織学的にGMEと確定診断されたものはきわめて少数であり，解釈には注意が必要である。

4)その他の脳炎

上述したGME以外の特発性脳炎，すなわち壊死性髄膜脳炎(Necrotizing meningoencephalitis, 以下NME)や壊死性白質脳炎(Necrotizing leukoencephalitis, 以下NLE)においても視覚障害が認められることがある。これらの壊死性脳炎では主に皮質盲が認められる。すなわち後頭葉視覚野の壊死病巣あるいは視索や視放線といった白質領域における壊死巣が原因となる。通常，PLRが正常な威嚇瞬目反応の消失であり，片側性(病変と反対側)の失明が生じる。

NMEもNLEも自己免疫性あるいは免疫介在性疾患と考えられており，診断および治療法はGMEのそれに類似する。NMEではCSF中に自己アストロサイト(アストロサイト中のグリア線維性酸性蛋白，GFAP)に対する抗体が検出されており，一般的なCSF検査に加え，抗アストロサイト(GFAP)自己抗体を測定することでより診断精度が上がる。なお，最近はGME, NME, NLEのおそらく免疫介在性の脳炎は，生前の確定診断(鑑別)が難しいことから，起源不明の髄膜脳炎(Meningoencephalitis/Meningoencephalomyelitis of unknown origin/etiology，以下MUOあるいはMUE)と称されることが多くなってきており，治療や予後もMUOとして検討されていることが多い。

NMEやNLEの予後は，GMEのそれにくらべると多少延長したものになるが(生存期間の中央値93日)，長期的予後はやはり不良であり，またパグのNME(いわゆるパグ脳炎)の予後は他犬種にくらべよくないことが多い。

犬ではCDVの中枢感染，猫では中枢神経型のFIPも視覚障害の原因となる。詳細な診断等は割愛するが，皮質障害による皮質盲の他，視神経自体への感染(視神経炎)や脈絡網膜炎による散瞳性失明も引き起こされる。CDVもFIPも現在のところ特異的な治療はなく，予後はおおむね不良である。

5)脳腫瘍と海綿静脈洞症候群

様々な脳腫瘍が視覚障害を引き起こす。犬・猫ともに髄膜腫，グリオーマ，下垂体巨大腺腫，リンパ腫は比較的よく認められる脳腫瘍である。後頭葉領域に発生した髄膜腫やグリオーマでは皮質盲が一般的に認められる。非常にまれではあるが，視神経に発生する髄膜腫(視神経髄膜腫)も知られている。下垂体巨大腺腫や脳底部髄膜腫，あるいは動眼神経や三叉神経由来の

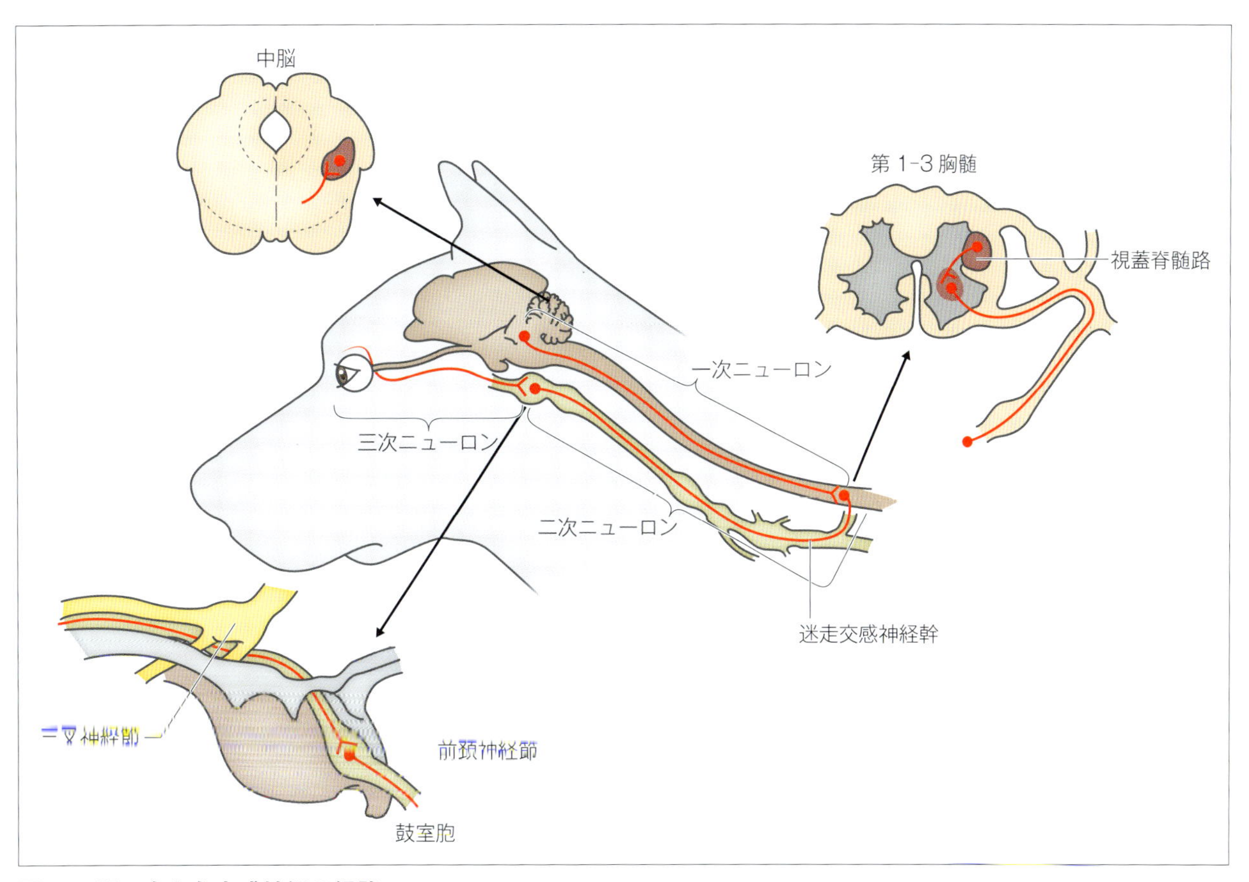

図 14　眼へ向かう交感神経の経路
文献5より引用・改変

末梢神経鞘腫瘍(シュワノーマ)は時折，視交叉や下垂体(海綿静脈洞)周囲を走行する脳神経を巻き込むことで散瞳性失明や海綿静脈洞症候群を引き起こす。

海綿静脈洞症候群(Cavernous sinus syndrome)は，主として下垂体を取り巻くように走行している海綿静脈洞へ腫瘍などが，進展ないし浸潤することで誘発される眼徴候を主体とした症候群である。海綿静脈洞の外側には動眼神経(CN Ⅲ)，滑車神経(CN Ⅳ)および外転神経(CN Ⅵ)が走行しており，また付近には三叉神経(CN Ⅴ)も走行する(**図 12，13**)。このため，これらの脳神経の一部，あるいはすべてが巻き込まれた結果，片側の動眼神経麻痺(最も明確で分かりやすい)を中心とする以下の徴候が認められる；外眼筋麻痺(特に動眼神経麻痺としての外斜視と生理的眼振の低下ないし消失)，散瞳および眼瞼下垂(動眼神経麻痺)，眼瞼反射の低下(三叉神経障害)，咀嚼筋の萎縮(三叉神経障害)。

脳腫瘍の診断は，神経学的検査を詳細に実施することで局在診断を行い，さらに画像診断(MRI)で神経学的検査の結果を裏づけるような所見を得ることにより臨床診断を下す。当然のことながら，腫瘍型の確定診断は病理組織検査に依存する。

治療は動物の全身状態，腫瘍のタイプ，局在，悪性度などにより様々であるが，積極的な治療としては外科手術，放射線治療，化学療法およびそれらの組み合わせとなる。

6）ホルネル症候群と前庭疾患，顔面神経麻痺

いうまでもなく，ホルネル症候群(Horner's syndrome)は眼へ分布する交感神経の障害によって生じる眼徴候であり，縮瞳，眼瞼裂の下垂(上眼瞼と下眼瞼の下垂)，瞬膜(第三眼瞼)突出，眼球陥入が部分的あるいはこれらがそろって出現する。このホルネル症候群に関連する眼への交感神経系路は，視床－中脳からの頭側胸髄までの一次ニューロン(視蓋脊髄路)，一次ニューロンから頭側胸髄(T1-T3)でシナプスし，腕神経叢を経由し，迷走交感神経幹を前頸神経節まで上行する二次ニューロン(節前神経)，そして二次ニューロンから鼓室胞に隣接した前頸神経節で節後神経(三次ニューロン)に乗り換えて，三叉神経眼枝(CN Ⅴ$_{1}$)に併走して眼に向かう(**図 14**)。すなわちこれら

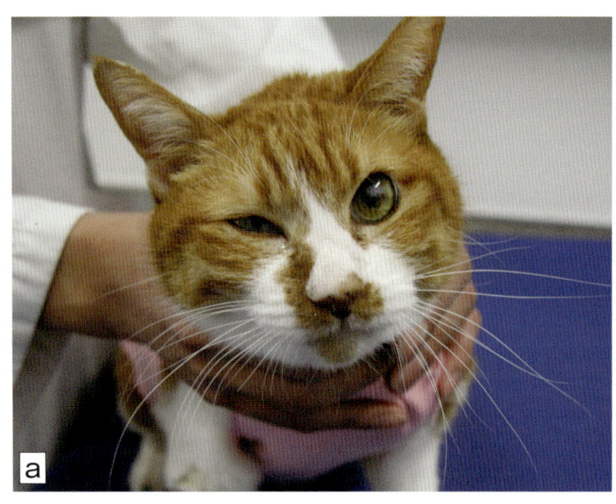

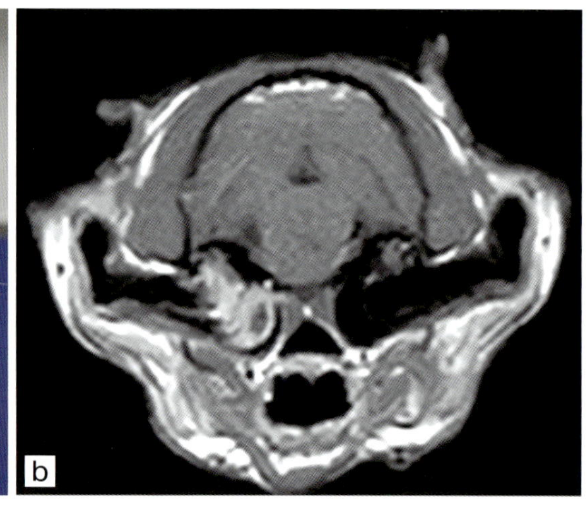

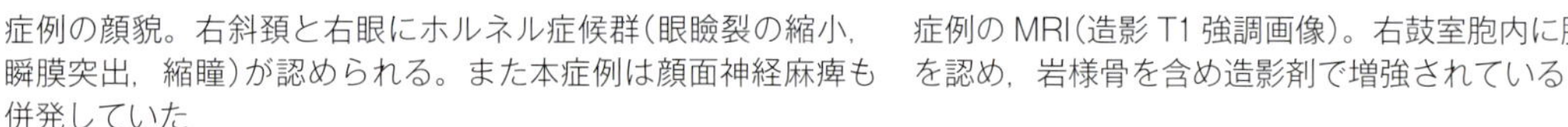

a：症例の顔貌。右斜頚と右眼にホルネル症候群（眼瞼裂の縮小，瞬膜突出，縮瞳）が認められる。また本症例は顔面神経麻痺も併発していた

b：症例のMRI（造影T1強調画像）。右鼓室胞内に膿汁の貯留を認め，岩様骨を含め造影剤で増強されている

図15　ホルネル症候群を呈した猫の中耳炎・内耳炎による前庭障害

一次～三次ニューロンのいずれのレベルでの障害でも同側性にホルネル症候群を認めるが，臨床的には二次ニューロンおよび三次ニューロンでの障害が一般的である。

前者（二次ニューロン；節前神経）には，腕神経叢裂離や頚部の手術，チョークチェーンなどによる交感神経幹の損傷，後者（三次ニューロン；節後神経）には通常，末梢前庭徴候を伴った中耳炎・内耳炎による炎症の波及，鼓膜破損を伴う耳への不適切な耳洗浄などが挙げられる。また特発性（原因不明）もしばしば認められる（犬の50％程度の症例は原因不明である）。ホルネル症候群の病変局在がどこに存在するのかについては，詳細な臨床徴候および神経学的所見からの推測の他，薬理学的試験によって鑑別する場合もある。ホルネル症候群の発症から1～2週間経過している症例では，交感神経の脱神経による過敏症が認められるために，薬理学的試験として1％フェニレフリンを両側に点眼する方法が利用できる[8]。一般に正常側を対照として比較するが，患側にて20分以内に散瞳，あるいはホルネル徴候が消失する場合には三次性，20～45分では二次性，60～90分かかる場合には中枢性（あるいは交感神経障害ではない）と推定される。また10％フェニレフリンを用いた場合，三次性であれば5～8分以内に散瞳する。しかしながら，これらの検査はあまり当てにならないと述べているものもある[5]。なお，日本では1％ないし10％フェニレフリン製剤がないため（5％のものが市販されている；ネオシネジン），5％のものを用いて正常側を対照として評価する必要がある。

上述したホルネル症候群は，眼へ分布する交感神経系路の解剖学的走行から，中耳炎・内耳炎に起因した末梢前庭障害に伴って生じることが多い（二次あるいは三次性ニューロンの障害）（**図15**）。末梢前庭障害では神経学的検査の項で述べたように，患側の（ホルネル症候群と同側）捻転斜頚，頭位変換性斜視，対側へ向かう急速相を有する水平ないし回転性眼振が認められる。垂直眼振や頭位を変換することで（仰向けにすることで）眼振方向が変化する場合は，中枢性前庭障害（脳幹や小脳）である。また末梢性前庭障害ではホルネル症候群の他，末梢性の顔面神経麻痺を併発していることもある（表情筋の弛緩，下垂，威嚇瞬目反応や眼瞼反射の低下から消失，涙液産生低下および乾性角結膜炎）。前庭障害と同側のホルネル症候群，顔面神経麻痺が認められれば，それはほぼ末梢前庭疾患であるが，顔面神経麻痺のみの併発の場合は，中枢性や甲状腺機能低下症もあり得るために，除外診断に注意する必要がある。いずれにせよ，前庭障害や顔面神経麻痺の原因を特定するためには，MRIやCSF検査，シルマー検査，甲状腺機能検査，筋電図検査，聴性脳幹誘発電位などを行う必要がある。

Point

眼にかかわる脳神経検査項目(犬・猫共通)

- 威嚇瞬目反応(網膜→ CN Ⅱ→視交叉→視索→外側膝状体→視放線→視覚野(後頭葉)→運動野(前頭葉)→橋核→小脳→顔面神経核→ CN Ⅶ→表情筋)
- 眼瞼反射(CN Ⅴ→ CN Ⅶ)
- 角膜反射(CN Ⅴ→ CN Ⅵ, CN Ⅶ)
- 瞳孔サイズ・対光反射(網膜→ CN Ⅱ→視交叉→視索→視蓋前核→ EW 核→ CN Ⅲ→毛様体神経節→瞳孔括約筋)
- 斜視(外斜視=CN Ⅲ, 内斜視=CN Ⅵ, 回転斜視=CN Ⅳ)
- 頭位変換(姿勢)性斜視=CN Ⅷ(前庭神経)
- 眼振(律動性=CN Ⅷ, 振子=小脳)
- ホルネル症候群=交感神経

散瞳性失明を起こす疾患:犬の場合

- 眼型の肉芽腫性髄膜脳脊髄炎(GME)
- 視神経炎(犬ジステンパーウイルス;CDV など)
- 視交叉を巻き込む脳腫瘍(視神経髄膜腫, 脳底部髄膜腫, 下垂体巨大腺腫)

皮質盲を起こす疾患:犬の場合

- 水頭症
- 後頭葉を巻き込む壊死性髄膜脳炎, 壊死性白質脳炎, 播種型GME
- 後頭葉を巻き込む脳腫瘍, 脳梗塞, 脳虚血

皮質盲を起こす疾患:猫の場合

- 水頭症
- 中枢神経型の猫伝染性腹膜炎(FIP)(時に散瞳性失明もある)
- 後頭葉を巻き込む脳腫瘍, 脳梗塞, 脳虚血

■参考文献

1) Coates JR, Jeffery ND. Perspectives on meningoencephalomyelitis of unknown origin. *Vet Clin Small Anim* 44: 1157-1185 (2014).

2) de Lahunta A, Glass E, Kent M. Vestibular system: Special proprioception. *In*: Veterinary Neuroanatomy and Clinical Neurology, 4th ed. Elsevier, pp338-367 (2015).

3) Garosi L, Lowire M. The neurological examination. *In*: BSAVA Manual of Canine and Feline Neurology, 4th ed. (Platt S, Obly N, eds.) BSAVA, pp1-24 (2013).

4) Jaggy A, Spiess B. Neurological examination of small animal. *In*: Small Animal Neurology: An Illustrated Text (Jaggy A, ed. Platt S, assoc. ed.), schlütersche, pp1-37 (2010).

5) Lorenz M, Coates J, Kent M. Blindness, anisocoria, and abnormal eye movements. *In*: Handbook of Veterinary Neurology, 5th ed. Elsevier, pp330-345 (2011).

6) Lorenz M, Coates J, Kent M. Neurologic history, neuroanatomy, and neurologic examination. *In*: Handbook of Veterinary Neurology, 5th ed. Elsevier, pp2-36 (2011).

7) Munana KR, Luttgen PJ. Prognostic factors for dogs with granulomatous meningoencephalomyelitis: 42 cases (1982-1996). *J Am Vet Med Assoc* 212: 1902-1906 (1998).

8) Penderis J. Disorders of eye and vision. *In*: BSAVA Manual of Canine and Feline Neurology, 4th ed. (Platt S, Obly N, eds.) BSAVA, pp167-194 (2013).

9) Schatzberg S, Nghiem P. Infectious and inflammatory diseases of the CNS. *In*: Small Animal Neurological Emergencies. (Platt S, Garosi L, eds.) Manson publishing, pp341-362 (2012).

10) 田中雄一郎, 小林茂昭. 間脳・下垂体の手術解剖. *In*:図解脳神経外科 New Approach5, 間脳・下垂体［機能・解剖・手術］(高倉公朋編), メジカルビュー社, pp12-23 (1997).

11) Thomson C, Hahn C. Veterinary Neuroanatomy: A clinical approach. Saunders (2012).

(長谷川大輔)

Chapter 11

猫の眼疾患

猫の眼検査とよく見られる眼疾患

Chapter

11 猫の眼検査とよく見られる眼疾患

猫の眼疾患を理解するには，犬との解剖学的・生理学的な違いを理解しておくことが重要である。眼検査においては猫の性格を考慮する必要があり，特に正常の眼底所見は犬のそれと異なる部分がある。また，高齢の猫では高血圧が一般的に見られやすいが，全身性高血圧の最初の症状が「急な失明」である場合も多い。高血圧性網膜症を示唆する眼底出血や網膜剥離などの所見は，特に中高齢の猫における一般身体検査の段階で注視されるべきであろう。その他，猫では潜在的な感染性疾患の発生率が比較的高いため，鑑別診断リストや治療薬の選択にも留意する必要がある。

本稿ではよく見られる眼疾患として，猫の角膜黒色壊死症，猫のぶどう膜炎，猫び漫性虹彩悪性黒色腫，猫の高血圧性網膜症，猫のクラミドフィラ感染性結膜炎の概説および治療を解説する。なお，猫ヘルペスウイルスに関連した角膜疾患についてはChapter2-6 を参照して頂きたい。

1）猫の眼の解剖・生理学的理解

猫の眼の組織構成は犬とほぼ同様であるが，個々の組織では，眼疾患の病態を正確に把握する上で犬と異なる部分があることも理解しなければならない。例えば，猫の角膜には犬と同様に三叉神経から分枝する樹枝状分岐が上皮基底層に顕著に存在し，また実質前層にも同様に顕著なネットワークが存在する。この角膜神経幹は犬では約 10 個，猫では約 13 個あり，猫の角膜はより感度が高く（短頭品種を除く），この感覚神経が欠損していると角膜の治癒遅延にもつながる。こうした神経分布の違いが，神経親和性の高い猫ヘルペスウイルス 1 型（以下 FHV-1）による角膜黒色壊死症や猫の難治性角膜上皮びらん（**図１**）などに関与しているとも考えられている。

また猫では前房がより深いこと（**図２**）や，糖尿病白内障の発症機序に重要な水晶体中のアルドース還元酵素が加齢とともに犬よりも減少することが，緑内障および糖尿病白内障の発生頻度が少ないことに関連しているともいわれている。このように，解剖学的・生理学的な違いが犬と猫のいくつかの眼疾患の病態の違いにもつながっている。

2）猫の眼検査のポイントと注意点

眼検査において，猫は診察室では過度の興奮と緊張により交感神経が優位となり，正常眼でもシルマー検査結果が低値で出てしまうケースも多い。また同様に，威嚇瞬目反応の正確性も感度が落ちること，犬よりも散瞳傾向になりやすいことなども注意点として挙げられる。

前眼部では猫の前房は深いことから，隅角鏡がなくてもスリットランプにある拡大鏡を用いることで隅角を確認することが可能である。

また，犬と猫との正常眼底所見の違いにも留意する。特に視神経乳頭は，犬の場合は神経線維の髄鞘形成により白色もしくは薄いピンク色であるのに対し，猫の視神経は眼球後部まで髄鞘化していないため，視神経乳頭は小さく丸く，濃い灰色もしくは暗いピンク色である（**図３**）。病的な眼底所見としては，腎不全や甲状腺機能亢進症などの全身性疾患による眼底出血や網膜剥離など，高血圧性網膜症（後述）に特徴的な所見を呈する高齢猫も珍しくない。眼底所見がきっかけでこのような異変に気づくこともあるので，特に中高齢の猫では眼底検査も一般身体検査の項目の中に含まれるべきである。

3）猫でよく見られる眼疾患

3-1）猫の角膜黒色壊死症

猫の角膜黒色壊死症は，慢性の角膜潰瘍や眼瞼内反症（**図４**）を患い治癒までに長期の経過を要した猫，または角膜疾患が完治せず慢性経過に陥った猫，そして短頭品種で見られやすい。特にペルシャやヒマラヤン

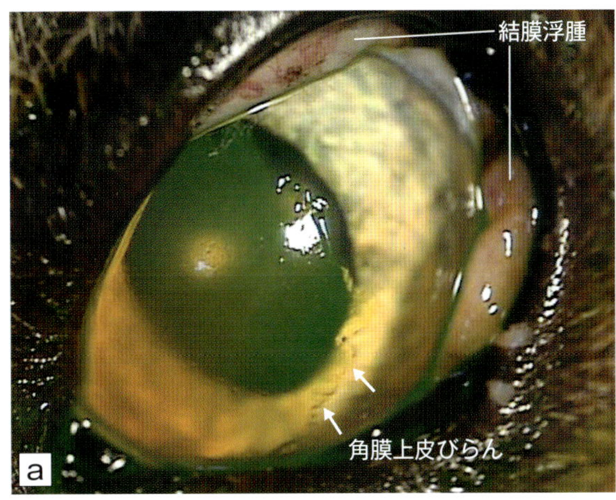

軽度の角膜ならびに結膜浮腫を伴う角膜上皮びらんが認められる

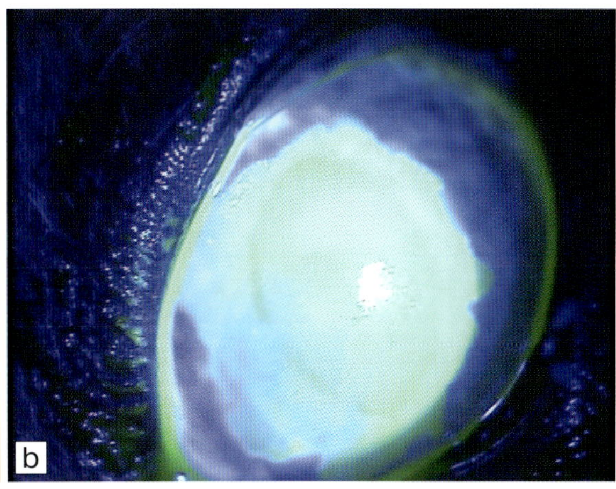

フルオレセイン染色後，コバルトブルー光を当てたところ。綿棒での角膜デブライドメントにて，上皮は容易に剥離する状態であった

図１　難治性角膜上皮びらん

日本猫，８歳齢，去勢雄，左眼

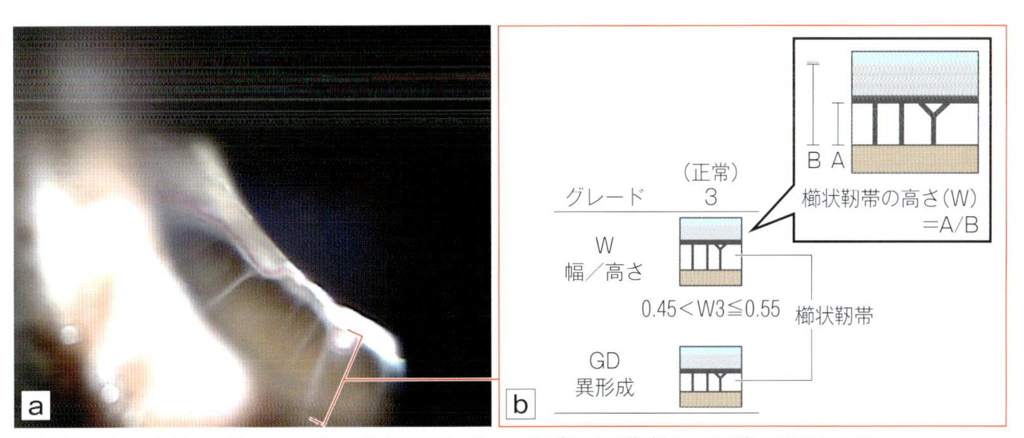

写真はスリットランプ（コーワ SL-17）を使用して撮影したもの　　a の所見は正常（W3，GD3）と評価される

図２　猫（３歳齢）の正常な隅角所見と評価法

猫の隅角は，隅角鏡を用いなくとも拡大鏡の付属したスリットランプにて観察可能である。隅角（櫛状靭帯）の幅／高さ（W）と異形成（GD）を評価する。評価の詳細は Chapter8-1 を参照のこと

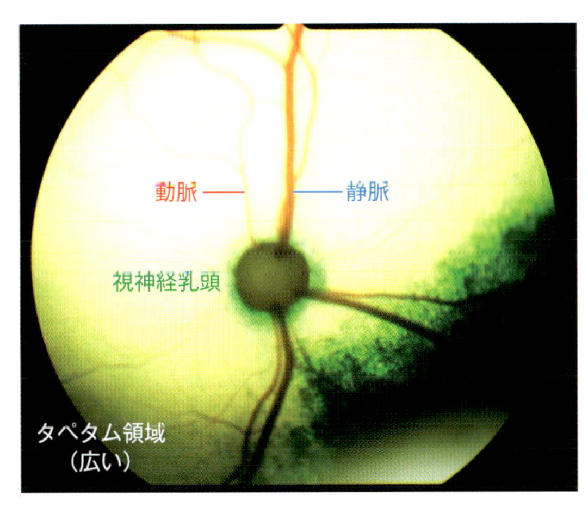

図３　猫の正常な眼底所見

猫の視神経は眼球後部まで髄鞘化していないため，視神経乳頭は犬にくらべて小さく丸く，濃い灰色もしくは暗いピンク色である

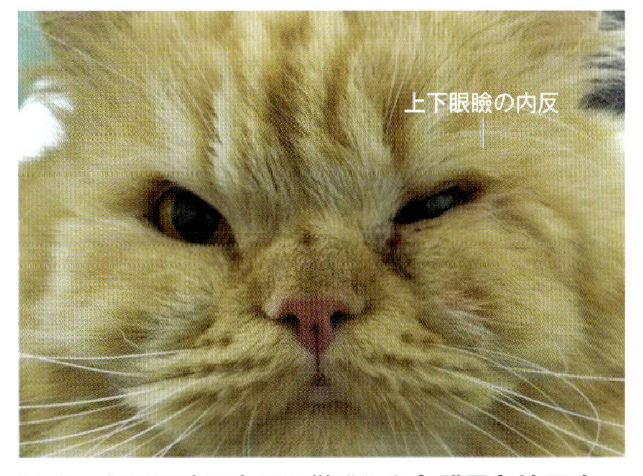

図４　上下眼瞼の内反に併発した角膜黒色壊死症

ペルシャ，４歳齢，未去勢雄，左眼

眼瞼内反による慢性刺激により，角膜黒色壊死症を併発していた

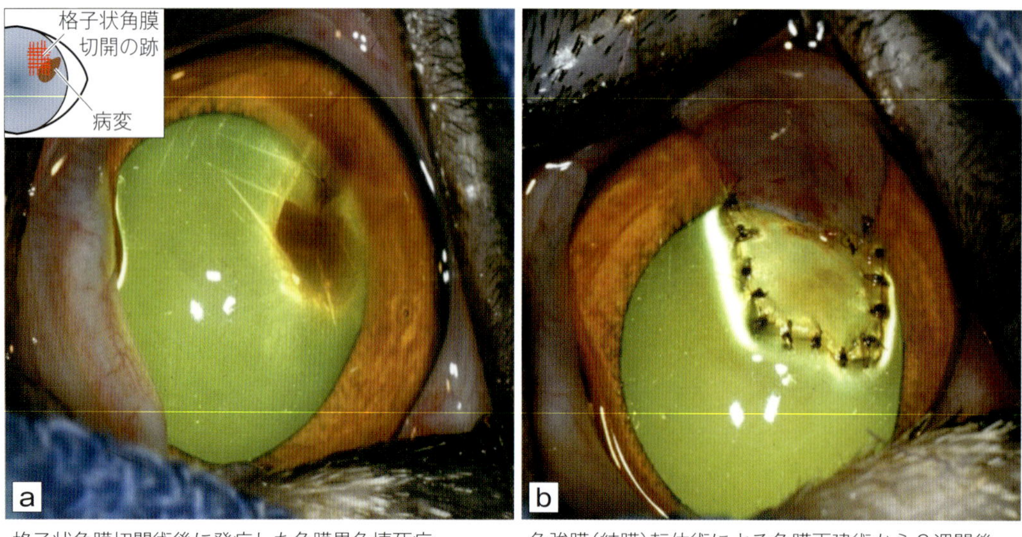

格子状角膜切開術後に発症した角膜黒色壊死症　　角強膜(結膜)転位術による角膜再建術から６週間後

図５　他施設にて格子状角膜切開術を実施後，角膜黒色壊死症を起こした症例

長毛雑種猫，８歳齢，雌，左眼

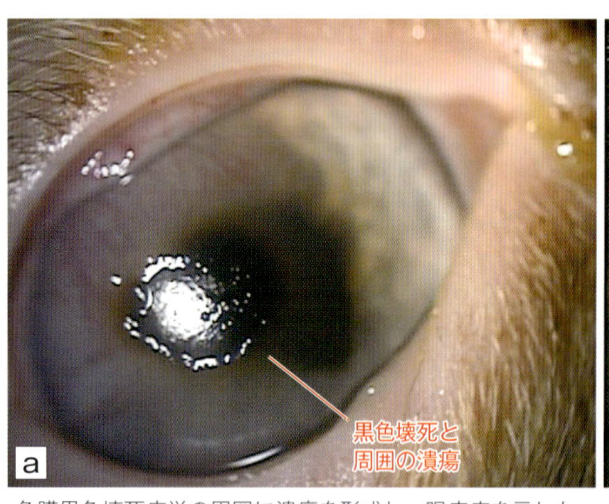

角膜黒色壊死病巣の周囲に潰瘍を形成し，眼疼痛を示した

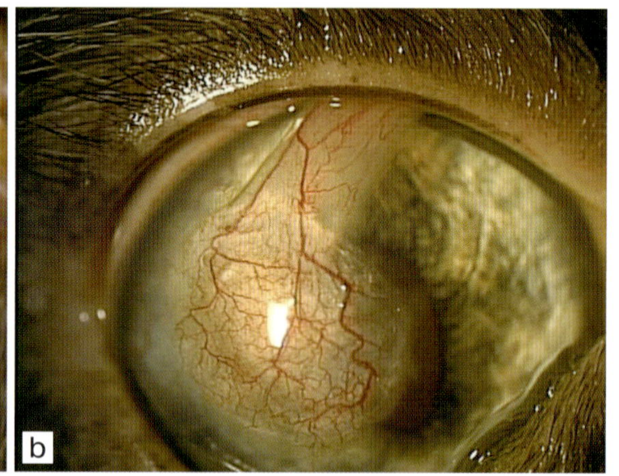

人工角膜ならびに結膜有茎皮弁術による角膜再建術から６週間後。この後，点眼麻酔下にて有茎部のトリミングを実施した

図６　角膜黒色壊死症と周囲の潰瘍

アメリカン・ショートヘア，10 歳齢，雄，右眼

などは，両眼に角膜黒色壊死症を発症する好発品種であるため注意する。

本疾患は中高齢～高齢の猫で罹患することが最も多いが，若齢の猫での発症もある。その原因としては，慢性角膜刺激に伴う角膜表面の露出(ペルシャやその他の短頭品種の猫に見られる)，眼瞼内反症，表層潰瘍に対する格子状角膜切開術(**図５**)，好酸球性角膜炎などいくつかの素因が推測されており，一般的には過去の潰瘍性疾患から進行する。また FHV-1 感染も角膜黒色壊死症の進行に関与していると考えられている。

通常，病変は角膜中央部または中央部付近に発生するが，典型的には発生場所は刺激のある場所(短頭品種の猫は中央部，内眼角の眼瞼内反を呈した猫は鼻側角膜)と一致している。角膜の所見としては，角膜表層と実質が薄茶色～淡琥珀色に変色することから始まり，発症初期では羞明や流涙などの眼不快症状を示さないことも多い。変色した壊死片の構成成分には諸説あるが，様々な著者が鉄分やポルフィリン，または壊死した角膜上皮細胞などの色素変色と推測している[1,3]。この変色した壊死片が慢性化し，黒色プラーク状の病変に進行して角膜深部にまで浸潤する期間は症例により数日～数カ月と幅広い。また，壊死部周辺に溝のような表層～深層にかけての角膜壊死病変や，そこに向けての血管新生を引き起こし，しばしば上皮を覆っていた壊死片が剥がれ落ちて眼疼痛を呈することも多い(**図６，７**)。典型的には，明るい色調の壊死片は暗色の黒色壊死よりも表層部に発症しやすいが，深さはほぼ表面～角膜全層近くまで様々である。

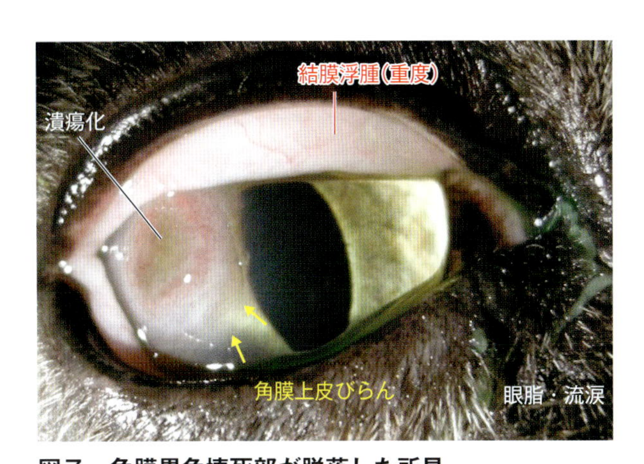

図７　角膜黒色壊死部が脱落した所見

短毛雑種猫，８歳齢，去勢雄，右眼
重度の結膜浮腫と壊死部・脱落部周辺の角膜上皮びらんに注目。また，粘液性眼脂と眼疼痛による流涙が認められる

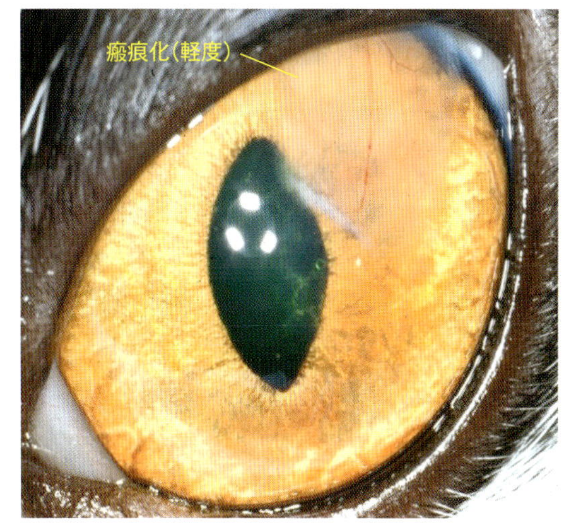

図８　角強膜（結膜）転位術を実施した症例の３カ月後の所見

短頭雑種猫，７歳齢，去勢雄，左眼
本術式による角膜の瘢痕化は人工角膜や結膜移植と比較して軽度であり，角膜の透明性を維持できる利点がある

病変が進行し，黒色化が強くなるほど角膜壊死片の深度評価は困難となるため，以下に挙げる内科的な療法に反応せず痛みを伴う場合は，可能な限り早い段階で外科的な病変部の切除と角膜再建術が必要となる。こうした外科手術は顕微鏡下での手術となり，熟練した技術を必要とするため，眼科専門医に委ねることが好ましい。

○治療

猫の角膜黒色壊死症の治療選択は，基本的に手術の介入が必要か否か，その見極めとタイミングが重要となる。

まずはその発症原因の基礎疾患，例えば眼瞼内反などの潜在的な根本原因と要因を特定し治療を行うことが重要となる。ただし本疾患は前述したように，発症初期では眼疼痛などの眼不快症状を認めないことも多く，クライアントが黒色壊死片の切除手術に対して消極的なケースもある。壊死部周辺に痛みを伴うような角膜壊死片がある場合には手術までの期間，もしくは手術を望まれない場合には，角膜上皮バリアの破壊に対する抗菌薬や蛋白分解酵素阻害薬などの一般的な点眼療法よる内科的治療が開始されるべきである。また点眼療法に加えて，本疾患はペルシャやヒマラヤンのような好発品種である場合を除いて，FHV-1の関与も考慮し，それに対する治療をあわせて行う場合もある。抗ヘルペスウイルス薬による治療に関してはChapter2-6で詳しく述べられているのでここでの詳説は割愛するが，筆者はアシクロビル眼軟膏（１日４～６回塗布）やインターフェロン点眼，またファムシクロビル錠の内服を30～40 mg/kg，１日２～３回（投与量の幅は成書により30～90 mg/kg，１日２～３回）で行っている。

角膜病変部への血管新生が著しい場合，または黒色壊死片底部への肉芽組織の形成が認められる場合には，まれに壊死片が自然脱落することもある。しかしながら上記の内科的治療をもってしても，本疾患に根本的解決をみることは少なく，また長期の慢性経過により壊死片が角膜深部に浸潤していくこともある。そのため，多くの場合その解決には早期の外科的介入が必要となる。

本疾患において適応される外科的処置は，表層～深層の角膜壊死片の切除術で，その後に人工角膜や結膜有茎被弁術（**図６b**），または角強膜（結膜）転位術（**図５b，図８**）などを用いた角膜再建術を行う。繰り返しになるが，こうした手術は病変が大型化，深部化，眼疼痛が悪化する前の疾病過程の早期に実施すべきである。補助的内科療法も他の潰瘍性角膜炎の治療と同様に行い，短頭品種においては角膜中央部の過剰露出に対する潜在的影響を和らげるために，ヒアルロン酸点眼薬などの粘性人工涙液製剤を１日２～３回で長期間用いる。

術後の角膜黒色壊死症の再発率は12～38％と報告されており（38％の症例は角膜表層切除術が不完全であった）[1]，クライアントへのインフォームド・コンセントが重要となる。

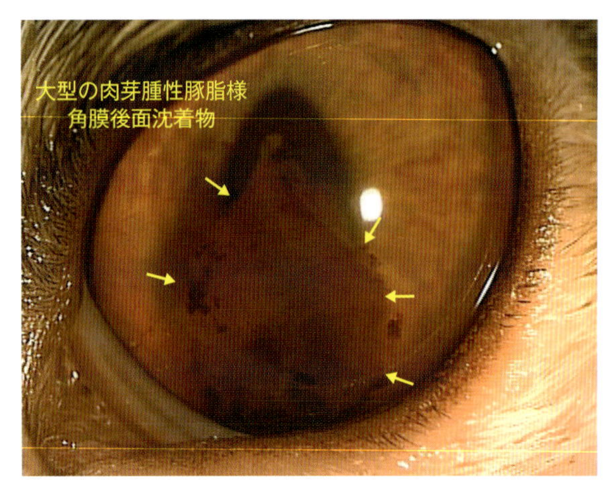

図９　FIP（ドライタイプ）に罹患した眼所見１
短毛雑種猫，１歳齢，避妊雌，左眼
急性の眼疼痛を主訴に来院し，両眼に重度のぶどう膜炎を認めた。FIP に特徴的な大型の肉芽腫性豚脂様角膜後面沈着物（mutton-fat KPs）が認められる

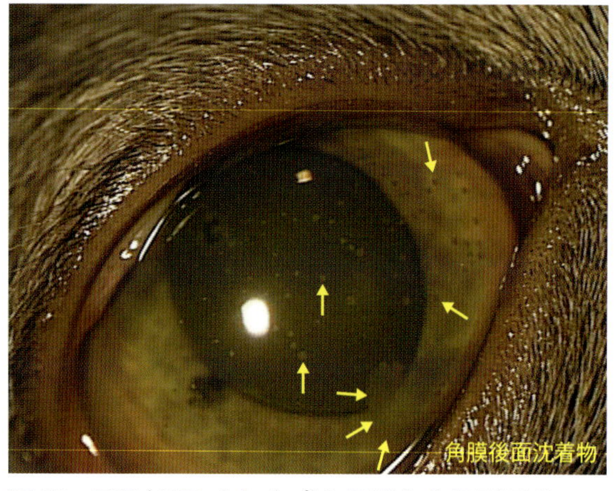

図 10　FIP（ドライタイプ）に罹患した眼所見２
アメリカン・ショートヘア，10 カ月齢，雌，右眼
角膜後面沈着物（KPs）と呼ばれる角膜内皮への細胞沈着物が多数認められる

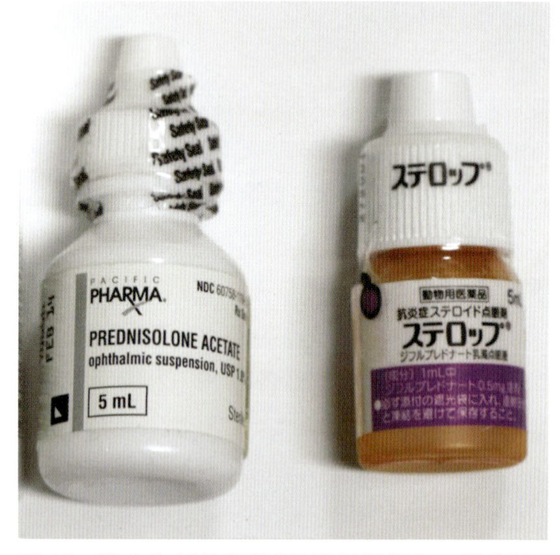

図 11　猫のぶどう膜炎（角膜損傷がない場合）に使用される点眼薬
１％酢酸プレドニゾロン（左，海外薬）およびジフルプレドナート（右）のような，眼内移行性のよいステロイド点眼薬が選択されることが多い

3-2）猫のぶどう膜炎

猫のぶどう膜炎は，若齢～高齢の猫の一般臨床において遭遇することが珍しくない眼疾患の１つである。原因は，特発性のリンパ球形質細胞性ぶどう膜炎が最も一般的であるが，犬と比較して猫のぶどう膜炎では感染性または腫瘍性のぶどう膜炎が多く，重篤なぶどう膜炎を呈する猫では猫白血病ウイルス（以下 FeLV），猫免疫不全ウイルス（以下 FIV），および猫伝染性腹膜炎ウイルス（以下 FIPV）のウイルス検査をすべきである。猫伝染性腹膜炎（以下 FIP）には非滲出型（ドライタイプ）と滲出型（ウェットタイプ）があるが，眼症状を示すタイプは一般的に前者のドライタイプであり，顕著な角膜後面沈着物（Keratic precipitates，以下 KPs），特に大型の肉芽腫性豚脂様角膜後面沈着物は mutton-fat KPs と呼ばれる特徴的な肉芽腫性病変を示す（**図９**）。重度なぶどう膜炎において腫瘍性が疑われる場合には，FeLV の関連性も示唆されるリンパ腫や，非常に悪性の挙動をとるぶどう膜の悪性黒色腫も鑑別診断に挙げるべきである。

全身性臨床徴候としては，食欲不振，昏睡，間欠熱，体重減少，痙攣などの神経症状などが挙げられる。眼所見は典型的には両眼性で，前部ぶどう膜炎に加えて後眼部においても網膜脈絡膜炎，滲出性網膜剥離および視神経炎などが認められることがある。

猫におけるぶどう膜炎の眼所見は，縮瞳や低眼圧（重度なものでは続発緑内障に発展することもある），前房内でのフレア所見など，大部分は犬のぶどう膜炎と同様の症状を示す。また，猫の虹彩の色調は犬よりも明るく黄色などであることが多いため，虹彩への血管新生（虹彩ルベオーシス）や虹彩色素沈着過剰の虹彩所見，その他，前房内では KPs や前房出血などが比較的多く見られる（**図 10**）。

しかし猫のぶどう膜炎は犬より慢性的で潜行する傾向があり，犬と比較して赤目（レッドアイ）や眼疼痛を示さないことも多く，比較的長期間にわたってクライアントに気づかれないまま進行していることがある。

〇治療

犬と同様，角膜の障害がなければジフルプレドナートや，海外薬の１％酢酸プレドニゾロンに代表される

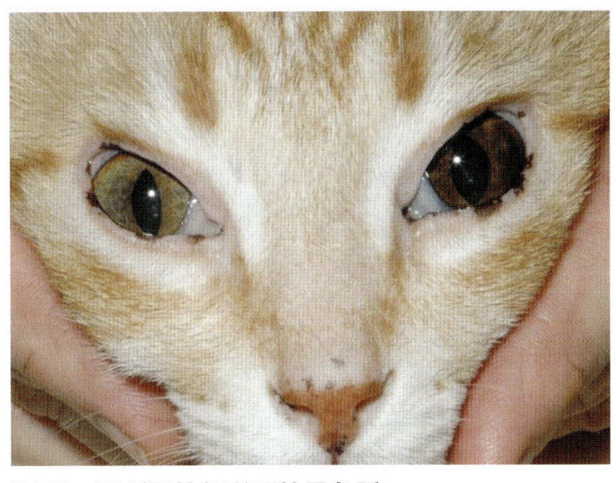
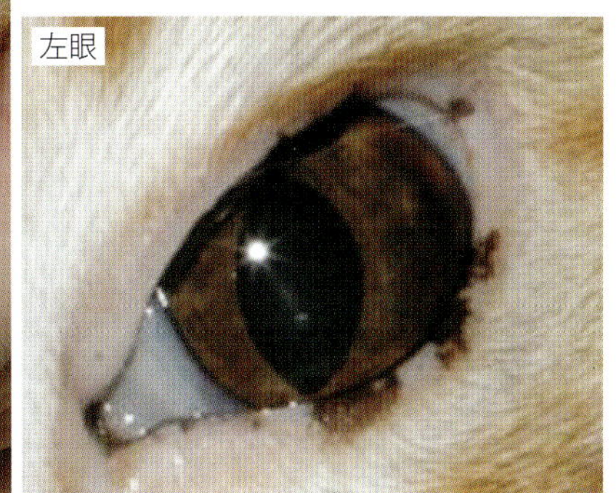

図 12　猫び漫性虹彩悪性黒色腫
短毛雑種猫，10 歳齢，避妊雌，左眼
虹彩がび漫性に黒色化していることに注目

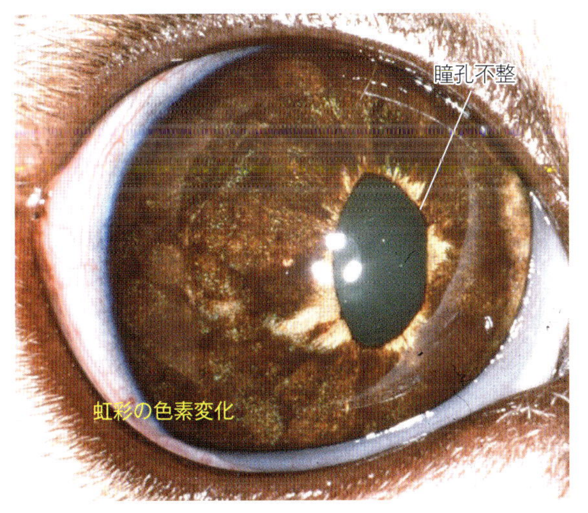

図 13　ぶどう膜の悪性黒色腫
短毛雑種猫，10 歳齢，避妊雌，右眼
同眼の隅角レベルまで色素浸潤を認め，続発緑内障を併発していた。全身状態の精査で転移の有無を確認後，眼球摘出術を実施した。病理組織検査にて虹彩原発の悪性黒色腫と診断された

角膜浸透性の良好なステロイド点眼が治療の中心となる(**図 11**)。１％アトロピンは毛様体痙攣緩和による疼痛緩和や，散瞳による虹彩後癒着の予防，また血管拡張の抑制による抗炎症効果を目的に使用されるが，猫の場合その苦味に対する反応で激しい流涎が生じるため，できるだけ軟膏での使用が望ましい。ただ眼軟膏タイプでも流涎を示す猫がいるため，処方前に病院内で使用して様子を見ることを勧める。また，フルオレセインで染色されない，すなわち角膜上皮バリアが破られていない前部ぶどう膜炎では(角膜潰瘍に続発した前部ぶどう膜炎ではないということ)，その原因の多くが免疫介在性・特発性であることから犬・猫問わず抗菌薬の点眼は不必要である。

猫では潜在的な感染性疾患の併発率が比較的高いため，猫のぶどう膜炎に対する全身性ステロイドを使用した治療は慎重であるべきである。

3-3)猫の眼球内腫瘍：猫び漫性虹彩悪性黒色腫

犬・猫におけるぶどう膜腫瘍の代表的なものにメラノサイト性腫瘍，上皮性腫瘍(毛様体腺腫や腺癌)，リンパ腫などが挙げられるが，この中で猫び漫性虹彩悪性黒色腫(Feline diffuse iris melanoma，以下 FDIM)は，猫で最も多く遭遇する原発性の眼球内腫瘍である。

FDIM の臨床所見としては，ぶどう膜の“結節性”病変を示す犬のメラノサイト性腫瘍と異なり，“び漫性浸潤”病変として見られる(**図 12**)。これは局所性もしくは多発性の虹彩色素過剰斑から始まり，徐々に拡大して虹彩表面の構造を局所的に変化させるか，表面をビロード状にわずかに隆起させて瞳孔異常を引き起こす。こうした色素病変の違いは，前述した慢性のぶどう膜炎からの虹彩色調の暗色変化との鑑別が必要となる。FDIM の進行は大きなばらつきがあり，これらの症例に対して最良の管理方法を明確に助言することは困難であるが，隅角への色素増殖の有無が重要な指標となる(**図 13**)。

○治療

FDIM と診断された場合には，早期の眼球摘出が行われるべきである。FDIM は時に急速に進行する眼球内腫瘍であり，続発性のぶどう膜炎，緑内障，転移性疾患を引き起こす。また一般的に転移は肺よりも肝臓，脾臓などの腹部臓器に発生しやすいため，上記の眼合併症の徴候に直面した際には，FDIM により生死にかかわる可能性を考慮する必要がある。腫瘍が

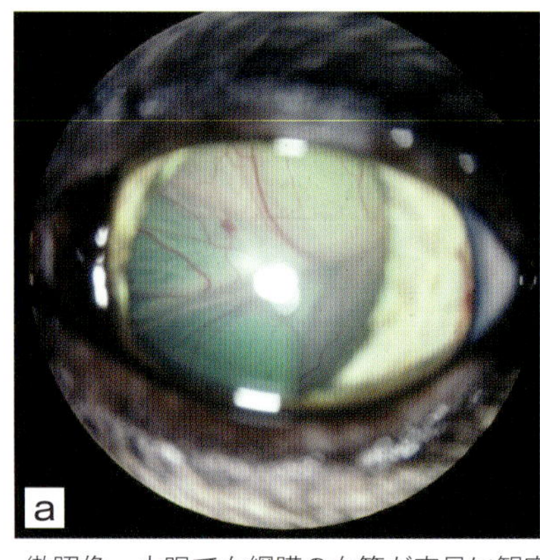

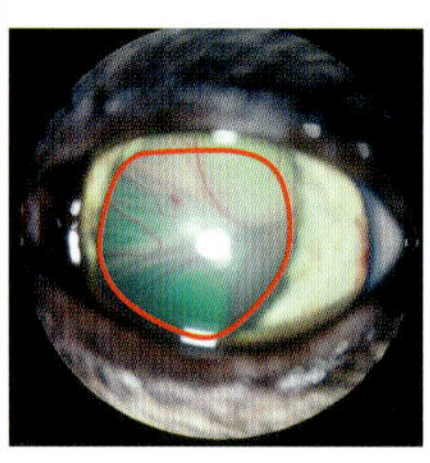
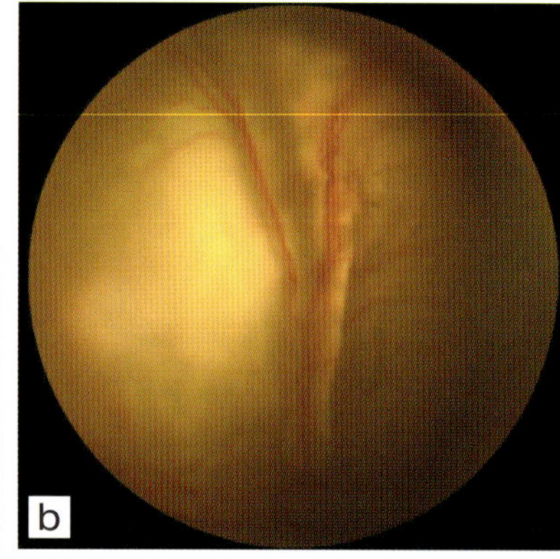

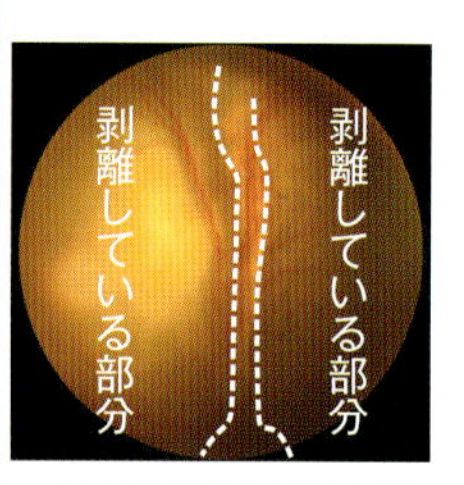

徹照像。肉眼でも網膜の血管が容易に観察できるため，後眼部における重度な網膜剥離と分かる（全周において剥離し網膜が浮き上がっている）

眼底像。腹側に視神経乳頭が位置しており，その両側で重度の滲出性の網膜剥離が認められ，網膜血管は浮き上がっている

図 14　急性の失明を主訴に来院した症例

長毛雑種猫，13 歳齢，避妊雌，左眼
基礎疾患に慢性腎不全があり，収縮期血圧が 289 mmHg の全身性高血圧があった

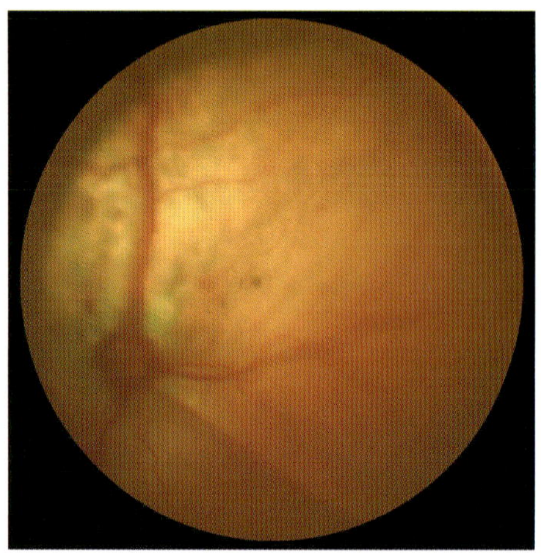
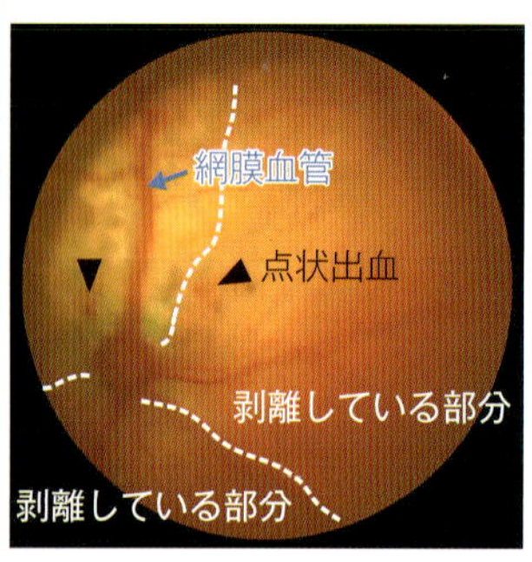

図 15　高血圧性網膜症の眼底所見

ペルシャ，15 歳齢，去勢雄，右眼
急性の失明を主訴に来院し，収縮期血圧は 278 mmHg であった。視神経乳頭鼻側と腹側に網膜剥離，ならびに網膜血管の蛇行と点状出血が認められる

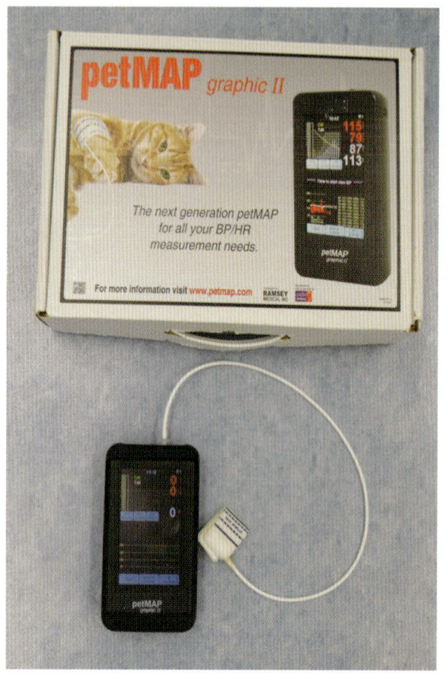

図 16　動物用血圧計

当院で使用している「petMAP」は，測定中のオシロメトリック波形を表示し，測定精度の確認が可能な小型軽量ハンディータイプの血圧計である

急速に成長している，腫瘍細胞が前房内に分散している（房水中に色素顆粒が浮遊しているなどの所見），あるいは 1 つまたは複数の腫瘍浸潤を疑う色素増殖病変が隅角に浸潤している，そして続発緑内障がある場合は，眼球摘出を推奨する。

○病理

平均余命までの有益な予後指針を得るために，摘出した眼球はすべて病理組織検査に依頼すべきである。虹彩と隅角を越えて広がる悪性黒色腫は，その罹患動物の寿命短縮に関連している[2]。

進行が緩徐な局所性もしくは多病巣性の虹彩色素増殖病変では，虹彩黒色症（メラノーシス）と FDIM との鑑別そして治療方法の選択の判断は多くの場合困難であるため，眼科専門医に助言を求めるべき眼疾患の 1 つである。

病理組織学的所見については Chapter 9-2 の図 17～19 を参照のこと。

3-4）猫の高血圧性網膜症

眼は他臓器と比較しても血流が多い組織の 1 つであるため，全身性高血圧時に障害を受けやすい組織である。猫における高血圧性網膜症（Hypertensive retinopathy，HRT）は，猫でよく見られる全身性高血圧から波及した眼疾患であり，その所見は眼底において網膜血管の蛇行，局所的・多病巣的な網膜浮腫，滲液性網膜剥離，ならびに網膜出血などとして認められる（**図14，15**）。前眼部は後眼部よりも侵されることは少ないが，前房出血を伴うこともある。

高血圧は，高齢の猫で一般的に見られる全身性疾患である。この疾患は，高血圧の基礎的原因が見つからない特発性高血圧症（症例の約20％）や，他の全身性疾患の合併症としての二次性高血圧症に分類される。二次性高血圧症は，腎障害や甲状腺機能亢進症の合併症として見られ，中齢〜高齢の猫においてしばしば見られる。高血圧を伴う猫において，クライアントによって発見される全身性高血圧の最初の症状が「急な失明」である場合も多い。

高血圧性網膜症の病態機序は，長期の全身性高血圧では自己調節を通して網膜細動脈の血管収縮を持続させる。そしてある一定の血圧を超えるとこの自己調節能が弱まり，血管構造が重度に損なわれ，血漿と赤血球の漏出が起こることにより網膜浮腫と液体貯留が引き起こされる。網膜剥離はそうした脈絡膜血管系から滲出した血漿に由来する。

高血圧性網膜症は，全身性高血圧を伴う猫の40〜65％で認められる[4]。眼球後部の出血は瞳孔を通じて前房へと移動し，それに関連して前房出血が見られ続発緑内障や続発性ぶどう膜炎に発展することもある。

猫の高血圧はドプラ法ないしオシロメトリック法を用いた収縮期血圧（Systolic blood pressure，以下SBP）の測定により診断される（**図16**）。一般的にその診断基準は，ドプラ法において前肢でSBP≧160 mmHg，もしくはオシロメトリック法において尾部でSBP≧140〜160 mmHgである[4]。しかし診察室内での測定は，猫の性格によってその診断が不確かになることも多い。診察前の落ち着いた状態での測定，または可能であれば自宅で測定することが理想的である。

○治療

当然のことながら高血圧性網膜症の治療は，根本的な原因の治療が主体となる。血圧が正常値を超えている場合は，眼球のみならず他臓器の障害の危険性も高まるため降圧治療は早期に行われるべきであり，SBPを160 mmHg以下にし，140 mmHg前後で推移させることが望ましい。一般的に猫の高血圧ではACE阻害薬とともにカルシウムチャネル拮抗薬であるアムロジピンが用いられる。アムロジピンは0.125 mg/kgで開始し，0.25 mg/kg，1日1回まで増量できる。アムロジピンは比較的安全かつ効果的であり，SBPを約30〜50 mmHg下げるともいわれているが，その副作用として腎前性高尿素窒素血症や過度の降圧による低血圧などが挙げられる。そのため筆者はアムロジピンの投薬開始から1週間後にCBCおよび血液化学検査，2週間後に血圧測定を実施することを推奨している。高血圧がアムロジピンによってもコントロールできない場合や，特に蛋白尿やアルブミン尿が存在する場合は，降圧治療の早期からベナゼプリルの使用を開始する。

網膜が剥離した時間が短いほど視覚回復が見込めるが，網膜変性は神経感覚網膜の部分的または完全な剥離からの虚血状態が視細胞に影響して起こるとされ，そしてこの変性は最初の剥離から1週間以内に始まるという報告もある。そのため，全身性高血圧と高血圧性網膜症の的確な診断および治療が重要となる。高齢の猫が「眼が赤い」「急な失明」という主訴で受診された場合には，必ず高血圧性網膜症を鑑別診断として考慮すべきである。

3-5）猫のクラミドフィラ感染性結膜炎

本病原体は*Chlamydia*科の*Chlamydophila felis*である。ここでは*Chlamydia*科，*Chlamydophila*属の病原体としてクラミドフィラと記載する。

猫のクラミドフィラ感染性結膜炎は，マイコプラズマ性や猫ヘルペスウイルス性に加えて，猫で遭遇する代表的な感染性結膜炎の1つである。クラミドフィラ感染症は一般的に若齢猫（1歳齢未満）での発症が顕著で，成猫では免疫力の獲得により発症率は加齢的に減少する。眼からの分泌物（エアロゾルまたは汚染された媒介物）との濃厚な接触により伝播する。クラミドフィラは偏性グラム陰性菌であり，猫で見られる*Chlamydophila felis*（以前は*Chlamydia psittaci*と呼称）が代表的である。

ヒトのクラミドフィラ感染症の病原体でもある*Chlamydophila pneumoniae*は，結膜炎の猫から分離されている。クラミドフィラ感染症は人獣共通感染症であるものの，一般的に感染猫からヒトへの伝播が確認されることはまれである。しかしながら，感染猫のクライアントには日常的な衛生指導が奨励される。

新たな病原体として，*Neochlamydia hartmannellae*も猫の結膜炎から分離されており，猫の好酸球性結膜炎／角結膜炎と関連するともいわれている。本病原体

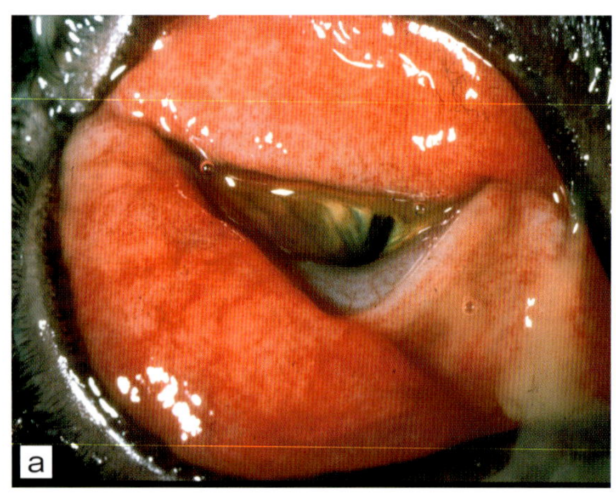

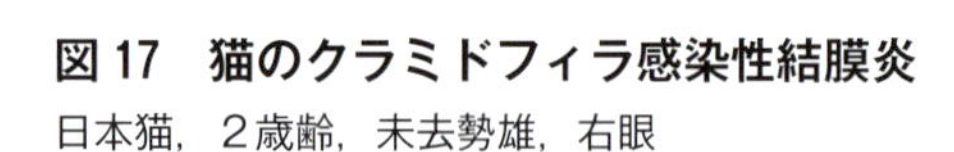

a　*C. felis* 感染による重度な結膜浮腫と炎症が確認できる

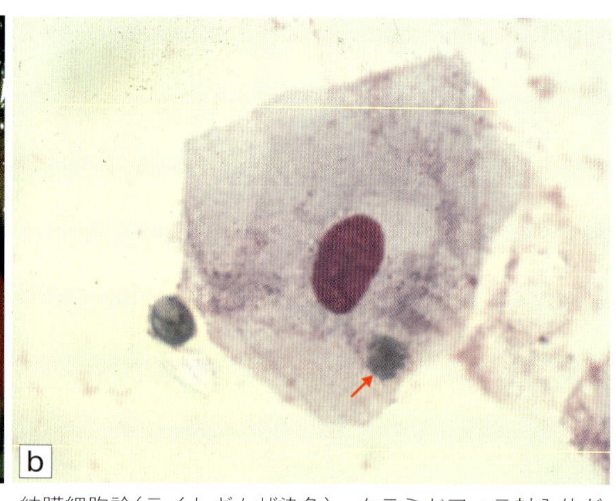

b　結膜細胞診（ライトギムザ染色）。クラミドフィラ封入体が細胞質内に確認できる

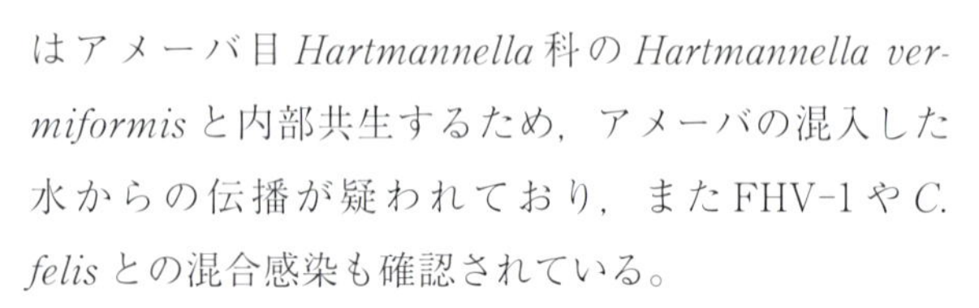

図 17　猫のクラミドフィラ感染性結膜炎

日本猫，２歳齢，未去勢雄，右眼

はアメーバ目 *Hartmannella* 科の *Hartmannella vermiformis* と内部共生するため，アメーバの混入した水からの伝播が疑われており，また FHV-1 や *C. felis* との混合感染も確認されている。

○**症状**

一般的に猫のクラミドフィラ感染症による眼症状は，結膜病変が主体となる。結膜の充血や軽度～重度の結膜浮腫，また漿液性～粘液膿性の眼脂が片側性に見られ，数日以内に両眼性に進行することがある（**図 17a**）。特に，感染急性期には，結膜の充血・浮腫ならびに漿液性眼脂と眼瞼痙攣が顕著である。*C. felis* の単独感染では，眼病変は角膜では発症せず結膜に限定されることが特徴的であるが，FHV-1 の混合感染では角膜病変も示すことが臨床的に大きく異なる。*C. felis* と FIV の混合感染により，臨床症状が長引き慢性的な結膜炎を引き起こすこともある。

猫のクラミドフィラ感染症では眼症状に加えて，漿液性または粘液膿性の鼻汁，またはくしゃみを伴う軽度の鼻炎症状が同時に見られることもある。*C. felis* の病原体は消化管や生殖器での存在も示唆されており，通常これらの組織の臨床症状は無症状か，症状が出ても軽度にとどまることが多い。また一過性の発熱を伴う食欲不振，体重減少が認められることもある。

○**診断**

結膜の細胞診（スメア）に見られる細胞質内封入体の検出によって診断するのがゴールドスタンダードとされてきたが，細胞質内封入体の基本小体はこうした感染から２週間後にはその数が減少し，慢性感染では封入体を確認できる確率は低い。そのため細胞診の方法としては，結膜の擦過スメアのギムザ染色または改良ライトギムザ染色（ディフ・クイック）を実施し，好塩基性の封入体を検出する（**図 17b**）。ただし注意点として，ネオマイシン含有の眼軟膏の使用により，結膜上皮内に “blue body”（ギムザ染色で青色に濃染する球状構造物）として知られる細胞質内封入体が見られることもあるので，投薬歴から *C. felis* の封入体と鑑別する必要がある。その他，血清学的抗体検査法により属レベルで *C. felis* 感染を確認することも可能であるが，野生株の感染や原発性の感染，ワクチン接種による抗体との鑑別は不可能である。英国では健常猫の９％で，結膜炎を呈する猫の 69％で *C. felis* の血清陽性率が報告されている。

こうした細胞診と血液検査による診断の不安定さに対して，最近は PCR 検査による分子診断が *C. felis* 感染の確定の主軸となっており，慢性化した猫でも感受性は高い。日本においても猫上部呼吸器疾患（FURD）／猫結膜炎パネルとして，*C. felis*，マイコプラズマ（*Mycoplasma felis*）ならびに FHV-1 を含めたリアルタイム PCR 検査が可能である。注意事項としては *C. felis* 感染の場合，偽陽性となることがあるのでサンプルを採取する前にフルオレセインを用いてはならない（リアルタイム PCR 検査は標的微生物の DNA 定量に蛍光標識プローブを用いて検出・分析する方法であるため，蛍光試薬であるフルオレセインがサンプルに含まれると精度に影響が出る）。

○**治療**

クラミドフィラは，テトラサイクリン，エリスロマイシン，アジスロマイシン，フルオロキノロン，アモ

キシシリン - クラブラン酸に感受性である。局所投与では，テトラサイクリンの１日４回，１～２週間の点眼療法がクラミドフィラ感染性結膜炎を呈する猫においてその有効性が確認されている。一方で，局所投与は消化管の病原体には効果がないため病原体の排除には推奨されないが，オキシテトラサイクリンの 50 mg/kg の 60 日間の経口投与では，結膜と消化器に症状を呈した *C. felis* 感染猫での有効性が確認されている。日本ではテトラサイクリンの点眼薬が製造されていないため，エリスロマイシン点眼薬がその第一選択となることが多い。

全身投与では，アモキシシリン - クラブラン酸，アジスロマイシン，ドキシサイクリンがその代表薬に挙げられる。ドキシサイクリンでは５mg/kg，12 時間ごと，21～28 日間の経口投与が病原体の排除に効果的とされている。ドキシサイクリンの経口投与の際は，食道炎や食道狭窄を避けるために，その懸濁液や錠剤を水や食事と一緒に投与すべきで，食道に長時間とどまらないように注意する必要がある。幼猫ではテトラサイクリンの副作用を避けるために，アモキシシリン - クラブラン酸の 28 日間投与が推奨され，感染猫と接触するすべての猫も治療対象とすべきである。

米国では *C. felis* の生ワクチンが日本より広く活用されている。他の猫ワクチン同様，ワクチン接種猫では未接種猫と比較して眼症状ならびに上部呼吸器症状が軽減する。感染歴のある家猫と同居しており，曝露の可能性が高い猫ではワクチン接種を考えるべきである。

Point

・猫の角膜黒色壊死症
- 猫に特有の角膜疾患である。犬での報告もあるが，その発生は非常にまれである
- 壊死部周辺にできた溝状の潰瘍形成が原因で眼疼痛を伴う場合があり，しばしば外科的な切除と角膜再建が必要とされる
- FHV-1 との関連も示唆されており，ファムシクロビルのような抗ヘルペスウイルス薬の内服により症状が好転する場合もある
- ペルシャやヒマラヤンのような短頭品種では，品種的な関連が示唆されている
- 角膜壊死片の底部に血管新生を伴う肉芽組織が形成されている場合には，壊死片の脱落が認められることがある
- 角膜病変部への血管新生がない場合には，内科的治療での予後は不良のこともある。眼瞼痙攣などの痛みを伴い，経過が長期化する場合には外科的介入を考慮する

・猫のぶどう膜炎
- 眼瞼痙攣や羞明などの眼疼痛を主訴に受診されることが多い
- 罹患眼の縮瞳，低眼圧（末期では高眼圧），虹彩の充血や虹彩色調の暗色化（犬よりも分かりやすい），ならびにスリットランプ検査による前房の混濁（前房フレアやフィブリン析出など）が主な眼所見である
- 若齢猫のぶどう膜炎では，感染性ぶどう膜炎も鑑別診断の上位に考慮されるべきである（犬では上位にない）。特に元気・食欲減退や発熱などの全身症状，重度のぶどう膜炎，両側性のぶどう膜炎が見られる場合には，FeLV，FIV ならびに FIP のウイルス検査は CBC とあわせて実施されるべきである
- FIP に由来するぶどう膜炎では，顕著な肉芽腫性豚脂様角膜後面沈着物（mutton-fat KPs）と呼ばれる特徴的な肉芽腫性病変が見られる
- 中年齢以降の猫で，両側性の，時に続発緑内障を伴うほどの重度な急性ぶどう膜炎が見られた場合，FeLV 関連のリンパ腫も鑑別診断に入れるべきである。その浸潤は眼窩に及ぶこともある
- 猫で最も一般的な特発性（リンパ球形質細胞性）ぶどう膜炎では，ジフルプレドナートや１％酢酸プレドニゾロンなど，眼内移行のよいステロイド点眼に良好に反応する場合が多いが，その投与回数の漸減により再発する例もあるためインフォームが必要である

・猫び漫性虹彩悪性黒色腫（FDIM）

－犬のメラノサイト性腫瘍と異なり，虹彩表面の“び漫性浸潤”病変として見られる。それは時に，瞳孔の異常（瞳孔不同，瞳孔不整）や瞳孔辺縁が肥厚した所見のぶどう膜外反に進行する

－腫瘤状の病変ではないため，良性病変の虹彩母斑や虹彩黒色症（メラノーシス）との見極めが困難なことが多い

－前房内に剥離した細胞や，虹彩色素過剰領域の経時的な進行，また続発ぶどう膜炎と続発緑内障が併発する場合には FDIM と臨床診断される。ただし前房水の採取・検査は，リンパ腫のようにその診断補助になる確定性はないため，房水検査は期待すべき診断方法にはならない

－犬ではぶどう膜におけるメラノサイト性腫瘍の８割は良性の黒色細胞腫であり，筆者は必ずしも眼球摘出術を推奨するわけではなく，入念なインフォームド・コンセントを重ねて強膜内シリコン義眼挿入術を実施する場合もある。しかし猫のぶどう膜悪性黒色腫ではその悪性挙動の高さから，眼球摘出術が第一選択となる

・猫の高血圧性網膜症

－高齢の猫が「眼が赤い」「急な失明」という主訴で受診された場合には，必ず本疾患を鑑別診断に挙げるべきである

－犬の高血圧性網膜症は副腎腫瘍関連などにより発症し，その発生頻度は高くないものの高齢の猫では比較的よく見かける代表的な眼疾患である。その原因として腎不全や甲状腺機能亢進症などが背景に潜んでいることが多い

－一般的に痛みなどを伴わないことが多いが，網膜剥離などが重度な場合には続発緑内障や続発ぶどう膜炎を伴うこともあるので，血圧測定，血液検査とあわせて定期的な眼検査もインフォームすべきである

・猫のクラミドフィラ感染性結膜炎

－猫での重度な結膜炎・結膜浮腫を認める場合には本疾患の鑑別が必要であり，結膜スワブによる細胞診や PCR 検査がその診断に有用となる

－*C.felis* の単独感染で角膜病変は発症せず，病変は結膜に限定されることが特徴的である

－本疾患では，眼症状に加えて漿液性または粘液膿性の鼻汁，またはくしゃみを伴う軽度の鼻炎症状が同時に見られることもある

－本疾患の治療には，エリスロマイシンやクロラムフェニコールなどの点眼薬または眼軟膏が用いられることが一般的である。局所投与で改善が見られない場合には，テトラサイクリン系やアモキシシリン - クラブラン酸の全身投与も検討する

■参考文献

1）Featherstone HJ, Franklin VJ and Sansom J. Feline corneal sequestrum; laboratory analysis of ocular samples from 12 cats. *Veterinary Ophthalmology* 7, 229-238 (2004).

2）Kalishman JB, Chappell R, Flood LA et al. A matched observation study of survival in cats with enucleation due to diffuse iris melanoma. *Veterinary Ophthalmology* 1, 25-29 (1998).

3）Newkirk KM, Hendrix DVH and Keller RL. Porphyrins are not present in feline ocular tissues or corneal sequestra. *Veterinary Ophthalmology* 14, 2-4 (2011).

4）Stepien RL. Feline systemic hypertension; diagnosis and management. *Journal of Feline Medicine and Surgery* 13, 35-43 (2011).

（辻田裕規）

Chapter 12

ウサギの眼疾患

ウサギの眼検査と覚えておくべき眼疾患

Chapter
12 ウサギの眼検査と覚えておくべき眼疾患

眼科診療の対象とする組織は体表にあり，そしてその形態を観察するものであるために様々な動物種の眼科診療が可能である。日常の眼科診療では犬や猫が主な対象動物になるが，近年はエキゾチックペットも比較的多くなっている。その中でも，ウサギの眼疾患は多く，結膜や角膜などの前眼部疾患(眼瞼，結膜，角膜，前部ぶどう膜，水晶体)から，緑内障や後眼部疾患など様々である。またウサギの場合は，全身性疾患(歯科疾患，感染症など)が原因で眼に徴候を示すことも多い。例えば，結膜炎，涙嚢炎，鼻涙管閉塞，眼窩膿瘍や炎症は歯科疾患や呼吸器疾患に起因することが多く，虹彩炎は感染症が原因となることがある。よって，眼徴候を示す疾患の原因追究においては，眼疾患と全身性疾患の両者を考えなくてはならない。そのためには，系統立った眼検査を行い，眼の病変部を特定することが重要である。本章では，ウサギの眼の特徴，眼検査および主な眼疾患について述べる。

1）ウサギの眼の解剖・機能

ウサギの眼球は頭部の側面に位置し，前方に突出しているため約360°の視野をもち(**図1**)，眼球の構造は犬や猫とほぼ同様の構造である。眼球付属器は眼瞼，瞬膜(第三眼瞼)，結膜，分泌腺からなり，眼球には外側から線維膜(角膜，強膜)，ぶどう膜(虹彩，毛様体，脈絡膜)，網膜の３層が存在し，その内側の水晶体，硝子体から構成される。

ウサギの涙液の分泌腺は涙腺，瞬膜腺，副涙腺に分かれており(**図２**)，涙液はこの３つの分泌腺から分泌されたものが混合して形成される。涙腺は眼窩の背尾側にあり透明の分泌液を出す。瞬膜腺は瞬膜軟骨の腹側にあり，表層の瞬膜腺と深層の瞬膜腺に分けられる。これは組織学的にハーダー腺と呼ばれ，脂質に富んだ白色の分泌液を出す。深層の瞬膜腺はさらに，白色の背葉，ピンク色の腹葉に分かれている。未去勢の雄では，サイロキシンと雄性ホルモンであるアルドステロンの影響により涙腺が増殖して過形成となり，眼表面に突出することがある。副涙腺は眼窩の腹側にあり，眼窩葉，後部眼窩葉，眼窩下葉の３葉からなる。これら３つの腺に由来する分泌液が眼表面を湿らせ，角膜を保護している。

ウサギの瞬目回数は少なく１時間に10～12回ほどであり，涙液は瞬目時に分泌／産生され，同時に古い涙液は鼻涙系へ排出される。鼻涙系は，涙点，涙小

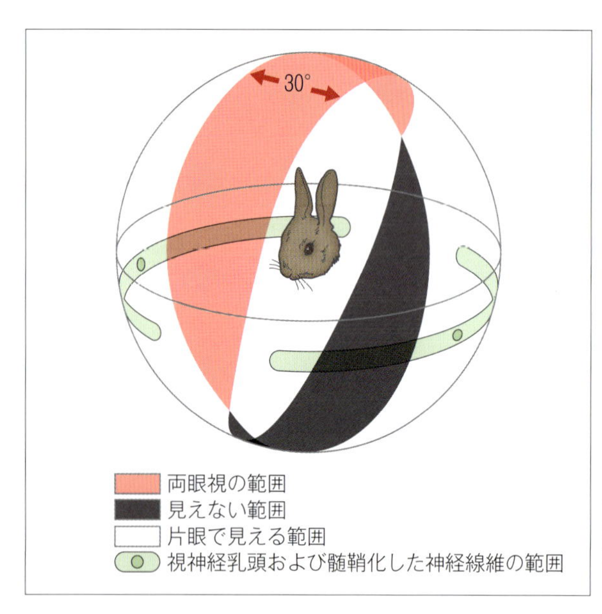

図１　ウサギの視野
ウサギの視野は広範囲であり，後方まで見渡せる。ピンク色の部分が両眼視の範囲で，黒色部分が見えない範囲である。無色の部分が片眼で見える範囲である。緑色の部分は視神経乳頭と髄鞘化した神経線維の範囲である
参考文献６より引用・改変

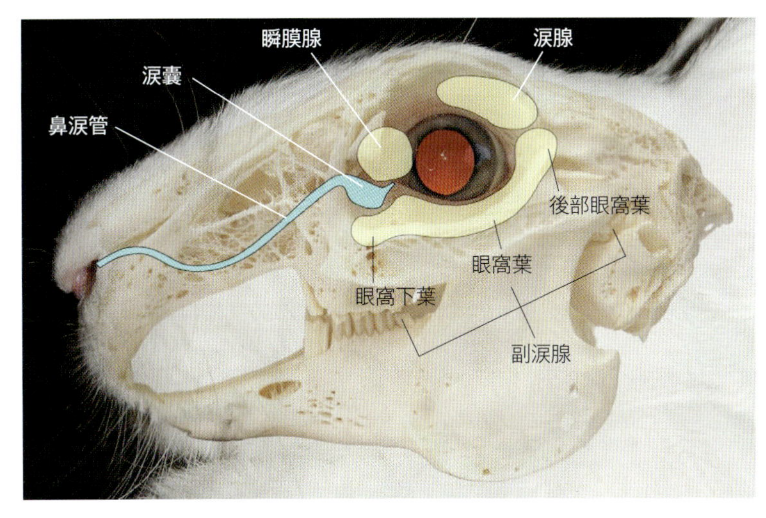

図２　ウサギの涙液分泌腺，鼻涙系[2,4]
涙液を分泌する腺は，涙腺，瞬膜腺（第三眼瞼腺），副涙腺からなる。瞬膜腺と副涙腺は大型で眼窩骨内の大半を占める。涙液の排出経路は，涙点から始まり，涙小管，涙嚢，鼻涙管と続く

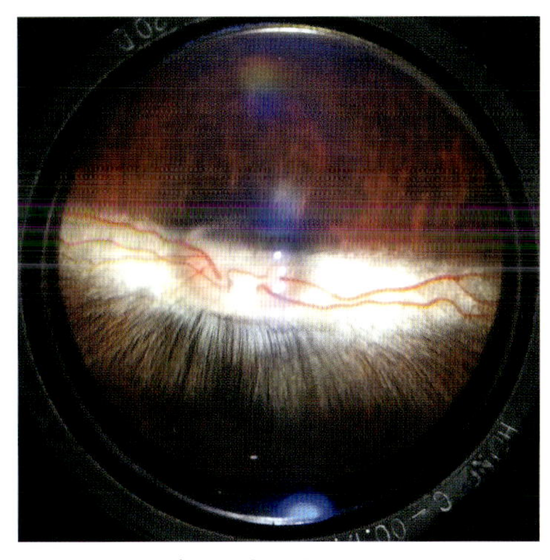

図３　ウサギの正常眼底
網膜は，視神経乳頭から両側水平に拡散する単一血管系である。中心部に楕円形の視神経乳頭があり，左右に広がる帯状の白色部に髄鞘化した神経線維が存在する

管，涙嚢，鼻涙管そして鼻腔へ続き（**図２**），切歯根，臼歯根に近接した部位を通過する。そのため，歯科疾患があると鼻涙系に炎症や閉塞が発生し，結膜炎や涙嚢炎を引き起こす。

角膜は大きく，眼表面の約25％を占める。ウサギの角膜中央部の厚さは0.37 mmで，犬（0.8～1.0 mm）にくらべると非常に薄い。水晶体は犬や猫にくらべ球状に近い形状であり，毛様体は未発達のため遠近調節能が乏しい。網膜は視神経乳頭から両側水平に拡散する単一血管系である（**図３**）。網膜は桿体と錐体を有しており，桿体が優勢で夜間の視覚を保つのに役立つ。ウサギはタペタム（輝板）を欠き，網膜色素は個体により存在が様々である。

このように，ウサギならではの眼の特徴があること，さらにそれらが関連した眼疾患があることを踏まえて，眼検査を行う。

２）ウサギの眼検査のポイントと注意点

ウサギは他のエキゾチックペットにくらべて眼球が大きいため，眼検査を行うことが比較的容易である。眼検査の内容は犬や猫と同様であり，明室内で問診，視診，触診と進めた上で，次に暗室内での検査を行う。検査部位は眼瞼，角膜，前眼部，虹彩，水晶体，網膜と，眼球の前方から順に検査を進めると系統的に検査を行うことができる。

2-1）保定

検査を正確かつ安全に行うには，しっかりとした保定が必要となる。保定によって眼球全体を露出させて観察を行いやすくするためには，ウサギの体全体をタオル等で囲んで暴れないようにし（**図４**），眼球が検者に対して正面に位置するようにする。左眼の検査

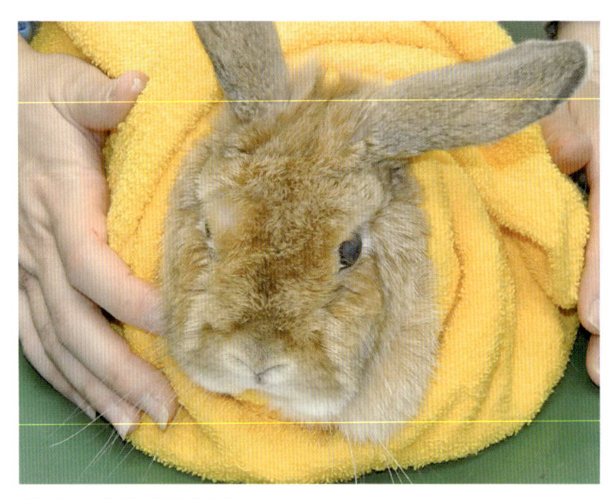

図4　ウサギの保定
検査で暴れてしまう場合は，バスタオル等で体全体を覆って保定する

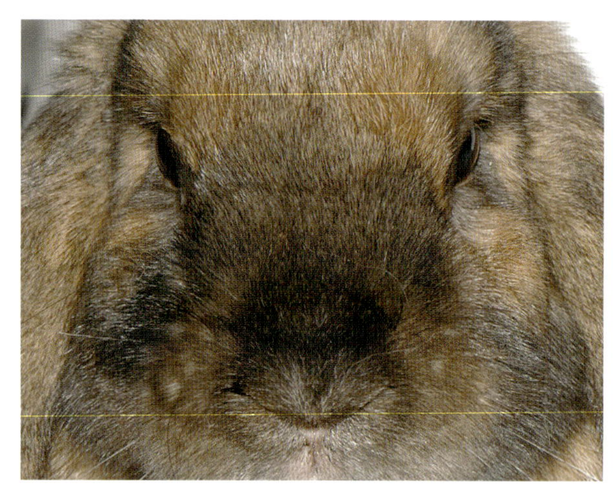

図5　顔面正面からの観察（健常ウサギ）
両眼球の位置（左右均等か），大きさを確認する

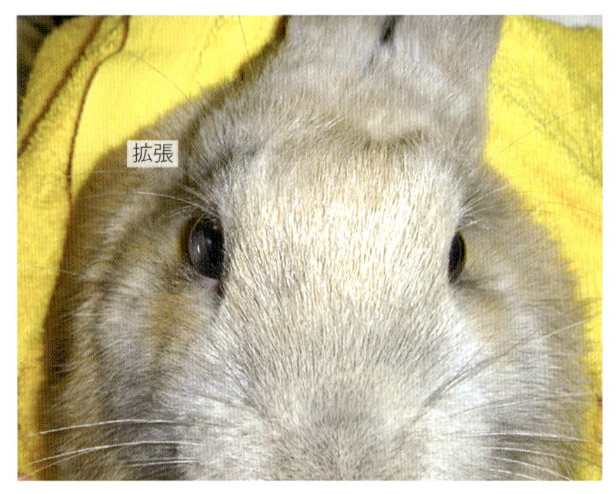

図6　顔面正面からの観察（右眼の眼球拡張）
緑内障により右の眼球が拡張している。眼球の変位はない

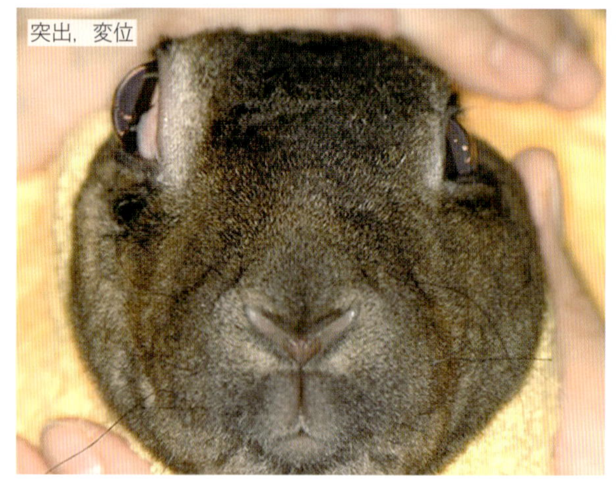

図7　顔面正面からの観察（右眼の眼球突出）
眼窩疾患により右眼が背側へ変位している。眼球の大きさは左右同様である

時は鼻先が検者の左にくるように，右眼の検査時は鼻先が検者の右にくるように横方向に保定する。事故防止のため，検査および処置時に検査機器を眼の近くで取り扱う際には接触事故を起こさないこと，またウサギの診察台からの落下や腰椎の脱臼防止に努める。

2-2）視診

眼球の位置や大きさを評価するために，動物との距離をおいて，頭部における眼球の位置を観察する。頭部の正面から左右眼を比較し，眼球突出，眼球拡張の有無を確認する（**図5～7**）。その後，頭部の左右両側面から眼球の正面像を観察する。眼瞼（上眼瞼，下眼瞼，瞬膜），結膜（眼球結膜，眼瞼結膜），眼脂の色調および質を観察する。眼脂が緑色～黄色の場合は化膿しているため，細胞診や細菌培養検査を行い，主体となる病変部を探す。ウサギは白色の眼脂（もしくは流涙）を呈することがよくあり，鼻涙系の閉塞が疑われる。これは眼脂のみでは判断できないため，鼻涙管開通試験等が必要となる。

2-3）徹照法による検査

被検眼の眼軸に沿って光源を入射させると，眼底からの反帰光が得られる。この反帰光を利用して中間透光体（角膜，前房，水晶体，硝子体）の混濁を観察するのが徹照法である。徹照法は暗室内で行う検査で，検者の眼の真下に光源をおき，ウサギと目線をあわせると眼底が光り，その反帰光で徹照像を観察する（**図8，9**）。角膜混濁，前房混濁，白内障などの混濁部位および瞳孔の形状が観察できる。徹照像は眼球正面から観察するため二次元での評価となる。混濁部位の

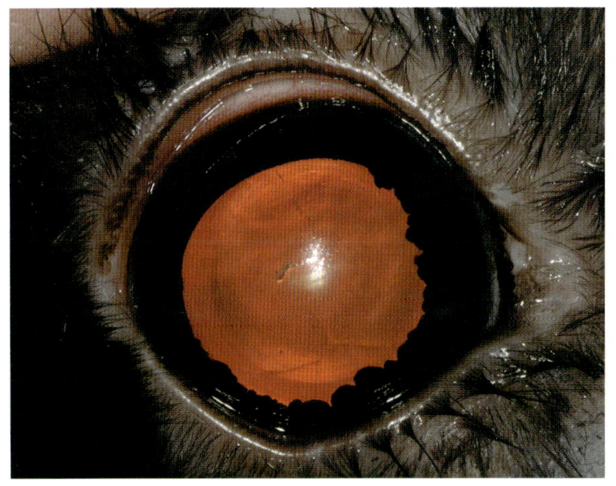

図８　徹照像（虹彩炎）
眼底の反帰光を利用して中間透光体（角膜，前房，水晶体，硝子体）の混濁を観察する方法。中央に混濁がわずかに見られる

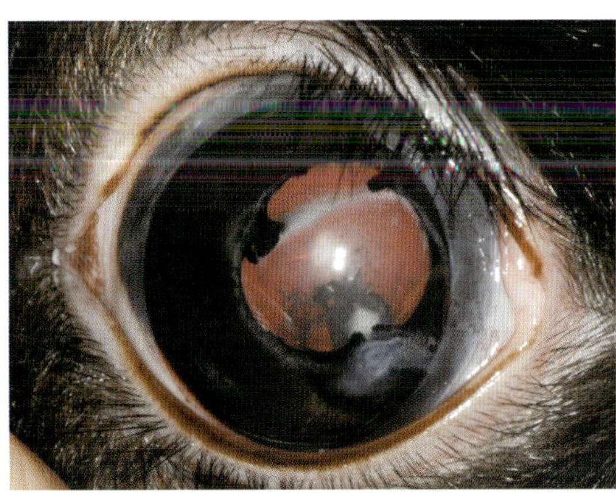

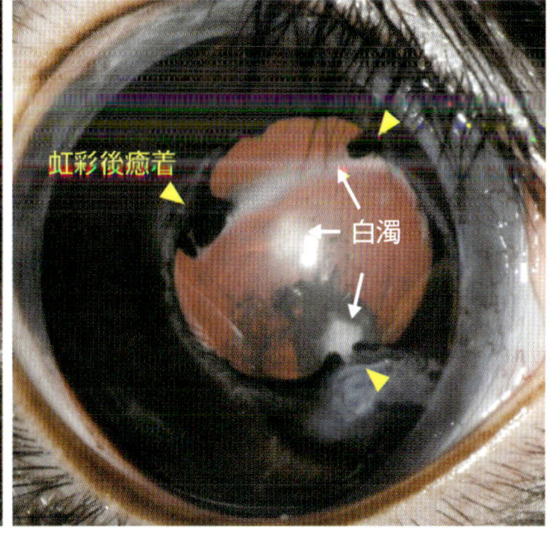

図９　徹照像（虹彩炎）
虹彩炎治療後の所見。虹彩の炎症は消失しているが，１時，５時，10 時方向の虹彩後癒着が見られる。また，瞳孔内に白色の混濁が複数カ所見られる。混濁部の特定のためには，スリットランプ検査を行う

特定のためには，続いてスリットランプ検査を行う。

2-4）スリットランプ検査

スリットランプによる検査は，スリット光（細隙灯光束）を中間透光体（角膜，前房，水晶体，硝子体の一部）に入射させて得られる光学的断面を顕微鏡で観察する方法である。すなわち暗室内で眼球をスリット光で輪切りにし，その光学的断面を観察する方法である（**図 10，11**）。徹照像で混濁が確認されたら，混濁部位の特定や角膜潰瘍の深さなどを観察する。スリットランプ（細隙灯顕微鏡）には，ハンディータイプと据え置きタイプがある。ハンディータイプは検査の場所を選ばない利点，据え置きタイプは詳細な画像が観察できる利点がある。

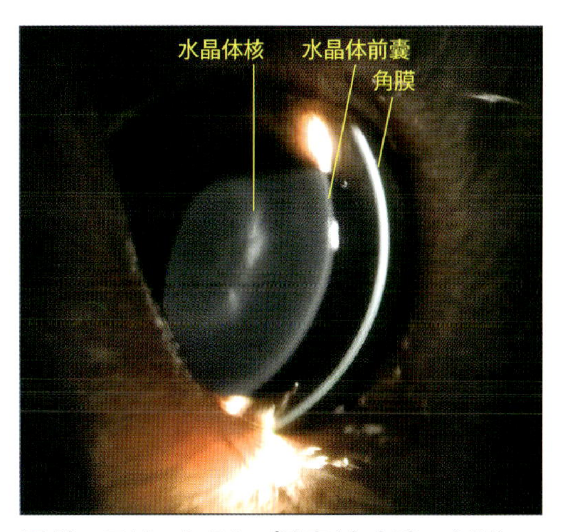

図 10　スリットランプ検査（白内障，左眼）
スリット光が画像右側から入射され，角膜，水晶体の断面を示す。水晶体核の前面に白内障が見られる

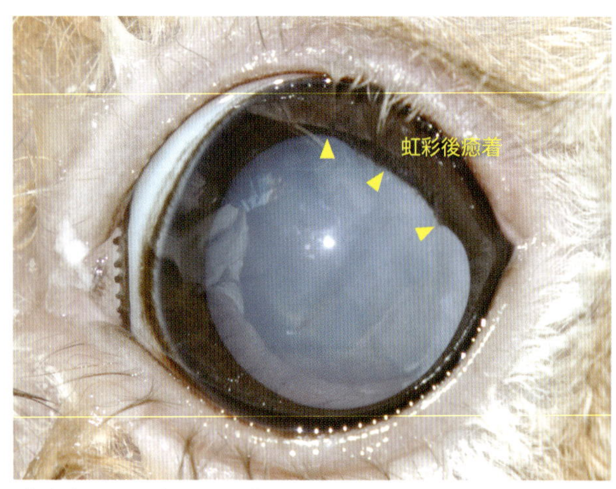

白内障のウサギの前眼部像。瞳孔内は全体的に白濁し，12 時〜2 時方向にかけて虹彩後癒着が見られる。虹彩の癒着は，水晶体の液化により続発したぶどう膜炎の影響である

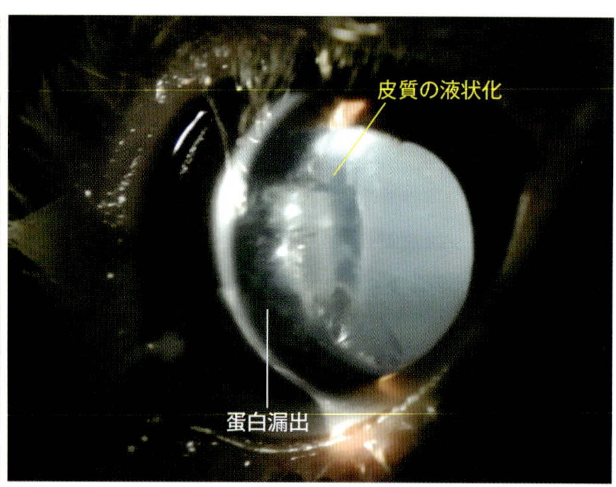

水晶体全域が混濁し，皮質の一部に液化が見られる。また前房内に蛋白の漏出も見られる

図 11　スリットランプ検査（白内障：過熟期）

2-5）フルオレセイン検査

角膜混濁や角膜疾患が疑われる場合は本検査を行う。フルオレセインは角膜実質層に親和性があり，細胞内を染色する蛍光色素である。角膜上皮が欠損している，すなわち角膜潰瘍であることを診断するのに利用する生体染色法である。ウサギは眼球が大きく突出しているため，外傷性の潰瘍性角膜炎の発生が多い。牧草や乾草などの食事の繊維の束による擦過や，個体同士の接触なども要因となる。

検査方法はフルオレセイン試験紙に数滴の生理食塩水を滴下し，その後，試験紙を眼球結膜上に接触させ，染色液を眼表面へ拡散させる（**図 12**）。蛍光色素の発色がよいため，観察の際はコバルトブルーフィルタを通した光源で観察する（**図 13**）。

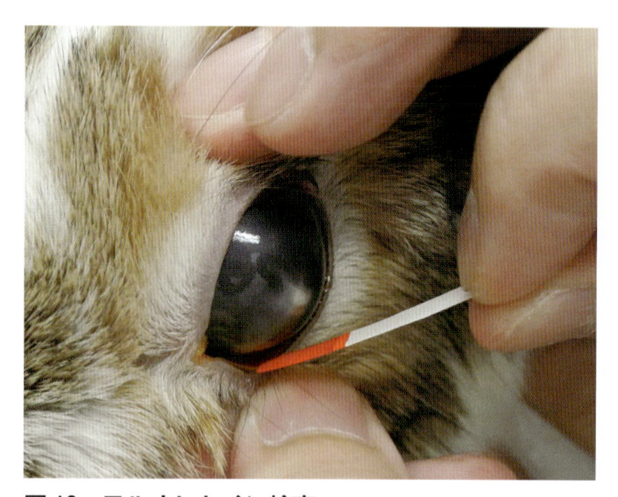

図 12　フルオレセイン検査
フルオレセイン試験紙を生理食塩水等で湿らせ，眼瞼結膜に接触させる。瞬きを数回させて染色液を眼表面に拡散して観察する

2-6）眼圧測定

眼圧測定は，眼圧計を用いて測定する。ウサギの正常眼圧は 17.5 ± 3.5 mmHg であり，眼圧計は TonoVet, Tono-Pen VET, Tono-Pen AVIA 等を用いる。Tono-Pen AVIA は TonoVet より高値を示すといわれている。眼圧が高値である場合は緑内障，低値である場合はぶどう膜炎が鑑別診断として挙げられるが，いずれもその疾患における他の臨床症状を確認して診断する。

2-7）シルマー検査

ウサギのシルマー検査は，流涙症の診断評価として価値がある。試験紙は下眼瞼の結膜嚢に入れて 1 分間保持し，試験紙が湿った量をミリメートル（mm）で測定する。ウサギの正常範囲は，0 〜 11.22 mm/min で平均値は 5.30 ± 2.96 mm/min である。高値は過剰な涙液産生あるいは排出障害を示唆する。低値は診断価値がない（ウサギでは乾性角結膜炎がないため）。

2-8）眼底検査

直像検眼鏡を用いて眼底を観察する直像検査法と，光源と非球面レンズを用いて観察する倒像検査法がある。倒像検査法は広範囲な像が得られるため，眼底全体の評価が容易である。非球面レンズは 15 D あるいは 20 D の度数が適切である。眼底検査では，薬剤による散瞳処置が必要である。検査の目的で散瞳させる

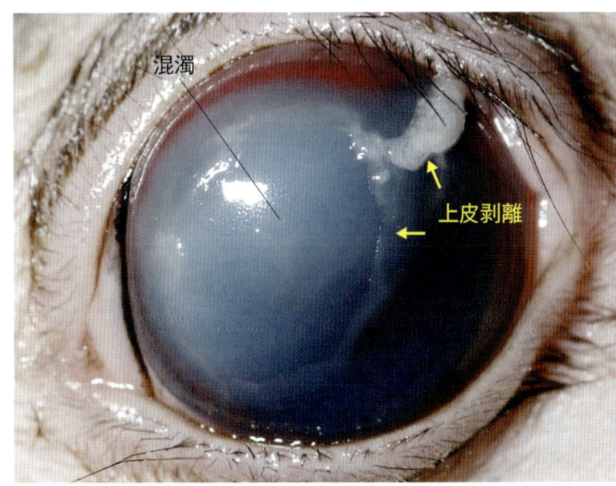

角膜表面の上皮剥離と混濁

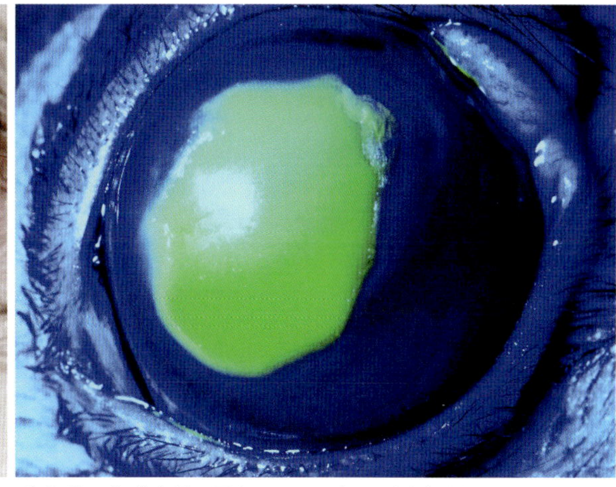
染色後，角膜実質の露出している部分が染色されている

図 13　フルオレセイン検査(潰瘍を認めた症例)

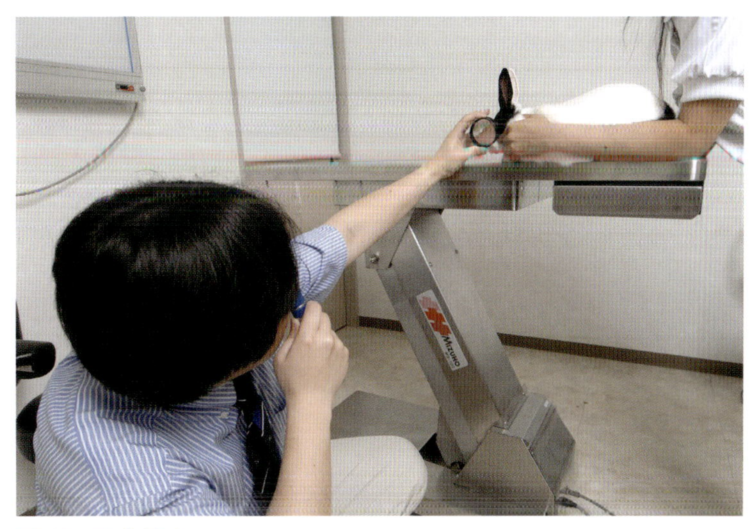

図 14　眼底検査
ウサギの視神経乳頭は眼球の背側にあるので，視神経乳頭を観察するには下方から覗くようにして観察する

際はトロピカミドを使用する。

ウサギの網膜は単一血管系であり視神経乳頭から水平に拡散し，犬のように視神経乳頭の中に生理的陥凹をもつ。ウサギにはタペタムがないため，脈絡膜の色素の有無により，褐色あるいはピンク色を呈する。視神経乳頭は眼球の背側に位置するため，これを観察するには，ウサギの眼球よりも低い位置から眼底を観察する(**図 14**)。緑内障では，高眼圧により視神経乳頭の陥凹が拡大し，網膜血管が狭細もしくは消失する。

2-9)鼻涙管開通試験

前述したように，涙液は瞬目時に涙腺，瞬膜腺，副涙腺で分泌／産生され，涙点という小さな孔から涙嚢を経て鼻涙管を通り鼻腔へ排出される(**図２**)が，この鼻涙系はしばしば，涙嚢炎，歯科疾患等により閉塞する。鼻涙管開通試験は，この鼻涙系に通水することで通過障害の有無を確認したり，また治療として粘液滲出物などによる閉塞を改善する処置である。

ウサギの涙点は犬や猫と異なり，下眼瞼に１つしかない。下眼瞼の涙点は眼瞼縁から腹側に 4 mm ほど離れた部位にあり，その位置は眼瞼縁付近にある犬や猫と異なっている。涙点は下眼瞼を手前に軽く牽引して，上方から覗き込むようにして確認する。確認が困難な場合は，先端の丸い涙管ブジー(**図 15**)を用いて開口部を探す。洗浄は生理食塩水で行い，シリンジの先端にシリコン製のカニューレもしくは 24 G の留置針の外套を使用する(**図 16a，b**)。完全閉塞を起こしている症例では，無理な洗浄により涙嚢や鼻涙管の急

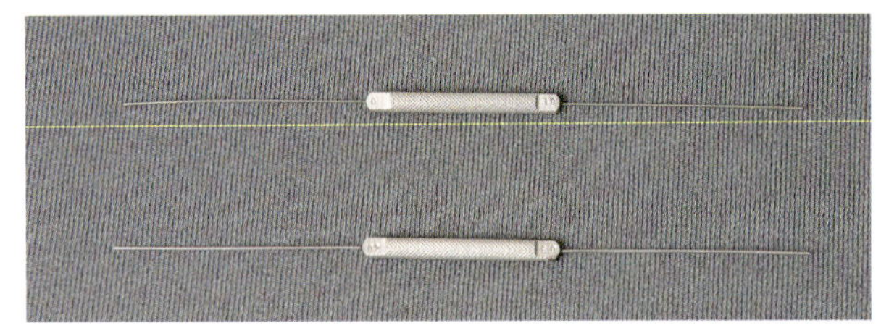

図 15 涙管ブジー
金属製で先端が丸くなっている。結膜の腫脹が著しく，涙点が目視で確認できない場合は，涙点を探すのに有用である

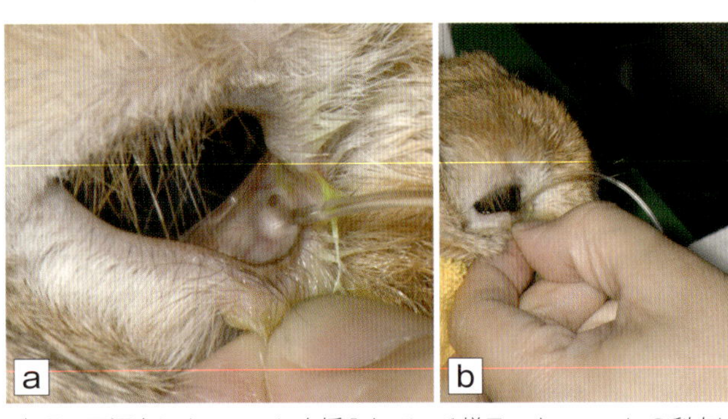

右眼の下涙点にカニューレを挿入している様子。カニューレの利点は，軟性素材のため組織を損傷することが少なく，鼻涙管の奥まで安全に入れることができる

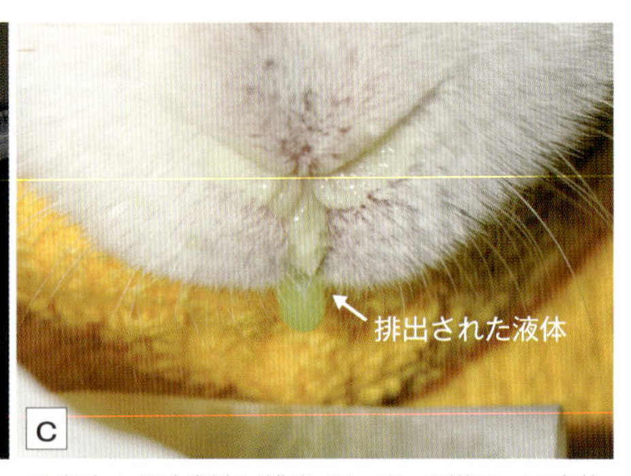

外鼻孔より洗浄液が排出されている様子。閉塞物があった場合，混濁した液体が最初に流れ，鼻涙経路が洗浄されると透明な洗浄液の色調となる

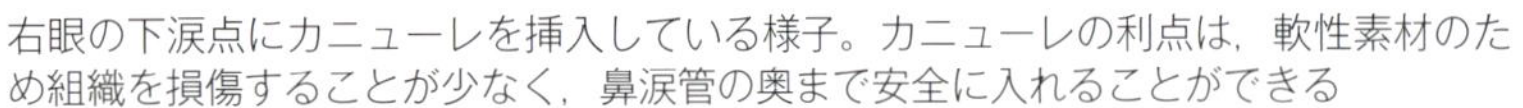

図 16 鼻涙管開通試験

性拡張に伴う破裂，眼窩への洗浄液の流出により眼球突出を生じることもあるので，通水はゆっくり行う。生理食塩水が通過すると，外鼻孔からの排出(**図 16c**)もしくは咽頭に入り込んで嚥下運動を起こす。急速な通水による誤嚥を予防するためにも，生理食塩水をゆっくりと注入する。

3）ウサギで覚えておくべき眼疾患

3-1）偽翼状片／結膜過長症

偽翼状片は結膜過長症とも呼ばれる。眼球結膜が過形成し，環状の組織弁として角膜上へ増殖する疾患である。この病態は片側または両側性であり，ヒトの翼状片と異なり，過長した結膜は角膜に癒着しない。本疾患の病因は不明である。過長した結膜は角膜の中心部まで伸展し，中心部は開口している(**図 17**)。中心部が開口している場合は，視覚に影響を及ぼさないといわれる。

○治療

治療は，内科的治療では反応がなく，外科的切除が推奨される。増殖した結膜を切除することは容易であるが，切除のみでは通常 1 週間程度で再増殖する。以前は，切除後にステロイドやシクロスポリン点眼治療にて，再増殖が抑制できるといわれていたが，あまり効果はない。近年，切除後に縫合することで再増殖を抑制できるとの報告がある[6,7]。

剪刀を用いて，結膜を中心開口部から角膜輪部へ向けて切開する。切開は角膜輪部を越え，増殖した結膜の断端直前まで進める。その後，角膜輪部に沿って，増殖した結膜をそのまま全周切除する(**図 18a**)。次いで，6-0 以下の吸収糸で，眼球の 12 時，3 時，6 時および 9 時方向の結膜を，切開面を内側に向けて単純結紮で縫合し(**図 18b**)，残りの結膜は輪部全周を連続縫合する(**図 18c**)。術後は，感染防止のために抗菌薬の点眼および，再増殖防止のためにシクロスポリン点眼液を 1 日 2 回，数週間使用する。

3-2）ぶどう膜炎

ウサギの眼科診療で頻繁に見られる疾患の 1 つに虹彩膿瘍がある。虹彩膿瘍は虹彩の膿瘍形成と充血を示す疾患で，いわゆるぶどう膜炎である(**図 19**)。ウサギのぶどう膜炎は，外傷や角膜穿孔など重度の角膜炎から続発して起こるものと，全身の感染性疾患に起因するものに分けられる。感染性疾患は，*Pasteurella multocida* および *Encephalitozoon cuniculi* による感染が主である。*P. multocida* は血液感染により虹彩膿瘍と眼球炎を発症させる。

3-2-1）*Encephalitozoon cuniculi* 感染による前部ぶどう膜炎

E. cuniculi は原虫であり，眼球以外にも斜頚など

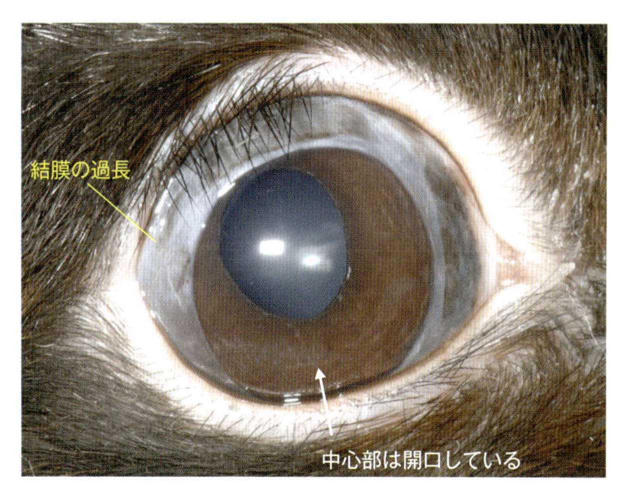

図 17　偽翼状片／結膜過長症

雑種ウサギ，2歳齢，雌，右眼
角膜輪部外側の結膜が中心部へ向かい過長している。過長した結膜は，角膜上皮と癒着していないことが，ヒトの翼状片とは異なる点である

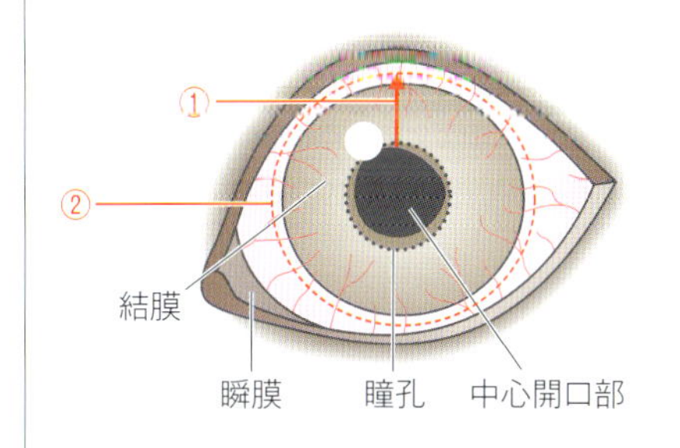

a 結膜を剪刀で中心の開口部から角膜輪部へ向けて切開し，角膜輪部を越え増殖した結膜の断端直前まで進める(①)。その後，角膜輪部に沿って，そのまま増殖した結膜を全周切除する(②)

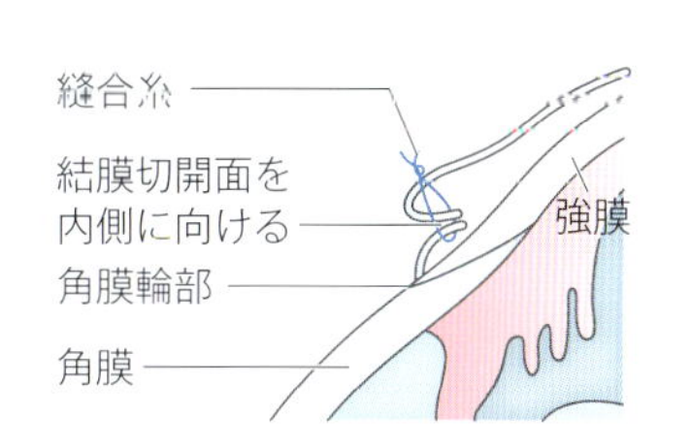

b 6-0以下の吸収糸で，眼球の12時，3時，6時および9時方向の結膜切開面を内側に向けて縫合する(単純結紮)

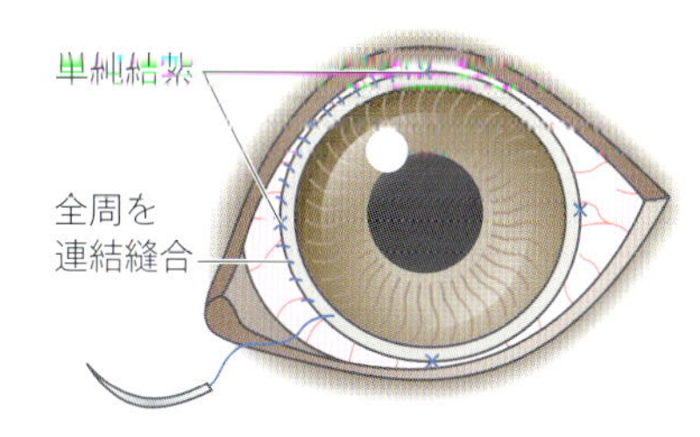

c 単純結紮した後，残りの結膜は連続縫合で輪部全周を縫合する

図 18　偽翼状片／結膜過長症の外科的切除

参考文献6より引用・改変

の神経疾患や腎臓病など全身に症状が現れる。眼徴候は水晶体嚢の破嚢，ぶどう膜炎，白内障であり，多くが若齢のウサギで見られる。*E. cuniculi* は，親ウサギの子宮から垂直伝播すると考えられている。

水晶体上皮細胞に *E. cuniculi* が感染すると水晶体嚢が破れ，水晶体皮質を構成する水晶体蛋白が前房内に漏出する(水晶体起因性(原性)ぶどう膜炎；Lens-induced uveitis，以下LIU)。水晶体蛋白は眼球にとって抗原となり，肉芽腫性ぶどう膜炎を発症する。これはいわゆる自己免疫性疾患の1つである。病理組織学的には，破嚢した水晶体嚢周囲を中心とした炎症所見が見られ，好中球が水晶体皮質の深層まで達し，リンパ球や形質細胞を伴う線維芽細胞に取り囲まれる。

犬のLIUと異なる点は，ウサギでは初期に局所的

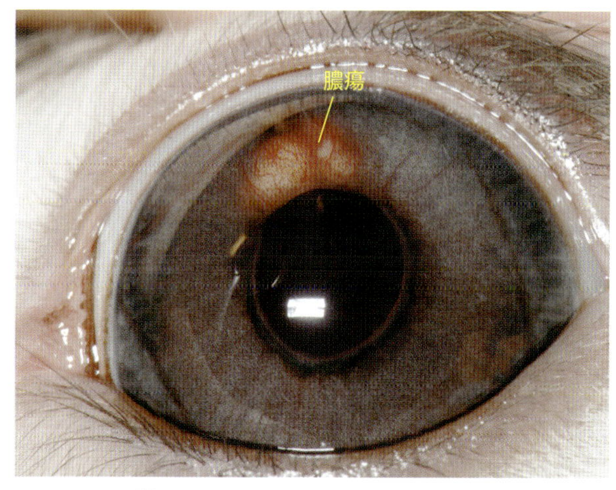

図 19　ぶどう膜炎(虹彩炎)

雑種ウサギ，1歳齢，雄，左眼
虹彩炎により膿瘍が形成されている。*E. cuniculi* 感染の原因によるLIUは，このような初期症状を呈することが多い

な肉芽腫を虹彩に形成することである。一般に犬のLIUは過熟白内障で見られる。過熟白内障は水晶体皮質および核が液化し，水晶体嚢が破れることなく水晶体蛋白が漏出するため，虹彩全体の炎症として見られる。しかしウサギでは水晶体が破嚢するため，局所的にぶどう膜炎が強く見られる。また水晶体嚢が破嚢すると，その部位から水晶体内に房水が浸入し，白内障を形成する。虹彩膿瘍下の水晶体に混濁（白内障）が見られたら，*E. cuniculi* の感染を疑う。

○**診断**

診断は臨床所見と血清学的検査で行う。眼検査では，虹彩の充血，腫脹，膿瘍の形成，前房フレアを観察する。またスリットランプ検査では，虹彩病変部下の水晶体を観察する。水晶体の観察では散瞳処置を行うが，病変部では虹彩と水晶体が癒着し，散瞳できないこともある。その際は，虹彩の下を覗き込むようにして水晶体を観察する。

○**治療**

治療はぶどう膜炎の治療と *E. cuniculi* の治療を行う。虹彩膿瘍や炎症が局所的である場合はステロイドによく反応し，炎症は沈静化する。しかし，病態の原因が水晶体嚢の破嚢であるため，これが存在する限りは炎症の再燃が続く。筆者は炎症が強い場合は，ジフルプレドナート点眼液（ステロップ）を用い，炎症が軽減したら再発しないよう，フルオロメトロン点眼液（フルメトロン 0.1％）を長期間使用することが多い。根本的な治療は，水晶体蛋白の除去すなわち白内障手術となるが，ぶどう膜炎により虹彩癒着を起こしていると，手術に必要な散瞳が得られないために白内障手術ができなかったり，またクライアントの同意が得られないケースも多く，点眼治療による対処療法を継続することがある。なお，長期間の抗炎症治療が必要なため，非ステロイド系消炎鎮痛薬（NSAIDs）の点眼液も選択肢に入るが，炎症をコントロールできない場合も多々ある。

また，ぶどう膜炎からの続発緑内障も多くの症例で発症する（**図 20**）。緑内障に至った症例では，疼痛緩和のため眼圧降下薬の点眼薬を併用する。しかし，緑内障に移行した症例では眼疼痛が持続することもあり，その際には疼痛緩和治療として，強膜内シリコン義眼挿入術や眼球摘出術を行う。

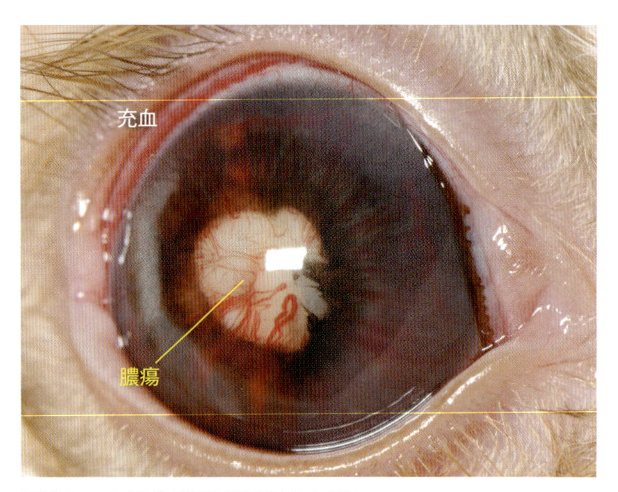

図 20　ぶどう膜炎（続発緑内障）
雑種ウサギ，４歳齢，雄，右眼
虹彩炎が進行すると炎症はぶどう膜全体に広がり，虹彩癒着，緑内障へと移行する

3-3）涙嚢炎

涙液の排出経路は，眼球側から涙点，涙小管，涙嚢，鼻涙管と連続し，涙液は最終的に鼻腔内へ排出される。この経路における疾患を鼻涙系疾患といい，ウサギでは多く見られるが，中でも特に涙嚢炎が多い。ウサギの鼻涙管は生理的に細い部位が２カ所あり，１つは涙嚢に近い鼻涙管で，もう１つは上顎切歯根付近の部位である。これら生理的に狭窄した部位は，歯科疾患の存在により閉塞を起こしやすい。涙嚢付近は臼歯根により閉塞する。切歯根の過長では，近接している細い鼻涙管が閉塞する。閉塞して膨隆した鼻涙管は，粘液膿性の物質や堆積物で満たされ，それらは涙嚢や結膜嚢へ流出する。鼻涙管の炎症が鼻腔へ達すると，涙点から眼脂が排出されなくなり，また同時に涙液の排出もできなくなるので流涙を呈する。

涙嚢炎は悪臭のある粘液膿性もしくは白色の眼脂が，内眼角から皮膚にかけて見られることが特徴である（**図 21**）。内眼角の皮膚は膨隆し，蓄膿が著しい場合は内眼角の皮膚を圧平すると，涙点から膿が排出される（**図 22**）。涙嚢の腫脹が著しいと内眼角の皮膚が膨隆するので，視診，触診で判断できる。また，眼脂や流涙が常に起こるので，眼瞼炎や結膜炎も併発することが多い。さらに眼疼痛を伴うことで，眼瞼痙攣を起こすこともある。原発性細菌性涙嚢炎は，パスツレラ症により発症するといわれているが，飼育ウサギの多くは，歯科疾患に起因した鼻涙管閉塞によるものがほとんどである。

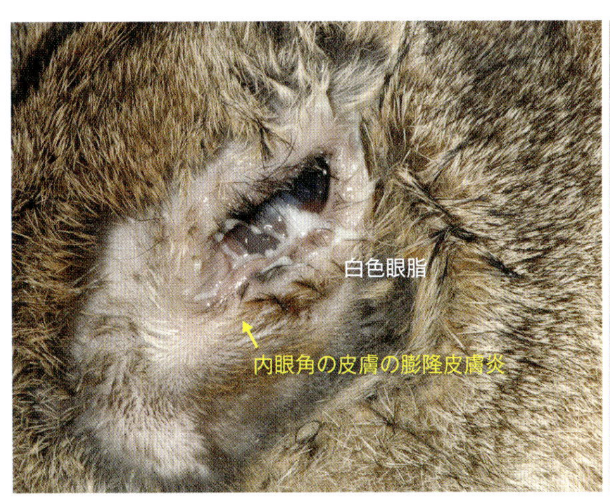

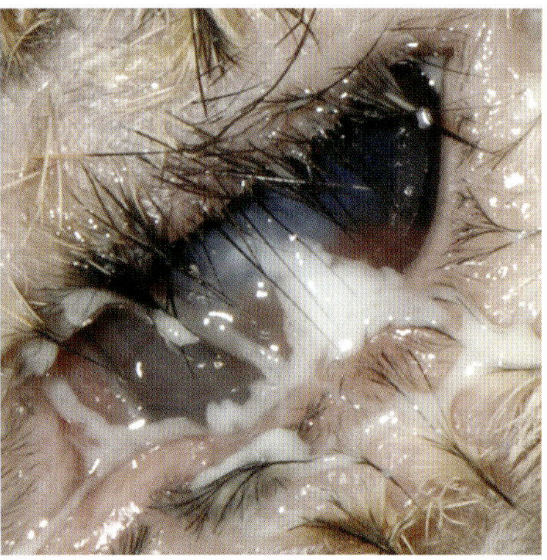

図 21　涙嚢炎

ロップイヤー，４歳齢，雄，左眼
内眼角の皮膚が膨隆し，白色眼脂が見られ，眼瞼周囲の皮膚は常に涙液と眼脂が付着するため，皮膚炎を起こし脱毛を呈している。鼻涙系疾患の特徴的外貌である

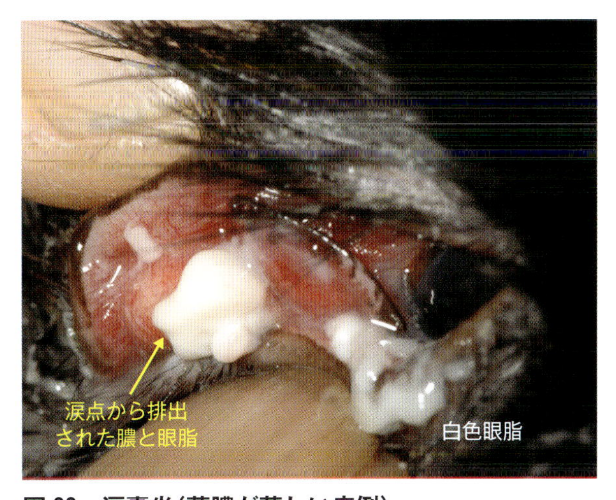

図 22　涙嚢炎（蓄膿が著しい症例）

涙嚢内に眼脂や膿が貯留しているため，内眼角の皮膚を圧平すると，涙点から排出される

○診断

鼻涙系の閉塞は，鼻涙管洗浄により確認し，排出された蓄積粘液物の細胞診，細菌培養検査を行う。閉塞や狭窄部位の特定を行うには造影Ｘ線検査を行う。前述した通り，歯科疾患に起因することが多いので，歯科検査は必須の検査となる。

○治療

治療は，原発の涙嚢炎の感染であれば鼻涙管洗浄により蓄積物を除去し，抗菌薬を点眼する。歯科疾患に起因するものであるならば，原因疾患の治療が必要となる。歯科疾患に続発する場合でも，鼻涙管洗浄により症状が改善する時は，定期的に洗浄を行うことが望ましい。

（写真提供）
霍野晋吉先生（エキゾチックペットクリニック）
山内　昭先生
（VEIN, Veterinary Exotic Information Network）

Point

・偽翼状片／結膜過長症
- 結膜が角膜輪部付近から増殖し，同心円状に角膜中心へ向かって過長する疾患である。ヒトと異なり，過長した結膜は角膜上皮に癒着しないことが特徴である
- 過長した結膜を切除することは容易であるが，再発する
- 再発を防止するために，切除した結膜の断端を縫合する方法が報告されている

・ぶどう膜炎
- 虹彩の限局的な膿瘍および充血から始まることが多い
- 若齢で発症し，虹彩炎症部下の水晶体が白濁している場合は，水晶体囊が破囊している可能性を考える
- 水晶体破囊の原因は，角膜穿孔か *E. cuniculi* の感染を疑う。角膜に穿孔病変がない場合は，感染の可能性を考え，ウサギの臨床の成書に従った抗原虫治療とともに，ぶどう膜炎の抗炎症治療を行う
- 水晶体囊の破囊は，水晶体蛋白の前房内への漏出による水晶体起因性(原性)ぶどう膜炎(LIU)を引き起こし，白内障が存在する限りぶどう膜炎は遷延化する。また虹彩後癒着，瞳孔ブロックへと進行すると緑内障を続発する
- ぶどう膜炎の治療として，角膜潰瘍，高眼圧がなければステロイド点眼を行う
- LIU の根本的な治療として，白内障手術(水晶体蛋白の除去)が推奨される
- ぶどう膜炎が重度であり，慢性緑内障として視覚の回復がなく眼疼痛が著しい場合は，疼痛緩和を目的とした強膜内シリコン義眼挿入術が治療の選択肢に入る

・涙囊炎
- 鼻涙系疾患の中で涙囊炎は特に多い
- ウサギの持続する結膜炎，眼瞼炎は，鼻涙系疾患を疑う
- 鼻涙系疾患は，歯科疾患に関連することが多いので，歯科検査も行う必要がある
- 鼻涙系の異常は，閉塞もしくは狭窄が多い。確定するためには，鼻涙管洗浄，造影 X 線検査を行う

■参考文献

1）Abrams KL, Brooks DE, Funk RS, et al. Evaluation of the Schirmer tear test in clinically normal rabbits. *Am J Vet Res* 51: 1912-1913 (1990).

2）Barone R, Pavaux C, Blin PC, et al. 外皮と感覚器. *In*: 兎の解剖図譜, 望月公子 訳, pp189. 学窓社 (1977).

3）Eglitis I. The glands. *In*: The Rabbit in Eye Research. Thomas CC (ed), pp38-56. Springfield (1964).

4）Harcourt-Brown F. ラビットメディスン，霍野晋吉 監訳．pp335-350．ファームプレス(2008).

5）Peiffer RL, Pohm-Thorsen L, Corcoran K. Chapter19 Models in Ophthalmology and Vision Research. *In*: The Biology of the Laboratory Rabbit, 2nd ed. Manning PJ, Ringler DH, Newcomer CE (ed), pp410-434. Academic Press (1994).

6）Turner SM. 2 CONJUNCTIVA: Aberrant conjunctival overgrowth in rabbits. *In*: SMALL ANIMAL OPHTHALMOLOGY. pp85-88. Saunders, Elsevier Health Sciences (2008).

7）Williams DL. Ophthalmology of Exotic Pets. Wiley-Blackwell (2012).

（小野　啓）

Chapter 13

救急処置を要する眼疾患

眼球突出・脱出の鑑別と治療

Chapter 13 眼球突出・脱出の鑑別と治療

眼科領域の緊急疾患に挙げられる「眼球突出」は眼窩疾患の１つであり，定義の上では眼球赤道部が眼瞼を越えていないものを指す。眼球赤道部が眼瞼を越えているものは「眼球脱出」と呼ばれ，臨床的に重度なものは脱出として扱われることが多いだろう。また，脱出の際は眼瞼による絞扼を伴っていることもあり，特に眼瞼裂の小さい犬種では突出の状態でも絞扼を伴いやすい。さらに，眼球突出に類似する所見として慢性緑内障による「牛眼」があることを忘れてはならない(**図１**)。

本章では「眼球突出・脱出」の鑑別診断，外科的アプローチについて述べていく。

１)眼窩(球後)の解剖学的理解

眼球突出・脱出の徴候を迅速かつ適切に認識し対応するためには，特に眼窩(球後)の解剖学的理解が不可欠となる。基礎知識として，眼窩は眼窩骨で囲まれており，その眼窩周囲は脂肪，血管，神経をはじめ多様な組織により構成されていること，また犬・猫では開放型の眼窩骨構造をとるために，その部分は眼窩靭帯で覆われていることなどが挙げられる(**図２**)。

眼窩靭帯(**図２a**)は線維組織により構成された靭帯で，眼窩骨縁の不完全な領域にかかっており，前頭骨の頬骨突起から頬骨の側頭突起へ伸びている。内側の眼窩骨壁の大部分は前頭骨の薄い中隔によって形成されており，鼻腔から眼窩を分離している。

眼窩内の軟部組織は，筋円錐内(intraconal)と筋円錐外(extraconal)と呼ばれる解剖学的な区画で区別される。特に筋円錐内の解剖は，眼球突出のような眼窩疾患，眼球摘出術で実施する球後麻酔(眼球後方ブロック)や眼球摘出術において眼球後部の視神経や血管の位置を理解する上で，その理解が重要となる。筋円錐内は，外眼筋(４つの直筋，２つの斜筋と眼球後引筋，**図２c，e**)，脳神経(視神経：Cranial nerves Ⅱ，動眼神経：CN Ⅲ，滑車神経：CN Ⅳ，三叉神経の眼枝：CN V_1，および外転神経：CN Ⅵ，**図２f**)，涙腺(眼窩靭帯の下方に位置する)，筋円錐内の眼窩脂肪と分離した外眼筋，自律神経や動静脈，そして眼窩周囲を覆う平滑筋により構成される。

動眼神経は同側の腹側直筋，背側直筋，内側直筋，腹側斜筋を神経支配している。また動眼神経は縮瞳も介在し，副交感神経成分によって上眼瞼(上眼瞼挙筋)の後引を生じる。そのため，動眼神経は対光反射の遠心路と眼瞼の位置において重要な役割を担っている。滑車神経は対側の背側斜筋を神経支配しており，背側斜筋は眼球を内側に回転させる役割を担っている。外転神経は同側の外側直筋と眼球後引筋を神経支配している(**表１**)。また，涙腺は顔面神経(CN Ⅶ)の副交感

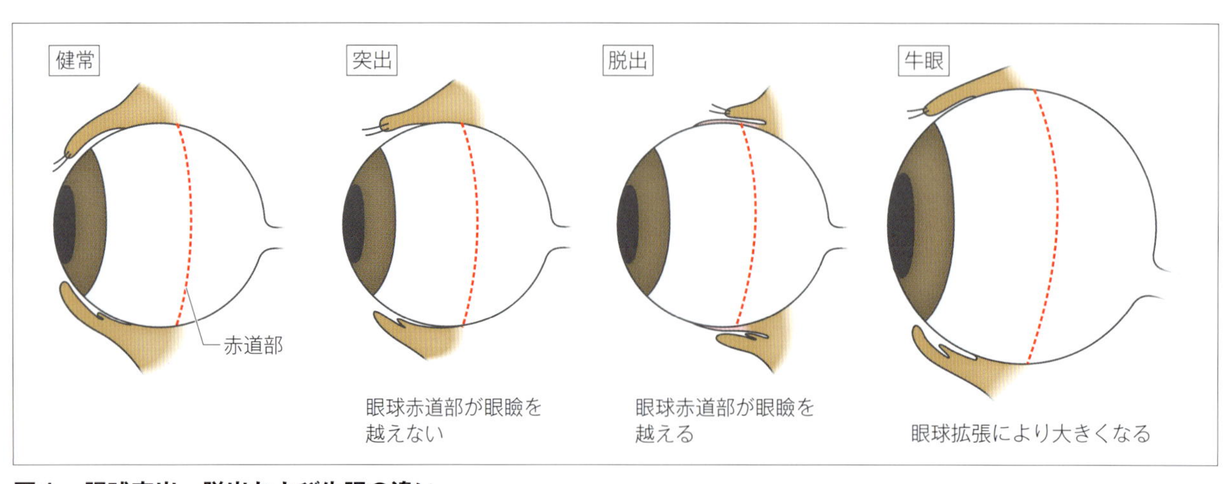

図１　眼球突出・脱出および牛眼の違い

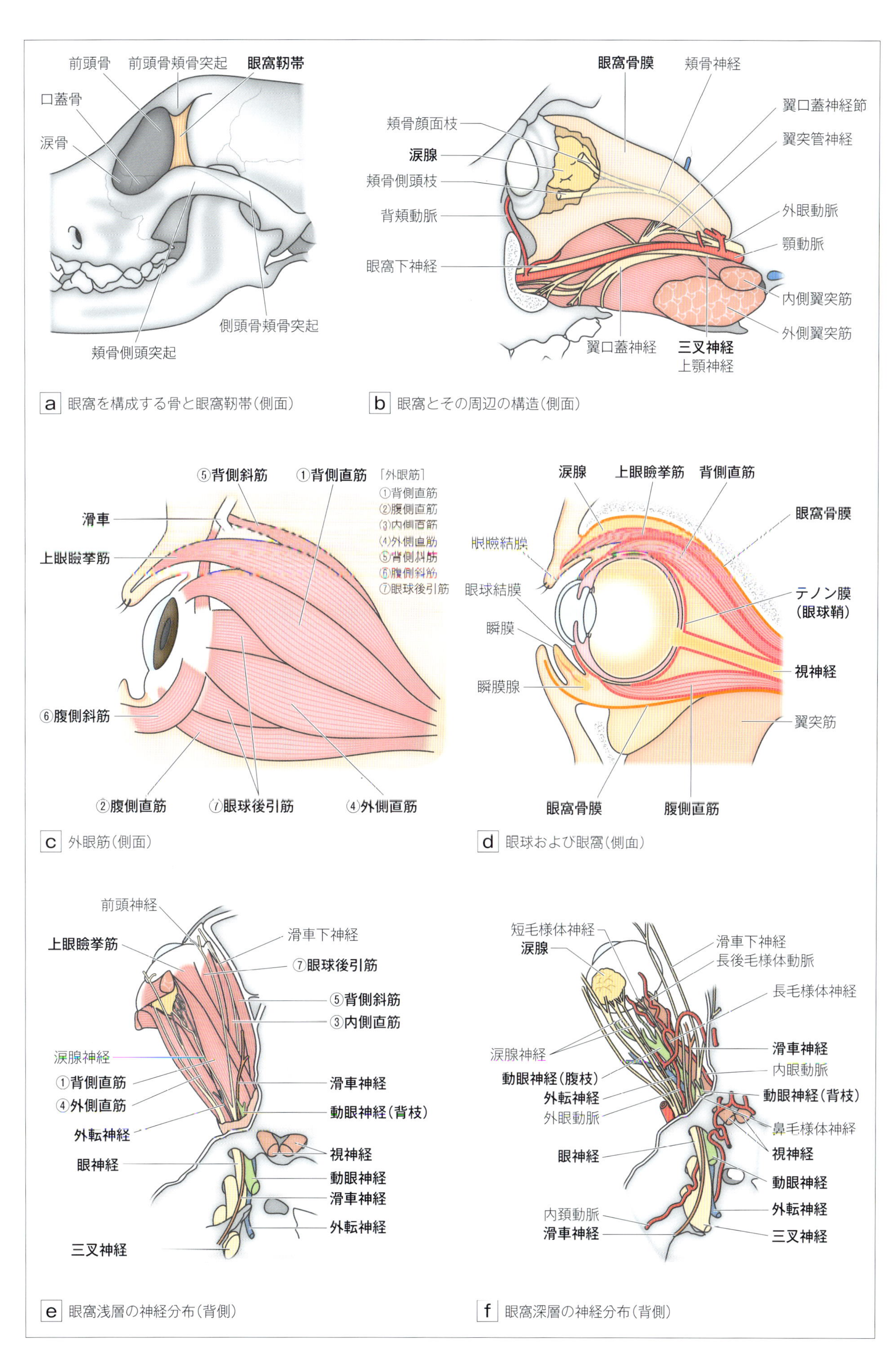

図2　眼窩（球後）の解剖学的理解

参考文献6，11より引用改変

表1　犬の外眼筋の種類とその神経支配および眼球運動の方向

外眼筋	支配神経	眼球運動の方向
①背側直筋	動眼神経	上転，内方回旋，内転
②腹側直筋	動眼神経	下転，外方回旋，内転
③内側直筋	動眼神経	内転
④外側直筋	外転神経	外転
⑤背側斜筋	滑車神経	下転，内方回旋，外転
⑥腹側斜筋	動眼神経	上転，外方回旋，外転
⑦眼球後引筋	外転神経	後方移動

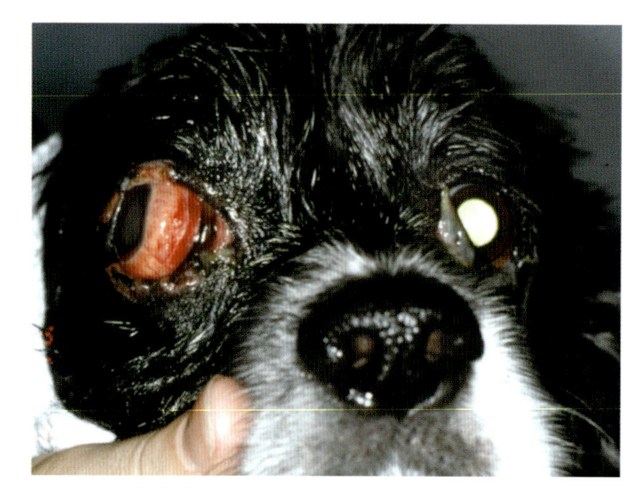

図3　眼球突出
アメリカン・コッカー・スパニエル，2歳齢，避妊雌，右眼
同居犬による咬傷により右眼の眼球突出を呈し，重度の外斜視，結膜充血および結膜下出血，散瞳傾向などの所見を認める

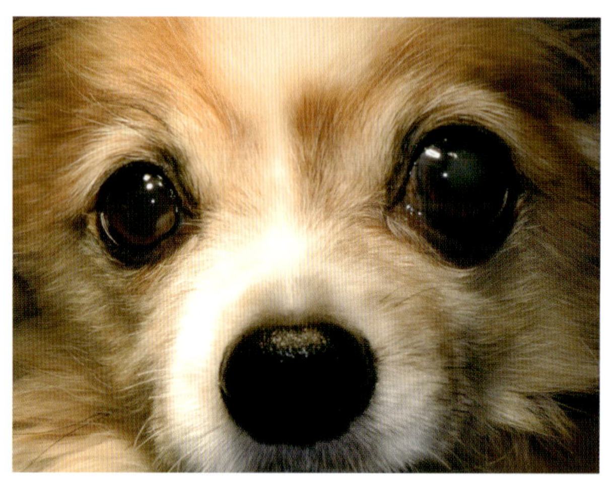

図4　慢性緑内障による牛眼
パピヨン，10歳齢，去勢雄，左眼
左眼において慢性緑内障を認めた症例で，高眼圧のため眼球自体が拡張した牛眼が認められる。眼球サイズが正常な状態で前に突出する眼球突出とは異なる病態である

神経成分によって支配されている。反射性涙液分泌(三叉神経流涙反射)の求心路は三叉神経の眼枝であり，遠心路は顔面神経の副交感神経成分となる。そのため涙腺への副交感神経刺激機能障害によって神経原性乾性角結膜炎が生じる。これは主に延髄と中耳の間の顔面神経の病変によって見られるが，眼窩膿瘍などの激烈な眼窩の炎症により，その神経節である翼口蓋神経節が障害されることで神経原性乾性角結膜炎が起こることがある。このため，眼窩疾患の原因疾患が治癒した後でも後遺症としてドライアイ症状が残ることがある。

2)眼球突出・脱出の鑑別診断と治療ポイントおよび注意点

眼球の脱出ならびに突出は，外傷による外眼筋の断裂や球後での出血あるいは気腫，また眼窩腔における占拠病変などにより，眼球が正常位から逸脱して前方に変位することによって起こる眼窩疾患の1つである。冒頭で述べたように，定義上は眼球赤道部が眼瞼を越えているかいないかで脱出または突出(**図3**)と称されるが，英語で突出はExophthalmos，脱出はProlapseとされる。また眼球突出と間違われやすいものに緑内障の慢性期に認められる牛眼(Buphthalmos，**図4**)がある。これは眼球自体の拡張であり，突出とは根本的に異なった眼疾患であることをまずは

表2　眼球突出の鑑別疾患

<table>
<tr><td colspan="2">外傷性</td><td>多くの場合が犬同士の喧嘩による</td></tr>
<tr><td rowspan="2">筋疾患</td><td>咀嚼筋炎</td><td rowspan="2">一般的に両側性</td></tr>
<tr><td>外眼筋炎</td></tr>
<tr><td rowspan="3">眼窩腔の占有病変</td><td>眼窩膿瘍</td><td rowspan="2">眼窩腔における新生物，出血などの充満</td></tr>
<tr><td>眼窩腫瘍</td></tr>
<tr><td>眼窩蜂窩織炎</td><td>片眼性または両眼性</td></tr>
<tr><td colspan="2">眼窩骨の異常</td><td>骨折，テリア種の下顎性肥大性骨関節症など</td></tr>
</table>

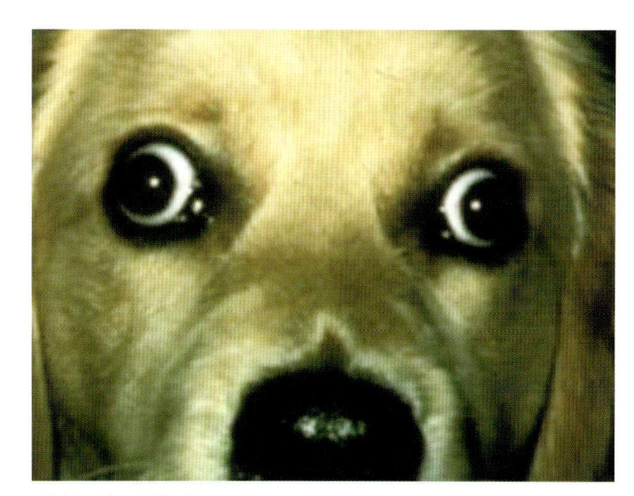

図5　外眼筋炎

ゴールデン・レトリーバー，2歳齢，去勢雄
両眼において無痛性の外斜視傾向の眼球突出を認め受診された。臨床徴候，発症年齢および犬種より外眼筋炎を疑いMRI検査を実施ところ，内側直筋を主とする外眼筋の腫脹を認めた。全身ステロイド療法により同所見は改善した

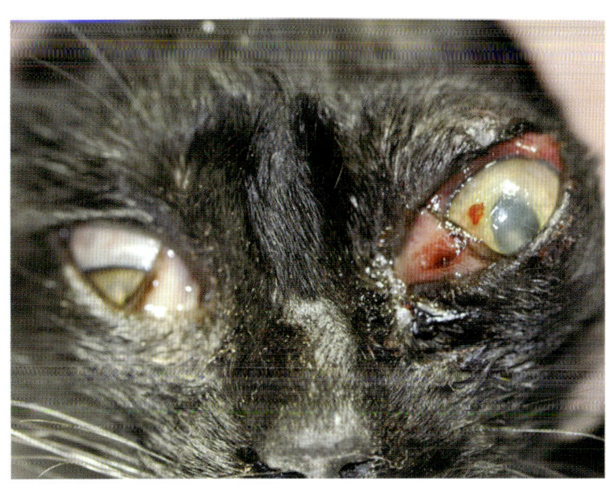

図6　眼窩膿瘍による露出性角膜炎

短毛雑種猫，1歳齢，雌，左眼
左眼の重度な結膜と瞬膜の浮腫および充血が見られ，不完全閉瞼による露出性角膜炎が認められた。同眼の眼部超音波検査では眼球に隣接した低エコー性の病変が認められ，エコーガイド下の針吸引にて膿瘍が確認された

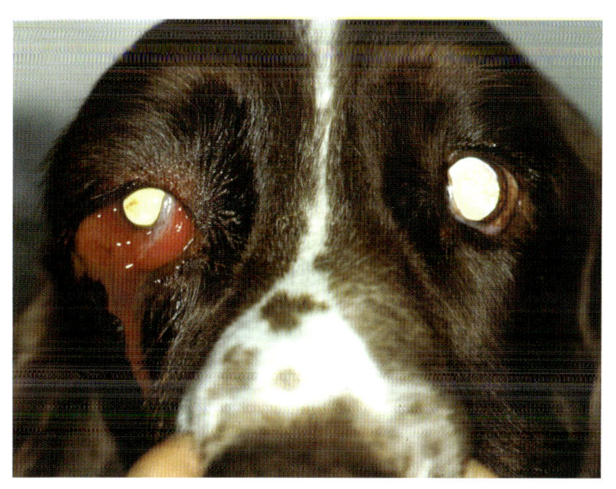

図7　眼窩に発生した扁平上皮癌

イングリッシュ・コッカー・スパニエル，10歳齢，去勢雄，右眼
右眼瞬膜の突出と外眼部からの出血を伴った腫瘤の隆起を認める。本症例は眼窩に発生した扁平上皮癌と診断された

理解しなければならない。

眼球突出が見られた場合の鑑別診断(**表2**)には，外傷性に加えて眼球を圧迫し一般的に両側性に見られる咀嚼筋炎や外眼筋炎(**図5**)などの筋疾患や，眼窩腔の占有病変となる眼窩膿瘍(**図6**)，眼窩腫瘍(**図7**)および眼窩蜂窩織炎／蜂巣炎(片眼性または両眼性)などがある。これら疾患の眼検査所見には，眼球に物理的な斜視が生じ，正常な眼球運動を妨げるなどが共通して認められる。筆者はこれまでに，外眼筋炎である動物が外傷性の斜視と誤診され，眼瞼縫合や無意味な麻酔をかけられて治療されていた症例に遭遇したことがある。こうした誤診・無意味な治療を防ぐためにも，鑑別診断の知識は必要である。

2-1)外傷性の眼球突出・脱出

外傷性の眼球突出は，一般臨床現場で比較的遭遇することの多い緊急性の眼疾患の1つである。その多くの場合が犬同士の喧嘩による咬傷であり，特に眼窩の浅い短頭種では眼球脱出を伴うような重篤かつ緊急的な状況に陥ることが多い。外傷により眼内組織への影響や眼球付属器への傷害を生じる。

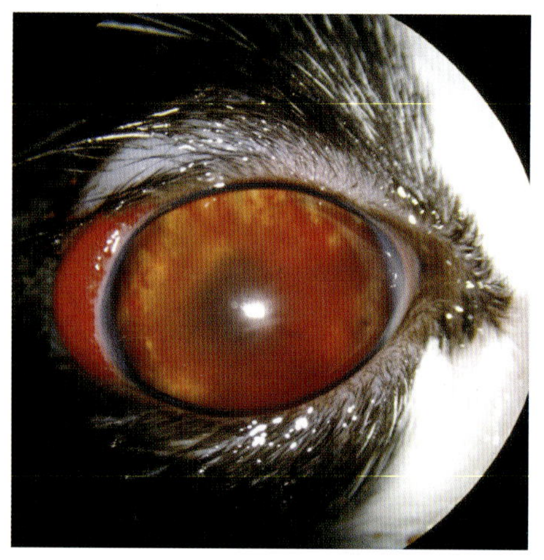

図８　前房出血
短毛雑種猫，３歳齢，雄，右眼
外傷により外側部を中心とした結膜下出血と前房出血，虹彩の充血と縮瞳を伴う重度のぶどう膜炎が認められた

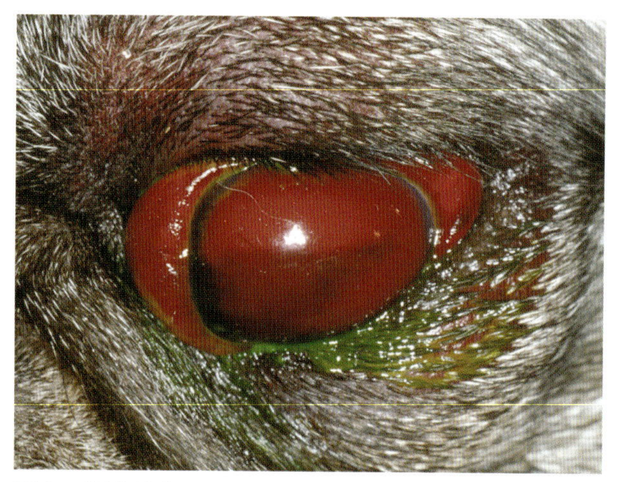

図９　眼内出血
パグ，８歳齢，雌，左眼
他犬からの咬傷により内側部を中心とした結膜下出血と，後眼部に及ぶ眼内出血および完全網膜剥離が眼部超音波検査にて確認された

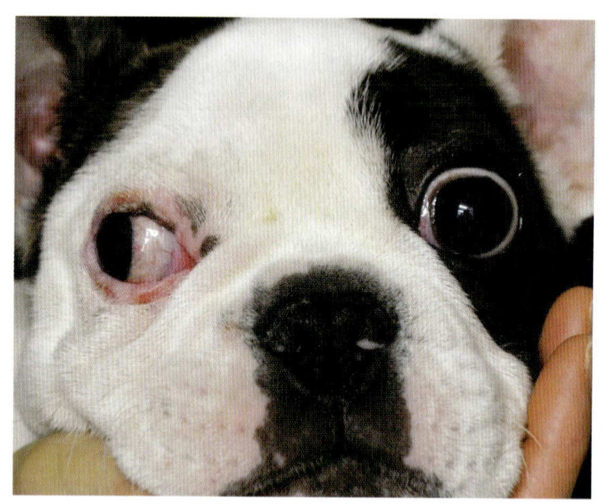

図 10　外傷性眼球突出に伴う外斜視
フレンチ・ブルドッグ，２歳齢，雄，右眼
外傷により内側直筋が断裂し，外斜視と眼球突出を認めた症例。本症例は眼球整復後，不完全閉瞼による露出性角膜炎が見られたことから外眼角短縮術を実施した

○臨床徴候・診断

外傷性の眼球突出で見られる眼所見には視覚障害，眼内出血，斜視，瞳孔不同，重度なぶどう膜炎，角膜または強膜穿孔，網膜剥離，および露出性角膜炎などが挙げられる。特に眼内構造物が観察不可能となる眼内出血は眼球突出と同時に見られることが多く，これは眼内の血管構造物であるぶどう膜や網膜への傷害による。眼内構造物が確認できない場合には眼部超音波検査をルーチンで実施し，眼内に認められる出血が前眼部に局在するものなのか(前房出血，**図８**)，または網膜剥離を伴うような後眼部にも出血が認められるものなのか(眼内出血，**図９**)を鑑別する。これは視覚に対する予後評価の判断材料にもなるため，初診時に行っておくべきである。また外傷性の眼球突出に伴う斜視も同時に認められることが一般的であり，この場合，外眼筋の中でも最も眼表面近くに位置する内側直筋が断裂することに起因した外斜視であることが多い(**図 10**)。

左右の瞳孔径が異なる瞳孔不同が見られた場合には，動眼神経の副交感神経成分に関する片眼病変，交感神経刺激に関する片眼病変(ホルネル症候群)，片眼性の網膜または視神経病変，小脳病変や重度の中脳障害による急性脳疾患などの神経病変によって生じている可能性があることを考慮しなければならない。瞳孔径は一般的に，副交感神経系と交感神経系の力学的平衡を示しており，前者は眼内への光量に反応し，後者

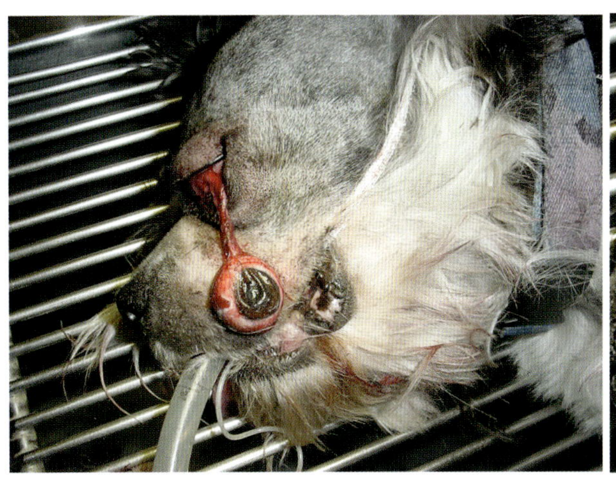
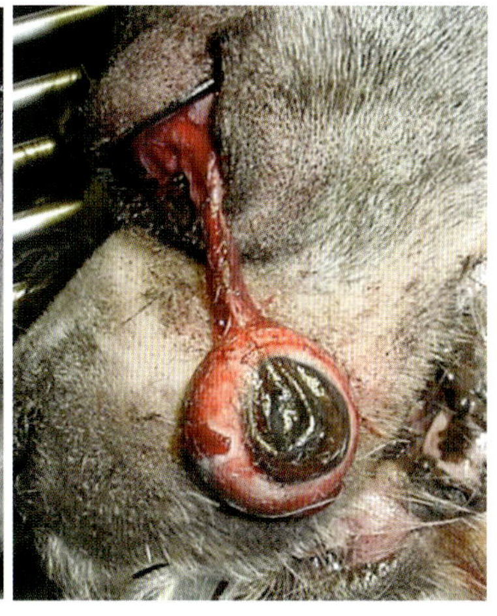

図 11　眼球脱出
雑種犬，５歳齢，去勢雄，左眼
他犬からの咬傷により眼球が視神経レベルまで脱出した症例。このような場合には早急に眼球摘出が必要となる

は動物の情動状態に反応している。

縮瞳が見られた場合は，眼への交感神経支配を妨害するような病変がある可能性を示唆する。ホルネル症候群では眼を神経支配する交感神経に病変が確認されるが，縮瞳に随伴して瞬膜突出，眼球陥入(陥凹)，眼瞼下垂などの徴候を呈し，フェニレフリン試験などにより鑑別が可能となる。また，急性の眼外傷では虹彩の瞳孔括約筋や毛様体筋の痙攣を伴う前部ぶどう膜炎を発症し，片眼性の縮瞳が見られることがある。

散瞳が見られた場合には，脳ヘルニアや進行性脳内病変が存在する可能性があるため，迅速かつ積極的な治療が必要になる。網膜，視神経および眼窩構造の外傷性損傷や，慢性ぶどう膜炎からの緑内障，虹彩の外傷が長期経過した場合にも片眼性の散瞳が見られることがある。

○治療

外傷性眼球脱出の治療方法は，罹患眼の視覚の回復または視覚維持が可能か，また来院時の痛みの程度，眼瞼の閉鎖が可能かどうか，角膜または強膜の眼表面に外傷による穿孔部がないかなどを慎重に見極めて選択する。

一般的に遭遇する機会の多い外傷直後の眼球脱出・突出の状態として，眼瞼または眼内からの流血を認め，眼球が閉瞼により還納できず沈うつな状態であることがほとんどである。このような場合，まずは眼内の状況を確認することが必要である。それは前述の通り，眼部超音波検査による網膜剥離の所見が得られるか否かで，その後の視覚回復の予後が大きく影響されるためである。痛みが強い場合には眼部超音波検査を実施する際に鎮静薬が必要となることもある。この時，眼球が脱出し一時的に眼瞼縫合を施す必要がある場合には，全身麻酔下にて検査と眼瞼縫合術を同時に実施すべきである。不運にも外傷時に眼球が視神経レベルまで脱出しているような場合(**図 11**)には，早急に眼球摘出術を実施しなければならない。眼球を温存するための一時的な眼瞼縫合については後述する。

2-2)咀嚼筋炎・外眼筋炎

これらは眼球周囲組織の筋疾患であり，軽度の眼球突出や斜視を示す眼窩疾患の鑑別診断リストの１つに挙げられる。両疾患ともに眼球摘出術や，眼瞼縫合術ならびに眼球整復術などの外科的治療を必要とする緊急疾患ではないが，これらの疾患を知らないことで誤診を招きやすく，不必要な治療が施されることがあるため留意したい疾患である。

咀嚼筋炎は，三叉神経の下顎枝による神経支配の2M 筋線維を含む側頭筋，咬筋，翼状突起筋を主とした免疫介在性の炎症性筋疾患である。本疾患はどの年齢，性別，犬種でも罹患し得るが，大型犬での発生がより一般的であり，通常は両側性かつ対称性である。免疫反応が細胞性／液性免疫により 2M 筋線維に選択的に直接作用することで発症する。この疾患は好酸球性筋炎としても報告され，筋生検で認められる構成細胞は好酸球ならびにリンパ球と形質細胞が主となる(Chapter4も参照)。

外眼筋炎の発症はまれで，外眼筋に限局した犬における免疫介在性の炎症性筋障害である。咀嚼筋炎と同様に通常，若齢の犬で認められ，また雌犬で見られることが多い。好発犬種はゴールデン・レトリーバーであるが，筆者はチワワなどの小型犬での発症も経験している。

〇臨床徴候

これら眼周囲の筋疾患の臨床徴候として，急性期では側頭筋や外眼筋の腫脹による眼球突出と斜視，ならびに瞬膜(第三眼瞼)の突出や露出性角膜炎などの筋円錐外疾患が見られる。また咀嚼筋炎では開口障害がしばしば認められ，開口時または側頭筋や咬筋の触診時に疼痛を認めることがある。咀嚼筋炎の慢性期では，咀嚼筋の線維化や萎縮により続発的に眼瞼内反を示す眼球陥入を引き起こすこともある。開口障害は慢性期でも生じ得るが，これは咀嚼筋の線維化による。

〇診断

咀嚼筋炎と外眼筋炎の臨床的診断は上述した徴候に基づいて下される。咀嚼筋炎では血清クレアチンキナーゼ(以下 CK)レベルの上昇が認められることがあり，確定診断は血清の 2M 筋線維に対する自己抗体検査や筋生検による。また咀嚼筋炎の原因として *Toxoplasma gondii* と *Neospora caninum* の感染も報告されているため，それに対する血清学的検査が行われることもある。外眼筋炎は通常，上述の臨床徴候および外眼筋の肥厚・腫脹所見の画像診断に基づき診断がなされるが，特に MRI 検査が最も有用である。外眼筋炎では，咀嚼筋炎で見られる抗 2M 筋線維抗体や CK レベルの上昇は関係しない。

〇治療

これら筋炎の治療では，通常プレドニゾロンの免疫抑制濃度の全身投与から開始される。臨床症状の改善に伴って，また再発の有無を確認しながら，その投薬量を緩やかに漸減させる。全身性ステロイドの漸減により再発が認められる場合や，ステロイド治療への反応が乏しい場合，またステロイド療法による全身性の副作用を認める場合には，アザチオプリンやシクロスポリンのような選択的免疫抑制薬も併用されることがある。アザチオプリンは 2 mg/kg，1 日 1 回の経口投与で投薬を開始し，罹患動物の臨床的反応によって徐々に漸減することもある。シクロスポリンは 5～20 mg/kg/day の範囲で経口投与されることが一般的である。

2-3)眼窩膿瘍

眼窩内に発生する膿瘍病変である(**図6**)。眼窩膿瘍は歯科疾患からの膿瘍形成が一般的であるが，異物を原因とする膿瘍形成，血行性に起因する眼窩組織における膿瘍形成も報告されている[8]。ある報告では，犬の眼窩膿瘍の原因は特発性，歯根膿瘍，異物の順であったと述べられている[2]。眼窩腫瘍の平均発症年齢は 9.5 歳齢で，中齢～高齢で見られることが多いのに対して，感染性疾患である眼窩膿瘍の平均発症年齢は 4 歳齢であり，比較的若齢から見られることもある[8,9]。

〇臨床徴候・診断

眼球突出に加えて，開口時の疼痛(歯根膿瘍による眼窩膿瘍)，上顎最後後臼歯の口腔粘膜の腫脹・腹側眼窩(下眼瞼腹側)の腫脹・瞬膜突出，結膜浮腫・露出性角膜炎ならびに外斜視を認めることがある。

眼窩膿瘍の特徴的所見として，膿瘍の進行は急速であることが多く，そのほとんどは開口時または咀嚼時に強い痛みを示す。そのため眼球突出や瞬膜の突出，露出性角膜炎を伴う眼窩疾患では口腔内の検査は必須であり，特に眼窩膿瘍を疑う場合は上顎最後後臼歯の口腔粘膜の腫脹の有無などを確認する必要がある。さらに，眼窩からの眼球変位により片側性の眼球突出が認められることが特徴である。両側性の眼窩膿瘍はきわめてまれである。

血液検査では白血球や急性期蛋白(CRP)の高値などの異常所見が認められ，他の眼窩疾患との鑑別に役立つこともある。眼部超音波検査により，眼球周囲を取り囲む病変部のエコー源性から眼窩膿瘍の診断に結びつくことが多い。また，顔面部・胸部における X 線，CT，MRI 検査も周囲組織への浸潤度，原発巣の確認ならびに外科的アプローチの際の解剖学的理解に有用である。

〇治療

眼窩膿瘍の治療は，全身性抗菌薬の投与と上顎最後後臼歯の尾側ドレナージが一般的である。犬・猫での眼窩膿瘍での細菌培養と，そこで検出された細菌に対する *in vitro* での抗菌薬の感受性試験を行った報告では，犬ではブドウ球菌と大腸菌，猫ではパスツレラとバクテロイデス種の検出が一番多く，感受性試験ではセファロスポリンやペニシリン系の感受性が高かったという結果が出ている[12]。内科的治療ならびに口腔内からのドレナージ療法でも反応がない場合または再発する場合には，眼窩切開術を実施する。予後不良な眼窩腫瘍に対して，眼窩膿瘍は適切な治療により予後は概して良好である。

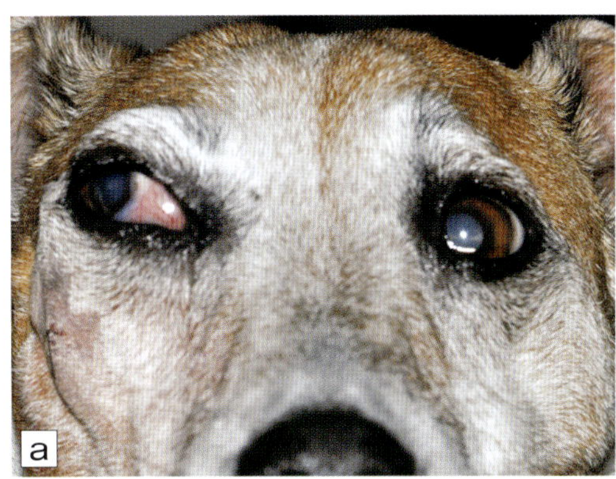

a 右眼の瞬膜の突出と同眼の外側への変位が認められる

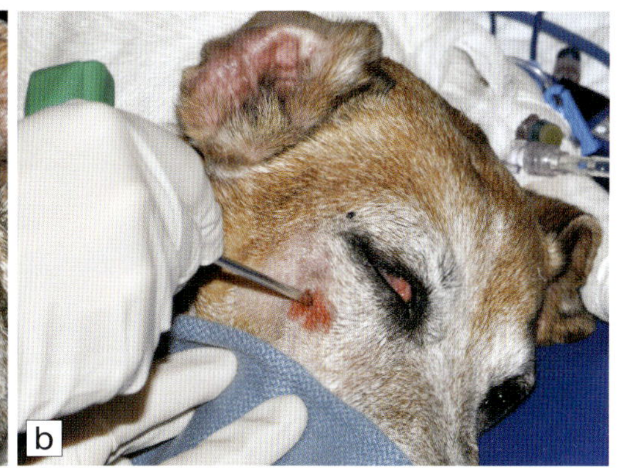

b 全身麻酔下にて，超音波ならびにCTガイド下にて生検を実施。病理組織検査により骨肉腫と診断された

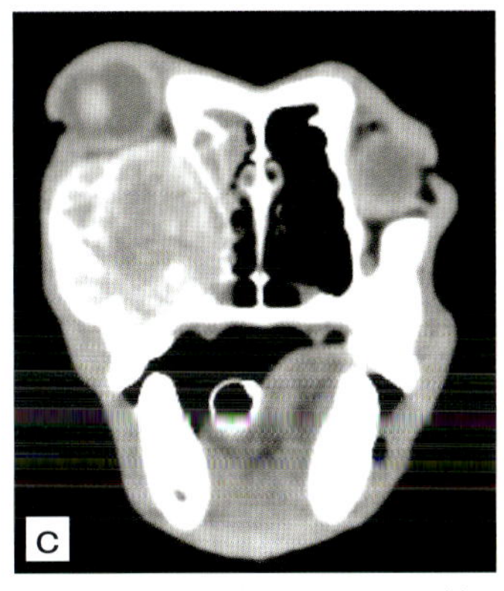

c CT検査所見。頬骨周辺の骨融解を伴う強い浸潤像が認められた

図12 骨肉腫による右眼の瞬膜突出と眼球変位
ジャック・ラッセル・テリア，10歳齢，去勢雄
本症例は，骨肉腫の浸潤度が強く安楽死が選択された

2-4)眼窩腫瘍

眼窩内に発生する腫瘍病変である。犬の眼窩内に発生する腫瘍の88～95%は悪性であり，局所浸潤性が非常に強いことが特徴である[2,5]。また猫においてもその悪性度は高く，眼窩腫瘍診断後の平均生存期間が1.9カ月であったという報告もある[3]。犬・猫ともに眼窩腫瘍の発生は眼窩組織からの原発性に加え，隣接組織や転移により二次的に起こることもある。また，感染性疾患の眼窩膿瘍の平均発症年齢が4歳齢であるのに対して，眼窩腫瘍の平均発症年齢は9.5歳齢であり中高年齢で見られることがほとんどである[9]。

○臨床徴候・診断

眼球突出に加えて，眼球陥入(眼球の吻側性から発生する眼窩腫瘍に多い)，瞬膜突出，眼瞼裂の拡張，結膜浮腫，露出性角膜炎，斜視および眼底所見の異常(網膜剝離・視神経の異常など)が認められることがある。特徴的所見としては，眼窩腫瘍の進行は緩徐であることが多く，そのほとんどは無痛性で眼窩からの眼球変位により片側性の眼球突出に加え，瞬膜突出と露出性角膜炎ならびに外斜視(**図12a**)が認められる。両側性の眼窩腫瘍はきわめてまれである。

眼部超音波検査は眼球周囲を取り囲む病変部の浸潤度の把握と，そのエコー源性から病変構造(実質性か液状内容かなど)の理解に有用である。これらの画像診断時にツルーカット等で組織生検から診断が得られることもある(**図12b**)。細胞診からの診断率が49%，生検からの診断率が56%という報告もある[2]。加えてCTまたはMRI検査も周囲組織への浸潤度，原発巣と転移の有無の確認，ならびに外科的アプローチの際の解剖の理解に有用である(**図12c**)。

○治療

限局性の眼窩腫瘍で全身転移も認められず眼球の温存が可能な場合は，眼窩内容物の除去や化学療法，放射線療法，凍結手術を併用することもある。眼窩内容物の除去方法として，時に筆者は他の眼窩アプローチ法とくらべて侵襲度の低い外側眼窩アプローチの変法[4]を好んで用いている(**図13**)。ただし本術式では外側アプローチのように頬骨弓を外したり，口腔内からのアプローチが必要な場合もあるため，そのような場合には経験のある外科専門医や腫瘍外科医の協力を仰ぐことも必要となる。また，眼球の温存も可能な外科的切除が適応となることもある。このように眼窩腫瘍

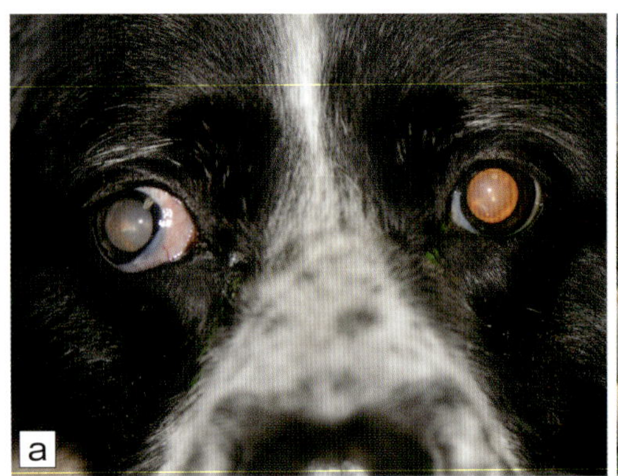

3カ月前から右眼の瞬膜突出が見られた

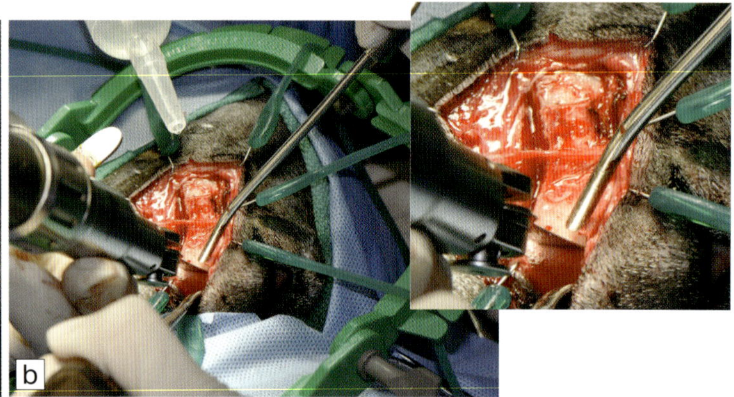

外側頬部の皮膚切開後，術野を確保し頬骨弓中央部分を除去している

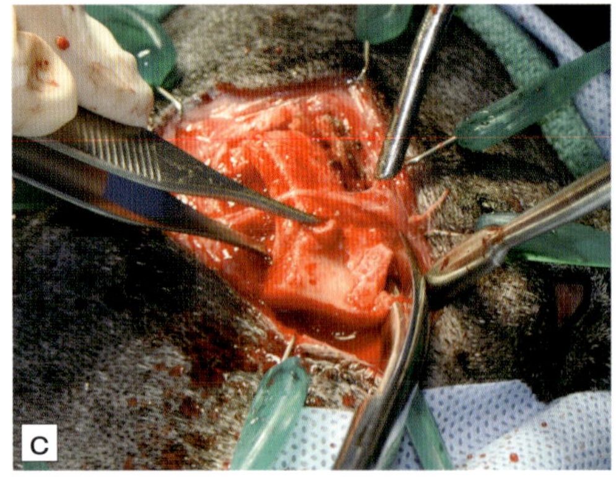

頬骨弓を筋付着部位から挙上することで，病巣部の術野を確保したところ

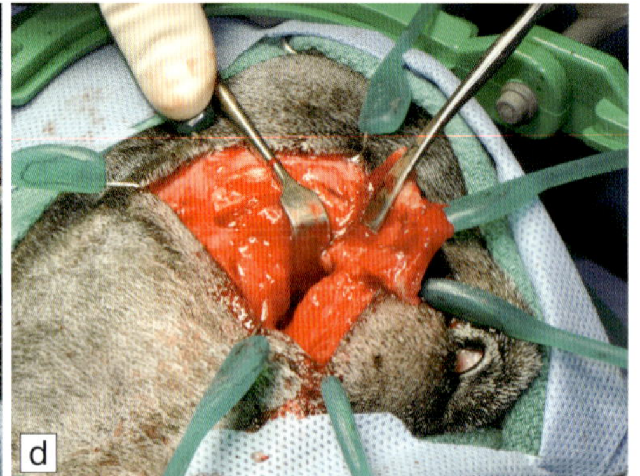

側頭筋を切開することなく腫瘤を切除した

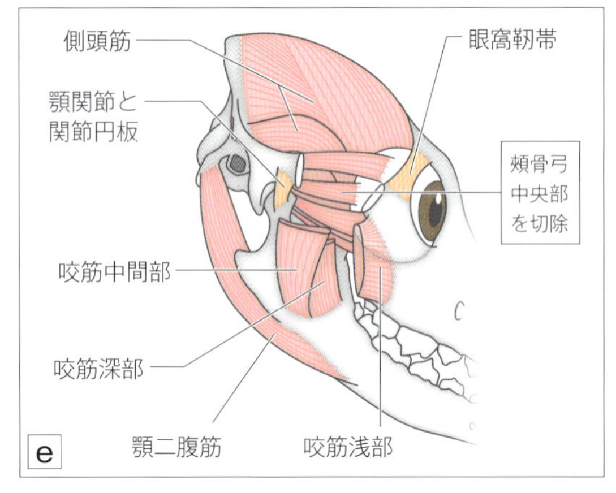

図 13　外側眼窩アプローチによる切開術変法を実施した髄膜腫の症例

ボーダー・コリー，14 歳齢，避妊雌
超音波ガイド下にて生検を実施し，髄膜腫が疑われた。視神経からの眼内浸潤も疑われたことから，眼窩腫瘤の切除ならびに眼窩内容物の除去を目的とした外側眼窩アプローチによる切開術変法を実施した。摘出された腫瘤ならびに眼内腫瘤病変は，病理組織学的に眼窩ならびに視神経遠位末端に発生・浸潤した髄膜腫と診断された。術後経過は良好で，術後2年の時点で病巣の再発ならびに明らかな遠隔転移は認められていない

の起源と外科的アプローチを理解するには，本部位の解剖をよく理解しておくことが重要である。

しかし，実際の現場で遭遇するほとんどの眼窩腫瘍では，浸潤が進行した状態であることが多く，安楽死を選択されることも少なくはない[5]。

2-5)眼球突出を伴うその他の鑑別疾患

上記以外の片側性の眼窩疾患として，その発生はまれであるが，①眼窩骨の骨折・骨髄炎などの骨疾患，②頬骨腺嚢腫（**図 14**）または瞬膜・結膜疾患からの嚢胞性疾患，③先天性・後天性の血管異常なども鑑別診断リストに挙げられる。

3)眼球突出・脱出の外科的アプローチ

犬・猫での外傷による眼球脱出時には緊急的な外科的処置が必要となり（**図 15**），選択肢は，眼球の整復もしくは受傷眼の摘出となり，その判断に迫られる。この判断材料には，クライアントの眼球温存の希望や罹患動物の全身状態など，臨床現場では様々な判断因子が存在するが，“脱出した眼球に視覚の維持または回復が見込まれるか”の視覚の予後判断が一番のポイントとなる。

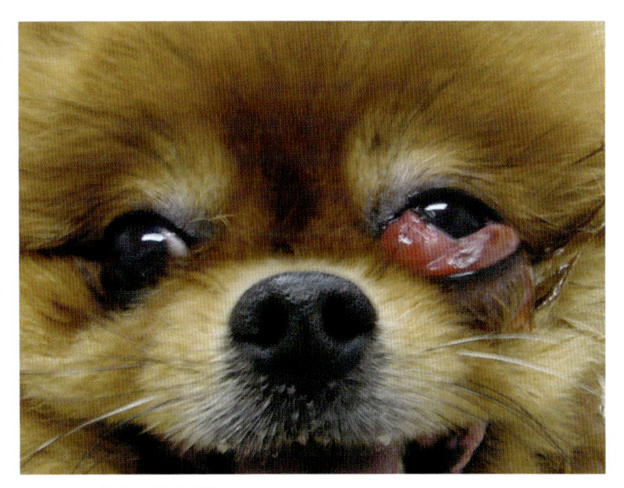

図 14　頬骨腺嚢腫

ポメラニアン，9歳齢，去勢雄，左眼
重度の瞬膜および腹側結膜の浮腫・腫脹。また頬部の皮膚破孔から無色透明のゼリー状の分泌液が認められた。CT 検査により頬骨腺嚢腫と診断された

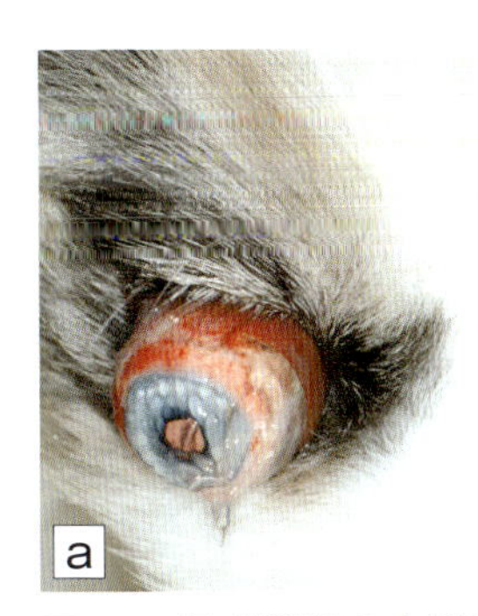
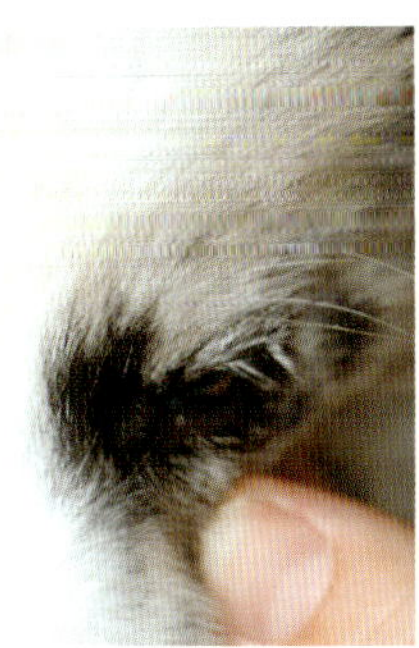
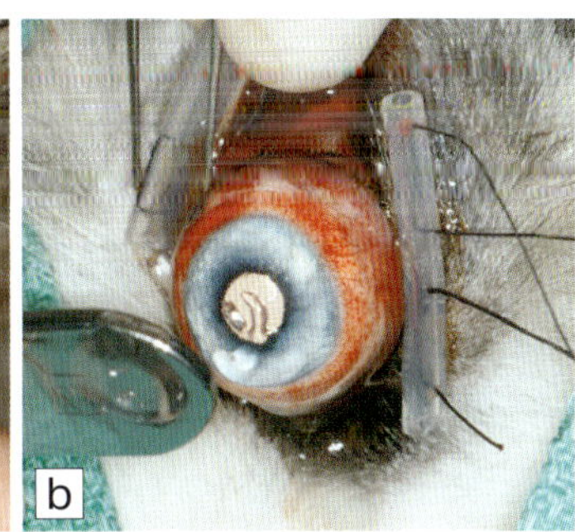
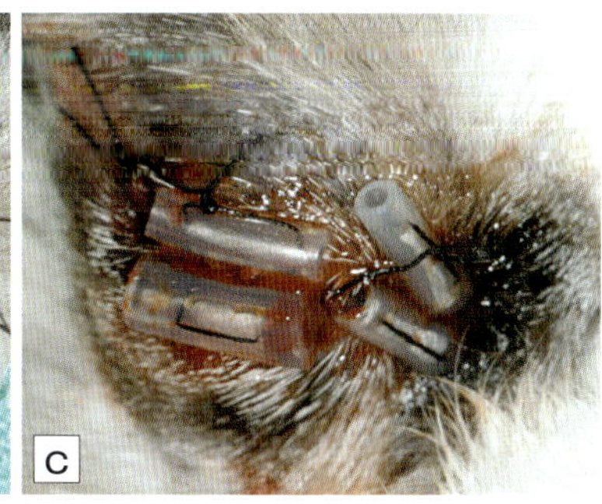

図 15　眼球脱出の症例に対する整復処置

オーストラリアン・シェパード，2歳齢，雄，右眼
他犬からの咬傷による右眼の受傷直後の写真。眼球は整復に成功したが，外斜視と失明の後遺症が認められた

○視覚に対する予後判断因子

視覚に対する予後判断因子として，下記が挙げられる。

①眼内の状態

例えば完全網膜剥離や角膜穿孔，強膜穿孔，眼内出血および続発緑内障などの合併症の有無。

②外眼筋の断裂状態

一般的に7つ存在する外眼筋のうち4つ以上の断裂が見られる場合は予後不良で，眼球整復後も重度な斜視や眼球突出状態が継続するともいわれている。

③視神経を含む中枢神経系の傷害の有無

この他の因子として受傷眼の瞳孔径の大きさがあるが，これによる予後判断には議論の余地がある。しかしながら，受傷眼での眩目反射や共感性(間接性)対光反射(受傷眼に光を入れて正常な対側眼の瞳孔が収縮するかどうか)の消失が認められる場合には，視覚回復の見込みは非常に少ないと考えるべきである。また角膜穿孔や強膜穿孔などの眼表面組織の穿孔も伴って眼球温存の処置を施す場合は，眼球整復術時に顕微鏡下による角強膜再建術の併用も必要となる。これら修練の必要な高度な眼科手術が必要とされる場合には，眼科専門医への緊急的な紹介や助言を受けることが推奨される。

3-1)眼瞼縫合を用いた整復処置

眼球を整復・還納する場合には，罹患動物の全身状態が麻酔に耐え得る限り，全身麻酔下での一時的な眼瞼縫合を用いた整復処置を行う。また眼瞼へのリドカインなどの皮下注射や球後注射による局所麻酔もペインコントロールとして有用となる。

○手順

①眼周囲の消毒：患部は可能な限り剃毛し，クロルヘキシジンまたはポピドンヨード剤などで手術準備を施す。

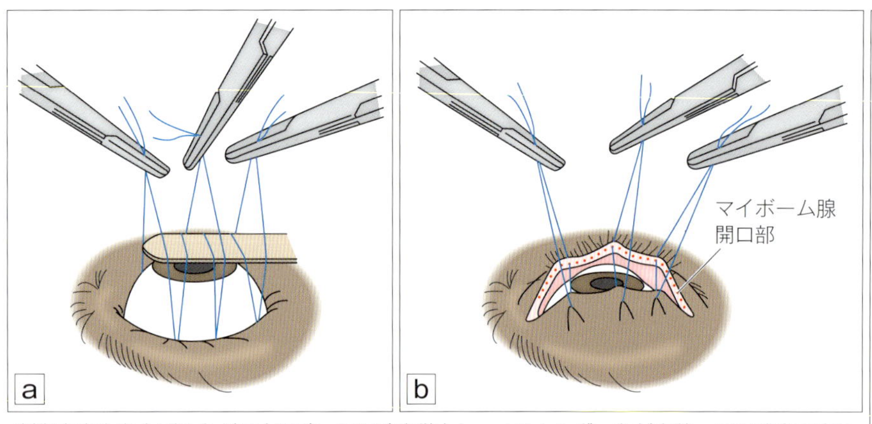

制御糸をもち上げるなどで上眼瞼・下眼瞼を挙上し，メスホルダーなどを使って眼球を丁寧に眼窩に押し戻す。縫合時の針の刺入・刺出は，マイボーム腺の開口部と眼瞼縁から5～8mm離れた部位が目安となる

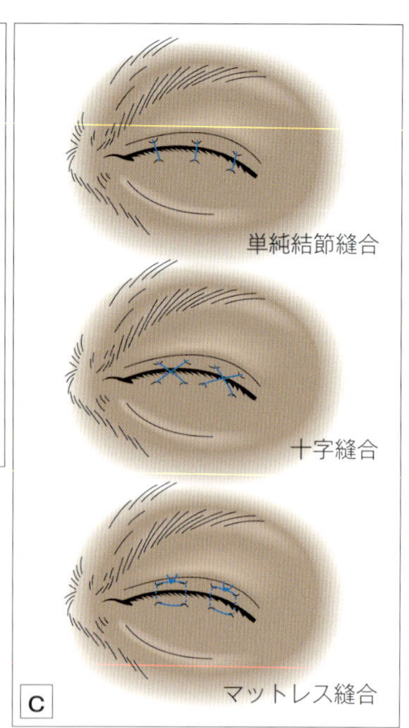

筆者は多くの場合で5-0またはそれより細いサイズの縫合糸を用い，2～3糸で閉瞼している

図16　眼瞼縫合を用いた整復処置
患部は可能な限り剃毛し，眼周囲を消毒してから行う

②眼球の還納

軽度～中程度の眼球突出の場合：制御糸をもち上げるなどで上眼瞼・下眼瞼を挙上し，眼球を丁寧に眼窩に押し戻すことで眼球の還納が可能である（**図16a，b**）。

重度の眼球脱出の場合：眼瞼閉鎖が不可能なことが多く，この場合は外眼角切開を行い眼瞼裂を拡張する。これにより眼球の還納が可能となることが多い。ただし，外眼角切開を用いても整復不可能な眼球脱出に関しては，視覚の回復が見込めないほどの重度の眼球損傷を受けている可能性が高いため，その場合には眼球摘出術が推奨される（眼球摘出術についてはChapter8-3を参照）。

③眼瞼の縫合：成書によるが2-0～3-0サイズの非吸収糸を用いる。時に縫合糸の皮膚への埋没を防止し，また抜糸を容易とする目的で滅菌ゴム（ラバーバンド）や翼状針のチューブ，またはカテーテルチューブを用いた眼瞼縫合法を行う（**図15**）。また，太い糸による眼瞼への損傷を懸念し，5-0またはそれより細いサイズの縫合糸を用いて単純結節縫合または十字縫合，もしくはマットレス縫合により2～3糸で閉瞼することもある（**図16c**）。

瞼縫縫合の際の針の刺入および刺出部位は，マイボーム腺の開口部と眼瞼縁から5～8mm離れた部位が目安となる。眼球脱出や結膜浮腫，露出性角膜炎が重度な場合には完全な眼瞼閉鎖を施すが，露出性角膜炎や角膜潰瘍を伴い点眼療法を優先したい場合には，内眼角または外眼角のいずれかに1糸分の隙間をつくり，部分的な眼瞼閉鎖をすることで点眼療法を強化する場合もある。重度な瞬膜の浮腫や炎症が認められる場合には，瞬膜の露出および刺激を抑える目的で内眼角側を閉鎖する。

④抜糸：眼球の整復具合を見ながら，通常2週間ほどで抜糸を開始する。

3-2）眼瞼縫合後の内科的治療

眼瞼縫合後の内科的治療では，全身的なステロイドまたは非ステロイド系消炎鎮痛薬（以下NSAIDs）を使用するが，その選択には議論の余地がある。一般的に獣医領域ではステロイドの全身療法が視神経に対する保護目的で使用されることが多いが，人医ではステロイドの使用に対して否定的な報告もある[10]。筆者は犬・猫の外傷による眼球突出では感染の有無も考慮しながら，NSAIDsの全身投与を抗菌薬の全身投与とあわせて使用することが多い。

点眼療法は角膜潰瘍など角膜損傷の有無により決定する。角膜潰瘍を伴わない眼内出血などの重度のぶどう膜炎が示唆される場合はステロイドの点眼を行い，また低眼圧が見られる場合には1％アトロピン点眼薬も併用する。角膜潰瘍が存在する場合には抗菌薬点眼や蛋白分解酵素阻害効果のある点眼の使用を主として行う。また兎眼(閉瞼が不完全で角膜の一部が常に露出している状態)で潰瘍または露出性角膜炎が懸念される場合には，部分的な永久眼瞼縫合や保湿性のより高い眼軟膏も併用する。

3-3)猫の眼球摘出術に関する注意点

猫での眼球摘出手術の術式も一般的に犬と同じであるが，猫では眼球摘出時の視神経の牽引により反対眼の散瞳傾向や視覚障害が犬よりも発症しやすいと考えられており，これは猫の球後の視神経の解剖的特徴によるものである。哺乳類の視神経は眼球運動に適応するために頭蓋内で緩やかなS状構造を形成しており，これによりある程度の眼球の物理的牽引が起こった際にも過度の牽引張力が視神経にかからないようになっている。しかしながら猫では，①視神経の曲がりが短く，これにより眼球が頭側に移動することで牽引性損傷が起こりやすいと考えられている，②猫の眼窩空間は犬と比較して狭く，さらに眼球の方が眼窩よりわずかに大きい。このような理由から，摘出時の視神経領域での操作は視神経の牽引の危険性を増大させることにつながるため，猫の眼球摘出術はより熟練度の高い獣医師により実施されることが推奨される。

Donaldsonらによる眼球摘出後の対側眼の視神経症と網膜症を発症した6頭の猫の回顧的研究では，6頭の猫の年齢は1.5～11歳齢(平均5.5歳齢)で全頭において散瞳所見があり，眼球摘出直後に視覚障害を発症したとある[1]。またその6頭中4頭で眼球摘出時に視神経の結紮を行っており，術直後の眼底検査では視神経乳頭周囲の網膜に多発性病変が見られ，その後，進行性の視神経乳頭萎縮と網膜萎縮に進行している。MRI所見では，視交叉領域では重度の萎縮所見が確認されている。このようなことから，猫での眼球摘出時に視神経を強く牽引するような処置は，視交叉損傷を犬よりも容易に起こし得ると考えられ，一部の研究者は猫において視神経を結紮することは対側眼の視覚障害の危険要因になると唱えている[1]。

Point

犬の場合

- 犬の眼球突出では他の動物種では認めることがまれな頬骨腺疾患や炎症性筋疾患(咀嚼筋炎および好酸球性筋炎)も鑑別診断として念頭におく。
- 犬の外傷性眼球突出は猫にくらべて短頭種で見られることが一般的であり，眼球突出を伴う程度の外傷では多くの場合が視覚に対する予後は不良である。
- 犬の眼窩腫瘍の予後は悪く，その多くは診断後間もなく安楽死されることが少なくない。

猫の場合

- 犬と比較して外傷性や炎症性・嚢胞性の眼窩疾患は少なく，眼球突出の原因は主に，歯科疾患に関連する感染性または膿瘍性，および腫瘍性疾患であることが一般的である。
- 猫での眼球の突出を伴う眼窩腫瘍ではリンパ腫または腺癌，扁平上皮癌などが一般的であり，特に外傷歴のない中高齢の猫の眼球突出ではリンパ腫も疑い猫白血病ウイルス(FeLV)感染症などのウイルス検査も同時に実施すべきである。
- 猫では眼窩腫瘍診断後の平均生存期間が1.9カ月であったという報告もある[3]。
- 猫の眼球摘出術では，その球後の解剖学的構造から視神経の牽引に対して細心の注意を払うべきである。

■参考文献

1）Donaldson D, Matas Riera M, et al. Contralateral optic neuropathy and retinopathy associated with visual and afferent pupillomotor dysfunction following enucleation in six cats. *Vet Ophthalmol* 17: 373-384 (2014).

2）Gelatt KN, Spiess BM. Diseases and Surgery of the Canine Orbit. *In*: Veterinary Ophthalmology 4th ed. Gelatt KN (ed), pp539-562, Blackwell Publishing (2007).

3）Gilger BC, McLaughlin SA, et al. Orbital neoplasms in cats: 21 cases (1974-1990). J Am *Vet Med Assoc* 201: 1083-1086 (1992).

4）Gilger BC, Whitley RD, McLaughlin SA. Modified lateral orbitotomy for removal of orbital neoplasms in two dogs. *Veterinary Surgery* 23: 53-58 (1994).

5）Kern TJ. Orbital neoplasia in 23 dogs. *J Am Vet Med Assoc* 186: 489-491 (1985).

6）Miller ME. 犬の解剖学，和栗秀一，醍醐正之，監訳，学窓社(1970).

7）Miller PE. Ocular Emergencies. *In*: Slatter's Fundamentals of Veterinary Opthalmology 5th ed. Maggs DJ, Miller PE, Ofri R (eds). pp438, Elsevier(2013).

8）Rühli MB, Spiess BM. Retrobulbar space-occupying lesions in dogs and cats: symptoms and diagnosis. *Tierarztl Prax* 23: 306-312 (1995).

9）Rühli MB, Spiess BM. Treatment of orbital abscesses and phlegmon in dogs and cats. *Tierarztl Prax* 23: 398-401 (1995).

10）Sarkies N. Traumatic optic neuropathy. *Eye* 18: 1122-1125 (2004).

11）添田　聡．眼窩の解剖学的構造．*In*：緑内障の外科的治療(3)．SURGEON 13，3，pp4-11(2009)．

12）Wang AL, Ledbetter EC, Kern TJ. Orbital abscess bacterial isolates and in vitro antimicrobial susceptibility patterns in dogs and cats. *Vet Ophthalmology* 12: 91-96 (2009).

（辻田裕規）

Chapter 14

眼科領域における麻酔学の知識

麻酔薬および麻酔テクニック

Chapter 14 麻酔薬および麻酔テクニック

眼科手術は数ある手術の中でも繊細かつ高度な知識と技術を必要とする。特に敏感な眼球や顔面周辺が手術手技場になるので，慎重で丁寧な麻酔管理が要求される。したがって，眼科の生理や解剖に基づく麻酔の薬理学を熟知し，麻酔管理や疼痛管理を行うことが求められる。特に獣医領域ではあまり一般的であるとはいえない筋弛緩薬の使用に際しては，特別な知識とモニタリングを必要とする。また眼科領域の疼痛管理といっても，全身投与から局所投与まで様々な適応がある。さらに，手術によってはユニークな体位で保定する必要があるため，気道管理やモニタリングがいっそう重要となる。

麻酔管理ははっきりとした成果が見えない領域である。しかし適切な麻酔管理は眼科医の手術操作をサポートし，手術時間の短縮や技術の向上につながり，手術の安全性に貢献する。そしてそれは患者のQOLを向上させ，手術の成功に寄与する重要なものとなる。本章では眼科手術に必要な麻酔管理を紹介していく。

1）眼科麻酔における薬理学と生理学

眼科麻酔では眼球のコントロール（眼圧，瞳孔のサイズ，眼球の位置，涙液の分泌），眼（球）心臓反射（Oculocardiac reflex，OCR）の制御と対策，点眼薬の全身効果などの薬理学と生理学的特徴を理解する必要がある。ここでは眼科麻酔で考慮すべき薬理学と生理学的特徴を述べる。

1-1）眼球のコントロール

1-1-1）眼圧

眼科手術時は比較的低めの眼圧を保つことが推奨されている。手術中の極度な眼圧の上昇と降下は水晶体や硝子体の逸脱，駆逐性脈絡膜出血，そして網膜剥離を引き起こす可能性がある[10]。したがって，麻酔薬の作用や生理学・解剖学的な機序を考慮に入れ，眼圧の上昇を引き起こさないような麻酔管理を心がける必要がある。

基本的に多くの麻酔薬は眼圧を下げる傾向にある[11]。これは眼圧をコントロールしている間脳の鈍化，房水排出量の増加，静脈または動脈圧の減少，外眼筋の弛緩などによる[11]。ただし，ケタミンと非脱分極性筋弛緩薬は若干だが眼圧を上昇させる。一方で薬理学的側面ばかりに注目するのではなく，その副作用も考慮しなければならない。例えばモルヒネ自体は眼圧を下げるが，モルヒネ投与によって引き起こされる嘔吐は眼圧を上げる要因となる。

眼科手術時の麻酔管理で見落としがちなことは麻酔薬以外のところにある。例えば，挿管や抜管時の刺激，あるいは咳，嘔吐などの反応，過度な頭部もしくは頚部の圧迫などは，眼圧を上昇させる[10]。実際にヒトでは，咳は眼圧をおよそ 40 mmHg ほどまで上昇させる[11]。また，頭の位置を極端に下げたりすると脳圧は上昇する。犬，ウマ，マウスでも体位を変えることにより眼圧が変化することは認められている[1,5,21]。

麻酔中の血圧管理は各種臓器，特に脳への血流を保つために最も重要である。通常の麻酔管理は低血圧を防ぐことを目的とするが，眼科手術時の麻酔では同時に高血圧にも注意が必要である。疼痛などによる極度の高血圧は眼圧の上昇を引き起こす。急激な血圧の上昇は，脈絡膜への血流を一時的に増加させ，眼圧を上昇させる。しかしながら，脈絡膜への血流は自動調節能によりコントロールされているので，ある程度の血圧の変動に対して眼圧は比較的左右されにくい。また血圧上昇の代償として，房水排出量が増加し眼圧は正常に戻る。さらに眼圧と中心静脈の間には相関関係があり[11,26]，中心静脈圧の上昇は房水の排出を妨げるために眼圧を上昇させ，脈絡膜への血流を増加させる[10]。したがって，頚部圧迫を引き起こすような体勢はできるだけ避ける。

動脈血中の二酸化炭素分圧の上昇や酸素分圧の減少によっても脈絡膜の血流増加および眼圧上昇は引き起

こされる(高炭酸ガス血症が血管拡張を引き起こし，血流を増加させ結果的に眼圧が上昇する)。逆に低炭酸ガス血症は血管を収縮させ，また炭酸脱水酵素の活性が減少することにより房水の産生が減少し，血流と眼圧は減少する[15]。ただし，陽圧換気による過換気は必ずしも眼圧を下げるとは限らない。陽圧換気そのものが中心静脈圧を上昇させ，眼圧を上げてしまうからである[28]。通常，硝子体の容積はほぼ一定に保たれているが，高浸透圧液(マンニトールやグリセリン)の投与により若干減少する(＝眼圧は下がる)。

1-1-2)瞳孔のサイズ

哺乳類では，瞳孔のサイズをコントロールする虹彩筋は平滑筋であり，自律神経により制御されている[9]。副交感神経は瞳孔括約筋を刺激し，瞳孔の縮瞳を引き起こす。一方，交感神経は瞳孔散大筋を刺激し，瞳孔の散大を引き起こす。ちなみに，鳥類は虹彩筋が横紋筋であるため，交感神経または副交感神経作動薬の局所投与には反応しない。

麻酔薬による瞳孔サイズのコントロールは基本的に難しい[18]。瞳孔は一度縮瞳すると，麻酔後に散瞳させにくいという報告[20]や，逆に麻酔前に散瞳させると麻酔薬による縮瞳は起こりにくい[8]という報告がある。それに加え，麻酔医が眼科手術時に瞳孔をモニタリングすることは難しいため，術者は散瞳具合の情報を麻酔医に伝える必要がある。

ケタミンを除いたほとんどの麻酔薬や鎮静薬は，縮瞳を引き起こす[8]。しかし，オピオイドは動物種によって様々な効果があるので注意が必要である[30]。瞳孔を散瞳させるには，交感神経刺激と類似した効果を有するエピネフリンやフェニレフリンを使用する[20,32]。また，プロスタグランジンは瞳孔括約筋に直接はたらきかけ縮瞳を引き起こすため，プロスタグランジンの産生を抑制する非ステロイド系消炎鎮痛薬(NSAIDs)を使用すると散瞳しやすくなる[40]。

1-1-3)眼球の位置

麻酔深度と眼球の位置の関係については古くから様々な記述がある。一般的には麻酔が浅いと眼球は眼瞼裂の中心部に位置するが，適度な麻酔深度になると腹側へ移動し，さらに深くなると再度中心部に位置するといわれている。しかしこれは使う薬剤，動物種，個体によって様々であるため，実際に麻酔によりコントロールすることは困難である。また眼球の過度の牽引は眼球突出や眼心臓反射を引き起こす可能性がある。したがって，筋弛緩薬や球後麻酔(眼球後方ブロック)を使用することが，安全かつ簡便な方法であるといえる。

1-1-4)涙液の分泌

多くの麻酔薬は涙液の分泌や反射を抑制する[4,22,24,33,36]。例えば犬において，アセプロマジン・オキシモルフォン，ジアゼパム・ブトルファノール，キシラジン・ブトルファノールは涙液の分泌量をそれぞれ80%，68%，33%減少させる。ヒトやウサギの研究から考えると，麻酔中の犬では90分ごとに保湿点眼を行うことが勧められる[17,19,34]。逆に麻酔が切れて麻酔深度が浅くなると涙液の分泌量が増えるため，ウマなどでは麻酔深度の評価にも使える。

1-2)眼心臓反射

眼心臓反射は三叉・迷走神経(第5・10脳神経，以下Cranial nerves V・X)反射であり，眼球の圧迫や牽引，眼の傷害や痛み，眼窩腫瘍や出血による圧迫，球後麻酔などが引き金で起こり得る。眼心臓反射は毛様体神経から毛様体神経節へと求心性に伝わり，第四脳室にある三叉神経知覚核へと到達する。遠心性路では迷走神経から始まり，徐脈性不整脈を引き起こす。急激で強い圧力や牽引であればあるほど起こりやすい[11]。

治療はすぐに刺激を止めることであり，手術を一時中断することが必須である。そして同時にアトロピンの投与が勧められる。アトロピンを事前に投与することで眼心臓反射を防ぐという考えもあるが，これには議論の余地がある[11]。リドカインによる球後麻酔も眼心臓反射を防ぐ方法の1つであるが[34]，ブロック自体が眼心臓反射を引き起こす危険性の方が大きい[2]。ただし眼心臓反射は，適切な麻酔管理と手術を行えば犬や猫では滅多に起こらない。

1-3)点眼薬の全身効果

1-3-1)直接型コリン作動薬

直接型コリン作動薬の点眼中に麻酔をかける場合は，徐脈に注意する。ピロカルピンは房水排出量を増やすことにより眼圧を下げるため，緑内障の治療薬として使われる。ピロカルピンの局所投与は全身性の副作用が少ない[37]が，他の徐脈を引き起こす麻酔薬(オピオイド)を増強する可能性がある。また流涎，嘔吐，下痢，腹腔硬直などの副作用も引き起こす。

1-3-2)間接型コリン作動薬(コリンエステラーゼ阻害薬)

間接型コリン作動薬の点眼中に麻酔をかける時は，徐脈[8]に注意するとともに脱分極性筋弛緩薬の持続時間を延長させることに注意が必要である。フィゾスチグミンはコリンエステラーゼ阻害薬であり，アセチルコリンの濃度を上げる。この徐脈に対してはアトロピンを事前に投与することで対処することができる。

1-3-3)抗コリン作動薬

抗コリン作動薬(ムスカリン受容体拮抗薬)の点眼中に麻酔をかける時は，逆に頻脈性不整脈に注意する[25]。アトロピンは散瞳薬であり，局所投与で副交感神経(毛様体筋)を麻痺させることで散瞳を引き起こすので，眼検査時や眼科手術の際によく用いられる。また他の副作用として流涎，嘔吐が時折見られる[25]。ウマでは腹痛や腸管運動の抑制が認められるので注意が必要である[38]。

1-3-4)アドレナリン作動薬

アドレナリン作動薬の点眼中には頻脈や高血圧に注意する[13]。フェニレフリンはアドレナリン作動薬であり，散瞳を目的に使用される。犬や猫の白内障の手術において，フェニレフリンの局所投与は高血圧と反射性徐脈を引き起こすことが知られている[31]。高血圧の対処法としてはアセプロマジンがよく使用される[31]。

1-3-5)その他の点眼薬

ドルゾラミドなどの炭酸脱水酵素阻害薬は，房水産生量を減少させ眼圧を下げる目的で使用されることが多い[27]。この点眼薬で治療している場合には，代謝性アシドーシスや電解質異常(低カリウム血症や高クロール血症)を起こしている可能性があるため，術前の血液検査が必要である。代謝性アシドーシスと電解質異常が認められた場合は，麻酔前に治療しておくべきである。またアシドーシスを補正するためには過換気を行う必要があるため，人工呼吸器は常に準備をしておく。ただし短期間の投与ではこれらの異常はあまり認められない[6]。

通常，緑内障の緊急処置または短時間の眼圧コントロールの際に使われる浸透圧性利尿薬[16]の投与は，体液移動を起こし硝子体の容積を減少させることで房水の流出路を拡大し，眼圧を下げる[6]。

グリセロールは経口投与が可能で作用発現時間が長く，吐き気が認められるもののそれ以外の副作用はない。しかし，グルコースに代謝されるので糖尿病患者への使用には注意を要する[12]。マンニトールは静脈投与が可能で，緊急処置で効果的に眼圧を下げることができ[12]，基本的に代謝されずに腎臓から排泄される。

2)筋弛緩薬による眼球のコントロール

吸入麻酔や静脈麻酔で眼球の位置をコントロールすることは非常に難しく，眼科領域においては現在では主に筋弛緩薬を用いることが一般的である。しかし筋弛緩薬を使用するからといって必ずしも全身の筋肉をすべて麻痺させる必要はなく，眼球が眼瞼裂の中央に位置し，かつ散瞳させる程度の用量で十分である。ここでは眼科麻酔での筋弛緩薬の使用法を解説していく。

筋弛緩薬は大きく脱分極性と非脱分極性に分けられる。以前はサクシニルコリン(スキサメトニウム)に代表されるような脱分極性筋弛緩薬の使用が一般的であったが，これには拮抗薬が存在しなかった。また，一時的な眼圧の上昇，コリンエステラーゼ阻害薬の併用による持続時間の延長，また様々な他の副作用が存在した。しかし現在は，拮抗薬の存在する，眼圧の上昇を伴わない非脱分極性筋弛緩薬が主に使用される。

2-1)非脱分極性筋弛緩薬

非脱分極性筋弛緩薬は，神経筋終末部にあるニコチン受容体をブロックすることによりアセチルコリンの結合を阻止し，筋弛緩作用を得る。低用量では大きな副作用は認められないが，パンクロニウムやロクロニウムは心拍数を若干上昇させる。また当然のことながら人工換気を必要とし，さらに麻酔覚醒前には筋弛緩薬を拮抗するか，筋弛緩作用が完全に消失したことを確認することが非常に重要である。

非脱分極性筋弛緩薬は低体温，アシドーシス，低カリウム血症，低カルシウム血症，重症筋無力症，テトラサイクリン系の抗菌薬投与などがあると，その持続効果が数倍も延長する。したがって，筋弛緩モニタリングが重要である。

日本においてはロクロニウムの使用頻度が高くなっており[3]，その大きな理由としては直接的に筋弛緩薬を拮抗することのできるスガマデクスの影響が大きいだろう。

2-2) 筋弛緩拮抗薬

2-2-1) 直接的な筋弛緩拮抗薬（スガマデクス）

この筋弛緩拮抗薬は，サイクロデキストリンで筒状の構造をもつ。主にアミノステロイド系の筋弛緩薬（ロクロニウムやベクロニウム）をこの筒構造の中に直接取り込み，薬理活性を無効にするため，血行動態に大きな影響を与えない。筋弛緩薬を取り込んだスガマデクスは，そのまま腎臓から体外へと排泄される。大きな副作用はなく，四連刺激モード（後述）で全く反応しないような深い筋弛緩であっても，短時間で回復させる効果があるため非常に重宝されている[29]。

2-2-2) 間接的な筋弛緩拮抗薬（コリンエステラーゼ阻害薬）

スガマデクスの投与以外で拮抗するには，間接型コリン作動薬であるコリンエステラーゼ阻害薬を投与することでアセチルコリンの濃度を高め，筋弛緩薬に対して競合させ筋肉収縮を回復させる。ただし，いくらコリンエステラーゼ阻害薬を投与したとしても，筋弛緩薬の濃度が高ければあまり効果はなく，効果があったとしてもすぐに再弛緩してしまう危険性がある。ネオスチグミンやエドロホニウムは，徐脈を引き起こしたり気道粘液の産生を増加させるなど，それ自体に大きな副作用があるため大量投与はできれば避けたい。

2-3) 筋弛緩モニタリング

獣医領域でよく使用されるのが，神経刺激装置による四連（Train of Four，以下 TOF）刺激モードである。詳細は麻酔学の成書を参考にして頂きたいが，2つの電極を腓骨神経や橈骨神経の周囲に設置し，4回の連続した2Hzの刺激を与えて四肢の反応をモニタリングするものである。通常，筋肉が麻痺していない状態では4回とも同じ強さの筋肉収縮反応が観察されるが，筋肉が部分的に麻痺している場合はこの4回の反応が漸減していく。そして完全に筋肉が麻痺した状態では全く反応がなくなる。

手術中は完全筋弛緩の状態を維持しても問題はないのだが，本来の目的は全身の筋肉弛緩ではない。眼科手術中には眼球を眼瞼裂の中央に位置し，かつ散瞳させるだけであれば部分弛緩だけでも十分である。したがって理想的にはこの4回の筋肉収縮反応が漸減しているものの，すべてが観察される状態が望ましい（TOF カウント4）。コリンエステラーゼ阻害薬を投与するタイミングは，この4回の反応が肉眼ですべて同じように観察された時である。その前の段階で投与しても完全に拮抗することができない，あるいは再度筋弛緩作用が現れる危険性がある。しかし TOF カウントを観察しても，すべての筋肉収縮反応が同じであるかを肉眼で確認することは難しい。したがって，この4回の筋肉収縮反応を定量化した TOF 比（四連反応比）をモニタリングするとさらに詳細な筋弛緩状態を把握できるが，ここでの解説は割愛する。

2-4) 筋弛緩薬とその拮抗薬の薬用量

各筋弛緩薬とその拮抗薬の薬用量を以下に示す。ここで記載する“時間”は，眼球が眼瞼裂の中心に位置する時間である。

2-4-1) 筋弛緩薬

［犬・猫］

○ベクロニウム

0.1～0.2 mg/kg，静脈投与：～1時間の効果

○ロクロニウム

0.4～0.6 mg/kg，静脈投与：～1時間の効果

2-4-2) 筋弛緩拮抗薬

［犬・猫］

*心拍数の上昇を確認してから拮抗薬を投与する

○アトロピン　0.02 mg/kg，静脈投与*
＋
エドロホニウム　0.5 mg/kg，静脈投与

○アトロピン　0.02 mg/kg，静脈投与*
＋
ネオスチグミン　0.05 mg/kg，静脈投与

○スガマデクス　4 mg/kg，静脈投与

2-5) 筋弛緩薬の簡易的な使い方

経済的かつ簡単で気軽に筋弛緩薬を使いたいという獣医師のために，呼吸抑制が最小限で眼球を中心に移動させるプロトコールを2つ紹介する。これはあくまでも健康な犬で使う場合の目安である。ここで記載する“時間”は，眼球が中心に位置する時間である。

○パンクロニウム

0.01 mg/kg，静脈投与：約1時間の効果

100％酸素下で低酸素なし，換気量はおよそ50％低下[23]

○ロクロニウム

0.01 mg/kg，静脈投与：約10分の効果

0.02 mg/kg，静脈投与：約20分の効果

100％酸素下で低酸素なし，換気量はほぼ変わらず[3]

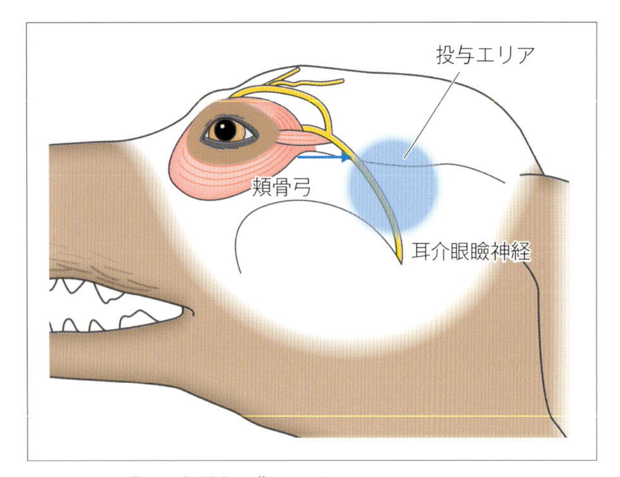

図1　耳介眼瞼神経ブロック

頬骨弓の３分の１尾側部分をブロックする。1インチ 25～27 G の針を外眼角の皮膚から刺入し(青矢印)，尾側に皮下を通り局所麻酔薬を 0.5 mL ほど注射する。なるべく広範囲へ広がるように投与すると外れがない

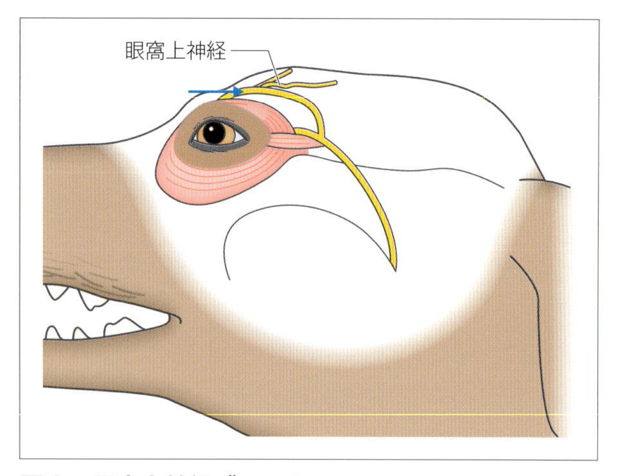

図2　眼窩上神経ブロック

1インチ 25～27 G の針を眼球上部の皮下に刺入し(青矢印)，局所麻酔薬を 0.5 mL ほど投与する。眼窩上神経は触知することが難しいため，眼周囲浸潤麻酔になることが多い

3)眼科麻酔における局所麻酔

ここでは眼検査や手術でよく使用される局所麻酔のテクニックを紹介する。まず，局所麻酔が使えるのであれば積極的に使用する。局所麻酔は侵害受容経路をブロックするため他の麻酔薬や鎮痛薬の必要量を減らし，その副作用を減少させ，最終的には麻酔のリスクを減少させる。場合によっては，局所麻酔と鎮静薬の組み合わせだけで処置や検査が可能な場合もある。オピオイドの全身投与は簡便な方法だが，局所麻酔と同じだけの鎮痛効果を得るには高用量を必要とし，大きな副作用を伴う。したがって局所麻酔を有効に活用すべきである。

ただし，眼の周囲の局所麻酔を行うには周辺の神経解剖の知識が必要不可欠である。獣医領域でよく使われる局所麻酔薬にはリドカイン，ブピバカイン，ロピバカインなどがあるが，基本的にリドカインは短時間の麻酔(２時間程度)，ブピバカインとロピバカインは長時間の麻酔(６時間程度)に使用する。また，エピネフリンやデクスメデトミジンを少量加えると持続時間が大幅に延びる。筆者はブピバカイン 1 mL に対してデクスメデトミジンを 1 μg の割合で加えている。リドカインとブピバカインを混ぜて使う方法をよく耳にするが，あまりお勧めできない。このコンビネーションを使うと作用時間がブピバカイン単体で使う場合にくらべて短縮してしまい，効果が薄れてしまうからである。したがって，長時間作用を期待するのであればブピバカイン単体で使うことを推奨する。ただし，血行動態や中枢神経に大きな影響を与える局所麻酔中毒を避けるために最大投与量を常に計算し，その用量を超えないように使用する。また，ブピバカインの静脈投与は心停止を起こす危険性があるので血管内に投与しないよう注意が必要である(ロピバカインは心毒性が比較的軽度)。犬と猫でのリドカインとブピバカインの最大投与量を以下に記載する。

[犬]

○リドカイン　5～8 mg/kg，皮下投与

○ブピバカイン　2～4 mg/kg，皮下投与

[猫]

○リドカイン　2 mg/kg，皮下投与

○ブピバカイン　1～2 mg/kg，皮下投与

局所麻酔薬の点眼麻酔には，点眼用 0.5％プロパラカインなどを使用することができる。通常の局所麻酔薬も使用可能であるが，結膜の充血など炎症を起こす可能性があり，角膜上皮へ障害を及ぼし角膜潰瘍の治りが遅い[8,9]。ただし，１％モルヒネの点眼麻酔は十分な角膜への鎮痛効果が認められる上に，それらの副作用が少ない。また，スプラッシュブロック(後述)や眼周囲の浸潤麻酔も効果的である[14]。

3-1)耳介眼瞼神経ブロック

耳介眼瞼神経は顔面神経(CN Ⅶ)の末端であり，運動神経として眼輪筋へ終着する。耳介眼瞼神経をブロックすると瞬きや眼瞼痙攣を防ぐことができるため，眼検査や痙攣性眼瞼内反の治療，瞬膜フラップな

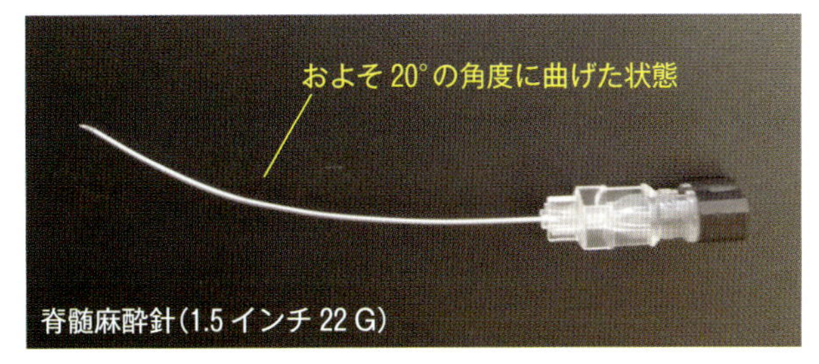

図3　球後麻酔で使用する針
脊髄麻酔針(1.5インチ22G)を曲げて使用することもできる

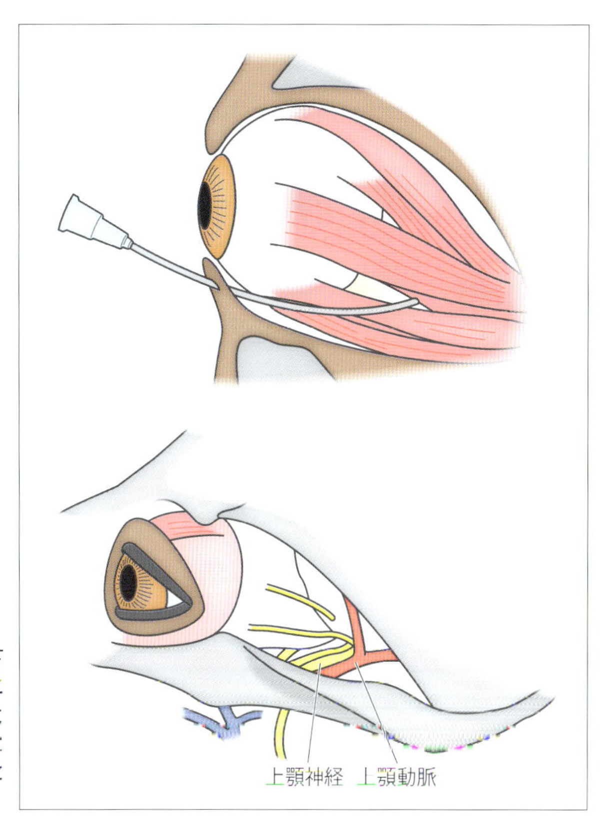

図4　球後麻酔(眼球後方ブロック)
外眼角と下眼瞼の中央の2点をランドマークとし，その真ん中から下眼瞼の経皮膚経路もしくは経結膜経路で針を刺入する。針は眼窩縁に沿うように眼球の底へ向かって円を描くように進め，眼球の後方へと達する。プスッという感触があった場合は，眼窩筋膜を貫通したことを意味する。吸引して血液が返ってこないことを確認し，ゆっくりと1～2mLの局所麻酔薬を投与する

どのマイナーサージェリーで有用である。ブロックする位置は頬骨弓の3分の1尾側部分で，その背側辺りを狙う(**図1**)。具体的には1インチ25～27Gの針を外眼角の皮膚から入れて，尾側に皮下を通り，局所麻酔薬を0.5mLほど注射する。なるべく広範囲へ広がるように投与すると外れがない。局所麻酔薬を注射する際に血管内に入っていないこと，また大きな抵抗がないことを確かめながら投与する。また十分な保湿点眼を使用すること。

3-2)眼窩上神経ブロック

眼窩上神経は三叉神経(CN Ⅴ)の1つである眼神経の末端であり，感覚神経としてほとんどの上眼瞼挙筋の感覚を担う。眼窩上神経ブロックは眼瞼裂傷などのマイナーサージェリーの鎮痛管理に最適である。この神経は実際に触知することが難しいため，小動物では眼周囲浸潤麻酔になることが多い。したがって，1インチ25～27Gの針を使って眼球上部の皮下に局所麻酔薬を0.5mLほど投与する(**図2**)。

3-3)球後麻酔(眼球後方ブロック)

球後麻酔は視神経(CN Ⅱ)，動眼神経(CN Ⅲ)，滑車神経(CN Ⅳ)，三叉神経(CN Ⅴ)の眼神経と上顎神経，外転神経(CN Ⅵ)をブロックする。これにより眼球が中心に位置し，眼瞼反射が消失，視覚が一時的に失われ，瞳孔は散大し眼圧が減少する。使用する針は1.5インチ22Gの脊髄麻酔針をおよそ20°の角度に曲げたもの(**図3**)か，球後麻酔針である。ランドマークは外眼角と下眼瞼の中央の2点で，この真ん中から針を刺入する。この際の針は，下眼瞼の経皮膚経路もしくは経結膜経路のどちらでもよい。針は眼窩縁に沿うように眼球の底へ向かって円を描くように進め，眼球の後方へと達する(**図4**)。プスッという感触がある可能性もあるが，これは眼窩筋膜を貫通したことを意味する。吸引して血液が返ってこないことを確認し，ゆっくりと1～2mLの局所麻酔薬を投与する。もし抵抗を感じるのであれば，位置をずらして再度挑戦する。ただし，副作用として眼心臓反射，眼内出血，眼圧上昇などがあり，神経内注射，くも膜下注射となってしまうこともあるため筆者はあまり行わない[39]。

3-4)テノン囊下ブロック

テノン囊下ブロック(**図5**)は，球後麻酔と同じような効果が得られるが，球後麻酔とくらべて副作用が少ない。使用する器具を**図6**に示す。犬ではテノン囊下ブロックの確立された方法はなく，**図7**で紹介する具体的な手順はDr. Bayley(Veterinary Ophthalmic Referrals, Australia)が人医での方法をもとに改良したも

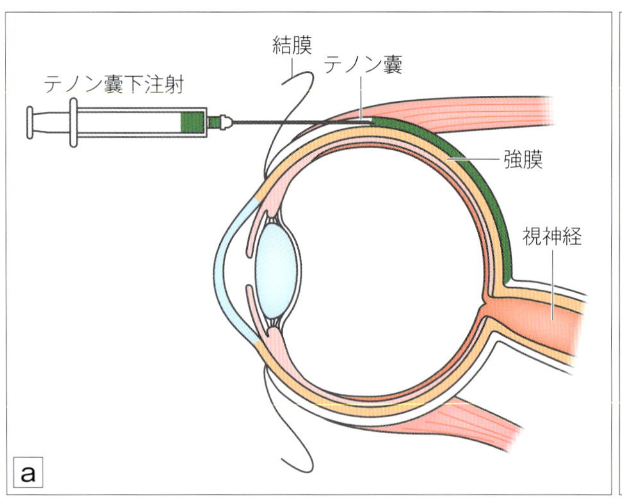

角膜縁から5 mmのところにつくった小さな切開創から，少量の局所麻酔薬(0.1 mL)を結膜と強膜との間に存在するテノン嚢に注入し，テノン嚢を確認する

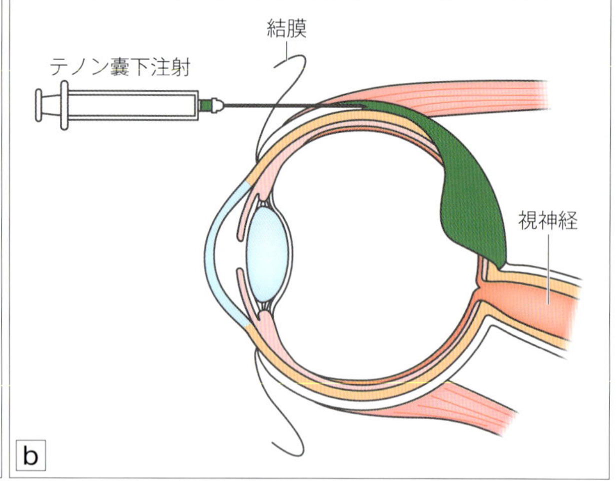

強膜側へ向かってテノン嚢を鋏で鈍性剥離しポケットをつくった後，テノン嚢下カテーテルを挿入し，局所麻酔薬を注入する

図5　テノン嚢下ブロック

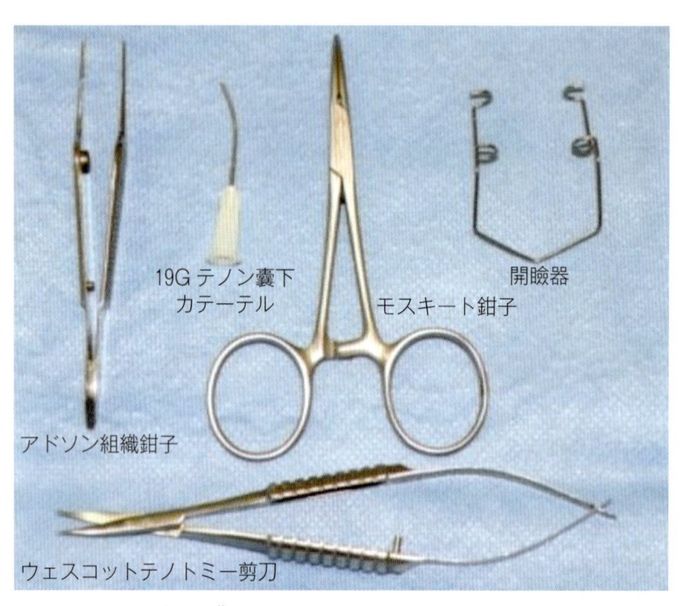

図6　テノン嚢下ブロックで使用する器具

のである。結膜出血や充血などの副作用が認められるが，鎮痛効果は期待できる。

3-5）スプラッシュブロック

手術部位にランダムに局所麻酔薬をスプレーする。非常に簡単であり，解剖学的知識が特になくても実施できる。効果には非常にムラがあるものの，眼窩のように場所が限定されている場合には効果が高い。また，吸収性のゲル状スポンジに局所麻酔薬を含ませておくと長時間の効果が期待できる。

4）眼科手術時のモニタリングのポイント

基本的に眼科手術以外での麻酔と同じように血行動態や呼吸器のモニタリングが中心になるが，病態や使用している薬剤によってポイントが異なる。例えば糖尿病性の白内障手術をするのであれば，糖尿病患者における麻酔をしっかりと理解しておく必要がある。使用している点眼薬によっては全身性に影響が出ることもあるので，それが点眼薬によるものなのか，あるいは他の原因なのかも把握する必要がある。発生がまれとはいえ，眼心臓反射は血行動態に大きな影響を与えるため，心拍数と血圧のモニタリングは必須である。また筋弛緩薬を使用するのであれば筋弛緩モニタリン

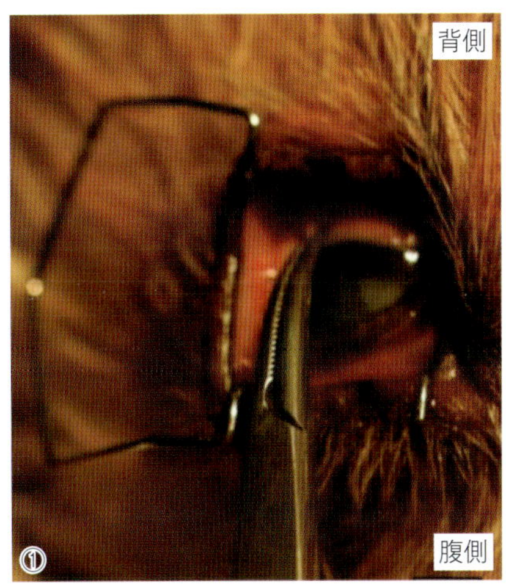

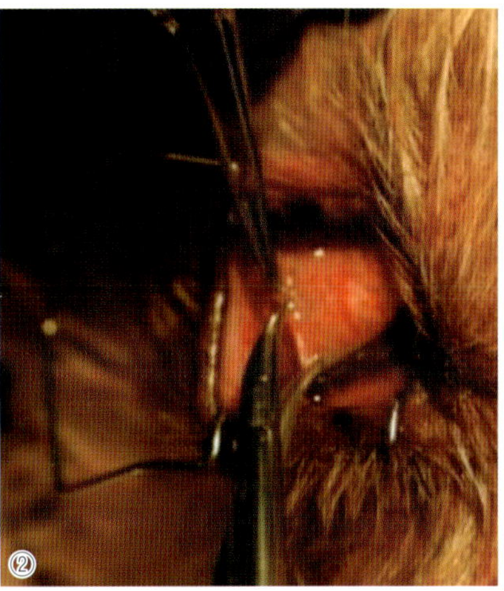

③

まず表面麻酔を上外側の結膜に行う。開瞼器を設置後，モスキート鉗子で結膜を下まで引っ張り，この部分をカテーテル挿入部とする

背外側の結膜で角膜縁から５mm のところにウェスコットテノトミー剪刀（鋏）で小さな切開を入れる

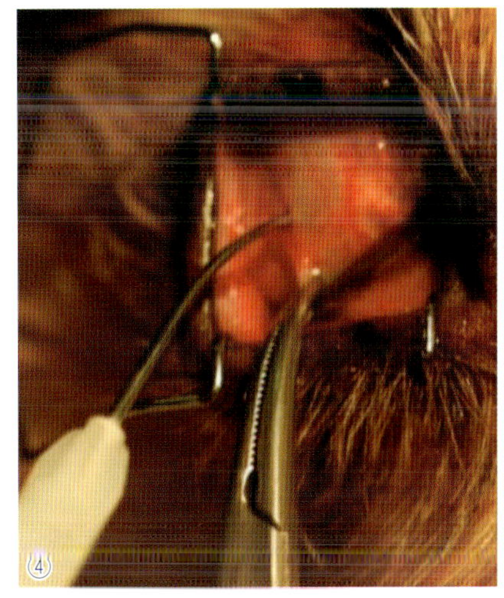

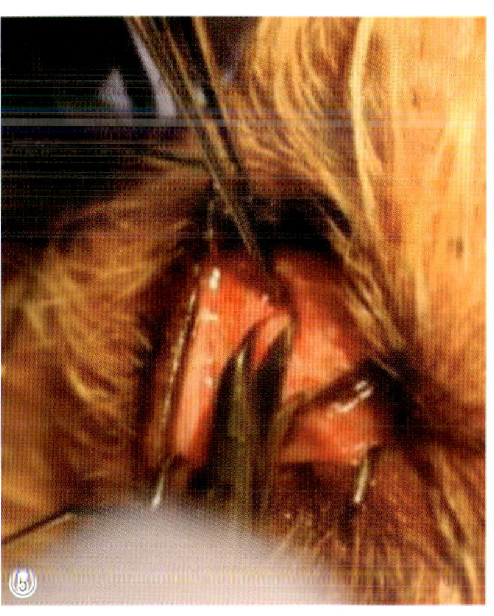

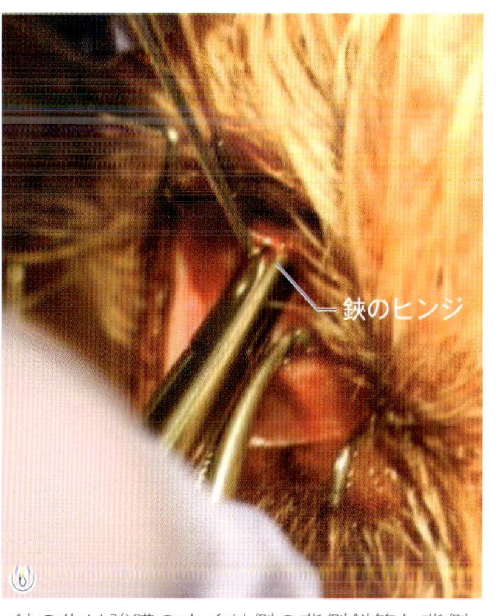

少量の局所麻酔薬（0.1 mL）を結膜と強膜との間に存在するテノン嚢へと注入し，テノン嚢を確認する

アドソン組織鉗子でテノン嚢をとらえた後，鋏で強膜側へ向かって鈍性剥離をする

鋏の先は強膜のすぐ外側の背側斜筋と背側直筋の間を後方に向かって入れていく。鈍性剥離は鋏の先が眼球の後方に達するまで進める。鋏のヒンジがちょうど結膜に達するくらいがおおよその目安である

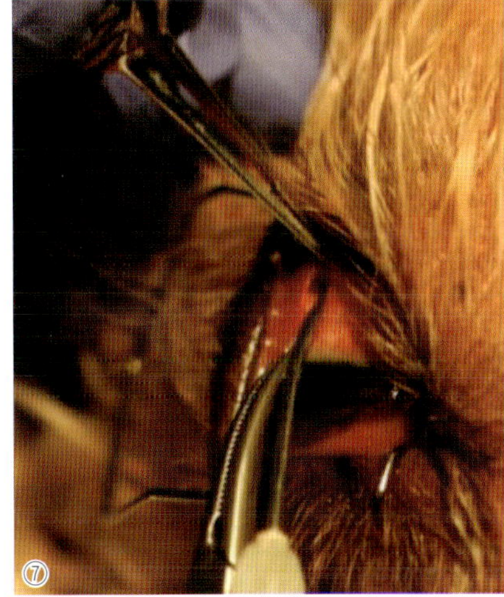

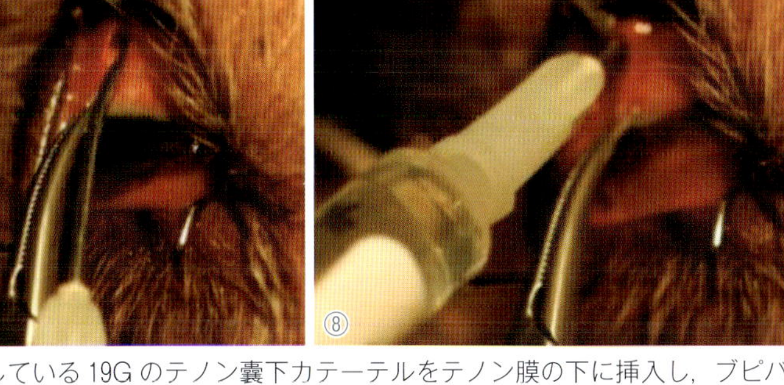

平たくカーブしている 19G のテノン嚢下カテーテルをテノン膜の下に挿入し，ブピバカインを投与する[39]

図７　テノン嚢下ブロックの流れ

上眼瞼結膜からのアプローチ
※多少の結膜出血や充血などの副作用が認められるが，鎮痛効果は期待できる
手順は Dr. Bayley（Veterinary Ophthalmic Referrals, Australia）のご厚意により記載

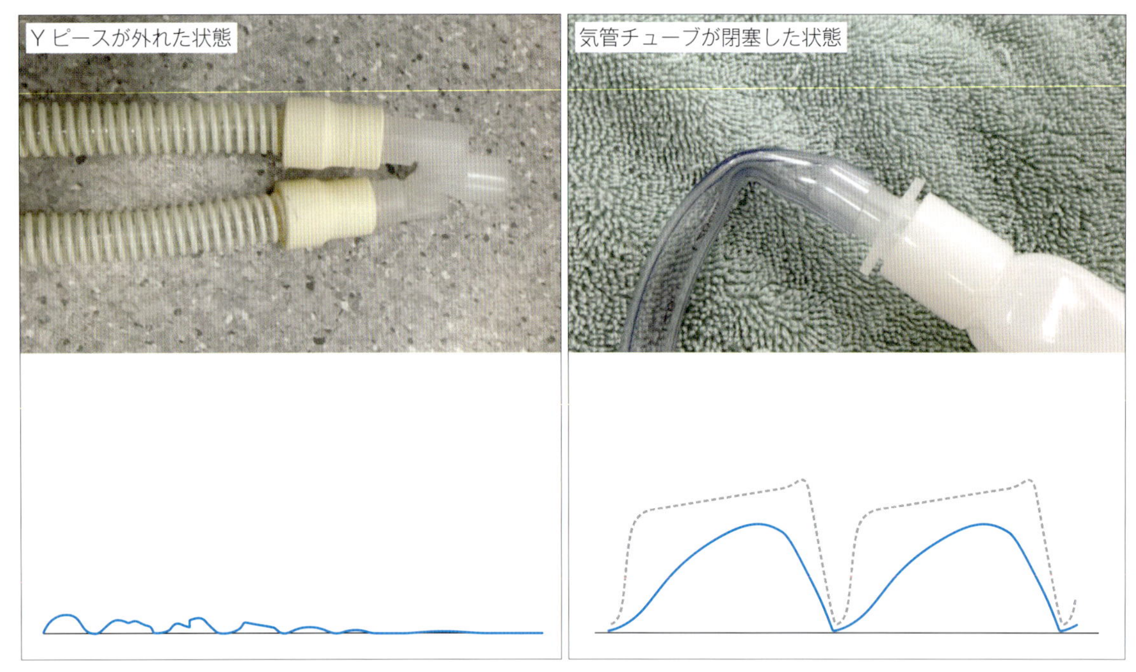

図８ カプノグラフの異常波形

グ，そして換気の指標としてカプノグラフに注目してモニタリングを行う。

特に眼科手術は通常の手術と異なり麻酔医が頭部にアクセスできないため，多くの情報を与えてくれるカプノグラフは重要である。仮にドレープの下で麻酔回路のＹピースが偶然にも外れてしまったり，過度な体勢により気管チューブが曲がり閉塞を起こしていたりしても，カプノグラフの波形がその異常を教えてくれる（**図８**）。些細なことであるが麻酔事故はこのようにして起こるものなので，モニタリングには十分に注意すべきである。

5）ポジショニング

眼科手術を行う際にポジショニングは非常に重要であり，場合によっては気管チューブが大きく曲げられたりして閉塞する危険性がある。したがって，一般的には特殊な強化気管チューブを使用する（**図９**）。これは通常の気管チューブの中にワイヤーが張りめぐらされており，過度に曲げられた場合でも閉塞を防ぐことができる。難点はチューブの長さを切って調節できないこと，通常の同じサイズのものにくらべると内腔が若干狭いことである。必ず必要というわけではないが，気管チューブを意のままに曲げたいのであればこの強化気管チューブの使用をお勧めする。

6）眼球摘出術における麻酔

眼球摘出の理由は色々あるが，麻酔で気をつけるべきことは眼圧，痛み，血圧のコントロールに加え，眼心臓反射である。眼圧を上げるような麻酔は痛みをさらに引き起こし，眼球摘出後の鎮痛法として全身投与のオピオイドでは不十分なことが多い。また痛みによる過度の高血圧は眼圧を上昇させ，眼球出血を引き起こす。これに外科的出血が加わると，今度は循環血液量が減少して低血圧を引き起こす。過度な眼圧の上昇や眼球摘出時の手術操作により，眼心臓反射が引き起こされる可能性も考慮する必要がある。

特に疼痛管理は一番の課題であり色々な方法が考えられるが，スプラッシュブロックは一番簡単な方法である。眼球を摘出した後は，局所麻酔薬を患部に浸潤させた上で縫合を開始するが，この時に球後麻酔も使用可能ではあるがスプラッシュブロックを使った場合とくらべて痛みの差がないことが報告されている[7]。そのためリスクの少ないスプラッシュブロックが使われる傾向にある。また，スプラッシュブロックの際に局所麻酔薬を局所に長く留めておくために，吸収性のゲル状スポンジに麻酔薬を含ませて使用すると長時間の効果が期待できる。もし局所麻酔薬を使用しない場合は，フェンタニル（最大５ μg/kg/hr）とメデトミジン（１～２ μg/kg/hr）の同時持続定量点滴をお勧めする。大きな鎮痛効果を期待できると同時に全身麻酔に

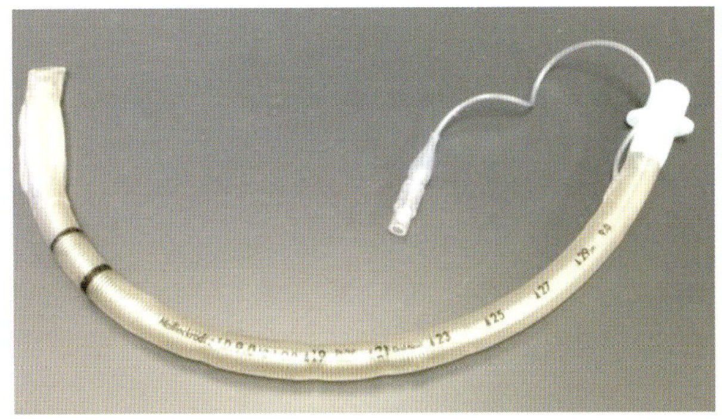
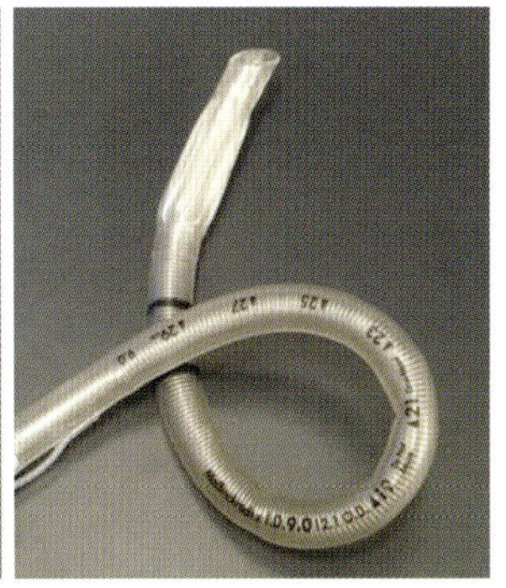

図9　強化気管チューブ
チューブの中にワイヤーが張りめぐらされており，意のままに曲げて使用することができ，過度に曲げられても閉塞しにくい。ただし切って長さを調節できないこと，通常の同じサイズのものにくらべると内腔が若干狭いことが難点である

必要な麻酔薬の量も減らすことができ，さらに血行動態が非常に安定する。ただし，重度の徐脈を伴う低血圧になることがあるのでグリコピロレートを準備しておく。

覚醒時は通常，鎮静薬を事前に投与しておくことが多い(後述)。低用量のアセプロマジンやメデトミジンを覚醒前に投与することでスムーズな覚醒が期待できる。

7)糖尿病白内障の手術における麻酔

白内障の原因が糖尿病性であるか否かによって，麻酔のリスクは大きく変わってくる。糖尿病性の白内障患者の手術では，そうでない場合にくらべて低血圧になるリスクが高い。これはおそらく，高血糖状態による浸透圧利尿により，循環血液量が低下することが要因だと思われる。したがって，術前の血糖値の測定と脱水の評価，それに基づくインスリンの投与と補液，そして術中の血糖値のコントロールが重要になってくる。通常，糖尿病の患者の麻酔を行うのであれば朝一番に実施する。これは血糖値のコントロールがしやすいからである。

インスリンの投与法は主に2つある。1つは血糖値の値にかかわらず，早朝に半量のインスリンと少量の食事を与える方法である。これは糖尿病がしっかりとコントロールされている場合でのみ可能であり，誤嚥のリスクも多少ある。2つ目は血糖値に応じてインスリンを投与する方法で，朝の血糖値が正常よりも高い場合は通常量のインスリンを投与する。血糖値が正常であればインスリンを半量，血糖値が低ければインスリンを投与しない。また糖尿病患者は副腎皮質機能亢進症など，その他の疾患も併発している場合が多いため，麻酔管理ではそれらを考慮する必要がある。特に肥満の患者は低酸素になりやすいので適切な呼吸管理と酸素化を目指す。白内障手術ではフェニレフリンの点眼を術前に行うことが多いが，これが高血圧や徐脈を引き起こすのでしっかりと考慮に入れておく。

疼痛管理は点眼麻酔もしくはテノン囊下ブロック，加えてモルヒネ(0.3～0.5 mg/kg)やモルヒネ・リドカイン・ケタミン(MLK)などの全身投与が一般的である。球後麻酔はリスクが大きいため筆者は行っていない。覚醒時は，眼球摘出術と同じように鎮静薬を事前に投与しておくことを推奨する。

8)術後鎮静テクニック

眼科手術を含む繊細な手術にはスムーズで静かな覚醒が必要不可欠である。ここでポイントとなるのは，なるべくゆっくりと質のよい覚醒を得ることである。獣医師によっては早い覚醒を望む場合もあるかもしれないが，早い覚醒は術後せん妄や錯乱を起こしやすいためなるべく避けるべきである。筆者の場合は約30分間を目安に覚醒させている。

8-1)アセプロマジンの投与

アセプロマジンは血圧を下げる鎮静薬であり，術後の眼圧上昇を防ぐとともに質のよい鎮静効果が期待できる。ただし鎮痛効果はない。手術が終わる10分くらい前に0.005～0.1 mg/kgを静脈投与し，覚醒をスムーズにする。左心系の心疾患を有する場合には非常に有効である。

8-2) メデトミジンの投与

同じく抜管前にメデトミジンを1～2 μg/kg 静脈投与する。または術中から持続定量点滴で使用すると非常に便利である。およそ1～2 μg/kg/hr で周術期を通して投与すれば，鎮痛薬として麻酔の安定化のためにも便利である。覚醒時は適宜 0.5～1 μg/kg/hr くらいまで下げる。鎮静が強すぎる場合は持続定量点滴を中止し，それでも覚醒しなければアチパメゾールを通常の100分の1量で少しずつ投与して，ゆっくりと覚醒させる。

8-3) プロポフォールやアルファキサロンの投与

抜管後に，もし動物が錯乱したり，暴れたり，盲目的に吠えるなどの乱暴な覚醒になってしまった場合は，速やかにプロポフォールやアルファキサロンの投与を行う。アセプロマジンやメデトミジンは効果の発現までに時間がかかるため，緊急の場合はプロポフォールやアルファキサロンを投与する。目安としてはそれぞれ1 mg/kg または 0.5 mg/kg の静脈投与である。

Point

犬の麻酔のポイント

- 他の疾患（内分泌性疾患など）の麻酔管理をしっかりと押さえておく。
- 点眼薬の全身性効果を考慮に入れる。
- 眼圧を上げないような麻酔管理が望ましい。
- 筋弛緩薬を使う時は，筋弛緩拮抗薬を常備しておく。
- 筋弛緩モニターの使用を推奨する。
- 疼痛管理はできるだけ局所麻酔を利用する。
- 術後の鎮静薬は覚醒前に投与する。

猫の麻酔のポイント

- 基本的には犬と同じポイントに注意する。
- 強化気管チューブは普通のチューブにくらべて大きいので，挿管には十分注意する（喉頭ダメージ，喉頭痙攣，気管裂傷など）。
- 局所麻酔薬の最大用量をしっかりと把握しておく（体のサイズが小さいため投与過剰となる）。
- 猫の頭は小さいため，局所麻酔を行う際は針をゆっくりと慎重に進める。

ウサギの麻酔のポイント

- ウサギはストレスに弱いため，なるべく同じ環境を保つようにする（病院に連れてこられたケージの中で待ってもらうなど）。
- 絶食に関しては議論の余地がある。サイズが小さい動物は低血糖になりやすいのでなるべく絶食をさせない傾向にある。ウサギは嘔吐をしないので絶食はあまり必要ないという意見もある。ただし嘔吐をしなくても，麻酔導入時や麻酔中に逆流を起こすことは珍しくない。したがって筆者は6時間以上の絶食を勧めている。
- ウサギの身体検査は注意して行う必要がある。特に呼吸器系の疾患を患っている場合は麻酔を延期して，その治療に専念する。
- サイズが小さい動物の心拍出量と血圧は心拍数に依存する傾向にある。したがって前投薬には必ず抗コリン作動薬を加える。また，中にはアトロピンを急速に代謝してしまうアトロピン分解酵素をもっているウサギがいるためグリコピロレートを推奨する。
- ウサギの死因で一番多いのが呼吸不全や気道閉塞である[41,42]。したがって麻酔を行う時は必ず気道を確保する（気管挿管や声門上気道確保デバイスであるラリンジアルマスクの使用がお勧めである）。

・気管挿管にはブラインドで行う方法と，耳鏡や内視鏡を使う方法がある。筆者は後者をよく使う。ブラインドの挿管は決して難しくないが，チューブを何度も挿入する(喉頭領域を何度も突く)と喉頭に傷害を起こし，出血，痙攣，浮腫などを起こして予後が悪くなる。またウサギ用のラリンジアルマスク(v-gel)を使用すると非常に簡単でかつスムーズに気道を確保できるのでお勧めである。
・筆者は短時間の麻酔であっても静脈確保をしておくことを推奨する。特に緊急時には必須である。また低血糖を防ぐためグルコース入りの輸液を投与する。さらに，体のサイズが小さいため循環血液量が少ないことを考慮に入れて，輸液を行う。
・疼痛管理はできるだけ局所麻酔を利用する。

■参考文献

1) Aihara M, Lindsey JD, Weinreb RN. Episcleral venous pressure of mouse eye and effect of body position. *Curr Eye Res* 27: 355-362 (2003).
2) Berler DK. THE OCULOCARDIAC REFLEX. *Am J Ophthalmol* 56: 954-959 (1963).
3) Briganti A, Barsotti G, Portela DA, et al. Effects of rocuronium bromide on globe position and respiratory function in isoflurane-anesthetized dogs: a comparison between three different dosages. *Vet Ophthalmol* 18: 89-94 (2015).
4) Brightman AH 2nd, Manning JP, Benson GJ, et al. Decreased tear production associated with general anesthesia in the horse. *J Am Vet Med Assoc* 182: 243-244 (1983).
5) Broadwater JJ, Schorling JJ, Herring IP, et al. Effect of body position on intraocular pressure in dogs without glaucoma. *Am J Vet Res* 69: 527-530 (2008).
6) Cawrse MA, Ward DA, Hendrix DV. Effects of topical application of a 2% solution of dorzolamide on intraocular pressure and aqueous humor flow rate in clinically normal dogs. *Am J Vet Res* 62: 859-863 (2001).
7) Chow DW, Wong MY, Westermeyer HD. Comparison of two bupivacaine delivery methods to control postoperative pain after enucleation in dogs. *Vet Ophthalmol* 18: 422-428 (2015).
8) Collins BK, Gross ME, Moore CP, et al. Physiologic, pharmacologic, and practical considerations for anesthesia of domestic animals with eye disease. *J Am Vet Med Assoc* 207: 220-230 (1995)
9) Collins BK, O'Brien D. Autonomic dysfunction of the eye. *Semin Vet Med Surg (Small Anim)* 5: 24-36 (1990).
10) Cunningham AJ, Barry P. Intraocular pressure--physiology and implications for anaesthetic management. *Can Anaesth Soc J* 33: 195-208 (1986).
11) Donlon JV, Doyle DJ, Feldman MA. Anesthesia for Eye, Ear, Nose and Throat Surgery. *In*: Miller's Anesthesia, Miller RD, ed. Anesthesia, Churchill Livingstone, pp2173-2198 (2000).
12) Dugan SJ, Roberts SM, Severin GA. Systemic osmotherapy for ophthalmic disease in dogs and cats. *J Am Vet Med Assoc* 194: 115-118 (1989).
13) Farrell TA. Minimizing the systemic effects of glaucoma medications. *Geriatrics* 46: 61-64, 73 (1991).
14) Giuliano EA. Regional anesthesia as an adjunct for eyelid surgery in dogs. *Top Companion Anim Med* 23: 51-56 (2008).
15) Gokhan N, Gokce S. Influence of hypercapnia on intraocular pressure in rabbits. *Exp Eye Res* 21: 71-78 (1975).
16) Gwin RM. Current concepts in small animal glaucoma: recognition and treatment. *Vet Clin North Am Small Anim Pract* 10: 357-376 (1980)
17) Hardberger R, Hanna C, Boyd CM. Effects of drug vehicles on ocular contact time. *Arch Ophthalmol* 93: 42-45 (1975).
18) Haskins SC. General guidelines for judging anesthetic depth. *Vet Clin North Am Small Anim Pract* 22: 432-434 (1992).
19) Holly FJ, Lemp MA. Tear physiology and dry eyes. *Surv Ophthalmol* 22: 69-87 (1977).
20) Kaswan RL, Quandt JE, Moore PA. Narcotics, miosis, and cataract surgery. *J Am Vet Med Assoc* 201: 1819-1820 (1992).
21) Komaromy AM, Garg CD, Ying GS, et al. Effect of head position on intraocular pressure in horses. *Am J Vet Res* 67: 1232-1235 (2006).
22) Krupin T, Cross DA, Becker B. Decreased basal tear production associated with general anesthesia. *Arch Ophthalmol* 95: 107-108 (1977).
23) Lee DD, Meyer RE, Sullivan TC, et al. Respiratory depressant and skeletal muscle relaxant effects of low-dose pancuronium bromide in spontaneously breathing, isoflurane-anesthetized dogs. *Vet Surg* 27: 473-479 (1998).
24) Ludders JW, Heavner JE. Effect of atropine on tear formation in anesthetized dogs. *J Am Vet Med Assoc* 175: 585-586 (1979).
25) Lynch R, Rubin LF. Salivation induced in dogs by conjunctival instillation of atropine. *J Am Vet Med Assoc* 147: 511-513 (1965).
26) Macri FJ. Interdependence of venous and eye pressure. *Arch Ophthalmol* 65: 442-449 (1961).
27) Maren TH. Carbonic anhydrase: chemistry, physiology, and inhibition. *Physiol Rev* 47: 595-781 (1967).
28) McMurphy RM, Davidson HJ, Hodgson DS. Effects of atracurium on intraocular pressure, eye position, and blood pressure in eucapnic and hypocapnic isoflurane-anesthetized dogs. *Am J Vet Res* 65: 179-182 (2004).
29) Mosing M, Auer U, West E, et al. Reversal of profound rocuronium or vecuronium-induced neuromuscular block with sugammadex in isoflurane-an-

aesthetised dogs. *Vet J* 192: 467-471 (2012).

30) Murray RB, Adler MW, Korczyn AD. The pupillary effects of opioids. *Life Sci* 33: 495-509 (1983).

31) Pascoe PJ, Ilkiw JE, Stiles J, et al. Arterial hypertension associated with topical ocular use of phenylephrine in dogs. *J Am Vet Med Assoc* 205: 1562-1564 (1994).

32) Sharpe LG, Pickworth WB. Opposite pupillary size effects in the cat and dog after microinjections of morphine, normorphine and clonidine in the Edinger-Westphal nucleus. *Brain Res Bull* 15: 329-333 (1985).

33) Shepard MK, Accola PJ, Lopez LA, et al. Effect of duration and type of anesthetic on tear production in dogs. *Am J Vet Res* 72: 608-612 (2011).

34) Thurmon JC, Tranquilli WJ, Benson GJ. Anesthesia for special patients: Ocular patients. *In*: Lumb and Jones' Veterinary Anesthesia, 3rd ed, Williams & Wilkins. pp812-818 (1996).

35) Tuzcu K, Coskun M, Tuzcu EA, et al. Effectiveness of sub-Tenon's block in pediatric strabismus surgery. *Braz J Anesthesiol* 65: 349-352 (2015).

36) Vestre WA, Brightman AH 2nd, Helper LC, et al. Decreased tear production associated with general anesthesia in the dog. *J Am Vet Med Assoc* 174: 1006-1007 (1979).

37) Whitley RD, Gelatt KN, Gum GG. Dose-response of topical pilocarpine in the normotensive and glaucomatous Beagle. *Am J Vet Res* 41: 417-424 (1980).

38) Williams MM, Spiess BM, Pascoe PJ, et al. Systemic effects of topical and subconjunctival ophthalmic atropine in the horse. *Vet Ophthalmol* 3: 193-199 (2000).

39) Wittpenn JR, Rapoza P, Sternberg P, Jr., et al. Respiratory arrest following retrobulbar anesthesia. *Ophthalmology* 93: 867-870 (1986).

40) Yoshitomi T, Ito Y. Effects of indomethacin and prostaglandins on the dog iris sphincter and dilator muscles. *Invest Ophthalmol Vis Sci* 29: 127-132 (1988).

41) Brodbelt DC, Blissitt KJ, Hammond RA, et al. The risk of death: the confidential enquiry into perioperative small animal fatalities. *Vet Anaesth Analg* 35(5): 365-373 (2008).

42) Hawkins MG, Pascoe PJ. 31: Anesthesia, Analgesia, And Sedation of Small Mammals. *In*: Ferrets, Rabbits, and Rodents: Clinical Medicine and Surgery, 3th, Katherine EQ, James WC, eds. WB Saunders. pp429-451 (2011).

（佐野洋樹）

Appendix

1　眼検査シート

2　眼科薬一覧

3　検査および基本的な外科器具

Appendix 1 眼検査シート

カルテ No　　　　検査実施日　　年　　月　　日（　）時刻　　：

動物名 動物種 毛色		現在の 使用薬剤	内服薬	・ ・ ・	
			点眼薬	OD(R) 点眼 ・　（　回／日） ・　（　回／日） ・　（　回／日）	OS(L) 点眼 ・　（　回／日） ・　（　回／日） ・　（　回／日）
		散瞳（薬剤と時刻）	・	（　：　）	

本日の主訴と症状	OD(R)	OS(L)

	OD(R)			OS(L)		
対光反射（PLR）						
直接性	＋（＜２秒）	＋（ゆっくり）	－（消失）	＋（＜２秒）	＋（ゆっくり）	－（消失）
共感性	＋（＜２秒）	＋（ゆっくり）	－（消失）	＋（＜２秒）	＋（ゆっくり）	－（消失）
瞳孔径	暗所：　mm　明所：　mm			暗所：　mm　明所：　mm		
比色対光反射（cPLR）						
赤色刺激	あり（4 mm 以下）／ なし			あり（4 mm 以下）／ なし		
青色刺激	あり（4 mm 以下）／ なし			あり（4 mm 以下）／ なし		
眩目反射	＋ ／ －			＋ ／ －		
威嚇瞬目反応	＋ ／ －			＋ ／ －		
綿球落下テスト	＋ ／ －					
視覚性踏み直り反応	LF：　RF：　LR：　RR：					
障害物試験				視覚	昼：　夜：	
眼球						
眼圧（IOP） ※正常値上限（mmHg） 25（犬），27（猫）	mmHg			mmHg		
眼脂性状	□水様性　□粘液性　□膿性			□水様性　□粘液性　□膿性		
シルマー検査（STT） ※犬の正常値は 15 mm/min 以上	mm/min			mm/min		

	OD(R)	OS(L)
眼瞼 瞬膜 結膜 （眼瞼結膜，眼球結膜）		
細胞診		
ヘマカラー		
グラム染色		
外注検査	□要提出	□要提出
角膜 前房 水晶体	角膜 水晶体	角膜 水晶体
隅角 グレード	W GD	W GD
眼底 視神経乳頭 動脈・静脈 網膜 タペタム		

Appendix 2 眼科薬一覧

カテゴリー	一般名	商品名(＊は動物薬)	用法・用量(目安)
抗菌薬	クロラムフェニコール	クロラムフェニコール点眼液 0.5%「ニットー」	1回1滴，1日1～数回
	クロラムフェニコール	動物用・マイコクロリン眼軟膏(＊)	1日数回
	ゲンタマイシン硫酸塩	ゲンタロール点眼液 0.3%	1回1滴，1日3～4回
	トブラマイシン	トブラシン点眼液 0.3%	1回1滴，1日4～5回
	エリスロマイシンラクトビオン酸塩・コリスチンメタンスルホン酸ナトリウム	エコリシン眼軟膏	1回1滴，2～3時間ごと
	ノルフロキサシン	バクシダール点眼液 0.3%	1回1滴，1日3回
	オフロキサシン	タリビッド点眼液 0.3%・タリビッド眼軟膏 0.3%	1回1滴，1日3回
	塩酸ロメフロキサシン	ロメワン(＊)	1回1滴，1日3回
	レボフロキサシン水和物	クラビット点眼液 0.5%	1回1滴，1日3回
	セフメノキシム塩酸塩	ベストロン点眼用 0.5%	1回1滴，1日4回
	アジスロマイシン水和物	アジマイシン点眼液1%	1回1滴，用法は添付書を確認
	ピマリシン	ピマリシン点眼液5%「センジュ」	1回1滴，1日6～8回
抗ヘルペスウイルス薬	アシクロビル	ゾビラックス眼軟膏3%	1回1滴，1日5回
ステロイド	デキサメタゾンメタスルホ安息香酸エステルナトリウム	サンテゾーン点眼液 0.1%	1回1滴，1日3～4回
	プレドニゾロン酢酸エステル	プレドニン眼軟膏	1日数回
	ベタメタゾンリン酸エステルナトリウム	リンデロン点眼液 0.01%	1回1滴，1日3～4回
	ジフルプレドナート	ステロップ(＊)	1回1滴，1日4回
	フラジオマイシン硫酸塩・メチルプレドニゾロン	ネオ メドロール EE 軟膏	1日数回
	フルオロメトロン	フルメトロン点眼液 0.1%，0.02%	1回1滴，1日2～4回
非ステロイド系消炎鎮痛薬(NSAIDs)	プラノプロフェン	ティアローズ(＊)	1回1滴，1日4回
	ジクロフェナクナトリウム	ジクロード点眼液 0.1%	1回1滴，1日3回
	ブロムフェナクナトリウム水和物	ブロナック点眼液 0.1%	1回1滴，1日2回
	インドメタシン	インドメロール点眼液 0.5%	1回1滴，1日3回
免疫抑制薬	シクロスポリン	オプティミューン眼軟膏(＊)	1日2回
	タクロリムス水和物	タリムス点眼液 0.1%	1回1滴，1日2回
抗緑内障薬	ピロカルピン塩酸塩	サンピロ点眼液2%	1回1滴，1日3～5回
	チモロールマレイン酸塩	チモプトール点眼液 0.5%	1回1滴，1日2回
	カルテオロール塩酸塩	ミケラン LA 点眼液2%	1回1滴，1日2回
	ベタキソロール塩酸塩	ベトプティックエス懸濁性点眼液 0.5%	1回1滴，1日2回
	ニプラジロール	ハイパジールコーワ点眼液 0.25%	1回1滴，1日2回
	ドルゾラミド塩酸塩	トルソプト点眼液1%	1回1滴，1日3回
	ブリンゾラミド	エイゾプト懸濁性点眼液1%	1回1滴，1日2回
	イソプロピルウノプロストン	レスキュラ点眼液 0.12%	1回1滴，1日2回
	ラタノプロスト	ベトラタン(＊)	1回1滴，1日2回(朝・夕)
	ラタノプロスト	キサラタン点眼液 0.005%	1回1滴，1日1～数回
	トラボプロスト	トラバタンズ点眼液 0.004%	1回1滴，1日1～数回
	タフルプロスト	タプロス点眼液 0.0015%	1回1滴，1日1～数回
	ビマトプロスト	ルミガン点眼液 0.03%	1回1滴，1日1～数回
	リパスジル塩酸塩水和物	グラナテック点眼液 0.4%	1回1滴，1日2回(ヒト)
涙液補助薬	精製ヒアルロン酸ナトリウム	ヒアレイン点眼液 0.1%	1回1滴，1日5～6回
	人工涙液	人工涙液マイティア点眼液	1回1滴，1日5～6回
	ジクアホソルナトリウム	ジクアス点眼液3%	1回1滴，1日6回
	レバミピド	ムコスタ点眼液 UD2%	1回1滴，1日4回(ヒト)
角膜障害治療薬	アセチルシステイン	パピテイン(＊)	1回1滴，1日5～6回
抗白内障薬	ピレノキシン	ライトクリーン(＊)	1回1滴，1日3～5回
	グルタチオン	タチオン点眼用2%	1回1滴，1日3～5回
散瞳薬	アトロピン硫酸塩水和物	日点アトロピン点眼液1%	1回1滴，1日1～3回
	トロピカミド・フェニレフリン塩酸塩	ミドリン P 点眼液	1回1滴，検査前
局所麻酔薬	オキシブプロカイン塩酸塩	ベノキシール点眼液 0.4%	1回1～4滴，検査前
洗浄	ホウ酸	ワンクリーン(＊)	1回1～3滴，1日3～6回
	ナファゾリン塩酸塩・塩化ベンザルコニウム	オフサニタ・コンク(＊)	適宜，洗眼
エコーゼリー	ホルムアルデヒド非含有低アレルギー性	Aquasonic CLEAR	検査前

⚠ ご注意：記載されている薬剤の用量などに関しては，すべての点において完全であると保証するものではありません。薬剤の使用前にはご自身で添付書を確認し，また薬剤の選択と用量・用法，承認外使用，効能外適応・応用については獣医師自身の責任の下，クライアントに十分インフォームドした上で使用してください。

[点眼薬処方時の早見表]

1本の点眼薬が何日もつのかの目安とする。また，クライアントの点眼コンプライアンスを知る指標にもなる。

点眼回数	点眼する眼	点眼薬の全体量		
		2.5 mL	5.0 mL	15 mL ※4
1日1回点眼	片眼			21(日)
	両眼	25(日)		
1日2回点眼	片眼	25(日)		21(日)
	両眼	12(日)	25(日)	
1日3回点眼	片眼	16(日)		21(日)
	両眼	8(日)	16(日)	
1日4回点眼	片眼	12(日)	25(日)	21(日)
	両眼	6(日)	12(日)	
1日6回点眼	片眼	8(日)	16(日)	21(日)
	両眼	4(日)	8(日)	21(日)
1日8回点眼	片眼	6(日)	12(日)	21(日)
	両眼	3(日)	6(日)	18(日)

※1　点眼液1滴は20～50 μLであるが，ここでは1滴を50 μLとする
※2　小数点以下は切り捨てとする
※3　　　　は，30日以上となる。一般的に開封から1カ月を超えて使用しないこと
※4　15 mLの規格に該当する薬剤として「ライトクリーン」があるが，薬剤添付書には溶解後3週間以内に使用とあるため，21日で廃棄する
※5　開封後の使用期限は薬剤添付書を厳守する必要がある(例として，溶解後7日以内に使用しなければならないものもあり，上記の日数だけを考慮して処方しないこと)

[薬袋と使用法指示書の一例]

めぐすり

様

1　色キャップ1日　回(□みぎ目　□ひだり目)点眼
2　色キャップ1日　回(□みぎ目　□ひだり目)点眼
3　色キャップ1日　回(□みぎ目　□ひだり目)点眼
4　色キャップ1日　回(□みぎ目　□ひだり目)点眼

□ 室温保存(　　色キャップ)
□ 冷蔵庫保存(　　色キャップ)

※2種類以上のめぐすりを点眼する場合は，5分以上あけてご使用ください。
※眼軟こうは最後にご使用ください。

年　月　日

○○○○動物病院

めぐすりの使用法

次のことを守ってください。

- 色キャップ　1回1滴
  1日　回，　日間(みぎ目・ひだり目・両方の目)
- 色キャップ　1回1滴
  1日　回，　日間(みぎ目・ひだり目・両方の目)
- 色キャップ　1回1滴
  1日　回，　日間(みぎ目・ひだり目・両方の目)

次の症状が出た場合は，すぐに連絡もしくは来院してください。

・目が赤くなった
・目やにや涙が多くなった
・目を閉じるようになった(細めるようになった)
・目をショボショボするようになった
・目を触れさせなくなった

※2種類以上のめぐすりを点眼する場合は，5分以上あけてご使用ください。
※眼軟こうは最後にご使用ください。
※他の犬・猫に使用しないでください。

Appendix 3 検査および基本的な外科器具

参考までに，監修者が診療で使用している検査および外科手術で使用している機器・器具を紹介する。それぞれの検査器具の使い方の詳細については，本編を参照頂きたい。

検査器具

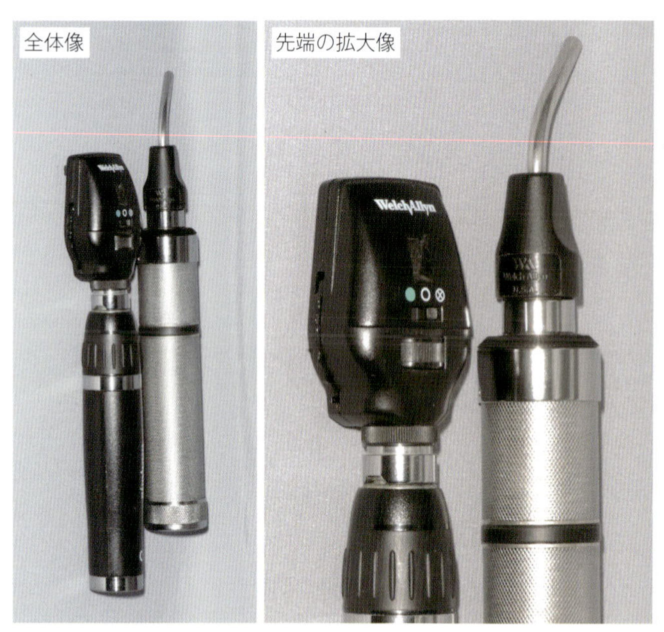

検眼鏡（左），トランスイルミネーター（右）

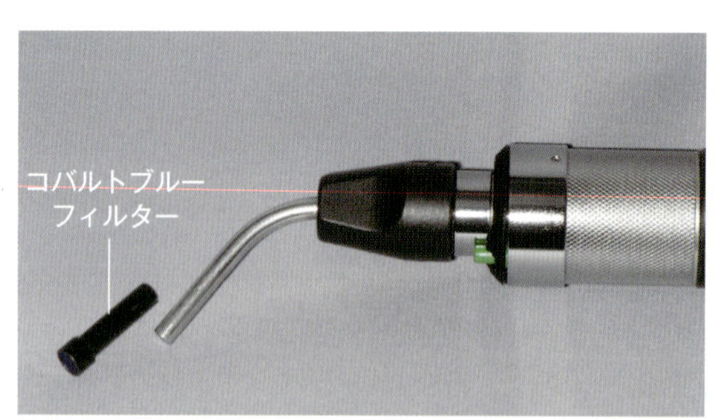

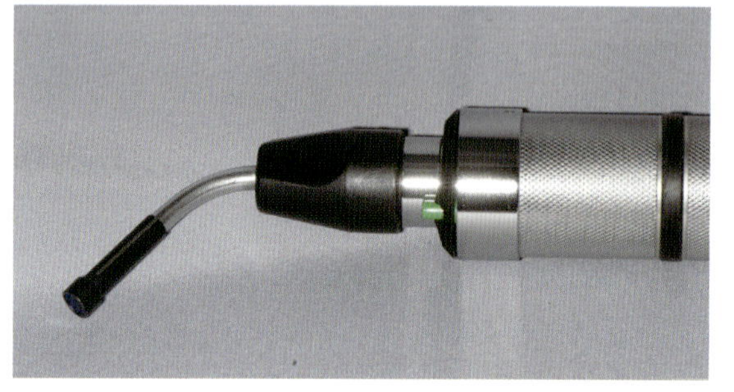

トランスイルミネーター。
下はコバルトブルーフィルターを装着した状態

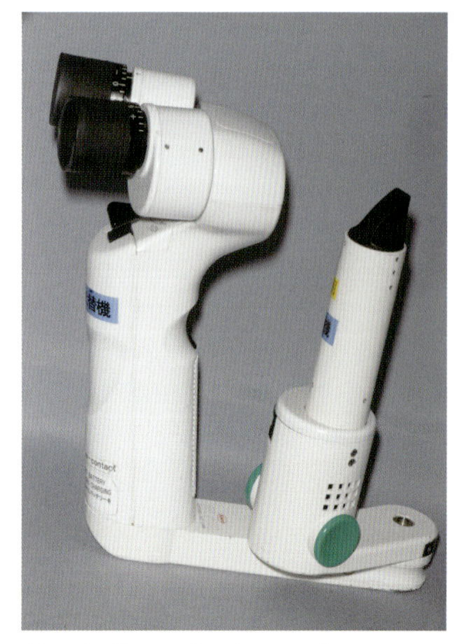

ポータブルスリットランプ

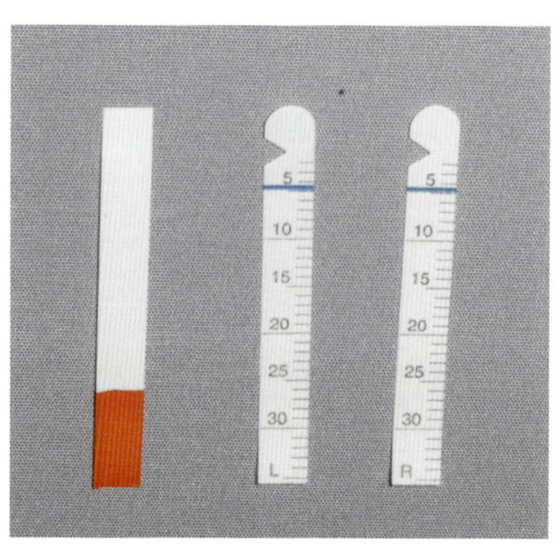

フルオレセイン検査用試験紙（左），
シルマー試験紙（右）

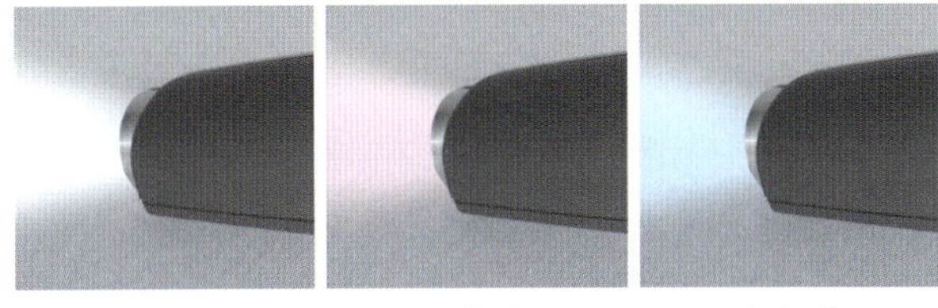

白色光　赤色光　青色光

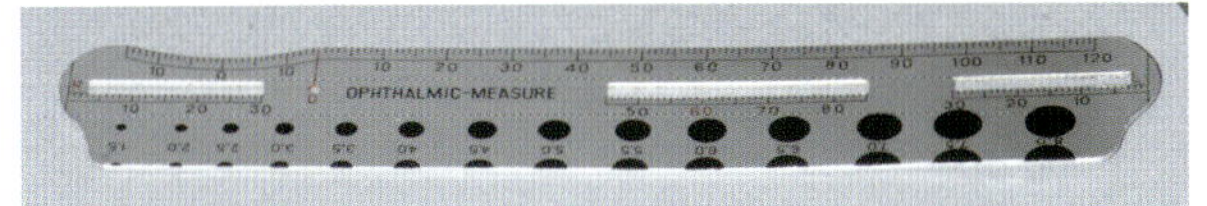

三田式瞳孔計

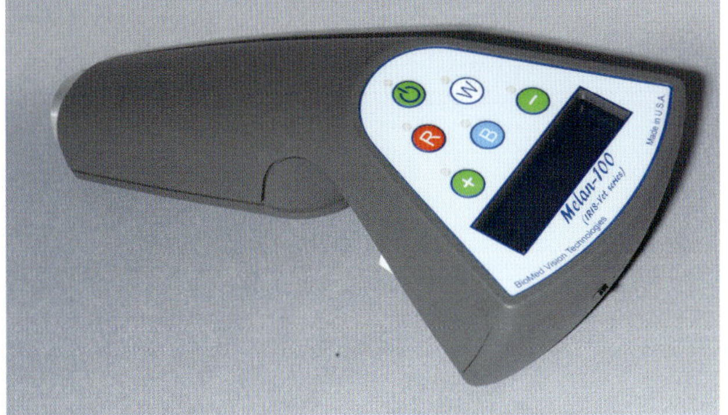

比色対光反射に用いるアイリスペット（メラン 100）

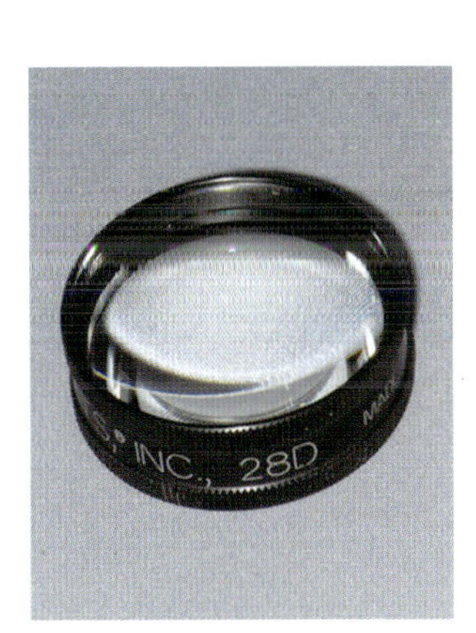

28 D 凸レンズ

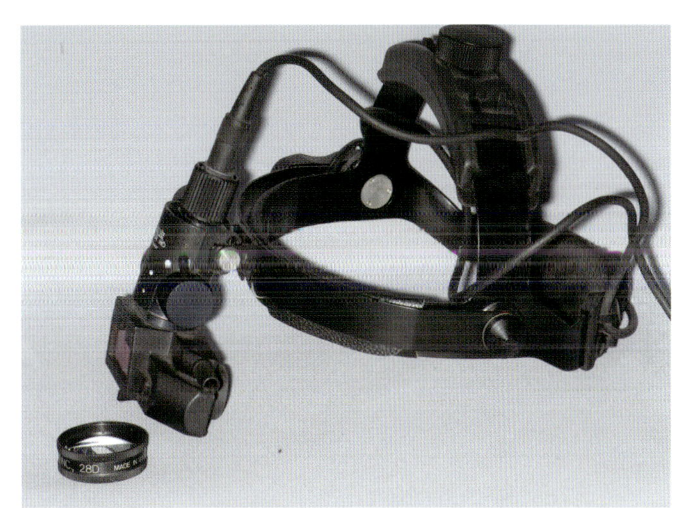

28 D 凸レンズ，双眼倒像鏡

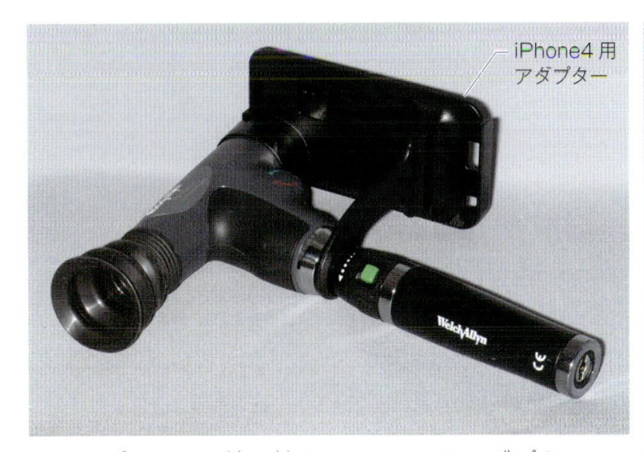

パンオプティック検眼鏡と iPhone 4 用アダプター

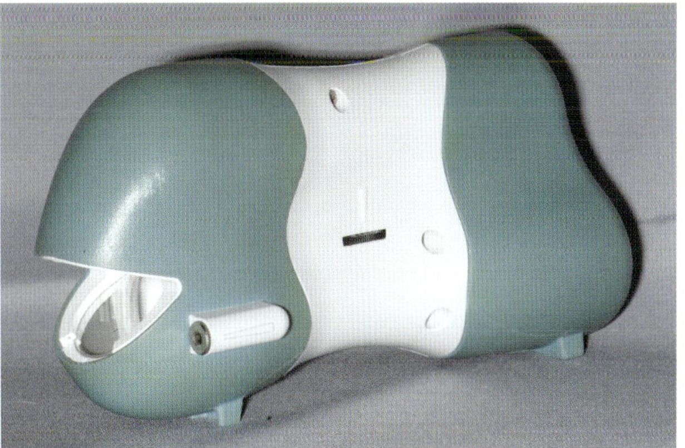

眼底カメラシステム（クリアビュー Clear View）

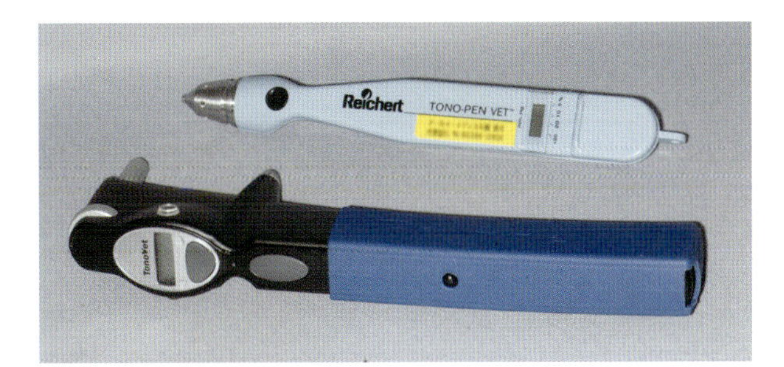

眼圧計。Tono-Pen VET（上），TonoVet（下）

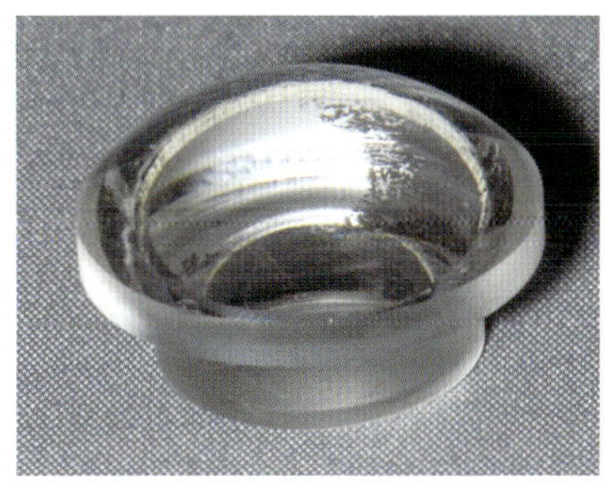

隅角鏡（ケッペ型）

●外科器具（一例）●

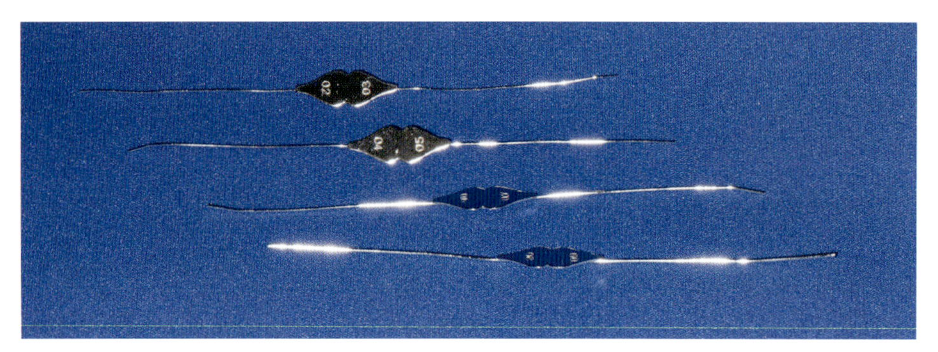

涙管ブジー

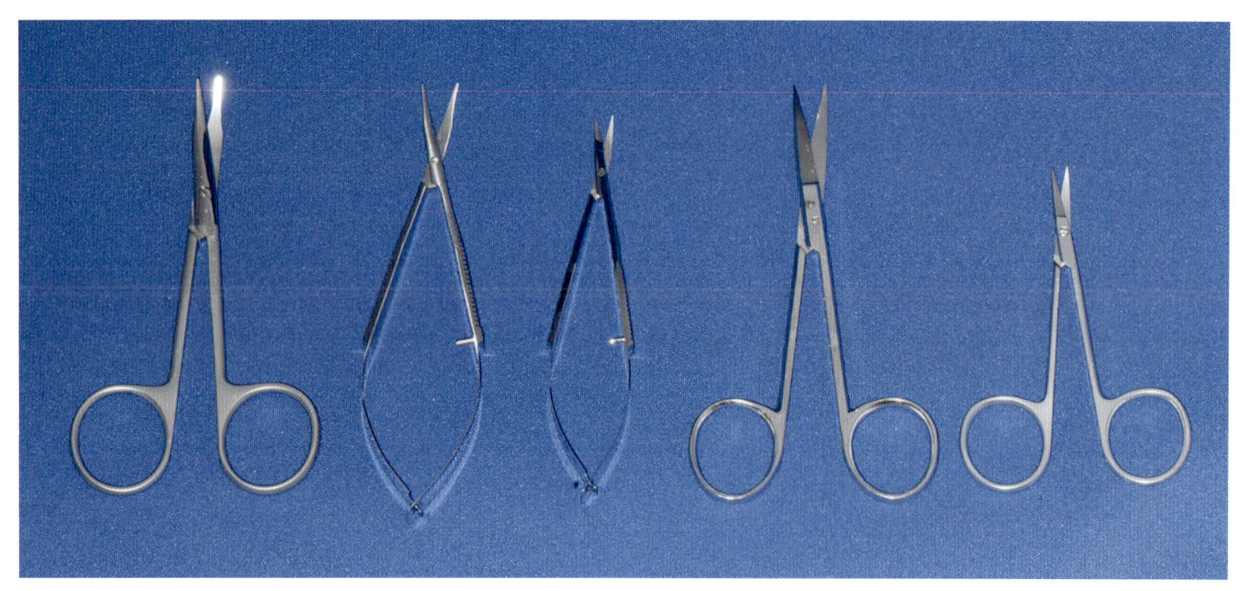

剪刀。左からスティーブンテノトミー剪刀，ウェスコットテノトミー剪刀，マイクロスプリング剪刀，眼科剪刀，ボン大学式剪刀

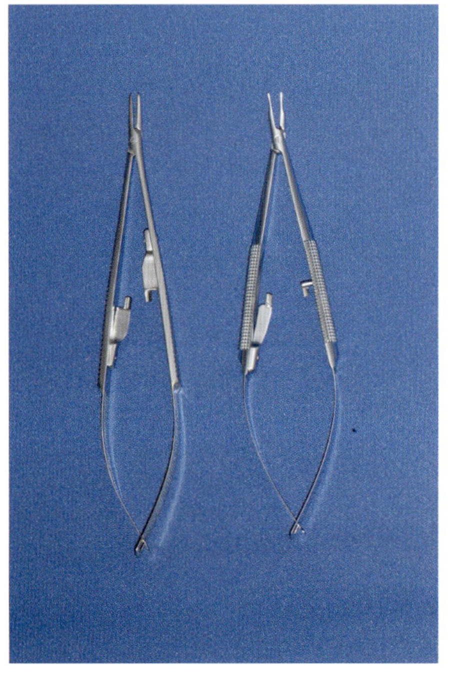

持針器。カストロヴィエホ持針器（左），バラッケ持針器（右）

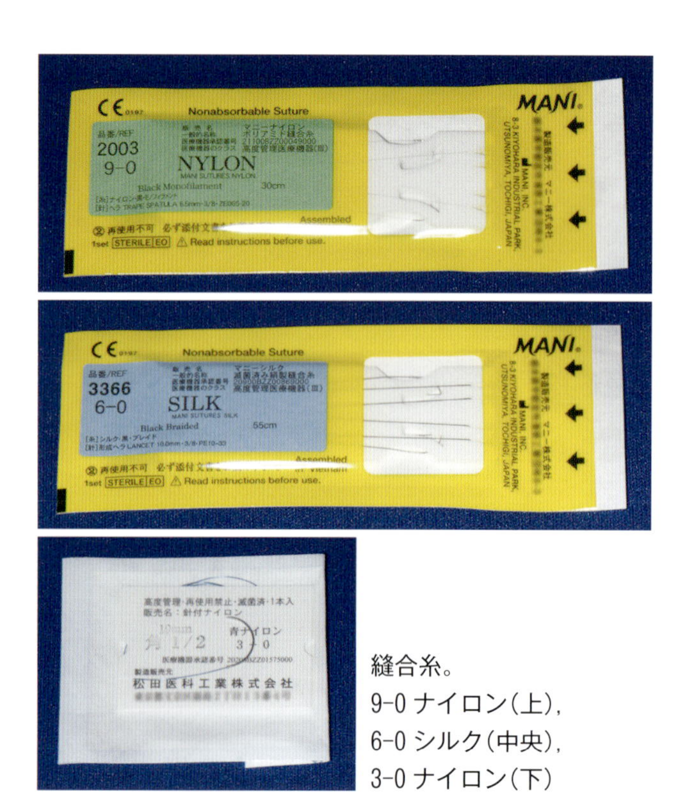

縫合糸。
9-0 ナイロン（上），
6-0 シルク（中央），
3-0 ナイロン（下）

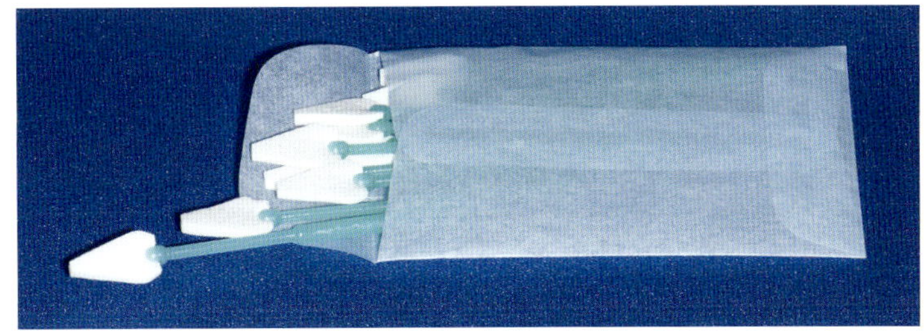

マイクロスポンジ

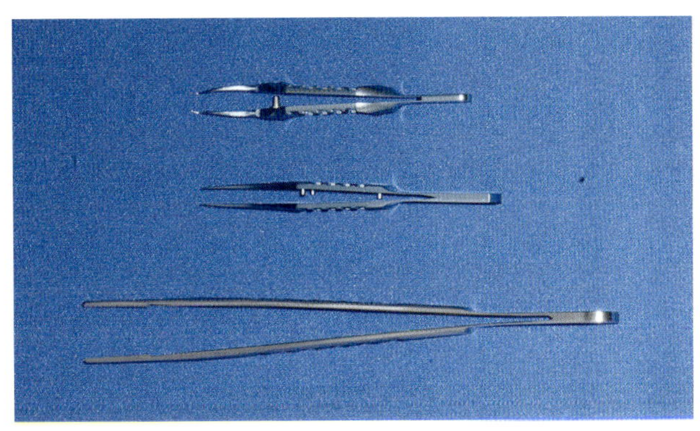

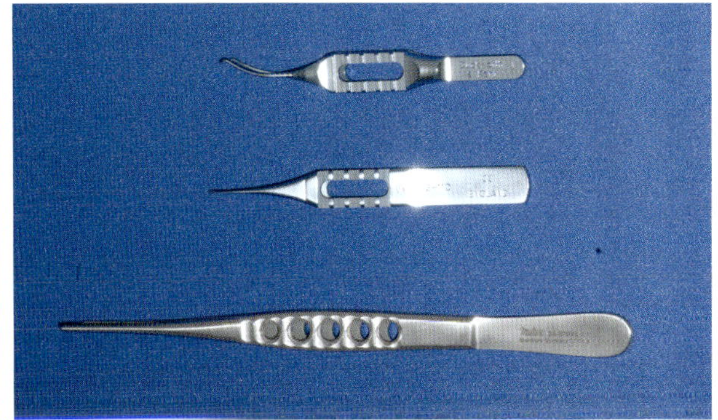

鑷子。上からコリブリ鑷子，角膜鑷子，ドゥベーキー鑷子

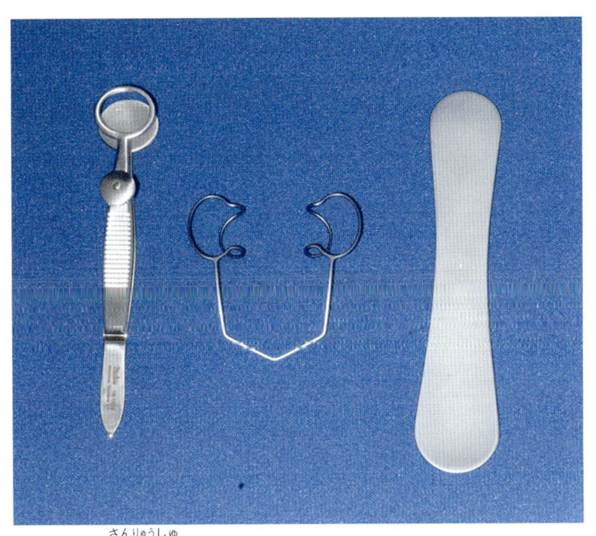

挟瞼器／霰粒腫クランプ（左），開瞼器（中央），
イエーガー角板（右）

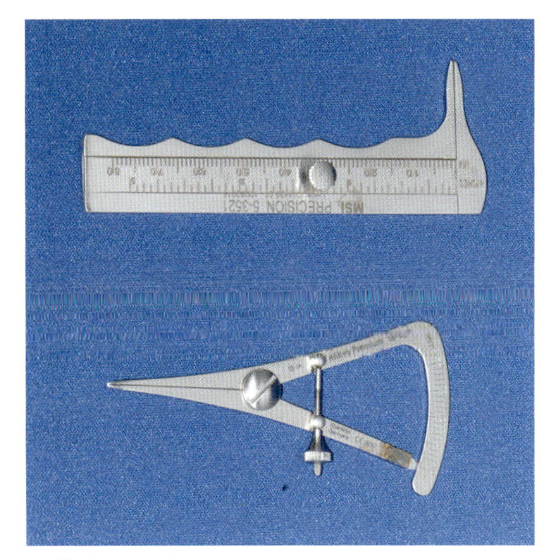

眼科用カリパー

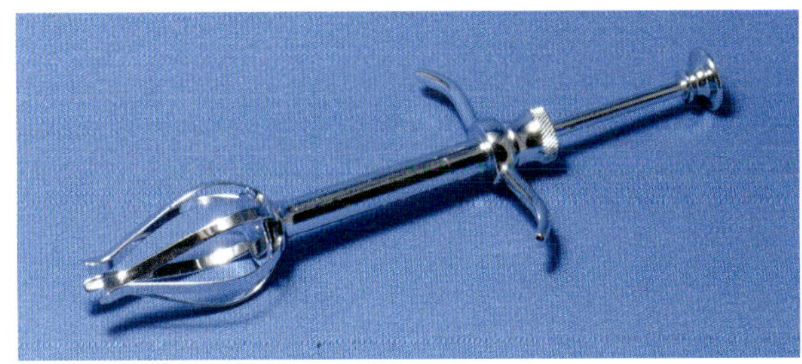

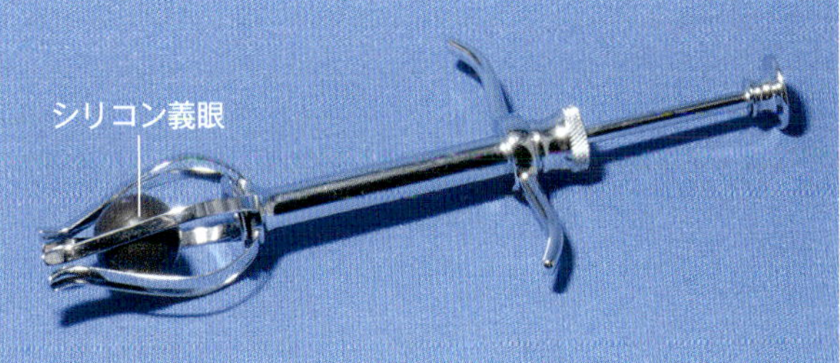

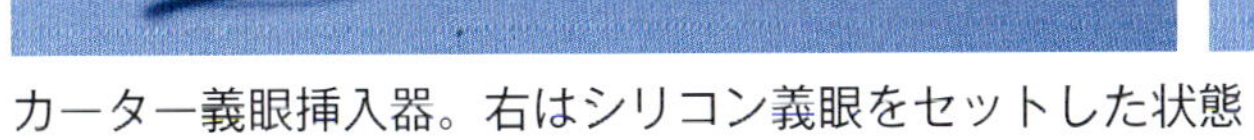

カーター義眼挿入器。右はシリコン義眼をセットした状態

（余戸拓也）

索引

【き】

【く】

【け】

【こ】

【さ】

【せ】

【そ】

【た】

【ち】

【て】

【や・ゆ・よ】

【ら・り・る】

【れ・ろ・わ】

【欧文】

【数字】

監修者プロフィール

余戸拓也（ようご たくや）

獣医学博士，日本獣医生命科学大学獣医学部獣医学科臨床獣医学部門治療学分野Ⅱ 獣医外科学研究室 講師。1994年麻布大学獣医学部獣医学科卒業，2003年日本獣医畜産大学（現・日本獣医生命科学大学）大学院獣医学研究科博士課程修了。同大学 外科学教室助手，助教を経て，現在に至る。所属学会は，比較眼科学会，獣医麻酔外科学会，日本獣医学会。
主な著書に「よくみる眼科疾患58」（監修，インターズー），「獣医学教育モデル・コア・カリキュラム準拠 眼科学」（分担執筆，同），「犬と猫の眼科診療Q & A」（緑書房）がある。

伴侶動物の眼科診療

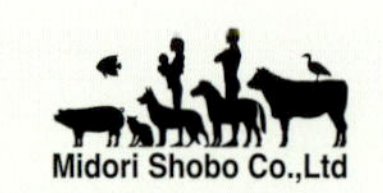

2016年6月1日　第1刷発行
2019年12月20日　第2刷発行

監修者……………… 余戸拓也

発行者……………… 森田　猛

発行所……………… 株式会社 緑書房
〒103-0004
東京都中央区東日本橋3丁目4番14号
TEL 03-6833-0560
http://www.pet-honpo.com

編　集……………… 花崎麻衣子，村上美由紀，池田俊之

カバーデザイン……… メルシング

印刷・製本…………… アイワード

ISBN978-4-89531-265-3 Printed in Japan